Natürlich gesund in der Schweiz

Heilpraktiker- und Therapeutenverzeichnis

www.gesund.ch

Dankeschön,
allen aufgeführten Praktizierenden
sowie den Verbänden und Inserenten.

Copyright ©:
Verlag gesund GmbH
Sarganserstrasse, CH-8880 Walenstadt
Tel./Fax 081-710 25 44
www.gesund.ch   e-mail: verlag@gesund.ch

Mitwirkende:
Roland Dutler-Furrer (Verlagsleiter)
Susanne Schnider (Sachbearbeiterin)
Gilbert Baumann (tech. Sachbearbeiter)
goodware-Informatik, Flums (Informatik, Webmaster)

1. Auflage April	1994	Naturheiler-Verzeichnis der Schweiz
2. Auflage Mai	1995	Naturheiler-Verzeichnis der Schweiz
3. Auflage März	1997	Naturheiler-Verzeichnis der Schweiz
4. Auflage Mai	1999	Naturheiler-Verzeichnis der Schweiz
5. Auflage Mai	2001	Natürliches Heilen in der Schweiz
6. Auflage März	2003	Natürlich gesund in der Schweiz
7. Auflage März	2005	Natürlich gesund in der Schweiz
8. Auflage März	2007	Natürlich gesund in der Schweiz

Titelfoto: „Steinwächter" Sarina Dutler, Berschis
Umschlagfotos-Rückseite: FontShop HandelsgmbH, Wien und Sarina Dutler, Berschis

Alle Rechte vorbehalten.
Kein Teil dieses Buches darf in irgendeiner Form (Druck, Fotokopie oder einem anderen Verfahren) ohne schriftliche Genehmigung des Verlags reproduziert oder unter Verwendung elektronischer Systeme verarbeitet werden.
Der Inhalt dieses Buches ist **ausschliesslich für die private Nutzung** bestimmt.

Für die gewerbliche Nutzung, insbesondere der Adressen, wenden Sie sich bitte an den Verlag. Eine kommerzielle Verwendung ohne Zustimmung des Verlags ist urheberrechtswidrig und strafbar.

Der Inhalt dieses Buches wurde vom Verlag sorgfältig erwogen und geprüft. Dennoch kann eine Garantie nicht übernommen werden. Eine Haftung des Autors, bzw. des Verlags und seiner Beauftragten, für Personen-, Sach- und Vermögensschäden ist ausgeschlossen.

ISBN 3-9520610-7-7 neubearbeitete und erweiterte Ausgabe 2007 – 2008

Inhalt

Kapitel	Seite
Vorwort	5
Tipps, -wie finde ich mich im Angebot zurecht?	6
Therapien und Methoden, -kurz vorgestellt	9
Ortschaften-Verzeichnis mit Postleitzahlen	53
Website-Info www.gesund.ch	58
Adressen-Verzeichnis der Schweiz	59
Adressen-Verzeichnis angrenzendes Ausland	372
Kurzgeschichte – So rot blüht der Mohn	374
Verbände und Vereine	377

Anzeigen und Websites:

Gesundheitspraxen	390
Tiergesundheit	399
Wellness, Kur, Klinik	401
Idealismus / Kunst	402
Schulen und Institute	405
Kurse, Seminare, Veranstaltungen	414
Produkte und Dienstleistungen	420
In eigener Sache	432

Vorwort

Gesundheit ist das wichtigste Gut im Leben jedes Menschen. Dass es dabei nicht nur um den Körper, sondern auch um geistige und seelische Ausgewogenheit geht, ist offensichtlich. Diesem Umstand wird in der Alternativ- oder Ganzheitsmedizin seit jeher in besonderer Weise Beachtung geschenkt.

Sie finden in diesem Verzeichnis eine grosse Vielfalt an Therapien und Methoden. Ebenso individuell sind die Praktizierenden, welche, meist durch eigene positive Erfahrungen motiviert, sich den Zugang zu diesem interessanten und nützlichen Wissen erarbeitet haben. Was gibt es Schöneres, als Hilfesuchenden beizustehen und eigene positive Erfahrungen weitergeben zu dürfen? Obwohl keine politische oder finanzielle Lobby die Anliegen der Alternativmedizin stützt, erfreut sich diese steter Beliebtheit und scheint auf gesundem Boden zu stehen. Bemerkenswert ist die Entwicklung und das breite Angebot, das wir Ihnen in diesem Verzeichnis gerne näher bringen möchten.

Als Verlag möchten wir Ihnen aufzeigen, wie vielfältig das Angebot in der Schweiz ist. Sie finden hier keine fertigen "Gesundheits-Rezepte", sondern Anregungen und Impulse zur eigenen Auseinandersetzung. Unser wichtigstes Anliegen ist es, erfolgreiche Kontakte zu ermöglichen zwischen Suchenden und Anbietern.

Neben dem vorliegenden Buch unterhalten wir die Internet-Plattform www.gesund.ch. Dort finden Sie weitere aktuelle Informationen wie z. Bsp. eine Rubrik "Wer weiss Rat", einen "Kurs-Kalender", "Kleinanzeigen", aber auch viele Links zu Heilpraktikern, Therapeuten, Schulen, Verbänden und Produkteanbietern.

Dieses Verzeichnis wurde von uns mit grosser Sorgfalt erstellt. Es kann jedoch weder den Anspruch auf Vollständigkeit, noch die Wirksamkeit einer Therapie oder die Qualifiziertheit jedes Aufgeführten garantieren. Alle Adresseinträge erfolgten aufgrund der persönlichen Angaben der aufgeführten Heilpraktiker und Therapeuten. Bilden Sie sich Ihre persönliche Meinung. Dazu bietet dieses Verzeichnis Anregung und Hilfe.

Konsultieren Sie bei gesundheitlichen Problemen immer auch Ihren Arzt. Für weitergehende Auskünfte wenden Sie sich bitte an die am Schluss des Buches aufgeführten zahlreichen Verbände und Vereine.

Wir danken an dieser Stelle allen aufgeführten Praktizierenden für Ihr Vertrauen. Dieses ist uns Ansporn und Verpflichtung zugleich, auch in Zukunft gute Arbeit zu leisten.

Es freut uns, wenn auf diesem Weg zahlreiche positive Kontakte entstehen. In diesem Sinne wünschen wir Ihnen gute Gesundheit und viel Erfolg mit www.gesund.ch und dem entsprechenden Buch "Natürlich gesund in der Schweiz".

Ihr Verlag-gesund Team:

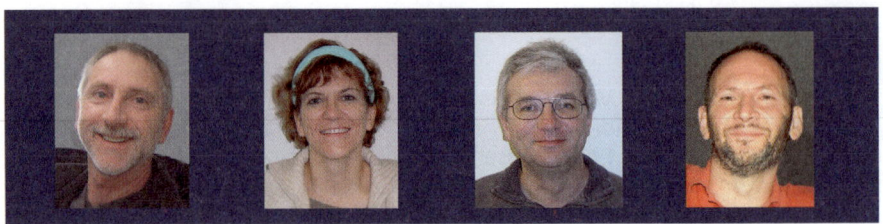

| Roland Dutler-Furrer | Susanne Schnider | Thomas Good | Gilbert Baumann |
| Verlagsleiter | Sachbearbeiterin | Technik | Allrounder |

Tipps

Wie finde ich mich im Angebot zurecht

Das Adressverzeichnis ist nach Postleitzahlen geordnet aufgebaut. Im Postleitzahlen-Verzeichnis finden Sie zudem einen Überblick über alle Ortschaften, in denen Praktizierende zu finden sind.

Immer Arzt beiziehen

Konsultieren Sie bei gesundheitlichen Problemen immer Ihren Arzt. Alternativmedizinische Massnahmen können Sie begleiten, unterstützen und zur Stärkung einer gesunden Lebensweise beitragen.

Sie möchten den Ursachen Ihrer Beschwerden auf den Grund gehen und die Signale Ihres Körpers ergründen. Damit haben Sie den ersten und entscheidenden Schritt in Richtung Gesundheit bereits getan. Sie verlassen das Schema des passiven Patienten, und möchten selbst aktiv etwas für Ihre Gesundheit unternehmen. Nun stellt sich die Frage nach dem Wie und Womit. Und, - wie findet man sich im riesigen Angebot zurecht? Folgende Tipps sollen Ihnen den Weg erleichtern.

Sich Zeit nehmen

Fragen Sie sich nach der persönlichen Botschaft Ihrer Beschwerden. Meistens besteht ein direkter Zusammenhang zwischen Ursache und Wirkung, wovon schon der Volksmund spricht. So schlagen sich Sorgen auf den Magen, Wut macht blind, Probleme gehen an die Nieren und seelisch sensible Menschen legen sich ein dickes Fell zu. Seien Sie sich bewusst, dass man die eigenen Schwächen meist nicht sehen will, was eine Eigenheit des Menschen ist, die schon zu biblischen Zeiten bekannt war, („den Splitter im Auge des Bruders sieht man, den Balken im eigenen Auge jedoch nicht").

Nehmen Sie sich Zeit für sich und Ihre Gesundheit und versuchen Sie, Ihren Standpunkt aus Distanz zu betrachten. Ziehen Sie öfters Bilanz. Was ist gut, was möchten Sie verändern? Das Lesen von entsprechender Literatur ist eine wertvolle Möglichkeit der Auseinandersetzung.

"Heilen heisst, die Information aus der Krankheit zu befreien. Dies setzt voraus, dass man nach der Sinnhaftigkeit fragt." Zitat aus: "Schicksal als Chance" von Thorwald Detlefsen.

Methodenübersicht

Idealerweise verschaffen Sie sich einen Überblick über die zahlreichen Methoden welche angeboten werden. Informieren Sie sich, welche für Sie am Besten in Frage kämen. Der bequemste und schnellste Weg ist oftmals nicht der Beste. Es ist sicherer, mit kleinen Schritten voranzugehen.

Prüfen Sie, wie weit Sie sich auf rein geistige und esoterische Pfade einlassen wollen. Verschliessen Sie sich dabei nicht von vornherein gegenüber Neuem, heben Sie aber auch nicht ab, sondern behalten Sie einen gesunden Bodenkontakt.

Hilfe annehmen

Suchen Sie in unseren Gesundheitsadressen nach einem Therapeuten oder Heilpraktiker in Ihrer Umgebung. Verfallen Sie nicht dem Irrtum, je weiter weg, desto besser. Rufen Sie an, schildern Sie kurz Ihr Problem und fragen Sie nach einem unverbindlichen Erstgespräch.

Erstgespräch

Ein Erstgespräch dient der gegenseitigen Tuchfühlung (sagt Ihnen die Person und die Umgebung zu?) und beinhaltet keine Behandlung, sondern dient lediglich der Abwägung, ob der oder die Praktizierende Ihnen eine geeignete, Ihnen zusagende Hilfestellung bieten kann und wie deren Finanzierung aussehen würde (Krankenkassenleistungen?). Erkundigen Sie sich vor dem Erstgespräch nach ev. Kosten (ein Erstgespräch ist in der Regel gratis, und in jedem Fall unverbindlich). Lassen Sie sich in diesem Informationsgespräch zu nichts drängen und seien Sie skeptisch bei Übereifer, Heilversprechen oder negativen Äusserungen gegen die Schulmedizin. Nehmen Sie sich vor, während dem Erstgespräch keine Zusagen abzugeben, lassen Sie sich Zeit und überschlafen Sie Ihren Entschluss.

Therapie als Mittel zum Zweck

Eine Therapie ist stets als Weg, als Mittel zum Zweck anzusehen. Der Heilpraktiker oder Therapeut begleitet Sie dabei ein Stück weit. Achten Sie darauf, dass eine Atmosphäre der Information, Gelassenheit und Freiwilligkeit vorherrscht, welche nicht gegen Ihre Gefühle verstösst und Ihnen jederzeit einen Rückzug offen lässt. Setzen Sie sich nicht leichtsinnig oder aus reiner Neugier okkulten oder magischen Praktiken aus und hüten Sie sich vor Dominanz und Abhängigkeit. Brechen Sie eine Beziehung ab, die auf dieser Basis verläuft.

Bei Unsicherheiten Verband anfragen

Erkundigen Sie sich bei Unsicherheiten oder Interesse ruhig nach der Ausbildung und achten Sie auf eine ev. Verbandszugehörigkeit des Praktizierenden. Eine solche ist zwar keine absolute Qualitäts-Garantie, setzt aber voraus, dass der Therapeut bestehende Verbandsrichtlinien einhalten muss betreffs Ausbildung, Ethik und Honorar-Richtlinien. Bei Unsicherheiten erkundigen Sie sich beim entsprechenden Verband (siehe Kapitel „Verbände und Vereine") nach den Richtlinien und melden Sie dort auch eventuelle Verstösse.

Das liebe Geld

Vorauszahlungen sind nicht üblich. Seien Sie skeptisch bei überhöhten Forderungen oder wundersamen Heilversprechen aus Inseraten. Dies gilt im Besonderen bei Inseraten, wo keine prüfbare Gegenleistung erbracht wird. Erscheint Ihnen das finanzielle Interesse des Anbieters wichtiger als Ihr Wohl, so sind Zweifel ebenfalls berechtigt. Zeigen Sie sich andererseits aber bereit, erbrachte Aufwändungen und Anteilnahme finanziell abzugelten. Als Beispiel erwähnen wir die Honorar-Richtlinien des SVNH (Schweizerischer Verband für Natürliches Heilen): Durchschnittliches Honorar pro Std. Fr. 80.--, max. Fr. 130.-- für eine Konsultation von ca. 30 - 60 Minuten.

Finanziert wird zudem immer die erbrachte Leistung und nicht eine allfällige Heilung.

Schwarze Schafe

Schwarze Schafe gibt es überall, doch wenn man die Augen offen hält, so sind sie leicht erkennbar. Als einfache Regel gilt:

Bereiche, bei denen sichtbare Leistungen wie Zeitaufwand, persönliche Anteilnahme und therapeutische Verrichtungen erbracht werden, sollen entsprechend abgegolten werden. Diese Bereiche sind für Scharlatane meist uninteressant. Interessant sind hingegen Bereiche wie Wahrsagen, Geistheilen, Gruppenheilen, Fernbehandlungen usw., sowie alle Bereiche ohne persönlichen Kontakt und Anteilnahme.

Skepsis ist besonders angebracht gegenüber Inserenten, welche Ihre Leistungen anonym via Telefonkontakt anbieten (Telefonkiosk), sowie bei „Wunderheilern", welche mit Versprechungen locken oder mit okkulten Praktiken arbeiten. Unser Tipp: Hände weg!

Seriös Praktizierende werden nie versuchen, Sie an sich binden zu wollen. Selbst eine begonnene Therapie dürfen Sie jederzeit abbrechen. Bei Unsicherheiten wenden Sie sich am Besten an einen der entsprechenden Verbände. Eine Übersicht finden Sie in diesem Buch.

Therapien und Methoden

von Aderlass bis Zilgrei, - kurz vorgestellt.

Aderlass

Aderlass, das heisst freie Blutentnahme aus der Vene, ist seit Jahrtausenden als Heilmittel erster Güte bekannt. Doch Aderlass ist nicht zu verwechseln mit Blutspenden oder einfacher Blutentnahme. Es gilt, den richtigen Zeitpunkt zu wählen sowie die geeignete Ausleitstelle. Ausserdem muss das abgezapfte Blut aus der Vene frei fliessen. Der Aderlass dient zur Vorbeugung, Entgiftung und Entstrahlung. Das entnommene Blut wird durch Körperflüssigkeit ersetzt, wodurch ein Verdünnungseffekt erzielt wird. Spontanes Nasenbluten kann als vergleichbare Selbsthilfemassnahme des Körpers angesehen werden. Vergleichbare Verfahren sind Schröpfen und Blutegel. Ausgeführt werden dürfen sie nur von einem Arzt oder ausgewiesenen Naturarzt.

AION® A - Therapie (Schweizer Ursprung)

Über Jahrmillionen entstand im Badener Becken bei Würenlos (in der Nähe von Zürich) ein Gestein, das heute für therapeutische Zwecke abgebaut, gereinigt, verfeinert und zu mehlfeinem Pulver verarbeitet wird. 1942 entdeckte die bekannte Schweizer Naturheilpraktikerin Emma Kunz (1892-1963) dieses Heilgestein und seine vielseitigen therapeutischen Anwendungsmöglichkeiten. Beeindruckt von den Erfolgen und der Bandbreite des Anwendungsspektrums nannte sie das Gestein AION A, was im Griechischen "grenzenlos" bedeutet. Seit Jahren arbeiten Ärzte verschiedener Fachrichtungen, Physiotherapeuten und Masseure mit AION A und erzielen damit hervorragende Resultate sowohl bei der Anwendung in ihrer Praxis wie auch in der Nachbehandlung zu Hause durch den Patienten selbst. AION A wird eingesetzt bei sämtlichen Problemen mit dem Bewegungsapparat, z.B. rheumatischen Erkrankungen, Entzündungen, Sportverletzungen und Unfallfolgen. Weitere positive Erfahrungen wurden verzeichnet bei allergischen Reaktionen und Ekzemen. In den erwähnten Fällen wird AION A ein- bis mehrere Male täglich in Form von Auflagen, Wickeln und Kompressen angewendet. Entspannend, harmonisierend und durchblutungsfördernd wirkt AION A insbesondere als Teil- und Vollbad.
Anwendungsseminare: Emma Kunz Zentrum, Steinbruchstr. 5, CH-5436 Würenlos
Tel. +41-56-424 20 60 Weitere Infos auf www.emma-kunz-zentrum.ch

Akupressur-Akupunktur

Das Wissen um die harmonisierende und schmerzstillende Wirkung, die durch Reizung bestimmter Hautpunkte erreicht werden kann, entstammt der traditionellen Chinesischen Medizin. Im Laufe der Zeit entwickelte sich daraus ein umfangreiches Therapiesystem.
Dieses beruht auf der Erkenntnis, dass im Körper Lebensenergie durch Energiebahnen, sogenannte Meridiane, zirkuliert. Über diesen Meridianen befinden sich auf der Haut viele Punkte, in denen die Energie konzentriert zur Oberfläche geleitet, oder aufgenommen wird. Die Meridiane und Punkte haben Entsprechungen auf bestimmte, ihnen zugewiesene Organe. Eine Störung des Energiestromes kann sich durch Druckempfindlichkeit oder Schmerzhaftigkeit äussern. Die Behandlung erfolgt bei der Akupressur mittels Fingerdruck auf die diagnostizierten Punkte. Bei leichteren Beschwerden kann Akupressur als Selbsthilfe angewendet werden.

Jin Shin Do® **Akupressur** (übersetzt: der Weg des mitfühlenden Geistes) ist eine Akupressur-Methode, die dem Erneuern, Harmonisieren und Stärken der Lebensenergie dient. Am bekleideten Körper werden jeweils 2 Akupunkte auf den Energieleitbahnen (Meridiane) - nach bestimmten Kriterien, mit sanftem Fingerdruck - miteinander verbunden. Jin Shin Do hilft bei Beschwerden und Störungen auf der körperlichen Ebene; ebenso ist es ein Weg, Körper, Gefühle und Gedanken bewusster wahrzunehmen und zu einem ganzheitlichen Gleichgewicht zu kommen.

Bei der **Akupunktur** werden dünne Nadeln in die entsprechenden Punkte eingestochen, wo sie für ca. 15 - 60 Minuten belassen werden. Die Wirkung ist meist direkter als bei der Akupressur. Aus der Sicht der chinesischen Medizin ist eine Störung der Lebensenergie meist die Ursache einer Krankheit. Durch die Behandlung der Punkte wird der Energiefluss normalisiert, d.h. Blockaden aufgehoben oder Schwächen ausgeglichen. Aus diesem Grund wird der Akupunktur und ähnlichen Verfahren grosse Bedeutung beigemessen. Es scheint möglich, damit alle Erkrankungen günstig zu beeinflussen, oder zumindest andere Heilverfahren wirksam zu ergänzen. Richtig angewendet sind von der Akupunktur keine Nebenwirkungen bekannt.

Als weitere Behandlungsmöglichkeit sei noch die **Elektroakupunktur** erwähnt. Anstelle der Nadeln wird ein niederfrequenter Strom zwischen 1,5 und 9 Volt auf die Punkte übertragen. Die Wirkung ist ähnlich gut wie bei der Akupunktur.

Die **Farbakupunktur** ist eine Kombination aus Akupunktur und Farbtherapie.

Die **Akupunkt-Massage-nach Penzel (APM)** ist eine spezielle Massage der Meridiane des Körpers, die auf der Grundlage der Akupunktur beruht, wobei allerdings niemals genadelt wird. Stattdessen wird die APM mit einem Massagestäbchen ausgeführt, das man mit sanftem Druck über die Hautoberfläche gleiten lässt. Dieser zarte Behandlungsreiz reicht aus, die Eigenregulationsmechanismen im Organismus anzuregen. Erst wenn die primären Energieflussstörungen im Meridianbereich beseitigt worden sind, kann zusätzlich der Akupunkt mit Druck und/oder Vibration gereizt werden. Erst am schmerzfreien Patienten werden mit weichen Bewegungen Gelenkblockaden gelöst und Störfelder beseitigt. Die APM wurde in dieser Weise von Willy Penzel begründet und trägt deshalb seinen Namen. Akupunkt-Massage (APM) arbeitet in etwa nach den Prinzipien der Akupunktur-Massage. Hinzu kommen noch zwei erweiterte Verfahren, nämlich die **Energetisch-Statische-Behandlung (ESB)** und die **Ohr-Reflexzonenkontrolle nach Radloff**. Mit ESB lassen sich Wirbelsäule und Körpergelenke wirkungsvoll und dennoch sanft behandeln. Mit der Ohr-Reflexzonenkontrolle nach Radloff ergeben sich vielfältige Befund- und Kontrollmöglichkeiten, da die Ohrmuschel Träger von Reflexionspunkten des Körpers ist.

Alexander-Technik

Diese Methode wurde vom Schauspieler F.M. Alexander entwickelt. Aufgrund äusserst genauer Beobachtungen und Experimenten an sich selbst, erkannte er die Ursache für seine Stimm- und Atembeschwerden. Diese lag im ungünstigen Gebrauch seiner selbst. Darunter versteht man Verhaltensmuster, welche den Menschen in seiner geistig-körperlichen Einheit stören und so verschiedene Beschwerden auslösen können. Das Ziel der F.M. Alexander-Technik ist der natürliche, gut koordinierte Einsatz der ganzen Person während den Tätigkeiten des Alltags. Die F.M. Alexander-Technik lehrt, gewohnte, unbewusste und automatische Reaktionen zu erkennen. Bewegungen, Gefühle und Verhalten können bewusster wahrgenommen werden. Sie lehrt, dass ein Entscheid darüber möglich ist, ob diese beibehalten, weggelassen oder verändert werden sollen. Nicht um die "richtige" Haltung oder Art und Weise der Bewegung geht es, sondern um den angemessenen, ungezwungenen Einsatz der Energie in den verschiedenen Aktivitäten. Lehrpersonen der F.M. Alexander-Technik führen in ihren Lektionen durch Situationen und Abläufe des Alltags wie stehen, gehen, aufstehen, am Schreibtisch arbeiten, sprechen oder ein Werkzeug handhaben. Mit manuellen und verbalen Anleitungen unterstützen sie eine wohlkoordinierte Art des Umgangs ihrer Schüler/innen mit sich selbst. Die Alexander-Technik zeigt einen Weg, natürlich und aufrecht zu leben. Sie ist ein Lernprozess, der im Alltag weiter wirkt.

Api-Therapie

Apis mellifera heisst die bei uns bekannte Honigbiene, und von ihr hat die Api-Therapie auch ihren Namen. Honig, Pollen und andere Bienenprodukte werden zur Therapie verwendet. Wissenschaftlich erwiesen sind keimhemmende und keimabtötende Eigenschaften der Bienenprodukte. Das wohl bekannteste Produkt der Bienen ist der Honig. Er enthält neben den blossen Kohlehydraten noch einige sehr wirksame Stoffe, nämlich: Enzyme (für biochemische Lebensfunktionen), Acetylcholin (für Reizleitung im Nervensystem), Inhibine (Hemmstoffe für Krankheitserreger), Wuchshormon (für Hämoglobin im Blut). Honig wird vor allem zur Stärkung bei Schwächezuständen, in der Rekonvaleszenz, nach Krankheiten und Operationen, sowie bei vielen inneren Leiden und schlecht heilenden Wunden eingesetzt. Nahrung kann also auch Heilmittel sein. Weitere bekannte Bienenprodukte sind: Pollen, Gelée Royal, Propolis und das Bienengift (keine Selbstmedikation!). Auch diese Produkte enthalten viele lebenswichtige, vorbeugend wirksame und heilende Wirkstoffe. Das Anwendungsgebiet der Bienenprodukte ist sehr gross! Am besten wendet man sich an einen erfahrenen Therapeuten.

Anthroposophische Medizin

Anthroposophische Medizin ist eine Erweiterung der klassischen Schulmedizin: Sie ergänzt das Wissen über körperliche Vorgänge um die Kenntnis der seelischen und geistigen Kräfte, die ebenfalls im Menschen wirken. Der Patient wird nicht als mechanisch funktionierende Zusammensetzung von Molekülen betrachtet, sondern in seiner Ganzheit von Körper, Lebenskraft, Seele und Geist wahrgenommen und behandelt.
In der Krankheit wirken die vier Wesensglieder oder Organisationen des Menschen nicht mehr harmonisch miteinander, sondern sind aus dem Gleichgewicht geraten. Die anthroposophische Medizin kennt verschiedene Therapiemethoden, um das Kräftespiel der Wesensglieder wieder in Harmonie zu bringen: Neben Heilmitteln werden zum Beispiel künstlerische Therapien eingesetzt, wenn nötig auch schulmedizinische Methoden. Wahl und Zusammenstellung der einzelnen Behandlungselemente richten sich nach der individuellen Situation von Patientin oder Patient. Die Schweiz verfügt über ein umfangreiches anthroposophisch-medizinisches Angebot: Neben ca. 100 praktizierenden Ärztinnen und Ärzten sowie drei Kliniken existieren zahlreiche Ausbildungsmöglichkeiten.

Aquatische Körperarbeit

Die Aquatische Körperarbeit ist eine ganzheitliche Behandlungsmethode in körperwarmem Wasser. Sie umfasst **WasserShiatsu®** (WATSU) und **WasserTanzen®** (WATA).
WATSU, aus dem Zen-Shiatsu entwickelt, verbindet Elemente aus Massage, Gelenkmobilisation und Meridianarbeit. Durch fliessende Bewegungen an der Wasseroberfläche werden Körper und Muskeln entspannt, die Atmung vertieft und die Selbstheilungskräfte aktiviert. Wirbelsäule und Bewegungsapparat, im Wasser vom Körpergewicht entlastet, können optimal mobilisiert werden. WATA, eine dynamische Ergänzung zu WATSU, führt

in die schwerelose Dreidimensionalität unter Wasser. Mit einer Nasenklemme ausgerüstet wird der Empfangende spielerisch wellen- und schlangenförmig durch das Wasser "getanzt". Aquatische Körperarbeit berührt den Menschen auf körperlicher, seelischer und geistiger Ebene. Tiefe Gefühle von Geborgenheit und Getragensein können freigesetzt werden. Ein geschützter Rahmen ist die Voraussetzung für diese therapeutischen Arbeit. WATSU wurde 1980 von Harold Dull (USA), WATA 1987 von Peter A. Schröter und Arjana C. Brunschwiler (CH) entwickelt. Seit 1993 sind beide Methoden in der Aquatischen Körperarbeit vereint.

Aromatherapie, Aromatologie

In der ägyptischen Heilkunde fand man bereits ca. 4000 v.Ch. Hinweise auf angewandte Aromatherapie. Im 13. Jahrhundert erlebte sie in Frankreich einen Höhepunkt, geriet jedoch aufgrund der synthetischen Herstellung künstlicher Essenzen, welche weniger wirksam waren, im 19. Jahrhundert in Vergessenheit. Durch die Naturmedizin wurde sie in den letzten Jahren wieder entdeckt und erfreut sich inzwischen grosser Beliebtheit. In der Aromatherapie werden ätherische Pflanzenöle verwendet. Ein breites Sortiment steht für die verschiedensten Indikationen zur Verfügung. Die Aufnahme erfolgt über die Nase durch Verdampfen im Raum, innerlich, durch Inhalation, als Gurgelwasser, Wickel oder als Badezusatz. Die verschiedenen Anwendungen können auch kombiniert werden. Zur Selbstbehandlung empfiehlt sich das Studium entsprechender Literatur oder die Befragung eines Therapeuten. Nebenwirkungen sind meist auf falsche Dosierung oder allergische Überreaktionen zurückzuführen. Die Aromastoffe wirken auf der "feinstofflichen Ebene" und begünstigen so die seelisch-geistige Harmonisierung, welche sich positiv auf den Körper überträgt. Das bietet vor allem in unserer Zeit, wo viele Leiden seelisch-nervös (psychosomatisch) bedingt sind, gute und einfache Anwendungsmöglichkeiten. Aromatologie befasst sich zusätzlich mit der Anwendung der Aromatherapie in Pflegeberufen, in den pädagogischen und heilpädagogischen Arbeitsbereichen und in der Psychotherapie. Auch Lebens- und Gesundheitsberatung werden in der Aromatologie miteingeschlossen.

Astromedizin

Die Astromedizin begründet sich auf dem Wissen um die kosmischen Zusammenhänge. Sie handelt von den Analogien zwischen Sternen, Heilmitteln und Organen. Für manchen Heilkundigen ist das individuelle Horoskop wichtige Grundlage für eine entsprechend individuelle Behandlung. Der Körper widerspiegelt die zwölf Tierkreiszeichen. Die Planeten und "Häuser" lassen die Gesundheitsgefährdung erkennen und die "Aspekte" zeigen die Kräfteverhältnisse auf. Mit diesem Planeten-Wissen korrespondieren ebenfalls die zwölf Schüsslersalze (Bio-Chemie), die Akupunkturmeridiane, die Homöopathika und die Anthroposophische Medizin. Hippokrates äusserte sich dazu folgendermassen: "Unwissend ist der Arzt, der nichts von Astrologie versteht." Und Paracelsus fand: "Ein Arzt, der nichts von Astrologie weiss, ist eher ein Narr zu nennen denn ein Arzt."

Astrologie

Die Kenntnisse von Medizin und Astrologie reichen weit zurück in die Antike und haben alle Kulturen bis in die Gegenwart überdauert. Erstaunlich und rätselhaft sind die Quellen, aus welchen das kosmische Wissen den Hochkulturen der Vergangenheit zufloss. Das Gebiet der Astrologie ist allumfassend und alle Lebensbereiche durchdringend. Die Astrologie begründet sich auf dem Wissen um die kosmischen Zusammenhänge. Sie handelt von den Analogien zwischen Sternen, Lebensführung und Gesundheit. Für manchen Heilkundigen ist das individuelle Horoskop wichtige Grundlage für eine entsprechend individuelle Behandlung. Die heutige Medizin würde den Ausspruch Paracelsus "Ein Arzt, der nichts von Astrologie versteht, ist eher ein Narr zu nennen, denn ein Arzt." wohl kaum mehr teilen, denn die heutige Medizin wurde durch die Errungenschaften der Technik neu definiert. Doch auch heute noch hat die Astrologie auf dem medizinischen Sektor ihren Stellenwert. Sie dient vor allem dazu, sich Selbst und seine Stärken und Schwächen kennenzulernen. So können Tendenzen zu bestimmten Kankheiten aufgezeigt werden und Vorbeugungsmassnahmen ergriffen werden. Aber auch günstige Zeitpunkte für Aktivitäten und Zeitpunkte der Ruhe und Schonung lassen sich definieren. Als Grundlage dient die Analyse des Geburtshoroskopes, welches die symbolische Darstellung der Gestirnsstände zum Zeitpunkt der Geburt entschlüsselt. Es beinhaltet die Anlagen und Talente, welche jeder Erdenbürger mit sich bringt. Dahinter verbergen sich Aufgaben und Wachstumsprozesse. Die Astrologie handelt vom persönlichen "kosmischen Auftrag". Je besser jemand diesen versteht und zu leben versucht, desto effizienter und erfolgreicher verspricht dessen Leben zu verlaufen. Entfernt man sich vom Lebensplan, tritt Krankheit auf, um die Chance zu einer Neubesinnung und Neuorientierung zu geben. Aus astrologischer Sicht sind wir nicht einfach Spielball obskurer Mächte, sondern sind durchaus auch unseres eigenen Glückes Schmied. Astrologie ist ein Beitrag zu einer erfolgreichen Lebensführung. Dabei bleibt durchaus Raum für eine spielerische und spekulative Komponente, denn die Zukunft steht ja bekanntlich in den Sternen.

Atemtherapie (Atemschulung, Atempädagogik)

Atmen und Leben sind sehr eng miteinander verknüpft. Ohne Atemluft lebt der Mensch nur wenige Minuten. Die Wichtigkeit der richtigen Atmung führte schon in der Antike zur Entwicklung bestimmter Atemtherapien. Einatmung bedeutet Aufnahme von Lebensenergie und Ausatmung die Freigabe von verbrauchten und schädlichen Stoffen. In der Atmung widerspiegelt sich sehr deutlich die jeweilige Gemütsverfassung. Zwischen Atmung, Körper und Psyche bestehen enge Zusammenhänge. Spannung oder Gelassenheit findet direkten Ausdruck in der Atmung. In der Umkehrung bedeutet dies, dass über die bewusst richtige Atmung Störungen in Körper und Psyche positiv beeinflusst werden können. Die Atemtherapie stellt eine ganzheitliche Behandlung dar, welche sich besonders zur Gesundheitsvorsorge und als ergänzende Therapie eignet. Als Selbsthilfe empfiehlt sich viel Bewegung in der frischen Luft. Atemübungen sollten unter fachlicher Anleitung erlernt werden, da sich bei falscher Anwendung Atemstörungen einstellen können. Das Gebiet der Atemübungen ist vielfältig. Die Atemübungen werden teils mit Entspannungs- und Kräftigungsübungen, mit dynamisch gestalteten Bewegungen und mit konzentrativ, meditativer Schulung verknüpft.
Die **Atemtherapie nach Prof. Ilse Middendorf** ist eine ganzheitliche Körpertherapie-Methode. Im Mittelpunkt steht dabei die Zuwendung zum eigenen Atem, das "Geschehen-Lassen" des Atems in seinem natürlichen Rhytmus, ohne ihn willentlich zu beeinflussen. Mit der Vertiefung und Verbesserung der Atmung gelingt es, körperliche und seelische Störungen nachhaltig zu beeinflussen, häufig auch zu beheben. Die Atemtherapie ist bei Kindern und Erwachsenen, in Gruppenarbeit oder Einzelbehandlungen anwendbar.
Die **PsychoDynamische Atem- und Körpertherapie LIKA** baut auf der Atem- und Bewegunslehre von Prof. Dr.med. Glaser auf, seiner psychodynamischen und psychosozialen Interpretation des Meridiansystems und integriert zudem verschiedene Ansätze aus der Körper-, Atem- und Psychotherapie. Sie ist eine wirkungsvolle Synthese vom Erfahrungswissen der Chinesischen Meridianlehre und westlichem Gesundheitsverständnis. Es wird dabei vor allem an der Kontakt- und Begegnungsfähigkeit des Menschen und an seinen persönlichen und sozialen Ressourcen gearbeitet.

Atlaslogie (Mentalenergetisch)

Atlaslogie fördert auf natürliche Weise das Wohlbefinden und die Wiederstandsfähigkeit gegen alltägliche Störfaktoren. Die Atlaslogie unterstützt und fördert ein möglichst optimal funktionierendes Zentralnervensystem und somit die Selbstheilungsmechanismen unseres Körpers (Zellregeneration). Ist der Atlas (oberster Halswirbel) verschoben (subluxiert), gerät die Wirbelsäule aus der Statik und Nervenbahnen werden blockiert. Diese Blockaden verhindern, dass der Körper richtig funktionieren, agieren und regenerieren kann. Durch eine mentale Übertragung von Energie auf die seitlichen Fortsätze des Atlas, übernimmt dieser die dadurch entstandenen Schwingungen und die angeborene Weisheit zentriert den Atlas. Beckenschiefstände werden durch das Polaritätsprinzip des Körpers ausgeglichen und verschobene Wirbel finden ihre optimale Position. Schmerzhafter Druck auf die Nervenbahnen kann dadurch verschwinden und das Zentralnervensystem kann besser funktionieren. Die ganzheitliche Atlaslogiemethode arbeitet nach dem Prinzip: Natura Sanat; Atlaslogie die Logik der Natur.

Augendiagnose / Irisdiagnose

Die Augen sind der Spiegel der Seele, besagt ein altes Sprichwort. So verrät ein Blick in die Augen oft mehr als viele Worte und schon die Ärzte des Altertums wussten aus den Augen zu lesen. Nicht nur der Gemütszustand, sondern auch die Konstitution sowie körperliche Beschwerden sind für den geübten Diagnostiker ablesbar. Die Irisdiagnostik geht davon aus, dass sich in der Regenbogenhaut des Auges viele Organe des menschlichen Körpers widerspiegeln. Kleinste, für den Laien nicht sichtbare Veränderungen der Iris in Farbe und Struktur, können somit Hinweise geben auf Störungen in den entsprechenden Organen. Akute Entzündungen zeigen sich ebenso wie chronische Krankheiten, und es entsteht ein Bild des gesamten Gesundheitszustandes. Die Untersuchung der Iris erfolgt mit einer starken Lupe oder mit dem Irismikroskop. Sie ist ohne Risiko und schmerzlos. Die richtige Interpretation bedarf fundierter Kenntnisse und grosser Erfahrung.

Aurikulotherapie (Ohrakupunktur)

Die Aurikulotherapie ist eine Form der Akupunktur, welche sich auf das Ohr bezieht. Am Ohr finden sich verschiedene Bezugspunkte zu entsprechenden Organen, ähnlich wie bei den Fussreflexzonen. Diese Reflexpunkte werden mittels Akupunkturnadeln gezielt gereizt und beeinflussen so die entsprechenden Organe. Neben den bekannten Akupunkturnadeln werden heute auch die Fingerdruckmassage, die Farbpunktur sowie Magnetclips am Ohr angewendet. Die Aurikulotherapie ist eine unterstützende und begleitende Therapieform und wird z.Bsp. bei der Suchtentwöhnung von Rauchern sowie bei Allergien angewendet.

Augentraining

Die Sichtweise des Menschen entspricht weitgehend seinem Bewusstsein. Einiges sieht man gerne, vor anderem verschliesst man die Augen. Die Augen sind Ausdruck unserer Seele. Sie spiegeln den Zorn und die Heiterkeit. Neben dem emotionalen Faktor setzen wir unsere Augen aber auch immer grossen Belastungen aus. Hier ist es hilfreich zu lernen, die Augen entspannter und bewusster zu gebrauchen. Damit nehmen Sie einen positiven Einfluss auf das ganzheitliche Sehen und können die neu erlernten Sehgewohnheiten überall in Ihrem Alltag integrieren. Dies ist hilfreich für Brillenträger, Nicht-Brillenträger sowie für Computerbenützer. Auf spielerische Weise lernen Sie, wie Sie ihre Augen entspannen und sich ein entspanntes Sehverhalten aneignen können. Es werden Übungen trainiert, die schnell und einfach am Arbeitsplatz und zu Hause ausgeführt werden können - um die Augen zu entspannen - um die Augenmuskeln zu stärken - um Schulter und Nacken zu entspannen - um die Sehfähigkeit zu harmonisieren und zu kräftigen - als einfache, wirkungsvolle Vorsorgemöglichkeit.

Aura-Soma

AURA-SOMA® nennt sich eine Kombination der Farb-, Aroma-, Pflanzen- und Edelsteintherapie, welche von Vicky Wall, England, begründet wurde. Die Grundlage bilden über 100 Equilibrium-Fläschchen, gefüllt mit unterschiedlichen Pflanzenessenzen, Pflanzenölen und Quellwasser, welche einen sogenannten Farbspiegel darstellen. Intuitiv greift jeder Mensch zu den Farbschwingungen, die ihm helfen, sich wieder zu balancieren. Der Suchende wählt so 4 Fläschchen, deren Inhalt er äusserlich anwendet. AURA-SOMA® ist eine nicht eingreifende Therapie, welche darauf beruht, dass jeder Mensch in seinem Unterbewusstsein weiss, wo er steht, wohin er gehen muss oder gehen sollte, und was er braucht, um seine Ganzheit zu finden. AURA-SOMA® wirkt in ganzheitlicher Weise auf den Menschen ein und soll so Körper, Geist und Seele wieder harmonisieren.

Autogenes Training

Autogenes Training (AT) ist eine einfach zu erlernende und wissenschaftlich fundierte Selbsthilfe-Methode, die auf dem " Umweg" der körperlichen Tiefenentspannung über das vegetative Nervensystem Geist und Psyche beruhigt und stärkt. Das AT wurde anfangs dieses Jahrhunderts von Prof. Dr. med. Johann Heinrich Schultz (1884-1970) entwickelt. Seit über 60 Jahren wird es von Ärzten, Psychotherapeuten und Pädagogen als hervorragendes Mittel zur Vorbeugung psychischer und psychosomatischer Störungen hoch geschätzt. AT ist für die Psyche, was Gymnastik für den Körper. Es entspricht auch unserem westlichen Umgang mit der Zeit, weil es in der Lernphase nur dreimal täglich 1 - 2 Minuten erfordert. AT ist frei von religiösen oder weltanschaulichen Ansichten. Vermittelt wird die Technik vorteilhaft von einem autorisierten Kursleiter. AT in der Gruppe ermöglicht den Teilnehmer/innen, Erfahrungen auszutauschen, was sehr förderlich ist. Je nach Bedürfnis kann AT jedoch auch im Einzelunterricht erlernt werden. Ein Selbststudium ist nicht zu empfehlen, da man sich leicht etwas Falsches und hinderliches "antrainieren" könnte. Wenn sich nach ca. 6-10 Wochen Training die Fähigkeit gebildet hat, innert Kürze von Stress auf Ruhe zu schalten (Reflex), können dem AT Autosuggestionen angehängt werden, sogenannte formelhafte Vorsätze. Zum Beispiel in Prüfungssituationen: "Ich schaffe es in Gelassenheit", oder ganz generell: " Ruhig und heiter komme ich weiter". Solche positiven Einstellungen verankern sich im entspannten Zustand (im AT) besonders gut im Unterbewusstsein und werden, sofern sie im Rahmen des Möglichen liegen, besonders schnell umgesetzt. AT eignet sich unter Anderem für: Konzentrationsfähigkeit, Schlaf- und Erholungsfähigkeit, Verbesserung von geistigen, körperlichen und künstlerischen Leistungen, Änderung hinderlicher Denkmuster, Abgrenzungsfähigkeit, Stärkung des Selbstvertrauens, Geburtsvorbereitung.

Autosuggestions-Therapie (nach Emil Coué)

Die Autosuggestions-Therapie (A.T.) findet dank ihrer umfassenden Wirkung vielfältige Anwendungsmöglichkeiten. Sie kann ergänzend bei nahezu allen körperlichen Krankheiten praktiziert werden. Besonders erfolgreich wird sie bei psychosomatischen Krankheiten, bei denen organische Funktionsstörungen durch seelisch-nervöse Ursachen entstehen, angewendet. Der Patient muss allerdings noch in der Lage sein, sich positiv zu beeinflussen, was z. B. bei schweren Depressionen oder Angstzuständen nicht mehr möglich ist.
Autosuggestion hat nichts mit Okkultismus oder Esoterik zu tun, vielmehr nutzt man mit ihr die Kraft der eigenen positiven Gedanken. Durch regelmässige Wiederholung der Suggestionen werden diese immer tiefer ins Unterbewusstsein eingeprägt und löschen so negative, ängstliche und beängstigende Programmierungen aus. Über das vegetative

Nervensystem wirken diese Autosuggestionen bis in jede einzelne Zelle hinein, und zeigen so eine überraschende Wirkung bei körperlichen Beschwerden im psychosomatischen Bereich. Besonders gut bewährt haben sich die A.T. nach Coué, sowie die selbständige Hypnose (z. B. Mentales Training). Emil Coué gilt als eigentlicher Wegbereiter, er hat mit seinem Wissen und seinen Erkenntinssen die Grundsteine für diese Therapieform gelegt.

Avatar

Avatar ist ein 1987 von Harry Palmer entwickeltes, weltweit verfügbares 9-tägiges Training. Dieses Training bietet auf absolut doktrinfreie, unideologische und ganzheitliche Weise den Rahmen und die Werkzeuge, um forschend zu erfahren, welche Verbindungen zwischen Ihrem Geist und Ihrer persönlichen Realität existieren. Es geht davon aus, dass das, was wir glauben (überzeugt sind), jene Situationen oder Ereignisse anzieht, die wir als unser Leben erfahren. Das Avatar-Training erschafft und verstärkt u.v.a. folgende Fähigkeiten: Das Aufdecken unbewusster innerer Muster, Einfühlungsvermögen (die Fähigkeit ohne Bewertungen und Widerstand etwas zu erfahren), das Erschaffen gewünschter innerer und äusserer Zustände, das Auflösen innerer Muster; das Transformieren von Verhaltensweisen und Zuständen (mental, emotional, körperlich und zwischenmenschlich). Voraussetzung dafür, weil es sich um eine sehr persönliche Reise handelt, in denen fast jeder auch emotionale Blockaden entdeckt und transformiert, ist das Interesse eigene Überzeugungen und Sichtweisen immer wieder zu hinterfragen, mehr Verantwortung über das eigene Leben zu übernehmen und Freude an einer geistigen Entfaltung und Horizonterweiterung zu haben. Ein Avatar-Trainer sorgt dabei für einen unterstützenden Raum und steht als Coach zur Verfügung. Für gewöhnlich macht diese 9-tägige Reise sehr viel Spass, ist leicht und zeigt stark lebensverbessernde Resultate (Gesundheit, innere Ruhe, Beziehungen, Kreativität, Arbeit etc.). Weitere Infos finden Sie unter www.AvatarEPC.de

Ayurveda

Das Wort Ayurveda stammt aus der alten indischen Hochkultur und setzt sich aus Ayur = langes Leben und Veda = Wissen zusammen. Die Lehre von den drei sogenannten Doshas (oder Bioenergien) bilden den Kern des Ayurveda. Vata, Pitta und Kapha, so die Namen der drei Doshas, bestimmen alle leibseelischen Funktionen. Krankheiten entstehen dann, wenn die Doshas ins Ungleichgewicht geraten. Ziel der Behandlung mit Ayurveda ist nicht ein schnelles Beseitigen der Beschwerden, sondern eine ganzheitliche Umstimmung in Körper, Seele und Geist herbeizuführen. Deshalb liegt der Schwerpunkt in der Ayurveda-Behandlung auf dem Annehmen einer gesunden Lebensweise und damit auf dem Erhalten der Gesundheit.
In der Ayurvedischen Medizin werden viele Mittel eingesetzt. Eine sehr wichtige Rolle spielt die Ernährung, denn sie beeinflusst über den Stoffwechsel direkt alle Organe. Deshalb werden viele Arten von pflanzlichen und mineralischen "Diäten" angewendet, je nach der Modalität der zu beeinflussenden Doshas. Auch Meditation, Tiefenentspannung, Atem- und Körperübungen, individuelle (Öl-) Massagen, sowie der Einsatz von Musik und Kunst gehören zum Repertoire der ayurvedischen Medizin. Ayurveda ist in diesem Sinne keine Krankheits-, sondern eine ausgesprochene Gesundheitslehre.

Bach-Blütentherapie

Diese Therapie ist nach ihrem Erfinder Dr. Edward Bach (1880-1936) benannt. Er war der Überzeugung, dass Krankheit letztlich durch einen Konflikt zwischen Seele und Persönlichkeit entsteht. Dieser Konflikt liegt nach Dr. Bach darin begründet, dass man durch "eigene weltliche Bedürfnisse oder fremde Einflüsse von dem Pfad abweicht, den die Seele weist". Dr. Edward Bach ermittelte 38 wild wachsende Blüten, die jeweils einen bestimmten negativen Gemütszustand positiv beeinflussen. So kann die organische Krankheit heilen, weil der negative Gemütszustand ausgeglichen wurde. Voraussetzung für eine erfolgreiche Behandlung mit Bach-Blüten ist also eine genaue Diagnostizierung des Gemütszustandes des Patienten, um dann das "massgeschneiderte" Blütenmittel zu finden. Auch Mischungen von mehreren Essenzen sind möglich. Die Wirksamkeit der Bach-Blütentherapie hat sich in der Praxis vielfach bestätigt.

Baunscheidtieren

Erfinder des Baunscheidtierens ist Carl Baunscheidt (1809-1874). Die von ihm entwickelte Technik wird auch als "Akupunktur des Westens" bezeichnet. Sie funktioniert nach dem Prinzip des Ab- und Ausleitens von Krankheitsstoffen. Hierfür wird die Haut oberflächlich gereizt mittels einer Rolle (bzw. Scheibe) mit feinen Nadeln. Durch Einmassieren des Baunscheidtöls in die zuvor entstandenen kleinen Hautwunden erreicht man eine Hautreizung, die zu einem Ausschlag mit kleinen Pusteln führt. Giftstoffe werden so nach aussen geleitet.

Bio-Chemie (Schüsslersalze)

Die Bio-Chemie, von der hier die Rede ist, hat nichts mit der naturwissenschaftlichen Bio-Chemie zu tun! Das Naturheilverfahren der Biochemie wird auch als "abgekürzte Homöopathie" bezeichnet. Sicher ist sie mit der Homöopathie nahe verwandt, aber die Biochemie gebraucht nur 12 Substanzen (plus ev. 12 Ergänzungsstoffe) in drei Potenzen. Der Arzt Wilhelm Heinrich Schüssler (1821-1898) ging davon aus, dass fast alle Krankheiten durch Störungen im Mineralstoffhaushalt der Zellen entstehen, und dass der Körper durch Zufuhr dieser anorganischen Stoffe in homöopathischer Potenz, geheilt werden kann; d. h. die zugeführten Substanzen beseitigen die Störungen im Zellstoffwechsel und regen den Körper an, die benötigte Substanz wieder aus der Nahrung zu nehmen. Die Biochemie wird als zu einseitig kritisiert, weil sie andere Krankheitsursachen gar nicht berücksichtigt, und ausschliesslich mit Mineralstoffverbindungen arbeitet. Trotzdem darf nicht vergessen werden, dass die Behandlung mit Schüsslersalzen bei einer grossen Reihe von Krankheiten guten Erfolg erzielt!

Biodynamische Psychologie, Körperarbeit und Massage

Gerda Boyesen (1922- 2005) hat mit der Biodynamischen Körpertherapie eine Methode begründet die behutsam einlädt, in unser Inneres einzutauchen und die Verbindung zwischen Körper und Seele zu erkunden. Biodynamik eignet sich grundsätzlich als Unterstützung des eigenen Wohlbefindens. Speziell gewählt wird sie ausserdem von Menschen, die sich tiefer entspannen und erfahren möchten und sich in ihrem Körper mehr zu Hause fühlen möchten. Ausserdem bei unerwünschten Stresssymptomen und deren Folgen, wie z.B. Nervosität, Rückenbeschwerden, Kopfschmerzen, sowie bei Ängsten und psychosomatischen Beschwerden, denen oftmals ungelöste Konflikte aus der Vergangenheit zugrundeliegen. Die verschiedenen Wege der Biodynamik beinhalten: **Diverse Formen von Massagen und Berührung.** Angestrebt wird der Abbau von körperlichen und psychischen Spannungen. Dies bewirkt einen Ausgleich von Energie und führt zur Wiederherstellung des inneren Gleichgewichts. Wichtig sind dabei die Bauchtöne. Sie melden unmittelbar das Auflösen von blockierter Energie im Körper und weisen den Weg zu uns selbst. Die **Selbstwahrnehmung**, das Spüren und Erfühlen des inneren Körpergeschehens wird unterstützt und gefördert. In der **Körperpsychotherapie** wird den Erinnerungen, Emotionen, Kindheitserlebnissen und Träumen Raum gegeben, um wieder in Kontakt zu kommen mit unseren inneren Impulsen und energetischen Strömen. Dabei werden Gefühlen und der damit verbundenen Kraft erlaubt, zu einem unabhängigen persönlichen Selbstausdruck zu finden. Immer begleiten auch Gespräche den Bewusstwerdungsprozess und helfen die neuen Erfahrungen zu integrieren.

Bioenergetik

Bioenergie ist die unerschöpfliche, mächtige Kraft, die Leben erst möglich macht. Sie durchströmt in besonderen Bahnen (Meridianen) den Körper und versorgt alle Organe und Zellen mit Lebensenergie. Stress, negatives Denken und Ärger verursachen Blockaden in diesem feinstofflichen Energiesystem, das als Aura bezeichnet wird. Aber auch Einwirkungen von aussen wie Hass, Neid und Verwünschungen können dazu führen, dass in der Aura Energielöcher entstehen. Dadurch wird der Mensch geschwächt, er fühlt sich unwohl und kann krank werden. Der **Bioenergetiker Extrasens** zeichnet sich aus durch eine erhöhte Wahrnehmungsfähigkeit (Aurasichtigkeit) und erkennt diese Blockaden. Er kann dem geschwächten Menschen beratend und begleitend beistehen und helfen, bestehende Blockaden zu interpretieren und aufzulösen. Dadurch kann der Körper die Selbstheilung einleiten und gesunden. Ängste lösen sich, und der Betroffene geht mit einer neuen Erkenntnis gestärkt aus der Krise hervor.

Bioresonanztherapie

Die Bioresonanztherapie ist ein biophysikalisches Regulationsverfahren, das mit Schwingungen bzw. Energie und Information arbeitet. Die verwendeten Informationen stammen einerseits aus den elektromagnetischen Schwingungsfeldern des behandelten Körpers (körpereigene Signale), andererseits werden auch ergänzende Therapiesignale verwendet (Schwingungen von Farben, Edelsteinen, Tönen, Medikamenten, aber auch technisch erzeugte Schwingungen). Diese Signale werden aufgrund einer genauen individuellen Diagnostik an die Erfordernisse des zu behandelnden Organismus angepasst. Nur so können die ultrafeinen Impulse über Resonanz-Effekte eine grosse Wirkung im Körper auslösen. Blockierte Regulationsmechanismen beginnen wieder zu funktionieren, weil der Körper die Therapiesignale als "eigene Sprache" erkennt und die Information für sich nutzen kann. Das physikalische Steuerungssignal beeinflusst so auch die Biochemie des Körpers. Begründer dieses Verfahrens waren der Arzt Dr. med. Franz Morell und der Elektroingenieur Erich Rasche, deshalb die ursprüngliche Bezeichnung MORA-Therapie. Die Methode wurde in den letzten 20 Jahren von verschiedenen Ärzten, Therapeuten und Physikern weiterentwickelt und verfeinert. Sie eignet sich - zumindest begleitend - für alle Krankheiten, bei denen körpereigene Regulationsmechanismen nicht mehr richtig funktionieren.

Blutegel

Die Therapie mit Blutegeln funktioniert nach dem Prinzip des Ab- und Ausleitens. Vergleichbar ist diese Therapie mit dem Aderlass, da es bei der Behandlung zu Blutverlusten von 30-250 ml kommt. Zusätzlich tragen zur Heilung auch die entzündungs- und blutgerinnungshemmenden Stoffe bei, die die Egel beim Biss abgeben; dadurch wird das Blut dünnflüssiger, die Durchblutung wird verbessert und Blutstauungen beseitigt.

BowenTherapie

Bei der aus Australien stammenden BowenTherapie (sprich: "Bouen") handelt es sich um eine eigenständige, sanfte, manuelle Weichteil-Therapie. Sie mobilisiert die Selbstheilungskräfte des Körpers zielgerichtet. Neben einer strukturellen bewirkt Bowen-Therapie auch eine tief greifende vegetative und energetische Regulation. Damit entfaltet sie über die lokale Wirkkraft bei definierten muskuloskelettalen und viszeralen Beschwerdebildern hinaus rasch eine umfassende Heilwirkung. Die im deutschen Sprachraum seit 2000 unterrichtete ISBT - Bowen Therapy ermöglicht sowohl dem naturheilkundlichen Allgemeintherapeuten, als auch dem ganzheitlich orientierten Manualtherapeuten, aber auch dem Physiotherapeuten in der normalen Kassenpraxis in vielen Fällen effektiver, schneller und vor allem auch nachhaltiger als bisher helfen zu können. Durch BowenTherapie finden die naturheilkundlichen Prinzipien, die die Grundlage der Arbeit als Heilpraktiker / ganzheitliche Therapeuten bilden, Anwendung. Die Kombination mit anderen Verfahren ist dabei gut möglich. Die Anwendung ist nicht nur für die Patienten sanft und schonend sondern auch für den Anwender, was im Hinblick auf Selbstschutz und das Ziel einer langen, gesunden und freudvollen Lebensarbeitszeit von erheblicher Bedeutung ist.
DZBT - Deutsches Zentrum für BowenTherapie, Grünhütlstr. 25, D-86911 Dießen am Ammersee, Fon: +49-(0)8807-94 77 35 home: www.bowentherapie.de

Chakra-Therapie

Die Chakras können als feinstoffliche Energiezentren umschrieben werden. Sie sind Regulatoren der Kosmischen Energie, welche den Menschen mit dem Kosmos verbinden. Hellsichtige und Sensitive können die davon ausgehenden mehrschichtigen Energiehüllen als Aura wahrnehmen. Von Malern wurden sie als Heiligenschein dargestellt. Die sieben Hauptchakras sind wie folgt angeordnet: Am Steissbein (Wurzelchakra), über der Milz, überm Nabel (Solarplexus), überm Herz, überm Kehlkopf, zwischen den Augenbrauen (drittes Auge) und auf dem Scheitel. Anhand der Farben und Intensität der Aura kann auf den Energiefluss des Menschen geschlossen werden sowie auf dessen Bewusstseinszustand und Wohlbefinden. Ungleichgewichte und Blockaden können so gezielt angegangen werden. "Chakren sollte man niemals entwickeln, ohne das moralische Leben zu verstärken, weil sie sonst von luziferischen Kräften ergriffen werden", so eine Mahnung des Sehers Rudolf Steiner.

Chinesische Medizin

Die traditionelle chinesische Medizin (TCM) ist die älteste Schulmedizin der Welt und fasziniert sowohl Laien als auch Fachleute. Akupunktur ist das im Westen wohl geläufigste Verfahren der Chinesischen Medizin. Diese stellt jedoch nur einen kleinen Teil der umfassenden Behandlungsmethoden dar. In China sind über 5000 Heilpflanzen sowie mineralische und tierische Heilmittel bekannt. Aber auch Atem- und Bewegungstherapien, Wärmebehandlungen und Massagen werden angewandt. Qigong (Konzentrations- Atem- und Körperübung), Yin und Yang (Lehre der Entsprechungen), Tai Chi Chuan (Schattenboxen) und Tuina (Massagen) sind weitere bekannte Begriffe der traditionellen chinesischen Medizin. Aufgebaut ist die TCM auf dem Medizinverständnis, dass der Mensch in ein Kräftesystem zwischen Himmel und Erde eingebettet ist. Gemäss seiner Konstitution und seinem Umfeld reagiert er individuell darauf. Es werden nicht einzelne Funktionen, sondern ganze Funktionskreise miteinbezogen. Von Bedeutung ist die Erkenntnis über die Wechselbeziehungen zwischen den verschiedenen Körperfunktionen, aber auch zwischen Körper und Seele. Sofern die Lebensenergie "QI" ungehindert fliessen kann, bleibt der Mensch gesund. Störungen und Blockaden gilt es aufzuspüren und durch sanfte Verfahren und Methoden wieder in Fluss zu bringen. Richtig angewandt entstehen so gut wie keine Nebenwirkungen.

Chirotherapie - Osteopathie

Chirotherapie gehört zu den ältesten Therapieformen. Schon in der Antike war bekannt, dass gewisse Beschwerden durch Manipulationen am Körper des Patienten gelindert oder geheilt werden können. Man geht davon aus, dass bereits kleinste Verschiebungen von Knochen (speziell Wirbeln) zu zahlreichen Beschwerden führen können. Durch die Nervenwurzeln, die von der Wirbelsäule fortgeleitet werden, können die Beschwerden, die durch solche Verschiebungen entstehen, fast überall am Körper auftreten. Chirotherapie muss immer von einer ausgebildeten Fachkraft ausgeführt werden! Es wird zuerst die Wirbelverlagerung genau diagnostiziert (tw. mit Röntgenbildern), um sie dann durch mechanische Manipulationen am Skelett wieder "einzurenken". Gereizte, schmerzende Nervenbahnen werden entlastet, was manchmal zu sofortiger Schmerzfreiheit führt.

Osteopathie ist ähnlich begründet wie Chirotherapie. Ihr Begründer, Dr. Andrew Taylor Still (1828 - 1912), sah die Krankheitsursache bei Verlagerungen von Wirbeln, Verschiebungen im Skelett und auch im Muskelapparat. Osteopathie arbeitet mehr mit ganz feinen Miniaturbewegungen, um blockierte Gelenke und Wirbel zu mobilisieren. Die Diagnose stützt sich mehr auf das "Gespür" des Therapeuten als auf Röntgenaufnahmen (manuelle Medizin, Cranio-Sacral-Therapie).

ClusterMedizin

Die Heinz-Cluster-Analyse bzw. die Clustermedizin ist ein Analyse- und Therapieverfahren, das moderne Forschung mit traditionellem Wissen vereinigt. Ihre Wurzeln liegen in der Paracelsus-Spagyrik, der Kristallographie und der Quantenmechanik. Sie wurde von Ulrich-Jürgen Heinz (D) anlässlich eines schweren Krankheitsfalles in der Familie entwickelt. Er begann sich für Blutkristallanalyse, Destillationsverfahren und Pflanzenheilkunde zu interessieren und entwickelte daraus eine eigene Heilmethode. Diese sehr umfassende und vielseitige Therapie integriert all sein Wissen als Kunsttherapeut, Akustiker, Pädagoge, Philosoph und Pflanzenheilkundiger. Seit 1990 tritt sein weiterentwickeltes System (mit Diagnose, Prävention und Therapie) als Clustermedizin auf.

Neben den somatischen und funktionellen Stoffwechselabläufen werden auch psychosoziale Aspekte mit ihren weitreichenden Wirkungen und Beeinträchtigungen sensibel herausgearbeitet. Für diese Störungen werden ebenfalls massgeschneiderte Therapien angeboten. Das ganzheitliche Verfahren der jungen ClusterMedizin bietet ein Analyseinstrument und Anwendungskonzept bei chronischen, akuten, wie bei seltenen körperlichen oder auch psychischen Phänomenen. Die ClusterTherapie arbeitet mit individuellen Anfertigungen von Druck, Schall und Ton, den sogenannten SchallClustern, WasserClustern (Spagyrika) und Bildern, deren Farben und Farbansammlungen ebenfalls individuell zusammengesetzt sind. Über diese Informationen werden dem Organismus Hilfestellungen und Lösungsansätze angeboten, die von Stoffwechselunterstützungen bis zu persönlichkeitsfördernden Maßnahmen reichen. Weitere Infos finden Sie unter www.clustermed.com

Colon-Hydrotherapie (Darmspülung)

Ungünstige Ernährung und Bewegungsmangel können Ursache sein für eine mangelnde Funktion des Dickdarmes. Dadurch entstandene Gifte verursachen verschiedene Gesundheitsprobleme. Bei der Colon-Hydrotherapie geht es darum, den Dickdarm (Colon)

zu entgiften. Dies geschieht mittels möglichst schonender Darmspülung. "Klistier" oder "Einlauf" sind gängige Begriffe für das anale Einlaufenlassen von Spülflüssigkeit (meist warmem Wasser), wodurch Ablagerungen und Gifte schonend aus dem Darm gespült werden. Es wurden spezielle Geräte entwickelt, welche eine besonders schonende Anwendung gewährleisten. Allmählicher Entzug von Abführmitteln und die Umstellung auf ballaststoffreiche Kost werden gleichzeitig angestrebt.

Cranio-Sacral-Therapie

Die craniosacrale Behandlungsform wurde anfangs des 20. Jahrhunderts von Dr. William G. Sutherland auf der Basis der Osteopathie (Knochenheilkunde) zur „Cranialen Osteopathie" weiterentwickelt. Der Name Craniosacral Therapie wurde in den 70er Jahren des selben Jahrhunderts erstmals vom amerikanischen Forscher und Osteopathen Dr. John E. Upledger geprägt und setzt sich aus den Begriffen Cranium (Schädel) und Sacrum (Kreuzbein) zusammen. Die beiden Pole Schädel und Kreuzbein bilden mit den Gehirn- und den Rückenmarkshäuten (Membranen) eine Einheit, in welcher die Gehirnflüssigkeit (Liquor) rhythmisch pulsiert. Dieser Rhythmus überträgt sich auf den gesamten Körper und beeinflusst die Entwicklung und Funktionsfähigkeit des ganzen Menschen. Veränderungen in diesem System geben die nötigen Hinweise für die therapeutische Arbeit mit den betroffenen anatomischen und energetischen Strukturen. Dr. Sutherland machte eine weitere Entdeckung: er stellte fest, dass hinter den rhythmischen Bewegungen der Gehirnflüssigkeit eine Kraft ist, die diese Bewegungen in Gang setzt. Diese Kraft nannte er Primäre Atmung oder Lebensatem, der Zündfunke, der das System in Gang bringt. Dieser Aspekt der Craniosacral Therapie wurde von Franklyn Sills aufgenommen und weiterentwickelt. Der Lebensatem drückt sich im ganzen Körper aus und ist direkt mit der Lungenatmung (sekundäre Atmung) und der Gewebeatmung des zentralen Nervensystems verbunden, das die gesamten Körperfunktionen reguliert. Somit haben wir heute mit der Craniosacral Therapie eine ganzheitliche Behandlungsform mit unterschiedlichen Ansätzen, die sich optimal ergänzen. Die Craniosacral Therapie ist eine Körperarbeit, bei der mit grösster Sorgfalt, Achtsamkeit und Wertefreiheit der Persönlichkeit der Klientin oder des Klienten begegnet und zugehört wird. Die Craniosacral Praktizierenden unterstützen mit feinen manuellen Impulsen, welche eine Eigenregulierung des Körpers einleiten, den Klienten/die Klientin auf dem Weg zur Selbstheilung. Die Gesundheit im Menschen wird unterstützt und Ressourcen werden gestärkt, so dass positive Veränderungen stattfinden können. Diese Behandlungsform kann vom Neugeborenen bis hin zum alten Menschen, sogar in sehr gebrechlichem oder schmerzvollem Zustand, angewendet werden.

Edelstein-Therapie

Das Wissen um die Kräfte und Energien von Edelsteinen wurde aus Zeiten uralter Hochkulturen überliefert. Dieses Wissen, und dessen Umsetzung zur Stärkung, Harmonisierung und Heilfindung, wird heute zunehmend aktualisiert. Mit der Übertragung der lichtvollen, hochfeinen Schwingung edler Steine in unser Wesen wird unsere aurische, energetische Stärkung und Balance aktiviert. Darüber erhöhen und harmonisieren sich die Eigenschwingungsfrequenzen. Dies ermöglicht es, die innewohnenden Selbstheilungstendenzen und -erkenntniskräfte zu finden, zu wecken und zu aktivieren. Das Tragen einzelner Edelsteine als "Begleiter" ist eine erste, einfache Art hierzu. Eine gute, gezielt tief-ganzheitliche Edelsteinbehandlung vermittelt nur ein erfahrener Therapeut. Sie setzt viel Einfühlungsvermögen, Sachkenntnis, intensive Beratung und Begleitung voraus.

Elektrotherapien

Elektrogeräte werden in der Schul- sowie Erfahrungsmedizin vielfältig therapeutisch eingesetzt. Mittels schwacher elektrischer Impulse wird das Gewebe stimuliert, was durchblutungsfördernd und schmerzlindernd wirken kann. Je nach Art der Behandlung spricht man von Galvanotherapie, Diathermie, Reizstrom- oder Hochfrequenztherapie. Die bekannteste Methode in der Erfahrungsmedizin ist die Elekrtoakupunktur nach Dr. Voll (EAV). Diese stützt sich auf die Lehre der Energieleitbahnen und der Akupunkturpunkte aus der chinesischen Medizin. Anstelle von Nadeln werden schwache Stromstösse in den Körper geleitet. Weitere therapeutische Anwendung von Elektrogeräten finden wir in der Bioresonanz-Therapie, sowie in der MORA-Therapie

EMF Balancing Technique®

Die EMF Balancing Technique® ist eine neue, kraftvolle Energiearbeit, die uns in der Jetzt-Zeit zur Verfügung steht. Sie wurde von Peggy Phoenix Dubro entwickelt und wird bereits in 44 Ländern praktiziert und gelehrt. Während einer EMF-Sitzung wird durch bestimmte Handbewegungen das Elektro-Magnetische-Feld des Klienten in Balance gebracht und aktiviert. Jede Bewegungsabfolge kreiert ein Muster aus Licht und eine neue Struktur im Energiekörper. Diese "Neuverkabelung" intensiviert die Integration von Geist und Materie, stärkt das Energiefeld und löst Energieblockaden auf. Eine neue Ordnungsstruktur wird geschaffen, die es erlaubt, sich auf eine vertiefte Art mit der Universellen Energiequelle zu verbinden. Die Gesundheit wird erhöht, Heilung, Stressreduktion und Selbsterkenntnis sind möglich. Das Eintauchen in die eigene innere Weisheit beschleunigt das persönliche Wachstum und die energetische Weiterentwicklung. Selbstliebe und eigene Wertschätzung erfüllen den inneren Raum. Die Sitzungen unterstützen kraftvoll die Kinder der Neuen Zeit. Die EMF Balancing Technique® umfasst acht Phasen, wobei die Klienten Schritt für Schritt durch jede Phase gehen. Jede Phase hat ihre eigene Bedeutung und Wirkung. In einer EMF-Balancing Technique® Sitzung liegt der Klient in einer friedvollen Atmosphäre vollständig bekleidet und bequem auf einem Massagetisch, üblicherweise in eine Decke eingehüllt. Mit den Worten: "Vom Schöpfer in Mir, zum Schöpfer in Dir, lass uns beginnen" eröffnet der EMF-Practitioner die Sitzung. Weitere ausführliche Infos finden Sie unter www.lemuriaonhawaii.com und www.emfbalance.com.

Ernährung

Mit der eigenen Ernährungsform hat der Mensch die Möglichkeit, sich positiv oder negativ zu beeinflussen, denn was wir als unsere Nahrung in uns aufnehmen, muss zweifellos grosse Auswirkungen auf unser geistiges und körperliches Sein haben. Davon zeugt das Sprichwort: "Du bist, was du isst." Hierin liegt ein grosser therapeutischer Nutzen, der von zahlreichen Ernährungsberater/innen und Interessensgemeinschaften erkannt und erfolgreich umgesetzt wird. Der Trend eines wachsenden Ernährungs- und Gesundheitsbewusstseins geht eindeutig in Richtung Vegetarismus und Vollwerternährung. Bei der fleischlosen Ernährungsweise spielt neben den gesundheitlichen Aspekten ebenfalls das ästhetische und ethische Empfinden eine wesentliche Rolle. Aber auch Anhänger der Rohkost, Makrobiotik und Trennkost sind immer zahlreicher. Gleichzeitig wächst das Bedürfnis und die Nachfrage nach qualitativen Produkten biologisch natürlicher Herkunft und artgerechter Tierhaltung.

Esalen® Massage

Die Esalen® Massage findet ihren Ursprung Mitte der 1960er Jahre am bekannten und renommierten Esalen® Institut im kalifornischen Big Sur an der amerikanischen Westküste. Mit dem Namen sollte die alte Kultur der Esselen-Indianer geehrt und gewürdigt werden, welche früher diese Gegend besiedelten. Die Esalen® Massage entstand aus der klassischen Schwedischen Massage heraus, welche bekanntermassen die Muskeln und das Kreislaufsystem anspricht, und entwickelte sich durch verschiedene Einflüsse wie Trager, Feldenkrais, Rolfing, Polarity, Akupressur, Craniosacral-Therapie, Zero Balancing und der Gestaltarbeit sowie in Verbindung mit der tiefgründigen und sensitiven Arbeit, die von Charlotte Selver aus Deutschland eingeführt wurde, zu einem einzigartigen, fliessenden, individuellen Massagestil, der die spezifischen Bedürfnisse des Empfängers oder der Empfängerin berücksichtigt. Lange und integrierende Streichbewegungen, sanfte Dehnungen, leichtes behutsames Wiegen des Körpers, passive Gelenkbewegungen sowie tiefe Strukturarbeit an den Muskeln und am Bindegewebe sind zusammen mit dem energetischen Ausbalancieren des Körpers alles Elemente einer Esalen® Massage. Haut und Blutzirkulation werden stimuliert, Muskeln und Nervensystem entspannt, Stoffwechsel und Lymphe angeregt. Dabei wird die eigene Körperwahrnehmung erhöht und der Selbstheilungsprozess und die Lebenskraft unterstützt. Die Esalen® Massage ist eine anmutige, meditative und sehr wirkungsvolle Form der einfühlsamen Berührung. Sie fördert auf natürliche Weise die Zusammengehörigkeit von Körper, Geist und Seele und hilft dadurch physische und emotionale Blockaden und Verspannungen aufzulösen. Sie eignet sich sowohl präventiv als auch therapiebegleitend und stellt ein klares Beispiel für mehr Lebensqualität dar. **Philosophie:** Der wichtigste Aspekt der Philosophie bei dieser Arbeit besteht darin, jeden Menschen als einmaliges, unverwechselbares, ganzheitliches und vollkommenes Individuum - ohne Wertung oder Urteil - zu betrachten und die individuellen Grenzen und Ansichten zu achten und zu respektieren!

Familienstellen

Familienstellen beruht auf dem Grundgedanken, dass jeder Mensch von den Schicksalen in seinem Familienverband auf besondere Weise psychisch betroffen ist, d. h. jede Lebensgeschichte, jedes Dasein oder Nicht-Dasein innerhalb einer Familiengemeinschaft hat oft unbewusste Auswirkungen auf die Lebensgestaltung jedes Familienmitglieds. Besondere Bedeutung haben dabei auch bereits verstorbene Angehörige mit einer schwierigen Lebensgeschichte. Um nun solche Zusammenhänge und ihre Auswirkungen auf das Befinden der Betreffenden erkennen und verstehen zu können, werden Familienbeziehungsfelder nachgestellt. Der Ratsuchende gibt andern Kursteilnehmern eine bestimmte Rolle in seinem Familienspiel. Die Teilnehmer stellen sich genau nach den Anweisungen des Ratsuchenden auf, z. B. als Geschwister, Eltern, Kinder, Vorfahren etc.. Die den Familienstellern intuitiv zugeordneten Positionen werden dann mit Hilfe des Familienstelltherapeuten analysiert und die Statisten geben Auskunft über ihr Befinden an ihrem zugeordneten Platz. Problematisch empfindende Familiensteller werden "umgestellt", bis sich die neu gefundenen Plätze für alle Beteiligten positiv anfühlen. Im Laufe dieser Umstellungen treten Verstrickungen und besondere Verbindungen innerhalb der Familiengemeinschaft klarer hervor und es kann daraus eine Lebenshilfe für den Ratsuchenden entstehen, wenn er problematische Programmierungen seinerseits erkennt und erlösen kann. Wichtig ist das anschliessende „Aufarbeiten" von gewonnenen Erkenntnissen sowie eine therapeutische Begleitung besonders bei labilen oder psychisch angeschlagenen Personen.

Farbtherapie

Bekanntlich stellen Farben eine Energieform dar, die als Farb- oder Lichtwellen auf uns einwirken. Die ganzheitlich wirksame Farbtherapie findet Anwendung in der Vorbeugung von Krankheiten oder als Begleittherapie körperlicher und seelisch-geistiger Störungen. Dabei wirken die Farb-Energien nicht nur über die Augen; aus neueren Forschungen geht hervor, dass auch andere Körperstrukturen auf die durch Farben erzeugten Wellen reagieren. Insbesondere beeinflussen die Farben das vegetative Nervensystem und die eng damit zusammenarbeitenden Drüsen. Dadurch ergibt sich eine umfassende Wirkung auf den gesamten Organismus. Eingesetzt werden spezielle Lampen mit verschiedenen Farbfiltern, mit denen die entsprechenden Körperpartien beleuchtet werden.
Die **Farbpunktur nach Peter Mandel** beruht auf Erkenntnissen der chinesischen Medizin sowie aktueller wissenschaftlicher Forschung. Die Akupunkturpunkte werden mit gezielter Einstrahlung von farbigem Licht behandelt. Dies hat zur Folge, dass die Energiestörungen -vergleichbar der klassischen Akupunktur- harmonisiert werden.

Fasten

Unter Heilfasten darf keine radikale Schlankheitskur verstanden werden; es geht hier vielmehr darum, den Körper durch Fasten zu aktivieren. Weil man keine Nahrung zu sich nimmt, ist der Körper gezwungen, auf "Vorräte" zurückzugreifen. Dadurch werden auch viele Giftstoffe, entzündliche Abbauprodukte, Proteinablagerungen und Fettpolster abgebaut und ausgeschieden (Entschlackung, Entgiftung). Die Körperabwehr wird durch diese Vorgänge angeregt. Neben den körperlichen Auswirkungen einer Heilfastenkur sind aber auch die seelischen Vorteile unübersehbar. So findet durch die Entschlackung des Verdauungssystems eine allgemeine Umstimmung statt, durch welche Blockaden in den Selbstheilungskräften gelöst werden. Die seelisch-geistige Umstimmung durch die Heilfastenkur trägt zur tiefen Entspannung bei, hebt die Stimmung (positives Denken) und steigert die geistige Leistungsfähigkeit. Heilfasten sollte unter Kontrolle eines Therapeuten, und bei längeren Kuren in einer Klinik oder einem Sanatorium durchgeführt werden. Sehr beliebt sind auch Heilfastenkuren in Kombination mit Meditationen, weil sich dadurch besonders intensive geistig-seelische Wirkungen erzielen lassen.

Feldenkrais

Die Feldenkrais-Methode wurde nach ihrem Erfinder, Dr. Moshé Feldenkrais, benannt. Sie hat die bewusste Wahrnehmung der eigenen Bewegungsabläufe zum Inhalt. Denn: Bewegungsmuster sind Lebensmuster, d. h. wie jemand sich bewegt, wie er auftritt und spricht, sein Ausdruck, Gestik und Gebaren beruhen auf dem Bild, das der betreffende Mensch von sich hat. Aufgrund des Äusseren lässt sich auch auf Inneres schliessen, und in der bewussten Wahrnehmung der eigenen Verhaltensmuster sieht Felderkrais die Möglichkeit zur Veränderung. Es wird in Gruppen, im Beisein eines Übungsleiters, unter dem Motto "Bewusstheit durch Bewegung" gearbeitet. In anschliessenden Einzelsitzungen geht es um die "funktionale Integration". Dabei wird der Schüler vom Lehrer sanft bewegt und kann sich so von eingefahrenen Bewegungsmustern befreien. Soll die Methode Erfolg haben, so ist es wichtig, dass die erlernten Bewegungen regelmässig geübt werden. So kann mit der Feldenkrais-Methode neben einer verbesserten Beweglichkeit eine positive Selbstentwicklung erreicht werden.

Feng Shui

Feng Shui heisst übersetzt "Wind und Wasser" und ist eine alte Energielehre aus China. Wir sind überall von Energie umgeben. Jeder Ort hat seine eigene Qualität. Eine hektische Bahnhofshalle hat nicht dieselbe Atmosphäre wie eine gemütliche Leseecke zuhause. Ein einsamer Waldspaziergang hat eine andere Ausstrahlung als ein lebhaftes Einkaufszentrum. Die Umgebung, in der wir uns aufhalten, beeinflusst uns und unser Befinden meist unbewusst. Die alte chinesische Kunst des Feng Shui handelt davon, sich eine Umgebung zu schaffen, in der man sich wohl fühlt. Kleine Veränderungen am Arbeitsplatz oder zuhause können unser Wohlbefinden merklich beeinflussen. So wirkt eine dunkle Decke bedrückend, und eine hektische Tapete sowie allerlei angesammelter Kleinkram lässt uns nicht frei atmen. Etwas passende Farbe, und das Wegräumen von angestautem Sammelgut, wirkt erfrischend und belebend. Feng Shui möchte eine Umgebung schaffen, in der die Energien harmonisch fliessen, was die Chinesen mit "Qi" bezeichnen. Fliesst "Qi" zu schnell, so kann die Energie z. Bsp. mit Quarzen gebremst werden. Verbreitete und einfache Hilfsmittel zur "Qi-Aktivierung" sind geschliffene Glaskristalle, spiegelnde Weihnachtskugeln und Klangspiele. Feng Shui möchte das Bewusstsein für unsere Umgebung sensibilisieren. Dass sich unser Lebensgefühl auf unser Wohlbefinden und unsere Gesundheit auswirkt, ist naheliegend. Der Feng Shui Berater versucht, Mensch und Umgebung nach energetischen Grundsätzen zu sehen und entsprechend der Kultur harmonisch abzustimmen, damit man sich wohl fühlen kann.

"Fünf Tibeter"

Die "Fünf Tibeter" sind eine einfache Kombination von nur fünf Körperübungen (dem Kreisel, der Kerze, dem Halbmond, der Brücke und dem Berg), mit bewusster Atemlenkung und dynamischen Bewegungsabläufen. Sie gehören zu den ältesten fernöstlichen Methoden (Ursprung im Hatha-Yoga), um Entspannung und Fitness zu finden und so neue Kräfte und Energien zu tanken. Dadurch versetzen sie jeden Menschen in die Lage, seine "Batterien" für den Alltag aus sich selbst heraus zu regenerieren und aufzuladen. Die Fünf Tibeter eignen sich sowohl für junge als auch für ältere Menschen, für Kinder und auch für Menschen, die sich selten bis nie richtig und vor allem bewusst bewegen.
Der Vorteil der Übungen liegt nicht nur in der Dehnung und Streckung der Wirbelsäule, sondern durch die Kombination von Bewegung und Atmung werden Verhärtungen und Verspannungen der Muskeln gelöst - und dadurch wiederum kommt es zu einer besseren Gesamtdurchblutung sowie zu einem vermehrten Lymphabfluss. Die hormonproduzierenden Drüsen werden aktiviert und dadurch kommt es zu einer Harmonisierung des Stoffwechsels auf allen Ebenen. Wen wundert es, dass sich schon nach relativ kurzer Übungspraxis körperliches sowie seelisches Wohlbefinden einstellt, sowie ein erweitertes klares Bewusstsein. Durch die verbesserte äussere Haltung verändert sich auch wie selbstverständlich die innere Haltung: zunehmendes Selbst-Bewusstsein, Steigerung des Selbst-Wertgefühls und klärende Selbst-Erkenntnis.

Fussreflexzonen Therapie / Massage

Die Fussreflexzonen-Massage (FM) ist in uraltem überliefertem Volkswissen begründet. Formen der FM waren schon vor einigen Jahrtausenden in Asien bekannt. Auch im alten Ägypten, bei den indianischen Völkern und im Mittelalter in Europa, wurde die Fussmassage zu Heilzwecken angewendet. Die Reflexzonentherapie am Fuss (RZF) in ihrer heutigen Form geht auf **Hanne Marquardt** zurück, die über die Jahre hinweg die Wirksamkeit der Fusspunkt-Behandlung genauestens überprüfte und systematisierte. Seither wird die

RZF ausschliesslich an medizinisch ausgebildete Personen weitergegeben. Der FM liegt das Prinzip zugrunde, dass der ganze Körper im Fuss eine zugeordnete Stelle hat. Mit Reflex wird die Antwort des Körpers auf einen Reiz bezeichnet. Mittels spezieller Massagetechnik wird diese Eigenschaft ausgenützt. Die Reflexzonen am Fuss werden gezielt massiert und so entsprechende Bereiche und Funktionen des Körpers stimuliert. Durch qualifiziertes Vorgehen wird individuell auf den Menschen eingegangen. Jede Massage beabsichtigt bewusst das Erfassen des ganzen Menschen, und kann in vielen Situationen bei eingeschränkter Gesundheit eingesetzt werden. Sie ist auch sinnvoll und empfehlenswert zur Gesundheitsförderung, sowie zur persönlichen Entwicklung.

Geistheilen

Geistheilen könnte man wohl als früheste therapeutische Entdeckung des Menschen bezeichnen. Schon immer gab es Menschen, die intuitiv ihre Fähigkeit nutzten, andere durch einen Austausch mystischer Energie zu heilen. Oftmals war dies verbunden mit irgendwelchen Ritualen. Geistheilen darf nicht mit Glaubensheilen verwechselt werden. Glaubensheilen setzt einen bedingungslosen Glauben des Patienten an Gott voraus, was beim Geistheilen nicht der Fall ist. In der Geistheilung wird davon ausgegangen, dass der Mensch nicht nur materieller Körper ist, sondern gleichzeitig auf mehreren Bewusstseinsstufen lebt. Nämlich auf der materiellen Stufe, auf einer Art elektromagnetischer Stufe (Gefühlsebene), auf der intellektuellen Stufe und auf der spirituellen Ebene.

Der Geistheiler heilt nun nicht einfach den erkrankten Körperteil, sondern er bringt den Energiefluss zwischen den verschiedenen Bewusstseinsstufen wieder ins Gleichgewicht, denn ein Ungleichgewicht bedeutet Krankheit. Krankheit definiert sich entsprechend als körperliche Auswirkung von Störungen auf der feinstofflichen Ebene. Die Arbeitsweise der Geistheiler ist unterschiedlich. Manche arbeiten in tiefer Meditation oder leichter Trance. Andere spüren Energie aus ihren Händen fliessen (Handauflegen). Dabei konzentriert sich der Heiler auf Liebe und intensive Fürsorge. Seine Seele, sein Geist, sein ganzes Wesen verlangt danach, dem Kranken zu helfen. Der Geistheiler wird so zum Kanal für Heilungsenergien, die er auf den Patienten überträgt.

Jeder wahre, hingebungsvolle Heiler muss täglich in Meditation und Gebet an sich arbeiten, denn durch dieses Einssein mit den göttlichen Gesetzen erhält er die Kraft, um die nötige Ganzheit zwischen sich und dem Patienten erhalten und beibehalten zu können. Bei immer wiederkehrenden Inseraten mit Fernheilungs-Angeboten, wo gleichzeitig das Finanzielle eine zentrale Rolle spielt, sind deshalb Zweifel an deren Seriosität berechtigt.

Gesundheitsberatung

siehe Lebensberatung

Handanalyse (Chirologie)

Die Handanalyse, im Fachbegriff Chirologie genannt, ist eine Persönlichkeitsanalyse im emotionalen, persönlichen und öffentlichen Bereich. Das System hat Ähnlichkeit mit der Graphologie, nur eignet es sich nicht als Mittel, um andere Menschen zu beurteilen. Handanalyse dient ausschliesslich als Grundlage zur Auseinandersetzung mit sich selbst, mit den eigenen Schwächen, Stärken, dem eigenen Potenzial. Dabei stützt sich der Chirologe auf Informationen, die für ihn aus den Handlinien des Ratsuchenden ersichtlich werden. Ebenso haben die Linien der Fingerabdrücke eine grosse Bedeutung. Während in den Handlinien v.a. persönliche, charakterbezogene Themen gelesen werden, geht es bei den Fingerabdrücken um seelische Hintergründe. Mit der Analyse der Handlinien und

Fingerabdrücke erhält der Ratsuchende einen Schlüssel, der ihm das Tor zu sich selbst öffnen kann.

Heilpädagogisches Reiten

Das "Heilpädagogische Reiten", auch als "Therapeutisches Reiten" oder "Reiten für Behinderte" bekannt, wird von Privaten, Heimen und Sonderschulen angeboten. Über das Arbeiten mit dem Pferd lassen sich in spielerischer Weise pädagogische, psychologische und soziale Aspekte vermitteln. Aber auch bei der Rehabilitation von körperlichen Beschwerden oder zur Stärkung (Prophylaxe) werden die Bewegungen des Pferderückens genutzt. Dabei steht nicht das "Reiten" im Vordergrund, sondern ebenso der Umgang, die Pflege und die Beziehung zum Pferd. Besonders Kindern, Jugendlichen und Behinderten fällt es leicht, sich zu öffnen und sich ganzheitlich in allen Aspekten (körperlich, geistig, seelisch) ansprechen zu lassen. Es bestätigt sich das Sprichwort: "Alles Glück der Erde, liegt auf dem Rücken der Pferde." Individuell werden nach Therapieplan spezifische Förderungen angegangen wie: Verbesserung der motorischen Koordination, der Wahrnehmungsfähigkeit, des Selbstwertgefühls und der Kommunikationsfähigkeit usw. Heilpädagogisches Reiten kann nach Absprache teilweise von Krankenkassen übernommen werden.

Homöopathie

"Ähnliches werde durch Ähnliches geheilt!" Dieses Grundgesetz der Homöopathie fand Samuel Hahnemann (deut. Arzt, 1755-1843), nach Versuchen an sich selbst, bestätigt. Durch die Ähnlichkeit von Krankheitsbild und Arzneimittelbild, wird ein Arzneimittel erst zum homöopathischen Heilmittel. Das Arzneimittelbild wird durch die homöopathische Arzneimittelprüfung am gesunden Menschen ermittelt, bei der eine möglichst grosse Anzahl Menschen über die Wirkung einer zu prüfenden Arznei genauen Befund geben. Es sind keine grausamen Tierversuche notwendig.

Da die übliche wägbare Form der Arznei dem Körper oft nicht zugänglich war, oder Nebenwirkungen zeigte, begann Hahnemann diese zu verdünnen. Seine Art zu verdünnen und zu verschütteln nannte er wegen der festgestellten, erhöhten Wirkungsweise "Potenzieren" oder "Dynamisieren".

Die Homöopathie unterstützt in ihrer Wirkungsweise die Eigenheilkräfte im Körper. Hierin unterscheidet sie sich wesentlich von der Allopathie (Heilverfahren der Schulmedizin), welche selber steuernd in den Organismus eingreift. Will man wirklich heilen, so muss die Krankheit an ihrem ursächlichen Ausgangspunkt behandelt werden. Dieser Ausgangspunkt ist die Störung im Bereich der Lebenskraft. Homöopathische Mittel wirken nicht primär auf das erkrankte Organ (Symptom) ein, sondern auf die Lebenskraft, die dieses steuert. Dadurch werden die Selbstheilungskräfte des Organismus angeregt. Die Lebenskraft entspricht einer Art Energie. Sie lässt sich folglich nur durch Energetisches beeinflussen. Homöopathische Heilmittel werden deshalb, ausgehend von einem Grundstoff, durch sehr starkes dynamisieren (verdünnen) in eine energetische Form gebracht. Je stärker ein Grundstoff verdünnt wird, desto stärker tritt der energetische Teil, die enthaltene Information, zutage. Obwohl eine Hochpotenz kein einziges Molekül der Arznei mehr enthalten kann, hat man damit oft erstaunliche Erfolge!

Als Grundstoffe verwendet man Pflanzensäfte, Salze oder Minerale, reine Metalle, tierische Produkte wie Schlangen- oder Bienengifte oder gar Krankheitskeime. Homöopathische Heilmittel weisen viele Vorteile auf. Aus ihrer Anwendung sind keine Nebenwirkungen bekannt. Trotzdem sollte nicht leichtfertig herumexperimentiert werden, da falsche

Anwendungen durchaus ungünstig beeinflussen können. Wegen ihrer Ungiftigkeit eignet sich die Homöopathie besonders auch bei der Behandlung von Kindern und Schwangeren. Zur Selbstbehandlung eignen sich nur leichte Akuterkrankungen. Schwere Erkrankungen gehören zur genauen Abklärung selbstverständlich in die Hände eines erfahrenen Homöopathen. Homöopathische Heilmittel sind übrigens sehr kostengünstig und die Homöopathie kann so zur Kosteneindämmung im Gesundheitswesen beitragen.

Horchschulung

Seit bald 50 Jahren werden die Wechselbeziehungen zwischen Gehör, Psyche, Stimme, Sprache und Körperbefinden erforscht, woraus die pädagogisch-therapeutischen Anwendungsmöglichkeiten entstanden. Das Ohr hat eine Sonderstellung unter den menschlichen Sinnesorganen. Es gibt kein Organ, das mehr Nervenverbindungen zu allen anderen Organen, einschliesslich dem Gehirn, aufweist, als das Ohr. Aus Untersuchungen ist bekannt, dass es bis zu 90% an der energetischen Auflading und Stimulation der Gehirnrinde beteiligt ist. Daraus wird ersichtlich, wie Körper und Psyche direkt durch die Funktionstüchtigkeit der Ohren beeinflusst werden. Ein persönlicher Hörtest, auch wenn er keinen organischen Schaden nachweist, gibt Aufschluss über die individuellen Blockierungen in bestimmten Bereichen der Persönlichkeit. Die Therapie erfolgt über speziell gefilterte und aufbereitete Frequenzen in einem sog. Hüllkurvenmodulator, welche als Musik über den Kopfhörer aufgenommen werden. Der Therapieerfolg wird laufend durch den Hörtest überprüft und der weitere Therapieverlauf stets der persönlichen Hörkurve angepasst.

Die **Tomatis-Methode** ist eine Therapieform, die durch Musik und den Einsatz der Stimme die Horch- und Kommunikationsfähigkeit fördert und verbessert. Die Wechselwirkungen zwischen Gehör, Stimme, Sprache und Psyche bilden die Grundlage der Methode. Durch ein verbessertes Horchvermögen wird auch das allgemeine Befinden, die Körperhaltung, die Stimme, die Sprachfähigkeit und die Musikalität positiv verändert. **Alfred Tomatis** (1920 -2001), ein französischer Hals-, Nasen- und Ohrenarzt, entwickelte auf der Basis seiner Studien über das Hören eine spezielle Horchpädagogik.

Humoraltherapie

Humoraltherapie ist ein Sammelbegriff für ausleitende Verfahren. Aufgebaut auf der antiken Lehre von den Körpersäften, handelt sie vom Entgiften und Entschlacken des Körpers. Ungesunde Lebensgewohnheiten, Ernährung und Umweltverschmutzung können auslösend sein für verschiedene Krankheiten. Als ausleitende Therapiemethoden gelten Aderlass, Baunscheidtieren, Blutegel, Schröpfen und Fasten. Verletzende Verfahren bergen Infektionsrisiken und dürfen ausschliesslich von ausgewiesenen Ärzten und Naturärzten angewendet werden.

Hypnose-Therapie

Jeder Mensch kann, wenn er es möchte, in einen hypnotischen Zustand versetzt werden. Es braucht für jede Hypnose eine aktive Bereitschaft, sich in diesen Zustand zu versetzen und es ist im Grunde immer eine Selbsthypnose. Im hypnotischen Zustand ist die Aufmerksamkeit nach innen gerichtet, die äussere Realität tritt in den Hintergrund. Dieser Zustand lässt sich mit Tagträumen, Meditation oder versunkenem Lesen vergleichen. Subjektiv wird der hypnotische Trancezustand vom Klienten in der Regel als Tiefenentspannung empfunden. Dieser kann manchmal lebhafte innere Bilder oder Gefühle (traumartig) zugänglich machen. Suggestionen werden in Trance leichter angenommen

und können für Heilungsprozesse benutzt werden. Direkte und indirekte* Suggestionen öffnen den Zugang zu verborgenen und unbewussten Potentialen. Der Patient erfährt in Trance, dass er über innere Ressourcen verfügt, von denen er vorher nichts wusste.
*(Probleme können indirekt angesprochen werden, indem z.b. eine Geschichte erzählt wird, die Ähnlichkeit mit der Problemsituation hat und in der eine "Lösung" gefunden wird - oder Metapher werden benützt.) Hypnose ist nicht gleich Schlaf: Sondern eine Konzentration auf eine Idee, einen Gedanken, einen Körperteil, eine Suggestion, etc.. Idealerweise ist der Klient in Hypnose körperlich zutiefst entspannt, geistig gleichzeitig hellwach, wacher als im normalen Wachzustand, denn die äusseren Reize fallen weg. Kein Hypnotiseur kann Sie veranlassen, etwas zu tun, was gegen Ihre Natur, oder Ihre moralischen und ethischen Grundsätze geht. Kein Hypnotiseur hat (oder benutzt) übersinnliche Fähigkeiten. Es handelt sich um eine lernbare Technik. Ein guter Kontakt und das Vertrauen zwischen Klient und Hypnose-Therapeut (Rapport) sind wichtige Voraussetzungen, um die gewünschten Erfolge erzielen zu können.

Klinische Hypnose ist ein altes Heilverfahren, das schon den Sumerern und alten Ägyptern bekannt war. In unserem Kulturkreis berichtete schon Augustinus (354-430) von einer Schmerzbehandlung mit Hypnose. Paracelsus (1494-1541) empfahl Hypnosebehandlung vor allem für Nervenerkrankungen. Noch heute wird bei Hypnosetherapie auch in diesen Bereichen als sehr geeignete Behandlung eingesetzt. Der Mythos, dass in Hypnose das Individuum zu einem Automaten ähnlichen, durch den Willen des Hypnotiseurs programmierbaren Wesen werde, hat sich durch die wissenschaftlich durchgeführten Untersuchungen der letzten vierzig Jahre gründlich widerlegen lassen.

Hypnose verwendet die dem Individuum innewohnenden seelischen und geistigen Möglichkeiten. Sie erleichtert den Zugang zu jenen Prozessen, die Lernen, Erinnern, Heilen, Verändern etc. ermöglichen. Die Aufmerksamkeit wird von der oberflächlichen, gewöhnlichen Orientierung abgezogen und nach innen gewendet.

Jin Shin Do®

Jin Shin Do® Akupressur (übersetzt: der Weg des mitfühlenden Geistes) ist eine Akupressur-Methode, die dem Erneuern, Harmonisieren und Stärken der Lebensenergie dient. Am bekleideten Körper werden jeweils 2 Akupunkte auf den Energieleitbahnen (Meridiane) - nach bestimmten Kriterien, mit sanftem Fingerdruck - miteinander verbunden. Jin Shin Do hilft bei Beschwerden und Störungen auf der körperlichen Ebene; ebenso ist es ein Weg, Körper, Gefühle und Gedanken bewusster wahrzunehmen und zu einem ganzheitlichen Gleichgewicht zu kommen.

Jin Shin Jyutsu

Jin Shin Jyutsu wurde schon weit vor Christus schriftlich erwähnt und Anfang des 20. Jahrhunderts von Jiro Murai in Japan wiederentdeckt. Er hat sein Wissen mit Mary Burmeister geteilt, die diese alte Kunst in die USA brachte. Das heute praktizierte Jin Shin Jyutsu beruht auf ihren Lehren und Aufzeichnungen. Jin Shin Jyutsu ist eine allen Menschen grundsätzlich angeborene Heil- oder besser Lebenskunst. Durch einfaches Auflegen der Hände auf bestimmte Zonen des Körpers, den Sicherheitsenergieschlössern, -kann sich jeder Mensch jederzeit selber wieder in Balance, ins Gleichgewicht und damit in Harmonie bringen. Unterbewusst tun wir das täglich, da wir uns des öfteren irgendwo am Körper halten. Diese einfache Methode, Hände über der Kleidung auflegen, lässt sich überall anwenden und ist deshalb sehr leicht im Alltag anwendbar. Das Augenmerk bei jeder Jin Shin Jyutsu-Anwendung liegt immer nur auf dem Erreichen der Harmonie. Alle fernöstlichen Heilmethoden gehen davon aus, dass der Körper aus einer feinen Lebensenergie gewoben ist, die mit allen Prozessen im Körper verbunden ist und in gegenseitiger Beeinflussung mit diesen steht. Das Geflecht aus Energie folgt dabei vorherbestimmten Pfaden in unserem Körper. Die Sicherheitsenergieschlösser wirken in diesem System wie Schleusen im Bachbett oder eben Sicherungen im Stromkreis. Gleichzeitig sind sie aber auch der Ort, wo wir mittels der Hände den Schlüssel ansetzen können, um wieder einen optimalen Durchfluss zu gewährleisten. Es gibt verschiedene Möglichkeiten mit Jin Shin Jyutsu in Kontakt zu kommen und zu arbeiten. Zum Einen kann in Selbsthilfekursen das Wissen und die Bedeutung der Sicherheitsenergieschlösser und der einzelnen Energiebahnen erlernt werden, was im täglichen Gebrauch des Jin Shin Jyutsu eine bewusstere Auswahl und Anwendung ermöglicht. Man lernt, der eigenen Intuition zuzuhören. Zum Anderen kann es sinnvoll sein, zunächst einen ausgebildeten Jin Shin Jyutsu- Praktiker aufzusuchen, der aufgrund seiner Erfahrung die Harmonisierungsbedürfnisse des Körpers aufnimmt und dadurch, in einer oder mehreren Anwendungen, eine gute Startsituation schafft.

Kinesiologie

Kinesiologie ist eine Synthese von überlieferten östlichen und westlichen Heilpraktiken. Es handelt sich dabei um eine Körperarbeit, bei der sich Erkenntnisse der Chiropraktik, der Akupressur, der Ernährungswissenschaft und der Psychologie in einem ganzheitlichen System vereinigen. Als Hauptwerkzeug dient der manuell ausgeführte Muskeltest. Er erlaubt, energetische Blockaden zu lokalisieren und Hinweise zu finden, wo und wie angesetzt werden soll (physisch, chemisch/Ernährung, emotional, mental). Damit wird das körperliche, geistige und seelische Gleichgewicht und somit das Wohlbefinden gefördert. Dazu werden verschiedene Systeme energetisch aktiviert: - Lymphsystem, Blutsystem, Muskelsystem, Meridiansystem, Ernährung, Emotionen, Gedanken- und Verhaltensmuster. Durch das differenzierte Testen der Muskulatur können Störungen, Stressfaktoren und Konflikte dem Bewegungsapparat, der Körperchemie, dem Energiehaushalt oder dem Gefühlsbereich zugeordnet werden. Mit Hilfe von verschiedenen Reflextechniken, Ernährungsempfehlungen und emotionalen Stresslösetechniken kann der Klient auf verschiedenen Ebenen schrittweise seine Balance wieder finden. In der partnerschaftlichen Zusammenarbeit mit dem Klienten werden häufig Körperübungen, das Berühren und/oder Massieren von Reflexzonen und das Aufdecken von Gefühlen oder Verhaltensmustern im Gespräch kombiniert und so die wohltuende Körpererfahrung mit psychischen Verarbeitungsprozessen positiv gekoppelt. Damit wird gemeinsam gelernt und gezielt bewusst gemacht, wie das Wohlbefinden und die eigenen Heilungskräfte wieder aktiviert werden können und die Psyche und der Körper wieder ins Gleichgewicht kommen. Es gibt verschieden Richtungen, welche auf den Grundlagen der Kinesiologie aufbauen, wie beispielsweise: **Integrative Kinesiologie®:** Das Wort Integrativ bedeutet, dass die Methode durch die Ausbildung zum integrierten Bestandteil des Menschen in seiner Ganzheit wird und dass Erkenntnisse vieler verschiedener Kinesiologie-Richtungen im Lehrplan enthalten sind. In der Integrativen Kinesiologie® verbindet sich die Kinesiologie mit dem gesprächstherapeutischen Ansatz der humanistischen Psychologie nach C. Rogers. Der Integrative Kinesiologe geht davon aus, dass für positive Veränderungen im Leben drei Schritte wichtig sind: Die Erkenntnis der gegenwärtigen Situation, die Erkenntnis in welche Richtung man sich in Zukunft fortbewegen will und schliesslich der Kinesiologische Energieausgleich, um Stress aufzulösen und eine solide Grundlage für ein neues, erfolgreiches Verhalten zu schaffen.

Kirlian-Fotografie

Kirlian-Fotografie ist eine spezielle fotografische Technik, womit die Lebensenergie sichtbar gemacht werden soll. Die Ablichtungen werden gedeutet und können so zu fruchtbarem Selbstfindungs- und Entwicklungsprozess eingesetzt werden.

Klangtherapie

Die Verwendung von Klängen zu Heilungszwecken ist uralt und findet sich auch heute noch in alten Kulturen, wo Klang eingebettet in Heilzeremonien angewendet wird. Mittels gleichförmigem Klang und Rhythmus wird die Verbindung zur geistigen Welt hergestellt. In letzter Zeit wurde dieses Ur-Wissen und die Technik in der Moderne wiederentdeckt und neu kultiviert. Es wird experimentiert mit Klangschalen, Didgeridoos, Saiteninstrumenten, Gongs, Naturgeräuschen und Synthesizern. Die psychologische Wirkung von Klängen ist offensichtlich. Das Hören ist eine der wichtigsten Sinneswahrnehmungen und beeinflusst sehr direkt unser Empfinden und somit auch unser Befinden. Meditationsmusik, welche oft auf den Herzrhythmus abgestimmt ist soll beruhigen und eignet sich für den Alltag und die Selbstbehandlung. Daneben gibt es aber auch den gezielten therapeutischen Einsatz. Inzwischen gibt es auch eine "musikalische Hausapotheke", welche je nach Symptomatik die entsprechende Musik empfiehlt. In der **tibetischen Klangschalentherapie** werden einzelne Töne gezielt genutzt, um im Menschen eine Resonanz zu bewirken. Dabei kommen 12 Metalle zur Anwendung welche mit den 12 Planeten unseres Sonnensystems korrespondieren. Durch die tiefgreifende Stimulation der Zellen, können feinstoffliche Blockierungen behoben werden. Dabei wirkt der Ton nicht über das Ohr, sondern der Körper wird in Schwingung versetzt um dadurch den eigenen harmonischen Zustand wieder herzustellen. Eine weitere Anwendungsmöglichkeit ist das erzeugen von Vibrationen durch Singen sowie chanten von meditativen Mantras und Klangschwingungen.

Kneipp-Therapie

Pfarrer Sebastian Kneipp (1821-1897) ist der Begründer der Kneipp-Therapie. Landläufig versteht man unter Kneippen verschiedene Arten von Wassergüssen, Wassertreten und Bädern. Aber die eigentliche Kneipp-Kur besteht nicht nur aus Wassertherapie. Vielmehr ging es dem Pfarrer um eine ganzheitliche Sicht von Gesundheit und Krankheit. So entwickelte er neben der Wassertherapie ein richtiges Therapiekonzept, das vier weitere Punkte einschloss: Einsatz von Heilpflanzen, körperliche Anstrengung im Freien, bewusste Ernährung und miteinbeziehen des Seelenlebens. Pfarrer Kneipp musste lange kämpfen, bis seine Behandlungsmethoden von den Medizinern anerkannt wurden, aber die Wirksamkeit seiner Therapien gab ihm immer wieder recht. Kneipp-Kuren sind auch von der heutigen Medizin als wirksam anerkannt.

Kunst- und Ausdruckstherapie

Die Kunst- und Ausdruckstherapie bezieht neben dem Gespräch die künstlerischen Mittel wie Malen, dreidimensionales Gestalten, Musik, Poesie, Tanz, Bewegung und Theater in ihr therapeutisches Konzept mit ein. Die individuelle Situation, die Befindlichkeit und das Interesse der Klientin / des Klienten, bestimmt die Wahl des künstlerischen Mittels. Die Therapie spricht den Menschen ganzheitlich und mit allen Sinnen an. Der kreative Ausdruck eröffnet einen direkten Zugang zum eigenen Innern. Es werden verschiedene Wahrnehmungsbereiche und Sinne angesprochen und führen somit zu einer Verdeutlichung von Erkenntnissen und Zusammenhängen, die mit Worten nicht ausgedrückt werden können. Für Kunst- und Ausdruckstherapie ist keine künstlerische Erfahrung notwendig.

Laser-Therapie

Laser sind Geräte, welche eine bestimmte Lichtwellenlänge in einer gewünschten Intensität herstellen können. Energiereiche Laserstrahlen können mühelos Stahl zerschneiden. In der Chirurgie finden sie z.Bsp.Anwendung in Form des Laserskalpells. Laser mit geringer Energie, sogenannte "Soft-Laser", werden therapeutisch in der schmerzlosen Reiztherapie erfolgreich eingesetzt, und zwar in den verschiedensten medizinischen Fachgebieten wie Dermatologie, Physiotherapie, Dentalmedizin, Chiropraxis, etc. Die weit verbreiteten, mobilen Stift-Laser werden auch in der Akupunktur als Nadelersatz eingesetzt, sowie bei Triggerpunkt-Behandlungen. Trotz äusserer Ähnlichkeiten mit Farbpunkturstiften (Farbtherapie) unterscheidet sich Biostimulation mit Laserlicht komplett bezüglich Anwendungsgebiet und Wirkungsweise.

LaStone Therapy®

LaStone Therapy® ist die von der Amerikanerin Mary Nelson 1993 entwickelte Massagebehandlung mit warmen Basalt- und kühlen Marmor-Steinen. Schon 2000 Jahre v. Chr. haben die Chinesen temperierte Steine zur Muskelentspannung eingesetzt. Von hawaiianischen und indianischen Schamanen sind ähnliche Behandlungsformen mit warmen Steinen überliefert. LaStone Therapy® ist eine einzigartige Verbindung zwischen manueller Körpertherapie, Energiearbeit und aromatischen Oelen. Eine sehr beliebte Behandlung, bei der der Behandelte vom ersten Moment an die von den Steinen ausgehende entspannende, stressabbauende und vitalisierende Wirkung spürt. LaStone® ist für jeden geeignet der sich fallen lassen möchte und die absolute Tiefenentspannung sucht. Tiefe Verspannungen, die bei einer klassischen Massage nur schwer zugänglich sind, können bereits nach einer Behandlung wesentlich verbessert werden. Durch die Behandlung mit unterschiedlichen Temperaturen wird der Stoffwechsel angeregt, der Organismus kann entschlacken und der Körper wird vitalisiert. Durch die Energiearbeit an den Chakren wird das Energiefeld harmonisiert und gestärkt.

Lebensberatung / Gesundheitsberatung

Die Gesundheits- bzw. Lebensberatung sieht ihre Stellung in der Gesundheitsförderung und Prävention, weshalb ihr bei den stetig steigenden Heilungskosten eine wichtige Aufgabe zukommt. Dahinter stehen eine Vielzahl von Angeboten und Therapien. Diese reichen vom einfach nur Zuhören und Anteilnehmen bis zu gezielten Therapiemassnahmen. Im Vordergrund steht das Einfühlen in die Situation des Hilfesuchenden. Erst danach werden mögliche Therapieansätze aufgezeigt oder angeboten. Wichtig ist, dass eine gute Vertrauensbasis in die/den LebensberaterIn hergestellt wird, welche/r ja für eine Zeit Begleitperson und Stütze sein soll. Die Qualifikationen sind unterschiedlich und richten sich immer auch nach den Bedürfnissen und Erwartungen des Hilfesuchenden. Es ist deshalb notwendig, dass dies in einer unverbindlichen Annäherung gegenseitig geklärt werden kann. Die Begriffe Lebensberatung und Gesundheitsberatung finden oftmals auch Verwendung, um nicht unnötigerweise mit dem Gesetz in Konflikt zu kommen, welches den Wortgebrauch für Hilfeleistungen stark einschränkt und an eine gesetzlich definierte Ausbildung knüpft. Es obliegt dem Hilfesuchenden, den passenden Berater entsprechend seinen Bedürfnissen zu finden. Ein guter Lebens- oder Gesundheitsberater wird nie das Vertrauen missbrauchen oder einen Klienten an sich binden wollen.

Lichtarbeit

Lichtarbeit umfasst verschiedene geistige und spirituelle Heilmethoden, bei welchen die Wirkung aufgrund der Aufnahme bzw. Weitergabe von universellem göttlichem Licht erfolgt. Die Lichtarbeit kann in der allgemeinen Form des Geistheilens angesiedelt werden, besondere Formen sind zum Beispiel Reiki oder ähnliche Methoden. Das Hauptmerkmal von Lichtarbeit ist jedoch die Ganzwerdung des Menschen. Aus der Sichtweise der Lichtarbeit liegen die Ursachen von körperlichen Beschwerden darin, dass der Mensch sein eigenes seelisches Potenzial nicht lebt. Zu sehr ist er in emotionalen und mentalen Verhaltensmustern gefangen -und dies bringt ihn aus dem energetischen Gleichgewicht. Lichtarbeit ist ferner als längerer Prozess der Wandlung zu verstehen. Er umfasst das Loslassen von mentalen und emotionalen Strukturen, das Erkennen seiner Lebensaufgabe und das Angleichen seiner Lebensumstände an dieselbe. Denn nur wer im Einklang mit seiner übergeordneten Lebensaufgabe steht, kann sein ganzes seelisches Potenzial leben. In seiner Eigenschaft als Therapeut stellt sich der Lichtarbeiter als Kanal für das Weiterleiten der Universellen Energie zur Verfügung. Diese Universelle Energie reinigt die feinstofflichen Körper des Empfängers und löst in ihm eine Transformation aus. Die weitergehende Lichtarbeit soll im Klienten seinen eigenen Lichtkörper aktivieren und kosmisches Licht in den Zellen des physischen Körpers verankern, mit der Absicht der Läuterung des ganzheitlichen multidimensionalen Wesens. Im Übrigen umfasst Lichtarbeit auch die Heilung des Kollektiven Unbewussten sowie unseres Planeten Erde. Lichtarbeit ist nicht zu verwechseln mit Licht-Therapie.

Licht-Therapie

Zahlreiche Menschen entwickeln in den dunklen Wintermonaten eine Winterdepression. Da das Sonnenlicht in dieser Jahreszeit oftmals nur sehr beschränkt auf den Menschen wirken kann, geraten der Energiestoffwechsel und der Hormonhaushalt leicht aus den Fugen. Den daraus entstehenden (manchmal schwerwiegenden) Gesundheitsstörungen lässt sich durch eine Lichttherapie entgegenwirken. Am einfachsten erreicht man dies durch regelmässige ausgedehnte Spaziergänge im Freien. Hat man diese Möglichkeit nicht, so kann mit einer Speziallampe die Lichttherapie zuhause durchgeführt werden. Diese zeigt meist bereits nach drei bis vier Tagen gute Erfolge. Entwickelt wurde diese Therapie von der Basler Forscherin und Neurobiologin Anna Wirz-Justice.

Lomi Lomi Nui

Lomi Lomi Nui, die hawaiianische Heilmassage, wirkt sich nicht nur positiv auf den Körper aus - begleitende Zeremonien helfen auch im seelischen und geistigen Bereich und unterstützen somit die gesamte Lebensgestaltung. Lomi-Lomi-Nui wird von alteingesessenen Familien auf Hawaii von den Grosseltern an einen Enkel oder an eine Enkelin weitergeben. Von da aus kam es auch zu uns nach Europa. Die anmutige, tiefenwirksame Ganzkörpermassage (während 2 bis 4 Stunden) wird getragen von der Philosophie der Liebe, dem Aloha-Spirit (Aloha heisst: Glücklich sein mit ...). Lange fliessende Massagestriche verbinden sich mit tiefer Bindegewebsmassage, sanfter Gelenklockerung und dynamischer Energiearbeit. Die Ausstreichung aller verspannten Körperteile sowie die uneingeschränkte liebevolle Aufmerksamkeit auf das Wesen bringen das verborgene "Real You" zum Vorschein. Auswirkungen können auch noch Tage und Wochen danach wahrgenommen werden.
Lomi Chi ist eine Weiterentwicklung aus der Arbeit von Mantak-Chia durch Elandra Meredith mit dem Hintergrund des Lomi Lomi Nui und weiteren ganzheitlich heilenden

Techniken. Es geht davon aus, dass alle Körperorgane an bestimmten Stellen rund um den Nabel eine Entsprechung abbilden. Jedes Organ selbst hat während traumatischer Erfahrungen im Leben eine grössere oder kleinere Menge an fixierter Energie als Verspannungen dort abgelagert. Diese können mit sanftem Druck dazu veranlasst werden, das originäre Trauma wiederbeleben zu lassen, um es auf versöhnende Weise neu zu durchleben, zu bejahen und unverspannt zu integrieren. Dies ist ein sehr tiefgreifender Prozess, sodass zwischen fortgesetzten Behandlungen genug Zeit zur Integration gewährt werden soll. Mit Lomi Lomi Nui kann dieser Prozess sinnvoll unterstützt werden.

Lymphdrainage

In den dreissiger Jahren entwickelten Emil Vodder (Physiotherapeut) und seine Frau die Lymphdrainage. Durch spezielle Druck- und Kreistechniken werden die Lymphbahnen zu vermehrter Ableitung von Giftstoffen aus dem Gewebe angeregt. Ziel ist eine gründliche Entgiftung und Entschlackung des Organismus. Dadurch lässt sich eine Steigerung der Abwehrkräfte und eine allgemeine Harmonisierung erreichen, was Krankheiten entgegenwirkt. Bei der **reflektorischen Lymphbehandlung am Fuss** wird mit sanften, zielgerichteten Streichungen an beiden Füssen das Abfliessen der Lymphe (drainieren) erreicht. Wie auch bei der Lymphdrainage wird diese Behandlung angewendet bei Ödemen, gestauten Beinen, Füssen, Knöchel oder zum Entgiften des Körpers usw. eben für das gesamte Wohlbefinden. Das Resultat der reflektorischen Lymphbehandlung am Fuss ist dasselbe, wie bei der Lymphbehandlung am Körper. Für eine erfolgreiche **Komplexe Physikalische Entstauungstherapie** (KPE) ist das korrekte Bandagieren unerlässlich. Wichtig ist auch das Wissen über die Indikationen, Kontraindikationen und Komplikationen. Die Manuelle Lymphdrainage muss fein, rhythmisch, schmerzfrei und langsam ausgeführt werden, damit das Lymphsystem optimal unterstützt wird. Unterstützende Massnahmen wie eine sanfte Bewegungstherapie, Atemübungen und das korrekte Verhalten im Alltag (gesunde Lebenshaltung) gehören zum Fachwissen der Therapeuten. Eine interdisziplinäre Zusammenarbeit mit Fachleuten (Lymphologen, Angiologen, Onkologen etc.) ist für einen optimalen Therapieerfolg selbstverständlich.

Magnet-Therapie

Die Magnettherapie ist eine uralte Therapieform, die heute wieder an Bedeutung gewinnt, nicht zuletzt wegen ihrer vielseitigen Verwendbarkeit in Vorsorge und Krankheitsbehandlung, sowie wegen ihrer Nebenwirkungsfreiheit. Unter anderem wird die Wirkung der Magnettherapie auf folgende Körpervorgänge zurückgeführt: Magnete verbessern die Sauerstoffversorgung der Zellen sowie die Durchblutung des Gewebes. Sie verringern die Oberflächenspannung des Wassers, wodurch der Wasserhaushalt aktiviert wird und elektrische Ladungen in den Nervenbahnen in Bewegung gebracht werden. Für die Magnettherapie gibt es viele Therapieprodukte wie Dauermagnete, Magnetpflaster, Magnetfolien oder elektrische Geräte mit pulsierenden Magnetfeldern.

Mal-Therapie

Malen ist eine Möglichkeit des nonverbalen Ausdrucks. Das bildhafte Denken wird aktiviert, die eigene Kreativität gefördert. Zugleich ist der Pinsel ein geeignetes Instrument, sich die eigenen Sorgen von der Seele zu malen. Man nimmt sich Zeit für sich und kann jeder Stimmung Ausdruck verleihen. Malen weckt Erinnerungen und kann auch zu neuen Erfahrungen mit sich selber führen. Erfolgreich angewendet wird sie besonders bei Kindern und Suchtkranken.

Manuelle Medizin

Die manuelle Medizin versucht die Behandlung von Gelenkbewegungsstörungen auf eine wissenschaftliche Grundlage zu stellen. Dazu werden Techniken aus Chirotherapie und Osteopathie verwendet. Aber auch Physiotherapie gelangt zur Anwendung. Mit der manuellen Medizin können Wirbelsäulenprobleme sowie Bewegungsstörungen der anderen Gelenke behandelt werden.

Massage

Schon vor langer Zeit wussten die Menschen um die wohltuende Wirkung der Massage. Richtig bekannt und auch als Heilverfahren anerkannt wurden Massagen aber erst im 20. Jahrhundert. Der holländische Arzt G. Mezger und der russische Dr. Zabludowski machten die Massage auch bei uns gebräuchlich.
Die **klassische Massage** beinhaltet verschiedene Techniken, bei denen u.a. Druck und Zug aufs Gewebe ausgeübt wird, sei das nun mit Streich-, Knet-, Vibrations-, Walk- oder Reibbewegungen. Ausserdem können auch Hackungen, Klopfungen oder Klatschungen eingesetzt werden. Als Reiz- und Regulationstherapie gehört die Massage in die Hände eines Therapeuten. Bei der Massage werden der Blut- und Lymphstrom angeregt; damit wird der Körper entschlackt und entgiftet. Auch Verspannungen und Verkrampfungen der Muskulatur lassen sich mit gezielter Massage lösen.
Hinter der Bezeichnung **medizinische Massage** steht das Berufsbild des medizinisch ausgebildeten Masseurs/in. Der med. Masseur/in beherrscht verschiedene Massageformen und Massnahmen der physikalischen Medizin. Bei Bedarf führen sie Elektrotherapien durch und wenden Wasser, Licht, Wärme etc. zur Behandlung an. Medizinische Masseurinnen und Masseure müssen die Diagnosen und Verordnungen des Arztes verstehen und eigene Befunde im Hinblick auf ihre Behandlungsmöglichkeiten erheben.

Meditation

In unserer westlich zivilisierten Welt wird der Mensch immer mehr auf seinen Verstand reduziert, wodurch das Geistig-seelische, der Hunger nach mystischen Erfahrungen, weitgehend unbefriedigt bleibt. Aus diesem Grund sind Meditationstechniken heute auch bei uns wieder sehr beliebt (z.B. transzendentale Meditation, Gebetsmeditation, Mantrameditation). Meditiert wird regelmässig, und zwar mit dem "Ziel", in der Versenkung mystische Erfahrungen zu machen, und in sich selbst zu ruhen (Innenschau). Dadurch erreicht man auch im Verstandesalltag eine Entspanntheit, die als Gesundheitsvorsorge, aber auch als unterstützende Massnahme bei vielen Krankheiten ihre Wirkung entfaltet. Meditationen haben meist einen philosophischen oder religiösen Hintergrund.

Mentalenergetik

Diese ganzheitliche Gesundheitsförderung M.E.A.R. (Mental-Energetik-Allgemein-Revitalisation nach Peter Leder) beruht auf dem Prinzip der Verbesserung der Statik des Stütz- und Halteapparates sowie der Optimierung der Funktion des Zentralen Nervensystems. Ohne Manipulation und ohne Zuhilfenahme von technischen Hilfsmitteln, nur durch gezielte Punktberührung oder die Annäherung an Punkte am Körper, werden Repositionen, Readaptionen, Reproduktionen und Revitalisationen ausgelöst. Dem Körper wird überlassen wo, in welcher Form, in welchem Ausmass und in welcher Intensität er auf die Begleitung durch den/die Mentalenergetikerin anspricht.

Mentaltraining

Das Mentaltraining gehört zum Gebiet der Geistesübungen. Gedanken sind Kräfte. Es gilt, dies zu erkennen, sich dessen bewusst zu werden. Mentaltraining kann für alle Lebensbereiche angewendet werden. Es geht darum, dass mit entsprechender Geisteshaltung ein Ziel leichter erreicht werden kann. Mentaltraining wird gerne im Bereich des Spitzensports und für den beruflichen Erfolg angewendet.

Meridian-Energie-Technik nach Franke® MET

Meridian-Energie-Technik nach Franke® MET ist eine Verbindung von modernsten psychotherapeutischen Erkenntnissen und dem jahrtausende alten Wissen der Chinesen um das Beklopfen der Meridianpunkte. Um ein bestehendes Problem aufzulösen, werden bestimmte Meridianpunkte mit den Fingerspitzen beklopft. Dieses sorgt für einen Harmonisierungseffekt auf die Meridiane. Das Besondere an dieser Technik ist, dass sie jeder erlernen und sich dann in Bezug auf seine alltäglichen Probleme selber behandeln kann (z. B. bei Ärger, Wut, Verzweiflung, Eifersucht, Stress usw.). Tiefer liegende körperliche und psychische Probleme sowie Traumata und Sucht bedürfen der Begleitung durch einen erfahrenen MET-Therapeuten®.

Metamorphosis (Pränataltherapie)

Metamorphosis, auch Pränataltherapie genannt, wurde vom englischen Heiler und Therapeuten Robert St. John begründet. Als sensitiver Mensch entdeckte er, dass Störungen ihren Ursprung bereits in der vorgeburtlichen Zeit des Lebens haben können. In den neun Monaten vor unserer Geburt bilden sich Energiemuster, die später grossen Einfluss auf unsere Entwicklung haben. Bilden sich Stress-Muster, so können sich diese in Form von Blockaden, Ängsten und gesundheitlichen Störungen auswirken. Metamorphosis orientiert sich ähnlich wie die Fussreflexzonenmassage an den Reflex-Punkten am Fuss, an den Händen und am Kopf. Jedoch erfolgt die Behandlung auf feinstofflicher Ebene. Durch sanfte Berührung der vorgeburtlichen Reflexpunkte werden Energieblockaden angegangen, wodurch verfestigte Muster aufgebrochen werden und die Lebenskraft wieder frei fliessen kann.

Moxibustion

Bei der Moxibustion wird die Haut an bestimmten Akupunkturpunkten durch Hitze gereizt. Dies geschieht durch das Abbrennen von getrocknetem Moxakraut in eigens dafür konstruierten Haltern, welche auf die Haut aufgesetzt werden. Der von diesen Punkten ausgehende Wärmereiz wirkt schmerzlindernd auf die entsprechenden Organe. Die ätherischen Stoffe des Beifuss regen den Stoffwechsel an und wirken beruhigend. Dass feurige Hautreizungen Schmerzen vertreiben, lehrte schon Hippokrates vor 2500 Jahren.

MORA-Therapie

Die MORA-Therapie ist ein ganzheitliches Diagnose- und Behandlungsprinzip und arbeitet mit patienteneigenen Schwingungen im ultrafeinen Bioenergiebereich. Sie ist die Wegbereiterin der daraus abgeleiteten Bioresonanz-Therapie. Entwickelt wurde diese Therapiemethode 1977 von dem Arzt Dr. F. Morell und dem Ingenieur E. Rasche, woraus sich auch der Name MO-RA ergeben hat.

Musik-Therapie

Dass sich Musik direkt auf das Befinden des Menschen auswirkt, ist allgemein bekannt. Musikhören kann bewusst zur eigenen Stimulanz angewandt werden. Mit Musizieren und Singen können Gefühle in idealer Weise ausgedrückt werden. Diese Gefühlssprache kann ebenfalls therapeutisch gezielt angewandt werden. Die Musiktherapie wird zur Unterstützung medizinischer Behandlungen eingesetzt. "Musica Media" ist eine neue Methode, wobei die Musik akustisch über den Kopfhörer sowie über Vibratoren direkt auf diverse Körperstellen übertragen wird. Die Musik wird mit dem eigenen Körper mitgespürt, wodurch das Gehirn in zweifacher Weise stimuliert wird. In der Psychiatrie und Pädagogik, zur Schmerzbehandlung, bei Schlafrhythmusstörungen sowie Depressionen wird Musik schon lange mit Erfolg eingesetzt.

Neuraltherapie

Die Neuraltherapie wurde von den Gebrüdern Huneke, beides Mediziner, in den zwanziger Jahren zufällig entdeckt. Bei der Neuraltherapie wird ein schwach dosiertes Betäubungsmittel in bestimmte Hautpartien injiziert. Dies wirkt dann aufgrund der Reflexverbindung auf entsprechende innere Organe. Weit zurückliegende Verletzungen, Brüche, Narben, chronische Entzündungen und Traumata können auslösend sein für diverse aktuelle Schmerzen und Erkrankungen. Diese gilt es als eigentliche Störsender zu lokalisieren. Eine Injektion in oder um dieses Störfeld soll den veränderten Zellen den Anstoss zum richtigen Funktionieren geben. Neuraltherapie ist so gesehen eine Aktivierung der Selbstheilungskräfte. Die Anwendung erfordert umfassende medizinische Kenntnisse und bleibt somit Ärzten mit einer Zusatzausbildung vorbehalten.

Angewandte Neurobiologie nach Dr. Klinghardt

Dieser Begriff bezeichnet eine von Dr. med. Dietrich Klinghardt entwickelte Methode, die im deutschsprachigen Raum als "Psycho-Kinesiologie"* bekannt wurde. Heute verwendet man den englischen Namen "Neurobiology". Das Ziel ist, Blockaden in der natürlichen Regulation (d.h. Selbstheilungsfähigkeit des Körpers) aufzudecken. Mit Hilfe kinesiologischer Tests werden Stress-Signale des Autonomen Nervensystems (ANS) erfasst. Das ANS ist der Teil des Nervensystems, das autonom, also unbewusst arbeitet und nicht bewusst gesteuert werden kann. Das Testen des autonomen Nervensystems erlaubt es daher, rasch und nicht-invasiv Informationen über die verschiedensten Funktionen des Körpers zu gewinnen und dadurch Blockaden aufzuspüren. Davon ausgehend, dass allen Krankheiten ungelöste seelische Konflikte zugrunde liegen, folgt auf die Regulationsöffnung meist eine Behandlung der ursprünglichen Emotionen. In wirkungsvoller Weise wird daher der Dialog über den Muskeltest und das autonome Nervensystem mit dem Unterbewussten aufgenommen. Schritt für Schritt wird der Weg in die Tiefe des Unbewussten zurückgelegt und bei unerlösten Konflikten Halt gemacht und sie ins Bewusstsein gehoben. Wenn die einschränkenden Glaubenssätze, die meist bei Konflikten entstanden sind, entlarvt und durch freimachende Glaubenssätze ersetzt werden, ändern sich auch bestimmte Gefühle und Haltungen. Dadurch wird dem Klient die Möglichkeit gegeben, neue Entscheidungen zu treffen und seine Realität und seine Ansichten können sich zu seinem Wohlergehen verändern. Neurobiologie kann im Rahmen verschiedener Berufe verwendet werden: es wird sowohl von Ärzten wie auch Zahnärzten und Psychologen angewandt. Neurobiologie wird aber auch in anderen Heilberufen, von Lebensberatern, bei der Sterbehilfe, im kirchlich-religiösen oder spirituellen Umfeld, in der Pädagogik, im Sport, in der Wissenschaft, in der Kindererziehung, als Selbsthilfemethode e.t.c. verwendet. Wird die Methode allerdings von Nichtmedizinern eingesetzt, ist sie kein Ersatz für eine ärztliche oder zahnärztliche Diagnose oder Massnahme. *(s. Dr. Dietrich Klinghardt: Lehrbuch der Psychokinesiologie / Bauer Verlag)

NLP (Neuro-Linguistisches Programmieren)

NLP wurde in den 70er Jahren von dem amerikanischen Wissenschaftler Richard Bandler und dem Linguisten John Grinder entwickelt. NLP handelt von Kommunikation und der Macht der Gedanken. Es geht dabei darum, sich seiner Gedanken bewusst zu werden als wirksame Kräfte, sowie Verhaltensmuster zu erkennen, welche sich negativ auf unsere Gesundheit und Lebensqualität auswirken. Unser Leben ist eine ständige Kommunikation nach Innen und nach Aussen. Es gilt, diese Kommunikation zu verbessern, ungünstige Gewohnheiten und Muster aufzulösen und durch positive Kräfte zu ersetzen. N bezieht sich auf Neuro (Nerven) und betrifft den seelisch-geistigen Bereich, den Bereich der Sinne, sowie unser inneres Gespür. L bezieht sich auf das Linguistische, das Sprachliche und die Art, wie wir unsere Eindrücke in Worte fassen und kommunizieren. P steht für Programmieren. Gezieltes Denken und Handeln (Programm) wird dazu genutzt, das Verhalten und die Kommunikation günstig zu beeinflussen, um ein Ziel leichter zu erreichen.

Ohrkerzen

Das Wissen um die Ohrkerzen kam aus Asien und Nordamerika (Indianer) nach Europa. Die Ohrkerze ist ein kaminähnliches Röhrchen, von Hand hergestellt aus unbehandeltem Leintuch, Honigextrakt und pulverisierten Kräutern. Beim Abbrennen wird das untere Ende an den Gehörgang angesetzt. Es entsteht ein sanfter Unterdruck (Kamineffekt) im Ohr, wodurch ein Gefühl der Freilegung und Erleichterung erfahren werden kann. Zugleich wird konzentrierter und mit Kräuteressenzen angereicherter Dampf ins Innere des Ohrs geleitet. Ablagerungen können dadurch gelöst und ausgeschieden werden.

Oligotherapie

Spurenelemente, die der Mensch natürlicherweise zum Leben braucht, bilden den Kernpunkt der Oligotherapie. Da alle wichtigen Lebensvorgänge von Spurenelementen gesteuert werden, kann auf diesem Weg auch Einfluss auf geschwächte Funktionen des Organismus genommen werden. Hier setzt die Oligotherapie an. Der Begriff Oligo stammt aus dem Griechischen, wo er soviel wie " wenig" bedeutet. In der Oligotherapie werden dem Körper also kleine Mengen lebensnotwendiger Spurenelemente zugeführt, die ihm dann als Katalysator dienen um Stoffwechselvorgänge anzukurbeln. Die dabei verwendeten Substanzen werden vorgängig ionisiert und dann in flüssiger Form verabreicht. Auf diese Weise kann auch mit niedrigen Dosierungen rasch eine Verbesserung des Gesundheitszustandes erreicht werden. In der **globalen Oligotherapie** wird davon ausgegangen, dass nur eine polyoligotherapeutische Behandlung (= das Verabreichen von Spurenelementkomplexmitteln) zum Ziel führen kann. In der **klassischen Oligotherapie** wird dagegen mit Einzelmitteln gearbeitet. Die Haaranalyse ist beliebtes Mittel zur Feststellung von allfälligen Mängeln oder Spurenelement-Überschüssen. Ihre Auswertung ermöglicht eine individuell abgestimmte Minerallösung.

Osteopathie

Schon in der Antike war bekannt, dass gewisse Beschwerden durch Manipulationen am Körper des Patienten gelindert oder geheilt werden können. Der Begründer der Osteopathie, Dr. Andrew Taylor Still (1828 - 1912), sah diverse Krankheitsursachen in der Verlagerungen von Wirbeln, Verschiebungen im Skelett und auch im Muskelapparat. In der Osteopathie wird der Mensch als Einheit erfasst. Während einer osteopathischen Behandlung werden durch sanfte gezielte manuelle Griffe und Manipulationen die Selbstheilungskräfte mobilisiert und körperliche, häufig auch psychische Blockaden aufgelöst. Der Osteopath behandelt keine Krankheiten, sondern den Menschen, unter Anerkennung seiner individuellen Einzigartigkeit. In Grossbritannien, Frankreich und den USA nimmt die Osteopathie bereits seit Jahrzehnten einen festen Platz im Gesundheitswesen ein. Einen Platz den sich die Osteopathie langsam auch hier in der Schweiz erobert. Ein wichtiges Prinzip ist es, den menschlichen Körper als Einheit zu erfassen. Dies liegt heute noch jeder osteopathischen Behandlung zu Grunde. Nach einer detaillierten Aufnahme der Beschwerden und der Krankengeschichte, wird zuerst der Bewegungsapparat mit seinen Gelenken, Muskeln, Sehnen und dem Bindegewebe untersucht. Ferner erfasst der Osteopath durch Abtasten die Mobilität der inneren Organe und überprüft das kraniosakrale System – das heißt die freie Beweglichkeit der Hirnhäute mit ihren Verbindungen zum Schädel und Kreuzbein. Das Gefüge von Schädelknochen und Kreuzbein, verbunden über die harte Rückenmarkshaut bilden eine funktionelle Einheit. Störungen in diesem Bereich können weit reichende Folgen für den gesamten Organismus haben. Nachdem der Osteopath den Patienten über die gefundenen Blockaden und Zusammenhänge aufgeklärt hat, kommen gezielte Therapiegriffe zum Einsatz. Ziel ist es, auf sanfte Weise die gefundenen Fehlfunktionen zu normalisieren und dadurch die Selbstheilungskräfte des Körpers zu aktivieren. Osteopathie arbeitet mehr mit ganz feinen Miniaturbewegungen, um blockierte Gelenke und Wirbel zu mobilisieren. Die Diagnose stützt sich mehr auf das "Gespür" des Therapeuten als auf Röntgenaufnahmen (siehe auch Craniosacral-Therapie und manuelle Medizin). Gereizte, schmerzende Nervenbahnen werden entlastet, was manchmal zu sofortiger Schmerzfreiheit führt.

Phyto-Therapie (Pflanzenheilkunde)

Die Heilpflanzen-Therapie gehört wohl zu den ältesten und bekanntesten Therapieformen überhaupt, denn sie wird in fast jedem Haushalt, mehr oder weniger bewusst, angewendet. Der Einsatz von Heilkräutern wird in der heutigen Zeit immer beliebter. Heilpflanzen wirken zuerst den Symptomen der Krankheit entgegen, wobei diese aber nicht so stark unterdrückt werden wie bei den chemischen Mitteln. Es geht bei der Naturmedizin ja nicht nur um möglichst rasche Beschwerdefreiheit, vielmehr soll der Körper angeregt werden, die Ursachen einer Erkrankung endgültig zu überwinden. Falsch ist die Annahme, Heilpflanzen seien immer unbedenklich; es gibt bekanntlich auch sehr giftige Arzneipflanzen, die unerwünschte Nebenwirkungen mit sich bringen können. Phytotherapie kann gut mit anderen natürlichen Heilverfahren kombiniert werden, u.a. natürlich mit der Homöopathie, mit der sie in gewisser Weise ja auch verwandt ist. Die klassische Zubereitungsform pflanzlicher Heilmittel ist der Tee, sei es nun als Abkochung, Aufguss oder Kaltauszug. Daneben finden sie aber auch Verwendung in pflanzlichen Pillen, Tinkturen, Saftkuren, Wickeln, Salben, Sirupen, Ölen usw. (Spagyrik)

Polarity nach Dr. Stone

Dr. Randolph Stone war ausgebildet in Chiropraktik, Osteopathie, Naturheilkunde und Neuropathologie. Das Wissen aus der chinesischen Medizin, Ayurveda und der alten ägyptischen Heilkunst vereinigte er mit der westlichen Naturheilkunde zum ganzheitlichen, energieorientierten Polarity-Gesundheitsmodell. Polarity umfasst: Körperarbeit mit diversen Berührungstechniken, prozessbegleitendes Gespräch, Polarity-Energieübungen, Vermittlung von Ernährungsprinzipien nach den Elementen. Polarity geht davon aus, dass Energie die Grundlage aller Erscheinungen ist. Im Menschen manifestiert sich Energie in Form von Gedanken, Gefühlen und in ihrer höchst verdichteten Form als greifbarer Körper. Über Polaritäten wie heiss/kalt, männlich/weiblich, oben/unten etc. wird sie für uns erfahrbar. Wenn die Energie ungehindert fliesst, bedeutet dies Harmonie, Ordnung, Ganzheit und Gesundheit. Wer mit seiner Gesundheit selbstbestimmt, ganzheitlich, natürlich und prozesshaft umgehen will, findet in Polarity einen vielfältigen Weg dazu. Polarity wird als wohltuend empfunden, regt die Selbstheilungskräfte an und eignet sich auch als Präventivmassnahme für Erwachsene und Kinder.

Postural Integration®

Posturale Integration (PI) ist eine Synthese verschiedener, in der Tradition Wilhelm Reichs stehender Ansätze der Humanistischen Psychologie und der chinesischen Lehre der fünf Elemente. Die Befreiung des Atems und die Veränderung des Bindegewebes sind grundlegende Bestandteile der Arbeit. Festgehaltene Lebenseinstellungen, Gedanken und unausgedrückte Gefühle können sich lösen. Diese psychodynamische Prozessarbeit bezieht nicht nur die körperlichen, sondern auch die seelisch- geistigen, transpersonalen und sozialen Lebensbezüge mit ein. Sie betont deren Gleichgewicht und Gleichzeitigkeit. PI ist also eine Form neoreichianischer Körperpsychotherapie und körperorientierter Bewusstseinsarbeit.

Pränataltherapie

siehe Metamorphosis

Pranic Healing (Pranaheilen)

Das Wort Prana entstammt dem Sanskrit und bezieht sich auf die Lebensenergie oder Lebenskraft. Prana ist die Energie, die in der Sonne, Luft und der Erde enthalten ist, und unseren Körper lebendig und gesund erstrahlen lässt. Pranic Healing ist eine uralte Heiltechnik, die ihren Ursprung in Indien hat. Diese berührungslose Energiebehandlungsmethode beruht auf der Ganzheitsstruktur des menschlichen Körpers. Der physische Körper wird von "unsichtbaren" Energiekörpern, auch Aura genannt, durchdrungen. Ein Energie-Ungleichgewicht in der Aura wird sich im Allgemeinen schon in kurzer Zeit als Krankheit manifestieren. Pranic Healing ermöglicht es nun, den Energiekörper gründlich zu reinigen und mit frischem Prana zu harmonisieren. Die sanfte Energetisierung erfolgt dabei nicht direkt auf den Körper, sondern über die Intelligenz der Chakras, der Organe und der Drüsen. Dabei können die Selbstheilungskräfte im Körper wieder aktiviert werden.

Psychofonie®

Die Psychofonie ist eine neuartige Selbsttherapie, die auf dem Abhören eines persönlich abgestimmten Klangmusters beruht. Alles was man benötigt ist etwas Zeit, einen Walkman oder CD-Player, sowie eine mit dem persönlichen Klangmuster bespielte CD oder Kassette. Vereinfacht dargestellt beruht die Psychofonie darauf, dass man in beschwerdefreiem Zustand die Hirnstromdaten aus vier Kopfregionen misst und diese in eine entsprechende Klangschwingung umsetzt. Daraus ergibt sich eine persönlich abgestimmte Tonfolge aus vier frei gewählten Instrumenten. Diese repräsentiert die "Musik des Hirns", wenn es ihm gutgeht. Durch das regelmässige Abhören, rsp. Einspeisen dieser Harmonieschwingung wird der gewünschte Zustand begünstigt oder aufrechterhalten. Psychofonie wird erfolgreich gegen Stress, Kopfschmerzen, Migräne, Angstzustände, Hyperaktivität (bei Kindern), Schlafstörungen und zur Gemütsaufhellung eingesetzt. Psychofonie ist eine gut wirkende und mühelos anwendbare Selbsttherapie. Weitere Infos finden Sie auf www.psychofonie.ch

Psychologie / psychologische Beratungen

Die Psychologie beschäftigt sich mit dem Wissen um seelische Zusammenhänge mit dem körperlich objektiven Leben. Die Psychologie ist ein entsprechend weites Gebiet, wo es um die Heilbehandlungen seelisch bedingter Störungen und Krankheiten geht. Dabei steht vor allem das Erkennen und Verarbeiten von Ursachen, welche das Wohlbefinden beeinträchtigen, im Vordergrund. Es gelangen unterschiedliche Therapien und Techniken zur Anwendung, wie: Beratung, Suggestion, Hypnose, Analyse, Autogenes Training, Logotherapie usw. Ein seriöser Therapeut und ein gutes Vertrauensverhältnis sind für eine erfolgreiche Therapie wichtig. Die Berufsbezeichnung „PsychotherapeutIn" ist ein gesetzlich geschützter Titel und darf nur bei entsprechender Qualifikation verwendet werden.

Psychosomatik / Psychosomatische Energetik

Für viele Krankheiten und Mißbefindlichkeiten sind versteckte seelische Probleme und Energieblockaden eine wichtige Ursache. Wenn seelischer Schmerz sich in körperlichen Symptomen ausdrückt, nennt man dies "psychosomatische Erkrankung". Der Körper übermittelt chronisch gewordene Konflikte und Defizite. Die psychosomatische Medizin richtet ihr Augenmerk nicht nur auf das körperliche Symptom (Soma), sondern ebenfalls auf die Seele (Psyche). Der Mensch wird in seiner Vielschichtigkeit als geistig biologisches Wesen in einem Umfeld betrachtet. Die Erkenntnis, dass zwischen körperlichem Symptom (Krankheit) und Psyche ein Parallelismus besteht, wird therapeutisch genutzt. Umgekehrt können psychische Symptome auch als Folge körperlicher Erkrankungen auftreten. Typische psychosomatische Krankheiten sind Ängste, Paniksyndrome, Essstörungen, Magen-Darm-Beschwerden, negative Gefühle und sexuelle Störungen. Die verhaltenstherapeutische Psychosomatik bietet je nach Krankheitsbild praktische Behandlungsmodelle. Dabei wird die körperliche Seite (mit Hypnose, Biofeedback, Entspannungsübungen, Qi Gong) sowie die psychische Seite (Gefühlszugang) berücksichtigt. Die neue Methode der "**Psychosomatischen Energetik**" wurde vom Allgemeinarzt und Naturheiler Dr. med. Reimar Banis entdeckt und in Zusammenarbeit mit seiner Frau Dr. Ulrike Banis -ebenfalls Ärztin - zur Praxisreife entwickelt. In der "Psychosomatischen Energetik" wird mit dem Reba-Testgerät ein Spektrum von Schwingungen ausgesendet, welches mit den Hirnwellen des Patienten in Resonanz tritt und Aussagen über die verschiedenen Ebenen der Aura zulässt. Der Therapeut benutzt dazu ein beliebiges energetisches Verfahren (Kinesiologie, Einhandrute, Mora) und erfährt bei dieser Messung, wieviel vitale, emotionale, tief unbewußte (kausale) und mentale Energieladung der Patient in Prozentwerten hat. In einem zweiten Testschritt wird geprüft, ob eine Belastung durch Erdstrahlen und Elektrosmog vorliegt, wie stark sie ist und wo sie sitzt. Weiter werden die Energiezentren (Chakren) auf Störungen hin untersucht, die meist durch seelische Konflikte bedingt sind. Der Hauptschwerpunkt der "Psychosomatischen Energetik" liegt darauf, die betreffenden Konflikte genau festzustellen und ihre Energieanteile zu messen - d.h. wie vital und emotional geladen, wie automatisiert und wie bewußt der Konflikt ist. Mit neuentwickelten homöopathischen Komplexen soll es nach Ansicht zahlreicher Therapeuten gelingen, entscheidende Heilreize zur Auflösung solcher Konflikte zu geben.

Qi Gong

Qi Gong gilt in China als eines der vier grossen Teilgebiete der Medizin. Die Wurzeln des Qi Gong sind geistig-körperliche Übungen, die auf die taoistisch-buddhistische Praxis zurückgehen. Qi Gong besteht aus einer Reihe von einfachen Körperstellungen, die, verbunden mit Atemübungen, den Energiefluss im Körper harmonisieren und damit einen energiereichen und gesunden Zustand herbeiführen. Qi Gong ist verwandt mit dem anspruchsvolleren Tai Chi (Tai Chi Chuan). Qi Gong geht davon aus, dass es durch Stress im täglichen Leben zu Stauungen im Kreislauf der Energien kommen kann. Das Qi Gong-Training soll den Energiefluss wieder in Schwung bringen. Ein Qi Gong-Lehrer beschreibt das folgendermassen: "Jede im Qi Gong eingeübte Stellung beeinflusst bestimmte Aspekte der Lebensenergie, die alles durchfliesst, und uns mit dem Kosmos verbindet".

Radiästhesie

Die Radiästhesie handelt vom umfangreichen Gebiet der natürlichen Erdstrahlen und heisst übersetzt "Strahlenfühligkeit". Unterirdische Wasseradern erzeugen elektromagnetische Felder, deren Ausstrahlung sich negativ auf Mensch und Tier auswirken kann. Der Radiästhet zeigt Wasseradern und Erdstrahlen mit der Rute oder dem Pendel. Ungünstige Plätze sollten nicht als langjährige Dauerplätze (Bett) benutzt werden. Es gilt, diese durch Umstellen zu umgehen oder mit Abschirmungsmöglichkeiten zu beheben. Neben naturbedingten Erdstrahlen, Wasseradern und kosmischen Strahlen wird auch der hausgemachte Elektrosmog zusehends ein Thema, welches die Frage nach der Zumutbarkeit nach sich zieht.

Regenesis®

Regenesis ist die Kreierung eines Prozesses, der den Körper veranlasst - mittels wiedererweckter Zellenergie - eine Eigenkorrektur vorzunehmen. Bereits die menschliche Eizelle entwickelt sich aufgrund des einzigartigen Bauplans (DNS Muster) zum Fötus. Durch die Ausübung einer speziellen Atem- und Meditationstechnik sowie mittels verschiedener Berührungstechniken wirkt diese Energie auf das autonome Nervensystem, die verschiedenen Nervengeflechte, und auf die direkt betroffenen Körperregionen und Organe des zu behandelnden Menschen ein. Dadurch wird die Fähigkeit des Körpers, den Heilungsprozess zu steuern und sein eigenes Gleichgewicht zu schaffen, angeregt.

Rebalancing

Rebalancing hat seine Wurzeln in verschiedenen Körpertherapien. Die Begründer waren Rolfer, Postural Integration- und Trager Practitioners sowie Atemtherapeuten, die in den 80er Jahren ihr Wissen und ihre Leidenschaft für die Körperarbeit in eine neue Form brachten, die auch der emotionalen Arbeit Raum gibt. Erkenntnisse aus der Osteopathie vertiefen heute das Verstehen von Zusammenhängen und erweitern den therapeutischen Ansatz der manuellen Faszienbehandlung. Rebalancing ist eine ganzheitliche Methode bewusstseinsorientierter Körperarbeit. Verklebungen und Verkürzungen im Bindegewebe werden durch gezielte manuelle Behandlung gelöst, so dass der Körper als Ganzes wieder flüssiger, geschmeidiger und elastischer wird. Dies fördert Beweglichkeit und aufrechte Haltung im Einklang mit der Schwerkraft. Die einfühlsame Berührung ermöglicht dem Körper ein immer tieferes Loslassen und Entspannen. Wohlgefühl und gesteigerte Lebendigkeit sind die Folge. Rebalancing verbessert die Verschiebbarkeit und Gleitfähigkeit des Bindegewebes und wirkt sich damit positiv auf Stoffwechsel und Durchblutung aus. Die

Atmung wird tiefer und das autonome Nervensystem kann ein neues Gleichgewicht finden. Komprimierte Gelenke werden entlastet, einschränkende Haltungs- und Bewegungsmuster aufgeweicht und neue Haltungs- und Bewegungsmöglichkeiten bewusst gemacht und eingeübt. Das dreidimensionale Bindegewebssystem verbindet Muskeln, Knochen, Organe und Nerven miteinander, deshalb reagiert unser Körper auf lokale Verspannungen auch immer als Ganzes. Da all unsere Erfahrungen und inneren Haltungen im Körper gespeichert sind, spricht Rebalancing auch das psychische Gleichgewicht an. Die Schulung der Körperwahrnehmung zielt darauf hin, ungesunde und einschränkende Alltagsgewohnheiten in Frage zu stellen. Gemeinsam werden Möglichkeiten gesucht, neue Erfahrungen und Einsichten im Alltag umzusetzen.

Rebirthing

Rebirthing heisst Wiedergeburt im Sinne von "sich wie neu geboren fühlen". Bei Rebirthing als Therapieform geht es um bewusstes und freies Atmen. Anfangs der siebziger Jahre wurde diese natürliche Atemtechnik von Leonard Orr in Kalifornien entwickelt und zwar aus den vielseitigen Atemerfahrungen verschiedener Kulturen. Die Atmung vieler Menschen ist auf ein Minimum reduziert, gerade genug, um zu überleben. Dass zwischen Atem und Lebensenergie ein enger Zusammenhang besteht, ist leicht erkennbar. Rebirthing ist ein einfaches und sanftes Werkzeug, um alte Konditionierungen im körperlichen und seelischen Bereich aufzulösen. Mit Rebirthing werden neue Energien freigesetzt, welche ganzheitlich positiv auf Körper, Seele und Geist wirken.

Reinkarnation

Die Mehrheit aller Menschen glaubt an die Reinkarnation oder Wiederverkörperung. Nach dem physischen Tod tritt die Seele wieder in einen ihrem Wachstumsprozess entsprechenden Körper ein. Die Reinkarnations-Therapie geht davon aus, dass mögliche Krankheitsursachen aus früheren Leben stammen. Mit dem Bewusstwerden dieser Zusammenhänge ergibt sich die Möglichkeit, die krankmachenden Ursachen anzunehmen und zu bewältigen. Verschiedene Methoden wie Hypnose, Atemarbeit, Visualisieren, Psychodramen und anderes mehr werden dazu eingesetzt. Dabei steht nicht die Authentizität des Geschauten im Vordergrund, sondern vor allem die inhaltlichen Aspekte, und die daran anknüpfende Auseinandersetzung. Neben einem guten Therapeuten ist ein starkes Vertrauensverhältnis Vorbedingung für das Gelingen dieser Therapie. "Alleinreisen" ohne therapeutische Begleitung sollte, vor allem von psychisch instabilen Personen, vermieden werden.

Reiki

Reiki, eine uralte tibetanische Form des Heilens, wurde im 19. Jahrhundert durch einen christlichen Priester, Dr. Mikao, wiederentdeckt. Reiki geht davon aus, dass das Universum erfüllt ist von unerschöpflicher Energie. Reiki ist "universale Lebensenergie", d.h. natürliche Heilungsenergie, die durch die Hände des Reiki-Heilers fliesst und durch sanfte Berührung weitergegeben wird. Diese Heilungsfähigkeit kann nur durch einen Reiki-Meister aktiviert werden, der einem hilft, den eigenen inneren Heilungskanal wieder zu öffnen. Dabei sollte sich der Reiki Meister durch Spiritualität und Geistigkeit auszeichnen, und nicht durch finanzielle Bereicherung motiviert sein. Durch das Fliessen von Reiki-Energie kommen Körper und Gemüt ins Gleichgewicht, denn Reiki wirkt auf allen Ebenen, d.h. auf der geistigen, seelischen, emotionalen und körperlichen. Reiki fördert die Selbstheilung, löst Blockaden auf und gleicht die Chakren aus. Es eignet sich auch als

Ergänzung zu anderen Therapien. Reiki wird an Menschen, Tieren und Pflanzen angewendet. Es wird in erster Linie als Selbstheilungstherapie erlernt. Reiki ist keine Religion, kein Kult und keine Philosophie. Vielmehr geht es um das persönliche Erfahren dieser Lebensenergie.

Rolfing® Strukturelle Integration

Dr. Ida P. Rolf (1896-1979, Biochemikerin) erkannte, wie wichtig die Wirkung der Schwerkraft und das Spannungsverhältnis des Bindegewebes für den aufrechten Gang des Menschen sind. Sie entwickelte daraus eine manuelle Bindegewebearbeit. Das Ziel der Therapie liegt darin, die Ursachen anzugehen, welche eine Fehlhaltung hervorrufen und dadurch Symptome auslösen wie Rückenschmerzen, Gelenkschmerzen etc.. Praktizierende Rolfer/innen testen die Wirkung der Schwerkraft auf die verschiedenen Körpersegmente, woraus sie ableiten, wo eine manuelle Dehnung des Bindegewebes (Faszien) stattfinden muss. In ca. 10 Basissitzungen wird am ganzen Körper gearbeitet, um eine optimale Integration in die Schwerkraft zu erreichen. Weitere Sitzungen können zu einem späteren Zeitpunkt folgen. Eine spezifische Bewegungsschulung soll helfen, die erarbeiteten Veränderungen zu fördern und zu erhalten. Den Körper in tiefen Schichten neu kennenzulernen erlaubt oft, auch der Psyche auf einer neuen Ebene zu begegnen.

Sauerstofftherapien (Ozontherapie / Sauerstoff-Mehrschritt-Therapie)

Ausreichende Sauerstoffversorgung ist lebensnotwendig. Über das Blut werden die Organe mit Sauerstoff versorgt. Akuter Mangel führt zum schnellen Tod, schleichender Mangel zu gesundheitlichen Störungen. Das Wissen um die gesundheitsfördernde Wirkung von zusätzlichen "Sauerstoffgaben" wird in verschiedenen Anwendungsmöglichkeiten umgesetzt. Wie bei jeder Therapie gilt hier in besonderem Masse: "Vor jeder Therapie kommt die Diagnose". Diese entscheidet letztlich über die Art der zu wählenden Therapie. Bei der **Ozontherapie** verwendet man eine Sauerstoffverbindung die aus drei, statt wie üblich zwei Atomen Sauerstoff (O3 statt O2) besteht. Ozon wirkt stark gegen Bakterien und Viren. Diesen Effekt nutzt man auch in der Trinkwasseraufbereitung sowie in Schwimmbädern. Reines Ozon ist eingeatmet hochgiftig. Ozon, gemischt mit Sauerstoff, kann therapeutisch äusserlich und innerlich angewendet werden. Die **Sauerstoff-Mehrschritt-Therapie** (SMT) gliedert sich in drei Behandlungsschritte: Einnahme einer Vitaminmischung zur Erhöhung der Sauerstoffverwertung, einatmen von medizinisch reinem Sauerstoff und mittels Bewegungstraining soll das hochgradig mit Sauerstoff angereicherte Blut in den Organismus gelangen. Aus dieser Standardvariante haben sich zahlreiche Varianten entwickelt. Zusätzliche Sauerstoff-Gaben kennt die Medizin schon seit langem als wirksame Behandlungsmethode. Inzwischen sind speziell dafür entwickelte Geräte auf dem Markt erhältlich. Als vitalisierende und stärkende Massnahme wird die Sauerstofftherapie auch zunehmend von älteren Menschen als Altersprävention entdeckt.

Sauna

Die aus dem Norden stammende Saunakultur wird mittlerweile auch bei uns von breiten Kreisen der Bevölkerung geschätzt. Einmal pro Woche in den "Schwitzkasten", so lautet die Faustregel. Dies tut dem ganzen Körper gut und härtet ab. Die Anfälligkeit für Erkältungskrankheiten nimmt dadurch deutlich ab. Aber auch für den Kreislauf ist der Wechsel von kalt und warm ein hervorragendes Training. Durch die Überwärmung wird die Stoffwechseltätigkeit angekurbelt und durch den kräftigen Schweissfluss die Haut entschlackt.

Die Atemwege werden ebenfalls günstig beeinflusst. Wichtig beim saunieren ist, dass man sich genügend Zeit nimmt, und sich nach jedem Saunagang eine Ruhepause gönnt.

Schamanismus

Schamanismus, als uralter Glaube der Naturvölker, findet man in allen Kulturen der Erde, von Grönland über Europa, nach Afrika, Asien und Russland bis zu den Indianern von Nord- und Südamerika. Neben der alten, bei uns zum Teil längst vergessenen Kultur, entwickelt sich heute wieder neues schamanisches Bewusstsein. Menschen, Tiere, Pflanzen und Mineralien, alles hängt zusammen und steht in wechselseitiger Beziehung, davon geht der Schamanismus aus. Die Erde selbst ist ein lebendiges Wesen, und wir alle sind Kinder dieser Mutter Erde. Aus dieser Einsicht erwächst Respekt gegenüber der ganzen Schöpfung. Der Schamane/die Schamanin versetzt sich mittels Techniken wie Trommeln, Rasseln, Tanzen, Singen, Räucherwerk, speziellen Atemtechniken und/oder Kontemplation in Trance. In diesem schamanischen Bewusstseinszustand wird er zum Wirkkanal für die übernatürlichen Kräfte, durch welche er heilen, Rat holen oder die Zukunft erfahren kann. In diesen Ebenen der "nichtalltäglichen Wirklichkeit" treffen SchamanInnen ihre Krafttiere, Pflanzengeister, GeistlehrerInnen und andere Verbündete, die als Vermittler von höherem Wissen um die Beschaffenheit der Welt dienen. Durch schamanische Arbeit, Rituale und Zeremonien (wie z.B. Schwitzhütte) wird es dem Menschen möglich, sich wieder mit seinen Wurzeln, mit der Erde und mit dem Geist zu verbinden. Dadurch findet er zu sich selbst und kann in Frieden mit sich und seiner Mitwelt leben.

Shiatsu

Shiatsu (Fingerdruck auf japanisch) wurzelt in den traditionellen fernöstlichen Gesundheitslehren, die den Menschen als eine Einheit von Körper, Seele und Geist betrachten. Er bleibt gesund, indem er im Einklang mit sich und mit seiner Umgebung lebt. Jede Abweichung von diesem Gleichgewicht bewirkt eine Störung des Energieflusses, die beim gesunden Menschen spontan selbst reguliert wird. Wenn ein Ungleichgewicht stark oder wiederholt auftritt, wird die Selbstregulation gestört, was zu Energiestauungen führt, die sich z.B. in Verspannungsschmerzen oder depressiven Stimmungen äussern können. Werden diese nicht rechtzeitig beachtet, können sie sich in stärkere Beschwerden wandeln, zu Krankheit oder Lebenskrisen führen. Aufgrund einer energetischen Evaluation werden mit Daumen, Händen, Ellbogen und Knien die Energieleitbahnen (Meridiane) behandelt. Der natürliche Fluss der Energie wird unterstützt, Spannungen und Blockaden werden gelöst, energetisch schwache Stellen werden gestärkt und in einem ganzheitlichen Sinne integriert. Shiatsu fördert die Selbstregulierungskräfte und das Körperbewusstsein, es unterstützt die Lebenskraft (Chi/Ki) und das Potenzial im Menschen und trägt so zur Verbesserung von Gesundheit und Lebensqualität bei. Shiatsu vermittelt das Gefühl, zutiefst berührt zu werden und löst damit innere Selbstfindungs- und Wandlungsprozesse aus. Shiatsu-TherapeutInnen begleiten Menschen bei körperlichen, seelischen und/oder geistigen Belastungen, bei Energielosigkeit und Erschöpfungszuständen, bei Immunschwächen, bei motorischen, sensorischen und vegetativen Störungen, bei Krankheit oder nach Unfall, zur Entwicklung des körperlichen, seelischen und geistigen Potenzials und zur allgemeinen Förderung ihrer Gesundheit.

Schröpfen

Schröpfen ist eine uralte Therapieform, die allerdings von der heutigen Medizin fast vollständig verdrängt wird. Sie funktioniert nach dem Prinzip der Ableitung von Krankheitsstoffen. Folgende Techniken gelangen dabei zur Ausführung: Unblutiges Schröpfen durch Aufsetzen von Schröpfköpfen, bei denen man durch luftpumpen eine Saugwirkung erzielt. Diese Methode beeinflusst über Reflexzonen innere Organe. Blutiges Schröpfen, bei dem vor dem Aufsetzen der Schröpfköpfe die Haut leicht angeritzt wird. Dies wirkt ausleitend auf Krankheitsstoffe. Durch Verschieben der vakuumierten Schröpfköpfe lässt sich zudem eine Massagewirkung und ein Anregen des Lymphflusses erreichen.

Spagyrik

Spagyrik ist eine ganz spezielle Form der Phytotherapie. Spagyrische Kräuteressenzen werden in speziellen Verfahren immer aus ganzen Pflanzen gewonnen. Dabei wird davon ausgegangen, dass jede Pflanze ihre eigenen stofflichen Substanzkombinationen beinhaltet. Diese verborgenen Lebenskräfte gilt es auszunützen, d. h. durch die speziellen Verfahren in die Kräuteressenzen zu bringen. Die traditionelle Spagyrik wurde von Ulrich Heinz weiterentwickelt und ist zu einer akzeptierten, eigenständigen Therapie geworden.

Sumathu-Therapie

Die SUMATHU-Methode wurde in langjähriger praktischer Arbeit von Max Sulser, Zentrum Bodyfeet in Thun, zusammengestellt. SUMATHU ist eine ganzheitliche Körpertherapie, welche auf verschiedenen Massagetechniken aufgebaut ist. Sie wird für jeden Patienten individuell angepasst und erfordert daher vom Therapeuten eine umfassende Ausbildung sowie sehr viel Einfühlungsvermögen. Wie bei der Akupunktur mit ihrer fast 5000-jährigen praktischen Erfahrung wird bei der SUMATHU-Therapie eine Methode angewendet, welche die Steuerung der Energie im Organismus beeinflusst. Hindernisse im Energiefluss werden beseitigt, um alle Körperzellen wieder mit einer bedarfsgerechten Menge an Energie zu versorgen. Mit speziellem Massagestift werden Energieunterschiede über die Meridiane ausgeglichen und Narben ‚entstört'. Bei verspannter Muskulatur oder verklebten Gewebepartien kommt zusätzlich eine effiziente Massagetechnik zur Anwendung. Die Arbeit an den Fussreflexzonen stimuliert schliesslich gezielt die Energieversorgung der Organe. Wirbelsäule und Gelenke werden mit einer Kombination von Massage und leichten Schwingungen (keine Chiropraktik) behandelt, um blockierte Energie wieder zum Fliessen zu bringen. Schmerzzustände können dabei oft sofort beseitigt werden. Die SUMATHU-Behandlung regt gezielt die Selbstheilungskräfte des Körpers an. Sie eignet sich ideal zur Behandlung funktioneller Störungen und für die nachhaltige Gesunderhaltung.

Tai Chi (Tai Chi Chuan)

Tai Chi (chinesisches Schattenboxen) ist eine Bewegungskunst, die sowohl geistiges wie auch körperliches Training miteinschliesst. Das Grundgerüst des Tai Chi bilden 13 Bewegungsformen, sogenannte Bewegungsbilder, die lückenlos ineinander überfliessen. Bis die Bewegungsbilder "sitzen", braucht es allerdings recht viel Ausdauer und Hartnäckigkeit, Geduld mit sich selbst und Zeit. Beim chinesischen Schattenboxen wird von einem Energiezentrum in den Hüften (Mitte des Körpers) ausgegangen. Durch wohldosierte Bewegungen wird die aus diesem Zentrum fliessende Energie weitergeleitet (z.B. zu Händen und Füssen) und in harmonisch wohltuende Bewegungen umgesetzt. Nicht verbrauchte Energie fliesst ins Zentrum zurück. Tai Chi ist ideal für alle, die geistige und körperliche Entspannung suchen.

Tanz- und Bewegungstherapie

Tanz ist Lebensfreude und Ausdrucksmittel. Tanz ist seit Urzeiten eine Möglichkeit der Selbstdarstellung und Kommunikation, sowie Teil von Bewältigungsritualen. Tanztherapie ist in den vierziger Jahren als eine körperorientierte Methode der Psychotherapie entwickelt worden. Tanztherapie macht sich die Wirkung der Bewegung zunutze, um die psychisch-physische Einheit des Menschen zu fördern, und damit Integrations- und Heilungsprozesse zu ermöglichen. Die Tanz- und Bewegungstherapie hat sich heute zu einer differenzierten Tanzmethode entwickelt. Sie beinhaltet, neben dem Wissen um die heilsame Wirkung des Tanzes, unter anderem Körper- und Energiearbeit, Bewegungsdiagnostik, Erweiterung der Wahrnehmungsfähigkeit, des Bewegungsrepertoires und des Ausdrucks. Tanz- und Bewegungstherapie kann als Einzel- und Gruppenmethode genutzt werden. Die Therapeutinnen und Therapeuten arbeiten auf verschiedensten Gebieten: In freien Kursen, in Heimen, psychiatrischen Kliniken, in der Prävention und Rehabilitation, mit Kindern, alten Menschen, Suchtkranken, Behinderten, mit neurotisch Erkrankten und anderen.

Tarot

Über Ursprung und Herkunft des Tarot gibt es zahlreiche verschiedene Theorien. In Europa tauchten die Karten mit den verschiedenen symbolischen Darstellungen erstmals im Mittelalter auf. Die Bilder entstammten indischen Religionen, deren höchste Gottheit weiblich war. Dies, und dass das Tarot über Fahrende Verbreitung fand, mögen Gründe gewesen sein, dass das Tarot von der christlichen Kirche als Teufelswerk gebrandmarkt wurde. Religiöse Inhalte durch Schauspiele und Bilder darzustellen, war in Asien seit jeher Brauch. 22 Karten des Tarot enthalten Symbole für die Begegnung des Menschen mit dem Göttlichen, 56 Karten handeln von der irdischen Entwicklung. Tarot beruht auf einem Mysterienkult und wird vor allem verwendet, um Ursachen einer gegenwärtigen Situation herauszufinden und Einblicke in zukünftige Entwicklungen zu erhalten. Tarot kann auch als ein Werkzeug zur eigenen Bewusstseinsfindung verstanden werden. Der Umgang mit den Karten ist vielfältig, spielerisch und intuitiv.

Therapeutic Touch (Handauflegen)

Therapeutic Touch ist ein neuer Weg zur Heilung mittels Liebe und Selbstannahme, der seine Wurzeln in der alten Praxis des Handauflegens hat. Verschiedene Übungen und Meditationen dienen zur spirituellen Einstimmung. Die Hände werden eingesetzt um den feinstofflichen Körper zu reinigen und Energien fliessen zu lassen.

Tierheilkunde

Das Tier wird zusehends in die Menschliche Gesellschaft integriert. Hunde, Katzen, Meerschweinchen, Hamster, Hasen, Vögel und andere Tiere sind oft über Jahre hinweg treue und wichtige Gefährten. So entstehen enge Beziehungen. Das Tier wird zum Begleiter, zum Weggefährten. Es ist naheliegend, dass aus dieser Beziehung auch die Fürsorge und das Verantwortungsbewusstsein gegenüber dem Tier wächst. Ist das Tier krank, so leidet auch sein Besitzer. Er möchte seinem Tier Hilfestellung und Pflege bieten. Aus diesem Bedürfnis heraus werden verschiedene sanfte Heilmethoden auch am Tier angewendet, z.Bsp. Homöopathie, Akupressur. Voraussetzung für eine erfolgreiche Behandlung ist die Bereitschaft des Tierhalters zu einer intensiven Zusammenarbeit mit dem Therapeuten. Ein aufmerksam beobachtender Tierhalter erleichtert die Suche nach den Krankheitsursachen und den geeigneten Behandlungsweisen. Krankheit darf nicht als ein isolierter Prozess an einem Körperteil betrachtet werden, sie ist stets ein Ausdruck innerer Disharmonie und betrifft das ganze Tier. Nur Behandlungsmethoden, die der Individualität des erkrankten Tieres gerecht werden führen zur Heilung. Verbesserungen in den Lebensbedingungen des Tieres bilden oft eine entscheidende Massnahme zur Gesundung des Tieres. Akupunktur, Manuelle Therapien, Bachblüten-Therapien, Phytotherapie und weitere Verfahren werden praktiziert. Da es wichtig ist, auch die Lebensumstände des Tieres kennenzulernen, bieten viele Therapeuten Hausbesuche an. Aber auch der Tierhalter ist zu einer engen Zusammenarbeit mit dem Therapeuten aufgefordert. Eine gute Beobachtungsgabe erleichtert die Suche nach den Krankheitsursachen und der geeigneten Behandlungsweise.

Touch for Health

In Touch for Health (Gesundheit durch Berühren) werden Teile aus der östlichen Heilkunst und aus der modernen westlichen Medizin miteinander verbunden (Erkenntnisse aus der Chiropraktik, Akupressur, Ernährungs- und Bewegungslehre). Touch for Health basiert auf der Erkenntnis, dass ganz bestimmte Muskeln in Verbindung mit Meridianen und Organen stehen. Es ist eine Methode, die das Muskeltesten verwendet, um energetische Ungleichgewichte festzustellen. Der Muskeltest wird mit den Händen ausgeführt. Ziel des Touch for Health ist es, das Energiegleichgewicht wieder herzustellen. Erreicht wird die Wirkung durch anregen der Organ-Kreise mittels Massage lymphatischer Reflexpunkte, kontaktieren von Kopfpunkten für das Blutsystem, Massage der Wirbelsäulen-Reflexe, ausstreichen der Meridiane, massieren der Muskelansätze und energieausgleichende Übungen. (siehe auch Kinesiologie)

TRAGER®

TRAGER® Psychophysische Integration und Mentastics® ist Bewegungsschulung durch eine passive und aktive Form des Erlernens, bzw. Wiedererlernens einer freien, leichten und uneingeschränkten Haltung. In der Tischarbeit werden neue, freiere sensuelle Erfahrungen vermittelt, die eine vertiefte verständnisvolle Eigenwahrnehmung ermöglichen. Verankert wird diese neu gefundene Haltung durch einfache, bewusste Bewegungs- und Wahrnehmungsschulung (Mentastics = mental gymnastics), die jederzeit im Alltag geübt werden kann. Wir lernen unseren Körper und unsere Bedürfnisse besser kennen, können Unnötiges durch Angenehmes ersetzen und übernehmen Verantwortung für unser Wohlbefinden. Diese Körperarbeit wurde vom amerikanischen Arzt Dr. Milton Trager im Laufe von über 60 Jahren entwickelt und verfeinert. In der Schweiz sind TRAGER PraktikerInnen im TRAGER Verband Schweiz zusammengeschlossen.

Traumarbeit / Traumanalyse

Manchmal erscheinen Träume wirr und ohne Zusammenhang, oder lösen gar Ängste aus. Im Traum begegnet uns der Alltag mit unseren Lebensproblematiken wieder; besonders jene, welche wir wirkungsvoll zu Verdrängen wissen. Bereits Sigmund Freud und C.G. Jung hielten die Traumanalyse für ein wichtiges Analysemittel. Allerdings geht man heute nicht mehr davon aus, dass der Traum immer ein Krankheitsbild oder eine Störung darstellt. Die heutige Traumanalyse hat zum Ziel, dem Träumer, mehr Bewusstsein über sich selbst und Hilfe zur Selbsthilfe mit seinen Traumbildern zu vermitteln. Dazu gibt es unterschiedliche Methoden. Traumlexika, wie sie auf dem Buchmarkt zu finden sind, helfen meist zu wenig, weil sie sich nur auf den objektiven Teil beziehen. Obschon jeder Mensch die Symbole aus dem "kollektiven Unbewussten" bezieht, ist die Art, wie er sie spezifisch verwendet und welche Gefühle er damit verbindet, immer einmalig. Dies kann in einem Beratungsgespräch gut erforscht werden. Ein Traum kann ungenützte Potentiale im Menschen ansprechen. Er wird zum Freund und Helfer auf dem persönlichen Lebensweg und schenkt tiefe Einsichten über sich selbst und seine Umwelt. Die Entschlüsselung unserer persönlichen Traumbilder eröffnet neue Möglichkeiten und Wege für das Leben.

Urintherapie

Bereits Paracelsus schätzte und empfahl den Urin zur Diagnose und Therapieanwendung. In der Moderne geriet die Anwendbarkeit des Eigenurins, wohl aufgrund anderer Möglichkeiten und eines unterschiedlichen Empfindens bezüglich Appetitlichkeit, etwas in Vergessenheit. Die Therapie mit dem eigenen "goldenen Brunnen" findet seit kurzem wieder etliche Anhänger. Eigenharn ist kostenlos, jederzeit frisch vorhanden und leicht anzuwenden. Bekannt ist seine antiseptische Wirkung, weshalb er früher auch als überall präsentes Desinfektionsmittel geschätzt wurde. Natürlich stammt dies aus der Zeit vor den Errungenschaften der modernen Medizin. Dennoch sind erfreuliche Heilerfolge nicht von der Hand zu weisen, und das Vorhandensein einer "Inneren Apotheke" fasziniert eine zahlreiche Anhängerschar. Eigenurin kann äusserlich sowie innerlich angewendet werden und verspricht bei zahlreichen Leiden, inneren sowie äusseren, den Heilungsprozess einzuleiten oder wesentlich zu unterstützen. Inzwischen gibt es zahlreiche Literatur über die Anwendbarkeit und Selbsttherapie.

Visualisieren

Gedanken sind Kräfte, davon wussten schon die Schamanen und Heilkundigen der alten Zeit. Das Visualisieren beruht auf dieser Grundlage und arbeitet mit dem Denken in Bildern. Man visualisiert sich ein Ziel, einen Wunschzustand, Gesundheit und Glück. Oft versetzt man sich gedanklich in den gewünschten Zustand, als ob dieser bereits Realität sei. Dazu gibt es einige ähnliche Methoden wie: Hypnosetherapie, autogenes Training, Biofeedback und Visualisieren. Bekanntlich kann der Glaube Berge versetzen, zumindest aber die eigenen Kräfte stärken. Visualisieren kann sich deshalb günstig auf einen Heilungsprozess auswirken. Sportler lassen sich damit auf den Sieg "programmieren".

Vitaflex-System

Bei der Vitaflex-Methode handelt es sich um eine Reflexzonen Behandlung am ganzen Körper. Sie unterscheidet sich von andern ähnlichen Therapien wie Fussreflexmassage, Akupressur und Shiatsu, da keine körperlichen Manipulationen stattfinden. Der Therapeut arbeitet ("flext")mit den Händen in einer bestimmten Reihenfolge und Technik, -mit den Füssen beginnend, dann über die Hände zum Rücken, Nacken, Kopf und Gesicht. Dabei braucht er keine Hilfsmittel, und der Kunde braucht sich nicht zu entkleiden. Bei der Vitaflex-Methode wird eine "Press-curl"-Technik angewendet, also eine "Druck-Dreh-Bewegung", mit dem Finger in den Punkt drückend. Der Therapeut bleibt nicht auf dem Punkt, sondern lässt sofort wieder los. Es gibt sehr wenige manuelle Therapien, welche dem Kopf und Gesicht soviel Therapiezeit zuwenden.

Vitalogie

Die Vitalogie ist eine Gesundheitspflege, welche von Dr. Peter Huggeler, gestützt auf die Forschungsergebnisse von Dr. Sue und Jsaak Newton, entwickelt wurde. Vitalogie beruht auf der Tatsache, dass gedrückte, bedrängte Nervenbahnen schwache oder verfälschte Informationen weitergeben. Diese Störungen im Nervensystem können zu mangelnden

Nervenimpulsen im gesamten Körper und somit zu Krankheit und Schmerzen führen. Der Vitalogist öffnet mit seiner spezifischen, manuellen vitalogischen Adjustierung dem Zentralnervensystem den Weg, um jedem Organ, jeder Zelle im menschlichen Körper die Möglichkeit zu geben, bestmöglichst zu funktionieren. Die Wirbelsäule kann ihre Statik zurückgewinnen, gedrückte Nerven werden entlastet, die Muskulatur entspannt und die Selbstheilungskräfte aktiviert. Der Name Vitalogie und die spezifische vitalogische Adjustierung sind urheberrrechtlich geschützt

Vitalpraktik nach Francis E. Vuille

Vitalpraktik nach Francis E. Vuille erfasst und behandelt immer den Menschen in seiner Ganzheit von Körper, Geist und Seele, als Prävention für die Gesundheit. Die Körperarbeit umfasst das Durchbewegen vom Rumpf sowie der oberen und unteren freien Extremitäten. Muskelverspannungen und Energieblockaden werden durch Energieausgleichstechniken gelöst. Vitalpraktik nach Francis E. Vuille beinhaltet aber auch Lebensberatung und Bewusstseinsarbeit. Dabei gilt es, sich seiner Lebenssituation bewusst zu werden. Die Leiden des Körpers werden als Spiegelbild des Ist-Zustandes betrachtet und es steht die Wiederherstellung der Harmonie im Vordergrund. Der Vitalpraktiker behandelt also keine Krankheiten im medizinischen Sinne.

Wassertherapie

…siehe unter Aquatische Körperarbeit

Wickel

Wickel und Packungen sind altbewährte Hausmittel. Zahlreich sind die Anwendungsmöglichkeiten. Sie spielen eine wesentliche Rolle in der Kneipp-Therapie und werden auch von der anthroposophischen Medizin in Verbindung mit der Kräuterheilkunde angewendet. So soll es für beinahe jedes Leiden einen Wickel geben. Verwendete Zusätze sind z.Bsp. Quark, Kartoffeln, Bienenwachs, Essig, Eis, Fango, Heublumen, Kamille, Lehm, Kohlblätter, Zwiebeln und Heilkräuter. Entsprechend unterschiedlich sind die Wirkungsweisen. Diese können ableitend, aufsaugend, oder chemisch sein. Die Wickelanwendung ist eine geeignete Therapieform, bei der die persönliche Zuwendung (Pflege) als zusätzlich heilender Aspekt in idealer Weise praktiziert werden kann. Wohltuende Wickel und Masken werden auch in der Schönheitspflege gerne angewendet. Viele entwickeln sich zu regelrechten Wickelfans.

Wirbelsäulen-Basis-Ausgleich®

Die Fehlstatik ist oft ursächlich oder zumindest verstärkend verantwortlich für Symptome oder Schmerzzustände und Gelenkaffektionen verschiedenster Lokalisation bis hin zu Allergien und psychischen Störungen. Aus dem Bewusstsein, dass eine gestörte Statik immer den Energiekreislauf negativ beeinflussen wird und umgekehrt, wird der Wirbelsäulen-Basis-Ausgleich® immer mit einer Akupunkt-Massage verbunden. Die Behandlung beruht einerseits auf den Erkenntnissen der klassischen Akupunktur und andererseits auf den Erfahrungen westlicher Massage-, Dehn- und Bewegungs-Techniken. Mit diesem Behandlungskonzept ist es in relativ kurzer Zeit möglich, einen Beckenschiefstand in einer sehr sanften und angenehmen Art und Weise zu beheben, was bewirkt, dass das Skelett wieder im Lot ist und damit die Energien das Fliessgleichgewicht wieder finden. Bei der ganzen Behandlung kommt einem von NMT® modellrechtlich geschützten Schwing-Kissen eine ganz besondere Bedeutung zu. Durch sanftes Schwingen des Patienten auf dem Kissen, -der Patient befindet sich dabei in Bauchlage-, kommt es in der Kombination von Schwingung und Dehnung zur optimalen Entlastung der Wirbelsäule sowie zu einer Entspannung im ganzen Körper. Alle Gelenke werden sehr sanft mobilisiert und die Statik kann schliesslich korrigiert werden. Oft können sich dabei sogar die Bandscheiben regenerieren. Diese Methode wurde von Rolf Ott begründet und in über zwanzigjähriger Praktik durch seine Erfahrung verfeinert und entwickelt. Die praktizierenden WBA® - Therapeuten schliessen sich zusammen in der Arbeitsgemeinschaft für Wirbelsäulen-Basis-Ausgleich®.

Wirbelsäulentherapie (nach Dorn / Breuss)

Die Wirbelsäule erfüllt die statische Aufgabe, den Körper zu stützen. Gleichzeitig dient sie als schützender Kanal für die Nervenstränge. Aus den Wirbellöchern austretende Nervenpaare können durch einen verschobenen Wirbel gestört werden, was neben Schmerzen auch eine mangelnde Funktion des entsprechenden Organes nach sich ziehen kann. Die Methode nach Dorn geht von Dieter Dorn aus und resultiert aus vielen Jahren des Helfens und der Erfahrung. Allmählich entstanden Seminare, Fachbücher und die Ausbildung entsprechender Therapeuten. Waagrechte Beckenlage und gleiche Beinlängen sind Voraussetzung für eine aufrechte Wirbelsäule. Herausgerutschte Becken-, Knie- oder Sprunggelenke können Ursachen sein für Wirbelverschiebungen, die mit gezieltem schmerzlosem Griff wieder repositioniert werden. Verschobene Rückenwirbel werden ertastet und sanft in ihre Position gedrückt. Im Unterschied zur Chiropraktik wird nicht abrupt gestreckt sondern sanft gedrückt, so dass keine Verletzungsgefahr besteht und die Anwendungen durchaus auch von Laien ausgeführt werden können. **Breuss-Massage:** Viele Therapeuten praktizieren die Dorn-Methode zusammen mit der Breuss-Massage. Es handelt sich dabei um eine spezielle Rückenmassage mit wohltuender und entspannender Wirkung.

Yoga

Yoga ist eines der klassischen indischen Philosophie-Systeme. Es handelt sich um den ältesten uns überlieferten Übungsweg, der von einem engen Zusammenhang von Körper, Geist und Seele ausgeht. In diesem Sinne fördert Yoga sowohl das Körperbewusstsein als auch die Wahrnehmung innerer Prozesse. Dies wird vor allem durch bewusste Körperstellungen (Asanas), Atemübungen (Pranayama) sowie Entspannungs- und Konzentrationsübungen (Meditation) erreicht. Dadurch werden Körperhaltung, Beweglichkeit und Kraft, wie auch geistige Fähigkeiten gestärkt. Die Prävention steht beim Yoga im Vordergrund: Erfahrungen haben gezeigt, dass Yoga eine Stärkung des Hormon- und Nervensystems und der Verdauung bewirkt. Im Weiteren wirkt Yoga stressabbauend und konzentrationssteigernd. Yoga beeinflusst Asthmakranke wie auch an Rücken- und Kopfschmerzen Leidende positiv, aktiviert den Stoffwechsel, den Kreislauf und das Immunsystem und wirkt zudem vorbeugend gegen Osteoporose und Arthrose. Die zahlreichen Yoga-Praktizierenden sind in verschiedenen Verbänden und Vereinen organisiert z.Bsp. Schweizerische Yoga Gesellschaft SYG, www.yoga.ch und Schweizer Yogaverband www.swissyoga.ch. **Bhakti-Yoga** geht über die körperlich-geistige Ebene hinaus und spricht die spirituelle Ebene, die Seele an. Es gilt als der direkteste und einfachste Vorgang zur Erkenntnis Gottes, des eigenen Selbst (Seele) und der ewigen Beziehung zwischen dem Lebewesen und Gott. Indem man sich Gott mit Liebe und Hingabe zuwendet, erreicht man Freiheit von den leidvollen materiellen Einflüssen und erlangt die Gemeinschaft Gottes, die einen mit Wissen und Glückseligkeit erfüllt. Infos über die Aktivitäten bei: Sankirtan-Verein, Bergstr. 54, 8030 Zürich, Tel: 044 262 37 90, www.sa-ve.ch

Zero Balancing®

Zero Balancing ist eine ganzheitliche Körpertherapie. Sie vereinigt westliche Anatomie und Physiologie mit östlichen Energiekonzepten. Durch eine verfeinerte Berührungsart werden die Kraftfelder im Körper verstärkt und harmonisiert und somit Körper und Seele in Einklang gebracht. Dies beeinflusst Gesundheit und Wohlbefinden des Menschen auf allen Ebenen. Entwickelt wurde Zero Balancing vom amerikanischen Arzt und Osteopathen, Dr. Fritz F. Smith, nachdem er sich jahrelang auch mit Akupunktur und anderen Energielehren beschäftigt hatte.

Zilgrei

Zilgrei ist eine kombinierte Atmungs- und Haltungstherapie. Sie wurde von Adriana Zillo und dem amerikanischen Chirotherapeuten Dr. Greissing vor ca. 15 Jahren entwickelt. Zilgrei ist eine Selbstbehandlungsmethode und findet vor allem Anwendung bei Rückenproblemen und deren Folgen. Dabei wird keine Diagnose gestellt. Vielmehr geht es darum, mittels Selbstuntersuchung vom Körper zu erfahren, was nicht mehr im Lot ist. Die Kombination von Atmung und Haltung bewirkt neben der körperlichen, auch eine psychische Entspannung, was wesentlich zur Linderung beiträgt. Durch die Zwerchfellatmung wird das Skelett fein, aber doch tiefgreifend bewegt. Mittels gezielter Bewegungsabläufe und dem Halten von bestimmten Körperstellungen werden Muskulatur, Gelenke und Sehnen stimuliert und in die ursprüngliche entspannte Position zurückgebracht. Dabei wird nicht die Schmerzbewegung ausgeführt, sondern die entsprechende Gegenbewegung. Man spricht deshalb bei der Zilgrei-Methode auch vom Prinzip der gegenüberliegenden Seite. Die einzelnen Übungen werden mit Vogelnamen bezeichnet. Im Vordergrund der Zilgrei-Methode steht die Schmerzfreiheit des Wirbelsäulenbereichs und das Zurückerlangen der Beweglichkeit.

Die hier aufgeführten Therapiebeschriebe sollen dem Laien einen Überblick ermöglichen. Sie sind bewusst kurz und stark vereinfacht abgefasst.

Sollten Sie hier eine Methode nicht gefunden haben, so informieren Sie uns bitte. Wir publizieren alle Kurzbeschriebe laufend auch auf www.gesund.ch

Ortschaften-Verzeichnis der Praktizierenden

Alphabetisches Ortschaften-Verzeichnis mit entsprechender Postleitzahl

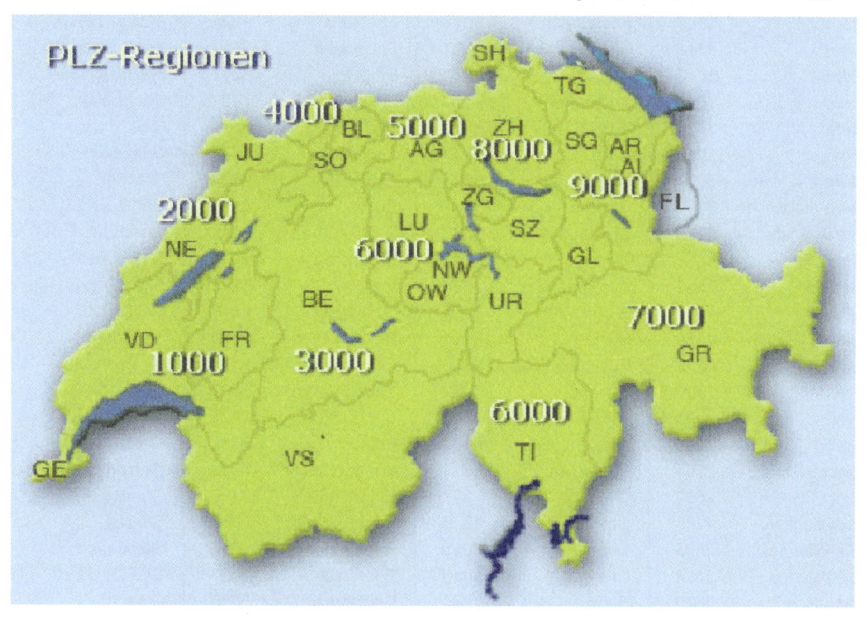

In folgenden Ortschaften finden Sie Praktizierende:

Ort	PLZ	Ort	PLZ	Ort	PLZ	Ort	PLZ
Aadorf	8355	Alpnach-Dorf	6055	Arth	6415	Bärschwil	4252
Aarau	5000	Altdorf	6460	Ascona TI	6612	Basadingen	8254
Aarau	5001	Altendorf	8852	Attiswil	4536	Basel	4000
Aarau	5004	Althäusern	5628	Au / ZH	8804	Basel	4001
Aarburg	4663	Altishofen	6246	Auslikon	8331	Basel	4003
Aarwangen	4912	Altnau	8595	Auw	5644	Basel	4005
Abtwil	9030	Altstätten	9450	Azmoos	9478	Basel	4051
Adligenswil	6043	Altwis	6286	Baar	6340	Basel	4052
Adlikon	8105	Amden	8873	Baar	6342	Basel	4053
Adlikon-Regensdorf	8106	Amlikon	8514	Bäch	8806	Basel	4054
Adliswil	8134	Ammerswil	5600	Bachenbülach	8184	Basel	4055
Aefligen	3426	Ammerzwil	3257	Bad Ragaz	7310	Basel	4056
Aesch	4147	Amriswil	8580	Bad Zurzach	5330	Basel	4057
Aesch b. Birm.dorf	8904	Andermatt	6490	Baden	5400	Basel	4058
Aeschi b. Spiez	3703	Andwil	8586	Baden	5401	Basel	4059
Affoltern am Albis	8910	Arbon	9320	Baden-Rütihof	5406	Bassersdorf	8303
Agarone	6597	Arch	3296	Baldegg	6283	Bättwil	4112
Agno	6982	Arisdorf	4422	Ballwil	6275	Bauma	8494
Aigle	1860	Arlesheim	4144	Balsthal	4710	Bazenheid	9602
Allschwil	4123	Arni	8905	Bäretswil	8344	Beckenried	6375
		Arogno	6822	Bäriswil	3323	Beinwil am See	5712

Belp	3123	Brig	3900	Dornach	4143	Flurlingen	8247
Benken	8717	Brittnau	4805	Dotzigen	3293	Vaduz FL-	9490
Berg am Irchel	8415	Bronschhofen	9552	Dreien	9612	Frauenfeld	8500
Bergdietikon	8962	Brugg	5200	Dübendorf	8600	Freiburg	1700
Berikon 2	8965	Brunegg	5505	Düdingen	3186	Freidorf	9306
Bern	3000	Brunnen	6440	Dulliken	4657	Freienbach SZ	8807
Bern	3004	Brütten	8311	Dürnten	8635	Freienwil	5423
Bern	3005	Brüttisellen	8306	Ebikon	6030	Frenkendorf	4402
Bern	3006	Bubikon	8608	Ebmatingen	8123	Fribourg	1706
Bern	3007	Büblikon	5512	Ebnat-Kappel	9642	Frick	5070
Bern	3008	Buchrain	6033	Ecublens	1024	Frutigen	3714
Bern	3011	Buchs	8107	Ederswiler	2813	Fuellinsdorf/BL	4414
Bern	3012	Buchs AG	5033	Effretikon	8307	Fürstenaubruck	7413
Bern	3013	Buchs SG	9470	Efringen-Kirchen D-	79588	Gachnang	8547
Bern	3014	Bülach	8180	Egg bei Zürich	8132	Gais	9056
Bern	3018	Bulle	1630	Eggenwil	5445	Galgenen	8854
Bern	3027	Bünzen	5624	Eggersriet	9034	Gamprin	9487
Bern-Liebefeld	3097	Buochs	6374	Eglisau	8193	Ganterschwil	9608
Beromünster	6215	Bürchen	3935	Egolzwil	6243	Gaschurn A-	6793
Berschis	8892	Büren	4413	Ehrendingen	5420	Gebenstorf	5412
Bettlach	2544	Büren a. A.	3294	Eich	6205	Gebertingen	8725
Biberist	4562	Burgdorf	3400	Einsiedeln	8840	Gelfingen	6284
Bibern SO	4578	Bürglen	6463	Elgg	8353	Gelterkinden	4460
Biel	2502	Büsingen	8238	Ellikon a. d. Thur	8548	Gempen	4145
Biel	2503	Busswil	3292	Elsau-Räterschen	8352	Genève	1206
Biel	2503	Bütschwil	9606	Embrach	8424	Gerlafingen	4563
Biel	2505	Buttikon	8863	Emmen	6032	Gersau	6442
Biel / Bienne	2503	Buttisholz	6018	Emmenbrücke	6020	Gerzensee	3115
Biel / Bienne	2500	Carouge	1227	Ennetbaden	5408	Geuensee	6232
Biel-Benken	4105	Chailly	1816	Ennetbürgen	6373	Gibswil	8498
Biel-Bienne	2503	Cham	6330	Ennetmoos	6372	Giebenach	4304
Biel-Bienne	2504	Cheyres	1468	Erlenbach	8703	Gipf-Oberfrick	5073
Bignasco TI	6676	Chur	7000	Erlinsbach	5015	Gisikon	6038
Bigorio	6954	Corgémont	2606	Erlinsbach	5018	Giswil	6074
Bilten	8865	Courtaman	1791	Erstfeld	6472	Glarus	8750
Binningen	4102	Dagmersellen	6252	Eschen	9492	Glattbrugg	8152
Birmensdorf	8903	Dallenwil	6383	Eschenbach	8733	Glattfelden	8192
Birmenstorf	5413	Dällikon	8108	Ettingen	4107	Goldach	9403
Birrhard	5244	Däniken	4658	Ettiswil	6218	Goldau	6410
Birsfelden	4127	Dänikon	8114	Fällanden	8117	Goldiwil	3624
Bleienbach	3368	Danis	7163	Faoug	1595	Gontenschwil	5728
Blumenstein	3638	Dättwil	5405	Farnern	4539	Gossau	8625
Boll	3067	Davos Dorf	7260	Faulensee	3705	Gossau	9200
Bolligen	3065	Davos Platz	7270	Fehraltorf	8320	Götighofen	8583
Boltigen i.S.	3766	Davos Wolfgang	7265	Feldmeilen	8706	Gottmadingen D-	78244
Bonaduz	7402	Degersheim	9113	Feusisberg	8835	Grabs	9472
Bonstetten	8906	Derendingen	4552	Fidaz	7019	Gränichen	5722
Boppelsen	8113	Dettighofen	8505	Fischbach-Göslikon	5525	Greifensee	8606
Bösingen	3178	Diegten	4457	Fischingen	8376	Grellingen	4203
Boswil	5623	Dielsdorf	8157	Fislisbach	5442	Grenchen	2540
Bottenwil	4814	Diessenhofen	8253	Flaach	8416	Grenzach -W. D-	79639
Bottmingen	4103	Dietikon	8953	Flamatt	3175	Grindelwald	3818
Bottrop D-	46236	Dietlikon	8305	Flawil	9230	Grub AR	9035
Breitenbach	4226	Dinhard-Grüt	8474	Flims Waldhaus	7018	Grüningen	8627
Bremgarten	5620	Dintikon	5606	Flüh	4112	Grüsch	7214
Bremgarten BE	3047	Domat/Ems	7013	Flumenthal	4534	Grüt-Gossau	8624
Brienz	3855	Dompierre	1563	Flums	8890	Gstaad	3780

Gümligen	3073	Hünenberg	6331	Laufen	4242	Meilen	8706
Günsberg	4524	Hüttikon	8115	Laufenburg	5080	Meinisberg	2554
Gunten	3654	Ibach SZ	6438	Laupen	3177	Meisterschwanden	5616
Guntershausen	8357	Igis	7206	Laupersdorf	4712	Melano	6818
Güttingen	8594	Ilanz	7130	Lausen	4415	Mellingen	5507
Gwatt	3645	Illgau	6434	Leimbach	5733	Mels	8887
Hägglingen	5607	Illighausen	8574	Lengnau	2543	Mengen D-	88512
Haldenstein	7023	Illnau	8308	Lengnau	5426	Menziken	5737
Hasle-Rüegsau	3415	Interlaken	3800	Lenk	3775	Menzingen	6313
Hauenstein	4633	Ipsach	2563	Lenzburg	5600	Merenschwand	5634
Hauptwil	9213	Itingen	4452	Lenzerheide	7078	Messkirch D-	88605
Hausen a. Albis	8915	Ittigen	3063	Leukerbad	3954	Mettau	5274
Hausen AG	5212	Jenaz	7233	Leuzigen	3297	Mettmenstetten	8932
Heerbrugg	9435	Jens	2565	Lichtensteig	9620	Mezzovico	6805
Heiden	9410	Jona	8645	Liebistorf	3213	Minusio	6648
Heiligenschwendi	3625	Kaenerkinden	4447	Liesberg	4253	Möhlin	4313
Heiligkreuz	8888	Kägiswil	6056	Liestal	4410	Mollis	8753
Heimberg	3627	Kaiseraugst	4303	Littau	6014	Montagnola	6926
Heimisbach	3453	Kaltbrunn	8722	Locarno	6600	Morges VD	1110
Hellbühl	6016	Kappel am Albis	8926	Locarno/Monti	6605	Mörigen	2572
Henau	9247	Kastanienbaum	6047	Lohn-Ammannsegg	4573	Möriken	5103
Henggart	8444	Kehrsatz	3122	Lommis	9506	Mörschwil	9402
Herbligen	3671	Kerns	6064	Lörrach D-	79541	Moutier	2740
Hergiswil	6052	Kerzers	3210	Lostorf	4654	Muhen	5037
Herisau	9100	Kesswil TG	8593	Lugano	6900	Mühlau	5642
Herisau	9102	Kestenholz	4703	Lugano	6907	Mühleberg	3203
Hermetschwil	5626	Kilchberg	8802	Lugnorre	1789	Müllheim D-	79379
Herrenschwanden	3037	Killwangen	8956	Lupfig	5242	Müllheim	8555
Herrliberg	8704	Kirchberg	3422	Lupsingen	4419	Mümliswil	4717
Hertenstein	5415	Kirchberg	9533	Lüscherz	2576	Mumpf	4322
Herznach	5027	Kleindöttingen	5314	Lustmühle	9062	Münchenbuchsee	3053
Herzogenbuchsee	3360	Klingnau	5313	Luterbach	4542	Münchenstein	4142
Hettlingen	8442	Kloten	8302	Lüterkofen	4571	Münchenwiler	1797
Hilterfingen	3652	Knutwil	6213	Luzern	6000	Münchwilen	9542
Hindelbank	3324	Kölliken	5742	Luzern	6003	Münsingen	3110
Hinteregg	8132	Köniz	3098	Luzern	6004	Muntelier	3286
Hinterkappelen	3032	Konolfingen	3510	Luzern	6005	Murgenthal	4853
Hinwil	8340	Kräiligen	3315	Luzern	6005	Muri	3074
Hirschthal	5042	Krauchthal	3326	Luzern	6006	Muri	5630
Hirzel	8816	Kreuzlingen	8280	Lyss	3250	Muri bei Bern	3074
Hittnau	8335	Kriens	6010	Lyssach	3421	Murten	3280
Hitzkirch	6285	Kriens LU	6010	Magden	4312	Müstair	7537
Hochdorf	6280	Kriessern	9451	Mägenwil	5506	Müswangen	6289
Höchst A-	6973	Kronbühl	9302	Malans GR	7208	Muttenz	4132
Hochwald	4146	Künten	5444	Malters	6102	Näfels	8752
Hofstetten	3858	Küsnacht	8700	Männedorf	8708	Nänikon	8606
Hohenrain	6276	Küssnacht a. Rigi	6403	Mannheim D-	68239	Naters	3904
Hohtenn	3949	Küttigen	5024	Marbach	9437	Neftenbach	8413
Holderbank	4718	Lachen	8853	Marthalen	8460	Nesslau	9650
Holderbank	5113	Landquart	7302	Martigny	1920	Neuchatel	2000
Holziken	5043	Landschlacht	8597	Märwil	9562	Neuendorf	4623
Hombrechtikon	8634	Langendorf	4513	Massagno	6900	Neuenhof	5432
Hombrechtikon	8634	Langenthal	4900	Matt	8766	Neuenkirch	6206
Horgen	8810	Langenthal	4901	Mauren	9493	Neuhaus	8732
Horw	6048	Langnau	3550	Meggen	6045	Neuhausen	8212
Hottwil	5277	Langnau a. Albis	8135	Meierskappel	6344	Nidau	2560
Hüfingen D-	78183	Lanzenhäusern	3148	Meikirch	3045	Niederbipp	4704

Niedergösgen	5013	Parpan	7076	Rüeterswil	8735	Siegershausen	8573
Niederhasli	8155	Pfäfers	7312	Rüfenacht	3075	Sihlau / Adliswil	8134
Niederhelfenschwil	9527	Pfaffhausen	8118	Rufi	8723	Sins	5643
Niederlenz	5702	Pfäffikon SZ	8808	Ruggell	9491	Sirnach	8370
Niederrohrdorf	5443	Pfäffikon ZH	8330	Rünenberg	4497	Sissach	4450
Niederscherli	3145	Pfaffnau	6264	Rupperswil	5102	Solothurn	4500
Niederteufen	9052	Pfungen	8422	Rüschegg-Gambach	3153	Speicher	9042
Niederurnen	8867	Pfyn / Frauenfeld	8505	Rüschlikon	8803	Spiegel bei Bern	3095
Niederuzwil	9244	Pieterlen	2542	Russikon	8332	Spiez	3700
Nottwil	6207	Ponte Capriasca	6946	Ruswil	6017	Spreitenbach	8957
Nufringen D-	71154	Port	2562	Rüti ZH	8630	St. Gallen	9000
Nuglar	4412	Pratteln	4133	Rüttenen	4522	St. Gallen	9008
Nürensdorf	8309	Rafz	8197	Saas Fee	3906	St. Gallen	9010
Nussbaumen	5415	Rain	6026	Salez	9465	St. Gallen	9012
Nyon	1260	Rapperswil	8640	Samedan	7503	St. Gallen	9016
Oberägeri	6315	Räterschen	8352	San Bernardino	6565	St. German	3936
Oberbipp	4538	Rebstein	9445	Sarmenstorf	5614	St. German	3942
Oberbötzberg	5225	Recherswil	4565	Sarnen	6060	St. Moritz	7500
Oberbuchsiten	4625	Regensdorf / ZH	8105	Schaan	9494	St. Niklaus	3924
Oberburg	3414	Rehtobel	9038	Schaffhausen	8200	St. Pantaleon	4421
Oberdorf	4436	Reichenburg	8864	Schaffhausen	8203	St.Gallen	9015
Oberdorf	4515	Reinach	5734	Schaffhausen	8207	Stäfa	8712
Oberegg	9413	Reinach BL	4153	Schafisheim	5503	Stalden (Sarnen)	6063
Oberengstringen	8102	Remetschwil	5453	Schattdorf / Uri	6467	Stallikon	8143
Oberentfelden	5036	Retschwil	6285	Schiers	7220	Stans	6370
Obererlinsbach	5016	Reussbühl	6015	Schindellegi	8834	Stansstad	6362
Oberglatt	8154	Rheinfelden	4310	Schinznach - Bad	5116	Starrkirch-Wil	4656
Oberhasli	8156	Richterswil	8805	Schinznach-Bad	5117	Staufen	5603
Oberkirch	6208	Rickenbach	6221	Schlieren	8952	Steckborn	8266
Oberlindach	3038	Rickenbach	9532	Schlossrued	5044	Steffisburg	3612
Obermeilen	8706	Rickenbach-Atti.	8544	Schmerikon	8716	Stein	4332
Obermumpf	4324	Rieden	8739	Schmitten	3185	Stein am Rhein	8260
Oberrieden / ZH	8942	Rieden b. Baden	5415	Schneisingen	5425	Steinen	6422
Oberrohrdorf	5452	Riedholz	4533	Schöftland	5040	Steinhausen	6312
Oberschan	9479	Riedt-Neerach	8173	Schönenberg ZH	8824	Steinhof	4556
Oberwangen	3173	Riehen	4125	Schönengrund	9105	Steinmaur	8162
Oberweningen	8165	Riggisberg	3132	Schönenwerd	5012	Sternenberg	8499
Oberwil	4104	Rikon	8486	Schönried	3778	Stetten	5608
Oberwil	6317	Rodersdorf	4118	Schüpfen	3054	Stetten	8234
Oberwil-Lieli	8966	Roggwil	4914	Schüpfheim	6170	Stettfurt	9507
Obfelden	8912	Roggwil	9325	Schwarzenburg	3150	Stettlen	3066
Oensingen	4702	Rohr	5032	Schwellbrunn	9103	Stilli	5233
Oeschgen	5072	Romanshorn	8590	Schwerzenbach	8603	Stockach K. D-	78333
Oetwil a. d. Limmat	8955	Rombach	5022	Schwyz	6430	Studen	2557
Oetwil am See	8618	Römerswil	6027	Schwyz	6431	Suhr	5034
Oftringen	4665	Root	6037	Seelisberg	6377	Sulgen	8583
Öhningen/Höri D-	78337	Rorbas	8427	Seengen	5707	Sulz	5085
Olten	4600	Rorschach	9400	Seewen	4206	Sulz	6284
Olten	4600	Rorschacherberg	9404	Seewen	6423	Sulzbach	8614
Oppligen	3629	Röschenz	4244	Seftigen	3662	Summaprada	7421
Ormalingen	4466	Rosenheim D-	83022	Seltisberg	4411	Sursee	6210
Orpund	2552	Rothenburg	6023	Sempach Stadt	6204	Tafers	1712
Ostermundigen	3072	Rothrist	4852	Sempach Station	6203	Tagelswangen	8317
Otelfingen	8112	Rotkreuz	6343	Seuzach	8472	Tägerig	5522
Othmarsingen	5504	Rottenschwil	8919	Sevelen	9475	Tägerwilen	8274
Ottenbach	8913	Rubigen	3113	Siders	3960	Tamins	7015
Ottikon	8626	Rudolfstetten	8964	Siebnen	8854	Tann	8632

Täuffelen	2575	Wädenswil	8805	Wölflinswil	5063
Tecknau	4492	Wädenswil	8820	Wolfwil	4628
Tegna	6652	Wagen	8646	Wolhusen	6110
Territet	1820	Wald ZH	8636	Wollerau	8832
Tesserete	6950	Waldkirch	9205	Worb	3076
Teufen	8428	Walenstadt	8880	Worben	3252
Teufen	9053	Walkringen	3512	Worblaufen	3048
Teufenthal	5723	Wallbach	4323	Würenlingen	5303
Thal	9425	Wallisellen	8304	Würenlos	5436
Thalwil	8800	Waltenschwil	5622	Zeiningen	4314
Therwil	4106	Walzenhausen	9428	Zell	6144
Thielle	2075	Wangen	8602	Zetzwil	5732
Thun	3600	Wangen	8855	Ziefen	4417
Thun	3604	Wangen a. d. Aare	3380	Ziegelbrücke	8866
Thun	3608	Wangen b. Olten	4612	Zizers	7205
Thusis	7430	Wängi	9545	Zofingen	4800
Toffen	3125	Watt Regensdorf	8105	Zollbrück	3436
Treiten	3226	Wattenwil	3665	Zollikerberg	8125
Triesen	9495	Wattwil	9630	Zollikofen	3052
Triesenberg	9497	Weggis	6353	Zollikon	8702
Trimbach	4632	Weil am Rhein D-	79576	Zug	6300
Trimmis	7203	Weinfelden	8570	Zug	6301
Trin-Mulin	7016	Weiningen	8532	Zumikon	8126
Truttikon	8467	Wengi b. Büren	3251	Zunzgen	4455
Tuggen	8856	Werdenberg	9470	Zürich	8001
Turbenthal	8488	Wermatswil-Uster	8615	Zürich	8002
Turgi	5300	Wettingen	5430	Zürich	8003
Uebeschi	3635	Wettswil	8907	Zürich	8004
Uerikon	8713	Wetzikon	8620	Zürich	8005
Uesslingen	8524	Wetzikon	8623	Zürich	8006
Uetendorf	3661	Wichtrach	3114	Zürich	8007
Uetikon am See	8707	Widau	9443	Zürich	8008
Uettligen	3043	Widen	8967	Zürich	8032
Uffikon	6253	Wiedlisbach	4537	Zürich	8037
Uitikon / Waldegg	8142	Wienacht	9405	Zürich	8038
Umiken	5222	Wiezikon	8372	Zürich	8041
Unterägeri	6314	Wil	8196	Zürich	8044
Unterbözberg	5224	Wil SG	9500	Zürich	8045
Unterehrendingen	5424	Wila	8492	Zürich	8046
Unterentfelden	5035	Wildberg	8489	Zürich	8047
Unterkulm	5726	Wilen / Wollerau	8832	Zürich	8049
Unterlunkhofen	8918	Wilen-Oberwilen	6062	Zürich	8051
Untersiggenthal	5417	Willisau	6130	Zürich	8052
Untersteckholz	4916	Winkel	8185	Zürich	8055
Unterterzen	8882	Winterberg	8312	Zürich	8057
Urdorf	8902	Winterthur	8400	Zürich	8064
Uster	8610	Winterthur	8404	Zürich-Altstetten	8048
Uttigen	3628	Winterthur	8405	Zürich-Forch	8127
Uttwil	8592	Winterthur	8406	Zürich-Oerlikon	8050
Uzwil	9240	Winterthur	8408	Zürich-Witikon	8053
Veltheim	5106	Winznau	4652	Zuzwil / SG	9524
Verscio TI	6653	Wittenwil	9547	Zweisimmen	3770
Villars-s-Glâne	1752	Wohlen	5610	Zwillikon	8909
Villmergen	5612	Wohlen bei Bern	3033	Zwingen	4222
Villnachern	5213	Wolfenschiessen	6386		
Volketswil	8604	Wolfhalden	9427		
Wabern bei Bern	3084	Wolfhausen	8633		

www.gesund.ch - Die Website zum Buch

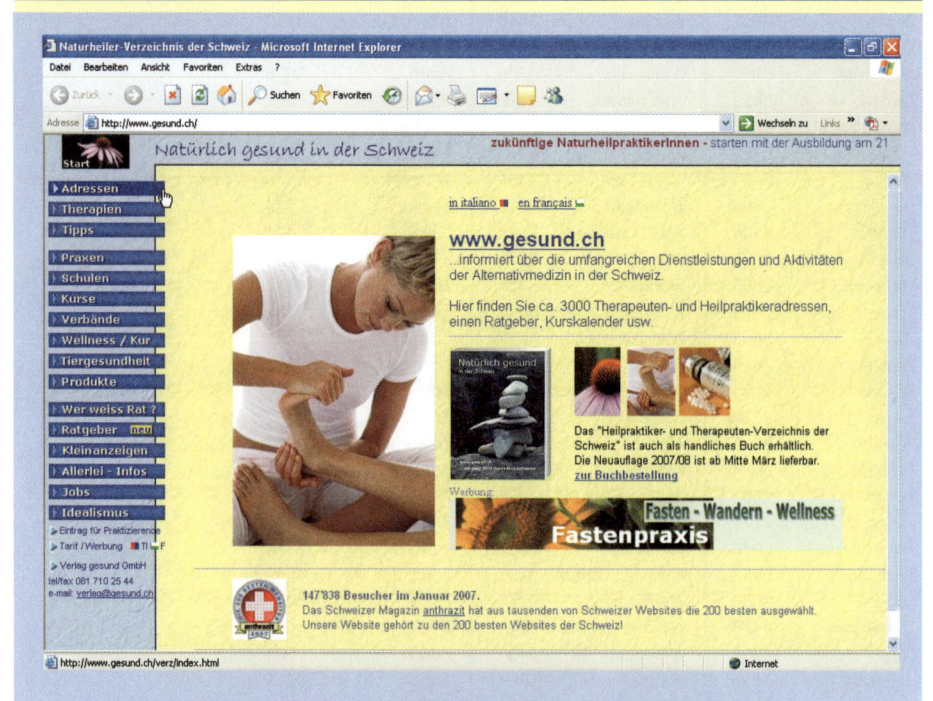

Ihr Eintrag auf www.gesund.ch lohnt sich

- der Verlag gesund informiert seit 1994 über die Aktivitäten der Alternativmedizin
- wir schaffen mit Erfolg Kontakte zwischen Suchenden und Praktizierenden
- Sie sind im richtigen Umfeld präsent und steigern Ihren Bekanntheitsgrad
- www.gesund.ch wird monatlich von ca. 140'000 Besuchern intensiv genutzt
- Sie erreichen über 3100 Heilpraktiker und Therapeuten sowie deren Umfeld
- wählen Sie aus verschiedenen Werbemöglichkeiten, vom Adresseintrag bis zum Banner
- profitieren Sie von fairen Preisen und professioneller Ausführung
- wir publizieren zweifach, - auf www.gesund.ch und im Buch "Natürlich gesund in der Schweiz"
- erreichen Sie bequem und ohne grosse Streuverluste Ihr Zielpublikum
- Ihr Eintrag erscheint automatisch in der Neuauflage des entsprechenden Buches
- Überzeugt ? - jetzt nutzen und sofort profitieren!

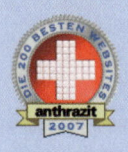

147'838 Besucher im Januar 2007 auf www.gesund.ch.
Das Schweizer Magazin anthrazit hat aus tausenden von Schweizer Websites die 200 besten ausgewählt.
Unsere Website gehört zu den 200 besten Websites der Schweiz!

Nutzen Sie die Gratis-Anzeigenrubriken:

- **Wer weiss Rat** - für Gesundheitsfragen
- **Kurskalender** - für Ihre Kurse und Seminare
- **Private Kleinanzeigen** - für Geräte, Einrichtungen, Lokale usw.
- **Allerlei** - für Heilpraktiker-Infos und Aktionen
- **Jobs** und Nebenverdienste

Anmeldungen für Neueinträge von Praktizierenden können Sie online aufgeben
oder wir senden Ihnen gerne das Anmelde- und Infoblatt. Tel. 081-710 25 44

Adressen-Verzeichnis
von Praktizierenden aus der Schweiz

...mit persönlicher Tätigkeitsangabe,
geordnet nach Postleitzahlen.

1024 Ecublens

1024 Ecublens, Felchlin Margret, Dipl. Kinesiologin IKZ, eigene Praxis
Ch. de la Venoge 11, Tel. + Fax 021-691 79 29
home: www.emindex.ch/margret.felchlin   email: kinesiologie@urbanet.ch
cabinet de kinésiologie, Bébés, enfants, adultes. Praxis für integrative Kinesiologie, Babys, Kinder, Erwachsene.

1072 Forel

1072 Forel, Michaud Carole, Ch. de la Chesaude 30, Tel. 021-781 19 12
home: www.herbessence.ch   email: info@herbessence.ch

Vente en ligne d'huiles essentielles, de synergies, herboristerie, droguerie et des Fleurs de Bach.

1110 Morges

1110 Morges VD, Bircher Andres, Dr. med. FMH für Kinder und Jugendliche,
Rue de Couvaloup 14, Tel. 021-802 57 40
Klass. Homöopathie SVHA, Neuraltherapie, trad. chin. Medizin + Akupunktur, Phytotherapie, Manualtherapie, Ernährungstherapie. Mitglied SVHA, SANT, SAMM, österreichische Gesellschaft für Akupunktur.

1110 Morges

1110 Morges, Kölbl Irène, Naturopathe, sophrologue, réflexologue
Grand-Rue 70, Tel. 021-803 37 73, Natel 079-212 67 45
Naturopathie - Sophrologie - Réflexologie - Débriefings - Kinésiologie - NAET (technique dannulation des allergies et des douleurs mécaniques de lappareil moteur).

1206 Genève

1206 Genève, Schlenker Irène, Naturopathe diplômée Heilpraktiker, 23, av. de Champel, Tel. 022-789 50 48, Natel 076-389 50 48, email: i_schlenker@freesurf.ch
Drainage Lymphatique Manuel, Kinésiologie, TFH, Brain Gym, Fleurs Dr Bach, Homéopathie, Spagyrie, Phytothérapie, Auriculothérapie, Oligo-éléments, Massage du dos, Dorn - Breuss Massage, Acutouch. Membre ASCA et Groupe Mutuel.

1227 Carouge, Leibelt Ruth, Psychotherapeutin, Supervisorin, Ausbilderin, Masseurin, 21 Clos de la Fonderie, Tel. 022-300 44 24
Psychothérapie: Analyste Psycho-Organique, Praticienne: Massages Biodynamique, Traîtement psycho-postural = Deep-Draining et Magnétisme. Mitglied AAPO, SBBP, APGP.

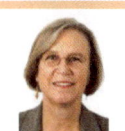

1260 Nyon, Mondada-Müller Annette, Dipl. Polarity Therapeutin und Fussreflexologin, Ruelle de la Poterne 4, Tel. 022-990 22 17, Fax 022-990 22 16
email: annette.mondada@bluewin.ch
Polarity Therapie (energetische Körperarbeit), Impulse Work, Ernährung, Polarity Yoga (Körperübungen), Fuss- und Ohrreflexologie, Nasenhygiene. Mitglied PoVS, NVS, EMR.

1468 Cheyres

1468 Cheyres, Weiss-Kopp Ursula, Dipl. Masseurin / Massource
Résidence "Le Safari", Rte de Tivoli, Tel. 026-663 88 18, Nat. 079-517 94 15
Klassische Körpermassage, Fussreflexzonen-Therapie, Meditationen, Reiki. Mitglied SVNH.

Adressen Plz 1000

1563 Dompierre

1563 Dompierre, Aegerter Barbara, Therapeutin für Mensch & Tier, chemin des noisettiers 14, Tel. 078-842 26 29
home: www.therapiepraxis.info   email: aegerterbarbara@bluewin.ch
Ganzheitliche Natural Therapie für Mensch & Tier: Bachblüten, Massagen, Reiki, Geistheilung, Channeling, Aura- & Chakraarbeit, mediale Beratung & Botschaften von Mensch und Tier (Tierkommunikation).

1564 Domdidier

1564 Domdidier, Ritschard Stefi, La caress du cheval
Tel. 079-708 20 83, email: lacaresseducheval@gmx.ch
Mit Pferden helfen... Pferde-Kindertherapie für die "anderen" Kinder. Zum Ausgleich der Schule und dem Alltag, dem Pferd einmal anders begegnen. Natürlicher Umgang mit dem Pferd in Dompierre FR.

1595 Faoug

1595 Faoug, Fivian Gisela, Sozpädagogin MA/Jugend-Erwachsenenbildung, NLP-Master (DVNLP), Rte de Morat 56
Tel. 026-672 19 13, Fax 026-670 16 84, email: gisela.fivian@bluewin.ch
BERATUNG & COACHING "Konfliktberatung und Veränderungsarbeit" Konflikte in Beruf und Alltag, Erziehung, Partnerschaft, Kommunikation, Gesundheit, aktuelle Krisen. Einzelberatung. Mitglied DVNLP.

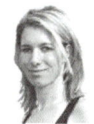

1595 Faoug

1595 Faoug, Niederhauser - Binggeli Monika, Gesundheitspraxis m-n
Ch. du Veiux Pressoir 428, Tel. 026-670 06 35
home: www.monika-niederhauser.ch   email: m-n@bluewin.ch
Dipl. Krankenschwester AKP, Therapeutin für Akupunktmassage nach Penzel. EMR Mitglied, SVNH Mitglied, Krankenkassen anerkannt.

1595 Faoug

1595 Faoug, Ziskas Reiki Oase, Ziska Hunger, Reiki Praktikerin
Les Rochettes, Tel. 026-670 31 67 und 078-872 58 60
home: www.ziskas-reiki-oase.com   email: reiki.oase@gmx.ch
Ich bin Reiki Meisterin und kreiere Stein- Korallenketten. Ich bin Mitglied des Internationalen Reikipraktikerverbandes (IRV).

1630 Bulle

1630 Bulle, Baechler André, Soins et formation Reiki
rue de la Léchère 39, Tel. 026-913 11 11, Fax 026-913 73 35
home: www.reiki-formation.ch   email: info@reiki-formation.ch
Bienvenue sur mon site. Je m'appelle André Baechler et j'enseigne le Reiki. Souhaitez-vous en savoir plus? Alors consultez mon site!

1700 Fribourg

1700 Fribourg, Aebischer Staude Evelyne, Gesundheitspraxis, Rue de Lausanne 64, Tel. 026-323 22 80, Fax...27   email: evelyne@philocom.ch
Craniosacral-Therapie (SVNH gepr.), Integrative Heart Touch Therapie (Ganzkörper Öl-Massage), Energetische Körperarbeit, Fussreflexzonenmassage. Mitglied SVNH, IST-CMT, SDVC.

1700 Fribourg

1700 Fribourg, Beretta Regula, 5, Rue Du Simplon
Tel. + Fax 026-322 39 35, email: regula.beretta@bluewin.ch
Physiotherapie, Fachlehrerin für organisch rhythmische Bewegungsbildung, ORB Medau, Craniosacrale Osteopathie, Craniosacral-Mouvement-Therapie. Mitglied Cranio Suisse + ORB Medau.

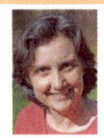

1700 Fribourg, Fankhauser Adelheid, Dipl. Mal- und Kunsttherapeutin APK
Kleinschönberg 59, Tel. 026-481 55 77
home: www.malstudio.info   email: heidi.fankhauser@gmx.ch
Malen, Gestalten und Gespräche, Erlebnismalen in kleinen Gruppen, Prozessorientierte Maltherapie für Erwachsene, Jugendliche und Kinder, spez. für verhaltensauffällige Kinder und ihre Eltern. Mitglied GPK.

1700 Fribourg

1700 Fribourg, Jotterand Rose Marie, lic.phil. I, Pädagogin, Psychologin, Therapeutin, stud. theol. TKL, Ch. Albert-Schweitzer 6, Tel. 026-481 51 61, Natel 079-610 95 48, email: grmjotterand@dplanet.ch   Polarity-Therapie (energetische Körperarbeit), psychologische Beratung, Begleitung in schwierigen Lebenssituationen, spirituelle Begleitung, Familienstellen, Ausdrucksmalen.

Adressen Plz 1000

1700 Fribourg
1700 Fribourg, Pittet Christian, Institut MasSanté, Bonnesfontaines 42, Tel. 026-466 30 80, Fax 026-466 87 85
home: www.massante.ch   email: massante@massante.ch
Programme anti-tabac, Bilan de santé, Chromothérapie, Homéopathie, Drainage lymphatique Vodder, Massages, Sympathicothérapie, Auriculothérapie, Traitement des cicatrices, MTC, Veinologie, Langue = Français, APTN - ASCA - ADLV - NVS.

1700 Fribourg
1700 Fribourg, Rohrer Paula, Dipl. Masseurin A-Mitglied SVBM/FSMP Rte. Henri-Dunant 1, Tel. 026-481 38 13
Fussreflexzonenmassage, Psychoenergetische-Fussmassage, Klassische Körpermassage, manuelle Lymphdrainage, Magnetfeld-Resonanz-Therapie. Mitglied Schweiz. Verband Berufsmasseur / EMR.

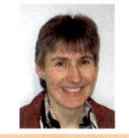

1700 Freiburg, Siegen Andrea, Kinesiologin SBVK, Imp. de la Forêt 5c, Tel. 026-484 80 88, www.energie-coaching.ch   email: asiegen@bluewin.ch
Kinesiologie, Energie-Coaching, Ritualbegleitung. Mitglied des Schweizerischen Berufsverbandes für Kinesiologinnen und Kinesiologen SBVK.

1706 Fribourg
1706 Fribourg, Burri Eric, med. Masseur SRK, Rte du Jura 49, Case Postale 56, Tel./Fax 026-425 54 58, Nat. 079-679 41 27, email: eric.burri@bluewin.ch
Sportmassage, Manuelle Lymphdrainage, Fussreflexzonenmassage, Entspannungsmassage, Bindegewebsmassage, Sportlerbetreuung, Wickeltherapie, Magnetfeldtherapie. Mitglied SVBM, SRK-EMR-ASCA-anerkannt.

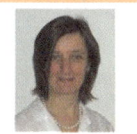

1712 Tafers, Aebischer Marie-Marthe, Dipl. Atempädagogin IAB Klara Wolf Schlossmattstrasse 1, Tel. 026-495 01 22, email: aebischmm@bluewin.ch
Atmen und Bewegen in Gruppen- und Einzelstunden. Thematische Spezialkurse. Vorträge. Schwangerschafts- Beckenboden- und Rückbildungsgymnastik. Mitglied int. Fachverb. IAB Meth. Klara Wolf. Praktizierende Spiraldynamik.

1712 Tafers
1712 Tafers, Güntert Liselotte, Gesundheitspraxis, Panoramastrasse 55, Tel. 026-494 25 78, Fax 026-494 25 90, Natel 079-204 26 12
email: guenterthug@bluewin.ch
Wirbelsäulen-Basis-Ausgleich, Craniosakralbehandlung mit 5 Elementenlehre in APM, Spiraldynamik, Akupunktmassage nach Penzel. Mitglied SVNH.

1712 Tafers
1712 Tafers, Wlcky-Berni Rita, Dipl. Yogalehrerin SYG/EYU Tavernastrasse 30, Tel. 026-494 21 58, email: wicky.berni@bluemail.ch
Yogakurse in Tafers in kleinen Gruppen, auf Anfrage Einzelunterricht. Mitglied Schweizerische Yogagesellschaft.

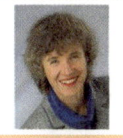

1752 Villars-s-Glâne, Erb Elisabeth, Gesundheitsschwester, Centre Richemond, Moncor 15, Tel. 079-509 58 26
home: www.centre-richemond.ch   email: erbelisabeth@freesurf.ch
Polarity, Craniosacral, Erickson-Hypnose, Trauma-Therapie nach P. Levine: Lindern von chronischen Leiden, Unterstützung Symptome aller Art - Körper, Psyche, Seele. Mitglied Polarity, NVS, EMR.

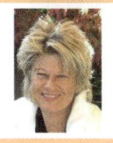

1789 Lugnorre, Monteil Soldati Janine, Astrologische Beratungspraxis Chemin du Stand 15, Tel. 079-652 82 46
home: www.astrologie-monteil.ch   email: janine@astrologie-monteil.ch
Beratungen mit psychologischer Astrologie in Bern und Lugnorre, Bach-Blütentherapie, Dozentin an der Naturheilschule in Bern. Mitglied SAB.

1791 Courtaman
1791 Courtaman, Bärlocher Susanne und Sorg Edith
Cabinet de Sante Pre-Vert 42, Tel.+Fax 026-684 10 50
Massagen, Bindegewebsmassagen, Fussreflexzonen-Massage, Reiki (Behandlung und Seminare), Krankenschwester AKP. Mitglied SVNH.

Adressen Plz 2000

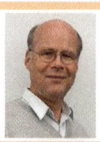

1797 Münchenwiler, Dr. Olivier Charles, Systemtherapeut und Psychologischer Berater, Murtstrasse 8, Tel. 026-670 42 85
home: www.colibri-murten.ch email: charles.olivier@colibri-murten.ch

Familienstellen n. Hellinger, Systemische Organisationsberatung, Mediation, Psychosomatik n. Dahlke, Reinkarnationstherapie, Astrologie. Mitglied SVNH.

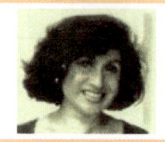

1800 Vevey, Kirtikar PhD Margo, Coach / Psychotherapy
Rue de la Madeleine 5, Tel. 079 438 5192
home: www.visionsunusual.com email: coach@visionsunusual.com

Coach, Lebensberatung, Psychotherapie, Mental Training, Meditation, Atem Therapie, Bachblüten, Geistiges Heilen, Workshops, Chakra Therapie, Visualisieren, Prana Heilen, Ernährung, Fünf Tibeter. Persönliches Treffen und per Telefon.

1807 Blonay

1807 Blonay, Thomas Helmuth, Magnétiseur
Ruelle de Cojonnex 5, Tel. 079-200 37 14

Magnétisme, guérisons spirituelles, guérison à distance, guérisseur, massage Breuss, soulangement + colonne vértébrale (Dorn) Medizin 4D. Mitglied SVNH.

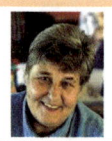

1920 Martigny, Müller Ursula, Physiotherapeutin / Instructorin
rue d'aoste 4, Tel. + Fax 027-722 53 79, email: ursula_mueller@vtxmail.ch

Physio, Kinesiologie / NLP / Craniale Osteopathie / APM / Reflexologie. Mitglied Plusport / I-ASK / Vet.

2000 Neuchatel

2000 Neuchatel, Schardt Marianne, Physiotherapeutin
Ste-Hélène 37, Tel. 032-753 21 01 (prof), 032-753 21 58 (priv.)

Psychosomatische Energetik (Dr. Banis), Kinesiologie (Dr. Klinghardt), Matrix-Rythmus-Therapie, Therapie mit Lichtfrequenzen (Photon-Wave) / Giger-MD. Mitglied SVNH.

2000 Neuchatel

2000 Neuchatel, Schatzmayr Gerlinde, Gouttes d'or 68
Tel. 032-731 90 55, Natel 076-566 90 55, email: g.schatzmayr@net2000.ch

Man. Lymphdrainage, Bachblüten, Medial-Reinkarnationstherapie, Wirbelsäulentherapie, Dorn + Breuss, Geistiges Heilen. A-Mitglied SVNH, SVNH geprüft in Geistigem Heilen.

2075 Thielle

2075 Thielle, Lauper Theresia, Therapeutin, Pre du Pont 2
Tel. 032-753 13 85, Fax 032-753 07 47, email: theresialauper@hotmail.com

Fussreflex- mit Meridianarbeit, man. Lymphdrainage Dr. Vodder, Breuss-Wirbelsäulenmassage, D/F. A-Mitglied SVNH, SVNH geprüft in Fussreflexzonenmassage.

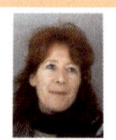

2500 Biel, Josiane Villars, Praxis für Massagen und Reiki
Neuengasse 19, Tel. 079-514 69 55
home: www.dbi.ch/therapiepraxis email: josianevillars55@hotmail.com

Weitere Infos unter unserer Homepage.

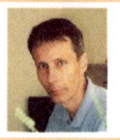

2500 Biel, Ledermann Andreas, Akupunktur & Naturheilpraxis
Silbergasse 2, Tel. 032-322 59 50, Fax 032-322 59 77
home: www.naturpraxis-biel.ch email: info@naturpraxis-biel.ch

Akupunktur (Nadeln oder Laser), chinesische Arzneimitteltherapie, Spagyrik, Frequenz- u. Bioresonanztherapie, Informationsmedizin. Kant. anerkannter Akupunkteur + Heilpraktiker. NVS + SBO-TCM-A.

2500 Biel/Bienne

2500 Biel, Stoll René, Arzt, Therapeut für TCM und Shiatsu
Nidaugasse 8, Tel./Fax 032-322 12 87
home: www.shiatsutherapie.org/stoll email: stollshiatsu@hotmail.com

Praxis für Shiatsu und TCM (Akupunktur, Kräuter, Qigong); Spezialität: japanische Akupunktur. Weiterbildung: Shintai, Craniosa-crale Intergration, Qigong-Massage. Qigong-Kurse: Do-Abend 19.00-20.00 Uhr.

Adressen Plz 2000

2502 Biel/Bienne

2502 Biel, Allemand Thomas, Institut für Kinesiologie Biel-Seeland IKBS
Schmiedengasse 10, Tel. 032-322 67 65, Fax 032-322 67 69
home: www.kinesiologie-ikbs.ch email: info@kinesiologie-ikbs.ch
Dipl. Kreativer Kinesiologe IKBS, 3-jährige berufsbegleitende Kreative Kinesiologie Ausbildung, Einzelsitzungen, Kurse, Schulmedizin, Erlebnispädagogik, Trekkings. Mitglied SVNMK, SVFM.

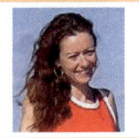

2502 Biel, Arn Doris, Akupunkturpraxis TCM
Bahnhofstrasse 7, Tel. 032-323 42 20, Fax 032-323 42 21
email: darn@swissonline.ch
Akupunktur nach Traditioneller Chinesischer Medizin. Integriert Schröpfen, Moxa, Ernährung, Tuina, Qi Gong. Dipl. Akupunkteurin SBO-TCM. Krankenkassen anerkannt.

2502 Biel/Bienne

2502 Biel, Bonadei Eva-Maria, Ayurveda Gesundheits Praxis
Rosius 6, Tel. 032-341 87 37
Ayurveda Massage, Ayurveda = Die Wissenschaft vom langen Leben. Gesundheit, Schönheit, Wohlbefinden.

2502 Biel/Bienne

2502 Biel, Delaquis Marlis, Institut für Kinesiologie Biel-Seeland IKBS
Schmiedengasse 10, Tel. 032-322 67 65, Fax 032-322 67 69
home: www.kinesiologie-ikbs.ch email: info@kinesiologie-ikbs.ch
Dipl. Integrative Kinesiologin IKZ, 3-jährige berufsbegleitende Kreative Kinesiologie Ausbildung, Einzelsitzungen, Kurse, Anatomie, Erlebnispädagogik.
Mitglied SVNMK.

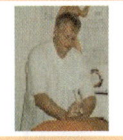

2502 Biel, Eggenschwiler Rolf, Therapeut NVS–EMR–ASCA,
Seevorstadt 53, Tel. 032-322 07 70, Fax 032-325 58 70
home: www.equilibre.tv email: equilibre@bigfoot.com
Befragung, Puls- u. Zungendiagnose nach Trad. Chinesischer Medizin, Akupressur, Ohrpunktur, Gua-Sha, Chinesische Massage, Fussreflexzonen-Therapie nach TCM, Kräuter, Moxa, Schröpfen.

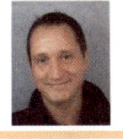

2502 Biel, Eggmann René, Dipl. klassischer Homöopath
Murtenstrasse 7, Tel. 032-322 79 33

Klassische Homöopathie. A-Mitglied NVS, EMR.

2502 Biel/Bienne

2502 Biel, Eichelberger Ruth, Heilpraxis
J. Stämpflistrasse 131, Tel. 032-341 41 70, Fax 032-342 29 88
Fussreflexzonentherapie nach H. Marquardt, Wirbelsäulentherapie nach Dorn und Breuss, Schüsslersalzberatung, Elektrolyseentgiftung, Gesundheitsberatung.

2502 Biel/Bienne

2502 Biel, Fenchel Renate, Homöopathin
Murtenstrasse 7, Tel. 032-322 79 32, Fax 032-322 79 30

Klassische Homöopathie. Mitglied NVS, VKH, EMR.

2502 Biel/Bienne

2502 Biel, Huber-Steiner Sabina, Fussreflexzonen-Therapeutin
Ernst-Schülerstrasse 66, Tel. 032-323 29 43, Natel 078-830 00 33
Fussreflexzonen-Massage mit Einbezug der Meridiane, spirituelle Schwangerschafts-Begleitung, Kurse für Eltern. A-Mitglied SVNH, SVNH gepr. in Fussreflexzonen-Massage, EMR.

2502 Biel/Bienne

2502 Biel, Müller Werner, Dr. der Osteopathie
Rathausgässli 6, Tel. 032-322 33 22, Fax 032-325 54 56
email: werner.mueller@ewanet.ch
Doktor der Osteopathie, Naturarzt und Physiotherapeut. Alle Teilgebiete der Osteopathie, auch chaines musculaires. Mitglied Europ. Vereinigung der Doktoren der Osteopathie.

Adressen Plz 2000

2502 Biel/Bienne

2502 Biel, Peter Hansruedi, Dipl. Tachyonen-Gesundheitsberater
Florastrasse 32, Tel. 032-333 10 03, Fax 032-338 52 94
home: www.peter-luescherz.ch   email: moha.peter@mysunrise.ch
Geobiologische Hausuntersuchungen und Harmonisierung von Elektrosmog, Wasseradern, Erdstrahlen. Tachyonen-Therapie.

2502 Biel/Bienne

2502 Biel, Peter Monika, Dipl. Integrative Kinesiologin IKZ
Florastrasse 32,   Tel. 032-338 52 93, Fax 032-338 52 94
home: www.peter-luescherz.ch   email: moha.peter@mysunrise.ch
Praxis für integrative Kinesiologie Sitzungen Dienstag - Samstag, Mittwoch in Biel, Florastrasse 32. Mitglied SBVK, ASCA.

2502 Biel/Bienne

2502 Biel, Richter Anja, Körpertherapeutin
J. Sesslerstrasse 7, Tel. 076-558 77 99
home: www.koerper.arbeit.ch   email: anja.richter@koerper-arbeit.ch   Die Integrative Körperarbeit IKA, u. die Körperarbeit im Wasser KiW, ist eine ganzheitl. Begleitung, vom Gespräch bis zur körperlichen Integration. Impuls ist eine Entspannungsmassage. Einzelberatung oder Kurse: Massage, Bewegung, Innere Bühne, KiW.

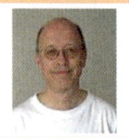

2502 Biel, Stähli Peter, dipl. Masseur, ärztlich geprüft
Falkenstrasse 35, Tel. P. 032-342 09 54, Tel. G. 032 -344 12 02
home: www.peters-massagen.ch   email: peters-massagen@bluewin.ch
Sportmassage, Klassische Massage, Klassisch-energetische Massage, Kopfweh- /Migränetherapie. Spätnachmittags, abends, Wochenende in privater Atmosphäre.

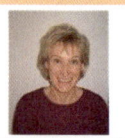

2502 Biel, Tschantre Marianne, Shiatsu-Praxis
Unterer Quai 43, Tel. 032-315 27 03, home: mypage.bluewin.ch/m.tschantre
email: marianne.tschantre@bluewin.ch
Dipl. Shiatsu-Therapeutin mit langjähriger Erfahrung u. Weiterbildung zur Naturärztin NVS. Phytotherapie, Moxa, Reiki Grad 3. Krankenkassen anerkannt.

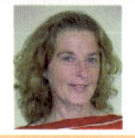

2502 Biel Tschinkowitz Kerstin, Ayurveda Balance
Freiestrasse 44, Tel. 032-940 15 68
home: www.AyurvedaBalance.ch   email: info@AyurvedaBalance.ch
Ayurvedische Massagen u. Behandlungen, Psychologische Beratung, Meditations- u. Entspannungstechniken, Reinkarnationstechnik n. J.E. Sigdell, Vegetarische und Ayurvedische Kochkurse, Mitglied im VEAT.

2502 Biel/Bienne

2502 Biel, Vontobel Annette, Praxis für Kinesiologie und Integrative Prozessbegleitung, Wyttenbachstrasse 9, Tel. 032-322 42 41
home: www.kinplus.ch   email: annette.vontobel@bluewin.ch
Kinesiologie, NLP, Focusing. Mitglied I-ASK, NVS-A.

2502 Biel/Bienne

2502 Biel, WIRBELTEAM René Grundbacher + Monika Conus
Unionsgasse 7, Tel. 032-484 04 04
home: www.wirbelteam.ch   email: info@wirbelteam.ch
Ganzheitliche Wirbel- und Gelenktherapie nach Dorn + Wirbelteam, Therapie- und Ausbildungszentrum, Synergetik Therapie, Psychosomatische Energetik.

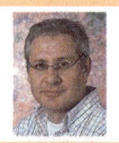

2502 Biel, Zanker Anton, Beziehungsberatung, Lebensberatung, Supervision
Gemeinschaftspraxis, J. Sesslerstrasse 7
Tel. 032-372 73 54, Fax 032-372 73 56, email: azanker@bluewin.ch
Herr Zanker Anton, Beziehungsberatung. Beratung zu Beziehungsthemen, Unterstützung bei Trennungen. Langjährige Erfahrung in der humanistischen Psychologie. Termine nach Absprache. Tel 079 471 51 72.

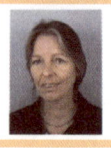

2503 Biel, Kaeser Monika, Naturheilpraktikerin
Lindenweg 111, Tel. 032-365 76 62 (abends)
Wirbelsäulenrichten und Basisausgleich nach Dorn / Breuss, energetische Narbenentstörung, Fussreflexzonenmassage, Lebenstherapie in Ausbildung u.v.m. Mitglied NVS, APSH.

Adressen Plz 2000

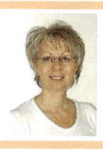

2503 Biel, Massage Biel-Bienne Lehmann Michèle, Dipl. Berufsmasseurin / Dipl. Arztgehilfin, Salomegasse 17, Tel. 078-659 19 98
home: www.massage-biel-bienne.ch   email: mi_lehmann@bluewin.ch
Klassische Massage, Fussreflexzonen-Massage, Manuelle Lymphdrainage, Segment-Massage, Dorn & Breussmassage, Pantha Jama Kräuterstempelmassage, Ohrkerzenbehandlung, Kosmetische Fusspflege. EMR anerkannt.

2503 Biel/Bienne

2503 Biel, Müller Erna, Ph.-Therapeutin
Alex-Moserstrasse 30, Tel. 032-365 30 89, Natel 079-514 34 31

Akupunktur-Massage, Gesprächstherapie.

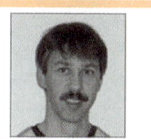

2503 Biel, Wälchli Christoph, Stern-Therapie
Theodor Kocher-Strasse 11, Tel. 032-322 67 11
home: www.sterntherapie.ch   email: info@sterntherapie.ch
Physiotherapeut, Somatic Experiencing Practitioner (Trauma-Therapie nach Peter Levine), CranioSacral Therapie, Behandlung von: Schleudertrauma, Traumata, chronischen Schmerzen, Rückenbeschwerden.

2503 Biel/Bienne

2503 Biel, Weber Jacqueline, Vitalpraktikerin
Meisenweg 2, Tel. 079-335 83 06, email: weberjac@hispeed.ch

Vitalpraktik und Lebensberatung nach F. Vuille. Mitglied VDV/FV.

2504 Biel/Bienne

2504 Biel, Bonadei Titiri, Center of Balance Biel
Rosius 6, Tel. 079-445 58 61, email: titiri@ewanet.ch

EMF Balancing Technique, Mediale Behandlungen, Spirituelle Lebensberatung, Meditationsgruppe, Seelenbilder zeichnen, Fussreflexzonenmassage.

2504 Biel/Bienne

2504 Biel, Jeanbourquin Monika, Farbtherapie, Dipl. Farbtherapeutin AZF
Löhrenweg 65, Tel. 032-396 40 20, Natel 079-743 25 94
email: m.jeanbourquin@bluewin.ch

Dipl. Farbtherapeutin AZF.

2504 Biel/Bienne

2504 Biel, Meier Cornelia, Sozialarbeiterin
Reuchenettestrasse 106, Tel. 032-341 20 47, email: cornelia3c@hotmail.com

Schamanische Beratung und Begleitung, Wochenendkurse in schamanischer Philosophie, Trommelreisen, Abende des schamanischen Unterwegs-Seins.

2504 Biel/Bienne

2504 Biel, Ohlig Adelheid, Autorin, Yogalehrende, Dolmetscherin
Buettenberg 14b, home: www.luna-yoga.com

Luna Yoga, Astrologie-Beratung, Selbstheilung. Literatur: Lunayoga, Gute Reise, Wunschbuch, Yoga mit den Mondphasen, Yoga ist (k)ein Kinderspiel. Mitglied SYG, BDY, EYU, COMEDIA, VERDI.

2504 Biel/Bienne

2504 Biel, Zwahlen Daniel, Naturarzt / Kinesiologe / Institut Vital
Fuchsenried 5, Tel. 032-341 42 22, email: inst.vital@hispeed.ch

Naturheilkundliche Praktiken. Mitglied NVS, SVNH.

2540 Grenchen

2540 Grenchen, Gmür Hana, SHIATSU-Therapeutin
Rebgasse 77, Tel. 032-652 24 91

SHIATSU. Mitglied SGS.

Adressen Plz 2000

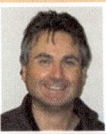

2540 Grenchen, Grunder Martin, Kinesiologie & Beratungsz. Grenchen / Rapperswil SG, Güterstr. 1, Tel. 032-652 16 15, email: martin-grunder@bluewin.ch
Applied Physiologiy AP, Leap, Brain, SIP, Dorn Therapie, Pranic-Healing. Bei: Körperlichen Schmerzen, Ängste, Belastungen, Allergien, Stoffwechsel, Lernschwierigkeiten / Hirnfunktionen. Mitglied I-ASK.

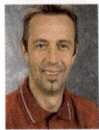

2540 Grenchen, Joss Paul Markus, KGS-Praxis für Körper-Geist-Seele
Hohlenstrasse 45b, Tel. 032-377 13 36, Natel 078-721 81 38
home: mypage.bluewin.ch/KGS   email: paulmarkusjoss@bluewin.ch
Lebensberatung, Akupunkt-Massage nach Penzel, Autogenes Training, Chi-Gong. Mitglied: APM nach Penzel.

2542 Pieterlen
2542 Pieterlen, Tollot Heidi, Naturärztin
Beundenweg 27, Tel. 032-377 25 58, Natel 078-707 25 58
Therapien: Bioresonanz (Mora), Massagen, Fussreflex, manuelle Lymphdrainage, Reiki, Kurse: Reiki I, II, III, verschiedene Massagekurse.
Mitglied A-NVS, BVMG.

2543 Lengnau
2543 Lengnau, Gasser Monika, Praxis für passive physikalische Therapie
Rigiweg 26, Tel. 032-652 14 72, email: mgasser.praxis@bluewin.ch
La Stone-Therapy, Lymphdrainage, Dyn. Wirbelsäulentherapie, Dorn + Breuss, Fussreflexzonen-Massage, Klassische Massage, Kneipp-Gesundheitsberaterin. Mitglied A-Therapeut SVBM.

2543 Lengnau
2543 Lengnau, Gerster Heinz, Praxis BodySoul
Bordweg 1, Tel. 032-652 30 36, Natel 079-798 56 69, email: bodysoul@gmx.ch
Div. Massagen (klassisch - energetisch, Fussreflexzonenmassage) energetische Ausgleichsstreichungen, manuelle Lymphdrainage, Fussbehandlungen (Metamorphose).

2544 Bettlach, Markwalder Ursula, Dipl. Bachblütentherapeutin
Dorfstrasse 26 A, Tel. 032-645 39 89, Fax 032-645 45 01
email: ursula.markwalder@bluewin.ch
Reiki Kurse im Grad 1,2,3 und Meister. Reiki-Behandlungen / auch mit Fernbehandlung möglich. Bachblütentherapie: Auspendeln für die persönlichen Bachblüten-Essenzen für Mensch und Tier.

2552 Orpund
2552 Orpund, Behrens Ulrich, Feldenkraislehrer
Hauptstrasse 147, Tel. 032-355 26 68
home: www.feldenkrais-behrens.ch email: icrf-rusca@bluewin.ch
Feldenkraislehrer, Tages- und Abendgruppen, Wochen- und Wochenendkurse, Fedenkrais für Pferde, Reiten mit Feldenkrais, Cranio-sacral-Arbeit.

2552 Orpund
2552 Orpund, Dietrich-Keiser Franziska, Dipl. Yogalehrerin SYG
Moosmattweg 15, Tel. 032-355 13 73, email: fdietrich-keiser@dplanet.ch
Atmung und Körperübungen führen zur Erfahrung der Einheit mit dem ganzen inneren Sein. Hatha Yoga Kurse für Einsteiger und Fortgeschrittene und Kinder. Mitglied SYG Schweiz. Yogagesellschaft.

2552 Orpund
2552 Orpund, Gugler Verena, Arztgehilfin / Kosmetikerin
Hauptstrasse 141, Tel. 032-355 28 91
Manuelle Lymphdrainage, Fussreflexzonen-Massage, Reiki, Gesichts-, Fuss- und Körperpflegen. Mitglied NVS.

2552 Orpund, Leuenberger Sandra, Heilpraktikerin
Stöckenmattstrasse 90, Tel. 032-355 17 22
Rückentherapie auf dem Schwingkissen und nach Dorn u. Breuss, Fussreflexzonenmassage, Meridianmassage. Mitglied NVS.

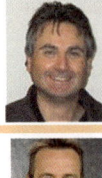

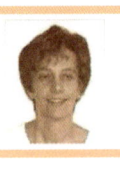

Adressen Plz 2000

2554 Meinisberg

2554 Meinisberg, Monika Conus + René Grundbacher, Praxis Biel
Unionsgasse 7, Riedmattweg 7, Tel. 032-484 04 04
home: www.wirbelteam.ch   email: info@wirbelteam.ch
Ganzheitliche Wirbel- und Gelenktherapie nach Dorn + Wirbelteam, Therapie- und Ausbildungszentrum, Synergetik Therapie, Psychosomatische Energetik.

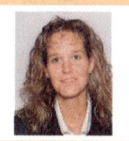

2557 Studen, Obergsell Nicole, ärztl. dipl. Masseurin, Massagepraxis Chi
Grienweg 14, Tel. 032-374 28 03, Natel 079-514 41 14
email: nicole-obergsell@bluewin.ch
Klassische-, ganzheitliche Gesundheits-, Rücken- / Nacken-, Psychozon-, Fussreflex- und Lymphenergetische Massage. Mitglied EMR, SVNH, ASCA.

2560 Nidau

2560 Nidau, Hegi Christine, Dipl. Kinesiologin IKZ
Hauptstrasse 56, Tel. 032-331 88 85
Angewandte und integrative Kinesiologie, Brain Gym, Spezialprogramm für Lern- und Teilleistungsstörungen, Gesundheitsberatung, Bach-Blüten.
Mitglied SBVK, I-ASK.

2560 Nidau

2560 Nidau, Sommer Adelheid, Naturheilpraxis / Lebensberatung
Birkenweg 11, Tel. / Fax 032-331 52 70
home: www.gate24.ch   email: almana@bluewin.ch   Kinesiologische Tests u. Therapie bei Allergien, Asthma, Heuschnupfen, seel. Konflikten, Metamorphose, Psychozon- und Fussreflex-Massage, Geistiges Heilen. Mitglied SVNH.

2562 Port, Keller Jolanda, Gesundheitspraxis
Rainstrasse 12, Tel. 032-373 36 60, home: www.emindex.ch/jolanda.keller
Wirbelsäulen-Basis-Ausgleich, Clustermedizin, Bach-Blüten, Fussreflexzoneneth., Schüsslersalze, Orthomolekulare Medizin, Facial Harmony, Metabolic-Balance-Analyse (Stoffwechsel-umst.), Body Reset, Ernährungs- u. Gesundheitsberatung.
Mitglied NVS-A, EMR.

2563 Ipsach

2563 Ipsach, Favre Verena, dipl. Masseurin, Vitalogie ADV
Ipsachstrasse 3, Tel. 032-331 89 66, email: upfr@bluewin.ch
Vitalogie ADV, Ganzkörpermass, Bindegewebemass., Fussreflexzonen-Massage, Man. Lymphdrainage n. Dr. Vodder, Moxatherapie, Mobilisation der Wirbelsäule n. Breuss u. Dorn, Trocken Schröpfen, Wickeltherapie. Mitglied Verb. Dipl. Vitalogisten, NVS A-Mitglied.

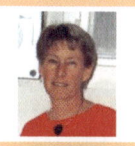

2563 Ipsach, Häsler-Küffer Heidi, Kinesiologin + Speziallehrkraft
Brunnackerstrasse 27, Tel. / Fax 032-331 75 60, Nat. 079-676 67 12
email: heidi.haesler@evard.ch   home: www.kinesiologiehaesler.ch
Touch for Health, Brain Gym, Three in One, Applied Physiologie. Für Lernstörungen, Allergien, emotionale + körperliche Probleme, Krankenkassenanerkannt.
Mitglied I-ASK, EMR, NVS, SVNH, ASCA.

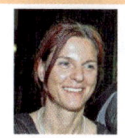

2572 Sutz-Lattrigen, Heeb-Nikles Daniela S., dipl. Yogalehrerin (SYG)
Alleestr. 18, Tel. 032-397 17 22,   www.yogaom.ch   email: yogaom@gmx.ch
Ich unterrichte Hatha Yoga, ein Übungssystem (Körperstellungen und Bewegungsabfolgen), das Körper, Geist und Seele gesund und jung erhält. Weitere Infos sind auf meiner Homepage.

2572 Mörigen

2572 Mörigen, Margot Daniel, Wirbelsäulentherap., Atlaslogist
Höhenweg 17, Tel./Fax 032-397 11 57
email: daniel.margot@wirbelsaeulentherapie.ch   www.wirbelsaeulentherapie.ch
Wirbelsäulenmassage und -vitalisierung n. Prof. V. Kipper (Dorn + Breuss), Schädelforming, Atlaslogie, Schleudertraumatherapie, Ohr-kerzen, Schröpfen, Beratung: Phytotherapie, Zellular Medizin. Mitgl. SVNH, MEAR.

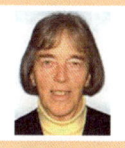

2572 Sutz, Zbinden-Staudenmann Alice, Hausfrau + Heilerin
Kirchrain 10, Tel. 032-397 12 79
Geistiges Heilen, Kontaktheilen + Fernheilen.
A-Mitglied SVNH, SVNH geprüft in Geistigem Heilen.

Adressen Plz 3000

2575 Täuffelen	**2575 Täuffelen,** Prummer Brigitte, Dipl. MPA, Schützenstrasse 27 Tel. 032-396 38 74, Fax 032-396 48 74, email: bprummer@bluewin.ch Biophysikalische-Bioenergetische Resonanztherapie, Vitalfeldtherapie, Ortho-molekulare Therapie. Mitglied SGBT, EMR, ASCA, SVA.
2575 Täuffelen	**2575 Täuffelen,** Struchen Werner, Institut für Bioresonanz-Therapie Postfach 113, Burrirain 25, Tel. 032-396 35 35 Bioresonanz + Vitalfeldtherapie. Mitglied SVNH.
2576 Lüscherz	**2576 Lüscherz,** Peter Monika, Dipl. Integrative Kinesiologin IKZ Mühlegasse 16, Tel. 032-338 52 93, Fax 032-338 52 94 home: www.peter-luescherz.ch email: moha.peter@mysunrise.ch Praxis für integrative Kinesiologie Sitzungen Dienstag - Samstag, Mittwoch in Biel, Florastrasse 32. Mitglied SBVK, ASCA.
2606 Corgémont	**2606 Corgémont,** Frau Mettler Karin, Praxis für Tierkommunikation Les Carolines 50, Tel. 032 489 15 05, email: karin.fauna@bluewin.ch Hat Ihr Tier Probleme gesundheitlicher Art, möchten sie wissen, wie und was Ihr Tier fühlt? Gerne helfe ich Ihnen, Ihr Tier zu verstehen. Hausbesuche und auch Kommunikation per Foto, Tel. möglich.
2740 Moutier	**2740 Moutier,** Frau Gueisbuhler Milly, Therapeutin für Naturheilverfahren Condemine 20, Tel. 032-493 64 08, Fax 032-493 64 96 Bachblüten (SVNH geprüft), Dorn-Breuss-Methode (Ausbildnerin), Ayurveda Heilmittel und Pulsdiagnose. Mitglied SVNH, ART (Romand) und Deutsche Gesellschaft für Ayurveda.
2813 Ederswiler	**2813 Ederswiler,** Buchacher Maria Restaurant Rebstock, Tel. 032-431 14 66 Handauflegen, Reiki, Pendeln. Mitglied SVNH.
	3000 Bern, Ackermann Francine, dipl. Yogalehrerin SYG Waaghausgasse 3, Tel. 079-301 77 12 home: www.bern-yoga.ch email: francine@bern-yoga.ch Im Herzen von Bern biete ich im eigenen Yogaraum traditionellen Yoga nach Sri T.K. Sribhashyam (Sohn von T. Krishnamacharya) an. Für Menschen jeglichen Alters und spezielle Kurse für schwangere Frauen.
	3000 Bern, Bürki Ana Maria, Praxis in Bern und Spiez, Greyerzstrasse 81, Tel. 033-654 96 36, Natel 078-859 77 10, email: jaguar46@hotmail.com Dipl. Craniosacral-Therapeutin, Erwachsene, Kinder und Säuglinge, lösungs- und ressourcenorientierter Ansatz. Lebens- und Trauerumwandlung, bei Trauma und Verlust. Spirituelle-energetische Heilmassage, Prozessbegleitung. Mitglied EMR, ASCA, EGK.
	3000 Bern, Costa Carmen, dipl. Yogalehrerin Scheuermattweg 16, Tel. 079-769 34 06, home: www.yoga-carmen.ch email: info@yoga-carmen.ch Yoga im Zentrum von Bern. Kurse für Anfänger & Fortgeschrittene, Work-shops, Gratis Schnuppern.
	3000 Bern, Gautschi / Gau Chi Andrea, Coaching, Seminare, Energiearbeit Weissenbühlweg 6, Tel. 079-752 12 46 home: www.GauChi.com email: a.gautschi@GauChi.com GauChi-Coaching, GauChi-Seminare, Hypnose auch Time-Line und Reinkarnation, Berufsfindung, berufliche Neuorientierung, Systemische Aufstellungen, Emotrance, Mentalpower, Bodyenergising.

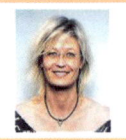

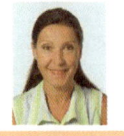

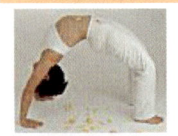

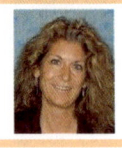

Adressen Plz 3000

3000 Bern 25
3000 Bern 25, Flückiger Annette, Ayurveda-Zentrum
Militärstrasse 61, Postfach 632, Tel. 031-348 15 33
Ayurveda, Massagen, Beratung, Rückführungstherapie, Lebensberatung.
Mitglied SAA, SVNH.

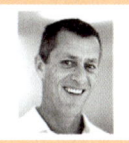

3000 Bern 9, Hänsli Beat, DAO-Der Andere Ort. Raum für Zeit
Gesellschaftsstrasse 81a, Tel. 031-302 55 65, Fax 031-302 55 13
home: www.taichidao.ch   email: taichidao@bluewin.ch
Tai-Chi Ch'uan, Qi-Gong und Dao-Yin. Fortlaufende Gruppen, Wochenend-
und Ferienkurse sowie Einzelunterricht. Mitglied SGQT (Taiji).

3000 Bern
3000 Bern, Luginbühl Beat, Praxis für Kinesiologie, Hypnose u. Akupressur,
Freiburgstrasse 71, Tel. 031-961 08 20
Schlafstörungen? Linderung von Schmerzen? Ängste? Gewichtsprobleme?
Stressabbau? Selbstheilung? Kostenloses Info-Gespräch.

3000 Bern
3000 Bern, Matter Therese, Yogalehrende SYG/EUY, Marienstrasse 35,
Tel./Fax 031-351 60 19, www.yogamatter.ch   email: thematter@bluewin.ch
Rajayoga erhält gesund + fördert Ihr Wahrnehmungsvermögen, über Atmung +
Meditation kommen Sie zu sich selber. Yogatherapie-Vorträge, Kleingruppen,
Chanten. Mitglied SYG/EUY.

3000 Bern
3000 Bern, Schläpfer Stefan, MENTALPRAXIS
Giacomettistrasse 2, Tel. 031-351 68 32
home: www.mentalpraxis.ch   email: mentalpraxis@ready2win.tv
Beratung, Coaching, Mediation, Autogenes Training, Hypnose, Magnetismus.

3004 Bern
3004 Bern, Baumgartner Patrick, Praxis DolphiNess
Oberer Aareggweg 102, Tel. 079-707 41 38, Tel.+Fax 031-961 87 73
home: www.dolphiness.ch.vu   email: dolphiness@gmx.ch
Praxis für Reiki- (I+II), Bachblüten- und Edelstein-Behandlungen.

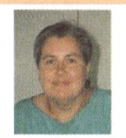

3004 Bern, Imfeld Heidi, Gesundheitspraxls
Tiefenaustrasse 127, Tel.+Fax 031-301 71 26
Metamorphose (Einzelsitzungen und Seminare), Akupunktmassage nach Pen-
zel, Geistiges Heilen, Heilmassage. A-Mitglied SVNH, Int. Therapeutenverband
APM nach Penzel.

3004 Bern
3004 Bern, Krebs Annette, Dipl. Körpertherapeutin, Qi Gong/Tai Chi Lehrerin
Tulpenweg 9, Tel. 079-566 62 81
home: www.innerspace.ch   email: info@innerspace.ch
Praxis für Körpertherapie, Jin Shin Do, PA und DAO Akupressur mit Prozessbegleitung, Reiki Meisterin, Aura Soma. Kurse: Medizinisches Qi Gong, Yi Quan, Lian-
gong, div. Qi Gong und Tai Chi Quan Formen.

3004 Bern
3004 Bern, Wenger-Lüthi Eliane, lomi-spirit für Frauen, Asterweg 22
Tel. 079-285 79 68, home: www.lomi-spirit.ch   email: info@lomi-spirit.ch
Lomi ist eine tief berührende Massage - löst Blockaden - lässt die Energie fliessen - führt zu tiefer Entspannung und ist auch ein wundervolles Erlebnis für
schwangere Frauen (Tisch mit Loch für Babybauch). Atemtherapie.

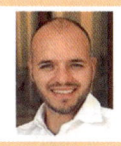

3005 Bern, Adragna Davide, Therapeut, Aarstrasse 98
Tel. 078-751 38 33, home: www.invert-praxis.ch.vu   email: invert@gmx.ch
Rücken- und Gelenktherapie nach Dorn und Breuss, NLP und Heilhypnose,
Clearingsarbeit für Mensch und Umgebung nach Dowsett. NVS-Mitglied in na-
her Zukunft.

Adressen Plz 3000

3005 Bern

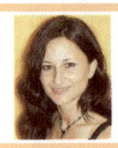

3005 Bern, Carminni Tanja, Ausgebildete Handanalystin nach IIHA, Die Quelle - Ort der Begegnung, Museumstrasse 10, Tel. 079-374 62 77
home: www.handxperience.ch   email: info@handxperience.ch
Lebensberatung. Eine Handanalyse zeigt ein persönliches Bild auf, einerseits mit Begabungen und Fähigkeiten sowie auch Hindernisse eines jeden einzelnen. Der Lebenszweck und die Lebenslektion werden aufgezeigt.

3005 Bern, Dr. med. Matteucci Ela, Ärztin, Akupunktur - TCM
Dählhölzliweg 3, Tel. 031-351 75 08
Ärztin, Akupunktur, TCM, Fähigkeitsausweis ASA, Laser, Ohr-Akupunktur, Ernährungsberatung, EAA Phytotherapie, Moxa. Mitgl. AGMA, ASA, SAGA. Kant. Ärztegesellschaft. Behandlungen werden von der Grundversicherung übernommen.

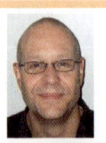

3005 Bern, Forrer Christoph, Geistheiler
Schillingstrasse 23, Tel. 079-231 00 19, email: cforrer@gmx.net
Geistiges Heilen, Hypnosetherapie, Shamanic Counseling.
A-Mitglied SVNH, SVNH geprüft in Geistigem Heilen.

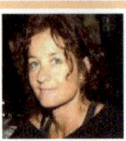

3005 Bern, Greco Claudia, Praxis für Körperarbeit/Shiatsu
Brückenstrasse 13, Tel. 031-371 63 73
home: www.koerper-arbeit.ch   email: claudia.greco@koerper-arbeit.ch
Einzelsitzungen (Krankenkassen-Anerkennung EMR) und Gruppenkurse (ganzjährig) in body-balancing, ein ganzheitliches Körpertraining mit Elementen aus Yoga und Shiatsu.

3005 Bern

3005 Bern, Lips Thomas, Praxiszentrum
Thunstrasse 24, Tel. 031-311 16 20, email: tomli@dplanet.ch
Naturheilpraktiker: Ohrakupressur, Fussreflexmassage, Ernährungsberatung, Schröpfen, Krisenbegleitung, POLARITY-THERAPIE: Energetische Körpertherapie. Mitglied PoVS (Polarity Verband Schweiz).

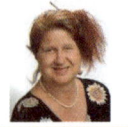

3005 Bern, Mack Petra Maria, Körpertherapeutin
Thunstrasse 22, Tel. 031-333 60 40
Biodyn. Körpertherapeutin, Deep-draining, Core-Energetik, Lehrtherapeutin, Supervision, Einzel-, Gruppen- und Paartherapie. Mitglied SBBP.

3005 Bern

3005 Bern, Perrottet Therese, Reikilehrerin, Mediatorin
Thunstrasse 41A, Tel. 031-352 30 15, Fax 031-351 14 33
home: www.mediation-bern.ch   email: reiki@mediation-bern.ch
Reiki Behandlungen-Seminare-Treffen. Familienmediation: Trennung und Scheidung eigenständig und fair gestalten, Lebensberatung. A-Mitglied SVNH, SVNH geprüft in Geistigem Heilen.

3006 Bern

3006 Bern, Bärtschi-Klein Maria, dipl. Shiatsu Therapeutin
Gerechtigkeitsgasse 32, Tel. 079-733 41 59, email: m4shiatsu@freesurf.ch
Shiatsu Therapie speziell für Burnout, Traumaverarbeitung, emotionales Ungleichgewicht. Sanfte Wirbeltherapie nach Dorn, Psychology of Vision nach Chuck Spezzano.

3006 Bern

3006 Bern, Baumann Ulla, Naturheilpraktikerin NVS, Schermenweg 129,
Tel. 031-913 88 57, home: www.boe-online.ch   email: info@boe-online.ch
Kurse und Beratungen für bedarfsorientierte Ernährung nach H. Tönnies, Diagnose und Stoffwechseltherapie nach Dr. Schüssler, Aura-Soma Farb- und Lebensberatung.

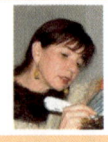

3006 Bern, Berchtold Gabriele, Naturheilpraktikerin Gemeinschaftspraxis
Schützenweg 22, Tel. 079-612 97 20
home: www.bmn.ch/naturheilpraxis   email: gabriele@bmn.ch
Naturheilpraktikerin NVS, EMR. Phytotherapie, Bachblüten, Ohrakupunktmassage, Schröpfen, Blutegeln, Baunscheidtieren Körbler Methode (mit Rute und Zeichen). Dipl Arbeit über Anorexia nervosa, Wirbeleinrichten nach Dorn Breuss.

Adressen Plz 3000

3006 Bern

3006 Bern, Bieri Gisela, Dipl. Atlaslogistin SVFA / Praxis für Atlaslogie, Brunnadernstrasse 62, Tel. 031-351 97 01, email: gisela.bieri@bluewin.ch

Schlechte Haltung ist Anfang/Ursache von vielen gesundheitlichen Problemen. Atlaslogie ist eine sanfte Methode zur Zentrierung, Stabilisierung des 1. Halswirbels, (Atlas) Wirbelsäule und des Beckens.

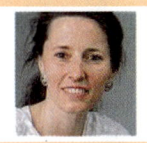

3006 Bern, Darbellay Maria J., Gesundheitspraxis, Dipl. Physiotherapeutin, Frikartweg 5, Tel. 031-352 42 72, home: www.aura-soma-zentrum.ch

Cranio-Sacral-Therapie, Aura-Soma (Beratung und Ausbildungslehrgang zur zertifizierten Aura-Soma Beraterin), Akupunkt-Massage nach Radloff, Lymphdrainage nach Dr. Vodder. Mitglied SPV, VeT.

3006 Bern

3006 Bern, Fischer Claudine, Ayurveda Praxis Bern
Muristrasse 3, Tel. 031-534 74 28, email: claudine.fischer@gmx.ch

Warmes Öl ist im Ayurveda eine Wonne zum geniessen, massieren und ausleiten. Spezialisiere mich hauptsächlich für die Frau resp. des Frauseins.

3006 Bern

3006 Bern, Fischer Martin, ärztl. dipl. Masseur, Gemeinschaftspraxis Eutonics, Pulverweg 42a, Tel. 031-920 00 70, home: www.eutonics.ch

Praxis für klassische Massage, Sportmassage, ganzheitl. Triggerpunkttherapie, Wirbelrichten nach Dorn. Mitglied SVBM mit Krankenkassenanerkennung (EMR).

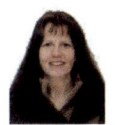

3006 Bern, Fischer Romy, Atemtherapie, Psychol. Beratung, Pulverweg 42a, Tel. 031-920 00 70, home: www.eutonics.ch email: romy.fischer@eutonics.ch

Atemtherapie, Psychol. Beratung, Triggerpunkttherapie, Emotional Release. Körper und Seele heilend begegnen.

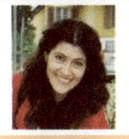

3006 Bern, Gautier Danièle, Dipl. Praktikerin NST für Hunde
Ankerstrasse 12, Tel.078-758 86 48
home: www.hundetherapien.ch email: mailadmin@hundtherapien.ch
Neurostrukturelle Integrationstechnik für Tiere (Hunde) NST: Manuelle Anwendungen auf Muskeln, Bändern und Sehnen. Fördert die Genesung, lindert Schmerzen und stimuliert das Lymphatische System.

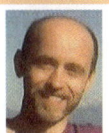

3006 Bern, Glauser Christoph, Therapeut, Pulverweg 42a
Tel. 079-312 83 82, home: www.stillpunkt.ch email: info@stillpunkt.ch

Craniosacral Therapie, Somatic Experiencing.

3006 Bern

3006 Bern, Jezzi Anna-Rita, Psychologin, Erwachsenenbildnerin
Kasthoferstrasse 4, Tel. 031-351 27 14, Natel 079-653 53 72
email: arjezzi@hotmail.com

Einzel- und Paarberatungen, Autogenes Training. Mitglied SVNH, SAT.

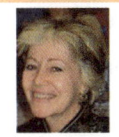

3006 Bern, Koch-Suter Ursula
Giacomettistrasse 16, Tel. 031-352 40 40

Reiki-Seminare (auch für Kinder). A-Mitglied SVNH, SVNH gepr. in Reiki, Lebensberatung, Fussreflexzonen-Massage, Reinkarnationstherapie. Behandlungen in allen geprüften Sparten.

3006 Bern

3006 Bern, Lafranchi-Haas Sylvia, Naturärztin NVS, dipl. Atlaslogistin SVFA, Brunnadernstrasse 62, Tel. 031-351 97 00, Natel 079-745 44 44
home: www.lafranchi-atlaslogie.ch email: sylvialafranchi@bluewin.ch

Atlaslogie nach Walter Landis, bei Rücken-, Kopfschmerzen, Schleudertrauma, nach Stürzen, Schlägen, Unfall o. Stress, nicht manipulative Methode. Mitgl. NVS.

Adressen Plz 3000

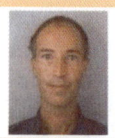

3006 Bern, Lienhard Ananta Christoph, Spirituelle Energiearbeit
Bantigerstrasse 35, Tel. 031-535 31 66
home: www.gesundheitshaus.ch/schmerztherapie   email: ananta.l@tiscali.ch
Schmerztherapie Adv. Tachyon USA, Spirituelle Energiearbeit / Numerologie (F. Alper), Kristalle, Channeling, Unterstützung von Heilung, Seminare Therapie: Gesundheitshaus, Randweg 9, 3013 Bern, 031 340 03 40.

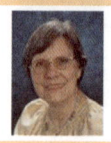

3006 Bern, Meyer Magdalena, Egelbergstrasse 5, Tel. 079-377 04 91

Esoterische Lebensberatung, Reiki, Geistiges Heilen, Metamorphose, Rückführungen, Bach-Blüten.

3006 Bern

3006 Bern, Moos Eva Maria, dipl. Physiotherapeutin, Egelgasse 62 A
Tel.+Fax 031-352 95 35, Tel. 031-351 74 74, email: eva.moos@freesurf.ch
Akupunkt-Massage, Physio-Energetik, Emc (Emotional Clearing), Bachblüten.
Mitglied SVNH.

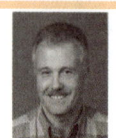

3006 Bern, Riesen Jürg, APM-Therapie, Wattenwylweg 23
Tel. 031-351 58 42, email: riesen-apm@bluewin.ch
Akupunkt-Massage nach Penzel, Farbpunktur, spez. Rückenmassage.
A-Mitglied SVNH, SVNH gepr. in Akupunkt-Massage n. Penzel. NVS-A Mitglied. Mitglied Internat. Therapeutenverband APM n. Penzel.

3006 Bern

3006 Bern, SAKE Gesundheitszentrum, Brunnadernstrasse 18
Tel. 031-368 08 01, home: www.sake.ch email: gesundheitszentrum@sake.ch
Asiatische Körper- und Energiearbeit nach Berger Kan, Diätetik TCM, Phytotherapie TCM, Tuina, Qi Gong, Becken- und Wirbelsäulenmobilisation, Bioresonanztherapie, Reflexzonenmassage.

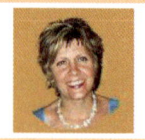

3006 Bern, von Allmen Liliane, Tai Chi & Qi Gong Lehrerin, Feng Shui Beraterin, Core Energetics Therapeutin, Ostermundigenstr. 71, Tel. 031-301 88 88 + 079-309 88 88 www.phoenixzentrum.ch   email: info@phoenixzentrum.ch   Core Energetics - Prozessorientierte Körpertherapie und Psychologische Beratung, Bach-Blütentherapie, Medizinisches Qi Gong, Schule für Tai Chi Chuan und Qi Gong, Feng Shui. Mitglied bei der Schweiz. Gesellschaft für Qigong und Taijiquan SGQT.

3006 Bern

3006 Bern, Zahnd Helga, Naturärztin NVS, kant. anerk. TCM-Therapeutin
Brunnadernstrasse 18, Tel. 031-368 08 01

TCM-Phytotherapie, Heilpraktikerin. Mitglied NVS, SBO-TCM-A-Mitglied.

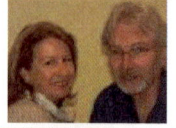

3007 Bern, Angeli Maria und Rolf, Natürlich Gesund
Chutzenstrasse 61, Tel. 079-219 55 21, Fax 031-301 55 75
home: www.natuerlich-gesund.be email: natuerlich-gesund@muri-be.ch
Suchtentwöhnung, Hypnose, Entspannungstherapie, Metamorphose, Klangtherapie, Kinesiologie, Wirbeltherapie n. Dorn, Lebensberatung, Bachblüten, Schüsslersalze.

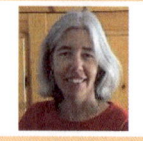

3007 Bern, Brandenberger Judith Eva, Praxis für Atemtherapie/Beratung
Eigerstrasse 24, Tel. 031-819 59 01
home: www.atem-gespraech.ch.gg   email: atem-gespraech@gmx.ch
Atemtherapie, körperzentrierte psychologische Beratung, Krankenkassen anerkannt. Mitglied EMR.

3007 Bern

3007 Bern, Busiello Käthy, Naturärztin, Bachelor, Chutzenstrasse 68,
Tel. 031-372 30 10, Fax 031-372 31 04, email: busiello@tiscali.ch

Traditionelle chinesische Medizin, Bioresonanz, Biophotonentherapie.
Mitglied EMR, NVS.

Adressen Plz 3000

3007 Bern

3007 Bern, Debrunner Birgitta, Naturärztin, Weissenbühlweg 6

Ausleitverfahren, Phytotherapie, Reflexzonenbehandlung, Wirbelsäulen- und Gelenkmobilisation, Akupressurmassage n. Radloff, medizinische Massagen. NVS A-Mitglied.

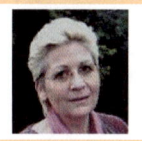

3007 Bern, Doms Esther, Hypnose und Autogenes Training IATH Seftigenstr. 115 A, Tel. 031-819 14 08, home: www.emindex.ch/esther.doms email: edoms@swissonline.ch Dipl. Hypnose-Therapeutin IATH, Dipl. Seminarleiterin für Autogenes Training IAT, Cert. NLP Practitioner EUNLP, Emotionale Unterstützung, EFT, Lichtbahnentherapie (spirituelle Meridianbehandlung n. Trudi Thali), Sophrologie Caycédienne. www.goldstrahl.ch

---

3007 Bern

3007 Bern, Gehrig Christa, ärztlich dipl. Masseurin
Chutzenstrasse 57, Tel. 031-879 39 77, email: christa.gehrig@freesurf.ch

Praxis für Energietherapien. Lichtbahnen-Therapie nach Trudi Thali, Energieausgleichende Fussmassage, Aura und Chakra-Harmonisierung und klassische Massage.

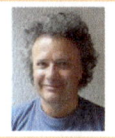

3007 Bern, Giacomelli Claudio, Professioneller Kinesiologe SBVK / Praxisgemeinschaft, Weissenbühlweg 6, Tel. 031-371 65 15
email: clgiacomelli@bluewin.ch   Kinesiologische Einzelsitzungen bei: Ängsten, Depressionen, Lernstörungen, Schmerzen, Allergien, Erkrankung von Organen, sensorischen Einschränkungen, Süchten. Mitglied SBVK, ASCA.

3007 Bern

3007 Bern, Guyer Rosmarie, med. Praxisassistentin
Landhausweg 10, Tel. 031-961 72 68

Fussreflexzonen- und Meridianarbeit, reflektorische Lymphbehandlung am Fuss, Reiki, Bachblütentherapie. Anerkannt von den meisten Krankenkassen (Zusatzversicherung). Mitglied SVFM, IRV, EMR.

3007 Bern

3007 Bern, Herren Heidi, Landoltstrasse 23, Tel. 031-372 85 40
email: heidi.herren@freesurf.ch

Deep Field Relaxation und mediale Energiearbeit.

3007 Bern

3007 Bern, Keiser Kathrin, Praxis für Traditionelle Chinesische Medizin
Chutzenstrasse 57, Tel. 031-372 20 20
home: www.fuenf-elemente.ch   email: info@fuenf-elemente.ch
Ernährungs- + Körpertherapie nach TCM: Ernährung nach den Fünf Elementen, Tuina-Massage, Fussreflexzonenmassage TCM, prozessorientierte Beratung und Begleitung. Vorträge + Kochkurse. EMR, NVS.

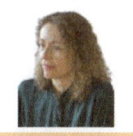

3007 Bern, Lueth Doris, Tai Chi und Qi Gong Lehrerin, Hopfenweg 33, Tel. 031-371 62 61, home: www.taichi-lueth.ch   email: doris.lueth@gmx.ch

Schule für Tai Chi Chuan, Tai Ji Kreise, medizinisches Qi Gong und weitere Qigong Reihen. Fortlaufende Gruppen, Wochenend- und Ferienkurse, Einzelunterricht.

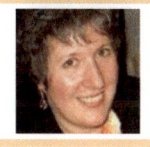

3007 Bern, Moser Ursula, Malatelier "farben-oase"
Schöneggweg 17, Tel. 031-371 47 09

Dipl. Kunsttherapeutin, energetische Therapien und Meditationsgruppen (D/E).

3007 Bern

3007 Bern, Nabiany Markéta, MeaVita-Gesundheit für Körper, Geist u. Seele
Gartenstrasse 10, Tel. 079-744 48 39
home: www.meavita.ch   email: vita@meavita.ch

Pilates, Yoga, ChiBall, Bewegungstherapie und Meditation im Einzel- oder Gruppenunterricht in Bern und Umgebung.

Adressen Plz 3000

3007 Bern

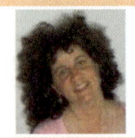

3007 Bern, Nigg Inauen Martina, Praxis für ganzheitliches Heilen
Chutzenstrasse 66, Tel. 031-992 38 81
home: www.innigg.ch   email: nigg@email.ch
Polarity und Craniosacral Therapie, Prozessbegleitung, Focusing, Trauma-Arbeit, Logopädie f. Kinder, Einführungskurs Polarity. Mitglied PoVS, SBCT.

3007 Bern, Salis Gross / Prévost Rita und Joël, Kinesiologen
Seftigenstr. 41, Tel. 031-372 40 80, Fax 031-372 40 81
home: www.bik.ch   email: kinesiologie@bik.ch
Berner Institut für Kinesiologie: 3-jährige professionelle Ausbildung in Kinesiologie mit Diplomabschluss. Voraussetzungen EMR, NVS, SVNH, ASCA sind erfüllt. Kurse in Kinesiologie: spez. Applied Physiology / Praxis für Kinesiologie.

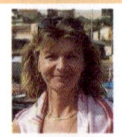

3007 Bern, Scorti Caroline, dipl. Shiatsu-Therapeutin,
Belpstrasse 16, Praxisgemeinschaft Kocherpark (Lift), Tel. 031-302 25 67
home: www.emindex.ch/caroline.scorti
SHIATSU Körpertherapie: akute/chron. Beschwerden, Rehab, Prävention, Begleitung in Psychotherapien. Auch für Schwangere, Kinder, alte Menschen geeignet. Krankenkassen (Zusatzversicherung) und SUVA anerkannt.

3007 Bern, SIMON-Bardet Margrit, Naturheilpraktikerin NVS
Wabernstrasse 36, Tel. 031-371 00 10
home: www.emindex.ch/margrit.simon-bardet   email: margrit.simon@gmx.ch
Bedarfsorientierte Ernährung nach H. Tönnies, konstitutionsbezogene Augendiagnose; Phytotherapie und Bachblüten als ganzheitlich unterstützende und harmonisierende Therapien. NVS-A-Mitglied.

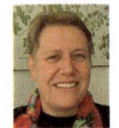

3007 Bern, Stalder Beatrice, Heilpraktikerin, Naturärztin NVS-A
Hopfenweg 15, Tel. / Fax 031-859 01 09, Nat. 079-290 07 28
home: www.cranio-heilen.ch   email: stalder_bea@bluewin.ch
Integrative Eneriearbeit, Biodyn. Cranio Sacral-Therapie, Heilkräuter / Phytotherapie, Schüsslersalze, Bachblüten, Geistiges-Heilen. Mitglied SVNH, NVS-A, SVET.

3007 Bern

3007 Bern, Stettler Heidi, Körpertherapeutin, Kindergärtnerin
Wabernstrasse 56, Tel. 031-371 62 00
Bach-Blütentherapie, Jin Shin Jyutsu, Fussreflexzonen-Massage, Lebensberatung. Spezial-Angebot für Kinder + Jugendliche mit ADS + Hyperaktivität.

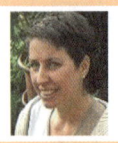

3007 Bern, Suter Irma, Praxis für Kinesiologie, InForm
Rosenweg 25, Tel. 031-971 69 84
Dipl. BIK-Kinesiologin, Applied Physiology. Mitglied: KineSuisse, EMR, NVS.

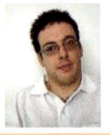

3007 Bern, Wächter Arpad, Landoltstrasse 73, Tel. 076-380 36 69
home: www.geistige-welt.com   email: info@geistige-welt.com
Mediale Sitzungen und Tarot-Beratungen; persönlich, auf Wunsch auch am Telefon. Nähere Informationen: www.geistige-welt.com.

3008 Bern

3008 Bern, Caflisch Allemann Giovanna, Atem- und Körpertherapeutin, Hebamme, Kursleiterin, Somazzistrasse 13, Tel. 031-351 37 57
email: giocall@swissonline.ch
Körper- und Atemtherapie LIKA für Frauen, als Unterstützung in der Schwangerschaft und nach traumat. Geburt; Babymassage (Kurse); Unterstützung von Familien mit Schreibabys (Emotionale Erste Hilfe); Mitglied SHV, PDKA, FBKM.

3008 Bern

3008 Bern, Gribi Barbara, dipl. Pflegefachfrau, Aromatologin
Ochsenbeinstrasse 10, Tel. 031-381 29 36
Aromatherapie, Reflexzonentherapie am Fuss. Mitglied SVNH, VRZF, Forum Essenzia.

Adressen Plz 3000

3008 Bern	**3008 Bern,** Jegen Els, Bewegtes und Bewegendes Kunsttherapie Weissensteinstrasse 18, Tel. 031-382 72 07 home: www.els-jegen.ch email: info@els-jegen.ch Integrative Bewegungstherapie, Kunsttherapie, eigene Ressourcen entdecken und sie nutzen, eigene Wege suchen und finden.
3008 Bern	**3008 Bern,** Kurth Esther V. M., dipl. Gesangspädagogin und - therapeutin, Kosmoenergetikerin, Masseurin, Freiburgstrasse 123B, Tel. 031-382 38 23 Klassische Gesangsausbildung, Gesangstherapie, Atem-, Stimm- und Sprechschulung für Sprechende, Behebung leichter Stimmstörungen / Körper- und Energiearbeit: Kosmoenergetik, verschiedene Massageformen wie Fussreflexzonen, Rückenmassage etc. Mitglied SMPV, SVNH.
3008 Bern	**3008 Bern,** Moser Daniel, Dipl. Esalen-Masseur, Meditationslehrer Bridelstrasse 4, Tel. 031-371 19 44 home: www.praxis-info.ch/esalen email: danielmoser@hotmail.com Die ganzheitliche Methode der Esalen Massage eignet sich sowohl für präventive Behandlung als auch für begleitende Therapien. Meditation heisst Üben. Ich habe viele Übungen um in Harmonie zu sein.
3008 Bern	**3008 Bern,** Wäfler Bhattacharya Ruth, Sapta Yoga International Freiburgstrasse 63, Tel. 031-351 53 55 home: www.saptayoga.com email: ruthwaefler@india.com Yogakurse, Yogatherapie, Meditation. Tägliche Klassen, Wochenendkurse, Sapta Yoga -Lehrer-Ausbildung, Fastenwoche im Juli mit Dr. Sushil Bhattacharya. Mitglied SYG, EYU, Int. Yoga. Federation.
	3011 Bern, Baumgartner Ronald, Naturarzt NVS / Homöopathie EMR Monbijoustrasse 28, Tel. 031-398 70 65 Klassische Homöopathie, Craniosakrale Osteopathie in Ausb., spez. Allergien, Neurodermitis, Psychosomatische Krankheiten. Männerkrankheiten und Kinder / Jugendliche. Mitglied NVS, EMR.
3011 Bern	**3011 Bern,** Bracher Kathrin, Shiatsu-Therapeutin SZB / SVNH Postgasse 50, Tel. 031-311 85 06, 031-311 83 65 Shiatsu-Therapie. A-Mitglied SVNH, SVNH geprüft in Shiatsu.
3011 Bern	**3011 Bern,** Buchs Madeleine, Gesundheitszentrum DINAMO, Kinesiologie, Akupunkt-Massage n. Penzel Wasserwerkgasse 4, Tel. 079-412 31 11 oder 031-311 06 11 Mitglied Berufsverband für Kinesiologie I-ASK. SVNH-geprüft in Kinesiologie. Mitglied Berufsverband Akupunkt-Massage nach Penzel.
3011 Bern	**3011 Bern,** Capitanio Peter, Praxis für natürliches Heilen & Lebensberatung Schifflaube 2, Tel. 079-370 30 80 home: www.natuerliches-heilen.ch email: info@natuerliches-heilen.ch Energiearbeit, Handauflegen, Geistiges Heilen, Lebensberatung, Meditation, Buddhismus. Mitglied SVNH.
	3011 Bern, Dobrovolny-Mühlenbach Petra Dr.Phil., Atemtherapeutin und Psychologin FSP, Rathausgasse 47, Tel. 031-311 04 14 home: www.gesund.ch/inspiration "Atelier d'Inspiration zur Förderung Ihrer Ressourcen: Psychologische Beratung - Atem- u. Körperarbeit mit Klang. Bücher: Eine Rose für Aschenputtel (2003), Lass mich atmen! (1995)." CD's mit Obertongesang zum Entspannen und Auftanken.
3011 Bern	**3011 Bern,** Dr. med. Lesniak Witold, Spezialarzt-Phlebologe Aarbergergasse 46, Tel. 031-312 15 00, Fax 031-312 10 08 home: www.krampfadern.ch email: info@krampfadern.ch Ambulante BIOT-Sklero THERAPIE der KRAMPFADERN, B.E.S.T. (Biotical Extensive Sclero Therapy): fachärztliche Behandlung der Krampfadern (Phlebologie/Venenheilkunde) mit den körpereigenen Substanzen. Mitglied Schweiz. Gesellschaft für Phlebologie.

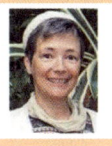

Adressen Plz 3000

3011 Bern
3011 Bern, Erzinger Franziska, Therapeutin
Marktgasse 35, Tel. 079-687 76 67

Craniosacral-Therapie, Reiki, Bach-Blüten-Therapie, TFH.

3011 Bern
3011 Bern, Faist Marc, Lic. phil. Psychologe, kant. appr. Heilpraktiker
Monbijoustrasse 28, Tel. 031-398 70 66
home: http://heil-verzeichnis.ch/marcfaist   email: marcfaist@freesurf.ch
Praxis für spirituelle Psychologie. Seminare: Familienaufstellungen, Herzarbeit und zu versch. Themen in den Bereichen Spiritualität und Psychologie. 2 jährige Ausbildung Integrative Psychologie.

3011 Bern
3011 Bern, Frey Marta, Münstergasse 49
Tel. 033-221 78 76, Natel 079-622 54 45, home: www.amana.ch
Fussreflexzonenmassage (n. Marquardt), Bachblütentherapie, Geistiges Heilen, Bachblütenseminare. A-Mitglied SVNH, SVNH gepr. in Fussreflexzonenmassage, original Bachblütentherapie, Geistigem Heilen.

3011 Bern
3011 Bern, Gempeler Alfred, Dipl. El. Ing. / Betrw. Ing. FHS
Münstergasse 49, Tel. 033-221 78 76, Natel 079-292 54 50
home: www.amana.ch   email: f.gempeler@bluewin.ch
Geistheilen, Psycho-Kinesiologie, Coaching, Familienstellen. Zertifizierter Coach. SVNH geprüft in Geistheilen, Schamanische Seminare. Mitglied VNS.

3011 Bern
3011 Bern, Gennari Bruna, Atelier / Mal- und Gestaltungspädagogin
Kapellenstrasse 24, Tel. 031-301 73 33
home: www.bruna-gennari.ch   email: seminare@bruna-gennari.ch
Kurse freies Malen. Seminare Fortbildung in Malpädagogik. Ausbildung von Mal und Gestaltungspädagoginnen. Mitglied SVNH.

3011 Bern
3011 Bern, Haldemann Doris, med. Masseurin FA SRK
Bollwerk 21, Tel. 031-311 41 61
home: www.therapie-point.ch   email: haldemann@swissonline.ch
Med. Massagen, Lymphdrainage, Fussreflexzonenmassage, Meridianarbeit, Manuelle Therapie, Wirbelsäulentechnik. Mitglied SVBM, EMR. Anerkannt von den meisten Krankenkassen.

3011 Bern
3011 Bern, Haldimann Ueli, Naturarzt NVS, Radiästhesist, Biologe
Junkerngasse 33, Tel. 031-971 81 81
home: www.uh-naturarzt.ch   email: u.haldimann@bluewin.ch
Radiästhesie (Lokalisierung und Entstörung von Wasseradern und Erdstrahlen). A-Mitglied NVS.

3011 Bern
3011 Bern, Hänzi Marlene Elena, Centre of Balance in Bern
Gerechtigkeitsgasse 9, Tel. 079-715 17 74
home: www.anakina.ch   email: marlene@anakina.ch
EMF-Balancing-Technique®, Körpertherapie, Klangtherapie, Ohrkerzen, Metamorphose, Astrologie, Kryonschule-Bern.

3011 Bern
3011 Bern, Isler-Brantschen Gabriela, fisioplus
Spitalgasse 18, Tel. 079-344 93 42, email: gabris@tele2.ch
Klassische und energetische Massage, Entspannung, Fussreflexzonentherapie, reflektorische Lymphbehandlung, Verbesserung der Körperwahrnehmung.

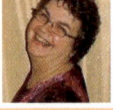

3011 Bern
3011 Bern, Keller Elisabeth, Oase Lotusblume / Gemeinschaftspraxis,
Kapellenstrasse 7, Tel. 076-373 48 27
home: www.lotusblume.ch   email: oase@lotusblume.ch
Ganzheitliche psychologische Begleitung, Sterbe- und Trauerbegleitung, Meditation und Selbstfindung, Tarot-Beratungen, Ganzheitliche intuitive Heilmassagen.

Adressen Plz 3000

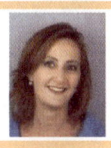

3011 Bern, Lanzarone Frehner Mirjana, Wachtraumarbeiterin, Tanz- und Bewegungstherapeutin, Gutenbergstrasse 26,
Tel. 031-381 54 07, email: mirla@hispeed.ch
Synergetische Wachtraumarbeit, Tanz- und Bewegungstherapie.

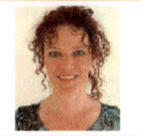

3011 Bern, Lehmann Danielle, CranioSacral Therapeutin, Krankenschwester
Bollwerk 21, Tel. 031-311 41 66
home: www.cranio-bern.ch email: danielle.lehmann@airmail.ch
CranioSacral Therapie (Körperarbeit), Therapieberatung in Ganzheitlicher Gesundheitsförderung. Mitglied craniosuisse. CranioSacral Therapie ist von den meisten Krankenkassen anerkannt.

3011 Bern

3011 Bern, Neuenschwander Verena, Krankenschwester / Shiatsutherapeutin / Osteopathin, Rathausgasse 62, Tel. 031-311 37 27
home: www.bodyandbones.ch email: info@bodyandbones.ch
Praxis für manuelle Therapien, Osteopathie. Mitglied Shiatsugesellschaft Schweiz (SGS), Mitglied Naturaerztevereinigung Schweiz (NVS).

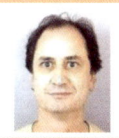

3011 Bern, Niederhauser Michael, Naturheilpraxis, Postgasse 54
Tel. 031-822 07 24, Natel 079-228 51 18
home: www.bioenergie-bern.ch email: info.bioenergie@freesurf.ch
Praxis für Energetische Medizin, Bioenergetische Diagnose und Therapie nach Dr. J. Rejmer, Geistiges Heilen, Reiki. Mitglied SVNH, Mitglied Naturaerztevereinigung Schweiz (NVS), kant. Approbierter Naturheilpraktiker.

3011 Bern

3011 Bern, Pedretti Marisa M., BollWerkStadt
Bollwerk 35, Tel. 079-354 56 46 oder 031-331 26 12, Fax 031-331 26 16
email: phytorama@bluewin.ch
Klassische Homöopathie, Phytotherapie und Spagyrik. (NVS und EMR-anerkannt).

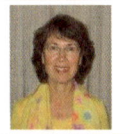

3011 Bern, Pfister Corina Dr. Noyer Apotheke, Therapeutin/Coach
Gesundheitszentrum, Marktgasse 65, Tel. 031-802 04 13
home: www.corcoach.ch email: corinapfister@bluewin.ch
Autogenes Training: Kleingruppe / Körperarbeit: versch. Massagetechniken, Klanggabeln, Steine, Schröpfgläser / Coaching: beruflich oder privat / Beratung: Therapieberatung, Astroberatung.

3011 Bern

3011 Bern, Pfulg Thomas, dipl., appr. Naturheilpraktiker
Münstergasse 70, Tel. 031-312 21 26, Fax 031-312 21 27
home: www.sanavital.ch email: sanavital@bluewin.ch
Bioresonanz, Clark-, Colon-Hydro- & Wirbel- (nach Dorn)-Therapie, Dunkelfeld- & Kirlianbefunderhebung, APM, FRZ-, Klassische-, Migränemassage, Schröpfen, Diätetik, Heilfasten, KK- & NVS-registriert.

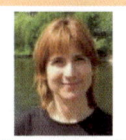

3011 Bern, Reber Anna Maria, Praxis für Shiatsu
Kornhausplatz 7, Tel. 079-401 62 10 / 031-302 04 58
home: www.emindex.ch/anna.reber email: anna.reber@bluemail.ch
Dipl. Shiatsutherapeutin SGS. Mitglied SGS Shiatsu Gesellschaft Schweiz, EMR Erfahrungsmedizinisches Register.

3011 Bern

3011 Bern, Roth Susanne, Aarstrasse 22, Tel.+Fax 031-311 32 57
TRAGER Psychophysische Integration und Mentastics, Praktikerin, Supervisorin, CRANIOSACRAL-Therapie, KLANGtherapie, KINÄSTHETIK-Gentle Dance. Mitglied TVS, SVNH, CRANIO SUISSE.

3011 Bern

3011 Bern, Ruch Regine, Shiatsu-Therapeutin SZB / SVNH
Junkerngasse 33, Tel. 031-331 04 41, Natel 079-424 23 80
home: www.shi-atsu.ch email: regineruch@freesurf.ch
Shiatsu - Energetische Körpertherapie, Wirbelsäulen-Therapie nach Dorn/Breuss, Therapeutic-Touch. A-Mitglied SVNH, SVNH geprüft in Shiatsu.

Adressen Plz 3000

3011 Bern

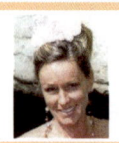

3011 Bern, Salzgeber Anna Monica
Atelier 3, Freiburgstrase 49, Tel. 079-704 91 04
home: www.a-m-salzgeber.ch   email: a-m.salzgeber@bluewin.ch
REIKI: Die heilende Berührung. Hawaiian-Bodywork: Ganzheitliche Massage mit warmen Öl. Kl. Ganzkörpermassage. Gespräch: Sich verständigen. Fussreflexzonenmassage. Mitglied WellnesstrainerInnen VWT.

3011 Bern, Seifert Vera, Naturärztin NVS, Heilpraktikerin (kant. Berufsausbildungbewilligung), Zytgloggelaube 4, Tel. 031-311 91 71
Bioresonanztherapie, Wirbelsäulenrichten n. Dorn, Breuss Rückenmassage, dynamische Wirbelsäulentherapie, Sauerstofftherapie, Fussreflexzonentherapie, Bach-Blüten, Ohrakupunktur, Ohrkerzen, Schröpfen, Wickel, Autogenes Training, Cellulitetherapie. Mitglied NVS, SAT, EMR.

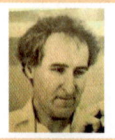

3011 Bern, Tereh Klaus, Dr. med. Allgemeine Medizin
Waisenhausplatz 10, Tel. 031-328 22 24, Fax 031-328 22 20
home: www.psychofonie.ch   email: ktereh@hotmail.com
Psychofonie-Therapiepraxis.

3011 Bern, Toma Ulrike, Dipl. Ernährungs- und Massagetherapeutin
Kapellenstrasse 28, Tel. 076-470 20 64
home: www.frauen-sachen.ch   email: info@frauen-sachen.ch
Ganzheitliche Begleittherapie durch individuelle Ernährungsberatung, entgiftende Heilkräuterwickel, Meridianmassage, Narbenentstörung, Heilsteine, Kräuterkunde; Naturkosmetik.

3011 Bern

3011 Bern, Wagner Belara L., Kinesiologin, Marktgasse 35
Tel. 079-317 76 17, Fax 031-751 30 62, email: belara@bluewin.ch
Kinesiologie, Reiki-Therapie und Ausbildung, Reinkarnationstherapie und Clearings, Selbsterfahrungskurse. Mitglied SVNH.

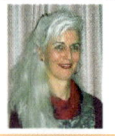

3011 Bern, Wegmüller-Bütikofer Marianne, Marktgasse 15, Tel. 033-251 30 77
home: www.mwegmueller.ch   email: info@mwegmueller.ch
Fussreflexzonen- und Lymphbehandlungen, Energieausgleichende Fusstherapie, Aura und Chakra-Harmonisierung, Metamorphose, Zilgrei, Lichtbahnen-Therapie, Geistiges Heilen. Mitglied SVNH.

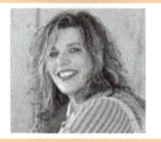

3011 Bern, Wenk Ursula, Dipl. Farbtherapeutin AZF
Hodlerstrasse 18, Tel.+Fax 031-311 00 53
home: www.farbtherapie-bern.ch   email: ursula.wenk@farbtherapie-bern.ch
Standortbestimmungen: Begleitung in der momentanen Lebenssituation, Gesundheitsvorsorge u. Erhaltung, Farbtherapie zur Entspannung, Lebensmuster erkennen und bearbeiten im Gespräch. Fühlen Sie sich v. Wunder der Farben angesprochen?

3011 Bern

3011 Bern, Zanetti Bernardo, Akupunkturmassage u. Physiotherapie
Zytgloggelaube 4, Tel. 031-311 50 07
Akupunkturmassage n. Radloff, Physiotherapie, Massagen (Becken richten, Lösen von blockierten Wirbeln und Gelenken u. a.). Mitglied VeT, NVS, EMR.

3011 Bern

3011 Bern, Zeller Andrea, Dipl. Shiatsutherapeutin SGS / NVS
Marktgasse 6, Tel. 079-818 94 08
www.shiatsu-be.ch   email: andrea.zeller@shiatsu-be.ch
Shiatsutherapie: Energiefluss harmonisieren, Selbstheilungskräfte aktivieren, Schmerzen lindern, Impulse setzen. Mitglied der Shiatsugesellschaft Schweiz, SGS.

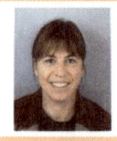

3011 Bern, Zysset-Eggmann Brigitte, dipl. Körpertherapeutin, dipl. Krankenschwester, Gerechtigkeitsgasse 46, Tel. 031-312 79 65
Akupunkt-Massage (APM), Energetisch-Statische Behandlung (ESB) n. Radloff, manuelle Lymphdrainage, Reflexzonenmassage, Schüsslersalze. Mitglied VET, EMR.

Adressen Plz 3000

3012 Bern

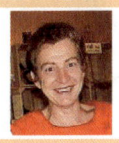

3012 Bern, Balmer Julia, Pflegefachfrau / Therapeutin
Diesbachstrasse 18, Tel. 031-302 01 33
home: http://jb.lanz.cx   email: wbajb@bluemail.ch
Wirbelsäulenbasis-Ausgleich, Schröpfen, freiberufliche Pflegefachfrau, EVA Analysen (Ernährungsverträglichkeit), Mitglied SBK.

3012 Bern

3012 Bern, Blunier Doenz Christine
Sennweg 19, Tel. 031-301 43 81, Fax 031-301 63 33
Akupunkt-Massage noch Penzel, Bach-Blüten Beratung.
Mitglied SVNH.

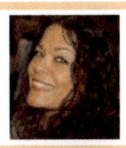

3012 Bern, Eberhart Nilsa, Dipl. Shiatsu Therapeutin
Gesellschaftstrasse 38, Tel. 076-437 69 33
home: http://shiatsu-energize-relax.com   email: nilsaeberhart@hotmail.com
Shiatsu-Energize-Relax, dipl. Shiatsutherapeutin des Europäischen Shiatsu Instituts (ESI). Mitglied Shiatsu Gesellschaft Schweiz (SGS).

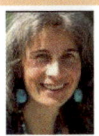

3012 Bern, Gilbert Isabelle, Kunst- u. Ausdruckstherapeutin, Scham. Praktizierende, Sennweg 1, Tel. 079-448 54 71, email: isabelle.gilbert@bluemail.ch
Kunst- und Ausdruckstherapeutische Begleitung mit Malen, Bewegung, Musik, Theater und Poesie; Schamanische Heilwege mit Divinations- und Heilreisen, Energie- und Seelenarbeit, Rituale.

3012 Bern

3012 Bern, Haenni-Holman Yvonne, Edelsteintherapeutin
Oase, Länggassstrasse 70, Tel.+Fax 031-301 12 62
home: www.talismania.ch   email: yvonnehaenni@econophone.ch
Das Auflegen von Edelsteine, kombiniert mit einfache Übungen und das richtige Atemtechnik, kann Abhilfe leisten bei Stress, Schlafstörungen, Kopfschmerzen, Angstzustände, etc.

3012 Bern

3012 Bern, Hehl Bettina, Shiatsu und Spiraldynamik
Hallerstrasse 31 A, Tel. 078-835 35 78, email: bettina_hehl@hotmail.ch
Shiatsu Therapie, Energiearbeit, Spiraldynamik, Haltung und Bewegung.

3012 Bern

3012 Bern, Held Cornelia, Gesundheitspraxis
Hallerstrasse 31 A, Tel. 079-753 45 17, email: cornelia.held@tiscali.ch
Cranio-Sacral Therapeutin, Atem- und Bewegungstherapeutin, Mitglied ORB Medau Verband. Anerkannt von den meisten Krankenkassen (Zusatzversicherung).

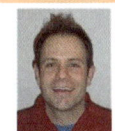

3012 Bern, Kunz Matthias, Dipl. Praktischer Psychologe, Astrologe
Seidenweg 71, Tel. 078-667 29 17
home: www.astrodream.ch   email: merkur@astrodream.ch
Astrologie, Autogenes Training und Traumdeutung. Schriftliche Horoskopanalysen. Traumdeutung mit Einbezug der Astrologie. Einzel- und Gruppenkurse für Autogenes Training.

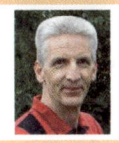

3012 Bern, Lanz Arnold, Kant. appr. Heilpraktiker AR, A-Mitglied des Naturärzte Verbandes Schweiz, Diesbachstrasse 18, Tel. 031-302 01 33
home: www.lanz-heilpraxis.ch   email: alabe@greenmail.ch
Ernährungs-Verträglichkeits-Analyse EVA: Die individuelle Nahrungsmittel-Bestimmung. Physio-Energetik PEA, die wahre Ursache hinter Krankheiten: Auflösen von chronischen, psycho-somatischen und ererbten Leiden. Psycho-Resonanz: PRA.

3012 Bern

3012 Bern, Marchand Annalise, Praxis für Vital-Energie
Brückfeldstrasse 43, Tel. 031-301 21 28
Vitalogie (Behandlung der Wirbelsäule), Posturologie (Reprogrammierung des Haltungssystems), Schröpfmassage, Bachblüten, Metamorphose, Energiearbeit. Mitglied SVNH.

Adressen Plz 3000

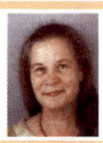

3012 Bern, Merz Barbara, Heilpraxis Gesundheit + Wohlbefinden
Hochfeldstrasse 94, Tel. 031-301 53 52
Geistiges Heilen, Bewusstseinsarbeit, mediale Sitzungen, Lebensberatung, ganzheitl. Körperarbeit, Schleudertraumabehandlung, Seminare. A-Mitglied SVNH, SVNH geprüft in Geistigem Heilen. Mitglied SVBM, IFISH zertifiziert.

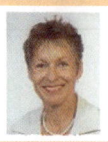

3012 Bern, Ramser-Funk Lilo, Atem- und Körpertherapeutin
Bremgartenstrasse 119, Tel. 031-308 28 22
home: www.atemtherapie.com   email: lilo.ramser@atemtherapie.com
Atem- und Körpertherapie, Einzelbehandlungen, Psychologische Beratung, Gruppenunterricht Bewegung. Mitglied PDKA.

3012 Bern

3012 Bern, Wenger Stefan, Naturarzt NVS
Länggassstrasse 68, Tel. 031-305 70 00
Traditionelle Chinesische Medizin, Akupunkturmassage, Akupressur.
Mitglied Naturärzteverband Schweiz NVS, Verein Energetische Therapie VeT.

3013 Bern

3013 Bern, Baumgartner Patrick, Naturheilpraktiker, Akupunkteur, Masseur
Oberweg 8, Tel. 076-365 70 99, email: benbaum@bluewin.ch
Habe die Schule für klassische Naturheilkunde in ZH absolviert. Danach Vertiefungsstudium in chinesischer Medizin. Inzwischen A-Mitglied beim SBO-TCM und EMR anerkannt. Arbeite in Gemeinschaftspraxis in Lützelflüh im Emmental und im Sportzenter Nippon Bern.

3013 Bern

3013 Bern, Chromik Marta, Praxis für Ganzheitliche Medizin
Beundenfeldstrasse 9, Tel. 079-745 12 43, email: marta.chromik@yahoo.de
Bioresonanz (Testungen + Therapie), Ernährungsberatung, Lymphdrainage, Klassische- + Bindegewebsmassage, Fussreflex, Schröpfen, Schüssler Salze, Mitglied NVS und EMR.

3013 Bern

3013 Bern, Ellenberger Daniela, Praxis für Kinesiologie
Jurastrasse 9, Tel. + Fax 031-382 55 07, Natel 079-473 86 07
home: www.ellenbergerweb.net   email: d.ellenberger@gmx.net
Kinesiologie, Lösungs- und Zielorientierte Beratung. Mitglied I-ASK, NVS.

3013 Bern

3013 Bern, Haller Olivier, Osteopath D.O., MSRO
Greyerzstrasse 30, Tel. 031-311 13 93
home: www.motility.ch   email: info@motility.ch
Osteopathie.

3013 Bern

3013 Bern, Kluvers Alain, Osteopath, Greyerzstrasse 30, Viktoriaplatz,
Tel. 031-331 10 10, home: www.d-o.ch   email: info@d-o.ch
Osteopathie in Bern für Kinder, Erwachsene, Schwangerschaft, Sport. Osteopath mit Berufsausübungsbewilligungen des Kantons Bern.

3013 Bern

3013 Bern, Kuiper Jessica, Osteopathin, Reiterstrasse 5A
Tel. 031-331 04 40, Fax 031 331 04 46, email: j.kuiper@bluewin.ch
Osteopathie. Mitglied NVS, SAOM, EMR.

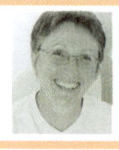

3013 Bern, Schläpfer Marianne, dipl. Shiatsutherapeutin SGS
Jurastrasse 9, Tel. 031-333 03 32, Natel 076-592 34 22
home: shiatsu-jume.ch   email: jume.shiatsu@gmx.net
Selbstheilungskräfte aktivieren, Blockaden lösen, Schmerzen lindern, Lösungen fördern, Schwangerschaftsbegleitung, Mitgl. Shiatsugesellschaft Schweiz.

Adressen Plz 3000

3013 Bern

3013 Bern, Schüpbach Karin, dipl. Yogalehrerin SYG
Rabbentaltreppe 4, Tel. 031-331 42 77, email: karin.schuepbach@gmail.com
Yoga und gesunde Körperhaltung/Bewegung durch das spiraldynamische Prinzip. Körper-, Atem- und Entspannungsübungen, die zu innerem Gleichgewicht und gestärkter Konzentrationsfähigkeit führen.

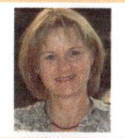

3013 Bern, Stettler-Sommer Dora, LuRa / Luft + Raum, Praxis für Atem- und Bewegung, Pappelweg 25, Tel. 031-829 39 60
home: www.Lura-Atem.ch   email: lura.atem@bluewin.ch
Atem- und Bewegungstherapie, Atemtherapeutische Rückenmassage, Dorn- Breuss Massage, Fussreflexzonenmassage, Gesundheitsberatung, Kurs "Fit am Bildschirm"

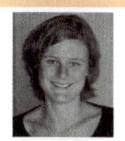

3013 Bern, Stucki Christine, Ayurveda Massage+Therapie
Waldhöheweg 1, Tel. 079-514 36 02, email: ch.stucki@postmail.ch
Ayurvedische Massagen + Behandlungen. U.a. Shirodhara, Garshan, Pindasveda, Massagen für Schwangere, Ganz- und Teilkörpermassagen und einiges mehr. Mitgl. VSAMT-Verband Schweizer Ayurveda-Mediziner u.-Therapeuten.

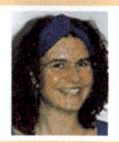

3013 Bern, Wüthrich Massagepraxis Wüthrich Franziska, Med. Masseurin FA/SRK, Waldhöheweg 1, Tel. 079-380 63 14
www.wuethrich-massagepraxis.ch email: wuethrichmassagepraxis@bluemail.ch
Klassische Massage, Sportmassage, Rücken-/Nackenmassage, Fussreflexmassage, Manuelle Lymphdrainage, Hot Stone, Fango + Infrarotlampe, Kosmetische Gesichtspflege.

3014 Bern

3014 Bern, Brons Christiane, Kinesiologin
Allmendstrasse 46, Tel.+Fax 031-333 92 27, email: cbrons@swissonline.ch
Einzelsitzungen zur Aktivierung der körpereigenen Selbstheilungskräfte, Stressabbau bei psychischen und emotionalen Blockaden und Lernproblemen (Applied Physiology nach R. Utt).

3014 Bern

3014 Bern, Corpataux Brigitte, Schärenstrasse 15, Tel. 031-333 77 91
home: www.CorCoaching.ch   email: Corpataux@Corcoaching.ch
Coaching, Aufstellungsarbeit, The Work, energetische Psychologie nach Fred Gallo, Aura Soma, therapeutische Hypnose, Arbeit mit Engelsymbolen, Energiearbeit nach Usui, NLP-Master.

3014 Bern

3014 Bern, Gerber Christine, Dipl. Kinesiologin IKBS für Mensch und Tier
Rütlistrasse 11, Tel. 031-331 71 44, home: www.kinesiologie-bern.ch
Kinesiologie mit Menschen und Tieren. Auch Sitzungen vor Ort; zum Beispiel im Stall. Telepathische Kommunikation mit Tieren. Mitglied SBVK, EMR anerkannt.

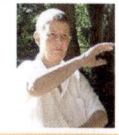

3014 Bern, Giger Ursula, Raum für Naturheilkunde
Jägerweg 12, Tel.+Fax 031-333 56 63
AnMo/TuiNa (chin. Massage), Fussreflexmassage, Bachblüten, Phytotherapie, Qi Gong- und Meditationskurse. Mitglied Schweiz. Gesellschaft für Qi Gong und Taijiquan (SGQT).

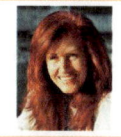

3014 Bern, Hostettler Christina, Praxis Connections, Tel. 031-738 88 34, Fax 031-738 92 30, home: www.heaven-earth.ch email: info@heaven-earth.ch
Astro-psychol. Lebenshilfe und COACHING in allen Lebenslagen, Stress-Management. VOICE+SOUND HEALING. Workshops. HEILFASTEN. Mit wilden DELFINEN im offenen Meer schwimmen! Neue CD "Soul Connection".

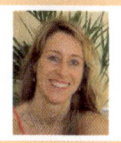

3014 Bern, Marchesi Nicola, Praxis für spirituelle Lebenshilfe und Körpertherapie, Wankdorffeldstr. 69, Tel. 031-302 89 61
home: www.on-the-way.ch   email: info@on-the-way.ch
Lebensberatung, mediale Beratung, Energiearbeit und Massagen, Kurse zur Selbstentfaltung. SVNH geprüft in medialer Beratung, Polarity und geistigem Heilen. Mitglied SVNH, PoVS, EMR.

Adressen Plz 3000

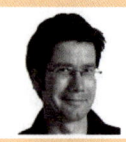

3014 Bern, Weber David, Dipl. Akupunkteur SBO-TCM
Elisabethenstrasse 51, Tel. 031-351 22 74
home: www.akupunktur-bern.ch   email: infp@akupunktur-bern.ch
Akupunktur, Schröpfen, Moxibustion, Gua Sha, Klassische Massage, Ohrakupunktur, Mineralstofftherapie nach Dr. Schüssler. Mitglied SBO-TCM.

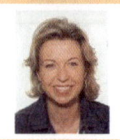

3015 Bern, Nyffeler Erika, Lymphtherapeutin
Jupiterstrasse 57/1457, Tel. 031-941 05 67, email: erika.nyffeler@gmx.ch
Manuelle Lymphdrainage/KPE, lymphenergetische Fussreflexzonenbehandlung, Cellulitemassage, Schröpfen. Mitglied der Deutschen Gesellschaft für Lymphologie, EMR anerkannt.

3018 Bern

3018 Bern, Ernst M., Heilpraktikerin / Körpertherapeutin
Olivenweg 52, Tel. 031-994 28 01
Reflexzonen, Akupressur, Moxibustion, Statik, Rückenbehandlung, Meridiane, Energetik, Ernährung (5 Elemente), Reiki. Mitglied NVS, EMR Reflexzonen + asiatische Körper- und Energiearbeit.

3018 Bern

3018 Bern, Lüdi Dorothea Elisabeth, leben lernen-Therapeutin
Myrtenweg 7, Tel. 031-991 75 80, email: thealuedi@bluemail.ch
Traumarbeit, Gespräch, Energie- und Körperarbeit, Lerncoaching für Kinder u. Jugendliche, TCM-Kräuterheilkunde. Mitglied NVS, EMR, SVNH A-Mitglied.

3027 Bern

3027 Bern, Zosso Ruth, Holenackerstrasse 37/B10
Tel. 076-412 43 63, home: www.santolivio.ch   email: info@santolivio.ch
Ausbalancieren, geistiges Heilen, Kontaktheilen, Bachblüten, Schröpfen, Wirbeltherapie nach Dorn und Tierkommunikation.

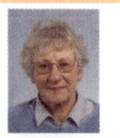

3032 Hinterkappelen, Beesley Käthi, Krankenschwester
Aumattweg 22, Tel. 031-901 08 88, Fax 031-901 19 29
Aura-Soma Beratung + Lehrerin + Verkauf der Aura-Soma Produkte. Anatomie Kurse, Geistiges Heilen, Fussreflexzonentherapie Schule Hanne Marquardt. Mitglied SVNH.

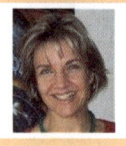

3032 Bern/Hinterkappelen, Borer Esther, dipl. Astrologin AFS Bern
Weidweg 39, Tel. 031-901 09 04, www.astroline.ch email: info@astroline.ch
Psychologisch astrologische Beratungen, Kurse und Ausbildungen in Astrologie, Planeten stellen, Psychosyntheseberaterin, Rückführungen, Reikilehrerin.

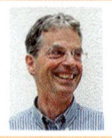

3032 Hinterkappelen, Bühler Markus, apek, Pr. für Angew. Phys, Energetik, Kinesiologie, Schlossmatte 11, Tel. 031-904 01 64, Fax 031-904 01 65
home: www.apek.ch   email: mb@apek.ch
Dipl. BIK Kinesiologe, Apotheker, Angewandte Physiologie (R. Utt), Energetik (H. Tobar, K. Mc Farlane), Lern-, Gesundheitsförderung, Stressmanagement, Behandlung von Haustieren. A Mitglied NVS, KinAP, IASK.

3032 Hinterkappelen

3032 Hinterkappelen, Engeloch Bernhard Christof, Kinesiologe, Körper- + Systemtherapeut, Kappelenring 5c, Tel. 031-901 17 74, email: bce@bluemail.ch
Kinesiologische Beratung bei akuten + chronischen Problemen, Psychosomatische Energetik, Familienstellen, Körper- + Klangtherapie, Massagen. Mitglied I-ASK.

3032 Hinterkappelen

3032 Hinterkappelen, Kohler-Schaad Annemarie / Meia, Kinesiologin / Lehrerin, Unterdettigenstrasse 9, Tel. 031-901 09 80
Kinesiologische Sitzungen für Kinder + Erwachsene zum physischen + emotionalen Stressabbau im Alltag, Lernstörungen, Schmerz, Allergien. Mitglied I-ASK, NVS.

Adressen Plz 3000

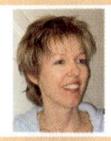

3032 Hinterkappelen, Maron Anita, Kinesiologin, dipl. Masseurin
Kappelenring 3 B, Tel. 031-901 19 22, email: anita.maron@gmx.ch
Kinesiologie, Massagen, Fussreflexzonenmassage, Bachblüten, Licht-Bahnen-Therapie (Spirituelle Meridianbehandlung nach Trudi Thali). Mitglied SVNH.

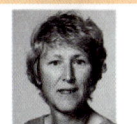

3032 Hinterkappelen, Voramwald Regina, Pflegefachfrau Höfa I
Praxis energy in balance, Falkenriedweg 18, Tel. 031-901 12 79
home: www.energyinbalance.ch email: r.voramwald@bluewin.ch
Reiki-Meister, Akupunkt-Massage nach Penzel (Mitgl. intern. Therapeutenverband für APM), Behandlungen für Mensch und Tier, Klangtherapie nach Peter Goldman, Bachblüten.

3032 Hinterkappelen

3032 Hinterkappelen, Wyss-Rüegg Monika, Praxis für Atemtherapie
Schlossmatte, Tel. 031-901 36 51, Fax 031-901 36 52
home: www.wohl-x-gfuehl.ch email: wyss.monika@bluewin.ch
Ganzheitlich-Integrative Atemtherapie IKP, Atemtherapeutische Rückenmassage, Fussmassage, Fussreflexzonentherapie, Haramassage.

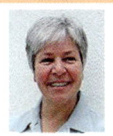

3032 Hinterkappelen, Zehnder Elisabeth, apek, Pr. für Angew. Phys, Energetik, Kinesiologie, Schlossmatte 11, Tel. 031-904 01 63, Fax 031-904 01 65
home: www.apek.ch email: ez@apek.ch
Dipl. BIK Kinesiologin, Krankenschwester AKP, Angewandte Physiologie (R. Utt), Energetik (H. Tobar, K. McFarlane), Lern-, Gesundheitsförderung, Stressmanagement. A Mitglied NVS, KinAP, IASK.

3032 Hinterkappelen

3032 Hinterkappelen, Zellweger Christin, dipl. Masseurin nach ayurvedischer Tradition, Schlossmatte 51, Tel. 031-901 30 70
home: www.ayurveda-wellness.ch email: c.zellweger@ayurveda-wellness.ch
Versch. Ayurveda-Massagen, Stirnguss, Beinguss, spez. Fussmassage, Beratungen aus der Sicht des Ayurveda, SVNH-geprüft in Heilmassage. Mitglied SVNH, von verschiedenen Krankenkassen anerkannt.

3033 Wohlen

3033 Wohlen, Hartmann Judith, Krankenschwester und Heilpraktikerin
Hauptstrasse 16, Tel. 076-585 49 51
Ganzkörpermassage, Shiatsu, Fussreflexzonenmassage, Phytotherapie, Lymphdrainage. Mitglied NVS und EMR.

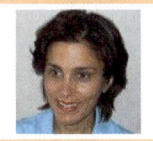

3033 Wohlen bei Bern, Heussi Ursula, dipl. Shiatsutherapeutin SGS
Hauptstrasse 16, Tel. 079-286 81 91
home: www.emindex.ch/ursula.heussi email: ursula.heussi@bluewin.ch
Shiatsu (Ganzkörpermassage), Fussreflexzonenmassage, Beratung in Biochemie nach Dr. med. Schüssler und in Bachblütentherapie. Mitglied Verband: Shiatsu Gesellschaft Schweiz (SGS) u. ErfahrungsMedizinischesRegister (EMR).

3038 Oberlindach

3038 Oberlindach, Eicher Sandra, med. Masseurin FA SRK
Rämisweg 2, Tel. 031-829 41 30
Klassische Massage, man. Lymphdrainage, Energiemassagen, Fussreflexzonenmassage, Mobilisation. Mitglied SVBM.

3043 Uettligen

3043 Uettligen, Michel Marianne, Praxis für Kinesiologie, Alpenblickweg 19, Tel. 031-829 39 03, home: www.kimm.ch email: marianne.michel@kimm.ch
Dipl. Kinesiologin BIK / NVS, Lehrerin Sek.Stufe I, Zertifikat für lösungsorientierte Kurzzeitberatung, Kinesiologie AP, Akupressur, Blütentherapie, Schüssler Salze. A-Mitglied NVS, KinAP, IASK.

3045 Meikirch

3045 Meikirch, Bundi-Lehner Orsolina, Bewegungspädagogin, Turnlehrerin, Schulgasse 4, Tel. 031-829 27 58, email: orsolina.bundi@bluewin.ch
Craniosacrale Osteopathie, Craniosacral-Movement Therapie, Fachlehrerin für Bewegung, Turnlehrerin eidg. dipl. Mitglied Cranio suisse, SDVC, IST-CMT.

Adressen Plz 3000

3045 Meikirch
3045 Meikirch, Mehr Dieter, Physiotherapie
Bernstrasse 28, Tel. 031-822 06 70, email: physiomed@bluewin.ch
Physiotherapie, Man. Lymphdrainage (Vodder), traditionell chinesische therapie, Moxibustion, APM, Blutegel-Therapie.

3047 Bremgarten
3047 Bremgarten BE, Leutwyler-Bandi Christine, Naturheilärztin
Kunoweg 35A, Tel. 031-302 02 17, Natel 079-610 33 69,
email: cleutwyler@web.de
Akupunktur, Tuina/Anmo, Fussreflexzonenmassage.
Mitglied SBO-TCM, NVS,SVFM.

3048 Worblaufen
3048 Worblaufen, Marchetta Esther, Med. Masseurin
Worblaufenstrasse 180, Tel. 031-922 13 14, email: e.marchetta@gmx.ch
Man. Lymphdrainage nach Dr. Vodder, Fussreflexzonentherapie, Rückenmassage, Bachblütenberatung. A-Mitglied SVNH, SVNH geprüft in man. Lymphdrainage, FRZ-Therapie, Heilmassagen.

3052 Zollikofen
3052 Zollikofen, Allenspach Norbert, Praxis für Chinesische Naturheilkunst - Akupunktur, Zelgweg 6, Tel. 031-914 01 05
home: www.akupunktur-zollikofen.ch email: akupunktur-zollikofen@bluewin.ch
Praxis für Akupunktur TCM. Dipl. Akupunkteur SBO-TCM, Dipl. Academy of Chinese Healing Arts Krankenkassen anerkannt (Komplementärversicherungen).

3052 Zollikofen
3052 Zollikofen, Fuss-De Carli Franziska, Dipl. Shiatsu-Therapeutin SGS
Blumenstrasse 3, Tel. 031-911 15 24
Shiatsu - Energetische Körpertherapie nach den Grundlagen der TCM, zur Aktivierung der Lebensenergie und Selbstheilungskräfte. Mitglied SVNH, SGS, ASCA.

3052 Zollikofen, Leu Claudia, Bachblüten- & Fussreflexzonentherapeutin
Alpenstrasse 133, Tel. 031-872 03 88
home: www.natuerlichgsund.ch email: praxis@natuerlichgsund.ch
Natürlich Gsund, Praxis für Frau, Mann und Kind. Als Dipl. Naturheiltherapeutin und Dipl. Pflegefachfrau lege ich Wert auf eine ganzheitliche, komplementäre Behandlung meiner KlientInnen.

3052 Zollikofen
3052 Zollikofen, Matter Patrick, Gesundheitspraxis
Tel. 079-420 55 58, email: naturarztpraxismatter@bluemail.ch
Dipl. Naturheilpraktiker NVS-A, psychol. Berater ILPT, Homöopathie, Phytotherapie, Wirbelsäulentherapie, Psychosomatische Energetik, Integrierte Lösungs. Therapie, Psychologie, NLP, Lebensberatung etc. Spez. Kinder und Jugend.

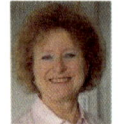

3052 Zollikofen, Nydegger Margaretha, Therapeutin
Alpenstrasse 133, Tel. 031-911 43 85
home: www.gesund-nydegger.ch email: margaretha.nydegger@freesurf.ch
Dipl. Therapeutin für Wirbelsäulen-Basis-Ausgleich nach Rolf Ott. SVNH-Mitglied geprüft in Wirbelsäulen-Basis-Ausgleich nach Rolf Ott und Vitalpraktik nach Francis E. Vuille, Fussreflexzonentherapie und Lebensberatung.

3052 Zollikofen
3052 Zollikofen, Schlatter Marion, Praxis für Körper- und Atemarbeit
Alpenstrasse 133, Tel. 078-697 04 60
home: www.marion-schlatter.ch email: schlatter.marion@bluewin.ch
Es werden Verfahren zur Regulierung von Atemfehlverhalten, Schmerzen und vegetativen Störungen angewendet. Selbstheilungskräfte werden aktiviert, das Wohlbefinden gefördert, die Lebensenergien unterstützt.

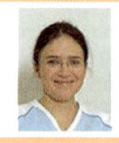

3053 Münchenbuchsee, Gsteiger Anita, Praxis Sanvital, Bodenackerweg 26,
Tel. 031-869 14 66, home: www.sanvital.ch email: info@sanvital.ch
Wirbelrichten nach Dorn- und Breuss, Triggerpunkt- Massage, Klassische Massage, Fussreflexzonenmassage, Massage im Sitzen, Shiatsu, Mediales und sensitives Heilen, Nordic Walking-Kurse und Treffs.

Adressen Plz 3000

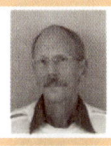

	3053 Münchenbuchsee, Hofer Hans, Meridiantherapeut Juraweg 19, Tel. 031-869 40 27 Farbmeridiantherapie nach C. Heidemann, auf Grundlage der anthroposophischen Medizin. Von den Krankenkassen anerkannt. Mitglied NVS-A.
	3053 Münchenbuchsee, Lella Candida, Praxis Candida Lella Bielstrasse 12, Tel. 079-484 28 02 home: www.praxis-candidalella.ch email: info@Praxis-CandidaLella.ch Klassische Massagen, Wirbeltherapie nach Dorn, Hot Stone, Fussreflexzonen.
3053 Münchenbuchsee	**3053 Münchenbuchsee,** Maurer Regula, lic. phil. Psychologin, dipl. Mental Coach, TTM, Bernstrasse 16, Tel. 079-410 65 86 home: www.wellworld.ch email: re.ma@bluewin.ch Psychologische Beratung, Mental Coaching, Traditionelle Thai Massage.
	3053 Münchenbuchsee, Sangiorgio Pia, Zelltral GmbH für Ernährungs-Coaching, Fellenbergstrasse 6, Tel. 031-869 62 85 home: www.zelltral.ch email: info@zelltral.ch NVS A-Mitglied. Ernährungs-Coaching, Ernährungsheilkunde, Metabolic Typing, Bedarfsorientierte Ernährung, Vitalstofftherapie, Oligotherapie. Vorträge, Seminare, Anlässe mit kulinarischem Rahmen.
3053 Münchenbuchsee	**3053 Münchenbuchsee,** Schabert Katharina, Shiatsutherapeutin email: kschabert@bluewin.ch Dipl. Shiatsutherapeutin ESI, Mitglied SGS. Wirbeltherapie nach Dorn, Beratung für Nahrungsergänzung.
3053 Münchenbuchsee	**3053 Münchenbuchsee,** Ulrich-Eisold Heidi, Praxis für Kinesiologie und Lernberatung P.P., Fellenbergstr. 6, Tel. 031-862 09 19, Fax 031-862 09 18 email: kinesiologie.ulrich@bluewin.ch Kinesiologische Einzelsitzungen für Kinder bei Lern- & Verhaltensstörungen, Hyperaktivität, Prüfungsängste, Allergien u.s.w. und Erwachsene, die in ihrem Leben etwas verändern möchten. Mitglied I-ASK Basel und EGPP in München.
3053 Münchenbuchsee	**3053 Münchenbuchsee,** Zahnd Gabi, Physiobuchsi Oberdorfstrasse 25, Tel. 079-547 81 13 home: www.physiobuchsi.ch email: info@physiobuchsi.ch Manuelle Lymphdrainage, Fussreflexzonen-Therapie.
	3054 Schüpfen, Bigler Hans-Jörg, dipl. Ayurveda-Masseur Buchenweg 15, Tel. 031-879 25 09, Natel 076-433 99 09 home: www.gesund.ch/lichtoase email: lichtoase@gmx.ch Ayurveda, Aromatherapie, klassische Massage, Geistheilen, Enerige-Therapie, Lebensberatung. Mitglied SVNH.
	3054 Schüpfen, Mantel Irene, diplomierte Körpertherapeutin Oberdorfstrasse 15, Tel.+ Fax 031-351 22 61 Fussreflexzonenmassage, asiatische Körper- und Energiearbeit n. Berger + Kan, Cranio-Sacraltherapie, Reiki. (Krankenschwester AKP). Mitglied NVS-A.
3054 Schüpfen	**3054 Schüpfen,** Würsten Flückiger Franziska, Praxis für Bioresonanz / Naturheilkunde, Ziegelried 393, Tel. 031-872 04 16, Natel 079-704 04 39 Bioresonanztherapie, energetische Behandlungen, systemische Beratungen, Körperarbeit im Wasser, Ohrkerzen, Reiki.

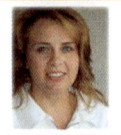

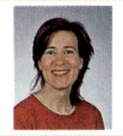

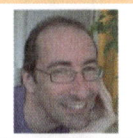

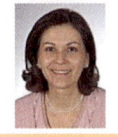

Adressen Plz 3000

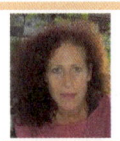

3063 Ittigen, Engel Anja, dipl. Pflegefachfrau, Therapeutin
Ittigenstrasse 3, Tel. 031-911 97 67
home: www.gesundheitspraxis-engel.ch.vu   email: an.engel@bluewin.ch
(Psycho-) Kinesiologie, Fam. Stellen, Mental- / Energiefeldtherapie, Reiki, Klangtherapie, Yoga, Ayurveda-Massage, Konstitutionsbest. Kapha / Pitta / Vata. Mitgl. NVS.

3063 Ittigen

3063 Ittigen, Frischherz Rosmarie, Gesundheitspraxis
Obereyfeldweg 1, Tel. 031-921 87 85
Autogenes Training für Erwachsene und Kinder, praktische Psychologie, Bachblüten, Energie- und Regenerationstherapie, Lebensberatung. Mitglied SGPH, SAT, ETV, NVS, SVNH, EMR.

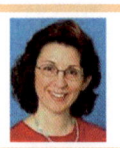

3063 Ittigen, Hafen Gabriella, ATEM-ERLEBEN, Mühlestrasse 19
Natel 079-385 57 66, www.atem-erleben.ch   email: info@atem-erleben.ch
Atemtherapeutin + Atempädagogin SBAM + Bewegungspädagogin BGB, Atem- und Körperschulung zur Harmonisierung des ganzen Menschen in Gruppen- oder Einzelbehandlung. Mitglied SBAM, BGB, SRK.

3065 Bolligen-Ittigen

3065 Bolligen-Ittigen, Bewegungsschule Schaub Katharina, Lehrerin, dipl. Bewegungs- und Tanztherapeutin, Tel. 031-921 84 26
email: zenka.7@freesurf.ch
Entspannung, bewegte Meditation, Körperwahrnehmung, bio-energetische Übungen, Ausdruck in freiem Tanz. Ressourcenarbeit, Förderung von Selbstbewusstsein. Einzelsitzungen, Gruppenkurse. Mitglied BGB, BTK.

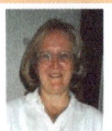

3065 Bolligen, Kalbassi-Stadler Silvia, Praxis für Farbtherapie, Dipl. AZF-LU, Sekundarlehrerin phil.II, Krauchthalstr. 60 B, Tel. 031-921 14 64, Fax ... 40
Ganzheitliche Farbtherapie für Erwachsene u. Kinder, Radiästhesie n. Kullmann: Suche den besten Schlafplatz, Orgontherapie, Clarktherapie, med. Rückenmassagen, Seminare auf Anfrage. A-Mitglied SVNH, SVNH gepr. in Farbtherapie.

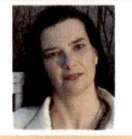

3065 Bolligen, Zürcher Marianne, Praxis zur Rose, Heiltherapeutin
Im Zelgli, Habstetten, Tel. 031-922 36 92, home: www.praxis-zur-rose.ch
Spirituelles Heilen. Fernhilfe. Intuitive Heilmassagen. Hausräucherungen. Hausbetreuung. Mitglied SVNH.

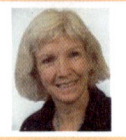

3066 Stettlen, Lauper Annemarie, Naturheilpraktikerin
Alpenstrasse 5 b, Tel. 031-931 18 47, email: a.lauper@hispeed.ch
Akupunkt-Massage nach Penzel, Klassische Massage, Fussreflexzonen Massage, Manuelle Lymphdrainage, Naturheilkundliche Anwendungen. Mitglied NVS-A.

3067 Boll

3067 Boll, Dreier-Riesen Rachel, eidg. dipl. Drogistin, dipl. Homöopathin SHI
Dorfzentrum, Kernstrasse 1, Tel. 031-839 00 22
home: www.drebo.ch   email: info@drebo.ch
Beratungen in klassischer Homöopathie. NVS-A-Mitglied.

3067 Boll

3067 Boll, Köpfli-Lipp Ursula, Yogalehrerin
Feldackerweg 35, Tel. 031-839 56 77
Yogalehrerin SYG / EYV / EMR
Therapeutin für Fussreflexzonen-Massage / EMR.

3067 Boll

3067 Boll, Ramser Jeanette, Krankenschwester, Hebamme
Feldackerweg 27, Tel. 031-839 78 84, Natel 079 270 29 92
Dipl. Shiatsutherapeutin ISS. Mitglied Shiatsu-Gesellschaft Schweiz (SGS), Krankenkassen-Anerkennung EMR. "Raum für Ihr Wohlbefinden", Kernstrasse 1, 3067 Boll.

Adressen Plz 3000

3072 Ostermundigen

3072 Ostermundigen, Bögli Heinz, Bachstrasse 20, Tel. 031-931 47 11
Spirituelle Beratung, Huna, Geistiges Heilen (Fernheilen, Kontaktheilen). Mitglied SVNH.

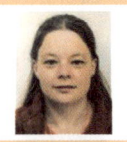

3072 Ostermundigen, Kugler Magdalena, Pflegefachfrau, dipl. Masseurin, Bühlweg 7, Tel. 031-931 65 12, Nat. 079-363 10 58
email: magi.kugler@bluewin.ch
Aromatherapie, Integrale Osmologie, Aromapflege, Klassische Massage, Aromamassage, Ohrkerzenanwendung. Mitglied Veroma, Forum-Essenzia, SVNH

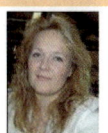

3072 Ostermundigen, Maeder Cornelia, dipl. Kinesiologin BIK, dipl. Wellnesstrainerin, Unterdorfstr. 25, Tel. 079-643 62 09
Kinesiologie: Applied Physiology Balancen. Ganzheitliche Therapieform für Körper, Geist und Seele. Ziel: Mehr Lebensqualität und Wohlbefinden auf allen Ebenen. Verband KinAP und VWT.

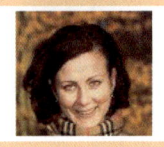

3072 Ostermundigen, Morrea Antonella, Momo-Praxis-im-Licht
Pappelweg 6, Tel. 031-934 41 38
home: www.momo-praxis-im-licht.ch   email: amorrea@bluemail.ch
Fussreflexzonenmassage, Klassische Rückenmassage, Gesprächstherapie, Mentaltraining, Schüsslersalze, Bach- und Bushblüten, Heilen mit Symbolen nach Körbler, Body-Detox. Details auf www.momo-praxis-im-licht.ch.

3072 Ostermundigen

3072 Ostermundigen, Mühlemann Hans, Therapeut / Masseur, Alpenstr. 20, Tel.+Fax 031-932 35 35, home: www.Body-Relax.ch email: info@bodyrelax.ch
Klassische Massagen, Kinesiologie, Wirbelsäulen-Therapie Breuss-Dorn, Entspannungs-Atemtherapie, Fussreflexzonen Massagen, Energetischer-Ausgleich, Meditationen, Lebensberatungen. Mitglied SVNH /SBVK.

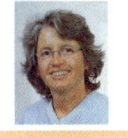

3072 Ostermundigen, Schäublin Kernen Franziska, Dipl. Krankenschwester AKP, Rütiweg 122, Tel. 031-931 31 74, Fax 031-932 56 30
home: www.gesundheitspraxis.ch.vu   email: franziska-schaeublin@bluewin.ch
Gesundheitsberatung, Geistiges Heilen und Fussreflexzonenmassage, beide SVNH geprüft. Prozessorientierte Energiearbeit (Men-La und Body Talk), Meditationen. A-Mitglied SVNH. EMR anerkannt für Fussreflexzonenmassage.

3072 Ostermundigen

3072 Ostermundigen, Vital Jon-Duri und Theresia
Dennigkofenweg 199, Tel. 031-931 71 02, email: jd.vital@bluewin.ch
Mediale Beratung, SAVE-Heilmethode, Reiki, Akupressur, Energet.Heil-Massage, Rückführung, Lebensberatung. Reiki-Meister, SVNH-gepr. in geist. Heilen. Mitglied SVNH.

3072 Ostermundigen

3072 Ostermundigen, Wenger Ruth, Tanz- und Bewegungstherapeutin, Obere Zollgasse 8, Tel. 031-931 62 06, email: wenga@smile.ch
Entspannungstechniken tragen zu körperlichem und geistigem Wohlbefinden bei. Die dipl. Therapeutin R. Wenger bietet im Studio Balance Kurse für Tanz und Bewegung an sowie Fussreflexzonen-Massage mit Merdianbehandlung nach I. Steiner. Mitglied TaBeT.

3072 Ostermundigen

3072 Ostermundigen, Zaugg Daniel, TCM-Praxis, Bahnhofstrasse 4
Tel. 031-931 22 11, home: www.tcm-bern.ch   email: dazaugg@dplanet.ch
Shiatsu, Akupunktur, Moxa, Schröpfen, Guasha Massage, Ohrakupunktur, Meridiandehnungen-Makko-Ho. Mitglied SBO-TCM, NVS, SGS.

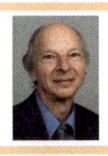

3073 Gümligen, Brunner Robert, Lichtarbeit
Bahnhofstrasse 10, Tel. 031-951 38 24, email: robert.brunner@freesurf.ch

Geist-Heilen, mediale Beratung.

Adressen Plz 3000

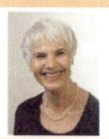

3073 Gümligen, Eisenhut Margaretha, Praxis für sanftes Heilen
Vorackerweg 34, Tel. 031-951 37 01 Natel 079-455 71 18
home: www.margarethaeisenhut.ch email: hut@bluewin.ch
Craniosacraltherapie, Heilmassagen, Energie- und spirituelle Bewusstseinsarbeit, Tanz- und Bewegungstherapeutin, Leiterin von Frauengruppen und Prozessbegleitung.

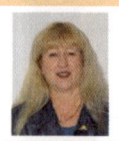

3073 Gümligen, Klaus-Lis Barbara, Der Kanal
Dorfstrasse 52, Tel. 031-352 10 40, Fax 031-352 13 33
home: www.derkanal.ch email: barbara.klaus@derkanal.ch
Mediales Portraitieren, Lichtarbeit, Meditation, Spirituelle Lebensberatung.

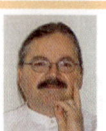

3073 Gümligen, Klaus Raymond E., Der Kanal
Dorfstrasse 52, Tel. 031-352 10 40, Fax 031-352 13 33
home: www.derkanal.ch email: raymond.klaus@derkanal.ch
Geistheilung, Spirituelles Heilen, Energiearbeit, Energetische Heilbehandlungen, Chakra-Ausgleich, Fernheilung, Beratung.

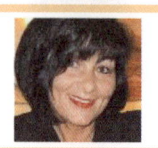

3073 Gümligen, Pongracz-Zimmerli Doris, Dipl. Psychologische Beraterin ILP, ILP Consulting, Tannenweg 6, Tel. 079-569 55 03
home: www.ilpconsulting.ch email: d.pongracz@gmail.com
ILP Consulting, Praxis für Psychologische Beratung. Lösungsorientierte Psychologie und Therapie, Kurztherapien, Coaching, Typologie, Motivationstraining. Weitere Infos unter Rubrik "Gesundheits-Praxen".

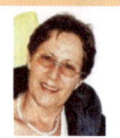

3074 Muri bei Bern, Ramseier Anna Lia, Feng Shui, Space Clearing, Raumheilung, Kräyigenweg 85, Tel. 031-961 88 11, email:annalia.fengshui@bluewin.ch
Harmonie und Schönheit für Wohn- und Arbeitsräume mit Farben, Formen, Klang und Licht Radiästhesie, Space Clearing, Raumheilung, Raumheiligung. Wie aussen, so innen - wie innen so aussen.

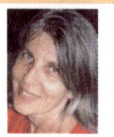

3075 Rüfenacht, Aebersold Nelli, Dipl. Astrologin AFS
Breitfeldstrasse 14, Tel. 031-839 48 19, email: d.n.aebersold@bluewin.ch
Astrologische Lebensberatung, Bach-Blütentherapie, Heilende Arbeit im Ätherischen. Mitglied SVNH.

3075 Rüfenacht

3075 Rüfenacht, Eilinger Otto, Dipl. Atempädagoge, Weidweg 3
Tel. 031-839 87 53, Fax 031-832 17 50, email: oeilinger@swissonline.ch
Atemtherapie Methode Middendorf, Atem und Bewegung als Erlebnis. Kurse in Wimmis, Spiez, Thun und im Raum Interlaken. Mitglied SBAM.

3075 Rüfenacht

3075 Rüfenacht, Elmiger Petra, Psychologin, Naturheilprakt.
Fuchsweg 7, Tel. 031-832 08 12, Fax 031-832 08 11, Natel 079-733 33 44, email: pietra.elmiger@gmx.ch
Prakt. Psychologin, Autogenes Training, Tibetanische Massage, Kinesiologie, Naturheilprakt. A-Mitglied NVS, SAT-Verband.

3076 Worb

3076 Worb, Calmes Grunder Maggy, Hebamme, Stockhornweg 14,
Tel. 031 931 37 10, www.maggy-calmes.ch email: maggy.calmes@zapp.ch
Hebamme, Geburtsvorbereitung- und Rückbildungsgymnastik-Kurse. Spirituelle Geburtsbegleitung. Beckenbodentraining. Bachblüten-Beratung und Kurse. Energiearbeit. Shiatsu.

3076 Worb

3076 Worb, Rüfenacht Ernst, Heilpraxis
Bollstrasse 53, Tel. 031-832 48 18, Natel 079-206 27 26
Reiki, Heilhypnose, Fussreflexzonenmassage, klassische Massage, Wirbelsäulenmassage nach Dorn, Schröpfkopf-Behandlung. Mitglied SVNH.

Adressen Plz 3000

3076 Worb

3076 Worb, Schwabe Verena, Maltherapeutin, KiW, Enggisteinstr. 77
Tel.+ Fax 031-839 92 59, email: atelier_schwabe@hotmail.com
Körperbezogenes Ausdrucksmalen für Erwachsene und Kinder in kleinen Gruppen. Einzelarbeit: Begleitetes Malen, Körperarbeit im Wasser.

3076 Worb

3076 Worb, von Kälen Marianne, Kinesiologie
Promenadenstr. 24, Tel. 031-832 05 72, email: mavka@gmx.ch
Kinesiologie, AP, Allergien, Lernstörungen, Lebenskrisen usw. NLP, Kranio-Sacral-Therapie. Mitglied IASK, EMR-Register.

3084 Wabern, Brönnimann Sandra, dipl. Masseurin, Dorntherapeutin
Funk-strasse 112, Tel. 079-321 43 29, Fax 031-812 05 15
home: www.praxis-vita.ch   email: sbr@praxis-vita.ch
Wirbeltherapie n. Dorn/Breuss/Graulich, Klass. Massage / Sportmassage, Babymassage, Kolonmassage, Kopfschmerz- / Migräne-Therapie, Fussreflexzonenmassage, Reiki II, Mitgl. ZVMN.

3084 Wabern, Dhaibi Sue, Medium, Postfach 345, Tel. 076-548 86 23
home: www.connected-dimensions.com   email: info@connected-dimensions.com
Kontakte/Botschaften aus dem Jenseits. Hilfestellung bei aktuellen Problemen, wie z.B. Job, Partnerschaft, Familie. Trauerarbeit / Beweise für das Leben nach dem Tod und Standortbestimmung.

3084 Wabern

3084 Wabern, Hänni Alexandra, Seminarleiterin für Autogenes Training
Nesslerenweg 102, Tel. 079-757 93 61, email: natuerlichesheilen@gmx.net
Autogenes Training ist eine wissenschaftlich entwickelte Entspannungsmethode um den täglichen Stress und seine Symptome (Burn out, Migräne etc.) wirksam zu bekämpfen. Mitglied SAT Verband.

3084 Wabern

3084 Wabern, Steimle Ruth, Atemtherapeutin
Funkstrasse 94, Tel. 031-961 17 97 und 031-371 86 07
Bewegungstherapie, Atemtherapie, Osometrische Übungen, autogenes Training.

3084 Wabern

3084 Wabern, Wagner Zimmermann Waltraut, Heilpraktikerin, Homöopathin, Mattenweg 11, Tel. 031-961 71 21
Geistheilung, Klassische Homöopathie mit Miasmenlehre. A-Mitglied SVNH, SVNH geprüft in Geistheilung.

3095 Spiegel bei Bern

3095 Spiegel bei Bern, Erambamoorty Elango, Ayurveda- Siddha Praxis
Bellevuestrasse 40, Tel. 076-411 20 21, Fax 031-974 20 21
email: elangoera@hotmail.com
Dipl. in Ayurvedischer medizin, A- Mitglied NVS. Ayurvedische Therapien, Beratungen, Pranic Healing, Fussreflexzonenmassage.

3095 Spiegel bei Bern

3095 Spiegel bei Bern, Hauser Margrit, Therapeutin
Bellevuestrasse 37, Tel. 031-972 15 80
Craniosacral-Therapie, Polarity-Therapie, Somatic Experiencing (SE), Psychologin. Mitglied Cranio Suisse, Polarity-Verband Schweiz (PoVS), SVNH.

3095 Spiegel bei Bern

3095 Spiegel bei Bern, Horisberger Esther, dipl. Masseurin
Bellevuestr. 57, Tel. 031-971 60 15, home: www.wellness-beauty-shyokai.ch
Shiatsu, Bach-Blütentherapie, Reflexologie, Bindegewebsmassage, klassische Massage, Lymphdrainage, Sauna, Fusspflege, Kosmetik.
Mitglied SVNH, SGS.

Adressen Plz 3000

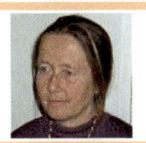

3095 Spiegel bei Bern, Messerli-Meister Monika, Körpertherapeutin
Ahornweg 45, Tel. 031-972 17 81 und 031-971 90 59
Shiatsu-Massage, Bach-Blütentherapie nach D. Krämer, Qi-Gong Kurse.
Mitglied NVS, EMR.

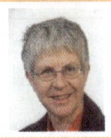

3095 Spiegel b. Bern, Muntwyler Ursula, Dipl. Pflegefachfrau, Therapeutin, Morillonstr. 88A, Tel. 079-293 69 03, email: ursula.muntwyler@bluewin.ch
Akupunktmassage nach Penzel, dipl. Amentologin. Das Arbeitsfeld eines A-mentologen umfasst die therap. Aspekte der physischen wie psychischen Aspekte eines Menschen.

3095 Spiegel bei Bern

3095 Spiegel b. Bern, Strahm Momo, Ganzheitstherapeutin, Jurablickstr. 25, Tel. 031-971 44 36, Natel 079-659 18 19, email: momocrazy@gmx.ch
Lebensberatung, Intuitive Heilmassage, geistiges Heilen, 4 händige Ölmassage, persönl. Edelsteinketten, Kinder und Tiere sind auch willkommen.
Mitglied SVNH.

3097 Liebefeld

3097 Liebefeld, Graf Theo Consulting, med. Produkte ,Therapie, Beratungen,Verkauf, Könizbergstrasse 5, Tel. 031 971 88 81, Fax 031-961 43 59, Natel 079-446 96 76, home: www.theo-graf.ch email: theo-graf@theo-graf.ch
BEMER Magnetfeldtherapie mit Beratung, Vorführung, Verkauf und Vermietung. Beratung in Lebens- und Altersfragen (Natel 079 446 96 76).

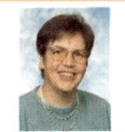

3097 Liebefeld

3097 Liebefeld, Meili Gertrud, dipl. Kinesiologin m. Anerkennung d. NVS, EMR, EGK, INTRAS, Wildstr. 22, Tel. 031-972 91 52, Natel 079-286 09 66
email: kineiko@bluewin.ch
Praxis für Kinesiologie, Energetik und Persönlichkeitsberatung, I-EIKO Kinesiologie-/ Kinetikschule: Professionelle Ausbildung, berufsbegleitend über 4-6 Jahre nach den Richtlinien der SPAK. NVS-A-Mitglied.

3097 Liebefeld

3097 Liebefeld, Merk Wiedmer Judith, Dipl. Bewegungs- u. Tanztherapeutin, Schwarzenburgstr. 148 (Praxis), Tel. G: 031-972 17 71, Privat 026-674 38 26
Einzeltherapie u. Gruppenunterricht. Ganzheitlich, organische Haltungs- u. Bewegungslehre. Schmerztherapie. Reflexzonentherapie am Fuss n. H. Marquardt. Mitglied NVS-A, Verband Fussreflexzonen, Verband Bewegungstherapeutinnen

3097 Liebefeld

3097 Liebefeld, Weibel Susanne, Dipl. Naturheilpraktikerin / Sumathu-Therapeutin, Könizbergstrasse 68, Tel. 079-315 56 28
email: susweibel@hotmail.com
Manuelle Therapien: Massage, Fussreflexzonen, Dorn, Sumathu, Bindegewebe, Akupunktmassage. Schröpfen, Baunscheidtieren, Phytotherapie, Teedrogen, Spagyrik, Schüssler, Homöopathie. Mitglied NVS/EMR.

3097 Liebefeld

3097 Liebefeld, Wick Ursina, Praxis für Traditionell Chinesische Medizin (TCM), Waldeggstrasse 5, Tel. 076-569 66 55
home: www.praxisbern.ch email: wick@praxisbern.ch
TCM, Tuina-Anmo (chin. med. Massage), Akupressur, Kräutertherapie, Ernährungsberatung. Mitglied SBO-TCM, EMR, Krankenkassen anerkannt.

3098 Köniz

3098 Köniz, Haag Madeleine, Studio für aktive Gesundheitsförderung
Mösliweg 7, Tel. 031-972 62 85, email: mawahaag@bluewin.ch
Klassische Massage, Akupunkt Massage, Dorn und Breuss Behandlungen, Individual Training + Ernährungsberatung.
Mitglied Verband Wellness Trainer VWT.

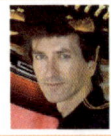

3098 Köniz, Gaberell Thomas, praktizierender Astrologe und Lebensberater
Schwarzenburgstr. 231, Tel. 079-704 96 58
home: www.astromondo.ch.vu email: astromondo@bluewin.ch
dipl. Astrologe seit 1997, Jakubowitz-Schule. Astrologische Lebensberatung für Menschen die in einer Krise- und Neuorientierung des Lebens stehen.

Adressen Plz 3000

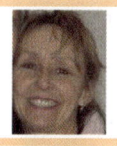

3098 Köniz, Gale Anita, Therapeutin, Dorfbachstr. 82, Tel. 031-971 71 38
home: www.yukon-a-gale.ch   email: a.gale@bluewin.ch
System- und Familienstellen, Fortbildungen, Seminare und Einzelarbeit, Traumaarbeit Gallo und Levine, Marion Rosen Körperarbeit.

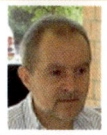

3098 Schliern b. Köniz, Jeker Guido, Praxis für klass. Homöopathie
Schaufelweg 29, Tel. 031-971 05 61, Fax 032-675 78 02
home: www.emindex.ch/guido.jeker   email: praxis.g.jeker@bluewin.ch
Praxis für klassische Homöopathie. Vorträge und Seminare.

3098 Schliern b. Köniz

3098 Schliern b. Köniz, Rufer Romy, Spühlirain 22, Tel. 031-972 21 30
Meta Reiki

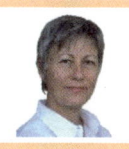

3098 Schliern b. Köniz, Steck Barbara, dipl. Kinesiologin BIK, dipl. Logopädin, Gesundheitszentrum, Schaufelweg 29, Tel. 031-901 03 20
home: www.kinesiologie-aare.ch   email: b.steck@kinesiologie-aare.ch
Kinesiologische Einzelsitzungen für Erwachsene und Kinder, bei Lernstörungen, Schmerzen, Allergien, für pyhsischen und emotionalen Stressabbau, Sprachstörungen.

3110 Münsingen

3110 Münsingen, Abbühl Cornelius, Therapeut, Praxis Komplementa
Brückreutiweg 125, Tel. 031-333 89 29, email: komplementa@bluewin.ch
Körper-, Sport und Reflexzonenmassagen, Dorn- und Breusstherapie, Akupunktmassage, Man. Lymphdrainage, natürliche Verfahren. A-Mitglied Naturärzte Vereinigung der Schweiz NVS.

3110 Münsingen

3110 Münsingen, Frei Romeo, Therapeut, Hintergasse 7, Tel.031-859 20 60 oder Natel 079-350 71 30, email: romeo.frei@datacomm.ch
Raucher-Entwöhnung: Elektro- und Laser-Akupunktur befreit Sie von Nikotin und Alkoholsucht sowie von Übergewicht. Unterstützung ärztlicher Behandlungen. Anmeldung an obige Adresse. Mitglied SVNH.

3110 Münsingen

3110 Münsingen, Witschi Wagner Claudine, Praxis für Naturmedizin
Gartenstrasse 1, Tel.+Fax 031-721 77 31
Akupunkturmassage, Craniosacraltherapie (auch für Kinder und Babys).
Mitglied NVS-A und Vet.

3113 Rubigen

3113 Rubigen, Krieger Rita-Maria, Dipl. Therapeutin
Ziegelmattstrasse 6, Tel. 031-721 02 69, email: kriegerrita@hotmail.com
med. Massage, Fussreflexzonentherapie, Akupunkturmassage, Energetisch-Statische Beh., Shiatsu, Lebensberatung, Mentaltraining, div. Kurse.
Mitglied SVBM, VeT.

3114 Wichtrach

3114 Wichtrach, Hausammann Marcel A.
Grossmattweg 22, Tel. 031-781 20 27, Fax 031-781 42 13
home: www.sunstream.ch   email: info@sunstream.ch
Beratungen für Firmen und Private. Mitglied Schweizer Yogaverband.

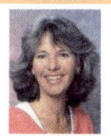

3115 Gerzensee, Baumgartner Christina, Praxis f. natürliche Heiltherapien, Belpbergstrasse 23, Tel. 031-781 10 23, email: christina-baum@bluewin.ch
Spirituelle Massage, geistiges Heilen, Reiki, Kinesiologisches arbeiten, MET, Living Essenzen, Marnitztherapie, Farbmeridiantherapie, Schröpfen, Moxa, Dorntherapie, Fussreflexzonen, Rückenmassage.

Adressen Plz 3000

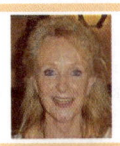

3122 Kehrsatz, Kleiner Silvia, Gesundheitspraxis, Stockackerstr. 1,
Tel.031-961 18 66, Fax 031-961 18 44
home: www.gxund.ch email: skleiner@gxund.ch Dyn. Wirbelsäulen-Therapie auf Schwingkissen, Fussreflexzonen, Sauerstoff-Mehrschritt-Therapie, Ton-Therapie USA, Kopfweh / Migräne, Narbenentstörung, Dorn-Therapie + Breussmassage, Energ. Ohrmassage, Tibetan. Rückenmassage, Schmerztherapie. Mitgl. SVNH/NVS

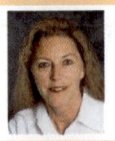

3122 Kehrsatz, Schweizer Theres, Heilpraktikerin
Hängelenstrasse 4, Tel.+Fax 031-961 43 04
home: www.Therapiepraxis-Ki.ch email: theres.schweizer@bluewin.ch
Körpertherapien: Massagen, Fussreflex, Schüsslersalz, Phytotherapie, Spagyrik. Mitglied SVNH, NVS.

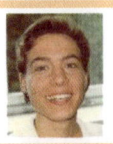

3123 Belp, Babuska-Vojtech Barbara, Raum für Shiatsu
Dorfstrasse 55, Tel. 031-812 13 67, email: barbarababuska@belponline.ch
Dipl. Shiatsu-Praktikerin, Mitglied beim SGS (Shiatsu Gesellschaft Schweiz), Reiki-Behandlungen und Reiki-Kurse.

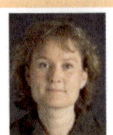

3123 Belp, Borter-Haussener Erika, Dipl. Aromatherapeutin
Rubigenstr. 35, Tel. 031-819 62 63, Fax 031-819 62 53
home: www.aromatherapieschule.ch email: info@aromatherapieschule.ch
Aromatherapie, Aromamassage, Ausbildnerin für Aromatologie und Aromamassage für Laien, Therapeuten und Institutionen. A-Mitglied SVNH, SVNH geprüft in Heilmassagen, Mitglied Veroma und Forum Essenzia.

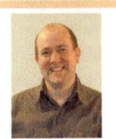

3123 Belp, Brönnimann Daniel, Praxis VITA, Reiki-Meister-/Lehrer, Dorn-Therapeut, Seftigenstrasse 137b, Natel 079-226 42 44
home: www.praxis-vita.ch email: info@praxis-vita.ch
Mitglied SVNH, Hypnose-Therapie, Wirbeltherapie nach Dorn, Reiki-Behandlungen, Reiki-Seminare (I, II, Meister/-Lehrer), Pranic Healing.

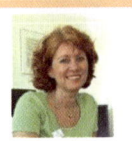

3123 Belp, Hirsig Cornelia, kant. appr. Homöopathin
Rubigenstr.12, im Kreiselzentrum, Tel. 031-810 60 90, Natel 079-208 60 71
home: www.homoeopathik.ch email: praxis@homoeopathik.ch
Praxis für klass. Homöopathie, Ausbildung an der CvB Akademie bei Yves Laborde, Homöopathiekurse + Vorträge, Impfaufklärung, Behandlung chron. Krankheiten. Mitglied NVS, VKH, EMR, VFKH-A.

3123 Belp

3123 Belp, Krähenbühl Irene, Gesundheitsberatung
Belpbergstrasse 7, Tel. + Fax 031-819 45 58
Antlitz-Analyse (Dr. Hickethier), Krankenphysiognomik (Carl Huter) bestimmen der fehlenden Mineralsalze und Arbeitsweise der Organe im Gesicht erkennen. Mitglied SVNH.

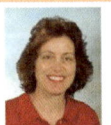

3123 Belp, Leibundgut-Ingold Rita, Praxis für Systemische Kinesiologie
Rubigenstr. 23, Tel. 031-819 90 90
www.systemische-kinesiologie.ch   email: info@systemische-kinesiologie.ch
Systemische Kinesiologie, Paar- und Familientherapie. Abbau von Stress und Lernblockaden. Unterstützung bei Krisen oder persönlichen Zielen, Kurse.
Mitglied SBVK.

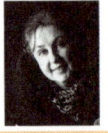

3123 Belp, Meier Waltraud, Praxis Tanz- und Bewegungstherapie
Dorfstrasse 2, Tel. 031-819 60 64, Fax 031-819 60 94
home: www.tbtmeier.ch email: info@tbtmeier.ch   Körperwahrnehmungsübungen, Psych.- Beratung, intuitive Massage, Fussreflexzonenmassage, Magnet-Resonanztherapie. Mitglied SVNH, BTK, teilweise Krankenkassen Abrechnung möglich. Diplomierte Tanz- und Bewegungstherapeutin. Diplomierte Pflegefachfrau AKP.

3123 Belp

3123 Belp, Röthlisberger Brigitte, Gemeinschaftspraxis für Kinesiologie, Brunnenstrasse 17, Tel. 031-819 20 39
AP-Kinesiologie Gemeinschaftspraxis. Brigitte Röthlisberger und Brigitta Grunder, Brunnenstrasse 17, 3123 Belp. dipl. Kinesiologinnen BIK, Mitglied NVS, KinAP, I-ASK.

Adressen Plz 3000

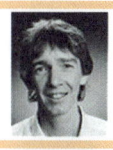

3125 Toffen, Grossniklaus Beat, Körpertherapeut, Naturheilpraktiker NVS, Heitern 63a, Tel. 031-819 12 19, www.infobbb.ch   email: mail@infobbb.ch
Gesundheitsberatung, Pflanzenheilkunde, Wirbeltherapie, Aufstellungen, Kurse, Schulmedizinisches Basiswissen, Naturheilkunde, Kräuter. Mitgl. NVS-A.

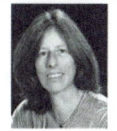

3125 Toffen, Schweizer Agnes, Körper- u. Atemtherapeutin LIKA / Erwachsenenbildnerin AEB, Heitern, Tel.+ Fax 031-819 12 19
home: www.infobbb.ch   email: mail@infobbb.ch
Gesundheitspraxis: PsychoDynamische Körper- und Atemtherapie, Simonton-Methode, Beratung und Begleitung bei Wendepunkten und Neuorientierungen. Einzelsitzungen und Kurse. Mitglied NVS-A und PDKA, EMR registriert.

3132 Riggisberg

3132 Riggisberg, Grünig Peter, Vordere Gasse 8, Tel. 031-809 01 21
Klassische Homöopathie, Spagyrik. Mitglied NVS.

3145 Niederscherli

3145 Niederscherli, Hirzel-Buchmüller Marianna, Therapeutin
Bifitstrasse 63, Tel. 031-849 20 53, email: farbklangraum@bluewin.ch
Aura-Soma-Beratungen/Ausbildungen, Farb-Licht-Klangarbeit auf Klangliege, Meridiantherapie. Mitglied SVNH.

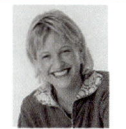

3145 Niederscherli, Perego Knellwolf Evelyne Maria, Naturärztin, Praxis für Naturmedizin, Burisholzweg 121, Tel. 031-961 43 39
home: www.natur-medizin.ch   email: perego@hispeed.ch
Wirbelsäulentherapie, Homöopathie, Ohr-Akupunktur, Bioresonanz, Schüsslersalze, Reflexzonen-Massage, Spagyrik, etc., Konzept ganzheitlich auf Patient abgestimmt. Mitglied NVS, SPAK, EMR.

3145 Niederscherli

3145 Niederscherli, Schlüchter Therese, NHP, Körpertherapie, Beratungen Balmholzweg 33, Tel. 031-849 26 72
www.gesundheitspraxis-niederscherli.ch   email: therese.schluechter@hispeed.ch
Naturheilpraktikerin/Körpertherapeutin in asiatischer Körper- und Energiearbeit. Kantonal anerkannt. Mitglied EMR, NVS.

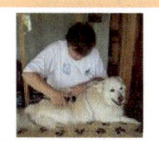

3148 Lanzenhäusern, Friedli Elisabeth, Tierphysio-Matrix-Rhythmus-Therapie Bernstrasse 111, Tel. 031-731 27 16
home: www.dogsworld.ch   email: info@dogsworld.ch
Tier-Physio-Therapie, Heil-Massage bei Bewegungsproblemen im Nerven-, Skelett-, Sehnen- und Muskelbereich, beschleunigte Regeneration nach OP und Verletzung etc. Haaranalysen, Verhaltensberatung.

3150 Schwarzenburg

3150 Schwarzenburg, Schär Koch Katharina, Systemische Paar- und Familientherapeutin, Heckenweg 17, Tel. 031-731 40 11, Fax 031-731 40 15
home: www.isa-web.ch   email: mail@isa-web.ch
Systemische Einzel-, Paar- und Familientherapeutin, Körper- und Atemtherapie, Individuelle Beratung und Begleitung. A-Mitglied des NVS-Verbandes.

3153 Rüschegg-Gambach

3153 Rüschegg-Gambach, Gasser Elisabeth, Gesundheitspaxis für Frauen Sangern, Tel. 031-738 80 39
Raum für praktisches Heilen mit dem uralten Wissen, das in jeder Frau ruht. Pflanzenheilkunde, Energetisches Heilen, Japanisches Heilströmen.
Mitglied NVS-A.

3153 Rüschegg-Gambach

3153 Rüschegg-Gambach, Rieder Cornelia, Naturheiltherapeutin
Hellstätt, Tel.+ Fax 031-731 37 36
Med. Massage, Dorn-Behandlungen, Homöopathie, Bachblüten, energetisches Heilen, Reflexzonen für Mensch und Tier.

Adressen Plz 3000

3173 Oberwangen

3173 Oberwangen, Andermatt Erica, Feldackerstrasse 1, Tel. 031-981 20 49
home: www.malwand.ch   email: farbraum@freesurf.ch
Malthterapie, Imaginationen, Atemarbeit (Integrative Kreisatmung).

3173 Oberwangen, Rippstein Bruno, Persönlichkeits-Coaching, Körper-Therapien, Feldackerst. 30, Tel. 079-667 19 11, Tel. + Fax 031-961 67 25
home: www.bruno-rippstein.ch   email: rippstein@gmx.ch
Persönlichkeits-Coaching, Geführte Entspannung, Reiki, Bachblüten, Kurse - Gemeinsam auf dem Weg zum Ziel - weil Sie es sich Wert sind!

3175 Flamatt

3175 Flamatt, Niederhäuser-Mäder Ruth, Polaritytherapie
Grossried 1, Tel. 031-741 01 70, email: ruthgro@tele2.ch
POLARITY (Polaritverband) Krankenkassen anerkannt. Schwerpunkte: Traumas, Knie- und Rückenprobleme, Prüfungsangst, Mineralsalze.

3177 Laupen

3177 Laupen, Berger Evita, Ganzheitliche Behandlungen
Eichenweg 1, Tel. 031-747 52 88
Klang-Behandlungen auf dem Liege-Monochord, kreatives intuitives Musizieren, experimentieren auf verschiedenen Instrumenten ohne Noten, ohne Vorkenntnisse. Mitglied SVNH.

3177 Laupen

3177 Laupen, Kobel Johanna, Clustertherapeutin, Chroslenweg 7,
Tel. 031-747 04 36, Fax 031-747 05 31, email: johanna.kobel@laupen.ch
Clustermedizin, Ganzkörpermassage, Fussreflexzonenmassage,Bach-Blüten, Metamorphose und Körperarbeit. Heilpraktikerin mit NVS SPAK Annerkennung.

3177 Laupen

3177 Laupen, Landolf Pia, Dipl. Praktische Psychologin, Läubliplatz 4,
Tel. 031-747 50 70, Fax 031-747 50 80, email: landolfpia@bluewin.ch
Menschlichkeit und Fachwissen in meiner Praxis für Positive Lebensgestaltung: Psychologische Beratung, Hypnosetherapie, Autogenes Training sowie Dorn-Therapie, Tibetische Rückenmassage, Psychozonenmassage.

3178 Bösingen, Graf Lydia, Schamanische Heilsitzungen, Heilgesang, Feuerlauf, Lerchenweg 29, Tel. 031-747 90 02
home: home.rega-sense.ch/feuwaerlu/index.htm   email: feuwaerlu@sensemail.ch
Schamanische Heilsitzungen bei seelischen und körperlichen Leiden, Verstrickungen, Verstorbenen, Hausreinigung. Heilgesang für Körper, Geist u. Seele.

3178 Bösingen

3178 Bösingen, Gygax Sylvia, Psychologin SGPH, Gesundheitspraxis
Cholholz 14, Tel.+ Fax 031-747 98 67, email: sygy.praxis@bluewin.ch
Psychol. Lebensberatung, Gesprächstherapie, Autogenes Training: Grundkurse / Oberstufe Hypnose- und Rückführungstherapie, Bachblüten, Entspannungsabende, Meditationen in Kleingruppen. Mitglied SVNH, SAT.

3178 Bösingen

3178 Bösingen, Kiener Ursula, Naturheilpraxis, Musik-Tanztherapie,
Unterbösingenstr. 48, Tel. 031-747 80 97, email: ursula.kiener@freesurf.ch
Geistiges Heilen, Lebensberatung, Meditation, Klangbehandlungen: Klangbett-Stimmgabeln, Musik-Tanztherapie, Tanz aus dem Ursprung, Tanz als Meditation. A-Mitglied SVNH, SVNH geprüft in Geistigem Heilen.

3183 Albigen

3183 Albigen, Bart Michaela, Ayurveda Gesundheitspraxis
Zelg 31, Tel. 031-741 19 59
allg. Ernährungs- und Gesundheitsberatungen/Kurse. Spezialisiert in Ayurveda für Frauen (PMS, Wechseljahre, postnatale Depr.), Entsäuerung, Allergien. Mitglied SVNH.

Adressen Plz 3000

3185 Schmitten
3185 Schmitten, Balz Kerstin, Reiki-Therapeutin (in Ausbildung Meister/ Lehrer), Unterdorfstrasse 5, Tel. 079-820 53 69, email: kerstin_balz@bluewin.ch
Therapieraum Aurora: Reiki (als Ganzkörperbehandlung), Reiki kombiniert mit Edelsteinen, Reiki kombiniert mit Massage, Chakra-Balance.

3185 Schmitten
3185 Schmitten, Nicolet Thomas, Therapeut / Studio Top in Form
Kirchweg 6, Tel. 026-496 27 33, home: www.topinform.ch
SMT (Sanften Manuellen Therapie) nach Dr. med. M. Graulich. NPSO (Neue Punktuelle Schmerz- und Organtherapie nach Rudolf Siener). Mitglied SVBM.

3185 Schmitten, Schmutz Bruno, Praxis für Wirbelsäulen-Basis-Ausgleich, Bodenmattstrasse 168, Tel. 026-496 28 51
home: www.emindex.ch/bruno.schmutz email: bruno.schmutz@swissonline.ch
Wirbelsäulen-Basis-Ausgleich, Bioresonanz-Therapie, Therapien ohne Medikamente, Selbstheilung wird aktiviert, sanfte Methoden. Mitglied EMR, ASCA, AWBA.

3186 Düdingen
3186 Düdingen, Fürst Christine, Dipl. Pflegefachfrau
Alfons-Aebystrasse 43, Tel. 026-493 34 16
Akupunktmassage n. Penzel, Wirbelsäulenbehandlung, Fussreflexzonenmassage, Lymphbehandlung über die Füsse, Farbbehandlung, Schröpfen, Fusspflege, Narbenentstörung. Mitglied SBK (Krankenpflegeverband).

3186 Düdingen
3186 Düdingen, Hayoz Anita, Therapeutin
Brugerastrasse 28, Tel. 026-493 15 42
Bioresonanz-, Chakren-, Blüten- und Schüssler Salze Therapeutin.
Mitglied SVNH, SVBM, EMR, SGBT.

3186 Düdingen
3186 Düdingen, Hayoz Heidi, Praxis für Kinesiologie
Santihansweg 20, Tel. 079-567 68 93
home: www.heidihayoz.ch email: heidi.hayoz@rega-sense.ch
Dipl. Kinesiologin BIK / Aerztl. dipl. Masseurin / Bachblüten und Schüsslersalzberatung.

3186 Düdingen
3186 Düdingen, Rappo-Brülhart Margrit, Praxis für Kinesiologie
Heitiwil 30, Tel. 026-493 32 74, email: margrit.rappo63@bluewin.ch
Dipl. kreative Kinesiologin IKBS, Bachblüten, Einzelsitzungen.
Mitglied SVNMK.

3203 Mühleberg
3203 Mühleberg, Moosmann Anneliese, Vitalpraktikerin und Lebensberaterin
Wehrstrasse 39 / Buttenried, Tel. + Fax 031-751 12 92
Vitalpraktik und Lebensberatung nach F. V., Lebensberatung, Druck-Massage am Fuss nach Jngham. Mitglied SVNH.

3210 Kerzers
3210 Kerzers, Oedipe Ananda, Kursleiterin: Yoga + Meditation
Niederriedstrasse 7, Tel. + Fax 031-738 00 38, Natel 078-684 93 96
Yoga + Meditation zur Harmonie von Körper, Geist + Seele in Münchenwiler, Kerzers, Laupen, Freiburg (atmen, stärken, dehnen, entspannen), Meditation in Bewegung + Stille, Heilfasten mit Yoga, Yogaferien. Mitglied Schweiz. Yogaverband + Yogagesellschaft.

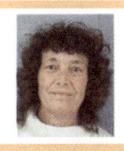

3213 Liebistorf, Breitenmoser Doris, Dipl. Kinesiologin BIK
Kindergärtnerin, Schallenbergacher 31, Tel. 026-674 21 73
Kinesiologie, Applied Physiology, LEAP zum Ausgleich von spezifischen Lernschwierigkeiten, Brain Gym Instructor, Touch for Health. Mitgl. des I.ASK, NVS

Adressen Plz 3000

3226 Treiten

3226 Treiten, Leuenberger Brigitte, Praxis Harmonia
Dorfstrasse 1, Tel. 032-313 73 20, Fax 032-313 73 21
home: www.albaleu.com email: bleuenberger@vtxmail.ch
Fussreflexzonenmassage, Pantha Yama Massage, Reiki, mediale Lebensberatung, Räuchern, Traumfänger-Werkstatt, Feuerlauf-Seminare, med. Produkte, Therapie, Beratung, Verkauf. BEMER Magnetfeldtherapie, Beratung, Vermietung, Verkauf.

3235 Erlach

3235 Erlach, Messerli Hansruedi, Naturheilpraktiker
Länge Reben 4, Tel. 032-338 19 43, home: www.augendiagnose.ch
Irisdiagnose, Augendiagnose, Baunscheidtieren, Fussreflexzonenmassage, Chinesische Kopfmassage, Wirbelsäulen-Basis-Ausgleich.
Mitglied SVNH, NVS.

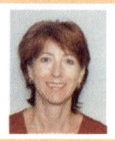

3250 Lyss

3250 Lyss, Gerber-Bär Barbara, Krankenschwester AKP+IP, Unterfeldweg 11, Postfach 278, Tel. 079-693 02 73, home: www.emindex.ch/barbara.gerberbaer
Original Bach-Blütentherapie IMS, Wirbelsäulen-Basis-Ausgleich, Kreative Kinesiologie IKBS, SVNH gepr. in Orginal Bach-Blütentherapie. A-Mitglied SVNH

3250 Lyss

3250 Lyss, Gesundheits- und Massagepraxis von Ballmoos Margrit, Med. Masseur FA SRK, Fabrikstrasse 9, Tel. 032-384 14 32
Medizinische Masseurin, WBA - Wirbelsäulen-Basis-Ausgleich, Fussreflex, Manuelle Lymphdrainage, Bindegewebsmassage, ayurvedische Massage, Schröpfen. Mitglied NVS-A, EMR (anerkannt), SVBM-A.

3250 Lyss

3250 Lyss, Schneider Ursula, VITANETIC INDIVIDUAL, Therapie + Prävention, Bielstrasse 29, Tel. 032-384 57 46
home: www.vitanetic.ch   email: vitanetic@bluewin.ch
Gesundheitsberatung, Therapie / Prävention: Atmung / Haltung / Beweglichkeit, Fitness Kraft / Beckenboden Frauen / Männer, Wirbelsäulentherapie Breuss / Dorn usw.

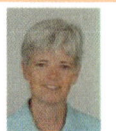

3250 Lyss, Sievi Ursula, Praxis für Kinesiologie und Gesundheit
Eigerweg 3, Tel. 032-385 18 60
home: www.emindex.ch/ursula.sievi   email: ursula_sievi@bluewin.ch
Dipl. Kinesiologin IKBS, Omega Gesundheitscoach nach Dr. Roy Martina, Entschlackung u. Entgiftung mit Body-Detox Elektrolyse Fussbad. Mitglied BVK.

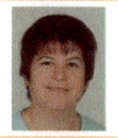

3251 Wengi b. Büren, Schlup Brigitta, Waltwil 38
Tel. 032-389 21 88, email: walter.schlup@bluewin.ch
Fussreflexzonenmassage, Klassische Massage, Wirbeltherapie nach Dorn, Energiearbeit. Mitglied SVNH.

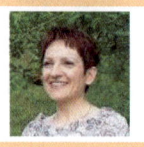

3252 Worben, Jaisli Brigitta, Dipl. Heilpraktikerin / Naturäztin NVS
Unterer Zelgweg 9, Tel. 032-385 14 49
home: www.emindex.ch/brigitta.jaisli   email: b.jaisli@bluewin.ch
Energetisch-statische Behandlung nach Radloff (APM), Lymphdrainage, Farbpunktur n. Peter Mandel, Cluster-Therapie, Fussreflexzonen-Therapie, Phytotherapie.
Mitglied EMR, NVS, VeT.

3252 Worben

3252 Worben, Walter Marianne, Krankenschwester,
Alkerenweg 14, Tel. + Fax 032-384 43 62, email: waltu@bluewin.ch
Colon-Hydro-Therapie (Darmbad) und Fussreflexzonentherapie nach Fr. Hanne Marquardt.

3257 Ammerzwil

3257 Ammerzwil, Aellig Margrietha, Erwachsenenbildnerin, Coach, Körpertherapeutin, Feld 6, Tel. 079-456 82 32, email: margrietha@gmx.ch
Hawaiianische Körperarbeit, LomiLomi, Flying/Hawaiianischer Kampfsport, Coaching/Beratung.

Adressen Plz 3000

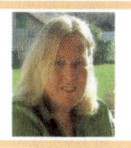

3257 Grossaffoltern, Peter Esther M., Int. dipl. Feng Shui Consultant FSC GB, Subergstrasse 9, Tel. 032-389 18 11, Fax 032-389 18 38
email : estherpeter@bluewin.ch
Erdheilungen, Feng Shui- Wohnraumberatungen, geschäftlicher Erfolg, Farbdesign, Waterdragon, Geomantie, Haus- und Erdharmonisierungen, Baurituale nach Prof. Dr. Jes T.Y. Lim.

3280 Murten

3280 Murten, Etzensberger Markus, Atelier Turmalin - Zentrum für sanfte Medizin, Freiburgstr. 25, Tel. 026-672 13 43
home: www.atelier-turmalin.ch   email: turmalin@dplanet.ch
Reiki, Grinberg-Methode, Zero-Balancing, Feuerläufe. Ich spreche deutsch, französisch, italienisch, englisch und spanisch. A-Mitglied SVNH, SVNH geprüft in Geistigem Heilen.

3280 Murten

3280 Murten, Graf Corinne, Dipl. Krankenschwester, APM Therapeutin, dipl. Masseurin, Rathausgasse 23, Tel. 026-670 44 68
Akupunkturmassage nach Radloff, Energetisch-Statische Behandlung, Klassische Massage, Ernährungs- und Gesundheitsberatung. Mitglied Verband Energetische Therapie.

3280 Murten

3280 Murten, Harnisch Christoph und Morgenthaler Patricia, ZEPE Zentrum Persönlichkeitsentwicklung, Erlachstrasse 8, Tel. 026-670 00 40,
Fax 026-670 00 43, home: www.zepe.ch
Beratung und Begleitung von Einzelpersonen, Partnerschaft und Teams mit verschiedenen Methoden: Voice Dialogue, Partnering, Schulungen und Teamtools, Universalenergie und Channeling.

3280 Murten

3280 Murten, Probst Daniel, Naturarzt NVS, Shiatsutherapeut SGS, Natura Vita, Hauptgasse 17, Tel. 026-670 05 05
home: www.naturavita.ch email: info@naturavita.ch
Körper- und Ohrakupunktur, Shiatsu (speziell bei Fibromyalgie nach Prof. Bauer), Phytotherapie, Ohrkerzen, Bachblüten, Schröpfen, Räucherung, Meditation, Mitglied NVS, SGS.

3280 Murten

3280 Murten, Sigrist Richard, Dipl. Integrativer Kinesiologe IKZ/Dipl. Ing. ETH Tioleyres 13, Tel. 026-670 47 55, Fax 026-672 26 76
home: www.zikubse.too.ch   email: zikubse@bluewin.ch
Integrative Kinesiologie. Einzelstunden. Mitglied SBVK, SVNH.

3286 Muntelier, Bibbia Beatrice, ARCOBALENO Gesundheitspraxis, Dorfmatt 1, Tel. 026-670 51 21
home: www.arcobaleno-gesundheit.ch   email: bibbia@datacomm.ch
Fussreflexzonenmassage, Manuelle Lymphdrainage, Klassische Massage, Wirbelsäulentherapie nach Breuss, Reiki-Meisterin (Kursangebot). Mitglied SVNH, ASCA.

3292 Busswil

3292 Busswil, Lüdi Susanne, Gesundheitspraxis
Tulpenweg 8, Tel. 079-578 45 11

Fussreflex-, Ayurveda-Massage, SVNH geprüft in Geistigem Heilen.

3293 Dotzigen

3293 Dotzigen, Krähenbühl Barbara, Kinesiologin
Riedweg 2b, Tel. 032-351 15 63
Energie-Balancen mit Hilfe von Touch for Health, Brain Gym, Neurale Organisationstechnik und Bachblüten. Mitglied Schw. Berufsverband für Kinesiologie I-ASK.

3294 Büren an der Aare, Frank Evelyn, Santéna - natürlich gesund
Akazienweg 10, Tel. 079-481 27 46
home: www.santena.ch   email: evelyn.frank@bluewin.ch
Bachblüten-Therapie, Breuss-Rücken-Massage, tib. Kopfmassage, Reiki-Energiefluss.

Adressen Plz 3000

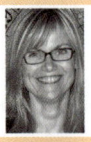

3294 Büren an der Aare, Moser Brigitte, geprüfte Astrologin SFER / Bachblüten Beraterin, Akazienweg 8a, Tel. 076-411 30 38, email: bri.moser@freesurf.ch

Das Horoskop zeigt Talente / Potentiale / Blockierungen auf. Beratung in Fragen der Persönlichkeit / Partnerschaft / Kinder / Jahrestrends. Mitglied Schweizer Astroforum (SAF). Ergänzend Bach-Blüten Beratung.

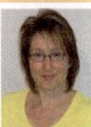

3296 Arch, Bratschi Danielle, Med. Masseurin FA SRK, Breitenstrasse 3, Tel. 032-679 04 79, home: www.db-praxis.ch   email: info@db-praxis.ch

Medizinische Massagen, Klassische Massage, Fussreflexzonen-Massage, Manuelle Lymphdrainage, Bindegewebsmassage, Mitglied NVS-A, EMR (anerkannt), SVBM.

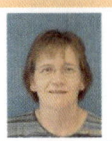

3297 Leuzigen, Hodel Franziska, Massage- und Gesundheitspraxis, Längenbergstrasse 2, Tel. 032-679 22 63, Fax 032-679 00 66
email: hodel.franziska@bluewin.ch

Akupunkt-Massage nach Penzel, manuelle Lymphdrainage, Myoreflextherapie.

3315 Kräiligen

3315 Kräiligen, Ast Verena, Masseurin med.
Rüttistrasse 27

Rückenmassage, Fussreflexzonen-Massage, Beratungen. Mitglied SVNH Bern.

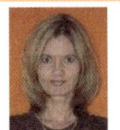

3323 Bäriswil, Kissling Sonja, FengShui-Beratung / HomeDesigns
Obere Rütte 17, Tel. 031-761 37 67, Fax 031-761 33 43
home: www.homedesigns.ch   email: info@homedesigns.ch

Mit dem Menschen im Mittelpunkt realisieren wir ganzheitliche Wohnharmonie um die Persönlichkeitsentwicklung zu fördern.

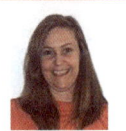

3324 Hindelbank, Rüfenacht Claudia, Dipl. Ayurveda-Massage-Therapeutin
Krauchthalstrasse 9, Tel. 034-411 27 33
home: www.ayurveda-klang.ch   email: c.ruefenacht@tiscali.ch

Ayurvedamassagen und -therapie, Konstitutionsbestimmmung, Ernährungsberatung, Klangtherapie, Kurse / Vorträge über Phytotherapie und Aromatherapie, Meditation, Stimmentfaltung-Obertongesang.

3326 Krauchthal

3326 Krauchthal, Iseli Alfred, Gesundheitspraxis
Birbach 9, Tel. 034-411 19 30, email: fred.iseli@bluewin.ch

Behandlung umweltbedingter Erkrankungen, wie Rückenprobleme, Allergien, unverträglichkeiten und toxische Belastungen, u. a. mit Bio-Resonanz. Kantonal anerkannter Heilpraktiker. NVS-A Mitglied.

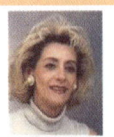

3360 Herzogenbuchsee, Horn-Hollenweger Carmen, Dipl. Farbtherapeutin, dipl. Kosmetikerin, Bettenhausenstr. 50, Tel. 062-961 83 91, Nat. 079-508 79 52
email: carmen-horn@bluewin.ch

Klassische Farbtherapie, Lichttherapie, Farbkonzepte für Familie, Arbeit, öffentliche Gebäude. Haarentfernung mit Erfolgsgarantie, Cuprose, Altersflecken. Mitgl. SVNH.

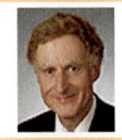

3360 Herzogenbuchsee, Lüchinger Tony, Praxis für Atlaslogie und Neue Homöopathie, Schulstrasse 1, Tel. 062-961 84 94, Fax 062-961 84 93
home: www.atlaslogiepraxis.ch
dipl.Atlaslogist SVFA; dipl.Lebensenergie-Therapeut LET/Neue Homöopathie n. Erich Körbler: mit Strichkombinationen (Vektoren) physische, emotionale, mentale Blockaden (Stress) lösen; Radionik; Geomantie.

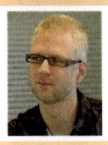

3360 Herzogenbuchsee, Odermatt Stephan, Kinesiologie & Neurofeedback / Biofeedback, Bitziusstrasse 4, Tel.+Fax 062-961 65 55
home: www.rfk.ch   email: info@rfk.ch

Einzelsitzungen, Schulung, Vorträge zu Kinesiologie / Neurofeedback (ADS; Lernen; Konzentration), Supervision, Hospitation für Neurofeedback. Mitglied KineSuisse, DGAK, ISNR, SAN, AAPB, NFS.

Adressen Plz 3000

3360 Herzogenbuchsee

3360 Herzogenbuchsee, Wahlen Beat, dipl. Psychologe / Therapeut
Industrieweg 2, Tel. 079-366 81 50, email: wahlen.1717@bluewin.ch
Gesprächstherapie, Autogenes Training, Hypnosetherapie, Lebensberatung.
Mitglied NVS, SAT, SGPH.

3368 Bleienbach

3368 Bleienbach, Bracher Doris, dipl. Masseurin / Reikilehrerin
Friedhofweg 1, Tel. 062-922 08 06
Hot-Stone-Massage, Klassische-Massage, Fussreflexzonenmassage, Tibetische-Massage, Reiki (Reiki-Kurse auf Anfrage).

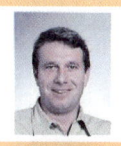

3380 Wangen an der Aare, Geiser Werner, Kinesiologie Tf H & Wellness/
Psychokinesiologie/Wirbeltherapie/Lebensberatung, Vorstadt 30,
Tel. 032-631 00 74, email: werner.geiser@bluewin.ch
Durch Psychokinesiologie, Probleme an ihrem Ursprung angehen. Kinesiologie, Stressabbau. Wirbeltherapie, den Menschen "aufrichten". Lebensberatung, neue WEGE suchen und gehen.

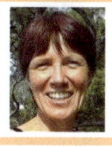

3380 Wangen an der Aare Obrecht Parisi Brigitte, Atem- & Körpertherapie (Middendorf), Vorstadt 8, Tel. 032-636 17 32, email: brigitte.obrecht@ggs.ch
Gruppenkurse und Einzelarbeit (Behandlung, Übungen, Gespräch) bei körperl. und seel. Beschwerden. Schwangerschaftsbegleitung, Geburtsvorbereitungen, Rückbildung. Mitglied SBAM, EMR, ASCA.

3380 Wangen an der Aare

3380 Wangen a. d. Aare, Rudin-Christen Beatrice, Med. Masseurin FA SRK
Vorstadt 8, Tel. 079-207 50 12, email: rudinfam@freesurf.ch
Klassische- und Bindegewebsmassage, manuelle Lymphdrainage, Cranio-Sacral-Therapie nach J. Upledger. Mitglied SVBM, SVNH.

3380 Wangen an der Aare

3380 Wangen an der Aare, Wyttenbach Maria, Therapeutin, Bachblüten- und Körpertherapie, Vorstadt 8, Tel. 079-418 52 93,
email: mia.wyttenbach@gmx.ch
Bachblütentherapie, Manuelle Lymphdrainage, Cranio-Sacral-Therapie in Ausbildung. EMR-anerkannt. Mitglied SVNH.

3400 Burgdorf

3400 Burgdorf, Anker Elke, Raum für Bewegung: Bahnhofstrasse 16, Praxis: Kirchbühl 16, Tel. 034-422 70 31
home: www.cranio-movement.ch   email: elke.anker@freesurf.ch
Craniosacrale Osteopathie / Craniosacral-Movement Therapie, Klang -Therapie, Trauma-Therapie, Bewegung und Tanz, Einzel- und Gruppenunterricht. Mitglied SDVC, NVS-A, EMR.

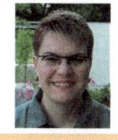

3400 Burgdorf, Hämmerli Marlen, Praxis HAMALI, Steinhof 7
Tel. 034-423 63 68, home: www.hamali.ch   email: marlen.haemmerli@besonet.ch
Klang-Massage-Therapie- u. Klangpädagogik nach Peter Hess, Heilrituale, geistiges Heilen, Life- und Job-Design, Zukunftsgestaltung, Workshops. Mitglied Europäischer Fachverband Klang-Massage-Therapie.

3400 Burgdorf

3400 Burgdorf, Szanto Frantisek, Docteur en Acupuncture, Dipl. Physiotherapeut, Oberburgstrasse 15, Tel. 034-423 17 10, Fax 034-423 17 11
home: www.szanto.ch   email: info@szanto.ch
Docteur en Acupuncture, Membre de l'Association Suisse des Praticiens de Médecine Traditionnelle Chinoise Europe-Shanghai-College, Akupunktur TCM, Physiotherapie, MTT, Endermologie LPG.

3400 Burgdorf

3400 Burgdorf, van Rensen und Neuenschwander Sigrid und Fritz, med u. selbständige Berater, Felseggstrasse 1, Tel. 034-445 57 44 & 423 31 00,
Fax 034-445 97 40
Magnetfeld-Therapie. Pulsierende Magnetfelder wirken bei Schmerzen, Osteoporose, Arthrose, Borreliose, Stoffwechsel, Immunsystem, MS, Frakturen etc. Ohne Chemie & Nebenwirkungen. Beratung & Infos.

Adressen Plz 3000

3414 Oberburg

3414 Oberburg, Grund Wenzel, Naturheiler
Pfisternstr. 19, Tel. 034-422 32 51, Fax 034-422 30 24
home: www.grund-hps.ch   email: grund.hps@bluemail.ch
Lebensenergetische Beratungen für Gesundheit, Stressablösungen und Erfolgsoptimierung. Ausbildungs-Seminare für Musik-Kinesiologie. A-Mitglied SVNH, SVNH geprüft in Kinesiologie.

3415 Hasle-Rüegsau

3415 Hasle-Rüegsau, Egger-Richli Katharina, Gesundheitsschwester / Dipl. Masseurin, Alpenstrasse 21, Tel. 034-461 47 41
Akupunktur-Massage, Energetisch-Statische Behandlung nach Radloff, Entspannungsmassage, Fussreflexzonen. A-Mitglied NVS.

3415 Hasle-Dorf

3415 Hasle-Dorf, Känzig Marcel, Med. Manual Therapeut, Musculi-Massagen
Dorfstrasse 50, Tel. 079-434 69 72
home: www.sportmed-aemme.ch   email: maercu@freesurf.ch
Klassische- und Sportmassage, Schwingkissen-Therapie, Manuelle Lymphdrainage, Reflexzonenmassage, SVBM und NVS Mitglied.

3415 Hasle-Rüegsau

3415 Hasle-Rüegsau, Ryser Erwin, Praxis Bodyfeet
Kirchmatte 4, Natel 078-725 64 61
Bioresonanztherapie, Akupunkturmassage, Körper- und Fussreflexzonenmassage. EMR anerkannt.

3415 Hasle-Rüegsau

3415 Hasle-Rüegsau, Schreyer Madeleine, ärztl. dipl. Masseurin
Winterseistr. 60, Tel. 034-461 35 95, email: madeleineschreyer@bluewin.ch
Klassische Massage, Energetische Massage nach Tibetischer Lehre, Fussreflexzonenmassage, Fussmassage nach N.D., Cranio Sacral Balancing (Babies bis Erwachsene), Facial Harmony.

3415 Hasle-Rüegsau, Tanner Sonja, Reinkarnationstherapeutin
Lützelflühstrasse 91, Tel. 034-461 42 00
home: www.reinkarnationsanalysen.ch   email: 1.sonne@bluemail.ch
Rückführungen. Mitglied SVNH, SVR.

3415 Hasle-Rüegsau

3415 Hasle-Rüegsau, Wegmüller Edith, med. Masseurin FA, SRK
Brunnmattstrasse 3, Tel. 034-461 09 11
Klassische Massage, Bindegewebsmassage, Lymphdrainage, Fussreflexzonenmassage, Schröpfen, APM-Energieausgleichsmassage, Dorn + Breuss-Massage. Mitglied NVS, SVBM.

3419 Biembach i. E., Friedli Sibylle, med. Masseurin FA SRK
Grossegg 611, Tel. 079-301 57 00
Klassische und Sport Massage, Bindegewebe-, Fussreflexzonen Massage, Lymphdrainage, Wassertherapien. Mitglied SVBM. Hausbesuche Burgdorf/Bern und Umgebung.

3421 Lyssach

3421 Lyssach, Christ Adelheid, Homöopathie
Burgdorfstrasse 37, Tel. 034-445 25 30

Homöopathie. Mitglied SVNH.

3421 Lyssach

3421 Lyssach, Friedli Verena, Geistiges Heilen, FH-Meditation, Tierkommunikation, Schulhausstrasse 14, Tel. 034-445 10 49, Fax 034-445 10 89
email: geistigesheilen@bluewin.ch
Übertragen der universellen Heilenergie; die Selbstheilungskräfte werden angeregt. SVNH-geprüft in Geistigem Heilen. Fernheilm. Helfe gerne auch Tieren mit Kontakt- + Fernbehandlung. Tierkommunikation.

Adressen Plz 3000

3422 Kirchberg

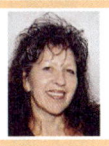

3422 Kirchberg, Herrmann Yvonne, Der Weg ins Licht
Kanalweg 10 A, Tel. 034-446 06 46, email: yvonne.herrmann@bluewin.ch
Geistheilen mit Marienenergie (nach der Lehre von Attilio Ferrara), Magnified Healing R Meister / Lehrerin, EMF-Practitioner Phasen I-IV, Reiki-Sitzungen. Seminare für Energiearbeit, Heilung und spirituelles Wachstum mit Einweihung in die Marienenergie.

3422 Kirchberg, Lingg Irène, Gesundheitspraxis
Hauptstrasse 16, Tel. 034-445 21 26, Natel 079-272 33 04
email: irenelingg@besonet.ch
Fussreflexzonenmassage mit Einbezug der Meridiane, EMF, Metamorphose, Reiki-Meisterin/Lehrerin. Mitglied EMR, SVNH, SVFM.

3422 Kirchberg

3422 Kirchberg, Schär Doris, Kinesiologie, Bachblütenberatung
Ersigenstrasse 2, Tel. 034-445 92 68, Natel 079-644 76 26
Kinesiologie Applied Physiology BIK, Bachblütenberatung IMS.
Mitglied SVNH, KinAP.

3422 Alchenflüh

3422 Alchenflüh, Scheidegger Alfred, Naturheiler, Therapeut
Hauptstrasse 25A, Tel. 034-445 51 29
home: www.schejenn.ch   email: schejenn@gmx.ch
autogenes Training, Meditation, Visionssuche, Lebensberatung, natürliche Heilmethoden, praktizierendes Mitglied SVNH.

3422 Kirchberg

3422 Kirchberg, Scheidegger Therese, Yogaschule Sadhana
Buetikofenstrasse 16 A, Tel. 034-445 62 44
home: www.yoga-kirchberg.ch   email: therese.s@bluewin.ch
Yoga, Meditation, Fusspflege, Fussreflexzonenmassage. Mitglied SYG.

3426 Aefligen

3426 Aefligen, Rubin Marie Thérèse, Gesundheitspraxis, Rubinenergie GmbH
Postfach 370, 3422 Kirchberg, Tel. 079-469 82 22
home: www.rubinenergie.ch   email: praxis@rubinenergie.ch
Gemeinschaftspraxis im Gemeindehaus Aefligen, Bioresonanz, Body-Energie-Check, Nabelreinigung, Lymphdrainage, Med. Massage, Seelsorge. Div. Kurse / Ausbildungen.

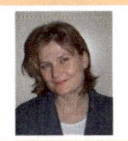

3432 Lützelflüh, Schwaninger Christine, div. Körpertherapien / Diplomierte Masseurin, Dorfstrasse 22, Tel. 079-573 83 42, email: christine@eggispan.ch
Klassische Massage, Sportmassage, Triggerpointtherapie, Fussreflexzonenmassage, HOT STONE Behandlungen, Schröpfen, Div. Wickel u. Kompressen.

3436 Zollbrück

3436 Zollbrück, Leibundgut Irma, Krankenschwester
Längmattstrasse 2, Tel. 034-496 82 40
Fussreflexzonen-Massage, Ohrmassage mit Ohrkerzenbehandlung, Narbenpflege und Narbenentstörung. Mitglied SVNH.

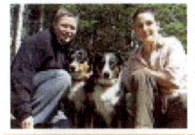

3453 Heimisbach, Lenk Manuela und Zeilinger Karin, Tierkommunikation u. Mediale Beratungen u. Kurse, Chramershus Schache 39, Tel. 034-431 22 45
home: www.kristall-arche.ch   email: info@kristall-arche.ch
Tierkommunikation und Mediale Beratung. Wir bieten laufend immer wieder Kurse an, zum Wiedererlernen der telepathischen Kommunikation mit Tieren, Engeln, der Natur und den Naturgeistern.

3510 Konolfingen, Kollien Christine
Kreuzplatz 6, Tel. 076-325 05 78, email: ch_kollien@hotmail.com
Ärztl. dipl. Masseurin in klass. und Reflexzonenmassage löst ihre Verspannungen und behandelt sie mit 2. Grad Reiki auf energetischer Ebene auch mit Fernbehandlung. Mo, Di, Mi: 19:00h - 21:00h.

Adressen Plz 3000

3510 Konolfingen

3510 Konolfingen, Portner Marianne, Mal- Kunsttherapeutin
Unterdorfstrasse 3, Tel. 031-791 17 46
home: www.malenundgestalten.ch   email: marianneportner@bluewin.ch
Freies Malen in Gruppen, Einzeltherapie, kreatives Tätig sein verbindet uns mit unserer Lebenskraft. Mitglied GPK.

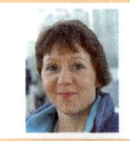

3512 Walkringen, Kilchenmann-Hofer Marianne, Drogistin / Atemtherapeutin
Sunnedörfli 42, Tel. 031-701 35 57
home: www.atmenundbewegen.ch   email: info@atmenundbewegen.ch
Atemtherapie nach Klara Wolf / Reflexzonentherapie nach Hanne Marquardt / Kopfweh- und Migränebehandlung / Energieausgleichsbehandlung. von Krankenkassen anerkannt. Mitglied Fachverband IAB Meth. Wolf.

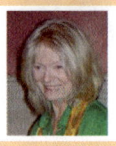

3550 Langnau i. E., Sommer Carole, White Eagle Stern-Zentrum Schweiz
Höheweg 13, Tel.+ Fax 034-402 36 36
home: www.whiteagle.ch   email: whiteagle.schweiz@tiscali.ch
Ein Pfad spiritueller Entfaltung durch Dienen. Meditation, Fern- + Kontaktheilen für Menschen, Tiere + Umwelt; Tage der Einkehr, Kurse, Bücher, Beratungen.

3550 Langnau

3550 Langnau, Steck Monika, Atem-, Mal- und Imaginationstherapeutin
Dorfstrasse 5, Tel. 034-402 63 58, email: ms.ausdrucksmalen@bluewin.ch
Malgruppen: Ausdrucksmalen für Kinder und Erwachsene, Einzelsitzungen, Thematische Kurse.

3550 Langnau

3550 Langnau, Strelka Gerda Michaela, med. Masseurin FA
Bernstrasse 33, Tel. 034-402 11 65, email: gerdastrelka@solnet.ch
med. Massagen, Bachblüten, Farbpunktur, Qi Gong, Beckenbodentraining, Meditationen. Mitglied SVBM, NVS-A.

3600 Thun

3600 Thun, Abele Georg, Therapeut
Frutigenstrasse 24, Tel. 033-223 23 57, Fax 033-221 56 93
home: www.georg-abele.ch   email: mail@georg-abele.ch
Heilmassage, Core-Energetics-Therapie, Systemische Aufstellungen.
Mitglied SVBM, BSO.

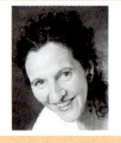

3600 Thun, Aebersold Karin, Kinesiologin und Lehrerin
Praxisgemeinschaft, Aarestrasse 40, Tel. 033-243 20 47
home: www.kinesiologie-aebersold.ch   email: info@kinesiologie-aebersold.ch
Kinesiologie, Lernberatung, Psychosomatische Energetik, Kursleiterin Touch for health, Mitglied KineSuisse. EMR, Krankenkassen anerkannt.

3600 Thun

3600 Thun, Aenishänslin Ruth, Praxis für Polarity Therapie
Brahmsweg 7A, Tel. 033-222 23 15
Polarity Therapie, Impulse Work, Freies Bewegen, Meditatives Tanzen. Einzelarbeit, verschiedene Kursangebote. Mitglied PoVS.

3600 Thun

3600 Thun, Bader Salome F., Naturheilerin
Freienhofgasse 1, Aarequai, Tel. 033-222 66 26
home: www.naturheilkunst.ch   email: salome.bader@naturheilkunst.ch
Regenerations-Energie, Fussreflexzonen-Massage, Klangtherapie mit Stimmgabeln, Reiki, Bach-Blüten. A-Mitglied SVNH, SVNH geprüft in Fussreflexzonen-Massage.

3600 Thun

3600 Thun, Bühler-Brunner Evelyne, dipl. Polarity Therapeutin, dipl. Pflegefachfrau, Goldiwilstrasse 8M, Tel. 033-221 49 90
email: buehlerevelyne@bluewin.ch
Dipl. Polarity Therapeutin, dipl. Pflegefachfrau, Polarity Körper- und Energiearbeit, Prozessbegleitung. Mitglied PoVS, SBK.

Adressen Plz 3000

3600 Thun
3600 Thun, Burgener Clara, dipl. Mal- u. Gestaltungstherapeutin, Ausbildnerin
Scheibenstrasse 3, Tel. 033-223 39 40 Fax 033-223 39 51
home: www.creonda.ch   email: info@creonda.ch
Atelier Freies Malen, lösungsorientierte Mal- und Gestaltungstherapie, Einzelpersonen oder fortlaufende Semestergruppen, GPK Mitglied, Diplomlehrgang in lösungsorientierter Mal- und Gestaltungstherapie.

3600 Thun
3600 Thun, Caldwell Bruce, Praxis Olive, Scherzlweg 10, Tel. 033-222 19 18,
Fax 033-222 19 23, home: www.emindex.ch/bruce.caldwell
email: praxis.olive@vtxmail.ch   Manuelle Medizin, Klassische Massage, Wirbelsäule/Cranio-Sacral, Reflexzonen- und Bindegewebemassage, Manuelle Lymphdrainage, Ayurvedische Therapien, Asiatische Körper- und Energiearbeit. Mitglied: NVS, SVNH, SVBM, SVAKE, VNS und EMR annerkant.

3600 Thun
3600 Thun, Eicher Isabelle, Shiatsutherapeutin
Waisenhausstrasse 3a, Tel. 033-453 00 30
Dipl. Kinderkrankenschwester, Dipl. Shiatsutherapeutin.
Mitglied NVS, SGS, EMR.

3600 Thun, Fahrni Judith, Dipl. Shiatsu-Therapeutin
Freienhofgasse 7, Tel. 079-403 97 19
home: www.emindex.ch/judith.fahrni   email: fahrni-blaser@freesurf.ch
Shiatsu, Quantum-Bodywork, Fussrefelexzonenmassage, Wirbeltherapie nach Dorn, Breussmassage, Moxa, Schröpfen, GuaSha, Reiki, Mitglied SGS, SVNH, ASCA, EMR, Krankenkassen anerkannt.

3600 Thun, Fischer-Russo Manuela, AARE-PRAXIS Therapeutin
Panoramastr. 1 A, Tel. 033-222 86 86, Fax...68, email: russom@bluewin.ch
Endermologie: Behandlung für Cellulite, Bodyforming, Hautstraffung, Ödem, Narben. Stoffwechsel-Kreislauf Anregung im Therapie-, Sport- & Wellnessbereich. Ernährungs- & Lebenstherapie als Ursachenforschung.

3600 Thun, Fridli-Haas Susanne, Naturheilpraktikerin, Niesenblickstrasse 1,
Tel. 033-223 18 10, home: www.vidasana.ch   email: sfridli@vidasana.ch
Wirbelsäulentherapie, Akupunktur/Akupressur, Ohrakupunktur, Moxen, Aschner Methoden, Homöopathische Beratung, Phytotherapie, Ernährungsberatung.
Mitglied NVS.

3600 Thun
3600 Thun, Frisch Hannelore, Praxis für Naturheilmethoden EMR
Länggasse 1 A, Tel. 033-222 46 04, email: frisch@szs.ch
Akupunktur, Akupunkturmassage, Osteopathie, Wirbelsäulenth., Narbenentstörung: Nacken/Rücken, Ischias, Migräne, Schwindel, Zähneknirschen, Bettnässen, PMS, Raucherentwöhnung etc. KK Zusatzvers. Mitglied Internationaler Therapeutenverband, APM nach Penzel.

3600 Thun, Gempeler Alfred, Dipl. El. Ing. HTL / Betrw. Ing HTL/NDS,
Scheibenstrasse 3, Tel. 033-221 78 76, Natel 079-292 54 50
home: www.amana.ch   email: f.gempeler@bluewin.ch
Geistheilen, Psycho-Kinesiologie, Coaching, Familienstellen. Zertifizierter Coach. SVNH geprüft in Geistheilen, Schamanische Seminare. Mitglied VNS.

3600 Thun, Goumaz Silvia, Dipl. Shiatsu-Therapeutin, Freienhofgasse 7,
Praxisgemeinschaft, Tel. 079-707 09 75, email: sgoumaz@hotmail.com
Shiatsu und Quantum Bodywork - Die Kunst des Berührens - Aroma Shiatsu Ölmassage und Thaimassage. Krankenkassen anerkannt, SVNH geprüft in Shiatsu. Mitglied SGS, SVNH.

3600 Thun, Hegg-Hoffmann Jenny, Tao Zentrum Thun
Schulhausstrasse 13, Tel. 041-620 85 88
home: www.tao-zentrum.ch   email: info@tao-zentrum.ch
Tai Chi Chuan, Yang Stil in Kombination mit dem I Ging; Push Hands, Meditationen, QiGong; Wochenendkurse ab 2./3. September 2006; Gesundheit und Lebensfreude durch entspannte Bewegungsabläufe.

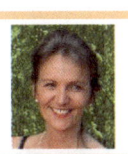

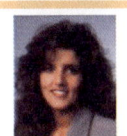

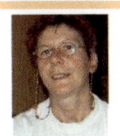

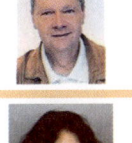

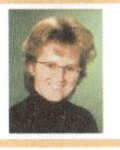

Adressen Plz 3000

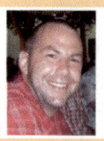

3600 Thun, Infanger Fredy, Therapeut, Praxis für Psycho-Kinesiologie
Niesenstrasse 36, Tel/Fax 033-534 34 61
home: www.imelona.ch   email: infanger@dplanet.ch
Seminarorganisation, Aufdecken und lösen von Psychischen Konflikten, Organisation von Reisen nach Ungarn für Zahnbehandlungen. www.dentalreisen.ch

3600 Thun

3600 Thun, Marti Draga, Dr.med. Akupunktur & TCM "ASA"
Länggasse 1, Tel. 033-222 75 15, Fax 033-221 80 46
home: www.marti-inst.bluewin.ch   email: martilaser@bluewin.ch
Schweiz. Aerztegesellschaft für Akupunktur "ASA". NVS-A-Mitglied. Mitglied Suisse Association Laser Therapie und diverse.

3600 Thun

3600 Thun, Marti P.H.Peter, Heilpraktiker & Dozent
Länggasse 1, Tel. 033-222 75 85, Fax 033-221 46 80
home: www.marti-inst.bluewin.ch   email: martilaser@bluewin.ch
Naturärzte Vereinigung der Schweiz NVS-A-Mitglied. Treasurer Swiss Association Laser Therapy. Mitglied World Association of Laser Therapy. Mitglied Freier Verband Deutscher Heilpraktiker & Diverse.

3600 Thun

3600 Thun, Max Witschi + Partner GmbH, Pranic-Healing n. Choa Kok Sui,
Obere Hauptgasse 89, Tel. 033-223 88 88
home: www.hsv.ch   email: info@hsv.ch
Pranic Healing, Feng Shui nach Master Choa Kok Sui, Radiästhesie.
Mitglied SVNH.

3600 Thun, Meier Susanne, Schamanin
Hohmadstrasse 47, Tel. 079-358 51 09
home: www.erdenstein.net   email: sue.meier@hispeed.ch
Ich arbeite als schamanische Heilerin in Einzelsitzung, Partner- + Familienarbeit, Seminare und Heilrituale, Schwitzhütten und Trommelbauworkshop's.

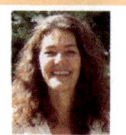

3600 Thun, Opprecht Monika, Praxis Olive, Kinesiologie/Paar u. Familientherapie, Scherzligweg 10, Tel. 033-222 19 18, Fax 033-222 19 23
home: www.praxis-olive.ch   email: mail@praxis-olive.ch
Systemische Paar und Familientherapie, Kinesiologie und Körpertherapie, Seminare und Workshops. Mitglied SVBM, SVNH, DGAK, EMR.

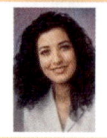

3600 Thun, Schahpari Leyla, Dipl. Mal - und Gestaltungstherapeutin,
Obere Hauptgasse 5, Tel. 079-311 06 73, email: leyla.schahpari@conejos.ch
Sich wahrnehmen und mitteilen. Hindernisse sprengen, verdrängte Gefühle und Ängste im gestalt. Dialog Ausdruck geben. SCHNUPPERN GRATIS. neu: psych. Kommunikation und Gesprächsführung i.A, FSB Julia Onken.

3600 Thun

3600 Thun, stella maris, Schule für heilende Künste
Bälliz 67, Tel. 033-221 52 20, Fax 032-677 22 75
home: www.stellamaris.ch   email: stella.maris@hispeed.ch
Ausbildungszentrum für Atem-, Mal- und Imaginationstherapie, Traumarbeit und Meditation. Mitglied SVNH.

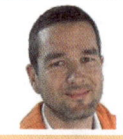

3600 Thun, Wenger Rolf, kant. appr. Heilpraktiker, Frutigenstrasse 2A
Tel. 033-221 77 47, www.prohumanitas.ch   email: mail@prohumanitas.ch
Die Regulations-Diagnostik dient für einen ganzheitlichen Therapieplan: Wirbelsäulenbehandlung, Diätetik-Beratung, Autogenes Training, Bioresonanz- und Phytotherapie, Isopathie, Psycho-Kinesiologie. Mitglied NVS, SVNH, VNS, EMR. Krankenkassen anerkannt.

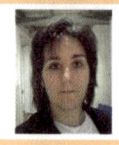

3600 Thun, Woodtli Sandra, Vital Therapie SanWo
Obere Hauptgasse 89, Natel 079 379 65 94
Klass. Gesundheitsmassage, Fussreflexzonenmassage, Wirbelsäulentherapie nach Dorn & Breuss, Ohrkerzenbehandlung, Narbenpflege & Narbenentstörung, Reiki. Mitglied SVBM.

Adressen Plz 3000

3600 Thun
3600 Thun, Zweifel Martin, Zentrum für bioenergetische Medizin
Grabenstrasse 4, Tel. 033-221 88 01, Fax 033-221 88 02
email: info@zbem.ch
Kant. appr. Heilpraktiker, Applied Kinesiology (ICAK).

3604 Thun
3604 Thun, Büchner Evenly, Naturärztin
Neufeldstrasse 10 B, Tel. 033-336 82 24, Natel 079-332 55 40
Naturheilpraktikerin, Sumathu Therapeutin, Fussreflexzonenmassage, Ganzkörpermassage, Aromatherapie, Lymphdrainage, Kopfweh-Migränetherapie, Wirbeltherapie nach Dorn und Breuss, Schröpfen. Mitglied ASCA, EMR, SVBM, NVS.

3604 Thun
3604 Thun, Eltschinger Anna, Medela Praxis für Körper und Energiearbeit,
Schulstrasse 26, Tel. 033-243 27 20, email: freitagsseminar@bluewin.ch
Behandlungsschwerpunkte sind: Schockauflösungen nach Schleudertrauma, Narbenentstörung, Schmerzlinderung durch Holistisches geistiges Heilen, Energie und Kristalltherapie, Mediale Beratungen.

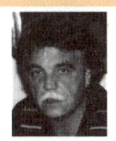

3604 Thun, Haueter Roland, Praxiszentrum: Körpertherapeut / Sozialarbeiter
Schulhausstrasse 13, Tel. 033-336 94 71, Natel 079-485 56 89
home: www.sinnlicht.ch.tf email: rhaueter@swissonline.ch
Praxis für Biodynamische Psychologie und Körperarbeit (Gerda Boyesen). Einzelsitzungen in "Biodynamischer Körpertherapie und Massage, Meditation Energiearbeit, Kurse und Seminare. Mitglied SBBP".

3604 Thun
3604 Thun, Hesselbarth Annette, "Praxis am Blumenweg" Blumenweg 10,
Tel./Fax 033-335 17 30, Natel 079-439 70 54, email: a.hesselbarth@gmx.net
Körperarbeit an Land und im Wasser (IKA/KiW), Fussreflexzonen-Behandlung, Impuls-Massage, Dorn/Breuss Methode, Reiki, Hopi-Ohrkerzen, Hebammenpraxis. Mitglied SGK, SHV, Reiki Schweiz.

3604 Thun
3604 Thun, Inäbnit Susanne, Praktische Psychologin + AT Lehrerin
Heckenweg 24, Tel.+Fax 033-336 53 47
Praktische Psychologie, Reiki, Autogenes Training, Hypnotherapie (Hypnose), Meditation. Mitglied SVNH.

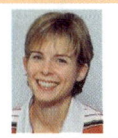

3604 Thun, Sommer-Christen Brigitte, Drogistin und Therapeutin
Buchholzstrasse 26, Tel. 079-687 78 82
Manuelle klinische Lymphdrainage inkl. Bandagierung (Ausbildung an Spezialklinik für Lymphologie in D), Klass. Massage, Fussreflexzonenmassage, diverse Wirbeltherapien. EMR anerkannt.

3604 Thun
3604 Thun, Staudenmann-Gallob Yvonne, Praxis für Alternativ - Methoden, Naturärztin SPAK, dipl. Körpertherapeutin, Buchholzstrasse 74E
Tel. 033-223 57 23, email: praxis.alternativ.methoden@hispeed.ch
Div. manuelle Körpertherapien, Narbenentstören (auch alte), Meridian-Therapie, Naturheilkundliche Behandlungen, Licht-/ Farblichttherapie.

3608 Thun
3608 Thun, Schöpfer Marlyse, body & foot Praxis, Thierachernweg 2 a,
Tel. 033-335 19 19, Fax 033-335 19 05, email: marlyse.schoepfer@gmx.ch
Fusspflege, Fussreflex Fussmassagen nach N.D., Licht- und Farbtherapie AGP, Bachblüten, Schüsslersalze, Magnetfeld-Resonanz-Therapie, Naturheilmittel. Mitglied SVNH.

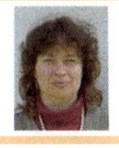

3612 Steffisburg (Thun)/BE, Berger Regula Christine, Apothekerin, Gesangstherapeutin (Werbeck) Sängerin, Brauereiweg 6, Tel. 033-438 11 13
home: www.lebenlernen.ch email: r.berger@lebenlernen.ch
Atemtypengerechte (sol/lunar) Stimm-/ Körperarbeit. Gruppe / Einzeltherapie aktiv oder als Klangfussmassagen (Torf/aether. Öle) / Herstellung von individuellen homöop. Frischpflanzen / Edelsteinpotenzen, NVS-A, EMR.

Adressen Plz 3000

3624 Goldiwil

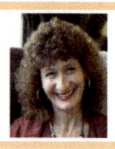

3624 Goldiwil, Blaser-Monnard Martine, Lehrerin im Gesundheitswesen, Yogalehrerin, NLP, Hubelmatt 19, Tel. 033-442 10 34
home: www.ressourcen-quelle.ch   email: info@ressourcen-quelle.ch
Ressourcen Quelle: Hatha - Yoga plus. Body-Mind-Coaching: Einzelberatung mit NLP-Coaching, Körperübungen, Entspannungstechniken und Reiki. Seminare.

3624 Goldiwil, Tschanz Karin, Shiatsu-Therapeutin
Stegacker 40, Tel. 033-442 16 50, email: karin.tschanz@pop.agri.ch
Shiatsu-Therapie, dipl. Shiatsutherapeutin des Europäischen Shiatsu Instituts (ESI). Mitglied Shiatsu Gesellschaft Schweiz (SGS).

3625 Heiligenschwendi

3625 Heiligenschwendi, Schären J.S., Heiler
Haltenegg, Tel. 033-243 22 88, email: j.s.schaeren@bluewin.ch
Geistiges Heilen, Hypnose-Therapie, Akupunktur.
Mitglied SVNH 852, NVS 318.

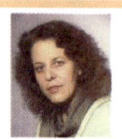

3625 Heiligenschwendi, Urfer Renate, Dipl. Naturärztin, Gesundheitspraxis Cholere, Cholere, Tel.+ Fax 033-243 27 83
home: www.cholere.ch   email: cholere@bluewin.ch
Rückenbehandlung Dorn/Breuss, geistiges Heilen, Reiki, (Kurse auf Anfrage), spirituelle Begleitung in Krisensituationen, Chakra- und Energiearbeit. Mitglied SVNH.

3627 Heimberg

3627 Heimberg, Massagepraxis Steiner Urs, dipl. Masseur
Amselweg 17 A, Tel. 079-563 21 37
homepage.swissonline.net/steiner.urs   email: steiner.urs@swissonline.ch
Massagen, Lymphdrainage, El. Akupunktur, Farbtherapie. Mitglied SVNH.

3627 Heimberg, Peter Astrid, Naturheilpraxis
Ahornistrasse 1, Tel. 033-437 69 40
Med. Massage, TCM, Fussreflexzonen, Ausleitverfahren, Bach Blüten.
Mitglied NVS-A, SVNH, EMR.

3628 Uttigen

3628 Uttigen, Rohrbach Marlene, APM + AN MO TUI NA Therapeutin, Dipl. Krankenschwester, Niesenweg 9, Tel. 033-345 38 89
Akupunkt-Massage n. Penzel, AN MO TUI NA-chinesische Körpertherapie, Ohr + Schüdelakupunktur. Mitglied SBO TCM.

3629 Oppligen

3629 Oppligen, Lüthi Andreas, Dipl. Lebensberater / Dipl. Mentaltrainer
Bärglweg 13, Tel. 079-607 34 33, Fax 031-781 38 47
home: www.andreas-luethi.com   email: andreas.luethi@solnet.ch
Dipl. Lebensberater. Als Ursachenforscher nehme ich Ihre Krankeit als Symptom wahr. Ich werde aber viel tiefer auf den Grund gehen. Wo kommt die Ursache her.

3635 Uebeschi

3635 Uebeschi, Lüthi Liselotte, Reiki-Meisterin, Lehrerin, ärztl. dipl. Therapeutin, Lindenbühl 153, Tel. 033-222 38 83, Natel 079-360 39 69
email: liselotte.luethi@bluewin.ch
Heilmassage, Fussreflexzonenmassage, Reiki-Einzelsitzungen- und Seminare, Geistiges Heilen, spirituelle Lebensberatung. A-Mitglied SVNH, SVNH geprüft in Heilmassage und Geistigem Heilen.

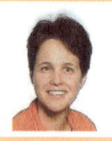

3638 Blumenstein, Hadorn Daniela, Praxis Lotus
Wäsemligasse 1, Tel. 033-356 08 60
Naturheilkundliche Therapeutin, med. Masseurin FA SRK, Dorntherapie, man. Lymphdrainage, Bindegewebsmassage, Klangtherapie mit Stimmgabeln, Hot Stone. Mitglied NVS.

Adressen Plz 3000

3645 Gwatt

3645 Gwatt, Schüpbach Roland, Shiatsu + Tai Chi
Schorenstrasse 58, Tel. 033-335 73 74
www.praxisfuerkoerperarbeit.ch   email: roland.schuepbach@freesurf.ch
Shiatsu-Therapeut, Tai Chi Lehrer. Mitglied SGS.

3652 Hilterfingen

3652 Hilterfingen, Garo Ursula, Kinesiologin, Familienaufstellerin, PoV-Trainerin, Künstlerin, Dorfstrasse 9, Tel./Fax 033-243 50 90
home: www.ursulagaro.ch   email: ursulagaro@freesurf.ch
Systemische Aufstellungen, Organisationsaufstellungen, 1- und 2 Tages Seminare der Psychologie der Vision (PoV) n. Chuck Spezzano, STEPS TO LEADERSHIP Training, Energiebilder, Mitglied IASK.

3652 Hilterfingen, Hamstra Suzanne, Therapeutin, med. Produkteberaterin, Wiesenweg 18, Tel. 033-442 19 13, Fax 033-442 19 72
email: s.hamstra@hamstra.ch
Magnetfeldtherapie BEMER mit Beratung und Vorführung, Elektrosmog-Messung. Fussreflex- und Ganzkörpermassage. Mitglied SVNH.

3653 Oberhofen, Sigrist Christine, Kinesiologin, Fitnesspark Oberhofen, Staatsstrasse 34, Tel. 079-417 16 72
home: www.cs-kinesiologie.ch   email: info@cs-kinesiologie.ch
Kinesiologie, Lösungsorientierte Beratung, Körpermassagen mit ätherischen Aromen, Edelsteinen, Bachblüten, Klangschalen, Prana Healing, Reiki, Ohrkerzentherapie. Mitglied NVS, SVNH. www.fitnesspark-oberhofen.ch

3654 Gunten

3654 Gunten, Glatthard Andrea, Homöopathin, Heilpraktikerin
Örtlimattweg 5, Tel. 033-251 26 84,
home: www.loek.ch   email: andrea.glatthard@hispeed.ch
Klassische Homöopathie, Ausbildung: an der Clemens von Bönninghausen-Akademie und in Lösungsorientierter Gesprächsführung. Mitglied VKH, CVB, NVS, EMR.

3654 Gunten

3654 Gunten, Müller Johanna, Ayurveda Massage, Lebensberatungen,
Im Stotzigenacker, Tel. 033-251 43 20, email: johannamueller@freesurf.ch
Lebensberatung + Geistheilen SVNH gepr., Mediale Beratung, Ayurveda Massagen, Reinkarnation + Hypnose Therapie, Vorträge - Seminare.

3661 Uetendorf

3661 Uetendorf, Dauwalder Karln, Praktizierende der Aquatischen Körperarbeit, Uttigenstrasse 34, Tel. 033-345 71 57, email: karindauwalder@gmx.ch
Ich praktiziere Wassershiatsu und Wassertanzen seit 10 Jahren in Bern und nun auch in Meiringen. Diese Therapieform findet in 35°warmen Wasser statt. Sie werden massiert, mobilisiert, gedehnt und getragen.

3662 Seftigen

3662 Seftigen, Lüthi Ursula, Lichtinsel für Heilung u. spirituelles Bewusstsein, Wydmatt 28, Tel. 079-287 99 92, email: ursula.l@swissonline.ch

intuitive Heilmassage, spirituelles Heilen und Lebensberatung, Lichtarbeit.

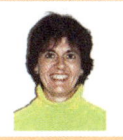

3665 Wattenwil, Feldmann Franziska, dipl. psychologische Lebensberaterin
Obere Zelg 10, Tel. 079-654 84 33
www.psychologische-lebensberatung.ch   email: franziska.feldmann@tiscali.ch
Lebensberatung zur Selbst- und Fremdhilfe! Mit Fachwissen und Einfühlungsvermögen helfe ich Ihnen Ängste, Stress und Unruhe abzubauen und Ihr Selbstvertrauen zu stärken! Begegnung mit den Inneren Kind!

3665 Wattenwil

3665 Wattenwil, Kyburz Ursula + Regina, Bioresonanzpraxis, Heilpraktiker, Hölzliweg 5, Tel. 033-356 32 10, Fax 033-356 02 52
home: www.keepkalm.ch   email: keepkalm@datacomm.ch
Energetische Medizin-Bioresonanz, NOT (Neurale Org. technik), Seminarleiterin KeepKalm, Schwingungsampullenherstellerin, Massagen, Moxa, Schröpfen, Dorn, Sumathu. Mitglied SVNH, BVMG, NVS.

Adressen Plz 3000

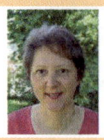

3665 Wattenwil, Müller-Hofmänner Brigitte, Polarity-Therapeutin
Bodenacker 2, Tel. 033-356 08 80, email: muellerbewa@swissonline.ch
POLARITY THERAPIE - ganzheitliche Energie- und Körperarbeit, Trauma-Arbeit, Familienstellen (Einzelarbeit und Seminare). Mitglied POVS, NVS-A.

3671 Herbligen

3671 Herbligen, Beutler Romy, Praxis Natura Naturheilpraktikerin
Hauptstrasse 14, Tel. 031-771 39 68, Fax 031-771 39 14
email: rosmarie.beutler@bluewin.ch
Med. klassische Massagen. Trigger-Punktmassage, Fussreflexzonenmassage, Aroma-Massage. Kassenanerkannt. Kosmetische Fusspflege.

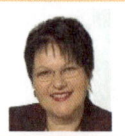

3700 Spiez, Benz Denise, Wellnesspraxis-soleil Krankenpflegerin FA SRK, Neumattstrasse 8, Tel./Fax 033-654 03 31
home: www.wellnesspraxis-soleil.ch.vu   email: DeBe201@hispeed.ch
Fussreflexzonenmassage, Fusspflege, Kopfweh-/ Migränemassage, Schröpfen, Reiki, Moxibutation, Rücken-/ Nackenmassage, Hot Stone, Kräuterstempelmassage. ASCA Krankenkasse anerkannt.

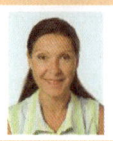

3700 Spiez, Bürki Ana Maria, Praxis in Spiez und Bern, Oberlandstrasse 7
Tel. 033-654 96 36, Natel 078-859 77 10, email: jaguar46@hotmail.com
Dipl. Craniosacral-Therapeutin. Erwachsene, Kinder und Säuglinge, lösungs- und ressourcenorientierter Ansatz. Lebens- und Trauerumwandlung, bei Trauma und Verlust. Spirituelle-energetische Heilmassage, Prozessbegleitung. Mitglied EMR, ASCA, EGK.

3700 Spiez

3700 Spiez, Häderli - von Moos Margrit, dipl. Atlaslogistin
Richtiweg 6, Tel. 033-654 06 91
Atlaslogie (nach Walter Landis) schafft Voraussetzung für Wohlbefinden, ermöglicht den inneren Kräften, der Lebensenergie freien Fluss. Atlaslogie ist keine Symptombekämpfung und keine Manipulation.

3700 Spiez

3700 Spiez, Ischi Katharina, Lebensberatung, Chakra- u. Körperenergiearbeit, Oberlandstrasse 7, Tel. 033-657 18 90
home: www.calanestar.ch   email: k.ischi@calanestar.ch
Verbesserte Lebensqualität durch mediale Lebensberatung und Heilbehandlungen, gezielte analytische Gespräche, Chakra- und Körperenergiearbeit. Seminare zum Thema: Wie gehe ich mit meiner Spiritualität um.

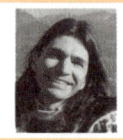

3700 Spiez, Stirnimann Guido, Dipl. Naturheiltherapeut, Praxis für Schamanismus, Oberlandstr. 21, Tel. 033-223 12 90,   www.schamanisch-heilen.ch
Schamanische Heilarbeit für Kinder, Einzelpersonen und Paare, Shamanic Counseling, Ritualarbeit, psychologisch orientierte Beratung und Begleitung, Seelenrückholung nach Sandra Ingerman, u.a.

3700 Spiez

3700 Spiez, Zurbuchen Sonja, Dipl. Craniosacral-Therapeutin
Oberlandstrasse 7, Tel. 033-671 59 87, Fax 033-671 59 74
home: www.todolindo.ch   email: info@todolindo.ch
Craniosacral-Therapie, Ernährungs- und Gesundheitsberatung, Kurse. Mitglied Cranio Suisse und UGB.

3703 Aeschi b. Spiez, Thielmann Dietmar, med. Masseur FA, Theologe
Wachthubel 372, Tel. 033-654 65 43, Fax 033-654 65 39
home: www.sportmassage.ch   email: info@sportmassage.ch
Esalen-Massage, Fussreflexzonen-Therapie, Lymphdrainage, Healing Touch, Kurse für Sportmassage und Partnermassage, Verwöhntage: auftanken.com

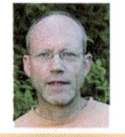

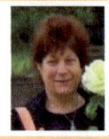

3705 Faulensee, Aeschlimann Therese, Naturärztin, Heilpraktikerin, Kirschgartenstrasse 43, Tel. 033-654 75 24, email: taeschlimann@gmx.ch
SUMATHU, diverse Massagen, Lymphdrainage, Reflexzonenmassage, Cranio-Sacral-Therapie, Ausleitverfahren, Bachblüten, Gespräche. Mitglied NVS, SVBM, SVNH.

Adressen Plz 3000

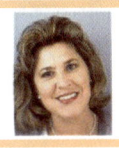

3705 Faulensee, Schlauri-Mitterer Astrid, Naturärztin, Heilpraktikerin, Allmendweg 2, Tel. / Fax 033-654 78 08, email: praxis.a.schlauri@swissonline.ch
Colon-Hydro-Therapie = Darmreinigung, Bioresonanz-Therapie, med. Massagen, Sauerstoff-Therapie, Fastenwanderung, Akupunktur, Psychol. Beratung. Mitglied NVS, SBGT, VCHTS, EMR.

3714 Frutigen

3714 Frutigen, Habegger Annemarie, Atem- und Bewegungspädagogin, Ahornstrasse 3, Tel. 033-671 25 05, email: habeggerhu@bluewin.ch
Therapie für Atmung und Bewegung. Praktizierende der Spiraldynamik spezialisiert für Fusskorrektur. Mitglied IAB.

3714 Frutigen

3714 Frutigen, Illy Erika, Naturheilpraxis, Prastenstr. 7, Postfach 143, Tel. 033-671 38 80, Fax 033 671 38 27, email: erikailly@bluewin.ch
Gesprächstherapie, Behandlungen von Allergien, Mykosen, diversen Schmerzen, Rheuma, Rücken usw.. Magnetfeldtherapie, Singlet Oxygen Energie, Nahrungsergänzungen usw.

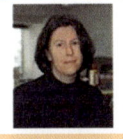

3714 Frutigen, Juliano Gabriela, Praxis für energetische Therapien Oeyweg 5, Tel. 033-671 38 05, Fax 033-671 38 02
home: www.gesundquelle.ch email: therapie@gesundquelle.ch
Therapeutic touch, Akupressur / Meridiantherapie, Narbenbehandlungen, Becken-/Wirbelsäulenbehandlung, Reflexologie, Ernährung, Behandlungen auch in Spiez. Mitglied NVS.

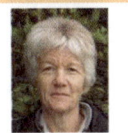

3766 Boltigen i.S., Krebs Susanna, Heilpraktikerin
Adlemsried, Tel. 033-77 369 43, Fax 033-77 369 44
home: www.trogmatt.ch email: susannakrebs@trogmatt.ch
Heilpraktikerin mit Schwerpunkten feinstofflicher Energiearbeit, Heilmassagen, Phytotherapie, Ernährung, Donnerstag auch in Bälliz 75, Thun. A-Mitglied SVHN, SVNH geprüft in Geistheilen, Heilmassage.

3770 Zweisimmen

3770 Zweisimmen, König Yolanda, Massagepraxis
Lee-Gässli 4, Tel. 079-527 83 83, email: yolandakoenig@tele2.ch
Klassische Massage, Sportmassage, Manuelle Lymphdrainage nach Dr. Vodder, Fussreflexzonen Therapie, Marnitz Therapie, Ausgleichende Punkt- und Meridianmassage, Nordic Walking, Pflegebesuche SRK. Bei chron. Leiden oder Leiden unbek. Ursache. EMR-anerkannt.

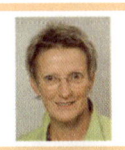

3775 Lenk, Sahli-Ludi Anna-Marie, Sentibene Gesundheit und Wohlbefinden, Bühlbergstrasse 19, Tel. 033-733 23 17, Natel 079-704 21 48
email: amsahli@bluewin.ch
Bach-Blütentherapie, Meridianbehandlung (nach Trudi Thali). Mitglied SVNH.

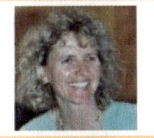

3778 Schönried, Winterberger-Stricker Marianne, Praxis für Ortho-Bionomy und ORB Medau, Schribery, Tel. 033-744 58 93
home: www.emindex.ch/marianne.winterberger email: m.winterberger@bluewin.ch
Ortho-Bionomy und Organisch-rhythmische Bewegungsbildung nach Medau, Einzelbehandlungen, Gruppenunterricht. Mitglied SVOB (Schweiz. Verband für Ortho-Bionomy) und ORB Medau, EMR anerkannt.

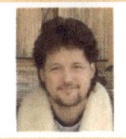

3780 Gstaad, von Grünigen Leander + Maria, Dipl. Naturheilpraktiker, Dipl. Mentaltrainerin, Naturpraxis Bodywell, les Arcades
Natel 079-323 93 00, 079-215 57 35
Cluster Medizin, Bioresonanz, Akupunktmassage, Naturheilkundliche Praktiken, Fussreflex, Massagen, sanfte manuelle Therapie SMT nach Graulich, Sumathu. Mitglied NVS.

3800 Unterseen

3800 Unterseen, Andreina Erika, Therapie - Praxis
Seidenfadenstrasse 20, Tel. 033-823 10 51
Ärztl. dipl. Therapeutin, Lymphdrainage, Sumathu, Körpermassage, Fussreflexzonen-Massage, Energiemassage, Lebensberatung, Ernährungsberatung, Bach-Blüten. Mitglied SVNH.

Adressen Plz 3000

3800 Matten b. Interlaken

3800 Matten b. Interlaken, Benninger René, Energetischer Therapeut
Mattenstrasse 60, Tel. 078-707 54 70
home: www.haaiah.net   email: haaiah@bluewin.ch
Kabbalistische Behandlungs- & Heilmethoden, Magnified Healing, Lichtwässer-Therapie / Resonanz-Therapie, Chakra-Balancing / Fernbehandlung, Bach-Blütenmittel / Aura-Soma, Radiästhesie / Pendeln.

3800 Interlaken

3800 Interlaken, Frutiger Bernhard, Akupunktur-Interlaken
Rosenstrasse 27, Tel. 033-821 61 56
home: www.akupunktur-interlaken.ch   email: b.frutiger@quicknet.ch
Japanische Akupunktur Shonishin Kinder Akupunktur.

3800 Unterseen

3800 Unterseen, Wolf-Uzal Flora, Medizinische Masseurin FA/SRK Heilpraktikerin i. A., Gummenstrasse 10 A, Tel. 079-292 75 54, Fax 033-823 41 54
Klass., Fussreflexzonen-, Bindegewebsmassage, Lymphdrainage, Triggerpunkte, Meridiane, Schröpfen, Wirbelsäulentherapie, Shiatsu, SUMATHU, Ernährungsb., Phytotherapie. Mitglied SVBM, kassenanerkannt.

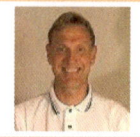

3818 Grindelwald, Adelt Siegfried, Naturmedizinischer Therapeut, Praxis im Parkhotel Schönegg, Tel. 033-854 18 12, Natel 079-626 97 39
home: www.adelt-therapie.ch   email: siegfried.adelt@bluewin.ch
Ärztl. dipl. Therapeut. Ganzheitliche Behandlungen bei Einbezug von Akupunktmassage, Reflexologie, Akupressur, Wirbelsäulenbehandlungen nach Dorn, Sumathu, Entspannungsmassagen. A-Mitglied SVBM.

3855 Brienz

3855 Brienz, Fuchs-Sieber Peter, Homöopath & Physiker
Hauptstrasse 221, Tel. 033-951 07 92, email: pit.fuchs@bluewin.ch
Homöopathische Beratungen. A-Mitglied SVNH, SVNH gepr. in Homöopathie, Heilpraktiker NVS.

3855 Brienz

3855 Brienz, Landmesser Hans-Ulrich, Dipl. Drogist, Naturarzt NVS, Hauptstrasse 188, Tel. 033-951 32 55
home: www.landmesser.ch   email: hu@landmesser.ch
Iris-Diagnose, Elektroakupunktur nach Dr. Voll, Homöopathie, Spagyrik, Blütentherapie, Phyto- und Aromatherapie. Mitglied NVS 710.

3858 Hofstetten b. Brienz

3858 Hofstetten b. Brienz, Ehlert Ueno Claudia, dipl. Akupunkteurin; Praxis Kurione, Haldenhostettweg, Tel. 033-951 07 10
Akupunktur und Moxibustion (Ausbildung & Praktikum in Japan und China;).
Mitglied SBO-TCM, ASCA, EMR-anerkannt (Krankenkassen).

3858 Hofstetten b. Brienz

3858 Hofstetten b. Brienz, Rudin Berta, Hebamme
Bärglistrasse, Tel. 033-951 17 44, Fax 033-951 17 80
Fussreflexzonen-Therapie, Pflanzen / Klang / Duftheilkunde. Mitglied SVNH.

3858 Hofstetten b. Brienz

3858 Hofstetten b. Brienz, Stähli Agnes, dipl. Krankenschwester AKP
Acherliweg, Tel. 033-951 33 39, email: agnesstaehli@bluemail.ch
Bioresonanz-Therapie: Austesten von Hintergrundbelastungen, div. Toxine, etc. Beratung: Bachblüten, Vitamine + Mineralstoffe, Med. Massagen.
A-Mitglied NVS CH.

3900 Brig

3900 Brig, Bou Nouiji Renate, Neu
Simplonstrasse 167, Tel. 027-923 96 86 Fax 027-923 96 85
home: www.zentrum-chiren.ch   email: info@zentrum-chiren.ch
Zentrum CHIREN - Förderung der geistigen Entwicklung.

Adressen Plz 3000

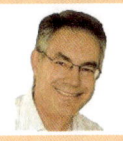

3900 Brig-Glis, Heinzen Paul-Renato, Dr. med., Oberer Saltinadamm 4
Tel. 027-923 04 84, Fax 027-923 04 85
Facharzt Innere Medizin, Rheumatologe FMH. Homöopathie SVHA, Manuelle Medizin SAMM, Akupunktur/Traditionelle Chinesische Medizin ASA. Mitglied FMH, SVHA, SAMM, SÄGAA.

3900 Brig

3900 Brig, Kuonen Romaine, zert. psych. Energetiktherapeutin, Homöopathin, Seniorenresidenz, Institut Kinderkönig, Brig, Tel. 031-914 20 05
email: kuonen@zapp.ch
Homöopathie, Bachblüten, Akusiniatrie, psychosomatische Energetik, Abklärung geopatischer Störung.

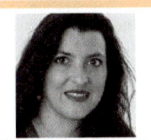

3900 Brig, Nellen Caterina, Praxis Selbsterkenntnis
alte Simplonstrasse 18, Tel. 079-611 39 08
home: www.selbsterkenntnis.ch   email: info@selbsterkenntnis.ch
Dipl. Astrologin API / Regressions- und Reinkarnationstherapeutin / Hypnose Practitioner IGM©.

3902 Brig-Glis

3902 Brig-Glis, Hugo Katharina, Dipl. Yogalehrerin, Jesuitenweg 96,
Tel. 027-923 63 24, home: www.ha-tha-yoga.ch email: katharinahugo@web.de
Hatha Yoga für Erwachsene und Jugendliche, Gruppen- und Einzelunterricht, Indische Philosophie, geführte Entspannungen, Meditation, Reiki. Mitglied Schweizerische Yoga Gesellschaft.

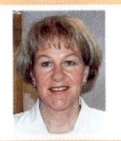

3904 Naters, Schmidt-Brutsche Claudine, Aerztin, Praxis St. Raphael,
Tel. 027-922 90 70, home: www.drschmidt.ch   email: info@drschmidt.ch
Homöopathie, Ganzheitstherapie, Aderlass, Schröpfen, Hildegard v. Bingen, Rohner-Konzept. Mitglied SVHA, SAHP, FMH.

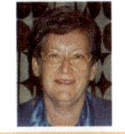

3924 St. Niklaus, Fux-Häuselmann Catherine
Hublen 29, Tel. 027-956 16 87, email: catherine@fuxji.ch
Geistheilung, Entspannungsmassage.

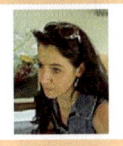

3930 Visp, Schläfli Silvia, Hypnose und Rückführungstherapeutin / Feng Shui
Weingartenweg 4, Tel. 079-787 17 44
home: www.bleibgesund.wellnessworldteam.net email: sisch68@hotmail.com
Hypnose, Rückführung, Naturheilmedizin, Licht und Raum Planung / Feng Shui, kosmetische Fachberatung und Verkauf.

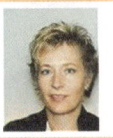

3935 Bürchen, Werlen-Plaschy Karin, Sanapraxis, dipl. Craniosacral-Therapeutin, Blatterschbodo, Tel. 027-934 51 78, Natel 079-510 81 64
home: www.sanapraxis.ch   email: info@sanapraxis.ch
Dipl. Craniosacral-Therapeutin, dipl. ärztl. gepr. Masseurin. Weiterbildung: Kinder- und Babybehandlungen. Mitglied Cranio Suisse. Von den meisten Krankenkassen anerkannt.

Das aktuelle Heilpraktiker- und Therapeuten-Verzeichnis sowie weitere Infos finden Sie auch auf www.gesund.ch.

Adressen Plz 4000

3936 St. German

3936 St. German, Brugger Regi, Fasten-Wanderleiterin / Gesundheitsberaterin, Tel. 027-945 11 33 oder 071-244 30 82, Fax 027-945 11 34
home: www.gleichgewicht.ch email: regi@gleichgewicht.ch Fasten-Wanderungen ganzj. in den Bergen und im Frühling auf Mallorca ab Fr. 800.- pro Woche. Frisch gepresste Säfte, prof. Wanderleitung, gemütliche Hotels, Ernährungsberat. und Darmsanierung nach Dr. F.X. Mayr. Buch: Fasten-Wandern Oesch Verlag Fr. 22.90.

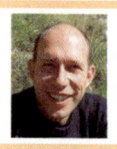

3942 St. German, Ludi Emanuel, Dorfstrasse 51, Tel. 076-570 15 68
home: www.fasten-wandern.ch email: info@fasten-wandern.ch
Fasten für Wanderer, Saftfasten nach Buchinger / Lützner, tägliche Wanderungen ca. 400 - 600 Höhenmeter.

3952 Susten

3952 Susten, Plaschy Schnyder Agnes, lic. phil. Psychologin und Feldenkrais-Lehrerin, Dilei, Sustenstrasse 3, Tel. Praxis 027-473 21 42
home: www.transoma.ch email: info@transoma.ch
Psychologische Beratung, Bewegung mit der Feldenkrais Methode, (Gruppen und Einzeln), Entspannungstraining, Therapie in der Natur.

3954 Leukerbad

3954 Leukerbad, Lambrigger Karin, Kinesiologie
Burgerbad; Rathausstrasse, Tel. 027-472 20 20
email: karin.lambrigger@freesurf.ch
SVNH geprüft in Kinesiologie und Cranio Sacral Therapie.

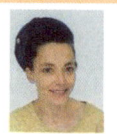

3960 Sierre, Eggs Tana-Daniela, Vitalex
Avenue Général-Guisan 25, Tel. 027-456 50 00
Dipl. Naturtherapeutin U.S.A., DAO-Akupressur, Vitalogie, Kinesiologie, Astrologische Beratung. Yoga-Kurse. A-Mitglied SVNH, SVNH gepr. in Akupressur Jin Shin Do.

3960 Siders

3960 Siders, Naturheilpraxis AURORA, NVS-A Spak, Naturarzt / Heilpraktiker, Romagne 2, Tel.+Fax 027-455 48 70, email: santorovincenzo@gmx.ch
Homöopathie, Spagyrik, Phyto-, Ernährungs-, Akupunktur-, Moxatherapie, Radiästhesie, verschiedene Massagetechniken, Irisdiagnose. Kurse + Seminare. Mitglied NVS-A.

4000 Basel

4000 Basel, Bard Doris, Praxis für Praktische Psychologie im Gellert
Grellingerstrasse 66, Tel. 061-311 82 87 Fax 061-333 80 36
email: doris.bard@tiscalinet.ch
Dipl. Prakt. Psychologin SGPH, Hypnosetherapeutin DGHT, Lehrerin für AT SAT. Ganzheitliche Lebensberatung, Stressmanagement, Krisenbewältigung, Bewusstseinsschulung, Autogenes Training, Hypnosetherapie.

4000 Basel

4000 Basel, Gschwind Sonja, Praxis für Energetische Massagen im Gellert,
Gellertstrasse 66, Tel. 079-796 05 77, email: hjg@bluewin.ch
Akupunktmassage, Meridian-Therapie, Energetische Massage, Raucherentwöhnung mit Ohrakupunktmassage.

4001 Basel

4001 Basel, Danner Regina Maria, biodynamische Körpertherapie
Gerbergasse 30, Tel. 076-412 20 88, email: regina.danner@mitte.ch
Mit biodynamischen Massagen werden Blockaden gelöst, den freien Energiefluss und die Selbstregulation unterstützt. Dipl. biodyn. Körpertherapeutin. Mitglied SBBP. dipl.Gymnastikpäd., int. dipl. Tänzerin.

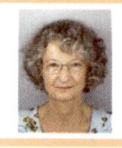

4001 Basel, Schwald Mäder Esther, Atemtherapeutin
Freie Strasse 8, Tel. 061-261 32 19
Weiterbildung in Craniosacraler Osteopathie, Atempsychotherapie, Supervision und Mentoring.

Adressen Plz 4000

4003 Basel

4003 Basel, Agustoni Daniel, Craniosacral-Therapeut
Rütlistrasse 51, Postfach 629, Tel. 061-274 07 74
home: www.craniosacral.ch email: Sphinx@craniosacral.ch
Craniosacral-Therapie: Einzelsitzungen, Supervision, Weiterbildungen. Autor des Praxisbuches 'Craniosacral-Rhythmus' und von 'Craniosacral-Selbstbehandlung', anerkannter Lehrer SDVC.

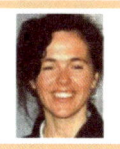

4003 Basel, Israel Marion, Lehrerin der F. M. Alexandertechnik
Webergasse 2, Tel. 076-436 56 43, 061-681 56 43
www.alexandertechnikbasel.ch email: Marion.Israel@alexandertechnikbasel.ch
Alexandertechnik, Integrative Reflexzonentherapie am Fuss, Rückenschule, Statik beim Sitzen, Stehen, Gehen. Mitglied Schweiz. Verband f. LehrerInnen der F. M. AT (SVLAT), Mitglied SVFM.

4005 Basel

4005 Basel, Münzer-Werenfels Christine, Dipl. Energietherapeutin, Ganzheitstherapeutin, Hammerstrasse 92 / Postfach, Tel. 061-692 43 36
Energ. Rückenarbeit, Energiemassage am Fuss, Emozon-Pränatale-Metamorphose, Lebensberatung, Arbeit mit den Energiezentren, Edelsteinen, Farben und Wahrnehmungsebenen, Bachblüten, Sterbebegleitung-Trauerarbeit, Antistress-Bewusstseinstraining, Meditation.

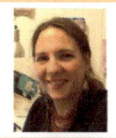

4051 Basel, Aebli Isabelle, Praxis für Akupunktur und Tuina
Elisabethenstrasse 41, Tel. 061-272 54 35, email: isa.aebli@bluewin.ch
Akupunktur nach trad. chin. Medizin, Pulsdiagnose, Zungendiagnose, Tuina-Massage, Ausbildung in TCM ,Tuina und Akupressur. SBO-TCM A-Mitglied.

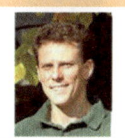

4051 Basel, Antic Nenad Zahnarzt, Praxis im Holbeinpark, ganzheitlich orientiert, sanfte Methoden, Holbeinstr.52, Tel. 061-283 80 20, Fax 061-283 80 22
home: www.drantic.ch email: nedster@bluewin.ch
schmerzfreie, sanfte Zahnbehandlung, Laser, Healozone, spezielle Zahnarzt-Angstbehandlung, auch mit Hypnose/Narkose, Aesthetik, Implantate, Parodontose- / Mundgeruch-Sprechstunde, Implantat Beratung und Ernährungsberatung.

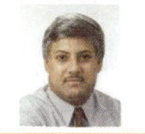

4051 Basel, Ayurveda-Zentrum Dr. Nasim
Leimenstrasse 21, Tel. 061-281 20 52, Fax 061-283 94 46
home: www.ayurveda-dr-nasim.ch Gesundheitsberatungen, Behandlungen, Kopf- und Ölmassagen. Öl-Strahl auf die Stirn bei Kopfschmerzen, Schlafstörungen und zur Beruhigung des Nervensystems. (Krankenkassen anerkannt). Dr. Nasim's Ayurveda Massageöl und Love Oil auch erhältlich.

4051 Basel

4051 Basel, Bächlin-Hartman Agneta, Lehrerin der F.M. Alexander-Technik + RZF-Therapeutin, Murtengasse 5, Tel.+Fax 061-271 91 55
F.M. Alexandertechnik - Eine körperbezogene Lernmethode für mehr Wohlbefinden und Gelassenheit im Beruf und Alltag; Reflexzonentherapie am Fuss Marquart. Mitglied SVLAT, VRZF.

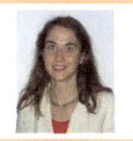

4051 Basel, Bänninger Monika, Dipl. Naturärztin, dipl. kant. appr. Homöopathin, Stadthausg. 15, Tel. 061-263 03 67
home: www.homoeopathie-in-basel.ch email: info@homoeopathie-in-basel.ch
Internationale Erfahrung auf dem Gebiet der alten Tradition der Frauenheilkunde, die ganzheitlich und frauenfreundlich beratet, begleitet u. behandelt in den biologischen Lebensphasen einer Frau: Pubertät, fruchtbare Zeit, Wechseljahre und Alter.

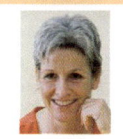

4051 Basel, Bentz Beatrice Krankenschwester, Praxis für Reflexzonentherapie am Fuss, Leimenstr. 43, Tel. 079-353 95 17, email: b.bentz@freesurf.ch
Reflexzonentherapie am Fuss, Methode Hanne Marquardt. Klassische Massage. Dipl. Ortho-Bionomy® Practitioner. Mitglied Verband VRFZ u. SVOB/ASOB.

4051 Basel

4051 Basel, Breuer Ulrike, Atelier für Mal- und Kunsttherapie
Schützenmattstrasse 1, Tel. 061-263 02 90, Fax 061-263 02 91
home: www.kreativ-therapie.ch email: ulrike.breuer@bluewin.ch
Einzel- und Gruppentherapie, Wochenendkurse, Kreativreisen ins Ausland. Mitglied Fachverband FIAC Krankenkassenanerkannt: EMR, SNE u. ASCA.

Adressen Plz 4000

4051 Basel
4051 Basel, Gaechter Marianne, Dipl. Energietherap., Avatar Trainerin, NLP-Master Practitioner, Supervisorin, Nadelberg 15, Tel. 061-261 50 79
email: yucango4@bluewin.ch
Energietherapeutin und Lebensberatung. Avatar Trainerin und NLP Master-Practitioner, Supervisorin (BSO). Mitglied SVNH.

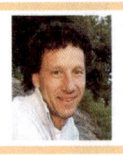

4051 Basel, Gastpar Daniel, kant. geprüfter Naturarzt BL / BS
Schützenmattstr. 37, Tel.+Fax 061-691 19 91, www.ressourcen-praxis.ch
Trauma-Heilung: Somatic Experiencing (SE) nach Dr. Peter Levine, Vor- und Nachbereitung von Operationen, TCM, Akupunktur, Kräuter, Ernährung (SBO-TCM-A), Klass. Naturheilkunde (SVANAH-A).

4051 Basel
4051 Basel, Giese-Weichmann Cristin, kant gepr. Naturärztin / Heilpraktikerin, Münsterberg 11, Tel. 061-281 08 44, email: praxis_cgiese@bluemail.ch
Phytotherapie, Ernährungsberatung, div. Massagen, Augendiagnose, Hot-Stone, Führung im Gespräch. Mitglied SVANAH, NVS.

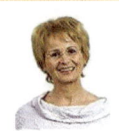

4051 Basel, Glück Ursula, Institut de Beauté Jolie
Steinenvorstadt 77, Tel. 061-281 53 73, Natel 079-439 65 24
home: www.joliekosmetik.ch   email: mail@glueck-doc.ch
Klassische Massage, manuelle Lymphdrainage, Hypnosetherapie, Fussreflexzonenmassage, Craniosacralmassage, Aromastempelmassage. Krankenkassenzulassung EMR, ASCA, EGK.

4051 Basel
4051 Basel, Häusler Susanna, Homöopathin
Steinvorstadt 8, Tel. 079-444 72 43
home: www.praxis-haeusler.ch email: susanna.heb@gmx.ch
Homöopathin kantonale Bewilligung Basel-Stadt. Fussreflexzonentherapie, Verbandsmitglied HVS, freipraktizierende Hebamme Verband SHV.

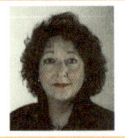

4051 Basel, Henauer Ursula, dipl. Polarity Therapeutin, Hirschgässlein 40, Tel. 061-273 64 34, home: www.polarity-basel.ch email: info@polarity-basel.ch
Polarity Therapie, Polarity Yoga, Ernährungsberatung, Therapeutische Gesprächsbegleitung. Entgiftung, Entschlackung mit Body Detox. Cluster Medizin. Mitglied PoVS, DvXund, SVNH. EMR registriert.

4051 Basel
4051 Basel, Hollenstein Regina, Therapeutin, Shiatsu-Institut-Basel
Schützenmattstrasse 83, Tel. 061-271 60 11, Fax 061-271 60 11
Shiatsu, Bachblütentherapie. A-Mitglied SVNH, SVNH geprüft in Shiatsu.

4051 Basel
4051 Basel, Imhof Annemarie, Hirschgässlein 40, Tel. 061-331 39 66
Manuelle Therapien: Shiatsu, Massage, Fussreflexzonenmassage. Beratung auf logotherapeutischer Basis in Krisen und Entscheidungsphasen (V.E. Frankl, Sinnzentrierte Psychologie).

4051 Basel
4051 Basel, Institut für Traditionelle Chinesische Medizin
Klosterberg 11, Tel. 061-272 88 89, Fax 061-271 42 64
home: www.itcmb.ch   email: behandlung@itcmb.ch
Akupunktur, chinesische Heilkräutertherapie und Tuina/Anmo-Massage. TherapeutInnen: Massimo Giarrusso, Silvia Muheim, Urs P. Prétôt, Gabriele Rahm, Linda Waldmeier, René Weiss, Elaine Yap.

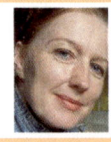

4051 Basel, Lambertus Christa Anna, Malerin, Kunst- und Ausdruckstherapeutin M.A., Austr. 34, Tel. 061-681 17 28, email: c.d.lambertus@bluewin.ch
Intermodale Kunsttherapie: Malen mit Übergängen zur Musik, Bewegung oder Poesie. Centrum Austrasse (siehe www.rennerstiftung.ch). Ort der offenen Tür für Menschen in Krankheit oder Umbruch. GPK.

Adressen Plz 4000

4051 Basel

4051 Basel, Moser Gerhard, Homöopath
Stadthausgasse 15, Tel. 061-263 03 65, Fax 061-263 03 66
home: www.praxis-moser.ch   email: info@praxis-moser.ch
Homöopathie, Familien- und Gesundheitsaufstellungen, Trinkwasserökologie (Trinkwasser - Mikrofilteranlagen) kant. Zulassung, Krankenkassenzulassung. Mitglied NVS & EMR, Referent & Autor.

4051 Basel, Moser Elisabeth Psychologin lic. psych., Praxis für Audio-Psycho-Phonologie, Aeschengraben 16, Tel. 061-283 83 80, Fax 061-283 83 81
home: www.horchen.ch   email: info@horchen.ch
Behandlung von Schul- und Lernproblemen, Sprachschwierigkeiten, Gleichgewichtsproblemen, Konzentrations- und Aufmerksamkeitsschwierigkeiten, Schlafstörungen, Nervosität u. a. Mitglied APP Schweiz.

4051 Basel

4051 Basel, Müller Marietta, Praxis für ganzheitliche Naturheilmethoden, Hirschgässlein 38, Tel. 061-272 21 12, Fax 061-272 01 75

Bioresonanztherapie, NLP, Lebensberatung, Fussreflexzonenmassage, Psychosomatische Energetik.

4051 Basel

4051 Basel, Oesterlein Eva, espace, Raum für Körper-Geist-Seele
Unterer Heuberg 12, Tel. 079-417 40 26
home: www.espace4u.ch/   email: eva.oesterlein@espace4u.ch
Esalen- Massage, Cranio Sacrale Arbeit und Traumaarbeit n. Peter Levine für Erwachsene, Kinder und Babies, EMR anerkannt.

4051 Basel

4051 Basel, Olah-Zürcher Catherine, Hebammenpraxis Studio
Holbeinstr. 3/5, Tel. 079-247 35 22,   www.olah.ch   email: c.olah@smile.ch
Geburtsvorbereitung D, F, E, Gruppen + privat, Rückbildungsgymnastik, Beckenbodentraining + UGR, Wassershiatsu. Mitglied SHV / Netzwerk für aquat. Arbeit + PelviSuisse.

4051 Basel

4051 Basel, Pitasch Judith, Shiatsu-Dojo, Freie Str. 97
Tel. 061-272 58 77, Fax 061-272 58 76, email: pitasch-shiatsu@bluewin.ch
Langjähriger Erfahrungsbereich mit Shiatsu für Kinder, Frauen und Männer verschiedener Altersgruppen. Unterrichtstätigkeit und Mitarbeit im Berufsverband SGS.

4051 Basel

4051 Basel, Robertz Birgit, dipl. Naturärztin kant.approb. DAO QI
Steinenvorstadt 8, Tel. 061-272 08 09
home: www.dao-qi.ch   email: dao.qi@bluewin.ch
Praxis für Traditionelle Chinesische Medizin (Akupunktur, Moxa, Tuina, Phytotherapie), Bioresonanztherapie, European Diploma of Holistic Bioenergetic Medicine of the Mediterranean University College Malta.

4051 Basel

4051 Basel, Rutishauser-Kehl Jacqueline, Ergosom Praxis Basel
Leimenstrasse 72, Tel. 061-322 80 82, home: www.ergosom.ch
Ergosom Energiearbeit, Ganzheitliche Natürliche Heilverfahren.
NVS-A Therapeutin.

4051 Basel, Schaufelberger Dora, Praxis für Natürliches Heilen, Petersgraben 21 / 4. Stock (Lift), Tel. 061-601 52 79, Fax 061-601 52 92,Natel 079-647 30 01
email: schaufelberger@magnet.ch
Geistiges Heilen, Mediale Lebensberatung, Ausbildung in Geistigem Heilen, Schulung der Sensitivität und Medialität (Programm verlangen), Meditation und Zirkel. Mitglied NFSH, SNU, DGH.

4051 Basel

4051 Basel, Schürch Bettina, Praxis VISUS, Kantonal geprüfte Naturheilärztin
Burgunderstrasse 42, Tel.+ Fax 061-271 18 55
home: www.praxis-visus.ch   email: kontakt@praxis-visus.ch
Augenakupunktur und Sehtherapie zur Unterstützung bei Altersbedingter Makuladegeneration, Glaukom, und Altersweitsichtigkeit u.a.

Adressen Plz 4000

4051 Basel

4051 Basel, Schweizer Gabrielle, Craniosacral-Therapie
Paulusgasse 4, Tel. 061-302 81 83, email: gabrielle.schweizer@bluewin.ch
Craniosacral-Therapie ist eine Ganzkörpertherapie. Sie wurde auf der Basis der Osteopathie entwickelt, zur Behandlung nach Unfällen, Traumen, Schock und Krankheiten. Mitglied Cranio Suisse.

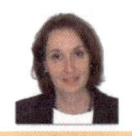

4051 Basel, Schweizer Jacqueline, dipl. Polarity Therapeutin
Steinengraben 8, Tel. 0041 61-272 41 47, Fax 0041 61-273 97 60
home: www.jschweizer.ch   email: schweizerjacqueline@bluewin.ch
Polarity Therapie, Polarity Yoga, Ernährung, Therapeutische Gesprächsbegleitung, Somatic Experiencing (SE), Trauma Auflösung, Supervision. Mitglied SVNH, Polarity Verband Schweiz, DVXUND, EMR anerkannt.

4051 Basel, Stadelmann Hedi, Biodynamische Praxis
Innere Margarethenstrasse 19, Tel. 061-281 12 66, Fax 061-283 13 78
email: hedi.stadelmann@swissonline.ch
Biodynamische Körperarbeit und Massage, Craniosacralbehandlung, Kreatives gestalten, Schamanische Heilarbeit und Rituale, Einzel / Kleingruppen. Mitglied SBBP, EMR.

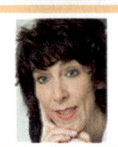

4051 Basel, Tanner Jris Anna, in due. Veränderungsconsulting
Falknerstr. 8, Tel. 061-261 63 61, Nat. 076-412 30 20
home: www.in-due.ch   email: jatanner@in-due.ch
Hypno-Systemtische Kurzzeittherapie für Paare und Einzelpersonen, Supervision für therapeutische und pädagogische Berufe, Burnout-Prävention, Systemisches Coaching, prog. Muskelentspannung, Tiefenentspannung.

4051 Basel

4051 Basel, Therapiezentrum Eulerhof, Eulerstrasse 53, Tel. 061-560 30 50
home: www.eulerhof.ch   email: info@eulerhof.ch
Praxis für klassische Homöopathie, Praxis für TCM Traditionelle Chinesische Medizin, Praxis für Traditionelle Europäische Naturheilkunde TEN.

4051 Basel

4051 Basel, Tobler Marianne Lotti, Fachfrau f. Chin. Medizin, Reiki-Meisterin, Steinengraben 67, Tel. 079-239 74 48, email: mtobler@dplanet.ch
Chin. Medizin, Akupunktur, Chin. Arzneimittel, Akupressur, Moxibustion, Schröpfen, GUA SHA TCM, Diät Beratung, Reiki, Jap. Akupunktur, Laser Akupunktur. A-Mitglied SBO-TCM, NVS; U.S.A: CA L.AC., NCCA, R.N.

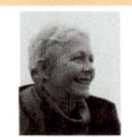

4051 Basel, von Holt Margreth, Biodynamische Praxis
Innere Margarethenstrasse 19, Tel. 061-271 75 78, Fax 061-283 13 78
home: www.emindex.ch/margreth.vonholt   email: mvholt@bluewin.ch
Biodynamische Körperarbeit und Massage, Beratung rund ums Kind.
Mitglied Berufsverband Biodynamik Schweiz BBS.

4051 Basel

4051 Basel, Wanner Christine, Osteopathin
Auberg 7, Tel. 061-272 44 45, Fax 061-272 44 46
home: www.osteopathie-basel.ch   email: auberg7@osteopathie-basel.ch
Osteopathie. Mitglied SAOM.

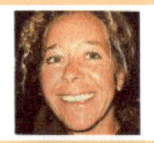

4052 Basel, Bacher Susan-Nartana, Craniosacraltherapie / Yogalehrerin
Waldenburgerstrasse 22, Tel. 061-312 98 47, Natel 076-438 90 93
home: www.nartana.ch   email: nartana@hotmail.com
Craniosacraltherapie, Vinyasa-Yoga / Ashtanga style.

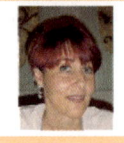

4052 Basel, Carabelli Arlette, Kosmetik / Ayurveda, Birsstrasse 42
Tel. 061-373 11 88, Fax 061-373 11 89, home: www.elca-kosmetik.ch
email: a.carabelli@gmx.ch   Diverse Ayurvedische Ölmassagen, Seidenhandschuhmassage, Pulvermassage, Ölstirnguss, Fussreflexzonenmassage, Green Peel Kräuterschälkur, Spezialgesichtsbehandlungen mit Sauerstoff, Facial harmony. Mitglied VEAT, Verband europäischer Ayurveda Therapeuten.

Adressen Plz 4000

4052 Basel	**4052 Basel,** Falck Christine, Klass. Farbtherapie/Psychologische Beratung IKP Sevogelstrasse 42, Tel. 061-601 27 44, email: ch.falck@tiscalinet.ch Dipl. Farbtherapeutin AZF, Körperzentrierte Psychol. Beraterin IKP. Klass. Farbtherapie (Farb-Ausgleichs-Massagen, Aura Soma). Ganzheitliche Beratung in schwierigen Lebenssituationen, Entscheidungssituationen. Mitglied SVNH gepr. in Farbtherapie, EMR.
4052 Basel	**4052 Basel,** Felber Edith, dipl. Akupressurtherapeutin Lehenmattstrasse 242, Tel. 061-313 83 84, email: edith-felber@bluewin.ch Akupressur und Körperarbeit, Reflexzonentherapie, Narbenentstörung, Metamorphosenmassage, Bach-Blüten. Mitglied SVNH.
	4052 Basel, Hunziker Dieter, dhb-vitalenergetik.ch Homburgerstrasse 20, Tel. 061-312 54 24 home: www.dhb-vitalenergetik.ch email: dieter.hunziker@dhb-vitalenergetik.ch Klinische Hypnose, TimeLine-Therapie, bei seelischen Blockaden, Ängsten, Phobien, unspezifischen Befindlichkeitsstörungen. Vortex-Energietherapie, Harmonisierung von Menschen, Wohn- und Arbeitsräumen.
4052 Basel	**4052 Basel,** Löw Regula, Heileurythmistin St. Alban - Rheinweg 202, Tel. 061-702 29 92 Heileurythmie ist eine Bewegungstherapie die den Menschen ganzheitlich erfasst und ihn in Einklang mit sich und der Welt bringt. Heileurythmie ist von der Krankenkasse anerkannt.
4052 Basel	**4052 Basel,** Marti-Grun Esther, Kinesiologin St. Albanring 187, Tel.+Fax 061-312 33 49 Kinesiologie. Mitglied SVNH.
4052 Basel	**4052 Basel,** Montanari Ebe, Bewegungsarbeit u. Kraniosakrale Körperarbeit, Engelgasse 90, Tel.+Fax 061-373 18 76, email: ebe.montanari@freesurf.ch Studio für Bewegungsarbeit und Kraniosakrale Körperarbeit; dipl. Gymnastiklehrerin, dipl. Craniosacral-Therapeutin, CP-Mitglied SDVC.
4052 Basel	**4052 Basel,** Müller Monika, Kinesiologin Grellingerstrasse 78, Tel. 061-312 58 17 Kinesiologie und Synergie / Aufstellung. Mitglied KineSuisse.
	4052 Basel, Reinhard-Barth Lisbeth, Dipl. Atem- und Beckenbodentherapeutin, Erwachsenenbildnerin AEB, Zürcherstrasse 13 Tel. 061-601 64 90, Natel 079-247 33 76, email: lisbeth.reinhard@bluewin.ch Praxis für Atemtherapie und Körperarbeit (Methode LIKA) u. Beckenbodentraining. Einzelbehandlungen u. Gruppen. Thematische Kurse: Umgang mit Stress, Kommunikation, ältere Menschen begleiten, Märchen erzählen. Mitgl. PDKA, DV XUND.
4052 Basel	**4052 Basel,** Spitteler-Spinner Christin Dipl. Farbtherapeutin AZF, Praxis für Farbtherapie und alternative Heilmethoden, Farnsburgerstrasse 51 Tel. 061-331 91 04, home: www.gesund.ch/spitteler Farbtherapie AZF, Farbpunktur nach P. Mandel, Kirlianfotografie u. Diagnose, Aura Soma Reading und Beratung, Kristall Therapie. A-Mitglied SVNH.
	4052 Basel, Zaugg-Leiser Lucie, Pflegefachfrau, Reflexzonentherapeutin, St. Alban-Tal 42, Tel. 061-272 08 28 home: www.emindex.ch/lucie.zaugg email: lzaugg@fuss-reflexzonen.ch Reflexzonentherapie am Fuss, Schule H. Marquardt, Merima®, Metamorphose, Rhythmische Einreibung, Bachblüten, Mikronährstoffe, Kristalle, Stethoskop/ Darmgeräusche, Vorstand VRZF, AG Messen, Prüfungsexpertin, Mitglied ASCA, EMR.

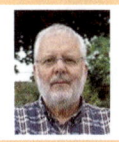

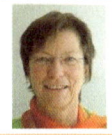

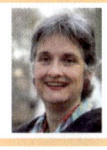

Adressen Plz 4000

4053 Basel

4053 Basel, Achermann Ursula, Praxis für Bioresonanz
Reinacherstrasse 92, Tel. 061-331 74 14, Fax 061-331 74 15
home: www.bioresonanz-achermann.ch   email: bioresonance@bluewin.ch

BICOM Bioresonanz nach Keymer, Vitalfeld Therapie, Austestung von Hintergrundbelastungen, Bachblüten etc. NVS-A Mitgl., EMR, ASCA, EGK, SGBT.

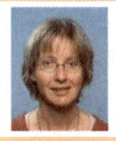

4053 Basel, Amsler Regula, Therapeutin für Fussreflexzonenmassage,
Tellstr. 18, Tel. 061-361 78 89, Nat. 079-741 55 67, email: ramsler@bluewin.ch

Gesundheitsfördernde Fussreflexzonen-Massage, Vitalenergetik (Aufbau Lebensenergie), Touch for Health / Kinesiologie. NVS-A-Mitglied Nr. 2502.

4053 Basel

4053 Basel, Bammerlin Muriel, Biodynamische Körpertherapie
Güterstrasse 219, Tel. 061-331 32 43, email: mbammerlin@bluewin.ch

Biodynamische Körpertherapie. Mitglied SBBP, NEFU.

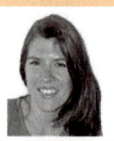

4053 Basel, Bläsi Manuela, Aqua Well- & Fitness
Maiengässli 4, Tel. 079-296 47 81
home: www.aquawellfitness.com   email: manublaesi@vtxmail.ch
Pooladresse: Margarethenstrasse 87, 4053 Basel. Verschiedenste Warmwasserangebote bei 34° C wie Aqua Balancing (siehe Homepage), Massagen, Babywassergewöhnungskurse und Aqua Fitness.

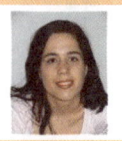

4053 Basel, Caduff Claudia, Dipl. med Masseurin FA/SRK
Tellstrasse 18, Tel. 078-684 21 79, email: claudiacaduff@gmx.net

Medizinische Massage, Lymphdrainage, Fussreflexzonentherapie, Bindegewebsmassage, Sportmassage, Triggerpointbehandlung, Migränetherapie. Mitglied SVBM, EMR anerkannt.

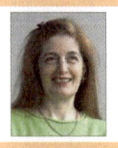

4053 Basel, de Roche Félicie, Praxis für Atemtherapie und Beratung/ Coaching ILP®, Laufenstrasse 70, Tel. 061-332 00 02 Fax 061-482 06 07
home: www.wellnetz.ch   email: deroche.besteck@balcab.ch

Atem- u. Körperschulung, Oszillation, Autogenes Training, Progressive Muskelrelaxation. Beratung ILP (Integrierte Lösungsorientierte Psychologie), NLP. Ausbildung: Coach ILP® www.ilp-fachschule.ch.

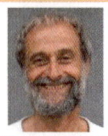

4053 Basel, Fuchs Eduard Dr. phil., Dipl. Yogalehrer SYG, Thiersteinerrain 30,
Tel. 061-401 34 78, home: www.purusha.ch   email: fuchs@purusha.ch

Yoga und Yogatherapie, Ayurveda-Ernährungsberatung, Hypnose nach Milton Erickson, Autogenes Training, Bach-Blüten, Psychologische Beratung, mit Krankenkassen-Anerkennung.

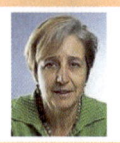

4053 Basel, Gabor Vanessa, Engelmedium, Energiekörpertherapeutin, Mediatorin, Feng Shui INFIS, Frobenstrasse 40, Tel. + Fax 061-971 30 20
home: www.likami.ch   email: vgabor@likami.ch
Likami, Zentrum für Medialität, Channeling Engel Enetechiel für Einzelpersonen / Paare, Reinkarnationstherapie, Seminare, Mediale Ausbildung, Meditationsgruppen, Feng Shui.

4053 Basel

4053 Basel, L'Eplattenier Dominique Yves, Praxis: still insight
Solothurnerstrasse 50, Tel. 061-361 71 51
home: www.still-insight.ch   email: dominique.leplattenier@st-insight.ch

Meditation, Lichtmeditationen, Reinkarnationstherapie, Bilderreisen, Heilarbeit, Rückführungen. Mitglied im DGH (Dachverband Geistiges Heilen e.V.).

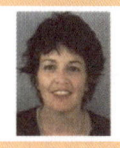

4053 Basel, Marti Bernadette, Med. Masseurin FA/SRK
Pfeffingerstrasse 88, Tel. 061-361 90 70, email: masmar@bluewin.ch

Medizinische Massage, Fussreflexzonentherapie, dyn. Wirbelsäulentherapie, Lymphdrainage, Bindegewebsmassage, Energiearbeit. Mitglied SVBM, EMR anerkannt.

Adressen Plz 4000

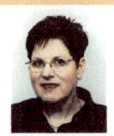

4053 Basel

4053 Basel, Naas Elfriede, still insight
Solothurnerstrasse 50, Tel. 061-601 39 03, email: m.naas@bluewin.ch

Reflexzonentherapie am Fuss (Hanne Marquardt), MERIMA (Meridianmassage über Reflexzonen der Füsse), Narbenentstörung mit Laserkristall, Wirbelsäulen und Gelenktherapie n. Dorn-Breuss. Gesundheitsberatung KK anerkannt. Mitglied VRZF.

4053 Basel, Neff Daniel, ihrWohl Gesundheitspraxis
Waldeckstrasse 8, Tel. 061-361 42 00, Fax 061-361 42 01
home: www.ihrwohl.ch   email: info@aromatherapiepraxis.ch
Aromatherapie - Wirbelsäulen-Basis-Ausgleich (WBA) - Sanfte Wirbelsäulentherapie nach Dorn. Mitglied Forum Essenzia, AWBA. Krankenkassen anerkannt.
www.aromatherapie.ch

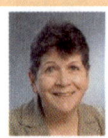

4053 Basel, Paglino Elvira, Praxis f. Kinesiologie / Förderung des Bewusstseins, Pfeffingerstrasse 88, Tel. 061-361 48 86, Fax 061-363 19 93
email: e.paglino@tiscalinet.ch

Kinesiologie: Gedankenenergien die wir in das Bewusstsein holen, können via Balance verändert werden.

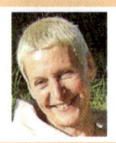

4053 Basel, Scherrer Edith, dipl. psychologische Astrologin
Praxis: Güterstrasse 219, Tel. 061-362 08 09, Fax 061-423 16 46
email: edithscherrer@intergga.ch

astrologisch-psychologische Beratungen, Kurse für Anfänger und Fortgeschrittene, Psychosynthese-Begleitung, Fachmitglied beim Schweiz. Astrologenbund (SAB).

4053 Basel

4053 Basel, Thoma Nicole, Reiki, Energetische Massagen
Laufenstrasse 40, Tel. 061-402 13 20, email: info@einfachsein.ch

Entspannung und Wohlbefinden über energetische Massagen und Reiki. Fussreflexzonenmassage.

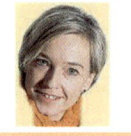

4053 Basel, Tschachtli Isabella, Kinesiologie, Gemeinschaftspraxis still insight, Solothurnerstrasse 50, Tel. 061-361 28 72
home: www.kinesis4you.ch   email: info@kinesis4you.ch
Mitglied IASK. Kinesiologie als Tor zur Veränderung und aus Liebe zum Leben. Kinesiologie, Bachblüten und Reiki zum Wohle von Körper, Geist und Seele. Unterstützung für Ihre neue Wahl!

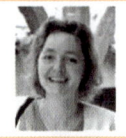

4054 Basel

4054 Basel, Abt-Adamek Britta, Reiki Lehrerin
Laupenring 8, Tel. 061-302 94 49, email: britta.abt@bluemail.ch

Ausbildung in allen Reiki Graden.

4054 Basel, Arndt Carola, Praxis für klassische Homöopathie und Energie-Arbeit, Neuweilerstrasse 60, c/o Praxis Horizont, Tel. 061-381 59 53
home: www.homoeopathie-basel.ch   email: arndtcarola@bluewin.ch
Klassische Homöopathie, kant. gepr. HP BS, EMR und NVS Kassenanerkannt, integrative Energie-Arbeit (Snwolion Center School, Rolf Steiner, B. Brennan - Lichtheilung) Kurse: Hom. Notfallapotheke, u.a.

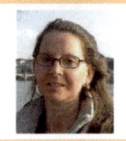

4054 Basel, Brem Elisabeth, Praxis für Gesundheit & Ernährung
Schönmattstrasse 21, Tel. 061-422 07 20, home: www.brem-gesundheit.ch
email: info@brem-gesundheit.ch   Beratung und Therapieangebot, Therapievermittlung, Ernährungsberatung, naturheilkundliche Anwendungen wie Energiebehandlungen, Ausleitung, Pflanzenheilkunde zur Prävention und Regeneration. Gruppenkurse für Bewegung und Ernährung. Mitglied NVS-A / SGE.

4054 Basel

4054 Basel, Brueni Monica Elizabeth, kant. appr. Homöopathin / dipl. FM Alexander Technik, MEDEA CENTER I. d. Ziegelhöfen 99, Tel./Fax 061-302 34 07
home: www.hsfsuisse.ch   email: medea.center@gmx.ch
Individuelle Begleitung mit klassischer Homöopathie, Gespräch (Biographiearbeit, NLP), Körperarbeit (AT, CSM, Kinesiologie, Reiki). Mitgl. VKH, SVLAT/ STAT, NVS, certif. Therapeutin SPAK/EGK (EMR) dip. AKP. Praxis seit 1988.

Adressen Plz 4000

4054 Basel

4054 Basel, Burri Ursula, Praxis für Traditionelle Chinesische Medizin
Blauenstr. 47, Tel. 061-301 89 17, Fax 61-301 89 16, email: bum@bluewin.ch
Akupunktur, Tuina/An-Mo/Akupressur, Pulsdiagnose, Zungendiagnose, Moxa, Schröpfen, A-Mitglied SBO-TCM, mit Zusatzversicherung Krankenkassen anerkannt.

4054 Basel

4054 Basel, Duthaler Roschi Antoinette, Praxis für PsychoDynamische Körper- und Atemtherapie LIKA, Rudolfstrasse 12, Tel. 061-301 73 00
home: www.atemtherapie.com   email: atemtherapie@email.ch
Praxis für PsychoDynamische Körper- und Atemtherapie LIKA, Körperzentrierte Psychologische Beratung und Manuelle Lymphdrainage. Regelmässige Gruppenkurse für Atem und Bewegung.

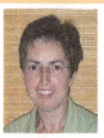

4054 Basel, Gopp Rosmarie, kant. geprüfte Naturheilpraktiker BS
Blauenstrasse 47, Tel. 061-301 89 15, Fax 061-301 89 16
home: www.gopp.ch   email: rosmarie@gopp.ch
Akupunktur, Schröpfen, kantonsärztl. bewilligte Blutegeltherapie, europ. Kräuter, Irisdiagnose, Diätetik, Breuss-Massage. Mitglied: A-Mitgl. SBO-TCM, A-Mitgl. NVS.

4054 Basel

4054 Basel, Grünenfelder Rosemarie
Herrengrabenweg 56, Tel. 061-301 14 74

Kinesiologie, Bach-Blüten, Reiki. Mitglied SVNH.

4054 Basel

4054 Basel, Häring Sabine, Praxis Horizont
Neuweilerstrasse 60, Tel. 076-338 36 77
home: www.praxis-horizont.com   email: sabine.haering@praxis-horizont.com
Energetisches Pendeln (Farbschwingungen), Rückführungs- und Reinkarnationstherapie (nichthypnotisch), Bachblüten, Konflikt- u. Familienstellen, Kurse u. Seminare.

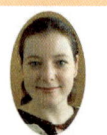

4054 Basel, Hollstein Katrin, Aura Soma / Berufsberatung
Neuweilerstrasse 60, Tel. 079-789 87 07
home: www.praxis-horizont.com   email: katrin.hollstein@praxis-horizont.com
Aura Soma Beratungen / sensitive Berufsberatungen / Coaching / Aufstellungen & Vergangenheitstherapie.

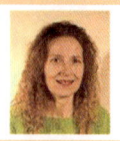

4054 Basel, Isler-Schellenberg Evelyne, Dipl. Astrologin API, Farb-Klang-massage, Geistheilerin, Gotthardstrasse 59, Tel. 061-301 33 81
email: smarise@bluewin.ch
Einzelsitzungen u. Kurse in Astrologie, Klangmassage mit Tibetischen Klangschalen, Meditation, Geistheilen, Farbtherapie mit Malen und Chakramassage.
Mitglied API, SAB, SVNH geprüft in Geistheilen.

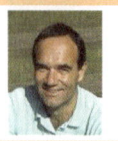

4054 Basel, Kasper Beat, Med. Masseur FA, Praxis f. physikalische Therapie, Wanderstrasse 31, Tel. 061-302 78 03
home: www.beatkasper.ch   email: info@beatkasper.ch
Wirbelsäulen-Therapien, Med. Massageanwendungen, Fussreflexzonen-Massage, Trigger-Punkt-Therapie, Wickel, Akupressur, Ernährung, Prävention. Mitglied SVBM (Schweiz. Verband der Berufs-Masseure).

4054 Basel

4054 Basel, Leuenberger Marianne, Systemische Therapie, Cranio-Sacral-Therapie, Realpstrasse 69, Tel./Fax 061-302 25 30
home: www.aufstellungen-basel.ch   email: mariannaleuenberger@gmx.ch
Systemische Einzel-, Paar- und Familientherapie, Cranio-Sacral-Therapie, Trauma-Therapie, Schamanische Arbeit. Mitglied CRANIO-SUISSE; EMR.
www.cranio-basel.ch.

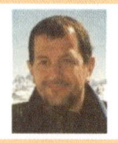

4054 Basel, Mori Klaus, Naturarzt, Therwilerstrasse 28
Tel. 061-283 13 43, home: www.mori.li   email: kom@mori.li

Schmerztherapien, Psychosomatische Beschwerden. Mitglied SBO-TCM.

Adressen Plz 4000

4054 Basel

4054 Basel, Remund Katharina, Praxis für Beratung und Therapie
Grimselstrasse 2, Tel. 076-586 18 72
home: www.praxis-reumund.ch   email: praxis.remund@beratungszentrum.ch
Geistiges Heilen, Systemische Einzel-, Paar- und Familienberatung, Familienstellen mit Einzelpersonen, Mediale Beratung. A-Mitglied SVNH, SVNH geprüft in Geistigem Heilen.

4054 Basel

4054 Basel, Schweizer Christiane, med. Masseurin FA
Benkenstrasse 38, Tel. 061-271 03 73
Klassische Massage, Manuelle Lymphdrainage, Fussreflexzonenmassage, Bindegewebsmassage. Mitglied NVS, SVBM, EMR registriert.

4054 Basel

4054 Basel, Treier Ursula, Therapeutin und Krankenschwester
Benkenstrasse 38, Tel.+Fax 061-281 28 26
Cluster Medizin, Fachspezifische Supervision, Psychologische Beratung, Reflexzonentherapie am Fuss. Verbandsmitglied VRZF, EMR registriert.

4054 Basel, Voegtli Rosmarie, Naturärztin, Kosmetikerin, Cosmo-Gesundheitspraxis, Gotthelfstrasse 9, Tel.+Fax 061-302 20 31
home: www.cosmo-praxis.ch   email: cosmo-praxis@bluewin.ch
Ganzheitliche Beratungen + Behandlung, Fussreflextherapie, Diverse Massagen, Aroma-Farbtherapie, Cosmotherapie, div. Ausleitverfahren, Wickel, Toxoff, Kosmetik MBK, Narben, Pigmente Regeneration. A-Mitglied NVS.

4055 Basel, Beyme Anna, Atemtherapeutin, Allschwilerstrasse 56
Tel. 061-631 06 49 und 301 09 21, email: abeyme@magnet.ch
Der "Erfahrbare Atem" nach Ilse Middendorf: Atembehandlungen und Atemunterricht (einzeln oder in Gruppen). Mitglied SBAM.

4055 Basel, Bitterli Silvia, Atemtherapie und Bewegungspädagogik,
Häsingerstrasse 36, Tel. 061-321 41 11, email: eheytoma@freesurf.ch
Atemtherapie, Bewegungspädagogik, Aura Soma, Ennegramm und schamanische Praktiken können uns helfen, ganz im Leben an zu kommen und in Freude daran teil zu nehmen. Mitglied: PDKA.

4055 Basel

4055 Basel, Christine Beck, Belinda Cousin, Denise Schenk, Germaine Seiler, Zentrum für Kinesiologie u. Kraniosakraltherapie
Allschwilerstrasse 75, Tel.+ Fax 061-302 34 00
Die Kinesiologie geht davon aus, dass Körper, Seele und Geist miteinander verbunden sind: Sie ist eine ganzheitliche Therapieform und vereinigt östliche Heilkunst mit modernen Erkenntnissen aus Schulmedizin und Pädagogik.

4055 Basel

4055 Basel, Dietrich Susie
Allschwilerplatz 10, Tel. 061-302 40 69, email: sansdoute@bluewin.ch
Geistiges Heilen für Mensch und Tier (m. Ausbildung), Fernheilungen.
Mitglied SVNH.

4055 Basel

4055 Basel, Eichkorn Brigitte
Stöberstrasse 17, Tel. 061-301 63 90
Atempädagogin - Einzelbehandlungen - Gruppenarbeit, Fussreflexzonentherapie n. Hanne Marquardt.

4055 Basel

4055 Basel, Frey-Tschudin Hedy, Dipl. Energietherapeutin
Cormarerstrasse 55, Tel. 061-382 51 83
Energetische Massagen, Lebensberatung, Gesprächs- und Gestalttherapie, Edelsteinmeditation, Augentraining, Bach-Blüten-, Atem- und Körperarbeit.
Mitglied Eugemed ETV.

Adressen Plz 4000

4055 Basel

4055 Basel, Hicklin Thomas, Tao-Lehrer und Lichtplastiker
Ahornstrasse 28, Tel. + Fax 061-302 00 78
home: www.lichtschirm.com   email: info@lichtschirm.com
Lichtschirm Heil-kunst, Taoistische Heilmassage, Geistheilen, Qi Gong, Cosmic Qi Kung, Tao-Lehrer, Tao Meditation, Tai Chi. Mitglied SVNH.

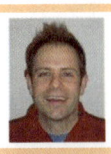

4055 Basel, Kunz Matthias, Dipl. Praktischer Psychologe, Astrologe
Blotzheimerstrasse 28a, Tel. 078-667 29 17
home: www.astrodream.ch   email: merkur@astrodream.ch
Astrologie, Autogenes Training und Traumdeutung. Schriftliche Horoskopanalysen. Traumdeutung mit Einbezug der Astrologie. Einzel- und Gruppenkurse für Autogenes Training.

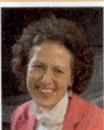

4055 Basel, Langscheid Andrea, med. Masseurin FA SRK, Engelmedium
Birmannsgasse 48, Tel. 079-435 60 63, Fax 061-271 60 63
email: med.massage-A.langscheid@freesurf.ch   Wirbelsäulenth., Osteopraxis- sanfte Gelenk-Körpermobilisation, Migräne/Schmerz/Traumabehandlung, div. Reflexmass., Dorn/Breussmass., Energ. Behandl., gründl. Beratung, befundorientierte, individ. Behandlung, mediale Lebensberatung/Engelarbeit. EMR anerkannt.

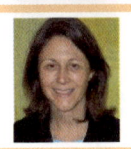

4055 Basel, Oester Tonie Beatrice, Naturpraktikerin NVS, Seminarleiterin
Spalenring 163, Tel. / Fax 061-482 18 60
home: www.toxoff.ch   email: info@toxoff.ch
Naturpraktikerin NVS, Farbtherapeutin, PraNeoHom-Therapeutin und Ausbilderin. Ausleitmethoden für Amalgam, Schwermetalle, Toxine. Biografiearbeit, Lösen von Ängsten und Blockaden. Kurse und Seminare.

4055 Basel

4055 Basel, Schmidlin Iris, Heilpraktikerin
Birkenstrasse 31, Tel. 061-271 00 02
home: www.irisschmidlin.ch   email: info@irisschmidlin.ch
Traditionelle chinesische Medizin, Akupunktur. Mitglied SBO TCM.

4056 Basel

4056 Basel, Friedli Roth Nelli, Gesundheitspraxis
Largitzenstrasse 30, Tel. 061-322 16 63, Fax 061-322 16 64
email: nelli.friedli@smile.ch
APM nach Radloff, Wirbelsäulentechnik TWT und Rückenrevitalisation nach Dorn/Breuss, BGM, Fussreflexzonenmassage.

4056 Basel

4056 Basel, Wavre Sabine Tameer, Davidsrain 12, Tel. 061-381 27 75
REBALANCING: tiefe Bindegewebsmassage, Gelenklockerung, Schulung des Körperbewusstseins. ON SITE MASSAGE: kurze, vitalisierende Behandlung am Arbeitsplatz. Mitglied Rebalancer Verband Schweiz.

4057 Basel

4057 Basel, Aebersold-Frey Brigitta, Praxis für Atloslogie
Drahtzugstrasse 53, Tel. 061-681 74 74
home: www.atlaslogie-ba.ch   email: brigitta.aebersold-frey@bluewin.ch
Atlaslogie, Breussmassagen, therapeutische Massagen, sanfte Wirbeltherapie nach Dorn, Schüsslersalz-Antlitzdiagnose. Mitglied SVNH.

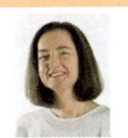

4057 Basel, Bodmer Virginia, Bachblüten Therapeutin, Heilpraktikerin,
Dorfstrasse 26, Tel.+Fax 061-631 00 52
home: www.virginiabodmer.ch   email: virginiabodmer@gmx.ch
Bachblütentherapie Methode Mechthild Scheffer. Salutogenese, Ganzheitliche Gespräche. Dinkelspreukissen.

4057 Basel

4057 Basel, Dr. Hellermann Barbara Elisabeth, sichtweise-coaching
Flachsländerstrasse 15, Tel. 061-683 48 40, Fax 061-683 48 90
home: www.sichtweise-coaching.ch   email: kontakt@sichtweise-coaching.ch
kinesiologisches Coaching, Three-in-One Concepts, Persönlichkeitscoaching, spez. Programm für Arbeitssuchende.

Adressen Plz 4000

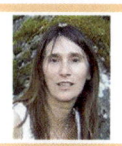

4057 Basel, Eiriz Rosa, Shiatsu und klassische Massage
Florastrasse 40, Tel. 061-692 32 44, Natel 078-710 57 66
home: www.rosa-shiatsu.ch   email: rosa-shiatsu@bluewin.ch
anerkannte medizinische Therapeutin. Mitglied SGS/EMR. Erfahrung mit Körper und EnergieArbeit seit 1988. Krankenkasse anerkannt.

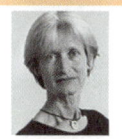

4057 Basel, Fuchs Angelika, dipl. Polarity-Therapeutin, Naturheilpraxis
Bärenfelserstr. 28, Tel. 061-731 18 10
home: www.polarity-therapie-basel.ch   email: angelikafuchs@gmx.ch
POLARITY. Entspannung + seelische Begleitung: Ausgleichende Körperbehandlung, Atemerfahrung und therapeutisches Gespräch. Sprachen D/E/F. Polarity-Verband Schweiz. EMR-Anerkennung.

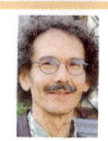

4057 Basel, Gassmann Benno, Praxis für Rebalancing, Bärenfelserstrasse 10,
Tel. 061-692 55 21, www.rebalancing-ch.ch email: bgassmann@tiscali.ch
Rebalancing, Tiefenmassage, integrative Bindegewebsmassage, strukturelle Faszienarbeit, Ganzkörpermassage, Bewusstseinsarbeit, Psycholog. Beratung. Mitglied Rebalancer-Verband Schweiz.

4057 Basel

4057 Basel, Signer Thomas, Oetlingerstrasse 169
Tel. 079-296 81 61 Fax 061-692 81 91
email: THOMAS-SIGNER@datacomm.ch
Energetisches Heilen, Clearings und schamanische Heilreisen, auch Fernbehandlungen.

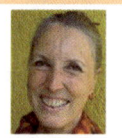

4058 Basel, Blumer-Oehler Regula, Psychiatriekrankenschwester
Mattenstrasse 56, Tel. 061-681 15 48, email: r.blumer@gmx.ch
Polarity-Therapie, Colon-Hydro-Therapie, Fussreflexzonen-Therapie, Trauma-Arbeit-SE.

4058 Basel

4058 Basel, Clottu Chantal, dipl. prakt. Psychologin
Hammerstrasse 9, Tel. 061-692 46 47, email: chantal.clottu@bluewin.ch
Autogenes Training n. Schultz, Visualisierung, Beratung, Fussreflexzonenmassage. Kassenanerkannt.

4058 Basel

4058 Basel, Hafen Doris, Hakomi-Körperpsychotherapie
Rheingasse 50, Tel. 061-692 78 26, email: doh.@tiscalinet.ch
Trauma-Therapie n. Dr. Peter A. Levine (S.E.Somatic Experiencing), Hakomi-Körperpsychotherapie, Dipl. Atempädagogin SBAM (Middendorf), Dipl. Fussreflexzone SVFM, Dipl. Shiatsu ESI. Mitglied Hakomi-Verband, SVFM-Verband, SBAM-Verband, Auskunft auf Anfrage

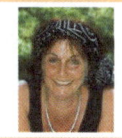

4058 Basel, Küng-Zehnder Ursula, Naturärztin kant. approb.
Chrischonastrasse 43b, Tel. 061-313 92 03 Fax 061-373 92 17
home: www.gesund-basel.ch   email: xund7@bluewin.ch
Naturheilkunde, Homöopathie, Kräuter, Ernährung, Irisdiagnose, Craniosacral-, Reflexzonentherapie, Lymphdrainage, Beratung. Mitglied SVANAH.

4058 Basel

4058 Basel, Rudin Esther, Dipl. Krankenschwester AKP, Körpertherapeutin, Chrischonastrasse 38, Tel. 079-366 60 73
home: www.mav.ch/bodywork/   email: esther@mav.ch
BodyWork nach Cantor, Geistige Wirbelsäulenbegradigung, Rückenleitbahnenmassage mit Oel, Clearing, Bachblüten.

4058 Basel

4058 Basel, Swiss Ayurveda Dr. G. Alampi
Grenzacherstrasse 215, Tel. 061-683 09 70, Fax 061-683 09 71
home: www.swissayurveda.ch   email: info@swissayurveda.ch
Swiss Ayurveda, Original indian Massage, Oil, Shop, Food.

Adressen Plz 4000

4059 Basel

4059 Basel, Bruce Erica, BALANCE Institut für Kinesiologie
Starenstrasse 2, Tel. 061-421 37 82, Fax 061-423 87 24
Kinesiologie, Systemische Paar-und Familienbegleitung, Struktur-und Familienaufstellungen, Mediation.

4059 Basel

4059 Basel, Hirt Eberle Anna, Dipl. Sehlehrerin AIZ
Ob Batterieweg 71, Tel. 061-361 98 41, email: info@besser-sehen.ch
Ganzheitliches Augentraining für Gruppen, Seminare in Firmen, Vorträge. Mitglied SBS (Schweiz.Berufsverband der SehlehrerInnen).

4059 Basel

4059 Basel, Piller Florian, Pfarrer, Erwachsenenbildner, Begleiter
Im Sesselacker 37, Tel. 079-786 31 06
home: www.verlag-pipo-buono.ch email: florian.piller@bluewin.ch
Geistliche Begleitung, Ritualberatung, Shiatsu, Fussreflexzonenmassage, Kurse, Begleitung von an Depression erkrankte Menschen und ihre Angehörigen, Enneagramm.

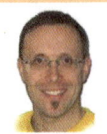

4102 Binningen, Fuhrer Kilian, Mentaltrainer
Lettenweg 10, Tel. 061-301 97 07, Fax 061-301 97 08
home: www.hertzwelle.ch email: info@hertzwelle.ch
Radionik, Analysiert Ihr Energiefeld, findet Schwachstellen und bietet Lösungsmöglichkeiten. Ich freue mich auf Ihren Anruf / Mail.

4102 Binningen

4102 Binningen, Herzig Priska, Gesundheitsstudio
Waldeckweg 42, Tel. 061-401 51 60
Wirbelsäulen-Basis-Ausgleich, Fussreflexzonenmassage, klassische Massage, diverse Rückenmassagen, Hawaiianische Rückenmassage, Craniosacral-Therapie, Bachblütenberatung. Mitglied SVNH.

4102 Binningen

4102 Binningen, Laier Simon Viviane, Gesundheitspraxis, Rebgasse 25
Tel. 061-421 18 31, Fax 061-423 92 30, email: viviane.laier@tiscalinet.ch
Akupunkt-Massage n. Penzel, Refl. Atemtherapie, Ortho-Bionomy, Craniosacral-Therapie, Spirit Massage, Geistiges Heilen, Reiki, Begl. mit Aura-Soma-Essenzen, Kristalle, Bach- und Kaliforn. Blüten. Mitglied SVNH, int. Therapeutenverband, Akupunkt-Massage n. Penzel.

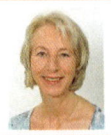

4102 Binningen, Lindt Rita, Praxis f. spirituelle Lebenshilfe, Im Zehntenfrei 19, Tel. 061-421 73 16 (Tel. Anmeldung morgens 08.00 Uhr - 09.00 Uhr)
home: www.spirituelle-lebenshilfe.ch Geistiges Heilen - Fernbehandlungen, spirituelle Lebensberatung/-begleitung, Karmische Blockadenauflösung, Mental- + Bewusstseins-Training. Polarity-Therapie. Mitgl. Coaching for Health, Dr. Beat Schaub, Binningen. Mitgl. SVNH gepr. in Geistigem Heilen.

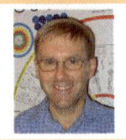

4102 Binningen, Meier-Estrada Ueli, Kinesiologe SVNMK, Hirtenbündtenweg 15, Tel. 061-722 01 44, Fax 061-722 01 45, home: www.mumzentrum.ch
email: m.u.m@bluewin.ch M.U.M. Zentrum Binningen: Touch for Health / Kinesiologie u. Massagen, Kurse: Touch for Health I-IV, Touch for Health-Auffrischung I -III, Rücken-Balance, Ethik. Gründungsmitglied Schweiz. Verband Nicht-Medizinische Kinesiologie (SVNMK). www.svnmk.ch.

4102 Binningen

4102 Binningen, Mugier Beatrix, dipl. Shiatsuprakt. SGS/EMR, Institut de Wild, Hauptstrasse 35, Tel. 061-421 55 62, email: beatrixmugier@intergga.ch
Langjährige Praxis, Weiterbildung in Körper/Psychosynthese, Focusing.

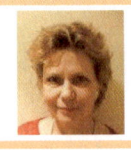

4102 Binningen, Mumenthaler-Riedwyl Käthy, Praxis für psychologisch-spirituelle Begleitung, Binzenweg 19, Tel. 061-421 80 08
email: mumenthaler-k@gmx.ch
Klangschalen-Massage (P.Hess), Klangtherapie mit Stimmgabeln, Rückführungen, Fussreflex- + klassische Massage, Phyllis Krystal-Arbeit, Meditationsgruppen. Mitglied SVNH.

Adressen Plz 4000

4102 Binningen

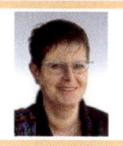

4102 Binningen, Nussbaumer Christine, Praxis für Energetik
Gorenmattstrasse 20, home: www.praxis-energetik.ch
Manuelle Lymphdrainage, Psychosomatische Energetik. Mitglied Schweizerischer Fachverband für manuelle Lymphdrainage, Internationale Gesellschaft für Psychosomatische Energetik.

4102 Binningen, Philipp Moser & André Klumpp, Physiotherapie
Paradiesstrasse 78, Tel. 061-412 36 66, Fax 061-421 45 05
home: www.physiotherapie-binningen.ch   email: physio78@bluewin.ch
Physiotherapie: Manuelle Therapie (SAMT), Dorntherapie, Triggerpunktbehandlung, Taping, Atemtherapie, Bobath, Laser, Kinetec, Hausbesuche, Heublumenwickel, Osteopraktik, Sportmassagen, Betreuung von Sportlern

4102 Binningen, Schwarb Esther, Pflegefachfrau Psychiatrie
Holeeholzweg 65, Tel. + Fax 061-421 34 04, email: star-light@gmx.net
Mu-Gen-Balance; schamanische Heiltechnik, der Gen-Balancierung, Spirituelle Lebensberatung, POA nach Paul Boysen, Energie- und Lichtarbeit, Meditationen.

4102 Binningen, Stebler Richard, Naturheiler
Hauptstrasse 49, Tel. 061-423 02 72
Geistheilung, Fernbehandlung.
A-Mitglied SVNH, SVNH geprüft in Geistigem Heilen.

4102 Binningen, Trost-Lamprecht Caterina, Praxis TROSTSTERN
Parkstrasse 38, Tel. 078-611 28 27
home: www.troststern.ch   email: willkommen@troststern.ch
Aromamassage nach Martin Henglein / ISAO, Bachblütentherapie, ganzheitliche Gesundheitsberatung. Mitglied Veroma.

4102 Binningen, Tschopp Beatrix, Craniosacral-Therapeutin
Parkstrasse 38, Tel. 061-421 21 93, email: beatrixtschopp@mysunrise.ch
Praxis für Craniosacral-Therapie.
Mitglied der Craniosuisse, ASCA und EMR anerkannt.

4102 Binningen, Wymann Roger, Hypnosetherapeut
Amerikanerstrasse 36, Tel. 076-517 80 65
home: www.gluecksoase.ch   email: rw@buchoase.biz
Hypnotherapie (Hypnose), Craniosacral, Reiki, Tarot, Reiki Kurse.

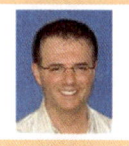

4103 Bottmingen, Altherr Martin, Therapeut, Supervision, Coaching (Mitglied EMR, Krankenkassen anerkannt), Binningerstr. 16, Tel./Fax 061-311 36 04, Natel 076-589 26 03, home: www.lichtstrahl.ch   email: info@lichtstrahl.ch
Praxis für Körperarbeit, Systemische Einzel-, Paar- u. Familientherapie, Energiearbeit u. Autogenes Training. Psychologische Beratung, Familienstellen, Psychosomatic, Traumaarbeit, Therapeutic Touch. Seminare für Meditation, Intuition und mehr...

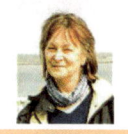

4104 Oberwil, Arnet Maria A., Lebensberaterin
Talstrasse 19, Tel. 061-421 34 42
home: www.maria-arnet.ch   email: m-arnet@bluewin.ch
Lebensberatung und Prognose, Astrologie, Prana Healing u. Meditationskurse.

4104 Oberwil

4104 Oberwil, Cairone Claudia, kantonal geprüfte Naturärztin
Mühlemattstr. 22, Tel. 061-403 16 18, Fax 061-403 16 15, www.akupoint.ch
AKUPUNKTUR & NATURHEILKUNDE, Praxis für TCM und westliche Naturheilkunde; Akupunktur (mit Moxa, Schröpfen, GuaSha), westliche Kräutertherapie (ergänzend auch chinesische), Ernährungsberatung.

Adressen Plz 4000

4104 Oberwil
4104 Oberwil, Dikenmann Svenja, Dipl. Therapeutin, Naturheilmassage
Neuwilerstrasse 21, Tel. 061-401 25 40, Fax 061-403 80 03
home: www.natuma.ch   email: svenja.d@freesurf.ch
Rückenmassage, Craniosacral Therapie, Levitative Meridian Therapie.

4104 Oberwil
4104 Oberwil, Hummel Monica, Gymnastikpädagogin BGB
Wiesenrain 3, Tel. 061-402 05 12
Rücken- und Beckenbodengymnastik, Rückentherapie nach Dorn und Breuss, Spirituelles Heilen, Meditationen, Indianische Seminare. Mitglied BGB, SVNH.

4104 Oberwil
4104 Oberwil, Jullien-Hofmann Irène, Pflegefachfrau, Fussreflexzonen-Therapeutin, Im Wasen 5, Tel. 061-401 66 60
Fussreflexzonenmassage mit Einbezug der Akupunkturmeridiane, Lebensberatung über Körperarbeit, SVNH geprüft in Fussreflexzonemassage, Krankenkassen anerkannt mit alternativ Zusatz.

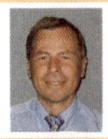

4104 Oberwil/BL, Manzoni Mario, Lerchenbergweg 15, Tel. 061-401 15 77
home: www.manzoniminerals.ch   email: manzoni.minerals@bluewin.ch
Geistiges Heilen, Lebensberatungen. A-Mitglied SVNH, SVNH geprüft in Geistigem Heilen.

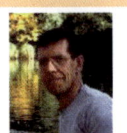

4104 Oberwil, Schneider Andreas, Biodynamische Therapie n. G. Byesen
Amselstrasse 20 A, Tel. 061-363 98 82
home: www.kurai.ch   email: andreas.schneider@suisse.org
Biodynamische Masssage u. Prozessorientierte Körperarbeit (Mitglied BBS). Aikidoschule Leimental, Aikido, Iaido, Hojo und Körperwahrnehmung (Mitglied ACSA).

4104 Oberwil
4104 Oberwil, Sigrist-Uhlmann Janine, MEDIARE Naturärztegemeinschaft
Talstrasse 39, Tel. 061-401 4141
home: www.mediare-ng.com   email: janine.sigrist@mediare-ng.com
Lic. rer. pol. und kant. appr. Naturärztin BL, Partnerin der MEDIARE Naturärztegemeinschaft mit Fachgebiet Akupunktur. Krankenkassenanerkannt.

4104 Oberwil
4104 Oberwil, Zimmermann-Vetsch Evelyn, Praxis Pedinova, Manualtherapeutin, Vorderbergstr. 49, Tel. 061-403 00 81
home: www.pedinova.ch   email: info@pedinova.ch
Fussreflex- / EMOZON-, Metamorphose- / Dorn-Breuss / Tibetische- und TUI-NA-Massagen, Gua-Sha, Schröpfen, Meridiane, Blütenessenzen, Ohrakupressur, Lebensberatung, NVS, SPAK, EMR. Kassenanerkennung bei alternativem Zusatz.

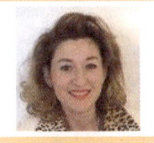

4105 Biel-Benken, Martinelli Marianne, Wohnbiologin, Innenarch., Sachbuchautorin, Medium, Leymenstr. 6, Tel. 079-358 29 07, Fax 061-402 14 30
home: www.biophanie.ch   email: info@biophanie.ch
Expertin über das europäische Feng-Shui, Engergieberatungen Gesundheit, Haus, Land, Geschäft - besuchen Sie unsere Homepage für mehr Infos.

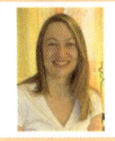

4106 Therwil, Zumbihl Florence, Dipl. Masseurin, Hellseherin + Reiki-Lehrerin
Schulgasse 2, Tel. 061-721 47 59
home: www.florence-zumbihl.ch   email: info@florence-zumbihl.ch
Klassische Massage, Fussreflex, Wirbelsäulentherapie Dorn/Breuss, Kopfschmerz / Migräne-Therapie, EFT, Reiki, Reiki-Seminare, Karma-Auflösungen, Hellsehen, Lebensberatung, Chakra-Therapie, Meditation, D/E/F/Sp.

4107 Ettingen
4107 Ettingen, Hügin Liselotte, Medizinische Masseurin FA SRK
Im Guntengarten 32, Tel. 061-721 31 03
Klassische Ganzkörpermassage, BGM, Lymphdrainage, Wirbelsäulentherapie nach Dorn und Breuss, Wickel und Auflagen, Fussreflexzonenmassage, Cellulite. Mitglied SVBM.

Adressen Plz 4000

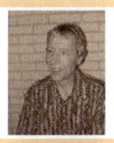

4112 Flüh, Seydoux Roger, Lebensberater
Talstrasse 28, Tel. 061-731 31 02, Tel. 0901 55 58 11 (Fr. 2.80 / Min.)
email: g.vanwijk@bluewin.ch
Langjährige Erfahrung in hellsichtiger Lebensberatung, Krisenbewältigung, Mobbing, Kartenlegen, Pendeln.

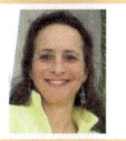

4112 Bättwil, Comunetti Catherine, Energie-Therapeutin
Hauptstrasse 90, Stationsgebäude Flüh, Tel. 076-438 94 12
email: catherine.comunetti@vtxmail.ch
Integrative Energie-Therapie, Mitglied SVET, dipl. Pflegefachfrau AKP.

4112 Bättwil, Fiechter Stefan, Praxis für Akupunktur / TCM
Hauptstrasse 90, Stationsgebäude Flüh, Tel. 061-733 70 40
home: www.emindex.ch/stefan.fiechter email: stefan.fiechter@tiscali.ch
Chinesische Medizin, Akupunktur, Ohrakupunktur, chinesische Kräutertherapie, Schröpfen, Moxa, Mitglied SBO-TCM, Krankenkassenanerkennung mit Zusatzversicherung.

4112 Bättwil

4112 Bättwil, van Wijk Ginette, Zigeuner Kartenlegerin, Lebensberatung
Mühlemattstrasse 14, Tel. 079-302 01 62, email: g.vanwijk@bluewin.ch
Kartenlegen Zigeunerkarten, Lebensberatung.

4118 Rodersdorf

4118 Rodersdorf, Götz Monika, Körpertherapeutin
Eichenstrasse 2, Tel.+Fax 061-731 18 44
Jin Shin Do® Akupressur, DAO Akupressur Therapie, Segment/Meridian-Massage, ganheitlich-integrative Körperarbeit inkl. Atem und Meditation, Gesundheitsberatung, Entscheidungshilfen; Kurse in Kleingruppen möglich.

4118 Rodersdorf

4118 Rodersdorf, Küpfer Roland, Heilpraktiker
Heuschlugge 1a, Tel. 061-731 28 39, email: kuepfer@bluewin.ch
Massagepraktiken, Manuelle Lymphdrainage, Ausleitende Verfahren, Diätetik, etc. Mitglied NVS.

4123 Allschwil, Buzzi Monique, Klassische Masseurin
Baselmattweg 200, Tel. 061-481 11 86, email: monique.buzzi@bluewin.ch
Klassische Teil- und Ganzkörpermassage, Wirbeltherapie n. Dorn oder Breuss, Schröpfkopfmassage, Cellulitemassage. Mitglied: SVBM, SVNH. Registriert für Massage beim EMR, ASCA, EGK.

4123 Allschwil

4123 Allschwil, Friedrich Manja, Naturpraktikerin NVS
Obertorweg 17, Tel. 061-483 92 50
Darmbad (Colon Hydro Therapie), Kinesiologie, Schüssler-Salze, Bach-Blüten, Ernährungsberatung. Mitglied NVS.

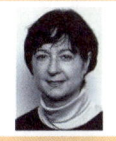

4123 Allschwil, Hadorn Ruth, Fussreflexzonen-Therapeutin
Kurzelängeweg 21, Tel. 061-482 31 60, Natel 076-383 31 60
Fussreflexzonenmassage, Energetische Rückenmassage.
Mitglied SVBM, EMR registriert.

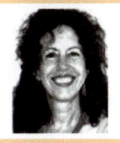

4123 Allschwil, Hediger Susanna, intuitive Körpertherapie n. Wilhelm Reich
Baselmattweg 211, Tel. 061-481 84 13, Natel 078-600 84 13
email: susanna_hediger@hotmail.com
Auflösen von Blockaden, Verspannungen, festgefahrenen Lebens-, Berufs-, Beziehungsmuster, Traumatas. Ziel: mehr Vitalität, Lebensfreude, Beziehungsfähigkeit, Grenzen setzen können, gesunde Sexualität.

Adressen Plz 4000

4123 Allschwil

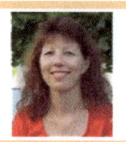

4123 Allschwil, Hölbling Virginie
Baslerstrasse 256, Tel. 061-483 80 69, Natel 076-383 08 44
home: www.lebensberatung-bs.ch   email: innerfreedom@gmx.ch
Ganzheitliche Lebenshilfe - für positive Veränderungen. Mediales Familienstellen in Einzelarbeit, Lebensberatung; Energiearbeit: Handauflegen / Geistheilen u. Gespräch, Fernheilung, Trancehealing; Channeling. Spr. D/E/F/I. Mitglied SVNH.

4123 Allschwil, Ledermann Doris Margaretha
Kurzelängeweg 30, Tel. 061-483 03 55, email: doromedial@bluewin.ch
Spirituelle/mediale Lebensberatung, Jenseitskontakte; NLP, Hypnose (Erickson), Reinkarnation; Geistheilung; Fernheilung und Telefonberatung möglich; Meditationsgruppe. Mitglied SVNH.

4125 Riehen

4125 Riehen, Aeschbach Rachel, Lebensberaterin, Seminarleiterin
Schlossgasse 6, Tel. 061-641 39 60, Fax 061-643 82 05
home: www.rachel-aeschbach.ch
Lebensberatung, Gesicht- + Handlesen, Seminare: Gesicht- + Handlesen, Mandalamalen, Heilkraft der Musik, Förderung der Intuition, Klavierkonzerte mit eigenen Kompositionen. Mitgl. SVNH.

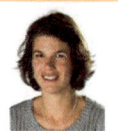

4125 Riehen, Aeschbach Sonja, Kinesiologin I-ASK, Pflegefachfrau
Arnikastrasse 24, Tel. 061-601 18 45
Kinesiologische Einzelsitzungen für Erwachsene und Kinder. Physischer und emotionaler Stressabbau, Energie- und Bewusstseinsarbeit, persönliche Entwicklung. Mitglied KineSuisse, EMR, ASCA.

4125 Riehen

4125 Riehen, Bär Rolf, Kinesiologe,
Römerfeldstrasse 11, Tel. 061-603 22 22, Fax: 061-603 22 21
www.geocities.com/baerrolf/Kinesiologische_Praxis.html   email: baerrolf@bluewin.ch
Klinische Kinesiologie als Grundlage des Austesten von Homöopathie, Akupunktur, Neuraltherapie, Nährstofftherapie, Cranio Sacral Therapie, Zahnstörfeldern, energetischer und emotionaler Arbeit.

4125 Riehen

4125 Riehen, Buser-Ringier Rolf H., Reinkarnationstherapeut
Äussere Baselstr. 234, Tel. 061-303 93 75, email: buser-aetechnik@dplanet.ch
Reinkarnations-Begleitung, Regressionsanalytik. A-Mitglied und Fachexperte SVNH in Reinkarnationstherapie. Meditations- und Hypnose-Unterstützung.

4125 Riehen

4125 Riehen, Dinort Markus, Physiotherapeut
Inzlingerstrasse 50, Tel. 061-645 22 46, email: mardi.mdc.uw@bluewin.ch
Akupunkturmassage (ESB/APM) = Behandlung des Skelett- u. Meridiansystems. Ernährungsberatung, Viscerale Manipulation, Physiotherapie, Sportmassage, Fango. Mitglied VeT/Fisio-ch.

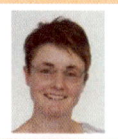

4125 Riehen, Ehret Esther, Feldenkraispraxis
Niederholzstrasse 61, Tel. 061-601 68 44
home: www.emindex.ch/esther.ehret   email: esther.ehret@feldenkrais.ch
Einzelbehandlungen, auch Hausbesuche, Gruppenkurse in Arlesheim, Raum für Bewegung jeweils Mittwoch von 17.30 - 18.30 Uhr, Aesch Alterszentrum Im Brüel, jeweils Monat von 10.00 - 11.00 Uhr. Mitglied SFV Schweiz. Feldenkrais Verband.

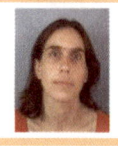

4125 Riehen, Gilbert Christine Marie, Baselstrasse 60, Tel. 061-381 50 69
Fussreflexzonenmassage, Reflektorische Lymphdrainage am Fuss, Reiki-Heilbehandlungen.

4125 Riehen

4125 Riehen, Heinzelmann Marianne, Praxis für Körpertherapie
Schützenrainweg 44, Tel. 079-378 50 36, email: m.heinzelmann@bluemail.ch
Manuelle Lymphdrainage / komplexe physikalische Entstauungstherapie, Fussreflexzonentherapie, Klassische Massage, Baby- und Kindermassagekurse, Mitglied: SFML (Schw. Fachverband f. Man. Lymphdrainage).

Adressen Plz 4000

4125 Riehen
4125 Riehen, Hettich-Hupfer Kirstin, Klangtherapeutin
Wenkenstrasse 91, Tel. 061-641 65 05
home: www.klang-massage.ch   email: info@klang-massage.ch
Klangmassage nach Peter Hess. Klangreisen mit Klangschalen, Gongs, Monochord & Didgeridoo. Diverse Meditationstechniken.

4125 Riehen
4125 Riehen, Kreuzer Kerstin, Praxis für therap. Massagen, Kinesiologie u. AT
Römerfeldstrasse 24, Tel./Fax 061-601 70 00
home: www.autogen-training.ch   email: k.kreuzer@datacomm.ch
Autogenes-Training Einzel-und Gruppenkurse, Kinesiologie, Klassische Massagen, Bandscheiben Massage nach Breuss, Wirbelsäulentherapie nach Dorn, Fussreflexzonen Massage. Mitglied SVBM.

4125 Riehen, Lauber Robert, dipl. Sport- und Mentaltrainer
Glögglihof 11, Tel.+Fax 061-641 90 40
home: www.praxisbruecke.ch email: robert.lauber@praxisbruecke.ch
Fit im Kopf – mental stark. Professionelles Mentaltraining – vom Leistungssport abgeleitet mit eLearning und iPod Modulen. Mentalcoaching für Unternehmen, Leistungssport, Talentförderung.

4125 Riehen
4125 Riehen, Metzner Anette, Sozialarbeiterin
Pfaffenlohweg 28, Tel. / Fax 061-691 64 91
home: www.schwungvoll.ch   email: kontakt@schwungvoll.ch
Trager Körperarbeit, Wahrnehmungs- und Bewegungsschulung, kreative Lebensbegleitung, Fengshui-und Bachblütenberatungen, Beratung/coaching für Jugendliche und Erwachsene, Stimme und Klang, Seminare. Mitglied TVS, EMR.

4125 Riehen
4125 Riehen, PhysioTherapie Steingrubenweg Wirz-Elsner Carola, Physiotherapeutin, med. Masseurin & Bademeisterin, CosmoTherapeutin, Steingrubenweg 174, Tel. 061-643 82 03, Nat. 079-435 93 89, email: c.m.physio@bluewin.ch
Cosmotherapie für Kinder & Erwachsene. Bobath & Sensorische Integration für Kinder. Akupressur. Teilmassagen + Sling-Exercise-Therapie. Wickel & Teilbäder. Mitglied FISIO, Pädiadica, Bobath.

4125 Riehen
4125 Riehen, Surbeck-Saner Veronika, Naturärztin, kant gepr. BS
Aeuss. Baselstrasse 242, Tel. 061-601 19 11, Natel 079-283 66 08
Augendiagnose, Bio-Resonanz, Heilfasten, Massagepraktiken, Phytotherapie, Ausleitende Verfahren, Laser, Diätetik, Sauerstofftherapie.
Mitglied FVDH, NVS.

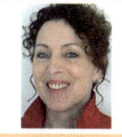

4125 Riehen, Trächslin Sylvia C., Systemischer Coach, Kurzzeitberaterin, Dozentin, Kornfeldstrasse 52, Tel. 061-643 92 26, Fax 061 643 92 25
home: www.quantencoaching.com   email: info@aha-bs.ch
Tätig im Gesundheitsbereich mit Quantencoaching, Systemischem Coaching, Prozessbegleitungen, Aus - und Weiterbildungen. Spezialgebiet: Suchtprozess und Co-Abhängigkeit.

4127 Birsfelden
4127 Birsfelden, Honegger Edith, dipl. Energietherapeutin, Psychiatriefachfrau
Baumgartenweg 5, home: www.sunneschiin.ch
Geistiges Heilen, mediale Lichtarbeit, 70 Strahlen, Metalsis Lichttechnologie, Implantatbefreiung, Bioenergetik Extrasens, Metamorphose, Dorn Breuss. Vertrieb Schweiz: Metalsis Produkte.

4132 Muttenz
4132 Muttenz, Brunner Silvia, Kinesiologin, St. Jakobstrasse 23
Tel. 061-462 31 21, home: www.gaia-praxis.ch   email: silvia@gaia-praxis.ch
Kinesiologische & Schamanische Behandlung, Reiki, Alternative Schmerzbehandlung, Stressabbau, Energetische Harmonisierung, Seelenzentrierung.
Mitglied SVNH + I-ASK.

4132 Muttenz, Eugster Katharina, Med. Massagepraxis, Hauptstrasse 59, Tel. 061 312 84 84, home: www.emindex.ch/katharina.eugster/
Ich bin Med. Masseurin FA/SRK mit den folgenden Methoden: Klassische Massage, Lymphdrainage/KPE, Wickel, Fussreflexmassage, Bindegewebsmassage, Elektrotherapie. Mitglied des SVBM und Rückenschullehrerin.

Adressen Plz 4000

4132 Muttenz
4132 Muttenz, Flückiger Simone, Dr. sc. nat Naturärztin
Sankt Jakobs-Strasse 23, Tel. 061-423 19 31, Natel 079-415 86 27
home: www.sanaterra.ch
Klassische Homöopathie und Phytotherapie. Mitglied NVS, SHG.

4132 Muttenz
4132 Muttenz, Loosli Rolf, kant appr. Naturarzt BL
Hinterzweienstrasse 65, Tel.+Fax 061-462 01 07, email: loosli.rolf@tiscali.ch
Klass. Homöopathie, Pflanzenheilkunde, allg. Naturheilverfahren.
Mitglied NVS-A, SVANAH.

4132 Muttenz
4132 Muttenz, Schmid Markus, Keramikarbeiter
Moosjurtenstrasse 33, Tel. 079-314 32 23
Energiewechslung - Geistheilung.

4132 Muttenz
4132 Muttenz, Stadler André, MASSAGE-PRAXIS
Baselstrasse 21b, Tel. 061-461 78 38
home: www.emindex.ch/andre.stadler email: andre.massagen@bluewin.ch
Akupunktmassage nach Penzel, Wirbelsäulen-Basis-Ausgleich, Kraniosakral-Therapie, Massagen, Focusing.

4132 Muttenz
4132 Muttenz, WEISSKOPF Lydia, Kinderkrankenschwester, Stillberaterin IBCLC, Rüttihardstrasse 4, Tel. 061-462 07 46, Fax 061-462 07 46
email: lydiaweisskopf@bluewin.ch
BERATUNG bei allen Fragen um Stillen und Muttermilch, Ernährungsaufbau des Kleinkindes, Homöopathie.

4132 Muttenz
4132 Muttenz, Zurbuchen Therese, Kant. gepr. Naturärztin
Eptingerstr. 32, Tel.+ Fax 061-462 22 55, email: tzurbuchen@greenmail.ch
Colon-Hydro-Therapie (Darmsanierung), Phytotherapie, Manuelle Therapien, Blutegeltherapie, Touch for Health, Diätetik. Mitglied SVANAH, NVS, VCHTS.

4133 Pratteln
4133 Pratteln, Birri Esther, Grabenmattstrasse 6, Tel. 061-821 24 54
home: www.slowmotion.ch   email: esther@slowmotion.ch
Craniosacral Therapie, Klassische Ganzkörper- und Rückenmassage, Kurse in Tai Ji und Qi Gong, Wirbelsäulentherapie nach Breuss und Dorn. Mitglied SVBM, CranioSuisse.

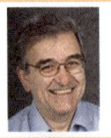

4133 Pratteln, Haas Fritz P., Praxis Dreiklang, Vogelmattstrasse 20
Tel. 061-821 40 51, home: www.praxis-dreiklang.ch email: fritz@haas.name
Polarity Therapie: ganzheitliche Therapieform, die Körper, Seele und Geist einbezieht. Trauma-Heilung: Somatic Experiencing (Peter Levine). Mitglied: SVNH, PoVS, Anthroposophische Gesellschaft.

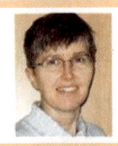

4133 Pratteln, Imhof Ursula, Schauenburgerstrasse 27, Tel. 061-821 00 56
home: www.emindex.ch/ursula.imhof   email: u.m.imhof@teleport.ch
Praxis für Reflexzonentherapie am Fuss nach Marquardt und Bachblüten-beratung.

4133 Pratteln, Schaub Nicole, Praxis für Atlaslogie
Hauptstrasse 90, Tel. 061-821 39 25
home: www.atlaslogie-schaub.ch   email: info@atlaslogie-schaub.ch
Atlaslogie, Breussmassage, sanfte Wirbelsäulentherapie nach Dorn, klassische Massagen, Reiki.

Adressen Plz 4000

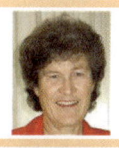

4133 Pratteln, Vögtli-Buess Christine, Kinesiologie, Johann-Martin-Strasse 2, Tel. 061-821 24 94, email: christina.voegtli@teleport.ch

Vielfache Erfahrung in den Bereichen Lernförderung, Hyperaktivität, Allergien, Entgiften. Weiterbildung in NLP, LEAP, N.O.T., SIPS, Orthom. Medizin, Schüssler Salze, Familiensystemen. Mitglied: KineSuisse.

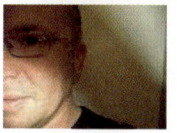

4133 Pratteln, Wehrle Thomas, Mediale Lebenshilfe
Schlossstrasse 8, Tel. 076-331 03 81, email: medialelebenshilfe@bluewin.ch

Hellsehen, Auraberatung, Jenseitskontakte / Channeling / Mediales Schreiben, Meditation, Chakra-Arbeit, Rückführungen, Karmaberatung, Vergangenheitsbewältigung, Selbstfindung und vieles mehr.

4142 Münchenstein

4142 Münchenstein, Blum Udo, dipl. Physiotherapeut
Birkenstrasse 5, Tel. 076-506 99 48
home: www.cranio-basel-baselland.ch email: udo_blum@hotmail.com

Praxis für Craniosacrale Osteopathie und Rhythmische Massage nach Wegman / Hauschka: Babys, Klein- und Schulkinder, Jugendliche und Erwachsene. Mitglied SDVC, IST-CMT, BV Rhy. Mass.

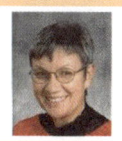

4142 Münchenstein, Broch Margaritha, Dipl. Pflegefachfrau, Craniosacral-Therapeutin, Entenweidstrasse 25, Tel. 061-411 66 42
email: mbn-bale@bluewin.ch

Craniosacral-Therapie, Mitglied: Cranio-Suisse, Krankenkassen anerkannt.

4142 Münchenstein

4142 Münchenstein, Brodbeck Pia, Dipl. Therapeutin
Rainstrasse 15, Tel. 061-481 81 60

Ganzheitliche Atemtherapie und psychologische Beratung, Energieaufbauarbeit, Ernährungs- und Stoffwechseltherapie.

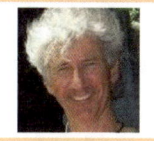

4142 Münchenstein, Flämmig Hans-Michael, Craniosacrale Gemeinschaftspraxis, Ruchfeldstrasse 7, Tel. 061-411 89 14
www.emindex.ch/hansmichael.flaemmig email: craniosacrale.praxis@freesurf.ch

Craniosacrale Therapie. Praxisschwerpunkt: Behandlung von Babys, Kindern, Schwangeren, Wöchnerinnen und Vätern. Mitglied CRANIO SUISSE. Anerkennung EMR, EGK.

4142 Münchenstein

4142 Münchenstein, Gröbli Jürg, Ganzheitliche Reflexzonenmassage, Löffelackerstrasse 2, Tel. 061-411 33 64, email: juerg.groebli@bluewin.ch

Fussreflexzonenmassage, Edelstein-Essenzen, Edelstein-Behandlungen, Vitalenergetik.

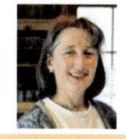

4142 Münchenstein, Huggel-Fischer Petra, Körpertherapeutin, Craniosacrale Praxis, Reinacherstrasse 118, Tel. 061-411 42 02
home: www.craniotherapie.ch email: phuggel@craniotherapie.ch

Craniosacrale Therapie / Massage: Babytherapie, Hilfe in Krisensituationen für Eltern, Ansprechpartner Selbsthilfegr. Basel-Stadt / Schleudertrauma, Supervisor, Mitglied CRANIO SUISSE. Anerkennung EMR / EGK / ASCA.

4142 Münchenstein

4142 Münchenstein, Keiser Christine, Mental Training Master NLP SVEB
Haupstrasse 71, 4153 Reinach, Tel. 061-331 48 62, Natel 079-273 23 44

Ganzheitliches Schlanktraining (keine Diät) mit Langzeitwirkung, Autogenes Training SAT, Mental-Training, Tarot-Kurse + Seminare + Beratungen; Für Persönlichkeitsentwicklung. Mitglied Schw. Gesellschaft Autogenes Training, SAT.

4142 Münchenstein

4142 Münchenstein, Schniepper Ruth, Therapeutin
Hardstrasse 36 B, Tel. 061-411 09 14

Autogenes Training, Fussreflexzonenmassage, Shiatsu, Hypnose, spez. Rückenmassage, psych. Beratung. Mitglied NVS, SAT.

Adressen Plz 4000

4142 Münchenstein

4142 Münchenstein, Stalder-Fischer Margarethe, Kinesiologin, Musiklehrerin Schmidholzstrasse 64, Tel. 061-411 50 73, email: mastafi@freesurf.ch
Kinesiologie: Applied Physiology (R.Utt), Touch for Health, Lernkinesiologie, Blüten - Essenzen. Musik - Kinesiologie: Lampenfieber, Künstlerischer Ausdruck, Solare - Lunare Atemtechnik. Phyllis Krystal - Methode, Mitglied IASK, EMR, von allen Kassen anerkannt.

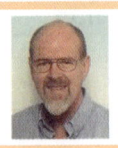

4143 Dornach 1, Angst Bernhard, Bruggweg 67, Postfach 126
Tel.+ Fax 061-701 84 46, email: b.e.angst@intergga.ch

Energie-Arbeit / Massage, Farbtherapie, Kristall-Elixiere, Intuitive Seelenbilder auf Seide. A-Mitglied SVNH, SVNH geprüft in Geistigem Heilen.

4143 Dornach

4143 Dornach, Barfuss Christine, Energietherapeutin
Friedensgasse 6, Tel. 061-701 94 06

Regenerationstherapien nach Eugemed: Tibetische Rückenmassage, energetische Fussreflexzonenmassage, Emozon/Pränatale/Metamorphose-Massagen am Fuss, Chakraarbeit, Lebensberatung. Mitglied ETV, DGH, IGMG.

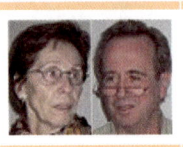

4143 Dornach, Broger Josef & Pfirter Angela, Naturheilpraxis
Hauptstrasse 25, Tel. 061-702 02 11
home: www.emindex.ch/josef.broger   email: jo.broger@bluewin.ch
Rückenbehandlung Dorn / Breuss, manuelle Lymphdrainage, Bioresonanztherapie, Homöopathie, Phytotherapie, Massagen, FRZ, Bachblüten. Mitglieder NVS, EMR anerkannt, kant. Zulassung, Krankenkassenanerkannt.

4143 Dornach

4143 Dornach, Cauzzo Anna, Klassische Homöopathin, Heilpraktikerin, Neuarlesheimerstr. 1, Tel. 061-701 42 47, email: cauzzo.praxis@bluewin.ch

Klassische Homöopathie, naturheilkundliche Verfahren, Bach-Blüten-Therapie, mediale Energiearbeit. Mitglied NVS.

4143 Dornach

4143 Dornach, Cauzzo Nadia, Naturärztin, Homöopathin
Neuarlsheimerstrasse 1, Tel. 061-701 42 46, email: nadia.huegin@bluemail.ch

klassische Homöopathie, Bach-Blüten, Phytotherapie. Mitglied NVS.

4143 Dornach

4143 Dornach, Coletti-Leu Ursula, kant.appr.Naturaerztin, Bruggweg 36, Tel. 061-703 18 55, Fax 061-311 15 88, email: ursula.coletti@lanlink.ch

Trad. chin. Medizin, Akupunktur, Phytotherapie, naturheilkundl. Behandlungen, Diaetetik, man. Lymphdrainage,Qi Gong. Mitglied EMR, SVANAH, Krankenkassen anerkannt, Kant. Prüfung BL.

4143 Dornach

4143 Dornach, Finazzi Maja, MMT Massagen für Mensch und Tier
Amthausstrasse 32, Tel. 079-322 19 77
home: www.tiermassage.ch   email: finazzi@bluewin.ch

Rücken- und Ganzkörpermassagen, Reiki für Mensch und Tier, Siehe Tiergesundheit. Shiatsu für Tiere (Pferde und Hunde).

4143 Dornach

4143 Dornach, Kilchenmann Sabina, Praxis für Naturheilkunde / Ottenburg med. GmbH, Gempenstrasse 26, Tel. 061-701 70 73, Natel 078-880 21 21
home: www.sabiki.ch email: info@sabiki.ch
Naturärztin mit Praxisbewilligung: Laser-/ Elektroakupunktur, Phytotherapie, Ausleitende Verfahren, Diätetik, Massagen, NLP, Anti-Aging Behandlungen, Krankenkassen anerkannt. Mitglied NVS.

4143 Dornach

4143 Dornach, Kuhn Noëlle, Praxis für Naturheilkunde
Amthausstrasse 32, Tel. 061-701 48 12

Naturärztin NVS, dipl. Krankenschwester AKP. Therapieangebot: Phytotherapie, Komplexhomöopathie, Schröpfen, Ohrakupressur, Reflexzonentherapie.

Adressen Plz 4000

4143 Dornach	**4143 Dornach,** Spörri Irène, Dipl. Atemtherapeutin IKP Saffretweg 3a, Tel. 061-713 87 10 home: www.atemtherapie-dornach.ch email: info@atemtherapie-dornach.ch Praxis für Atemtherapie, Fussreflexzonentherapie, AyurvedaMassage (Abyangha) und Klassische Massage. Arbeit mit Erwachsenen, Kindern und Gruppen. Krankenkassen anerkannt (EMR und ASCA).
4144 Arlesheim	**4144 Arlesheim,** Buser Heller Elisabeth Lee, Kinesiologin, Pädagogin Friedensgasse 14, Tel. 079-667 58 22 home: www.kinebuser.ch email: lee.buser@bluewin.ch Praxis für angewandte Kinesiologie: Therapie, Schulung, Beratung für Beziehungs-, Erziehungs- und Lernprobleme. Systemische Arbeit. Mitglied KineSuisse Berufsverband für Kinesiologie.
4144 Arlesheim	**4144 Arlesheim,** Schulenburg Daniela, dipl. Tanz- u. Bewegungstherapeutin, Pflegefachfrau, Kreuzmattweg 20, Tel. 061 411 14 89 email: tanzimpro@hotmail.com Tanztherapie ist eine ganzheitliche Therapie. Körperwahrnehmung wird geschult, Blockaden und Probleme erlebbar gemacht und durch einen kreativen Prozess ein gesunder Umgang damit gefördert.
4144 Arlesheim	**4144 Arlesheim,** Sigurdson Lena, Lehrerin der F. M. Alexander-Technik Landskronstrasse 3, Tel. 079-458 22 11, email: lenas@tiscali.ch F. M. Alexander-Technik. Wie funktioniere ich - eine Schulung der Selbst-Wahrnehmung.
	4144 Arlesheim, Studer Irene, Kinesiologin Rüttiweg 24, Tel. 061-701 31 50, email: irene.studer@intergga.ch Angewandte Kinesiologie für Kinder und Erwachsene. Verbandsmitglied KineSuisse.
4144 Arlesheim	**4144 Arlesheim,** Tschopp Susan, Praxis für Coach-Gesundheit-Seminare Mattweg 96, Tel. + Fax 061-701 57 40, email: tschopp.susan@gmx.net EFT, Clustermedizin, Dorn / Breuss - Methode, Shiatsu, BodyWork nach Cantor, neue Homöopathie n. Körbler, Blütenessenzen, Body Detox Elektrolyse-Fussbäder, Berater EFT Seminare und Ausbildung, Kurse und Workshops für spirituelle Bewusstseinserweiterung - und erheiterung.
	4145 Gempen, Küpfer Eberhard, Atelier am Rosengarten Kirchackerweg 2, Tel. 061-701 52 27, Fax 061-701 87 16 www.atelier-am-rosengarten.info email: e.kuepfer@atelier-am-rosengarten.info Lebensberatung /Coaching, Genogrammarbeit, Mentoring, Altersbegleitung, Trauerbegleitung und Grabreden, EFT, Reiki, Hildegard-Wickel, Kräuterstempel "Body", Seminare zu Persönlichkeitsbildung.
4147 Aesch	**4147 Aesch,** König Geissmann Christine, Kunsttherapeutin / Atelier Quelle Höhenweg 19, Tel. 061-751 71 13, email: christine.koenig@gmx.ch Mal- und Gestaltungstherapie, Reinkarnationstherapie, Clearing.
4147 Aesch	**4147 Aesch,** Ledergerber Doris R., Psychologin SGPH u. Sexualberaterin Neumattring 39, Tel. 061-751 10 50, email: doris.ledergerber@freesurf.ch Psychologische und Sexual Beratungen. Autogenes und Imaginations Training, MET Meridian-Energie-Techniken nach Franke® (klopfen Sie sich frei). Mitglied NVS-A, EMR, SAT, SGPH.
	4147 Aesch, Schefer Heidi, Dipl. Maltherapeutin IAC Im Hauel 13, Tel. 061-701 60 49 home: www.maltopf.ch.vu email: maltopf@gmx.ch Kunst- und Maltherapie

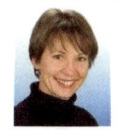

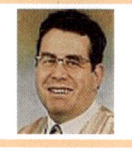

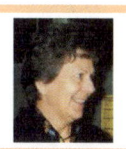

Adressen Plz 4000

4147 Aesch

4147 Aesch, Tschaggelar Daniela, med. Masseurin Fa SRK
Landskronstrasse 25, Tel. 061-751 62 18

Klass. Ganzkörper- u. Teilmassagen, Bindegewebemassage, Fussreflexzonenmassage, spez. Rückenbehandlungen. Mitglied SVBM.

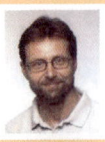

4153 Reinach BL, Brandt Dieter, Dipl. prakt. Psychologe
Hauptstrasse 47, Tel. 061-711 58 34

Autogenes Training, Hypnose, Bach-Blütentherapie, Lebensberatung. Mitglied NVS, SVNH, SAT, EMR.

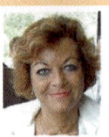

4153 Reinach BL, Eichenberger Saskia, dipl. Ayurvedatherapeutin, VAYU Gesundheitspraxis, Tulpenweg 11, Tel. 061-711 08 85, Fax 061-713 82 43, Natel 076-586 57, email: eichenbergers@vtxmail.ch   Ayurvedische Massagen, Ernährungs- + Gesundheitsberatung/Training, Chakren- Meridianbehandl., Pranic Healing, Tibetanische Klangschalentherapie, Stressabbau, Medical Wellness, Schwangerschaftsmass., Baby-Kindermass., Naturkosmetik. EAT/VSAMT anerk.

4153 Reinach BL

4153 Reinach BL, Gabor Franke, Praxis für Hypnose & Alternative Heilmethode, Grubenweg 7, Tel. 061-711 59 69, Natel 078-719 69 42
home: www.hypmed-gaborfranke.ch   email: franke.g@bluewin.ch

Hypnose, Mentaltraining, NLP, Geistiges Heilen, Reiki, Prana, Meditationen. Mitglied SVNH.

4153 Reinach BL

4153 Reinach BL, Grossglauser Linda, med. Masseurin FA/SRK
Stockackerstr. 55, Tel. 061-411 68 41, email: lgrossglauser@gmx.ch

Akupunktur-Massage n. Radloff, Lymphdrainage, Reflexzonentherapie am Fuss n. H. Marquardt, kl. Massage. Mitglied Vet, RZT H. Marquardt, SVBM.

4153 Reinach BL

4153 Reinach BL, Güntensperger Peter, Dipl. prakt. Psychologe SGPH, Naturheiler, Tulpenweg 10, Tel. 061-713 05 47

Geistiges Heilen, Alternative Schmerzbehandlung, Genesungshilfe für Mensch und Tier, Autogenes Training, Heilhypnose, Reiki Meister/Lehrer Kurse bis Meister Lehrer. Mitglied A-NVS, SVNH, SAT, DGHT, EMR.

4153 Reinach BL

4153 Reinach BL, Langenegger Eliane, Hypnose- und Psychosynthese Therapeutin, Bachmattweg 14, Tel. 061-713 15 74, email: eliane.l@tiscalinet.ch

Hypnose ist ja bekannt. Psychosynthese ist ganzheitliches Heilen nach Dr. Assagioli. Inneres Kind, Meditation, sich kreativ betätigen etc.

4153 Reinach BL

4153 Reinach BL, Schacher Markus, Aumattstrasse 11
Tel. 061-711 63 53, 061-711 95 20, Fax 061-711 95 20
home: go.to/heilen   email: schacher@intergga.ch

Geistiges Heilen, speziell Fernbehandlungen, Lebensberatung, Bachblütentherapie. NFSH geprüft in Geistigem Heilen. Mitglied NFSH, SVNH.

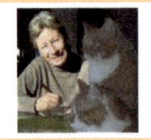

4153 Reinach BL, Schaulin Christa
Ettingerstrasse 15, Tel. 061-711 00 54, Natel 076-346 00 54
home.intergga.ch/tierkommunikationen   email: christa.schaulin@intergga.ch

Tierkommunikation, Beratung bei Problemen mit Tieren, Fernbehandlung, Bachblüten für Tiere, Kurse Einführung in die Tierkommunikation.

4153 Reinach BL

4153 Reinach BL, Streuli Kerstin & Philip
Ettingerstrasse 47, Tel. 061-711 57 22, Fax 061-711 57 21
home: www.avatar-live.com   email: info@avatar-live.com

Avatar®-Kurse: Eignen Sie sich die Kunst befreit zu Leben an, ohne Dogmen und Indoktrinationen auf die wahrscheinlich sanfteste und zugleich effizienteste Art und Weise, die es zur Zeit gibt.

Adressen Plz 4000

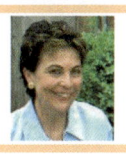

	4153 Reinach BL, Stücheli Monika, Procare ® medical wellness Gesundheitspraxis, Blauenstrasse 28, Tel.+ Fax 061-713 84 00, Fax 061-713 84 01 home: www.stuecheli-procare.ch email: info@stuecheli-procare.ch EPD-Ernährungsprogramm und Coaching, HCK-Vitalstoffe, Bioluminis®-Biophotonen-Therapeutin, Bachblüten-Beratung, Dipl. Fussreflexzonen-Massage. Mitglied SVNH.
4153 Reinach BL	**4153 Reinach BL,** Ungricht Fritz und Rosmarie, Shiatsupraxis im Surbaum, Rosenweg 44, Tel. 061-711 51 22 home: www.shiatsu-forum.ch email: ungricht@shiatsu-forum.ch Shiatsu-Praxis, Ernährungsberatung, klassische Massagen, psychologische Beratung, mobile Fresh Up Massagen in Betrieben.
	4153 Reinach BL, Wurst Hannelore, Praxis Solera Mischelistrasse 4, Tel. 061-712 07 66 home: www.praxis-solera.com email: ankh.hw@freesurf.ch Psycholog. Hilfe und Beratung, Bachblütentherapie, energetische Rückenmassage, Klangschalenmassage, Chakra-Clearing, Bowentherapie, Rückführungen, Bioenerg. Rssonanztherapie.
4203 Grellingen	**4203 Grellingen,** Halbeisen-Ritter Jeannette, Sensitive, Rödlerweg 27 A, Tel. 061-741 23 41, Fax 061-741 23 42, email: sensitive@bluewin.ch Fernverbindungen zu ihren Anliegen, seien diese persönlicher, körperlicher, seelischer oder geistiger Natur. Geführte Körper- Organ- und Emotionalreisen. Intuitions-Sensitivtrainings-Kurse.
4203 Grellingen	**4203 Grellingen,** Porchet Liliane, Dipl. Fussreflexzonenmassage & APM Therapeutin, Talweg 1, Tel. 061-743 92 37, email: yinyang07@fastmail.fm Fussreflexzonenmassage, Energetische Ausgleichs-Streichungen & Ohrmassagen, Meridianmassage, Akupunktmassage (APM), Prana Healing, Acutouch Pointer, Bach-Blüten, Sprache D/F, EGK/ASCA-anerkannt, Mitgl. SVNH/NVS.
4206 Seewen	**4206 Seewen,** Scherrer Erika, Kunst - Mal – Gestaltungstherapeutin Gästehaus, Steinlerweg 1, Tel./Fax 061-911 93 11 email: e.scherrer14@bluewin.ch Kunst - Mal - und Gestaltungstherapie auch Einzel, durch gezielte Interventionen zu sich finden, wirkt im Hier u. Jetzt. Shiatsu, Entspannung Wohl-Sein. Mitgl. FKG, NVS.
4222 Zwingen	**4222 Zwingen,** Scherrer Jacqueline, Dipl. Psychologin SGPH & Hypnosetherapeutin DGHT, August Cueni-Str.17, Tel. 061-761 29 02, Nat. 079-749 41 88 email: sch.jacqueline@bluewin.ch Autogenes Training Einzel und Gruppen Grund- und Oberstufe, Hypnosetherapie, ganzheitliche Lebensberatung auf Ihre indiv. Bedürfnisse abgestimmt, Krisenbewältigung, Prüfungsstress, Mitglied SAT, EMR.
4222 Zwingen	**4222 Zwingen,** Schneider-Tscharner Zilgia, Kinesiologie Mühlebachweg 18, Tel. 061-761 74 63 Kinesiologie. Mitglied IASK.
4226 Breitenbach	**4226 Breitenbach,** Brodbeck Franziska, Praxisgemeinschaft für Naturheilkunde / TCM, Alice Vogt-Strasse 2, Tel. 061-781 44 83 Fussreflexzonenmassage, Metamorphose, Lebensberatung, Bachblüten, Fusspflege. A-Mitglied SVNH, SVNH geprüft in Fussreflexzonenmassage.
4226 Breitenbach	**4226 Breitenbach,** Gerber Monika, Fussreflexzonenmasseurin Brislachstr. 20, Tel. 061-781 35 68, Nat. 079-413 99 60 email: Mark52@bluewin.ch Fussreflexzonenmassage, Lymphdrainage am Fuss, Energiearbeit. Verband SVFM.

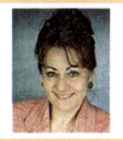

Adressen Plz 4000

4226 Breitenbach

4226 Breitenbach, Stebler Erica, Praxis für Naturheilkunde/TCM
Alice Vogt-Strasse 2, Tel. 061-781 22 77

Praxis für Naturheilkunde/TCM, Akupunktur, Tuina/An-Mo, Akupressur, Schröpftherapie, Moxibustion, Ernährungsberatung. Mitglied NVS, SBO-TCM A Mitglied, Krankenkassen anerkannt.

4242 Laufen

4242 Laufen, Hüsler Josef, Bleihollenweg 15
Tel. 079-272 84 64, home: www.innersmile.ch   email: j.huesler@gmx.ch

Reinkarnationstherapie hilft Ihnen Hintergründe und Lösungen zu finden bei: Ängsten, Beziehungs-, Berufs- und gesundheitlichen Problemen, Mobbing,etc. Weitere Angebote: Qi Gong, Tao Yoga.

4242 Laufen

4242 Laufen, Kunz-Klötzli Elisabeth, Gesundheitspraxis Osira
Hauptstrasse 32, Tel. 061-761 35 05, email: osira@bluewin.ch

TRAGER-Praktikerin, Reiki, klass. Massage, Akupressur, Polarity.
Mitglied TRAGER-Verband Schweiz.

4242 Laufen

4242 Laufen, Praxisgemeinschaft Im Lot Schürch Bettina, Vögtlin Mara, Fornallaz Monique, kant. approbierte Naturheilärztinnen, Rennimattstrasse 21, Tel.+ Fax 061-761 61 75, home: www.im-lot.ch   email: imlot@gmx.ch

Augenakupunktur, Klassische Akupunktur, Pflanzenheilkunde, Homöopathie, Bioresonanz, Ernährungsberatung.

4244 Röschenz, Klassen-Pabst Christina, ärztlich dipl. Masseurin, Reiki III
Fichtenweg 12, Tel. 061-761 78 91, Natel 079-475 93 62

klassische Massagen, Fussreflexzonenmassage, Wirbeltherapie Dorn / Breuss, Reiki, Bachblüten. Mitglied SVNH.

4252 Bärschwil

4252 Bärschwil, Schmidlin Thomas, Wiler 355, Tel. 079-734 61 26
home: www.avatarwork.ch   email: thoschmidlin@tiscalinet.ch

Liz. Avatar-Trainer. Mediale Beratungen und Geistiges Heilen, geprüft SVPP.

4253 Liesberg, Franz Isabelle, Dipl. Therapeutin, ARA-Weg 10
Natel 079-620 07 50, home: www.isabellefranz.ch email: ifranz@bluewin.ch

Reconnective Healing = Heilung / Fernheilung für Mensch und Tier, telepatische Kommunikation mit Tieren, energetische Rückenmassage nach tibetischer Lehre, Metamorphose, Bachblüten für Tiere.

4303 Kaiseraugst

4303 Kaiseraugst, Albiez Petra, light-home
Auf der Wacht 6, Tel. 061-811 43 68, email: albiez.p@bluewin.ch

Spirituelle Psychotherapie, Geistheilung, Medium, Hilfe zur Selbsthilfe durch Elemente aus Mediation, Yoga, Medidation, Reiki, Aurosoma, Bachblüten, Reflexzonen, Farben, Steinen, Ernährung, Seelenbilder.

4303 Kaiseraugst

4303 Kaiseraugst, Baur Gaby, Kant. appr. Naturärztin
Mattenweg 4, Tel. 061-411 29 92

Klassische Homöopathie für Erwachsene und Kinder. Krankenkassen anerkannt über Zusatzversicherung. Mitglied HVS.

4303 Kaiseraugst

4303 Kaiseraugst, Décosterd Susanne, med. Masseurin FA
Liebrütistrasse 40, Tel. 061-813 19 09, Fax 061-813 19 10
email: praxis.decosterd@bluewin.ch

Klassische Massage, Sportmassage, manuelle Lymphdrainage, Fussreflexzonenmassage, Bindegewebemassage, Elektrotherapie, Wärmepackungen. Mitglied VDMS. Kassen anerkannt.

Adressen Plz 4000

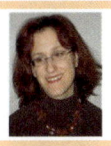

4303 Kaiseraugst, Schätti-Waldner Daniela, Kant. appr. Naturärztin / Homöopathin HVS, Mattenweg 4, Tel. 061-813 78 14
Klassische Homöopathische Behandlung von Erwachsenen und Kindern. Impfberatung. Von den Krankenkassen anerkannt im Rahmen der Zusatzversicherung.

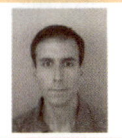

4304 Giebenach, Martinez Daniel Luca, Heiler / Spiritual Healer
Marksteinweg 9, Tel. 061-811 47 09
Handauflegen, Geistiges Heilen, Spiritual Healing. Für alle körperlichen und seelischen Krankheiten und Probleme. Mitglied Int. Spiritualist Federation.

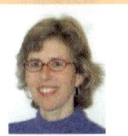

4310 Rheinfelden, Bernhard Sonja, Atemtherapie und körperzentrierte Beratung, PantaRhei, Kurzentrum, Tel.+Fax 061-831 89 53
home: www.kurzentrum.ch/klinik_pantarhei.html email: sonja.bernhard@teleport.ch
Wahrnehmung und Entspannung, jedoch auch Aktivierung sind Themen der Therapie. Die Körpersprache kennenlernen, die eigenen Bedürfnisse entdecken, um aus psychosomatischen Beschwerden ausszusteigen.

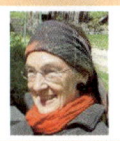

4310 Rheinfelden, Buser Sarah Ruth, Körpertherapeutin, Im Kunzental 12, Tel. 061-331 91 69, www.sarahruthbuser.ch email: info@sarahruthbuser.ch
Prozessorientierte Körperpsychotherapie, Krisenberatung und Trauma-Therapie, Trager Psychophysical Integration, Ausdruckstanz. Einzelsitzungen, Arbeit mit Paaren und Gruppen. Mitglied SVNH, TVS, EMR.

4310 Rheinfelden

4310 Rheinfelden, Ferretti Rita, Körper- und Atemtherapeutin LIKA
Alte Saline 26, Tel. 061-841 09 47, email: rita.ferretti@freesurf.ch
Körper- und Atemtherapeutin LIKA. Mitglied PDKA.

4310 Rheinfelden

4310 Rheinfelden, Schwager Katharina, Gesundheitspraxis, Naturärztin NVS
Parkweg 8, Tel.+Fax 061-831 28 03
Akupunkt-Massage, Wirbelsäulen-Basis-Ausgleich, Fussreflexzonenmassage, Craniosacral Therapie, Bach-Blüten, ganzheitliche Gesundheitsberatung. Mitglied NVS-A, Cranio Suisse.

4312 Magden

4312 Magden, Güdel Sabine, Therapeutin TCM / dipl. Gesundheitsberaterin AAMI, Hirschenweg 1, Tel. 061-841 11 61, Fax 061-843 93 48
TCM trad.chinesische Medizin, Phythotherapie, Ernährungsberatung, Spagyrik, Bachblüten, Orthomolekulare Medizin, medizinische Massagen, Vitalfeld- und Bioresonanztherapie. NVS-A Mitglied, SBO-TCM, SGBT.

4312 Magden

4312 Magden, Martin Rudolf, Lanzenbergstrasse 3
Tel. 061-841 25 40, Natel 076-445 90 15, email: guemar@bluewin.ch
Elektrosmog-Messungen, Harmonisierung von Störfeldern im Wohn- und Arbeitsbereich, Radiästhesie, Geomantie, Tachyonen-Gesundheitsberater, Feng Shui-Beratung.

4312 Magden

4312 Magden, Merz Beatrice, Dipl. Masseurin, Im Hofacker 33
Tel. 076-368 69 61 Fax 061-843 70 09, email: beatrice.merz@bs.ch
Klass. Massage, chinesische Tui-Na Massage, Klassische & chinesische Fussreflexzonen-Massage, Moxa-Therapie, Aromamassage.

4313 Möhlin, Küpfer-Hug Franziska-Ajischa, Naturheilpraktikerin
Landstrasse 36, Tel. 061-851 15 37, Fax 061-851 15 56
home: www.wba.ch email: fundm.kuepfer@tiscalinet.ch
Wirbelsäulen- Basis- Ausgleich, Ganzkörper- Spiraldynamik, Informationsmedizin, Orientalischer Tanz. Mitglied VNMT, Spiraldynamik- Insider.

Adressen Plz 4000

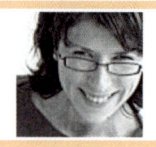

4313 Möhlin, Kym Mira, Dipl. Lehrerin für Autogenes Training, Batastrasse 19, Tel. 078-715 04 72, home: www.at-zentrum.biz email: contact@at-zentrum.biz
ZENTRUM - Körper, Geist & Seele in Liestal & Möhlin. "Viele Wege führen dich zur Entspannung. Aber nur einer führt dich zu deinem Zentrum. Gönne dich dir selbst!".

4313 Möhlin

4313 Möhlin, von Alkier Jacqueline, Abbadis Tierheilpraxis
Landstr.31, Tel.061-851 04 08, www.abbadis.de email: abbadis@gmx.ch
klassische Homöopathie, Bachblütentherapie, Laserakupunktur, Tierpsychologie, Reiki, Natürliche Fütterungsempfehlungen für Hunde, Katzen u. Pferde.

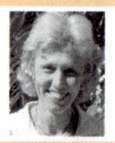

4314 Zeiningen, Ueberwasser Christina, Praxis für Gesundheitsberatung und therap. Reiten, Juchgasse 20, Tel. 061-851 09 90
home: www.heilreiten.ch email: christina@heilreiten.ch
Gesundheitsberatung / Vitalstoffberatung, klass. Massage und Klangmassage, Magnet-Resonanz-Therapie, Heilpäd. Reiten und Heilreiten. Mitglied SV-HPR.

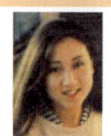

4322 Mumpf, Dr. Spähni-Su Ping, Praxis für Akupunktur
Fähriweg 5, Tel. 062-873 56 46, email: spaehni@bluewin.ch
Tradit. Chin. Med. TCM, dipl. Akupunkteurin, in China Med. studiert. Krankenk. anerk. EMR. ASA anerk. SBO-A Mitglied Schmerzbehandlung, Allergien, Depressionen, organ. Störungen, Frauenleiden, Rauchentwöhnung.

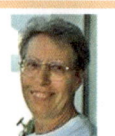

4322 Mumpf, Neumeier Iris, med. Masseurin
Fähriweg 15, Tel. 062-873 43 88, Fax 062-873 43 89
home: www.praxis-neumeier.ch email: info@praxis-neumeier.ch
Sanfte Rücken-/ Nackentherapie, Reflexzonen-Massagen, med. Massagen, Lymphdrainage, Bachblüten, Emotionale Therapie (Muster lösen), Reiki. Anerkannt v. SRK und Krankenkassen. Mitglied SVBM. Laufend REIKI-SEMINARE.

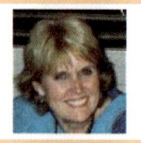

4323 Wallbach, Schmid Michelle C., Beauté Naturelle, Rheinstrasse 24, Tel. 061-861 00 80, www.beaute-naturelle.ch email: ayurbn@bluemail.ch
Ayurvedamassagen und Therapien (Abhyanga, Shirodhara, Samvahana, Padabhyanga,etc), Vegetodynamische Ausleitungsmassage (über den Körper das Glück finden) und Heilpflanzenkosmetik-Behandlungen.

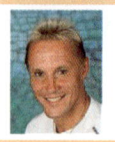

4324 Obermumpf, Mueller Christoph, Coach u. Therapeut
Praxis ChriStarLight, Studenmatt 17, Tel. 079-509 35 57
email: christoph.mueller33@bluewin.ch
Reconnective Healing, The Reconnection (nach Dr. Eric Pearl), Dorn-Breuss Wirbeltherapie, Omega-Health-Coaching nach Dr. Roy Martina, Reiki, Entgiften und Entschlacken mit Body-Detox, EFT.

4332 Stein

4332 Stein, Hasler Therese, Körper- u. Atemtherapeutin / Gesundheitspraxis, Langackerstrasse 12, Tel. 062-873 01 91, Fax 062-873 32 38
email: haslertherese@bluewin.ch
Psychodynamische Körper- und Atemtherapie, Fussreflexzonenmassage, Meridianmassage am Fuss, Beckenbodentraining, Wirbelsäulentherapie Dorn/Breuss, ressourcenorientierte Beratung. Mitglied PDKA.

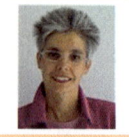

4402 Frenkendorf, Mesmer-Pfister Christine, Dipl. Kinesiologin BIK, Primarlehrerin, Hofmattweg 3, Tel. 061-901 29 28
home: www.kinesiologie-mesmer.ch email: mesmer@tiscalinet.ch
Kinesiologische Lern- und Gesundheitsberatung mit Applied Physiology, Touch for Health, Brain Gym, 3 in 1 und Hyperton-x. Mitgl. NVS, I-ASK, KinAP.

4410 Liestal

4410 Liestal, Dr. Sandel Sarito Ulrike, Körpertherapeutin
Fraumattstrasse 35/1, Tel. + Fax 061-901 84 23
Ganzheitliche Körper- und Bewusstseinsarbeit, Postural Integration, körperorientierte Gestaltarbeit, Gespräch, Reflexzonenarbeit am Fuss nach H. Marquardt. Mitglied SVNH, VRZF.

Adressen Plz 4000

4410 Liestal
4410 Liestal, Flückiger Schmid Rosmarie, Kinesiologin / Heilpädagogin, Schützenstrasse 12, Tel. 061-921 19 61, Fax 061-921 67 60
Angewandte Kinesiologie (Kinder und Erwachsene), psychologische und heilpädagogische Begleitung, Beratung bei Lernschwierigkeiten.
Mitglied KineSuisse.

4410 Liestal
4410 Liestal, Gielen Liisa, staatlich dipl. Naturärztin
Brüelmatten 2, Tel.+ Fax 061-901 88 50, email: liisagielen@hotmail.com
biologisch-regulative Naturmedizin: EAV-nach Voll, Homöopathie, Diätetik, Bioresonanz, Mora-Therapie, Osteopathie. Mitglied Svanah.

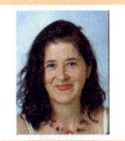

4410 Liestal, Gisin Ilse, EMF Supervisionslehrerin / Reiki-Lehrerin
Benzburweg 12, Tel. 061-921 34 21, email: ilsegisin@yahoo.de
Verfahren zum persönlichen Wachstum: Reconnective Healing (TM) & TheReconnection (TM) / EMF Balancing Technique® Ausbildungsseminare & Sitzungen (Phasen I-VIII) / Reiki Seminare & Behandlungen.

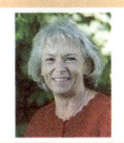

4410 Liestal, Heinzelmann Margaretha, Therapeutin
Brunnmattweg 7, Tel. 061-921 60 69, Fax 061-923 95 84
home: www.margaretha.ch   email: margaretha@margaretha.ch
Massage, Fussreflex, Systemische Aufstellungen für Familien + Beruf.
A-Mitglied SVNH, SVNH geprüft in Fussreflex.

4410 Liestal
4410 Liestal, Isenschmid Beatrice, Therapeutin
Kanonengasse 33, Tel. 061-313 20 09
home: www.gesundheitspraxis-bl.ch   email: info@gesundheitspraxis.ch
Ernährungsberatung nach den 5 Elementen, La-Stone u. Hot-Stone-Massage, Energetische Rückenmassage tibetisch, Klangmassage, Fussreflexzonenmassage, Astrologische Beratung, Bachblütentherapie.

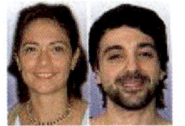

4410 Liestal, Maria Martin und Salvatore Die Pressa, Gsundheits-Praxis
Rheinstrasse 49, Tel. 061-901 10 83
home: www.gsundheits-praxis.ch   email: mail@gsundheits-praxis.ch
Praxis für med. Massagen und CranioSacral-Therapie nach Dr. Upledger. Wenn Sie Ihre Spannungen nicht mehr selber loslassen können oder sich einfach nur etwas Gutes tun möchten.

4410 Liestal
4410 Liestal, Martin Christina, Polarity-Therapeutin RPP
Kanonengasse 24, Tel. 061-922 24 40
home: www.polarity-liestal.ch   email: c.martin@gmx.ch
Polarity, Klassische Massage, Body-Detox (Entgiften + Entschlacken), Rückenbehandlungen. Mitglied PoVS, SVNH.

4410 Liestal
4410 Liestal, Meienberg Rosmarie, Dipl. Integrative Kinesiologin, Praxis, Fischmarkt 9, Tel. 061-921 79 79, Natel 079-420 91 31
home: www.emindex.ch/rosmarie.meienberg
Körperliche, mentale und emotionale Blockaden, Angst, Stress im privaten und beruflichen Bereich, Selbstvertrauen stärken, Persönlichkeitsentfaltung, usw.
Mitglied SBVK.

4410 Liestal
4410 Liestal, Mundschin-Bohn Ingrid, staatl. dipl. Naturärztin
Oristalstr. 19, Tel. 061-927 97 27, Fax 061-927 97 20
home: www.naturarztpraxis.ch   email: i.mundschin@datacomm.ch
Homöopathie, Phytotherapie, E.C.I.W.O.-Akupunktur, Bioresonanztherapie, Augenakupunktur nach Prof. Dr. J. Boel, Hydro-Colon Therapie, Blutegel.
Mitglied SVANAH, SGBT.

4410 Liestal
4410 Liestal, Per Claudia, Shiatsutherapeutin
Bahnhofplatz 12, Tel. 076-462 02 35, email: clper@bluewin.ch
Shiatsu bewegt und berührt, individuelle Unterstützung, so dass sich ihre Grundsituation verbessert. Mitglied SGS.

Adressen Plz 4000

4411 Seltisberg

4411 Seltisberg, Geisseler Fernande
Passwangstrasse 8, Tel. 079-447 91 23, email: fernande.geisseler@ameko.ch
APM-Wirbelsäulenbasis-Ausgleich, Fussreflexzonenmassage, Geistiges Heilen. Mitglied VNMT, SVNH geprüft in FRM und Geistigem Heilen.

4411 Seltisberg

4411 Seltisberg, Geisseler Renate, Gesundheitspraxis, Passwangstr. 12, Tel. 061-911 95 79 (morgens) und 061-826 30 18 (nachm.)
email: renate.geisseler@geisseler.ch
Diplomiert in: MLD - Manuelle Lymphdrainage, WBA - Wirbelsäulen Basis-Ausgleich, Fussreflexzonen Massage. Verbandzugehörigkeiten + A-Mitglied: SVML, VNMT, SVNH -(geist. Heilen).

4412 Nuglar

4412 Nuglar, Schnurrenberger Heidi Rosa, Craniosacrale Osteopathie
Sichternstrasse 12, Tel. 061-922 22 61, Fax 061-923 29 89
Craniosacrale Osteopathie, Metamorphose, Blütenessenzen, auch für Säuglinge und Kinder. Mitglied CS.

4413 Büren, Barelds-Heller Cynthia, Kinesiologin
Rebenweg 37, Tel. 061-911 18 74, email: kinecyn@gmx.ch
Kinesiologie für Mensch und Tier. Zu mehr Lebensqualität durch bewusste, balancierte Lebensgestaltung. Auch Hausbesuche möglich. Mitglied: KineSuisse-Berufsverband Kinesiologie und Dachverband Xund.

4413 Büren, Nebel Brigitte
Thalackerweg 18, Tel. 079-237 32 61, email: teamjadore@eblcom.ch
Zert. LOMI LOMI NUI, Hawaiianische Massage, spirituelle Lebenswegberaterin, Hilfe bei Blockaden, Ängsten.

4414 Fuellinsdorf/BL, Ghenzi Mario, Naturarzt für Kinder
Hohlegasse 2, Tel. 061-903 10 30, Fax 061-903 10 33
Klass. Homöopathie, manuelle Therapie, CST, Reiki Meister, indianische Medizin. Mitglied SVANAH, VKH, DZVhÄ, SVNH.

4415 Lausen

4415 Lausen, Bernhard Elfie, Praxis für mediale Lebensberatung und Genesungshilfe, Edletenstrasse 6e, Tel. 061-922 03 40, Fax 061-923 84 40
home: www.elfie.ch   email: info@elfie.ch
Geistheilung (Mensch und Tier), Fernbehandlungen, mediale Beratungen, Seminare. Mitglied SVNH, IPG.

4415 Lausen

4415 Lausen, Wunderlin Marlène, Furlenstrasse 56, Tel. 061-922 00 30
Shiatsu, Rückenzonen- und Fussreflexzonenmassage, Lymphdrainage, Fusspflege-Pedicure, Reiki, Bach-Blüten, Gespräche. Mitglied SVNH.

4417 Ziefen

4417 Ziefen, Jundt Roland + Beatrice, Institut für Gesundheit, Hauptstr. 48 a, Tel. 061-931 43 40, home: www.ifg-jundt.ch   email: info@gesund-kinder.ch
Neue Kinderheilkunde; Vital-Energetik; Fussreflex; Indigo-Kinder: Eltern-Beratung, ganzheitliches Wachstum der Familie, Seminare für ganzheitliches Wachstum und persönliche Entwicklung. Mitglied NVS.

4419 Lupsingen

4419 Lupsingen, Widmer Doris, Breitackerweg 1, Tel. 061-911 93 32
Praxis für Geistiges Heilen. Einzelsitzungen. Kurse für Medialität und Trance. Mitglied SVNH.

Adressen Plz 4000

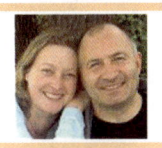

4421 St. Pantaleon, Stebler Urs und Regula, BODY & SOUL CENTER, Hauptstrasse 40a, Tel. 061-923 06 03
home: www.bodyandsoul-center.ch   email: info@bodyandsoul-center.ch
Ayurvedische Massagen, Aroma- Öl- Fussreflexzonen und Energie- Massage (Krankenkassen-Anerkennung / EMR). Psychologische Beratung, Coaching, Supervision, Moderation.

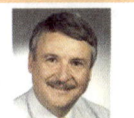

4422 Arisdorf, Bürgi Ueli, staatl. dipl. Naturarzt
Mattenhof, Tel. 061-811 39 94, Fax 061-813 91 09
home: www.naturarztpraxis.com   email: naturarzt@cyber-natdoc.com
Traditionelle Pflanzenheilkunde, Homöopathie, Ayurveda, Ausleittherapien, Blutegelbehandlung, chinesische und tibetische Phytotherapie.

4422 Arisdorf

4422 Arisdorf, Doris Garn & Beat A. Käser, Vitae Mobilis - Gesundheits Therapien, Winkel 3, Tel. 061-811 66 86, Garn 079-412 38 92, Käser 079-693 49 85
home: www.vitaemobilis.ch   email: vitaemobilis@bluewin.ch
Klassische und Sport Massagen, Akupunkt Massage (nach Penzel), Manuelle Lymphdrainage, Triggerpunkt- u. Manual Therapien. Radionik www.radionik-info.ch, Radiästhesie, Chakra-Energiearbeit, Reiki.

4422 Arisdorf

4422 Arisdorf, Steiner Sonja, med. Masseurin FA/SRK. Dipl. Sporttherapeutin
Kirchackerstrasse 10, Tel. 061-813 10 80, Fax 061-813 10 81
email: bodyrelax@surfeu.ch
Kl. Massage, Bindegewebe-, Fussreflexzonen- sowie spez. Rücken- und Sportmassage, manuelle Lymphdrainage, Aromawickel b. Cellulite, Elektrotherapie, Pedicure. Mitglied SVBM und ZVMN, EMR anerkannt. Abrechnung über Krankenkassen.

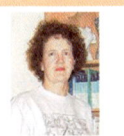

4436 Oberdorf, Bachmann Lisa, Körpertherapeutin Masseurin FA SRK, Schulstrasse 17, Tel. 061-963 01 75
home: www.bachmann-lisa.ch   email: info@bachmann-lisa.ch
Massagen: Medizinisch, Sport, Breuss, Hotstone. Therapien: Dorn, Migräne, Fussreflex, Lymphdrainage, Haltung, Narben. Kurse: Massage, Fussreflex, Meditation, Muskelrelaxion. EMR 2235.

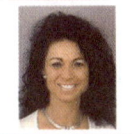

4447 Kaenerkinden, Wagner Gabriela, Dipl. Wellnesstrainerin 2
Ueligasse 8, Tel. 079-297 98 48, email: gabriela_wagner@bluewin.ch
Bewegung - Entspannung - Ernährung / Personal Training - Dipl. Pilatusinstruktorin - Nordicwalking Instruktorin - Verschiedene Massagen - Säure-Basen Kur nach Jentschura. Mitglied Verband-Wellnesstrainer.

4450 Sissach

4450 Sissach, Acker Angelika, Gesundheitsoase
Grienmattweg 20, Tel. 079-354 69 61
home: www.gesundheitsoase-acker.ch email: info@gesundheitsoase-acker.ch
Dipl. Gesundheitsmasseurin, Reiki 2. Grad. Gesundheitsmassage, Manuelle Lymphdrainage, Fussreflexzonenmassage, Wellness mit Aromaölen.

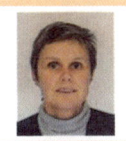

4450 Sissach, Buser Roth Manuela, Farbtherapie und Kinesiologie
Bützenenweg 84, Tel. 076-319 16 02, email: manuela.buser@magnet.ch
Farbtherapie und Kinesiologie ist eine perfekte Ergänzung um seine Ziele, mehr Energie und Wohlbefinden zu erreichen. Mitglied SVNH.

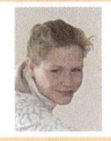

4450 Sissach, Gollwitzer Mona, Atemwerk in Olten und Sissach, c/o Dr. med. L. Fiechter, Felsenstr. 19, Tel. 062-293 03 17
home: www.atemwerk.ch   email: info@atemwerk.ch
Dipl. Atemtherapeutin n. Middendorf, Stimm- u. Bewegungspädagogin: Atemtherapie als Unterstützung bei Atem-, Stimm- u. Haltungsfehlern, bei psychischen Beschwerden und Beschwerden während der Schwangerschaft. Für Kinder und Erwachsene.

4450 Sissach

4450 Sissach, Heimann Elsbeth, kant. gepr. Naturärztin
Hauptstrasse 55, Tel. + Fax 061-971 87 57, email: eheimann@bluewin.ch
Naturheilkundliche Diagnose- und Therapieverfahren: Bioresonanz, Ausleitende Verfahren, Phytotherapie. Mitglied: NVS (Verband Schweiz. Naturärzte), Internationaler medizinischer Arbeitskreis Bicom Therapie.

Adressen Plz 4000

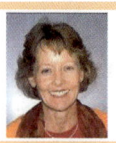

4450 Sissach, Rickhaus RoseMarie, EIN-KLANG-RAUM für Neue FUSS- und KLANG-Massagen, Hauptstrasse 49, Tel. 079-374 4538
home: www.ein-klang-raum.ch   email: rrickhaus@ein-klang-raum.ch
Fussreflexzonen-Massage N.D., metamorphische Methode, Klangmassage. Krankenkasse-Rückvergütungen der ASCA-Gruppe.

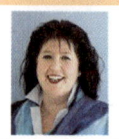

4452 Itingen, Weber Brigitte Sandra, dipl. Kinesiologin, dipl. Physiotherapeutin Gstaadmattstrasse 5, Tel. 061-971 81 00
home: www.my-way.ch   email: help@my-way.ch
Kinesiologie, Lernberatung, Coaching, Physiotherapie, Craniosacral-, Fussreflexzonentherapie, Autogenes Training, Meditation, Energiearbeit, Reikiseminare und Mediale Beratung.

4455 Zunzgen

4455 Zunzgen, von Allmen Brigitte-Shamaya, Gesundheits-Massage-Praxis, Metzenholdenweg 7, Tel. 061-973 23 90
Aerztl. gepr. dipl. Masseurin / Reiki-Lehrerin. Klass. Massage, Honig-Massage, Energ. Fussmassage, Energ. Tibet. Rückenmassage, EFT - Emotionale Freiheitstechnik, EPD-Stoffw. Diät, Channeling, Meditationen, Reiki für Tiere.

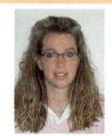

4457 Diegten, Anderhub Sabine, Prakt. Psychologin, Lehrerin AT, Ohrakupunkteurin, Chübelmatt 14, Tel. 079-654 50 34
home: www.energieberatungen.ch   email: info@energieberatungen.ch
Autogenes Training, Ohrakupunktur, kinesiologische CMA Balance, Farbberatungen, Reiki, Polarity, west. Feng Shui.

4460 Gelterkinden

4460 Gelterkinden, Etter-Herden Agnes, Kinesiologin IASK, Farbtherapeutin AZF, Rosenweg 15, Tel. 061-922 18 10
angewandte Kinesiologie im speziellen Lernschwierigkeiten, Allergien, Prüfungsangst etc. Bachblüten, Farblichtbestrahlungen, Farbausgleichsmassage. Mitglied SVNH, I-ASK Schweizer Berufsverband für Kinesiologie.

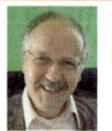

4460 Gelterkinden, Tommer Hans-Rudolf, Lichtzentrum und Gesundheitspraxis zum Lichtblick, Allmendstrasse 20, Tel. 061-973 73 73, Fax 061-973 73 70
home: www.zum-lichtblick.ch   email: hr.tommer@bluewin.ch
Entstören von Lebensräumen; Radiästhesie, Lichtarbeit, verschiedene Therapieformen, Geistiges Heilen; Indigokinder - ADHS-Symptome - energetische Farb-Klang-Therapie. Mitglied: SVNH. Mitglied SVNH.

4466 Ormalingen

4466 Ormalingen, Wernli Urs, Reiki- und Meditationslehrer, Mediator Unterer Eggrainweg 4, Tel. 061-983 10 80, email: urs.wernli@magnet.ch
Geistiges Heilen (Reiki), Meditationen, Ablösungen nach Phyllis Krystal, Behandlungen und Seminare, Konfliktmanagement (Mediation). A-Mitglied SVNH, SVNH geprüft in Geistigem Heilen.

4492 Tecknau

4492 Tecknau, Ebnoether Bruno, Kairos-Center / Dorn + Kairos Therapien Osteopathie, Hauptstrasse 58, Tel. 079-311 95 94, Fax 061-981 47 11
home: www.dorn-methode.ch   email: b.ebnoether@dorn-methode.ch
Die Dorn-Methode sowie die KAIROS-METHODE ist eine Behandlungsform bei der ausschliesslich mit den Händen und deren Fähigkeiten gearbeitet wird. Seminare und Kurse in (D), (CH). Anerk. Ausbilder.

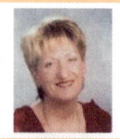

4497 Rünenberg, Schäfer Elisabeth, Zentrum Sonnenschein Zielweg 241a, Tel. 061-983 82 89, email: schaefi@eblcom.ch
Gesundheitstherapeutin / Reikilehrerin, Heilmassagen, Fussreflexzonenmassage, Mentailtraining, Reiki-Behandlung und -Ausbildung, Meditation.

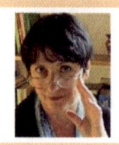

4500 Solothurn, Algethi Mara, Beratungspraxis Grafenfelsweg 11, Tel. 032-622 29 25 Fax 032-622 13 30
home: www.mara-algethi.ch   email: spirit2000@tiscali.ch
Astrologie und Tarot, Karmahoroskop, katathymes Bilderleben, Reinkarnationstherapie, Persönlichtkeitsanalyse, Jahresvorschau, Stundenhoroskop. A-Mitglied SVNH, SVNH gepr. in Lebensberatung.

Adressen Plz 4000

4500 Solothurn

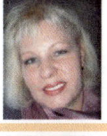

4500 Solothurn, Althaus Rita, Praxis für Prakt. Psychologie u. Autogenes Training, Westbahnhofstrasse 1, Tel. 032-665 38 35
home: www.psychohygiene.ch email: rita.althaus@psychohygiene.ch
Entspannungs-/Mentaltraining, Autosuggestions-Therapie, Hypnose, psycholog. Lebensberatung, Bachblüten, Tinnitushilfe, Schmerzlinderung, Raucherentwöhnung.
Mitglied SAT, SGPH, EMR, QUALITOP.

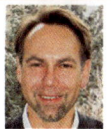

4500 Solothurn, Baumgartner Alex, Dipl. Psychologe SGPH, Hypnosetherapeut DGHT, Coach ZiS, Betriebsoek. FH, St. Urbangasse 4, Tel. 032-621 58 84
email: inner.coaching@solnet.ch
Praxis für Autogenes Training und Psychologische Beratung: - sowie Coaching, Mentaltraining, Hypnosetherapie, Reinkarnationstherapie, Bach-Blütentherapie, Meditation, interessante Seminarangebote. Mitgl. NVS-A, SGPH, SAT, DGHT, EMR.

4500 Solothurn, Brunner Rita, Dipl. Masseurin, Psychiatrieschwester
Föhrenweg 4, Tel. 032-623 49 68
Lymphdrainage, Fussreflexzonen-Massage, Klassische Massagen, Heil-Massage, Hot Stone. Mitglied SVNH, SVBM, EMR.

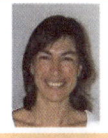

4500 Solothurn, Conte Carmela
Fichtenweg 344, Tel. 032-621 65 84
Harmonie von Körper - Geist - Seele. Intuitive-Tätigkeiten, Körpermassage, Energiearbeit, Reiki, Gesundheit fördern, Säure-Base-Haushalt.

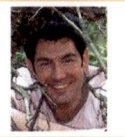

4500 Solothurn, Conte Cestiel Guido, Beeing Practitioner/Praxis für intuitive Beratung, Seilergasse 8, Tel. 032-535 75 85
home: www.intuitive-beratung.ch email: info@intuitive-beratung.ch
Lebens- & Berufungsberatung, Aura-Soma Beratung, Körper- & Energiearbeit, Intuitive Massage, Meditationsabende, Persönlichkeitsfindung & -training, Kristalle & Aura Soma Produkte.

4500 Solothurn

4500 Solothurn, Derron Claude, Praxis für Shiatsu
Riedholzplatz 14, Tel. 032-622 22 43
Dipl. Shiatsu-Therapeut ISS, SGS, EMR anerkannt. Langjährige Praxiserfahrung in der Kunst der Berührung mit Shiatsu für Erwachsene und Kinder.

4500 Solothurn

4500 Solothurn, Egloff Madeleine, dipl. Aktivierungstherapeutin
Florastrasse 31, Tel. 032-621 57 25, email: madeleine.egloff@bluewin.ch
Praxis für Tibetische Klangschalentherapie. Sowie Dipl. Aktivierungstherapeutin ATS Burgdorf. Arbeite mit betagten und behinderten Menschen in Heimen.

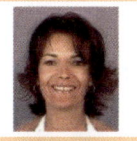

4500 Solothurn, Eichenberger Thery, HELP FOR YOU, Wildbachstrasse 10, Tel. 032-621 33 88, home: www.help-for-you.ch email: info@help-for-you.ch
TIERISCH - SELBSTBEWUSST - ERFOLGREICH. Persönlichkeits-Coaching und -Begleitung, Pers. Jahresprognosen, Mediale Beratung. Seminar- und Weiterbildungsangebot für die Persönlichkeitsentwicklung!

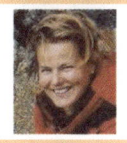

4500 Solothurn, Flury Franziska, Dipl. Körper- und Atemtherapeutin LIKA, Weissensteinstrasse 4, Tel. Praxis 079-757 55 30 und Privat 032-621 60 38
email: franziska.flury@freesurf.ch
Psychodynamische Atem-, Körper- und Meridianbehandlungen, Rücken- und Haltungstherapie, Arbeit mit Kindern und Erwachsenen, Mitglied PDKA und Dachverband Xund, Krankenkassen anerkannt.

4500 Solothurn

4500 Solothurn, Fuhrer Esther, Kinesiologin, Sozialpädagogin
Mühleweg 9, Tel. 032-623 94 77, email: esfu@gmx.ch
Kinesiologie. Mitglied KineSuisse.

Adressen Plz 4000

4500 Solothurn

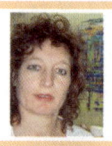

4500 Solothurn, Gnägi Doris, Mal- u. Kunsttherapeutin IHK, GPK, dipl. Heilpädagogin, Riedholzplatz 8, Tel. 032-622 56 45
email: dgnaegi@solnet.ch
Atelier für Begleitetes Malen, Mal- und Kunsttherapie; Mal- und Kunsttherapie mit Erwachsenen, Kindern, Menschen mit Behinderungen, Lösungsorientiertes Malen. Krankenkassen anerkannt.

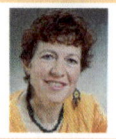

4500 Solothurn, Hari Keller Ursula, Naturheiltherapeutin, Krippenleiterin, Güggelweg 4, Tel. 032-623 49 77, Natel 078-755 10 04
email: ursula.hari@gmx.ch
Bachblütentherapie, Farbtherapie, Aura Soma, Geistiges Heilen, Heilmassagen, Lebensberatung, Medialberatung. A-Mitglied SVNH, SVNH gepr. in Bachblüten und Geistigem Heilen.

4500 Solothurn, Hellstern-Hofer Christine + Daniel, Sozialarbeiterin HFS Hauptgasse 63, Drogerie Zeller, Tel. 032-675 42 49, Fax 032-675 08 59
home: www.hypnose.ch   email: christine.hellstern@hypnose.ch
Hypnosetherapie, Reinkarnationstherapie, Geistiges Heilen. Kurse: Meditation + Selbsthypnose. Mitglied SVNH.

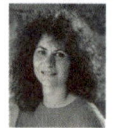

4500 Solothurn, Jeker Susanne, Atelier am Fluss/Craniosacral Therapie, Gerberngasse 8, Tel. 032-623 58 66, email: s.jeker@hispeed.ch
Körpertherapeutin Integrative Craniosacral Therapie, Viszerale Therapie (Mitglied Cranio Suisse), Quantum Bodywork, in Ausbildung Klientenzentrierte Prozessbegleitung GFK.

4500 Solothurn, Keller-Hari Peter, Naturheiltherapeut / Praxis natürliche Therapien, Güggelweg 4, Tel. 032-623 49 77, Natel 079-218 45 55
email: pkeller@tand.ch
Ärztl. gepr. Masseur. Klassisch-, Intuitve-Fussreflexzonenmassagen. Polaritytherapie. Aura-Soma, Lebens-, Medial-Beratungen. Reiki, Fern- und Farblicht-Behandlung. Geistiges Heilen SVNH gepr. Mitglied SVNH.

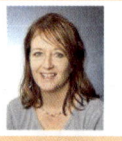

4500 Solothurn, Kiener Ritler Franziska, Dipl. Atemtherapeutin IKP Kronengasse 15, Natel 079-789 89 44
home: www.emindex.ch/franziska.kienerritler   email: kiener.ritler@bluewin.ch
Atembehandlung/-massage bei Verspannungen, psychosomatischen Beschwerden, Stress und Erschöpfung. Sanfte Wirbelsäulentherapie. Registriert beim EMR für Atemtherapie. Mitglied NVS.

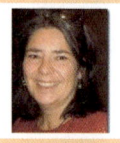

4500 Solothurn, Lüthi Hostettler Ursula, Praxis für naturorientierte Prozessbegleitung, Gerberngasse 8, 2. Stock, Tel. 079-432 21 52
home: www.frauenimpuls.ch   email: naturorientierte_prozessbegleitung@hotmail.com
Dipl. naturorientierte Prozessbegleitung / dipl. Astrologin. Beratung und Coaching in beruflichen, partnerschaftlichen und spirituellen Übergangs- und Krisensituationen. Einzel-/Gruppentherapien.

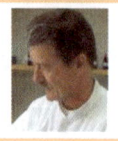

4500 Solothurn, Nagel Bruno, Naturheilpraktiker / eidg. dipl. Drogist Löwengasse 1, Tel. 032-622 32 70, Fax 032-621 78 27
home: www.drogerienagel.ch   email: naturheilpraxis@drogerienagel.ch
Naturheilpraxis für ganzheitliche Bioresonanz und Phytotherapie, Allergien, Darmsanierung, Schwermetall-Ausleitung / NVS A-Nr. 2305 / EMR-Nr. 6799 / ZSR-Nr. Z679978 / Krankenkassen anerkannt.

4500 Solothurn, Rahs Nadja, Osteopathie
Westbahnhofstrasse 1, Tel. 078-729 62 33
Osteopathin D.O.,
Mitglied des Schweizerischen Registers der Osteopathie (RSO).

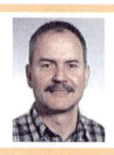

4500 Solothurn, Reinhart Paul, Med. Masseur FA/SRK
Hauptgasse 73, Tel. 032-622 10 90
Manuelle Lymphdrainage, Akupunktur-Massage n. Radloff, Klassische Massage, Fussreflexzonen-Massage, Energiearbeit. Mitglied: NVS-A, Vet.

Adressen Plz 4000

4500 Solothurn

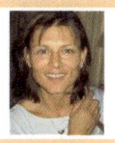

4500 Solothurn, Stähli-Tarnai Madeleine, Med. Masseurin FA SRK
Gerberngasse 8, Tel.079-750 91 62 Fax 032-636 01 61
email: mtw.staehli@bluewin.ch
Klassische-, Sport-, Bindegewebe-, Fussreflexzonen-, Man. Lymphdrainage-Massagen, SMT-Therapie, Aura-Soma, Praxisorientierte Neue Homöopathie. Mitglied SVBM, EMR, EGK, Visana anerkannt.

4500 Solothurn, Walker Cécile, Krankenschwester, Energietherapeutin, Schöngrünstrasse 30, Tel. 032-621 33 24, Fax 032-627 39 76
email: cecile.walker@bluewin.ch
Klassisch-Energetische Massagen, Reflexzonentherapie am Fuss nach Marquardt, Akupunktmassage nach Penzel, Bach-Blütentherapie, Ohrkerzentherapie, Cranio-Sacral-Therapie. Mitglied Int. Therapeutenverband.

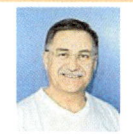

4500 Solothurn, Wirz Hansjürg, dipl. Naturarzt / dipl. Herztherapeut
Hans Huberstrasse 38, Tel. 032-621 58 48
home: www.cardiofit.ch   email: wirz@cardiofit.ch
Sauerstoff-Therapie, Ergometrie, Manual-Therapie, Akupunktmassage nach Penzel, BMS, Magnetopath. Mitgl. A-NVS, SVNH. Krankenkassen anerkannt.

4512 Bellach

4512 Bellach, Bee Evelyne, CMA-Kinesiologie
Burgunderstrasse 16, Tel. 032-618 22 01
home: www.cma-kinesiologie.ch   email: info@cma-kinesiologie.ch
Kinesiologie, Bach-Blüten-Therapie. Mitglied I-ASK.

4512 Bellach

4512 Bellach, Blättler Liana, Therapeutin, Am Haltenbach 3
Tel. 032-618 00 79, Fax 032-618 00 78, email: ablaettler@hispeed.ch
Fussreflexzonen-Massage, Metamorphose, Beratung für Bach-Blüten und Schüsslersalze. Mitglied SVNH geprüft.

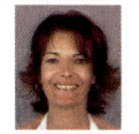

4513 Langendorf

4513 Langendorf, Eichenberger Thery, HELP FOR YOU, Wildbachstr. 10, Tel. 032-621 33 88, home: www.help-for-you.ch   email: info@help-for-you.ch
TIERISCH - SELBSTBEWUSST - ERFOLGREICH. Persönlichkeitsberatung und -begleitung, sensitive Tierkommunikation. Ganzheitliches Heilen / REIKI für Mensch + Tier. Seminar- und Weiterbildungs-Angebot.

4513 Langendorf

4513 Langendorf, Weber Ruth, Kinesiologin
Stöcklimattstrasse 13 A, Tel. 032-623 97 40, Fax 032-623 97 41
Kinesiologie bietet Hilfe in vielen Lebenslagen: bei Verspannungen, Schmerzen, Lernproblemen, emotionalen Problemen, für Stressabbau und allgemeinem Wohlbefinden. Mitglied I-ASK.

4515 Oberdorf

4515 Oberdorf, Rölli Johanna
Buseten 1, Tel. 032-622 23 29, Natel 079-340 30 19
Handauflegen (Geistiges Heilen), Tierheilbehandlungen, Fernbehandlung. Mitglied SVNH geprüft.

4522 Rüttenen

4522 Rüttenen, Geiser Margaretha
Ischenhof 2, Tel. 079-230 96 85
Lebensberatung und Geistiges Heilen (SVNH gepr.), Reinkarnationstherapie. Mitglied SVNH.

4524 Günsberg

4524 Günsberg, Jlardo Catharina, LEQUA die Schule für Persönlichkeitsentwicklung, Brüggacker 263, Tel. 076-334 32 32, Fax 032-637 33 33
home: www.lequa.ch   email: lequa@bluewin.ch
Schulung und Beratung für individuelle Persönlichkeitsentwicklung: Schulmodule: "Psychologie", "Enneagramm" und Schreibwerkstatt, Sterbebegleitung, Burnoutprophylaxe u.a.

Adressen Plz 4000

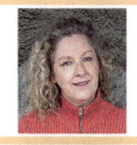

4533 Riedholz, Haldemann Christine Zencha, Praxis und Schule für TouchLife Massage, Bergstr. 28, Tel. 032-621 61 07
home: www.touchlife.ch   email: zencha@bluewin.ch
TouchLife Massage ist eine ganzheitliche Massagemethode für Gesundheit, Entspannung und Wohlbefinden von Kopf bis Fuss. Mitglied im TouchLife Massagenetzwerk und DiamantYoga Lehrer Netzwerk.

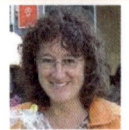

4534 Flumenthal, Lehmann-Oesch Kathrin, Medialtherapeutin, Primarlehrerin
Länggasse 2, Tel. 032-614 46 68
home: www.praxis-info.ch/kathrinlehmann   email: info-healing@bluewin.ch
Familienstellen: Einzel-, Paar- & Familienberatung in der Praxis, auch Kinder & Jugendliche; Beratung & Coaching von Elterngruppen & Lehrerteams auf Abruf; Spirituelles Heilen; Bachblütentherapie.

4536 Attiswil

4536 Attiswil, Franz Hans, Praxis Bodyfeet
Solothurnerstrasse 41, Tel.+ Fax 032-637 26 46
Sumathu-Methode, Klassische- und Sportmassage, Fussreflexzonen, Bindegewebsmassage, Mobilisation der Wirbelsäule nach R. Breuss + D. Dorn, Lymphdrainage Dr. Vodder. Mitglied SVNH, SVBM, NVS.

4537 Wiedlisbach

4537 Wiedlisbach, Weichhart Heidi, Mentaltrainer
Känelweg 6, Tel. 032-636 18 50, Fax 032-636 18 51, Natel 078-808 57 26
home: www.tepperwein.ch   email: info@tepperwein.ch
Mental-Training, Einzelgruppen, New-Aging-Produkte, Bücher, Medien zur Hilfe und Selbsthilfe.

4538 Oberbipp

4538 Oberbipp, Lüthi Otto, Oltenstrasse 21, Tel. 032-633 14 80
Fernbehandlungen für Menschen und Tiere. Beratungen: wie weiter in Liebe, Partnerschaft und Beruf, Intuitives Tarot. Mitglied SVNH.

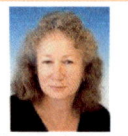

4539 Farnern, Hofmann-Furrer Anna-Luise/Sisy
Dorf 50, Tel. 032-636 21 59, Fax 032-636 21 49, email: an_ho-fu@gmx.ch
Geistiges Heilen und Fernbehandlungen, Sterbebegleitung, Massagen, Seminar- und Zirkelleitungen im Geistigen Heilen, Sensitivität und Trance.

4542 Luterbach

4542 Luterbach, Storz Daniel, Med. Masseur FA SRK,
Solothurnstrasse 5, Tel. 032-682 22 24, Fax 032-682 06 48
home: www.storztherapie.ch   email: info@storztherapie.ch
Praxis für Physikalische Therapie und Med. Massagen. Klassische Therapie, Bindegewebsmassage, Elektrotherapie, Lymphdrainage, Fussreflexzonenmassage. Mitglied SVBM.

4552 Derendingen

4552 Derendingen, Brugger Barbara, Gemeinschaftspraxis f. Naturheilkunde
Luzernstrasse 1, Tel. 032-681 03 14
Ganzheitliche naturheilkundliche Therapie mit Phytotherapie, Schüssler Salz und Irisdiagnostik dazu Schwingkissen-Therapie zur Korrektur von Beinlängen-Differenzen und Statik. Mitglied NVS-A, kant. bew. Heilpraktikerin.

4552 Derendingen

4552 Derendingen, Frei Bernadette, Selbständige Beraterin, Therapeutin MF Resonanz System, Hauptstrasse 40, Tel. 032-682 20 20
cell vitalis, Gesundheits- und Lebensberatung, Prüfungshilfe, Schlafstörungen. Mitglied SVBM, SVR.

4552 Derendingen

4552 Derendingen, Sieboth Sibylle, Naturheilärztin NVS-A
Luzernstrasse 1, Tel. 032-681 03 13, email: Sibylle_Sieboth@bluewin.ch
Gemeinschaftspraxis für Naturheilkunde, Phytotherapie, Schüssler-Salze, Spagyrik, das Therapiekonzept erfolgt unter Berücksichtigung ihrer Konstitution durch die Irisdiagnose.

Adressen Plz 4000

4556 Steinhof

4556 Steinhof, Imboden Lilian, Esalen Massage, Apothekerin
Neumattstrasse 73, Tel. 062-968 19 75
home: www.massage-steinhof.ch   email: imboden@massage-steinhof.ch
Esalen Massage in Verbindung mit Pflanzen und Düften.
Mitglied ebmk Schweiz.

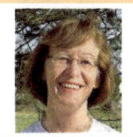

4562 Biberist, Bernegger-Tschanz Christine, dipl. Handanalystin IIHA
Bernstrasse 45, Tel. 032-672 19 47, Fax 032-672 19 02
email: cbernegger@bluewin.ch
Die Handanalyse zeigt: Begabungen, Stärken und Chancen im beruflichen Umfeld, Beziehungen zu sich selbst und zu anderen Menschen, Potenzial in Ihrer persönlichen und berufl. Entwicklung.

4562 Biberist

4562 Biberist, Fahrni Heinz, Med. Masseur FA SRK
Bromeggstrasse 22, Tel. 032-685 30 37
Man. Lymphdrainage, Bindegewebsmassage, Fussreflexzonen-Massage, klassische Massage, Hydrotherapie, Wickel / Umschläge, WS-Basis-Therapie, Meridiantherapie, Moxibustionstherapie. Mitglied BVMG, VDMS, NVS-A.

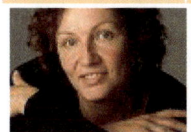

4562 Biberist, Friedli Christina, COMPETO - lösungsorientiertes problemmanagement, Schachenstrasse 59i, Tel. 079-717 67 62
home: www.competo.ch   email: friedli@competo.ch
Ihre ganzheitliche Beratung für Körper, Geist und Seele. Rechtsberatung, Mediation, Coaching, Mentaltraining, Tantra-Massage.

4562 Biberist

4562 Biberist, Ott Stephan, Praxis für Traditionelle Chinesische Medizin
Hauptstrasse 37, Tel. 032-672 23 23, Fax 032-672 23 24
email: stephan.ott@tiscali.ch
Akupunktur, Schröpfen, Gua Sha, Moxa, Arzneimitteltherapie, diverse Techniken. Mitglied SBO-TCM.

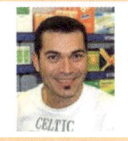

4563 Gerlafingen, Heggli Manfred, Naturheilpraxis Heggli
Bahnhofstrasse 274, Tel. 052-620 03 53, Fax 052-620 03 51
home: www.naturheilpraxis-heggli.ch   email: naturheilpraxis.heggli@gmx.ch
Bioresonanztherapie, Metabolic Balance Stoffwechselprogramm zum erfolgreichen Abnehmen ohne zu hungern, Etascan, Tefra, Dornwarzenbehandlung, Lymphdrainage, Elektrosmog-Eliminierung, Zapper, Body Detox.

4563 Gerlafingen

4563 Gerlafingen, Scholl Heidi, Kant. anerkannte NHP NVS / Homöopathin VKH, Bahnhofstrasse 274; Postfach, Tel. 032-675 73 50
home: homepage.hispeed.ch/homoeo-scholl   email: heidi.scholl@swissonline.ch
Praxis für klassische Homöopathie; Homöopathie-Ausbildung an der 'Clemens von Bönninghausen - Akademie' Wolfsburg u. Mannheimer Seminar für Homöopathik (bei Yves Laborde). Mitglied NVS-AN, Mitglied VKH-A.

4565 Recherswil

4565 Recherswil, Heiniger Luzia, dipl. Shiatsu-Therapeutin
Widlibachstrasse 41, Tel. 032-675 42 46, email: luzia.heiniger@tiscalinet.ch
Shiatsu

4571 Lüterkofen

4571 Lüterkofen, Maurer Romy, dipl. APM-Therapeutin
Bahnhofstrasse 40, Tel. 032-677 15 19, email: romy.maurer@bluewin.ch
Akupunktur-Massage n. Radloff, Bewegungstherapie, Metamorphose, Fussreflexzonen-Massage, Beckenbodenkurse, Begleitung zur Selbstfindung. Mitglied VET, EMR.

4573 Lohn-Ammannsegg

4573 Lohn- Ammannsegg, Aerni Ursula, medizinische Masseurin FA/SRK, Kapellenstrasse 1, Tel. 032-677 02 02, home: www.massagepraxis-aerni.ch
Medizinische Massage, manuelle Lymphdrainage, Fussreflexzonen-Therapie, manuelle Neurotherapie.

Adressen Plz 4000

4578 Bibern

4578 Bibern, Zimmermann-Schmid Verena, Kinesiologin
Goltern 72, Tel. 032-661 19 54
N.O.T. Touch for Health, Brain Gym, Three in one, Aromatics and the five Elements. Mitglied des Schweizerischen Berufsverbandes KineSuisse.

4600 Olten

4600 Olten, Baumann Urs, Gesundheitspraxis in Naturheilkunde
Haldenstrasse 1, Tel. 062-212 08 42
home: www.gepraxis-ub.ch email: urs.baumann@gepraxis-ub.ch
Lebensberatung, Energieorientierte Therapien, energetische Körper- & Fussreflex-Massagen, Reinkarnationstherapien, Heil- & Tiefenhypnose, Clearing, Ohrkerzen.

4600 Olten

4600 Olten, Engeli Beatrice, Qi art Akupressur + Qi Gong, Kirchgasse 11,
Tel. 062-293 16 33, 076-391 38 27
home: www.qiart.ch email: engeli.b@bluewin.ch
Akupressur-Therapien; Qi Gong-Kurse; individuelle Qi Gong-Beratung; Seminare; Wohlfühl-Wochen mit Qi Gong und Kultur im In- und Ausland. Mitglied SVNH.

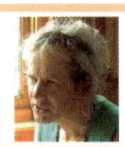

4600 Olten, Gfeller Hanspeter, Baslerstrasse 79, Tel. 076-417 46 32
home: www.fussbegleitung.ch email: chi@fussbegleitung.ch
Fussreflexzonenmassage auf Grundlage der traditionellen chinesischen Medizin und Metamorphosis: Einzelbehandlungen. Tarife nach Vereinbarung.

4600 Olten

4600 Olten, Kilchherr Margret, Atempädagogin/-therapeutin SBAM
Schöngrundstr. 50, Tel. 062-212 24 48, email: margret.kilchherr@freesurf.ch
Atemarbeit nach Ilse Middendorf: wöchentliche Gruppenstunden Di abend und Do morgen, Ganztageskurse und Einzelbehandlungen. Cranio-Sacral-Therapie: Einzelbehandlungen.

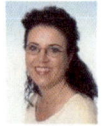

4600 Olten, Pfaff Diana, dipl. Naturheilpraktikerin
Langhagstrasse 20, Tel. 062-296 36 10
Kl. Massage, Triggerpunkttherapie, Fussreflexzonenmassage, Phytotherapie, Homöopathie, Biochemie n. Dr. Schüssler, Lebensberatung, Meditationen, heilenerg. Behandlung: Vitalkörpermassage, REIKI.

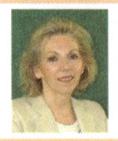

4600 Olten, Ruhlé Tina, Vital-Praxis, med. dipl. Therapeutin und Kosmetik,
Solothurnerstrasse 44, Tel. 062-14 212 92, email: vital-praxis@gmx.ch
Medizinische Massagen, Dorn-Breuss, Vitalogie, Lymphdrainage. El. Biostimmulanz. Spez.Cellulite-Behand: Ultraton, Vacuum, Ballancer. Med. Kosmetik: Akne, Narben, Coupe rose, Falten. Krankenkassen anerk. ZVMN, SVNH.

4600 Olten

4600 Olten, Schulthess Pia-Priska, dipl. Polarity-Therapeutin, dipl. prakt. Psychologin, eidg. Dipl. Ausbildnerin, M.-Disteli-Strasse 59, Tel. 062-296 59 07
home: www.polaritypraxis.ch email: info@polaritypraxis.ch
Polarity, Lebensberatung, Prozess- und Energiearbeit, Autogenes Training SAT. Einzelsitzungen, Kurse und Seminare. Aloe-Vera-Produkte. Mitglied PoVS, SAT.

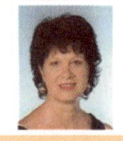

4600 Olten, von Gunten Erika, Dipl.Trager-Praktikerin
Zehnderweg 1, Tel. 062-212 14 66, email: vonguntenbae@bluewin.ch
TRAGER und Mentastics eine Körper- Wahrnehmungs- und Bewegungsschulung für Leichtigkeit und Lebensfreude in jedem Alter. Trager schafft über sanfte Berührung und Bewegung einen Dialog mit dem Körper.

4612 Wangen b. Olten

4612 Wangen b. Olten, Fuchs Lucy, Dipl. Mentalcoach, Meditationsleiterin und EFT Coach, Hombergstr. 64, Tel. 062-212 18 21 Natel 076-502 92 17
email: lucy.fuchs@bluewin.ch
Emotional Freedom Techniques. Einfach entspannt und befreit sein. Eine verblüffend einfache Methode für viele Beschwerden und emotionale Zustände. Seminare und Einzelsitzungen.

Adressen Plz 4000

4612 Wangen b. Olten

4612 Wangen b. Olten, Nussbaum Dayita-Jrène, Therapeutin
Dorfstrasse 19, Tel. 062-212 41 13
Cranio-Sacral-Therapie, Jin Shin Do Akupressur, Prozess-Akupressur.
Mitglied SVNH.

4612 Wangen b. Olten

4612 Wangen b. Olten, Willi Gabriela, Energietherapeutin u. dipl. Masseurin
Altmatt 16, Tel. 079-502 54 17, email: gwilli@gmx.ch
Körper- und Rückenmassage, Hot Stone-Therapie, psychoenerg. Fussreflex,
Energie- und Chakra-Ausgleich, Ohrkerzenbehandlung, Lebensberatung. Biete
auch Hausbesuche nach Absprache.

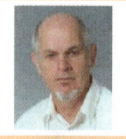

4614 Hägendorf, Gilliéron Roger Melchior, Lichtzentrum Melchior
Kirchrain 3, Tel. 062-216 09 75, Fax 062-391 56 06
home: www.lichtzentrum-melchior.ch   email: melchior@lichtzentrum-melchior.ch
Seminare und Sitzungen für: Reiki und Engel's Reiki, Self Empowerment,
Bewusstseinssitzungen und Rückführungen ohne Hypnose, Aura-Fotografie.

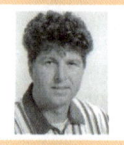

4614 Hägendorf, Kamber Daniel, Fernöstliche Heilmethoden / Therapeut
Rolliweg 26, Tel. 079-336 00 88, email: praxis.kamber@swissonline.ch
Rücken / Asthma / Allergien / Rheuma / Arthrose / Schmerzbehandlung / diverse Kinderkrankheiten / Psychologische Beratungen / Ernährungsberatung TCM
/ Sportverletzungen.

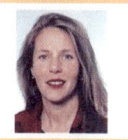

4623 Neuendorf, Manacchini Danielle, Dipl. Naturheilpraktikerin
Fulenbacherstrasse 2, Tel. 079-648 38 40
home: www.gesundheit-in-balance.ch   email: info@gesundheit-in-balance.ch
Klass. Massage, Fussreflexzonen-Massage, Man. Lymphdrainage, Wirbelsäulentherapie nach Dorn u. Breuss, Kopfweh- / Migränetherapie, Pflanzenheilkunde (v.a. Spagyrik, Tinkturen), Ernährungsberatung, Reiki.

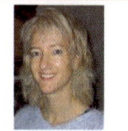

4625 Oberbuchsiten, Dobler Maria, Heilpraktikerin
Steinackerstrasse 667, Tel.+ Fax 062-393 21 78
home: www.emindex.ch/maria.dobler   email: m.d.dobler@bluewin.ch
Geistige und energetische Heilung, Lebensberatung, Homöopathie, Blütenessenzen,
Fuss- und Reflexzonenmassage, Rückentherapie Dorn- und Breuss-Methode,
Schröpfmassage. Mitglied NVS, EMR. Seminare zum eigenen Berater / Meditation.

4628 Wolfwil

4628 Wolfwil, Bürke Gebhard, Gesundheitspraxis & Seminare, Naturarzt
Fahrstrasse 15, Tel. 062-926 55 77, Fax 062-926 55 78
home: www.dorn-breuss-seminare.ch   email: g.buerke@dorn-breuss-seminare.ch
Wirbelsäulentherapie nach Dorn/Breuss, energetische Fusszonenmassage, Os sacrum-Wirbelsäulenmassage, psychosomatische Beratung, Bachblütentherapie, Lilienstrahl-Elixiere, hawaiianische Körperarbeit.

4628 Wolfwil

4628 Wolfwil, Müller Gertrud, Klassische Homöopathie, Aura Soma Lichttherapie, Kestenholzerstrasse 43, Tel. 062-926 15 46
Prozess-systemorientierte klassische Homöopathie: Behandlung von akuten-chronischen Beschwerden, Aura Soma Farb- und Lebensberatung, Farb-Lichtbestrahlungen bei SAD, etc. Mitglied VKH, NVS, Asiact.

4632 Trimbach

4632 Trimbach, Degen Marina, Praxis für ganzheitliche Therapie
Felsenweg 36, Tel. 062-293 33 60
Dipl. Akupressur, Craniosacral Therapie, Gesprächsbegleitung. Beide Therapiemethoden erfassen den Menschen in seiner Ganzheitlichkeit. Das Gespräch
fördert die Weiterentwicklung. Mitglied SVNH.

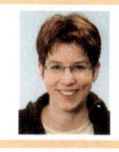

4632 Trimbach, Fasler Judith, Dipl. Heilpraktikerin, Rückführungstherapeutin
Strickweg 6, Tel. 062-293 03 19
home: www.praxis-jfasler.ch   email: jfasler@solnet.ch
Mediale Beratung, Rückführungstherapie, Reiki, Sterbebegleitung, Aromamassage.

Adressen Plz 4000

4632 Trimbach

4632 Trimbach, IFK Institut für Komplementärmedizin, Dos Santos J., Ronchetti E., Tordai I., Schulhausstr. 4, Tel. 062-293 67 17, home: www.i-f-k.ch
Aromamassage, Reiki, Kl. Homöopathie, Vitalogie, Shiatsu, Bachblüten.

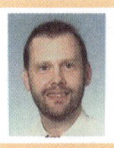

4632 Trimbach bei Olten, Ronchetti Eric C., Homöopath, Dipl. Drogist, c/o IFK, Schulhausstrasse 4, Tel. 079-281 38 32, 062-296 18 44
email: eronchetti@bluewin.ch
Klassische Homöopathie, Schüssler Salze, Mineralstoff-Therapie.
Mitglied NVS/EMR.

4632 Trimbach

4632 Trimbach, Weber Roland, kant. approb. Heilpraktiker SO
Gartenstrasse 6, Tel. 076-366 97 77
Klassische Homöopathie, Atlaslogie, Phytotherapie.
Mitglied SVANAH + VKH.

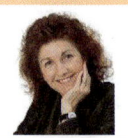

4633 Hauenstein, Hardegger Margrit, Bewusstseins-Trainerin
Eichacker 137, Tel. 062-293 08 12, Fax 062-293 08 15
home: www.dasteam.org/lebensberatung   email: margrit@dasteam.org
Lebensberatung, Coaching, Krisenbegleitung, Reinkarnationstherapie, Rebirthing, The Work of Byron Katie. Mitglied SVNH.

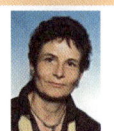

4652 Winznau, Flückiger Lucia, Körper- und Atemtherapeutin LIKA
Unterdorfstrasse 2, Tel. 062-295 27 65
home: www.emindex.ch/lucia.flueckiger   email: lu.flueckiger@bluewin.ch
Psychodynamische Atem-, Körper- und Meridianbehandlungen, Rückenbehandlungen und Beckenbodentherapie. Einzelbehandlungen und Gruppen. Mitglied Fachverband PDKA LIKA. Krankenkassen anerkannt.

4654 Lostorf

4654 Lostorf, Bürgin Jolanda, Integrative Kinesiologie IKZ
Hofmattstrasse 14, Tel. 062-298 13 31
IK ist eine Kombination zwischen Östlicher und Westlicher Medizin und beinhaltet Gesprächs- und Körpertherapie sowie Energiearbeit. IK unterstützt die Gesundheit und dient Ihrer persönl. Entwicklung.

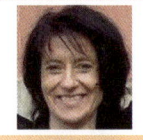

4654 Lostorf, Hürzeler-Zürcher Daniela, heilraum, Lindenstrasse 2
Tel. 062-298 02 02, home: www.heilraum.ch   email: info@heilraum.ch
Klassische-, Rücken-, Fussreflexzonen-, Schwangerschafts-, Hot-Stone-Massage, Wirbeltherapie n. Dorn und Breuss, Atem- + Energiebehandlung, Energiezeichnung. Mitglied SVNH.

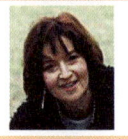

4654 Lostorf, Zürcher Sandra
Juraweg 3, Tel. 062-296 71 78, home: www.tiergut.ch
Tierkommunikation, Wirbeltherapie nach Dorn, Schüssler-Salze und Aura-Soma. Mitglied SVNH.

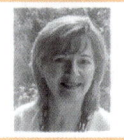

4656 Starrkirch-Wil, Künzli Brigitta, Dipl. Ayurveda Ernährungs- und Gesundheitsberaterin, Fuchsackerstrasse 8, Tel. 076-398 86 86
home: www.ayurquell.ch   email: info@ayurquell.ch
Beratungen und Behandlungen (Olten und Zürich), Seminare für Einsteiger und Fortgeschrittene (ganze Schweiz), Produkte und Bücher. ASCA (www.asca.ch) anerkannt.

4657 Dulliken

4657 Dulliken, Aubry Dominique, Dr. med.
Bahnhofstrasse 13, Tel. 062-295 70 80, Fax 062-295 70 81
home: www.aubrymed.ch   email: contact@aubrymed.ch
Klassische Homöopathie, Auto-Regulations-Psychologie nach Prof. Max Lüscher, Magnetfeldtherapie, Dunkelfeld-Mikroskopie.

Adressen Plz 4000

4658 Däniken

4658 Däniken, Winzenried Markus, Psychologischer Berater ILPT
Mühleweg 3, Postfach 34, Tel. 062-751 89 90, email: winzenried@iwab.ch
Psychologische Einzel-, und Paarberatungen, Beseitigung von Blockaden, Neuausrichtungen, Mobbing, spirituelle Entwicklung. Verbandsanerkennung FVPBS.

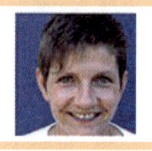

4663 Aarburg, Wagner Diana, Med. Masseurin FA
Städtchen 33, Tel. 079-742 89 44, home: www.svbm.ch/diana.wagner
Praxis für Massage & Sportbetreuung. Klassische Massage, Marnitztherapie, Sportmassage und Betreuung, Manuelle Lymhpdrainage, Bindegewebsmassage, Fussreflexzonenmassage. Mitglied SVBM, NVS-A, EMR.

4665 Oftringen

4665 Oftringen, Ludäscher Margrit, Well-Power, ärztl. dipl. Masseurin
Winkelstrasse 25, Tel. 062-797 29 89, Natel 078-685 10 99
home: www.margritwellpower.ch   email: margritwellpower@hotmail.com
med. Klassischemassage, Sportmassage, Fussreflexzonenmassage, Reiki, Wirbeltherapien nach Dorn, BEMER, Ortomolekulare Medizin, Schröpfen, Krankenkassenanerkennung mit Zusazversicherung. Mitglied SVBM.

4702 Oensingen

4702 Oensingen, Käsermann Doris, Kinesiologin, Dipl. Krankenschwester AKP/SRK, Roggenweg 9/19, Tel. 062-396 10 11, Fax 062-396 42 60
Praxis für spezialisierte Kinesiologie, N.O.T. (Neurale Organisations Technik) N.O.T.-Therapeutin, N.O.T.-Instruktorin. A-Mitglied NVS und SVNH. A-Mitglied des Schweizerischen Berufsverbandes für Kinesiologie I-ASK.

4702 Oensingen

4702 Oensingen, Mumenthaler Hansjörg, Bioenergetisches Testen
Hauptstrasse 42, Tel. 079-356 62 34, Fax 062-396 21 28
email: hansjoerg.mumenthaler@ggs.ch
Austesten von Befindlichkeitsstörungen. Ausgleichen der Energiebahnen. Entfernen von Allergien. Schlafplatzentstörung.

4703 Kestenholz

4703 Kestenholz, Mateos-Mühlethaler Lydia, dipl. Astrologin AFS
Rainbündtenweg 5, Tel. 062-393 37 06, email: mateos.astrosol@bluewin.ch
Astrologie und Lebensberatung, astrologische Deutung von psychosomatischen Symptomen sowie Deutung nach Rüdiger Dahlke und Louise L. Hay, ätherische Öle, Bachblüten.

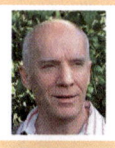

4703 Kestenholz, Tamburini Guido, Ausbildner, Qigong-Lehrer
Bündtenstrasse 23 / PF 5, Tel. 062-393 10 00, Fax 062-393 01 71
home: www.qigong-schule.ch   email: guido@qigong-schule.ch
Qigongkurse, Qigonglehrer-Ausbildung. Mitglied NVS, SPAK, SGQT.

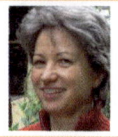

4703 Kestenholz, Tamburini-Berger Erika, Bach-Blüten Therapeutin
Bündtenstrasse 23 / PF 5, Tel. 062-393 31 77, Fax 062-393 01 71
home: www.tamburini.ch   email: erika@tamburini.ch
Dr. Bach-Blütenberatungen, Lebensberatung. Mitglied SVNH.

4704 Niederbipp

4704 Niederbipp, Freudiger Ernst, Hintermattweg 4, Tel. 032-633 24 31
Fussreflexzonen-Massage, Geistiges Heilen, Kontakt- und Fernbehandlung. A-Mitglied SVNH, SVNH geprüft in Fussreflexzonenmassage.

4710 Balsthal

4710 Balsthal, Baumgartner-Weyermann Monica, Prakt. Psychologin SGPH, Spirituelle Heilerin, Bachrankweg 3 A, Tel. 062-391 57 25
email: monica.baumgartner@bluewin.ch
Psychologische und mediale Beratung, spirituelles Heilen, Meditation. Autogenes Training, Seminare, Vorträge. Mitglied SAT, SVNH, BPV, A-Mitglied SVNH, SVNH geprüft in Geistigem Heilen.

Adressen Plz 4000

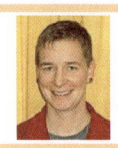

4710 Balsthal, Häusermann Andrea, Physiotherapie
Egglenstutz 8, Tel. 062-391 52 66 Fax 062-391 52 77
home: www.physiotherapie-balsthal.ch   email: physio.egglenstutz@gmx.ch
Physiotherapie Praxis Eidg. dipl. Physiotherapeutin HF, Mitgl. SPV. Neben der allgemeinen Physiotherapie sind wir spezialisiert auf Lymphdrainage- und Beckenboden-Behandlungen (Inkontinenz).

4712 Laupersdorf

4712 Laupersdorf, Kunzelmann Dieter, Polarity-Therapeut / Praxis f. Polarity, Enerholzstrasse 7, Tel. 062-391 24 53, email: kunzelmann.d@bluewin.ch
Polarity-Therapie. Mitglied Polarity-Verband Schweiz.

4717 Mümliswil

4717 Mümliswil, Schäfer Elisabeth, Atempraxis
Falkensteinerstr. 2, Tel. 062-391 30 06, Natel 079-522 24 60
email: elisabeth.schaefer@bluewin.ch
Atemarbeit Methode Prof. I. Middendorf. Durch Bewegung, Berührung, Tönen, den unbewussten Atem kennen und dadurch verbessern lernen. Gruppen- und Einzelarbeit. Mitglied SBAM.

4718 Holderbank

4718 Holderbank, Schneider Dorothea, Naturheilpraktikerin
Schattenbergweg 33, Tel. 062-390 10 04, Fax 062-390 20 04
Bioresonanz-Therapie, Kinesiologie, Ohrakupressur, Allergietherapie, Homöopathie, Phytotherapie. Mitglied NVS, SVNH.

4800 Zofingen

4800 Zofingen, Frei Oswald, Massage-Praxis, Aarburgerstrasse 13
Tel. 062-751 10 77, Fax 062-751 42 82
home: www.massagepraxis-frei.ch   email: info@massagepraxis-frei.ch
Massage-Kurse, Ganzkörpermassagen, Rückenmassagen, Sportmassagen, Fussreflexzonenmassage, Aromawickel, Massagen am Arbeitsplatz, mobiler Massagedienst. VDMS.

4800 Zofingen

4800 Zofingen, Moser Sambhava Ulrich, Rebberbgstr. 31, Tel. 062-751 27 51
home: www.beam.to/sambhava   email: sambhava.moser@freesurf.ch
Craniosacral Therapie (Craniosacral Balancing). Mitglied "Schweizerischer Dachverband für Craniosacral Therapie" SDVC.

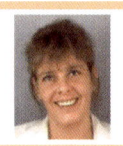

4800 Zofingen

4800 Zofingen, Schaer-Nilius Heike, Diplomierte Shiatsu-Therapeutin SGS, Hottigergasse 4, Tel. 062-751 84 20 oder 041-920 23 53
Praxis für Shiatsu. Ganzheitliche Therapie zum Ausgleich der Körperenergien, Krankenkassen anerkannt, EMR / ASCA registriert. Mitglied Shiatsu Gesellschaft Schweiz SGS.

4800 Zofingen

4800 Zofingen, Scheibler Marianne, Gesundheitsvorsorge, Naturärztin, Spitalgasse 1, Haus Stadttor-Drogerie, Tel. 062-752 12 22
Homöopathische Beratung in prozessorientierter Homöopathie, Lebensberatung. Mitglied NVS, A-Mitglied SVNH, SVNH geprüft in Homöopathie.

4805 Brittnau

4805 Brittnau, Jeanmaire Regina, Gesundheitspraxis
Wilitalstrasse 872, Tel.+ Fax 062-751 08 57
Naturheilpraktikerin, klassische Homöopathie für Menschen und Tiere, Tierkommunikation. Mitglied NVS-A.

4814 Bottenwil

4814 Bottenwil, Baumann Marianne, Fliederweg 304, Tel. 062-721 32 22
Kontakt- und Fernhilfe durch Reiki, Blütentherapie nach Dr. Bach, astrologische Beratung, Reiki-Seminare, Seminare für persönl. Sternzeichen - Edelsteinketten.

Adressen Plz 4000

4814 Bottenwil

4814 Bottenwil, Läubli Anita, Dipl. Naturheilpraktikerin NVS, Naturärztin SPAK
Vorstattstrasse 170, Tel. 062-822 20 40

Schröpfen, Schröpfmassage, Schüssler-Salze, Anlitzdiagn., Wirbelsäulenmassage nach Breuss, Energieausgleich mit Jin Shin Jyutsu, Blütenessenzen, Beratung, z. T. Kassenzulässig. NVS A-Mitglied.

4852 Rothrist

4852 Rothrist, Arni-Lauber Trudy, dipl. prakt. Psychologin
Bleicherhubelweg 2, Tel. 062-794 31 57, Fax 062-794 60 57
home: www.entspannungstraining.ch   email: u.t.arni@bluewin.ch

Autogenes Training, Beratungen, klassische und energetische Körpermassagen. Mitglied SAT, SGPH, DGH, SVBM, VDG.

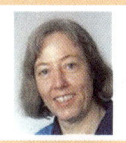

4853 Murgenthal, Glogner-Deppeler Marlise, dipl. Integrative Kinesiologin
Dahlienweg 2, Tel. 062-926 15 38

Kinesiologie ist eine Synthese aus alter östl. Heilkunde und moderner westl. Medizin. Anwendungsmöglichkeiten bei körperlichen, geistigen und emotionalen Problemen. ASCA/EMR anerkannt.

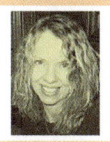

4900 Langenthal, Bammert Esther, Dipl. Qi Gong Lehrerin i.A. & TouchLife Praktikerin, c/o Praxis für TCM - Marktgasse 34, Tel. 062-927 29 30
home: www.esther-bammert.ch   email: info@esther-bammert.ch
Qi Gong für Erwachsene & Kinder, Ganzheitliche Massage (TouchLife Massage). Mitglied Massagenetzwerk "Wir berühren Menschen" & Mitglied SGQT, Schweiz. Gesellschaft für Qigong und Taijiquan.

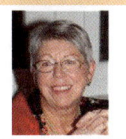

4900 Langenthal, Beyeler Eva, Homöopathin HVS / Heilpraktikerin NVS
Aarwangenstrasse 9, Tel. 062-923 08 58 oder Tel. 033-437 49 30
home: www.eva-beyeler.ch   email: eva.beyeler@bluewin.ch

Klass. Homöopathie, akut + konstitutionell Phytotherapie, Bach-Blütentherapie, Spagyrik, Ernährungsberatung, allg. Gesundheitsberatung, Mitglied HVS, NVS.

4900 Langenthal

4900 Langenthal, Brajdic Damir, Effatha-Prax, Hofmattstrasse 6
Tel. 079-472 28 04, home: www.effatha-prax.ch   email: info@effatha-prax.ch

Psychosomatische Energetik, Lichtbahnentherapie, Geistiges Heilen, Energetische-Fussmassage nach N.D. Mitglied SVNH.

4900 Langenthal

4900 Langenthal, Bucher Pia, Kinesiologin, Musikerin, Eisenbahnstrasse 9,
Tel. 032-636 28 78, Fax 032-636 17 25, email: info@art-e-sana.ch

Praxis für Kinesiologie: Stressabbau für Kinder und Erwachsene, Angewandte Kinesiologie, Musik-Kinesiologie, Klangtherapie, Seminare + Workshops. A-Mitglied I-ASK, EMR.

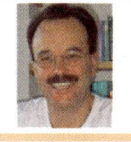

4900 Langenthal, Ingold Peter, Heilpraktiker/Naturheilarzt
Baumgartenstrasse 14, Tel. 062-923 29 20, Fax 062-923 29 17
home: www.emindex.ch/peter.ingold/   email: p-b.ingold@dplanet.ch

Phytotherapie, Schwingkissen, Dorntherapie, Akupunkturmeridianmassage, Moxa, div. Ausleitverfahren, Schröpfen, Ernährungsberatung, psychosomatische Beratungen, Bachblüten, Schüsslersalze. NVS A-Mitglied und EMR anerkannt.

4900 Langenthal

4900 Langenthal, Käser Elisabeth, Therapie und Fusspflege
Försterstrasse 11, Tel.+Fax 062-923 44 63, email: v.e.kaeser@besonet.ch

Fussreflex- und Rückenmassagen (Tibet. / Dorn-Breuss / Klass.), Metamorphose, Bachblüten, Schüsslersalze. Magnetfeld BEMER3000 - Therapie und Beratung. Mitglied SVNH.

4900 Langenthal

4900 Langenthal, Peterat Adele und Thorsten, Praxis für ganzheitliche Gesundheitspflege, Dreilindenweg 5, Tel.+Fax 062-923 24 44

Tibetische Massage, Schröpfen, Moxtherapie, Dynamische Rückenmassage, Edelsteinelixier, Bachblüten, Auraschutz, Austral. Buschblüten, Sportmassage, Fussreflex-Therapie, Cranio-Sacral-Therapie, Sauerstofftherapie, Shiatsu. Mitglied SVNH, NVS, BVMG.

Adressen Plz 5000

4900 Langenthal

4900 Langenthal, With-Nöthiger Lisbeth, Heilpraktikerin
Rankmattweg 12, Tel. 062-923 02 81, email: lisbeth.with@besonet.ch
MORA-Bioresonanztherapie, Vitalfeld-Therapie, Bachblüten, Lebensberatung.
A-Mitglied NVS, SVNH geprüft in Lebensberatung.

4901 Langenthal

4901 Langenthal, Therapiecenter Freenature Hugi Corinne
Jurastrasse 41, Tel. 062-965 09 92, Fax 062-965 09 93
home: www.freenature.ch   email: info@freenature.ch
Energieausgleichs-Therapie, Mediale Lebensberatung, Bach-Blüten-Therapie,
Farb-Therapie. Mitglied SVNH.

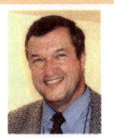

4912 Aarwangen, Berger Urs, Kristall- und Edelsteintherapeut
Tulpenweg 7, Tel. 079-413 58 60, email: tetra.eder@bluewin.ch
Analytische, intuitive Steinheilkunde. Reikimeister, energetische Rücken- und
Fussmassagen, Edelsteinmassagen, Begleitungen, Meditationen.

4912 Aarwangen

4912 Aarwangen, Vita-Prax U. u. U. Schweizer, Gesundheits- u. Schulungszentrum, Langenthalstrasse 34, Tel. 062-923 55 57
home: www.vita-prax.ch   email: info@vita-prax.ch
Bioresonanz, Wirbelsäulen- u. Beckendysfunktionstherapie, MET / EFT, Geopathische Entstörungen, u.v.m. Mitglied NVS/EMR/ASCA.

4914 Roggwil

4914 Roggwil, Gantner-Schaffer Margrit
Hinterfeldweg 5, Tel. 062-929 18 31
Meditation, Reinkarnations-Therapie, spirit. Heilen, Klangschalenmassage,
Klass. Massage. Mitglied SVNH.

4914 Roggwil

4914 Roggwil, Gerber Theres, Therapeutin
unt. Freiburgweg 5, Tel. 062-929 34 68, home: www.jsd.on-line.ch
Akupressur, Klangtherapie, Wirbelsäulenbegradigung, Reiki III, Metamorphose,
Body-Detox = Entschlacken, Entsäuren über Fussbäder. Mitglied SVNH, EMR
anerkannt.

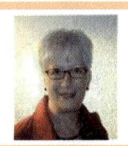

4914 Roggwil, Stoller Gerda, dipl. Atemtherapeutin IKP
dipl. psychol. Beraterin IKP, Erlenweg 14, Tel. 062-929 26 03
home: www.atempraxisstoller.ch email: gerda.stoller@bluewin.ch
Ganzheitlich-Integrative Atemtherapie (Atemtherapie-Atemmassage, integrierendes
Gespräch), Qigong Yangsheng, Bach-Blüten, Ohrkerzentherapie. Kurse, Vorträge.
Von Krankenkassen anerkannt.

4916 Untersteckholz

4916 Untersteckholz, Hess Walter, Naturarzt, Sängi 36, Tel. 062-923 57 60,
Fax 062-923 57 61, home: www.ruwasca.ch   email: inf@ruwasca.ch
Klassische Massage, Lymphdrainage nach Dr. Vodder, Fussreflexzonen, Colon-Hydro (Darmspülung), Lebensberatung und Gesprächstherapie Elektrotherapie (Amplimed). EMR anerkannt.

5000 Aarau

5000 Aarau, Conidi Daniela, Praxis für Akupunktur
Bachstrasse 59, Tel. 062-823 81 00
Dipl. Naturärztin, dipl. Akupunkteurin SBO TCM

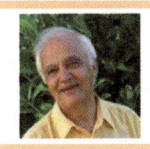

5000 Aarau, Gmür Rudolf-Maria, Therapeut
Laurenzenvorstadt 85, Tel. 056-610 75 91, Fax 056-610 75 93
home: www.emindex.ch/rudolf-maria.gmuer email: rudolf-maria.gmuer@gmx.ch
Beratung und Begleitung für Erwachsene und Kinder, TRAGER Körperwahrnehmung und Bewegungsschulung, AURA-SOMA Farb-Licht-Therapie, Pränatal Therapie, Spirituelle Psychotherapie, Supervision.

Adressen Plz 5000

5000 Aarau
5000 Aarau, Gugelmann-Bantli Ursula, Körperpsychotherapeutin BBS, Sytemische Therapie, Gysulastrasse 12, Tel. 062-823 11 10
email: ursula.gugelmann@bluewin.ch   Syst. Einzel-, Paar- und Familientherapie, Traumatherapie (P.Levine, Supervision, Coaching). Familienaufstellungsseminare auf dem Herzberg. Heil- u. Meditationsgruppen.

5000 Aarau
5000 Aarau, Haeusermann Olivia, Lebensberater/Coach
Erlinsbacherstrasse 3, Tel. 062-877 16 14, Fax 062-877 18 87
email: olivia.haeusermann@hispeed.ch

T a r o t! Kurse und Einzelberatung! Lebensberatung / Coach! Lösungsorientiertes Coaching, Einzel- & Teamcoaching! Gerne begleite ich Sie ein Stück Ihres Weges!

5000 Aarau
5000 Aarau, Hangartner Marianne, Kunsttherapeutin LOM/GPK
Hohlgasse 68 A, Tel. 062-822 21 14, Fax 079-629 99 04
email: memalen@bluewin.ch

Körperbetontes Ausdrucksmalen für Kinder, Jugendliche, Erwachsene in kleinen Gruppen oder Einzel. Mitglied GPK.

5000 Aarau
5000 Aarau, Hischier Marco, Naturarzt / Kinesiologe
Pfrundweg 11, Tel. 062-822 11 88
Naturheilpraxis, Praxis für Kinesiologie; Naturarzt, Kinesiologe, Lebensenergietherapeut LET. A-Mitglied NVS, A-Mitglied schw. Berufsverbandes für Kinesiologie IASK, Basel.

5000 Aarau, Hunziker Rita, Praxis für personzentrierte Kinesiologie
Bachstrasse 99a, Tel. 062-823 90 30, email: rita.hunziker@freesurf.ch

Dipl. integrative Kinesiologin, 14jährige Praxiserfahrung (Kinder, Jugendliche, Erwachsene), Mitglied SBVK, Lehrerin für Touch for Health und Brain Gym, 3-jährige Ausbildung in Gesprächstherapie SGGT.

5000 Aarau
5000 Aarau, Jost Christina, Gesundheit & Wellness
Rain, Tel. 062-823 53 08
home: www.touchofhealth.ch email: christina@touchofhealth.ch
Reflexzonen, Meridianmassage, Akupunktmassage, Metamorphose u. Psychozonenbehandlung basierend auf der TCM. Narbenbehandlung, Baby und Kleinkinder, traditionelle Thaimassagen, Bioresonanz, ANMO etc... Mitglied EGK, SVAKE.

5000 Aarau, Pestalozzi-Baumgartner Ursula, Aura-Soma Lehrerin
Rebhaldenweg 8, Tel. 062-822 92 20
home: www.aura-soma-kurse.ch email: ursula@pestalozzi.net
Aura-Soma Ausbildung und Beratung; Mitglied Int. Akademie für Farbtherapie. Systemberatung, Einzelne und Gruppen, Familienstellen, Lernberatung für Kinder und Eltern, Reiki, individuelle Essenzenmischungen.

5000 Aarau, Piro Loredana, TCM-Shiatsu-Praxis
Metzgergasse 6, Tel. 076-568 27 15
home: www.tcm-shiatsu-praxis.ch email: info@tcm-shiatsu-praxis.ch
Akupunktur, Ohrakupunktur, Shiatsu, Schröpfen, Moxibustion, Phytotherapie, Ernährungsberatung nach TCM, Traditionelle Chinesische Medizin (TCM). Mitglied SBO-TCM, SGS, EMR.

5000 Aarau
5000 Aarau, Ronchetti Marianne, Krankenschwester KWS
Dufourstrasse 26, Tel. 062-823 32 56
Fussreflexzonentherapie und Lymphbehandlungen nach H. Marquardt, Akupunkt-Massage nach Penzel. Mitglied NVS.

5000 Aarau
5000 Aarau, Schefer Antoinette, Kinesiologin / Hebamme
Hunzikerstrasse 3, Tel./Fax 062 824 74 48
email: antoinette_schefer@hotmail.com
Einzelberatung für Kinder, Jugendliche, Erwachsene.

Adressen Plz 5000

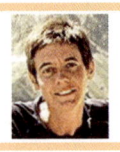

5000 Aarau, Schelbert Ursula, Praxis für Atemtherapie (Middendorf)
Laurenzenvorstadt 85, Tel. 062-723 17 21
home: www.lebensatem.ch   email: u.schelbert@lebensatem.ch
Einzel und Gruppen z. B. bei Atembeschwerden, Schlaf- und Verdauungsstörungen, Migräne, Panik, Spannungs- und Erschöpfungszuständen / sich etwas Gutes tun / bei Schwangerschaft / Arbeit auch mit Kindern. Mitglied SBAM.

5000 Aarau

5000 Aarau, Schuerch Sylvia, Krankenschwester
Zollrain 6, Tel. 062-827 14 71, Natel 079-482 60 53
email: sylviaschuerch@gmx.ch

Fussreflexzonenmassage, Ayurveda-Fussmassage, Aromatherapie mit Massagen, Meridianbehandlung nach T. Thali. Krankenkassen anerkannt.

5000 Aarau

5000 Aarau, Schürmann Margrit, dipl. Polarity-Therapeutin / Polarity-Zentrum Aarau, Bahnhofstrasse 11, Tel. 062-842 27 77, Fax 062-824 93 10
email: margrit.schuermann@swissonline.ch
Polarity-Therapie (Körper- und Energiearbeit), Krankenkassen anerkannt, Bowen-Therapie, (Bindegewebsarbeit zur Entspannung und Schmerzlinderung), klassische Massage.

5000 Aarau

5000 Aarau, Sekulic Zulejka, Dipl. Krankenschwester & Dipl. Naturärztin
Diestelbergstrasse 12, Tel. 062-822 40 16, email: z.sekulic@gmx.net

Kl. Homöopathie, prakt. Psychologie, Autogenes-/Mentaltraining, Bioenergetische Therapien: ZMR, MRT & SCENAR. Mitglied: NVS, SAT. Anerkannt: EMR.

5000 Aarau

5000 Aarau, Stalder Margrit, Gesundheitspraxis
Schanzweg 7, Tel. 079-326 78 14
home: www. terrabalance.ch   email: m.stalder@terrabalance.ch

Phytotherapie, Spagyrik, Aromatherapie, Aromamassagen, Bach-Blütentherapie und Konstitutionelle Augendiagnose.

5000 Aarau

5000 Aarau, Trefzer Esther Christiane, Dipl. Lebensberaterin
General-Guisanstrasse 52, Tel. 062-822 25 65

Geistiges Heilen SVNH geprüft. Metamorphose, Vitaflex (Reflexzonenmassge), Licht- und Farbtherapie. Ihre eigenen Selbstheilungskräfte werden aktiviert.

5000 Aarau

5000 Aarau, Trinler-Melcher Annamarie, BIT Therapeutin
Distelbergstrasse 12, Tel. 062-822 04 00, Fax 062-823 61 65

BIT Therapeutin, SGBT Verband, NVS A, EMR.

5000 Aarau

5000 Aarau, Weber Bernadette, Dipl. Krankenschwester / Therapeutin
Sonnmattweg 6, Tel. 062-824 87 10

Colon-Hydro-Darmspülung, Bioresonanz, Mehrschritt-Sauerstoffkur, Ernährungsberatung, Cellulite-Aroma-Wickel, Infrarot- und Lichttherapie. Mitglied NVS, Gesellschaft Bioresonanz.

5000 Aarau

5000 Aarau, Wehrli Elisabeth, Dipl. Integr. Kinesiologin IKZ
Rain 21, Tel. 062-823 23 59

Integrative Kinesiologie, Mitglied SBVK.

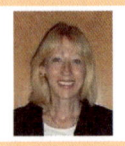

5000 Aarau, Widmer Susy, dipl. Craniosacral-Therapeutin
Bahnhofstrasse 11, Tel. 062-871 80 80, home: www.cranio-sacral.ch

Craniosacral-Therapie, ganzheitliche Körperarbeit und Gesprächsbegleitung, NLP. Für Kinder und Erwachsene nach Unfall, Trauma, Stress und Krankheit. Praxis auch in 5028 Ueken. Mitglied Cranio Suisse, EMR.

Adressen Plz 5000

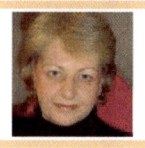

5000 Aarau, Zschokke Trudy, APM-Praxis, med. Masseurin FA SRK, Akupunktmassage-Therapeutin, Entfelderstrasse 17, Tel. 079-208 95 28
home: www.emindex.ch/trudy.zschokke   email: trudy.zschokke@bluewin.ch
Akupunktmassage nach Penzel, Klassische Massage, Fussreflexzonenmassage, med. manuelle Lymphdrainage, Bindegewebsmassage.

5001 Aarau

5001 Aarau, Aschwanden Christine, Naturheilpraxis
Distelbergstrasse 22, Postfach 2218, Tel. 062-822 42 71
home: www.unsere-kinder.ch   email: mcaschi@bluewin.ch
Kinder- Familienberatung, Vital- oder Mental-Energetik, Fussreflexzonenmasage, Australische Buschblüten, A-Therapeutin NVS, EMR, Krankenkassen anerkannt. Weitere Informationen finden Sie auf meiner Homepage.

5004 Aarau

5004 Aarau, Good-Gysi Margrit, Dipl. Masseurin
Rütmattstrasse 12, Tel. 062-534 50 69, email: mgood@everymail.net
Energ. Massage: Rücken, Nacken, Fusssohlen. Wirbeltherapie nach Dorn, Acutouch-Pointer. Behandlung durch Heilenergie: damit wird ein Prozess für Körper Seele und Geist ausgelöst.

5012 Schönenwerd

5012 Schönenwerd, Lucena Eva-Maria, KSG Lebensberatung
Tiergartenstrasse 7a, Tel. 079-431 51 17, Fax 086-079 431 51 17
email: ksg-lucena@bluewin.ch
Dipl. Hypnose-Therapeutin IGM, Verbandsmitglied www.hypnoseverband.ch, Mediale Lebensbegleiterin IMA, Dipl. Lebensberaterin nach Dr. K. Tepperwein, Reiki-Ausbildnerin nach Dr. M. Usui.

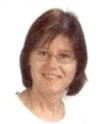

5012 Schönenwerd, Lüscher Sonja, Craniosacral Therapeutin
Weidengasse 46, Tel. 076-574 95 95, email: luescher.sonja@bluewin.ch
Craniosacral Balancing ist eine sanfte, tiefgehende Körperarbeit. Für Säuglinge, Kinder und Erwachsene. Channeling, Reiki, Bachblüten.

5012 Schönenwerd

5012 Schönenwerd, Schwarz Irmgard, dipl. Therapeutin
C. F. Bally-Strasse 38 c, Tel. 062-849 11 67, Natel 079-424 23 23
email: schwarz-i@bluewin.ch
Klass. Ganzkörpermassage, Fussreflexzonenmassage, Pranic Healing, Magnet-Resonanz Therapie. Mitglied SVNH.

5012 Schönenwerd

5012 Schönenwerd, Wullschleger-Nellen Judith, dipl. Naturheilpraktikerin
Oltnerstrasse 14, Tel. 062 849 67 33, email: juwulltherapie@bluewin.ch
man. Lymphdrainage (KPE), Kl. Ganzkörpermassage, Fussreflexzonenmassage, Wickel u. Auflagen, Dorn-Breuss Therapie, Moxa-Behandlung, Schröpfen, Blutegelbehandlung.

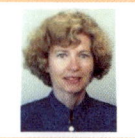

5013 Niedergösgen, Meier-Stirnemann Silvia, dipl. Zilgrei-Lehrerin, Therapeutin, Stockackerstr. 4, Tel. 079-617 11 32, email: silvia015@swissonline.ch
Lichtbahnen-Therapie, Ohrakupunktur-Massage, Ohrkerzentherapie, Zilgrei-Selbsthilfekurse.

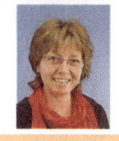

5015 Erlinsbach, Renner Doris, Körper- und Atemtherapie
Pfaffenweg 16 B, Tel. 062-844 32 67, email: doris-renner@gmx.ch
Körper- und Atemtherapeutin LIKA, Meridianbehandlungen, Atembehandlungen, Cellulitebehandlungen, klassische Massagebehandlungen, Breuss-Massage, Becken richten.

5016 Obererlinsbach

5016 Obererlinsbach, Gerstendörfer-Marik Renate, Therapeutin
Hohlengraben 10, Tel. 062-844 24 80
Dipl. Polarity Therapeutin, Bach-Blüten, Reflexzonenmassage, Farbfolien, Ernährungsberatung.

Adressen Plz 5000

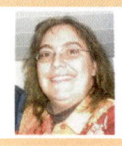

	5018 Erlinsbach, Bugmann Emmenegger Jeannette, dipl. Gesundheitsmasseurin, Aromatherapeutin i.A., Hinterbergweg 28, Tel. 062-844 08 85 home: www.jbe-massagen.com email: jbearoma@bluewin.ch In meiner Wohlfühloase biete ich Aroma- und klassische Massagen, Wickel und Fussreflexzonenmassagen und Reiki an. Ab Frühling 07 Aromaberatung und dann auch Aromatherapie im Angebot.
	5018 Erlinsbach, Chételat Tosho-Liliane, ganzheitliche Therapien Hinterbergweg 41, Tel. 062-844 18 25 home: www.toshos-therapien.ch email: tosho@bluewin.ch Hawaiian Bodywork, LomiLomi Massage, dipl. Massage und Fussreflexzonentherapeutin IAC, Reiki, Kinesiologie, inner Child Work, körperzentrierte psychologische Beraterin IKP, Krankenkassen anerkannt.
5018 Erlinsbach	**5018 Erlinsbach,** Hintermann Caroline, Dipl. Farbtherapeutin Kilbigstrasse 28 B, Tel.+ Fax 062-844 05 01 Praxis Vita Color, klassische Farbtherapie, Reiki-Meisterin, Privat-Sitzungen, Workshops und Vorträge. Mitglied SVNH.
5018 Erlinsbach	**5018 Erlinsbach,** Hintermann Daniel, NUT-Therapeut Kilbigstrasse 28 B, Tel.+ Fax 062-844 05 01 Praxis Vita Color, Flexur-Massage, Seelenrückführungen und Transformationen, Schutzrituale, Reiki-Meister, Privatsitzungen, Ausbildungen.
5024 Küttigen	**5024 Küttigen,** Bannwart Dana Rose, Bewegungspäd., Massagetherapeutin, Reiki Meisterin, Rosenbergstrasse 2, Tel. 062-827 31 58 home: www.yetnet.ch/naturheilpraxis email: danarosebannwart@yetnet.ch Alternative Behandlungsmethoden: Fussreflexzonen- und klassische Massage, Shiatsu, Reiki, Geistiges Heilen, Phytotherapie, Beratung, Übergangsrituale, Meditation. Mitglied SVNH.
5027 Herznach	**5027 Herznach,** Lodi-Ritter Claire, Praxis für Vital-Energetik, Schwerzleweg 10, Tel. 062-878 20 17, Fax 062-878 20 07, email: c.lodi@bluewin.ch "Psycho-Kinesiologie" nach Dr. med. D. Klinghardt, hilft bei Ängsten, Traumas, Phobien, Stress etc., Fussreflexzonen-Massage. A-Mitglied SVNH, dipl. Psychologin.
5027 Herznach	**5027 Herznach,** Müller Heidi, Hauptstrasse 68, Tel. 062-878 21 36 Sumathu-Therapeutin (Ganzheitliche Therapie), Lymphdrainage, klassische Massage. Mitglied SVBM.
5032 Rohr	**5032 Rohr,** Hüppeler-Mauroux Isabelle, Dipl. Kinesiologin IKZ Hauptstrasse 77, Tel. 062-822 15 81 Ganzheitliche Kinesiologie, Transformationskinesiologie, Aura-Soma Beratungen, Metamorphose Massage. Mitglied SBVK.
5032 Rohr	**5032 Rohr,** Woodtli Ursula, Heuweg 5, Tel. 062-825 10 69 email: haexli79@bluewin.ch Psychoenergetische Fussreflexzonen Massage, Intuitive Massage.
	5033 Buchs, Good Monika, Therapeutin Steinfeldstrasse 27, Tel. 062-842 04 59, Nat. 078-896 27 33 home: www.daydream.nu email: mg@daydream.nu Chakraausgleich, Energiemassagen, Metamorphose, Ohrkerzentherapie, Bachblüten, Magnetfeldtherapie, Handauflegen, Reconnection, Mediale Beratung. Sortiment Salzkristall, Zimtlatschen, Waschnüsse, Q10, Teebaumöl, Aloe Vera. Mitglied SVNH.

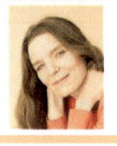

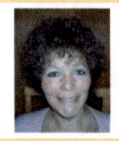

Adressen Plz 5000

5033 Buchs

5033 Buchs, Gysi Veronika
Brummelstrasse 23, Tel. 062-824 26 54

Energie für Bewusstsein, Heilung, Entwicklung, Reinkarnationstherapie, Geistiges Heilen, Reiki, Aura Soma. Mitglied SVNH.

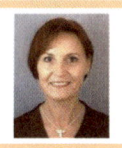

5033 Buchs, Walker Silvia, Gesundheits-Praxis
Aarauerstrasse 27, Tel. 062-822 10 40

dipl. Fussreflexzonen-Masseurin, Rücken-, Nacken-Massage, Therapeutic Touch (TT), Chakren-Harmonisierung, Familienstellen, Lebensberatung, Metamorphose. A-Mitglied SVNH, SVNH geprüft in Geistigem Heilen.

5034 Suhr

5034 Suhr, Heidolf Liselotte, Dipl. manuelle Lymphdrainage-Therapeutin
Lindenweg 17, Tel. 076-310 78 53

Manuelle Lymphdrainage. Sie bringt Schlacken aus dem Bindegewebe, verbessert die Stoffwechselsituation. Sanfte Gelenk- und Wirbelsäulentherapie nach Dorn. Krankenkassen anerkannt.

5034 Suhr

5034 Suhr, Knechtli Stefan, med. Therapeut
Hübeliacker 21 c, Tel. 062-842 72 71

Traditionelle chinesische Medizin, div. Massagen, Autonome Regulations-Diagnostik u. Psychokinesiologie nach Dr. med. D. Klinghardt, AM-FM nach Dr. med. L. Williams. Mitglied NVS-A, VeT.

5034 Suhr

5034 Suhr, Manfrini Laura, Lehrerin für Autogenes Training, parkt. Psychologin, Tramstrasse 18, Tel. 076-394 90 75, email: laura.manfrini@ziksuhr.ch

Autogenes Training, psychologische Beratung, Bachblüten, div. Massagen, Hypnose.

5034 Suhr

5034 Suhr, Tomasi Patrizia, Traditionelle Chinesische Medizin TCM, Reiherweg 2, Tel. 062-842 56 32, www.tcm-tomasi.ch email: ptomasi@ziksuhr.ch

Akupunktur, Tuina / Anmo, Akupressur. A-Mitglied SBO-TCM, anerkannt durch EMR, ASCA, kant. Bewilligung zur Ausübung der Akupunktur.

5035 Unterentfelden

5035 Unterentfelden, Anliker Margrit, Therapeutin
Neufeldstrasse 5, Tel. 062-823 28 19, email: margrit.anliker@surfeu.ch

Energetische Heilbehandlungen, Reiki in der Neuen Energie, Ohrkerzen.

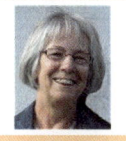

5035 Unterentfelden, Baumann-Flückiger Ursula, Dipl. Integrative Kinesiologin, Jurastrasse 6, Tel. 062-723 06 10, Fax 062-724 00 63
email: ursula-baumann@bluewin.ch

Praxis für Integrative Kinesiologie, Cranio-Sacral-Movement-Therapie. Mitglied SBVK, IST-CMT, SDVC.

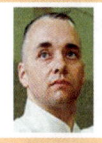

5035 Unterentfelden, Wiesendanger Jürg, Wushu Akademie Schweiz
Mattenweg 16, Tel. 062-724 05 05, Fax 062-724 05 06
home: www.wak.ch email: info@wak.ch Taijiquan aus erster Hand. Die Schule arbeitet eng mit chinesischen Spitzentrainern zusammen. Der Inhaber hat bis Ende 2006 total rund 15 Monate zum Studium (Taijiquan, Sprache) in China verbracht. Mitglied SGQT-Schweiz. Verband für Qigong und Taijiquan.

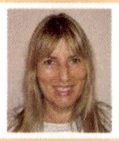

5035 Unterentfelden, Wittwer Sonja Danielle, Merlins Praxis
Obere Sonnhalde 2, Tel. 062-737 10 77, Fax 062-737 10 76
email: cosmocorn@smile.ch
Aura-Soma Beratung, Mediales Heilen m. Kristallen, Begleitung v. Indigo Kindern, Offener Heil- und Meditationskreis, Wahrnehmungs- und Medialitätschulung. SVNH-gepr. in Geistigem Heilen + Reiki. A-Mitglied SVNH, EMR anerkannt.

Adressen Plz 5000

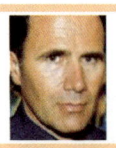

5036 Oberentfelden, Burkhard Hans-Ulrich, Magnetopath, Naturheilpraxis für Raucherentwöhnung, Oberfeldweg 21, Tel. 062-723 01 11, Fax 062-723 00 61 home: www.raucherstopp.ch   email: welcome@hu-burkhard.ch

Natürliche Raucherstopp-Behandlungen mit Magnetopathie und Akkupressur. Behandlung psychosmatischer Beschwerden mit Magnetopathie.

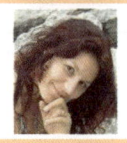

5036 Oberentfelden, Frossard Sandra, Color & Yoga
Bahnhofstrasse 4, Tel. 078-653 30 50
home: www.color-yoga.ch   email: sandra@color-yoga.ch
Reiki, Yoga, Farben, Duft und Klang sind Bestandteile meiner Arbeit und meines Lebens. Ich freue mich, wenn ich Sie auf Ihrem (Reiki, Yoga, Farben, Duft und Klang) Weg begleiten darf.

5036 Oberentfelden

5036 Oberentfelden, Hunziker-Schnetzler Heidi, Dipl. prakt. Psychologin, Bahnmattweg 4, Tel. 079-286 91 16, email: heidi.hunziker1@bluewin.ch

Hypnose, Reinkarnationtherapie, Entspannungstechniken, Autogenes Training, laufend Kurse.

5036 Oberentfelden

5036 Oberentfelden, Zweidler Doris, Klassische Homöopathin
Hausmattweg 18, Tel. 062-724 81 05, Natel 076-378 62 30
email: dzweidler@bluewin.ch

Klassische Homöopathie z.B bei nervösen Beschwerden, Migräne, Hautproblemen, Allergien, rheumatischen Beschwerden, Schlafstörungen. Krankenkassen anerkannt.

5037 Muhen

5037 Muhen, Buchmann Gamma Franziska, Praxis für Körper- u. Atemtherapie, Schwabistalstr. 55, Tel. 062-723 31 90, email: buchmann.f@greenmail.ch

PsychoDynamische Körper- und Atemtherapie LIKA, man. Lymphdrainage, Beckenbodentraining, Einzelbehandlung und Gruppen, Ausbildnerin mit eidg. Fachausweis. Mitglied PDKA, DV Xund, SFML.

5037 Muhen

5037 Muhen, Gamma Walz Beatrice, Massage Fachschule Zentrum Schwabistal, Schwabistalstr. 53, Tel. 062-723 30 53, Fax 062-724 99 37
www.zentrum-schwabistal.ch   email: bgamma@bluewin.ch   Manuelle Lymphdrainage (ML), Fussreflexzonen-Massage (FRZ), Cranio Sacral Therapie, Fortbildung in ML + FRZ, Einzelbehandlung + Gruppen. SFML Schweiz. Fachverband f. Manuelle Lymphdrainage, A-Mitglied SVNH, SVNH gepr. in Manueller Lymphdrainage.

5040 Schöftland

5040 Schöftland, Gächter Monique, Klass. Homöopathin, Osteopathin ACON Praxis für Komplementärmedizin, Dorfstrasse 9, Tel. 062-721 28 19, Fax 062-721 74 36   Naturheilverfahren: Klass. Homöopathie, Osteopathie, Bioresonanztherapie, med. klass. Massagen, komplexe Entstauungstherapie Lymph-Drainage, BGM, FRZ, Autog. Training. Mitgl. NVS, SVMM / med. Mass. FA SRK, D-Heilpraktiker und Osteopathie Verband.

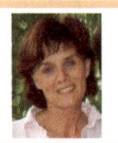

5042 Hirschthal, Bolliger-Hauri Charlotte, Craniosacral Therapeutin
Steinackerring 85, Tel. 062-721 19 00
home: www.cb-cranio.ch   email: cb@cb-cranio.ch

Therapeutin für Craniosacral Balancing, Bioenergie und Bioresonanz. Mitglied Cranio Suisse.

5042 Hirschthal

5042 Hirschthal, Rehmann-Villiger Maria, Krankenschwester, Manuelle med. Therapien, Rebhalde 492, Tel. 062-721 56 07, Fax 062-721 65 93
email: mrehmann@gmx.ch   Reflexzonentherapie am Fuss, Klassische med. Massage, Manuelle Lymphdrainage Dr. Vodder. Mitglied Verband Reflexzonentherapie am Fuss Schule Hanne Marquardt.

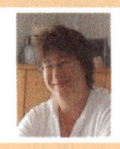

5043 Holziken, Tanner Brigitte, Praxis für manuelle Therapien
Hauptstrasse 10, Natel 079-708 01 84, email: b.tanner@bluemail.ch

Klass. Fussreflexzonenmassage, Dorn-/Schwingkissen-Therapie, Tiefenmassage n. Marnitz, Pranic-Healing, Reiki. Sanfte + tiefgehende Therapien zum lösen geistiger, seelischer + körperlicher Blockaden.

Adressen Plz 5000

5044 Schlossrued

5044 Schlossrued, Hug-Helbling Gabriella, dipl. Krankenschwester
Storchenhof 317, Tel. 062-721 69 06
home: www.vitalness.ch   email: info@vitalness.ch
Bioresonanztherapie, Fussreflexzonenmassage, Sauerstofftherapie, Fusspflege. Mitglied: NVS, EMR anerkannt.

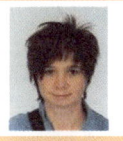

5063 Wölflinswil, Herzog-Gutjahr Beatrice, Unterdorf 145
Tel. 062-877 13 36, Natel 079 451 57 15, email: herzog.gutjahr@yetnet.ch
Körper- und Atemtherapeutin LIKA, Gymnastiklektionen in Gruppen.
Mitglied PDKA.

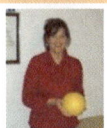

5063 Wölflinswil, Treier-Erb Ursula, Praxis für PsychoDynamische Körper- und Atemtherapie, Mühligasse 347, Tel. 062-877 16 08, Natel 079-563 77 63
email: treier_ursula@bluewin.ch
Die PsychoDynamische Körper- und Atemtherapie LIKA dynamisiert über Atem und Körper die Psyche, bewirkt lebendige Bewegtheit und Lebensenergie. Mitgl. PDKA.

5070 Frick

5070 Frick, Bernert Herta, Praxis für med. Massage, Körper und Atemtherapie,
Hauptstrasse 53, Tel. 062-871 85 44
home: www.herta-bernert.ch   email: info@herta-bernert.ch
Med. Klassische Massage, man. Lymphdrainage, Fussreflexzonen-Therapie, Psychodynamische Körper- Atemtherapie LIKA, Bindegewebsmassage. Mitglied PDKA, ZVMN.

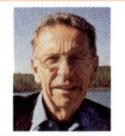

5070 Frick, Picard Heinz, Naturarzt, Zeindlemattweg 15, Tel. 062-871 11 49,
Fax 062-871 03 45, home: www.praxis-picard.ch   email: he.picard@bluewin.ch
Psychologische Beratung, Autogenes Training, Hypnose, NLP, Akupunkt-Massage nach Penzel. A-Mitglied NVS.

5070 Frick

5070 Frick, Schmid Erika, Naturheilpraktikerin
Juraweg 6, Tel. 062-871 37 89, email: erika.schmid@freesurf.ch
Klass. und FRZ-Massagen, Wirbeltherapie nach Dorn, Schröpf- und Bindegewebsmassagen, Schwingkissentherapie, ganzheitliche Gesundheitsberatung.
Mitglied SVBM.

5072 Oeschgen

5072 Oeschgen, Boog Astrid, Dipl. Heilpraktikerin, Praxis ProVita
Birkenweg 314, Tel. 062-871 25 61, Fax 062-871 89 76
email: provita.boog@bluewin.ch
Naturärztl. Tätigkeiten, Ausleitverfahren (Honig-Massagen, Baunscheidtieren, Schröpfen, Body Detox), Ernährung, Fussreflexzonen-Therapie, Phyto-Therapie, Cluster-Medizin, Farbpunktur, Akupunkt-Massage.

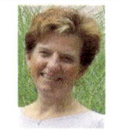

5073 Gipf-Oberfrick, Koller Christine, Praxis für Frieden und Bewusstsein
Freudackerweg 21, Tel. 062-871 93 67,   email: ckoller@swissonline.ch
Spirituelles Coaching, Meditationen und Lichtarbeit, Channelings, EMF-Balancing Technique. Diverse Seminare und Ausbildungen auf Anfrage.

5080 Laufenburg

5080 Laufenburg, Meschler Gabriela, Naturärztin / Homöopathin
Hintere Bahnhofstr. 13, Tel. 062-874 06 81
home: www.naturarzt-meschler.ch   email: gmeschler@swissonline.ch
Natur-Praxis für Klass. Homöopathie, Irisdiagnosen, Gesundheits-u. Lebensberatung, Naturheilkunde speziell für Kinder, Bachblüten. Homöopathie für Tiere.
NVS A-Therapeut, SPAK.

5080 Laufenburg

5080 Laufenburg, Schaffner Marc, Praxis für Coaching, Atemschulung und -Therapie, Weierweg 18, Tel. 062-874 41 16, Fax 062-874 41 17
home: www.marcschaffner.ch   email: marccom@swissonline.ch
Seit über 20 Jahren: Atem- und Körperarbeit bzw. -Integration, Entspannungsmethoden, Selbsterfahrungsmethoden, Beratung und Coaching für Kommunikations- und Persönlichkeitsentwicklung.

Adressen Plz 5000

5080 Laufenburg	**5080 Laufenburg,** Widmer Peter, Druidenhaus am Laufenplatz Laufenplatz 148, Tel. + Fax 062-874 14 74 home: www.druidenhaus.ch email: info@druidenhaus.ch Geistheilen, Tarot, Rückführungen, Clearing, Aura Somaberatungen, Meditationen. Mitglied SVNH.
	5085 Sulz, Kalt-Lang Verena, Kinesiologische Praxis Steinliacherstr. 5, Tel. 062-875 11 19 home: www.kinka.ch email: verena.kalt@kinka.ch Kinesiologie und Schüsslersalz-Beraterin, Einzelsitzungen, Gehirn-Gymnastik Kurse, Lichtgitter-Mandala Kurse, Vorträge, Berufsverband I-ASK A-Mitglied + SVNH, EMR-Krankenkassen anerkannt.
5102 Rupperswil	**5102 Rupperswil,** Kunz Kurt J., Dipl. Gesundheits- und Krankenpflege SRK Aarauerststrasse 22, Tel. 062-897 52 49, Fax 062-897 52 48 home: www.gesundheitsteam.ch email: energie@gesundheitsteam.ch Prävention, Gesundheits- / Ernährungscoaching, Bodyforming, Krisenintervention, Seminare.
5102 Rupperswil	**5102 Rupperswil,** Richner Maja K., Therapeutin Käterlistrasse 22, Tel. 062-897 30 12 TRAGER, Intuitive Massage, Akupunkt-Massage, Wirbelsäulen-Ausgleich, Fussreflexzonen-Massage, Altchinesische Energetik, Ganzkörpermassage, Beratungen. Mitglied SVBM, TVS, SVNH.
5102 Rupperswil	**5102 Rupperswil,** Rupp Fritz, Gesundheitspraxis med. Masseur FA.SRK Alter Schulweg 20, Tel. 062-897 09 77, Fax 062-897 67 22 home: www.f-rupp-gesundheitspraxis.ch email: f.rupp-sumathu@bluewin.ch med. Massagen. Sumathutheraphie. Bindegewebsmassagen. Fussreflexmassage. Dorn Theraphie. Klassische und Sportmassage. Schröpfen. Manuelle Lymphdrainage. Verband Mitglied bei SVBM. NVS.
5102 Rupperswil	**5102 Rupperswil,** Rutz Martin, activePatient: Motivator, Berater, Begleiter Aarauerstr. 27, Tel. 062-897 47 78, Fax 062-897 47 82, email: rutz@rutzag.ch Abbau von chron. Entzündungen (Ursache der meisten Krankheiten) und umfassende Stärkung des Immunsystems durch eine Verbindung von schul- und komplementärmedizinischen Massnahmen. Auch Body-Detox.
5102 Rupperswil	**5102 Rupperswil,** Steinhauser Isabel M. Lenzhardstrasse 2, Tel. 062 897 38 23, Natel 079 673 39 01 home: www.gesund.ch/orvil email: isabel.mirjam@bluewin.ch ORVIL - Optimaler Rat bei Verhaltensstörungen Ihres Lieblings. Die Beratung auf Rädern. Klassische Homöopathie n. S. Hahnemann, Reiki, Spirituelles Channeling für Tiere und Besitzer, Blüten- u. Edelsteinessenzen, Kurse für Tierkommunikation.
5102 Rupperswil	**5102 Rupperswil AG,** Zobrist-Baumann Carmen, Physiotherapeutin Lindenweg 18, Tel. 062-897 14 85 Heil-Massage, Natur Heiler, Lebensberaterin und viel mehr. A-Mitglied SVNH.
5103 Möriken	**5103 Möriken,** Gasser Barbara, Praxis für Craniosacralarbeit & Maltherapie Winterleweg 2, Tel. 076-514 97 30 home: www.emindex.ch/barbara.gasser/ email: barbara_gasser@gmx.ch Craniosacralarbeit, Kunst- & Maltherapie für Kinder, Jugendliche und Erwachsene, Bachblütenberatung. Mitglied GPK. Kassenanerkannt / Zusatzversicherung.
5103 Möriken	**5103 Möriken,** Gloor Marc, Räucher- und Töpferatelier Dorfstrasse 5, Tel.+Fax 062-893 27 05, email: marc.gloor@tiscali.ch Schamanismus und Aura-Reinigungen mit indianischen Räucherkräutern, Herstellung persönlicher Räuchermischungen abgestimmt auf individuelle Bedürfnisse, Seminare und Vorträge über indianische Räucherkräuter und Harze.

Adressen Plz 5000

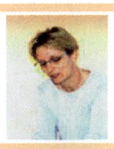

5103 Möriken, Zimmerli Rosmarie, Lebens- und Trauerbegleiterin
Bühlweg 17, Tel. 062-893 14 89
home: www.lebensbegleitung.ch.vu   email: rbzimmerli@bluewin.ch
Praxis für Lebens- & Trauerbegleitung, körperzentrierte psychologische Beratung IKP, ganzheitlich-integrative Atemtherapie IKP. Krankenkassenanerkannt (Zusatzversicherung). Einzelbegleitungen & Seminare.

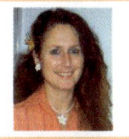

5106 Veltheim, Mock Petra Mirinhia, Heilmassagen Lomi-Chi, Lomi Lomi Nui, Kahi Loa, Industriestrasse 4, Tel. 056-443 37 14, email: yucan2@bluewin.ch
Ganzheitliche Behandlung von Lomi-Chi mit Healing-Sounds, Lomi Lomi Nui, Kahi Loa und Teilkörpermassagen. Lebensberatung mit Karten-Readings und Energiearbeit, 5 Tibeter- und innerer Fitness-Seminare.

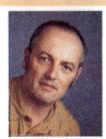

5106 Veltheim, Schenkel Carlos W., NLP-Therapeut, EFT-Practitioner, liz Avatartrainer, Industriestr. 4, Tel. 056-443 37 13, email: yucan2@bluewin.ch
NLP-Lehrtrainer-DVNLP, Schmerz-Therapeut, Sexual-Berater, Familienberatung nach NLP-Sozialpanorama, Lernberater, Lebenskompetenz + Mobbing-Coaching, Avatarkurse, the Work, Autogenes Training.

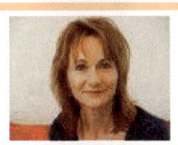

5107 Schinznach Dorf, Dietiker Elsbeth, dipl. Naturheilpraktikerin/Naturärztin
Rebbergstrasse 4B, Tel. 056-443 09 75, email: ed.praxis@gmx.ch
Praxis für Naturheilkunde - Applied Kinesiology / Austestung bei Allergien, Unverträglichkeiten, toxischen Belastungen usw., Phytotherapie, Ohrakupunktur, Schröpfbehandlung, Fussreflexzonenmassage.

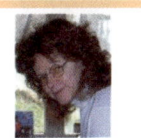

5113 Holderbank, Berner-Bannert Marika
Ganzheitliche Gesundheitsberatung, Unt. Schlossweg 11, Tel. 062-893 43 08
home: www.reiki2all.com   email: reiki@reiki2all.com
Einen Beitrag zu sein - etwas Bewegen - auf dieser Welt. REIKI-Behandlungen / Seminare, Krankenkassenanerkennung.

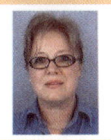

5113 Holderbank, Rüdisühli Agnès, Magnetopathin
Eichhaldenweg 10, Tel. + Fax 062-893 01 70
home: www.magnetopath-rued.ch   email: a.ruedisuehli@magnetopath-rued.ch
Geistiges Heilen, Fernbehandlung, Metamorphose, Heilmassage.
A-Mitglied SVNH, SVNH geprüft in Geistigem Heilen.

5113 Holderbank	**5113 Holderbank,** Thut Susanne, Geistiges Heilen für Menschen und Tiere Schlossweg 16, Tel. 062-299 19 14, Fax 062-893 19 15 home: www.thut-susanne.ch email: sthut@gmx.net Geistiges Heilen für Menschen und Tiere; Fernbehandlungen; Befreiung von Fremdenergien; Kurse / Meditationen.
5116 Schinznach Bad	**5116 Schinznach Bad,** Bär Andy, Concentus-Natura GmbH, Praxis f. Homöopathie, Strassackerstr. 20b, Tel. 056-443 39 22, Fax..24, Nat. 079-209 15 55 home: www.concentus-natura.ch email: concentus-natura@bluewin.ch Klassische Homöopathie, Impfberatung, Ernährungsberatung, Hausbesuche, Spagyrik, Online-Shop mit homöopathischen Arznei-Mitteln und Gesundheitsprodukten, Kurse / Seminare. Mitglied SVNH und EMR.
5116 Schinznach Bad	**5116 Schinznach Bad,** Buchbinder Chantal, Dipl. Naturärztin NVS Bahnhofstrasse 33, Tel. 056-443 28 55, Fax 056-443 33 27 home: www.gesundheitspraxis-cb.ch.vu Naturärztliches Institut für Gesundheit & Krankheitsvorsorge: Lymphdrainage, Schröpfen, Elektro-Therapie, Laser-Akupunktur, Sauerstoff-MS-Therapie, Homöopathie, Bachblüten, etc. KK Anerkennung (EMR, SNE & ASCA). Mitglied NVS.

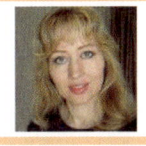

5117 Schinznach-Bad, Wyss Denise lic. theol., Systemische Therapeutin, freie Theologin, im Bahnhof, Tel. 056-443 00 75
home: www.denisewyss.ch   email: praxis@denisewyss.ch
Systemaufstellungen (Familienstellen), Symptome-Stellen, Seminare und Einzelsitzungen, Trauma-Arbeit, systemische Therapie, geistliche Lebensberatung.

Adressen Plz 5000

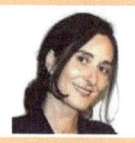

5200 Brugg AG, Burger Mirjam, Kinesiologie & Lernberatung
Hauptstrasse 47, Tel. 056-441 12 93
home: www.kinesiologie-lernberatung.ch   email: mirjam.burger@bluewin.ch
Kinesiologie und Lernberatung. Diverse Kurse (TFH I-IV und Metphern / Lernen lernen / Emotrance etc.) Mitglied Berufsverband I-ASK, Level A und Erwachsenenbildnerin.

5200 Brugg

5200 Brugg, Candinas Barbara, dip. Akupunkteurin und Herbalistin
Seidenstrasse 3, Tel. 056-450 25 87
home: www.tcm-team.ch   email: b.candinas@tcm-team.ch
Praxis für Traditionelle Chinesische Medizin (TCM): Akupunktur, Chinesische Heilkräutertherapie, Schröpfen, Moxibustion. SBO-TCM A-Mitglied.

5200 Brugg

5200 Brugg, Hervouët des Forges Henri, TCM Therapeut
Fröhlichstrasse 37, Tel. / Fax 056-442 58 08
home: www.tcmed.ch   email: henri@tcmed.ch
Akupunktur, Akupressur, Tuina-Anmo-Massage, Auriculo, Acutoutchpoint, Herbalistik, Qi Gong-Lehrer, Taiji Quan-Lehrer. Mitglied NVS, EMR, SGQT.

5200 Brugg, Hofmann Hanni, Körper- und Atemtherapeutin LIKA
Bahnhofstrasse 8, Tel. 079-415 84 77
home: www.hannihofmann.ch.to   email: hannihofmann@gmx.ch
Praxis für Körper- und Atemtherapie, Klassische Massage, Fussreflexzonenmassage, Beckenbodentherapie, Ernährungsberatung. Atem- und Rückengymnastikkurse. Mitglied PDKA. Krankenkassenanerkennung.

5200 Brugg, Hurni Sabine Miryam, dipl. Drogistin, dipl. Naturheilpraktikerin
Fröhlichstrasse 37, Tel. 056-209 01 88, Natel 079-750 49 66
email: sabinehurni@yahoo.de
Ayurvedamassage, Ayurveda Ernährungsberatung, westliche Phytotherapie, klassische Massage, Schröpfen, Moxen, Fussreflexzonenmassage.

5200 Brugg

5200 Brugg, Jaggi Hanna, med. Massagepraxis FA SRK
Stahlrain 6, Tel. 056-442 30 05, Natel 079-581 48 82
Lymphdrainage, Klassische Massage, Akupunkt-Massage nach Penzel, Wirbelsäulen-Therapie nach Dorn, Bindegewebsmassage, Fussreflexzonentherapie. Kassenzulässig.

5200 Brugg

5200 Brugg, Kistler Sandy, Wellness Beraterin / Dipl. Masseurin
Badstrasse 29, Tel. 056-442 37 68
home: www.wellnessjust4you.ch   email: info@wellnessjust4you.ch
Sanfte Wirbeltherapie nach Dorn, Kopfschmerz-Migräne Therapie, Hot & cold stone Massage, Breuss, Ernährungsprogramme speziell für die Gewichtsreduktion, Schlankwickel, Klassische Massage, Cellulite Massage, Aroma Massage.

5200 Brugg

5200 Brugg, Kocher Marianne, Shiatsu und Naturheilkunde
Stapferstr. 6, Tel. + Fax 056-442 55 29,   email: mariannekocher@bluewin.ch
Shiatsu, Schröpfen, Ohrakupunktur, Moxa, Akupunktur, Reiki.
Mitglied NVS, SGS.

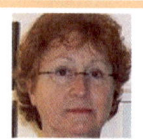

5200 Brugg, Lüthy Simonetta, Praxis für Kinesiologie
Seidenstrasse 7, Tel. 076-543 05 57, Fax 056-442 23 41
home: www.emindex.ch/simonetta.luethy   email: simonetta.luethy@gmx.ch
Kinesiologie, Lernberatung bei Legasthenie und Dyskalkulie, Brain Gym-Kurse in der Lehrerweiterbildung, Aura Soma und Essenzenmischungen. Berufsverband I-ASK, EMR Krankenkassen anerkannt.

5200 Brugg

5200 Brugg, Mosimann Fredy, med. Masseur FA SRK
Aegertenstr. 11B, Tel. 056-441 66 77, home: www.massagen-therapien.ch
Mit Kant. Praxisbewilligung: Div. Massagen wie Bindegewebsmassage, Fussreflexzonen-Massage, Lymphdrainage, Wirbelsäulentherapie, Polarity, Cellulite-Massage.

Adressen Plz 5000

5200 Brugg

5200 Brugg, Niederhauser Therese, Körper- und Atemtherapeutin LIKA, Krankenschwester AKP, Bahnhofstrasse 8, Tel. 056-441 69 58
email: therese.niederhauser@bluewin.ch

PsychoDynamische Körper- und Atemtherapie LIKA. Einzelbehandlungen und Gruppen. Mitglied Dachverband Xund, Fachverband PDKA LIKA

5200 Brugg

5200 Brugg, Tschannen-Haller Marianne, Atem- und Bewegungstherapeutin ORB Medau, Kirchgasse 3, Tel. 062-823 17 20, email: mtschannen@bluewin.ch
Organisch-rhythm. Bewegungsbildung ORB Medau: Atem, Bewegung, Wahrnehmung, Klang, Stimme; Einzel- und Gruppenstunden; Klangbehandlungen auf der Klangliege; ORB Medau Verband; Prozessbegleitung über Körperarbeit und schamanische Beratung.

5200 Brugg, Wörndli Hanspeter, Dipl. Drogist, Homöopath, Neumarkt 2 / Praxis, Tel. 056-441 62 24, Fax 056-441 62 25, email: hp.woerndli@bluewin.ch

Homöopath und Therapeut, Homöopathie, Phytotherapie, Spagyrik, Ortho Molekularmedizin, Körpertherapien: Cranio-Sacrale und Parietale Osteopathie, Muscle-Energie, Somato-Emotion-Release. Mitglied NVS-A.

5212 Hausen

5212 Hausen AG, Cox Anita, Atempädagogin IAB
Hochrütistrasse 16, Tel. 056-441 43 44, email: atemlalo@bluewin.ch

Atemtherapie, Asthmatraining. Mitglied IAB

5212 Hausen bei Brugg

5212 Hausen bei Brugg, Sandfuchs Claudia, Heilpraktikerin, Holzgasse 14, Tel. 056-442 69 25 / 079-401 02 94, email: claudia.sandfuchs@switzerland.org

Beratungen in Ernährungs- und Gesundheitsfragen, Blütentherapie nach Dr. Bach, Pflanzenheilkunde, Schröpfen, Baunscheidtieren, Numerologie des Namens, Channeling, Kristall- und Chakratherapie.

5213 Villnachern, Ebling Claudia, Tierkommunikatorin, Tierpsychologin ATN
Büelweg 6, Tel. 078-628 23 13
home: www.mediation-tier-mensch.ch   email: info@mediation-tier-mensch.ch

Tierkommunikation, Verhaltenstherapie, Haltungsberatung, Touch for Health für Tiere, Bachblütentherapie. Mitglied Verein Touch for Health.

5222 Umiken

5222 Umiken, Lang-Gauche Annamaria, Medium, Heilerin
Sandbockstrasse 3, Tel. 056-441 02 09, email: annamaria.lang@gmx.ch

Mediale Lebensberatung, Geistiges Heilen, Fernhilfe, Heilbilder, Meditation. A-Mitglied SVNH (gepr. in geistigem Heilen), Mitglied Schweiz. Parapsychologische Gesellschaft.

5224 Unterbözberg

5224 Unterbözberg, Schaffner Sonja, Reikimeister/lehrerin, Kartenlegerin Altstalden 83 a, Tel. 056-450 26 25, email: reikimeister9@hotmail.com

Reikikurse alle Grade, nach original Usui-System, Reiki-Behandlung, Fernreiki, mediale Lebensberatung durch Kartenlegen, Bachblüten. Termine nach Vereinbarung.

5225 Oberbötzberg

5225 Oberbötzberg, Studer Michael, Betriebsökonom, Lebensberater
Bächle 13, Tel. 056-441 20 32
home: www.unpersoenlich.ch   email: lebensberatung@unpersoenlich.ch
Praxis für Lebensberatung

5233 Stilli

5233 Stilli, Messikommer Gerda
Hinterdorfstrasse 6, Tel. 056-284 24 45

Fussreflexzonentherapie, Bach-Blüten-Beratung, Reiki, Kristallarbeit, Pranic Healing, Magnified Healing. Mitglied SVNH, SVFM.

Adressen Plz 5000

5233 Stilli

5233 Stilli, Stadelmann Rosmarie, Körper- und Atemtherapeutin LIKA
Widumstrasse 8, Tel./Fax 056-284 54 22
home: www.atempraxis.ch email: r.stadelmann@atempraxis.ch
Körper- und Atemtherapie, Ayurvedische Massagen, Psychokinesiologie, Regulationsdiagnostik nach Klinghardt, Vitalfeldtherapie (Bioresonanz), Stressmanagement, Seminare und Vorträge. Mitglied NVS, PDKA, VNS und EMR-Registrierung.

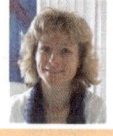

5242 Lupfig, Buchs Judith, Med. Masseur
Dorfstrasse 20, Tel. 056-444 08 94
home: www.judith-buchs.ch email: info@judith-buchs.ch
Klassische Massage, Hilfe bei Verspannung und Schmerzen, Fussmassage unterstützende Heilung bei Verletzungen und nach Operationen. Krankenkassen (EMR) anerkannt. Mitglied SVBM.

5242 Birr-Lupfig

5242 Birr-Lupfig, Gesundheits- und Massagepraxis Adela
Langgass 20, Tel.+Fax 056-444 01 68, email: pleuleradela@access.ch
Klassische Massagen, Reflexzonenmassagen, man. Lymphdrainage, Bindegewebsmassage, Meridianmassagen, Wirbelsäulen-Basis-Ausgleich, Beratungen. Mitglied SVBM, NVS, GGB, SBO-TCM.

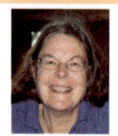

5242 Lupfig, Keusch Maria, Kinesiologin
Holzgass 6, Tel. 056-444 07 28
home: www.mariakeusch.ch email: keusch@pop.agri.ch
Kinesiologische Einzelsitzungen für Erwachsene und Kinder bei Lernstörungen, Schmerzen, Allergien, für physischen und emotionalen Stressabbau. Mitglied I-ASK.

5242 Lupfig

5242 Lupfig, Zobrist Ruth, Praxis Ganzheitliche Therapie
Flachsacherstrasse 16, Tel. 079-460 94 88, Fax 056-444 76 42
email: ruth.zobrist@greenmail.ch

Atemtherapie IKP, Polaritytherapie SHN, Reflexzonentherapie am Fuss n.H.M.

5244 Birrhard

5244 Birrhard, Tilliot Esther + Hansruedi, Naturheilpraxis
Bifangstrasse 4, Tel. + Fax 056-225 20 06

Metamorphose, Autogenes Training, Magnetopathie, Radiästhesie.

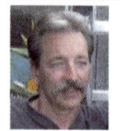

5274 Mettau, Häring Peter, Kinesiologe
Untere Breite 177, Tel. 062-875 01 03
home: www.phaering.ch email: peter@phaering.ch
Kinesiologie, Dorn und Breuss Wirbelsäulentherapeut, Lebensberatung, Touch for Health, Chakras, Akupressur, Bachblüten, Ohrkerzen, für Körper, Geist und Seele. Mitglied I-ASK.

5277 Hottwil

5277 Hottwil, Bürgi Städeli Theres
Usserdorf 161, Tel. 062-875 30 40, email: theres.buergi@bluewin.ch
Atemtherapie und Atemmassage, Aura-Soma-Beratung, Beckenbodentraining, Gesprächsbegleitung, Focusing, Traumabehandlung. Mitglied SVNH.

5300 Turgi

5300 Turgi, Weber Pia, Körper- und Atemtherapeutin LIKA, Sozialarbeiterin HFS, Bahnhofstrasse 4 A, Tel. 056-223 14 07
Psychodynamische Körper- und Atemtherapie: Atemmassage, Meridianbehandlungen, Körper- und Akupunkturmassage, bei Verspannungen, Migräne, Stress, Erschöpfung. Mitglied PDKA.

5303 Würenlingen

5303 Würenlingen, Meyer-Müller Doris, Therapeutin
Bachstrasse 15, Tel. 056-281 15 55
Radionik, Bioresonanztherapie (Mora), Dr. Clark Therapie, Amalgam-Test- und Ausleitverfahren, Allergiebehandlung, Wohnbiologische Hausuntersuchung, Mitglied SVNH, SBGT.

Adressen Plz 5000

5303 Würenlingen

5303 Würenlingen, Rütsche-Rupp Sibylle, Beratungspraxis KEONA für Mensch und Tier, Bachstr. 15, Tel./Fax 056-290 35 06, Natel 079-448 23 19
home: www.keona.ch   email: info@keona.ch

Tierkommunikation + Haltungsberatung, Tierhoroskope + Astrologie für Menschen, Bachblütentherapie für Tiere u. Menschen + Tageskurse: Bachblüten u. Astrologie.

5313 Klingnau

5313 Klingnau, Roth Therese, Fussreflexzonen-Massage
Sommerweg 19, Tel. 056-245 56 63

Fussreflexzonen-Massage mit Einbezug der Meridiane.

5314 Kleindöttingen

5314 Kleindöttingen, Fernandez Judith, liz. Avatar-Trainerin
Sonnenweg 5, Tel. 056-245 72 79, Natel 076-427 77 27
home: www.AvatarEPC.ch   email: yucan@lycos.de

Avatar-Kurse, ReSurfacing-Playshops und Coachings.
Einzel- und Gruppenarbeit.

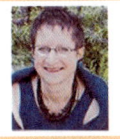

5330 Bad Zurzach, Berchtold Rita, Praxis für Gesundheit und Wohlbefinden
Hauptstrasse 18a, Tel. 056-249 14 26
home: www.pmf-zurzach.ch   email: rb@pmf-zurzach.ch

Paramediform - Ernährungsberatung, Vitalogie, Vitaflex, Breuss-Massage, Dorn-Methode, Reiki. NVS-A Mitglied und Mitglied SVNH.

5330 Zurzach

5330 Zurzach, Keller Lotti-Saphira, Zentrum für natürliches Heilen
Hauptstrasse 48, Tel. 056-249 41 04
home: www.engelsreiki.ch   email: lotti.saphira@engelsreiki.ch

Yoga Kurse, Reiki Kurse, Engelsreiki Kurse. Mitglied NVS-A, SVNH-geprüft.

5330 Zurzach

5330 Zurzach, Schwabe Gabriella, Atem- u. Beratungspraxis
Hauptstrasse 47, Tel. 056-450 03 53
home: www.odem.ch.vu   email: gschwabe@bluewin.ch

Dipl. Atemtherapeutin, mediale Lebensberaterin, Ausbildungen Ganzheitl. Therapeut, Meditation, Heilfasten, mediales Training, Atemkurse.

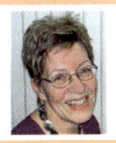

5400 Baden

5400 Baden, Alig Monika, Kinesiologie
Cordulaplatz 3, Tel. 056-406 22 62, email: monika.alig@bluewin.ch

Kinesiologie, Craniosacraltherapie.
A-Mitglied SVNH, SVNH geprüft in Kinesiologie.

5400 Baden

5400 Baden, Ayurveda-Zentrum Ulli-Glaser Rasayana, Ayurveda-Massagetherapeutin, Badstr. 31, Tel. 056-221 36 60, email: rasayana@bluewin.ch

Ayurveda-Massagen, Baby-Massgen Kurse, Dosha-Konstitutionsbestimmung, Seminare: Massagen, Ernährung- und Lebensführung nach ayurvedischen Prinzipien. Verband VEAT.

5400 Baden

5400 Baden, Benz Cassian, Hypnosetherapeut, Hochhaus zur Linde
Mellingerstrasse 22, Tel. 056-222 00 26, Fax 056-222 00 01
home: www.prohypnose.com   email: cassian.benz@bluewin.ch

Hypnose- und Suggestions-Therapie, Reiki-Meister/ -Lehrer, Geistheilung, auch Fernbehandlung. SVNH-geprüft in geistigem Heilen. Mitglied SVNH, GTH-Schweiz.

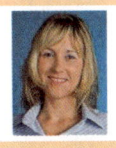

5400 Baden, Beyer Daniela, Ayurveda Therapeutin
Stadtbachstrasse 59, Tel. 056-222 36 16
home: www.daveda.ch   email: daniela@daveda.ch

Eine sanfte Ayurveda Massage im lebensfrohen Baden.
Ordentliches Mitglied im VEAT.

Adressen Plz 5000

5400 Baden

5400 Baden, Biagini Gabriella, dipl. Atempädagogin
Martinsbergstrasse 42, Tel. 056-221 66 62
Atemarbeit "Der Erfahrbare Atem" nach Prof. Ilse Middendorf. Einzelbehandlungen und Gruppenstunden. Mitglied SBAM.

5400 Baden

5400 Baden, Brandenberger Franziska, dipl. Homöopathin SHI / Erziehungsberatung Triple P, Badstrasse 15, Tel. 056-534 31 70
home: www.emindex.ch/franziska.brandenberger
Klassische Homöopathie, Erziehungsberatung Triple P.

5400 Baden

5400 Baden, Dick-Storrer Katharina, Körper und Atemtherapie LIKA
Schwertstrasse 4, Tel. 056-245 41 84, email: kp.dick@bluewin.ch
Atemschule nach V. Glaser De. LIKA = Lehrinstitut für Körper und Atemtherapie. Verbandsmitglied PDKA. Diese Therapieform geht in die Meridianlehre nach TCM.

5400 Baden, Fehlmann Heinz O., Dr. of Phil. in Business Admin. / Supervisor IAP, Obere Gasse 35, Tel. 076-399 07 15
home: www.balancedlife.ch   email: info@balancedlife.ch
Berufl. Um-/Neuorientierung, Abklärungen von Fähigkeiten u. Ressourcen, Supervision und Coaching, Burnout-Prophylaxe und -Nachbearbeitung (berufliche Reintegration).

5400 Baden, Ferrari Sonja, Fussreflexzonen-Therapeutin
Badstrasse 15, Natel 078-861 37 20, Tel. 056-406 09 73
home: www.emindex.ch/sonja.ferrari   email: sonja.ferrari@bluemail.ch
Fussreflexzonen-Therapie, refl. Lymphdrainage Krankenkassen anerkannt. Klassische Massage, Schröpfmassage, Breuss- und Dornmassage, Bachblüten. Mitglied SVFM.

5400 Baden

5400 Baden, Frei + Gläser Nelly + Guido, AtelierK12 / Mal- und Kunsttherapie GPK, Kronengasse 12, Tel. 056-222 18 13
home: www.atelierk12.ch   email: info@atelierk12.ch
Mal- und Kunsttherapie mit Erwachsenen, Jugendlichen und Kindern, Einzeln und Gruppen, Paare, Lehrtherapie, Seminare und Projekte. Mitglied GPK.

5400 Baden

5400 Baden, Frei-Piller Denise, Heilpraktikerin, Homöopathin
Rütistrasse 11, Tel. 079-484 84 83
Fussreflexzonenmassage, Klassische Homöopathie, Krankenkassen anerkannt. Mitglied NVS-A.

5400 Baden

5400 Baden, Gässl Gabriele, klassische Homöopathin SHI
Bahnhofstrasse 44, Tel. 056-221 03 26
Homöopathieausbildung in Zug (Dr. Jus), Weiterbildung in Predictive Homoeopathy nach Dr. Vijayakar (Bombay), EMR-Mitglied, Krankenkassenanerkannt bei einer Zusatzversicherung für Alternativmedizin.

5400 Baden

5400 Baden, Gautschi-Canonica Roland, Körperarbeit auf organisch-rhythmischer Grundlage, Kehlstrasse 33, Tel. 056-221 56 41
home: www.kehl-33.ch   email: gautschi@kehl-33.ch
Triggerpunkt-Therapie, Dry Needling, Meridian-Massage (APM nach Penzel), Heilkraft Rhythmus, TaKeTiNa. Mitglied NVS-A, Fachlehrer ORB-Medau, TaKeTiNa-Rhythmustherapeut, dipl. Physiotherapeut.

5400 Baden

5400 Baden, Giacalone-Perini Claudia, Kunst-u. Maltherapeutin
Untere Halde 3, Tel. 056-470 31 53
home: www.MALmal.ch   email: info@malmal.ch
Dipl. Kunst- und Maltherapeutin IHK, Kurse für Erwachsene und Kinder, Einzeltherapie und Lösungsor. Malen (LOM®), wöchentliches Malen und Samstags-Kurse. Ein Malbeginn ist jederzeit möglich. Krankenkassenzulässig (EMR-Mitglied).

Adressen Plz 5000

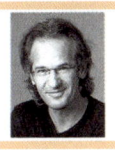

5400 Baden, Gosteli Roland, Homöopathische Praxis
Untere Halde 1, Tel. 056-221 85 60
home: www.homoeopathielink.ch email: gosteli@baden.ch
Klassische Homöopathie, Augendiagnose. Krankenkassenanerkannt, Mitglied der Naturärztevereinigung und des EMR.

5400 Baden

5400 Baden, Gretener Bernadette, Heilpraktikerin
Römerstrasse 12, Tel. 056-493 53 43, email: emr@swissonline.ch
MORA-Bioresonanz, Clustermedizin, Vitalstofftherapie, Fussreflexzonen, Mito Santherapie. Mitglied NVS, SGBT, EMR.

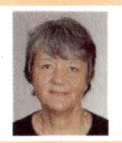

5400 Baden, Hadermann Katharina, Heilpraktikerin NVS
St. Christophstrasse 6, Tel. 056-221 74 91

SPIRITUELLE HEILARBEIT

5400 Baden

5400 Baden, Hälg Nora, Atemtherapeutin, Stimmbildnerin
Rütistrasse 3a, Tel. 056-210 99 01, email: norahaelg@bluewin.ch
Atem- und Stimmarbeit/- therapie, Einzeln und Gruppen, Geburtsvorbereitung, Ressourcen erschliessen, Widerstandskraft stärken, tieferes Selbstverständnis. Mitglied SBAM.

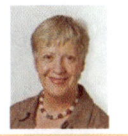

5400 Baden, Härri Annemarie, Atempädagogin SBAM/NVS/EMR
Zürcherstrasse 1, Tel. 056-222 38 36, email: ahaerri@bluewin.ch
Vertiefen und Verbessern der natürlichen Atmung kann körperliche und seelische Beschwerden nachhaltig beeinflussen. Atembeschwerden, vegetative Störungen, Spannung, Rücken-/Gelenkschmerzen, Ängste, Rehabilitationsphasen. Mitglied NVS, SBAM

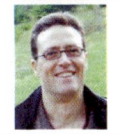

5400 Baden, Holstein Thomas, Kantonal appr. Naturheilpraktiker (SG)
Bäderstr. 18, Tel. 056-210 30 01/044-241 06 81, home: www.wahrnehmen.ch
Klassische Homöopathie, spez. Traumatherapie (Schleudertrauma), Schwangerschaftsbeschwerden, Entwicklungsstörungen bei Kindern. Praxis auch in Zürich, Hallwylstrasse 54. Mitglied SVANAH, VKH, NVS-A, EMR.

5400 Baden

5400 Baden, Jenni Christine, Phytotherapeutin
Stadtbachstrasse 15, Tel. 056-210 91 63
home: www.pflanzenzauber.ch email: therapie@pflanzenzauber.ch
Pflanzenheilkunde sowie Beratung in Ernährungs- und Gesundheitsfragen. Mitglied NVS, SVNH, SMGP, PVS und NIMH.

5400 Baden

5400 Baden, Kernen Evelyne, PsychoDynamische Körper- und Atemtherapie LIKA, Schwertstrasse 4, Tel. 056-225 23 54, email: evkernen@bluewin.ch
Körper- und Atemtherapeutin LIKA. Naturheiltherapeutin. Atem- und Meridianbehandlung Methode LIKA, begl. Gespräch, ressourcenorient. Arbeiten. Blütentherapie nach Dr. E. Bach, Heiltees. Mitglied PDKA.

5400 Baden

5400 Baden, Klose Roswitha, dipl. Krankenschwester, Therapeutin, Tibeter-Trainerin, Kurplatz 4 / Hotel Blume, Tel. G. 056-200 0 200
Tel. P. 056-288 28 76 email: roswitha.klose@bluewin.ch
Wirbelsäulen-Basis-Ausgleich, Manuelle Lymphdrainage (Dr.Vodder), klassische und intuitive Massage, Polarity (Energiearbeit), Akupunktmassage, Moxa Therapie, Warzenentfernungen, Wickel, Bäder. Mitglied NVS –A.

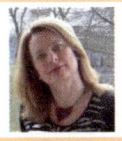

5400 Baden, Matucza-Szovan Magdalena, "matem" Gesundheits-Praxis
Cordula Platz 3, Tel. 079-372 48 19 www.matem.ch email: info@matem.ch
Dipl. Masseurin, Klassische-, Colon-, Atemmassage, sanfte und effiziente Wirbelsäulen-Behandlung, Schröpfen, Reflexologie (Fuss und Ohren) und Atemtherapie. Mitglied: SVBM, Krankassen anerkannt (EGK), EMR im Prozess.

Adressen Plz 5000

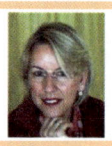

5400 Baden, Pawlik-Fehlmann Karin, Balanced Life
Obere Gasse 35, Tel. 076-339 03 01
home: www.fehlmann-pawlik.com email: karin@fehlmann-pawlik.com
Kurzzeit-Beratung/-Therapie bei: Erschöpfungszuständen, Gefühl der Überforderung, Stress-Symptomen, Angstzuständen, Ungleichgewicht i. d. Work-Life Balance.

5400 Baden

5400 Baden, Peic Ernö, Suya Ayurveda GmbH
Bäderstrasse 28, Tel. 056-221 35 15, Fax 221 35 16
home: www.surya-ayurveda.ch email: info@surya-ayurveda.ch
Konstitutionstyp Bestimmung und Ernährungsberatung nach Ayurveda, Gesundheitsberatungen, Ayurvedische Ölmassagen, Ölstirnguss, Ayurveda-Kuren. Mitglied SVNH, VEAT.

5400 Baden

5400 Baden, Probst Elisabeth, Praxis für Atem- und Körpertherapie
Zürcherstrasse 1, Tel. 056-221 79 70
Atemtherapie / Massage, Haltungsschulung, Cranio-Sacral-Movement-Therapie, Yoga und Meditationskurse. Mitglied NVS.

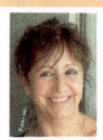

5400 Baden, Quinte Caren, Sexual- und Paartherapeutin
Bahnhofstrasse 12, Tel. 056-209 17 50
home: www.lafontana-quinte.ch email: info@lafontana-quinte.ch
Sexualtherapie, weil Sexualität zu den wesentlichen Bereichen des Lebens gehört, weil eine befriedigende Sexualität für unser Wohlbefinden so wichtig ist, weil sexuelle Probleme nicht sein müssen.

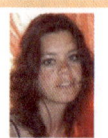

5400 Baden, Richner Wiktoria, PURE & SIMPLE
Dipl. Med. Masseurin FA/SRK, Obere Gasse 35, Tel. 078 631 87 42
home: www.flp-partner.ch   email: pure-simple@gmx.net
Ganz- / Teilkörpermassagen, Fussreflex, Lymphdrainagen, Tiefenentspannung, Bindegewebsmassage, Beratungen. In A. Craniosacraltherapeutin. Mitglied SVBM, CranioSuisse, Krankenkassenzusatzversicherung VISANA, EGK.

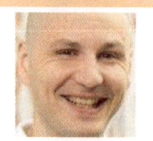

5400 Baden, Ruf Martin, Med. Masseure GUTER-RUF
Bahnhofstrasse 31 / Fitnesscenter Baden, Tel. 056-221 13 73
home: www.guter-ruf.ch   email: info@guter-ruf.ch
Wir behandeln Menschen mit den unterschiedlichsten Erwartungen: Patienten mit langjährigen Krankengeschichten genauso wie den Freizeit- /Leistungssportler oder Menschen, welche Entspannung suchen.

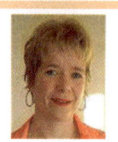

5400 Baden, Stäheli Renate Alinde, Institut DALELEIMA - DAs LEben LEIchter MAchen, Stadtbachstrasse 73, Tel. 056-210 43 60
home: www.daleleima.ch email: info@daleleima.ch
Three In One Concepts® wurde vor 30 Jahren entwickelt und dient der Integration von Körper, Geist und Seele: 3in1. Willkommen zu Kursen und Einzelsitzungen für bessere Entscheidungen für dich selbst!

5400 Baden, Wyler Cécile, ganzheitliche Lebensberaterin,
Tel. 079-660 57 74, email: Kalaila@hispeed.ch
Ganzheitliche Lebensberatung, Körper, Seele, Geist. Gerne höre ich Ihnen zu & helfe mit Bachblüten, Schüsslersalzen, Geistheilen (Reiki), Medialen Gesprächen & Meditationen.

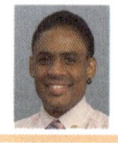

5400 Baden

5401 Baden, Akala Emanuel, well2you / Gesundheitsförderung
Postfach 1914, Tel. 076-364 76 77, www.well2you.ch email: info@well2you.ch
Wellness Beratung & Coaching. Praxisanwendung und Vermietung von dem BEMER 3000 Magnetfeld-Therapie-Gerät.

5401 Baden, Bürgi Städeli Theres, Mäderstrasse 11/13
Tel. 056-210 43 43, 062-875 30 40, email: theres.buergi@bluewin.ch
Atemtherapie und Atemmassage, Aura-Soma-Beratung, Beckenbodentraining, Gesprächsbegleitung, Focusing, Traumabehandlung. Mitglied SVNH.

5401 Baden

Adressen Plz 5000

5405 Baden-Dättwil

5405 Baden-Dättwil, Burkhart Nicole, Heilpraktikerin NVS
Zelgweg 11, Tel. 056-493 44 98
home: www.balancegesundheitspraxis.ch email: info@balancegesundheitspraxis.ch
Wegbegleitung, intuitive Massage, Akupunkt- und Ohrakupunktmassage, Reiki, Fussreflex, Rücken-Nackenmassage, Schröpfen, Bachblüten, Phytotherapie. In einigen Methoden von Krankenkassen anerkannt.

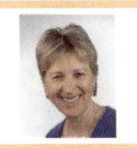

5405 Dättwil

5405 Dättwil, Christen Margrit, Heilpraktikerin
Pilgerstrasse 4, Tel. 056-493 32 92

Beratung Heilpflanzen- u. Schüsslersalze gem. Irisdiagnose / Akupunktmassage / Ohrakupunktur-Massage / spez. Nacken- Rücken-Therapien / Migränetherapie / Fussreflex / SKT. Mitglied NVS-A / Internat. Therap. Verband APM.

5405 Dättwil

5405 Dättwil, Pinzon Meggi, AGAPE-Praxis
Sommerhaldenstrasse 14, Tel. 056-493 48 37, Fax 056-493 49 42
home: www.chizentrum.ch email: info@chizentrum.ch
Mediale Lebensberatung, Reiki, Fussreflexzonen, Wassertanzen, Meditationsabende, Häuser-Harmonisierungen, Kurse + Seminare. Mitglied SVNH.

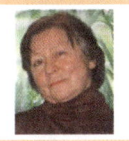

5405 Dättwil, Spittaler Maria, Gesundheitspraxis
Husmatt 3, Tel. 056-493 19 64 (08.00 - 09.00 h, ausser Donnerstag)

Ganzheitl. Lebensberatung/Therapien, Psych./Mediz. Astrologie, Bach-Blüten, Geistiges Heilen, Schüssler-Salze, Heilkräuter uvam. 30-jähr. Erfahrung, div. Seminare. A-Mitgl. SVNH, SVNH geprüft in orig. Bach-Blütentherapie und in geistigem Heilen.

5406 Rütihof-Baden

5406 Rütihof-Baden, Wittwer Margrith A., Dipl. Tierpsychologin / Homöopathin ATN, Neustrasse 7, Tel. 056-493 50 52, Fax 056-493 55 08
email: margrith.wittwer@gmx.ch
Tierheilpraxis für Verhaltensstörungen und gesundheitliche Probleme, Kommunikation Hund - Mensch, Bachblüten, Reiki, Vorträge, Seminare.

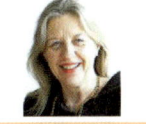

5408 Ennetbaden, Streuli Karin, CORE Praxis und Ausbildungszentrum
Hertensteinstrasse 10, Tel. 056-221 12 88, Fax 056-221 12 87
home: www.nlp-core.ch email: core@pop.agri.ch
Systemische Familienaufstellungen, Systemische Strukturaufstellungen, Systemische Einzel-, Paar- und Familienberatungen, NLP.

5412 Gebenstorf

5412 Gebenstorf, Bolliger-Friedli Elisabeth, Dipl. Physiotherapeutin
Oberriedenstrasse 33 a, Tel. 056-223 21 41

Integrative Bewegungstherapie, Cranio-Sacral Therapie, Kinesiologie, spirit. Heilarbeit, Klangmassage, Tai-Chi, Qi Gong, Heilgymnastik, Atemtherapie, Massage. Mitglied NVS-A, EMR, SVP.

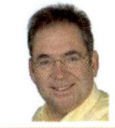

5412 Gebenstorf, Gehrig René, Naturheiler
Mattenweg 16, Tel. 056-223 01 23
home: www.gehrig-naturheiler.ch email: kontakt@gehrig-naturheiler.ch
1976 - 2006, 30 Jahre Naturheilpraxis: Raucherentwöhnung, Cranio Sacral-Therapie, Magnetopathie, Hypnose, Lebensberatung. Mitglied SVNH, NVS.

5412 Gebenstorf

5412 Gebenstorf, Hüsler Anton, Dozent + Naturarzt
Geelig 11, Tel. 056-223 01 73, Natel 079-209 67 93
home: www.iaah.de email: antonhuesler@gmx.ch
Ausbildung in Autogen Training, Mentaltraining, Reiki, Hypnose, Reinkarnation, Geistiges Heilen. Mitglied SVNH, NVS (A), ABH.

5412 Gebenstorf

5412 Gebenstorf, Mächler-Murer Doris, Praxis für Farbtherapie + Reiki
Birkenweg 6 B, Tel. 056-223 48 29

Farbtherapie, feinstoffliche Energietherapie der neuen Zeit, Reiki. Kurse: Farben im Alltag, Engeln begegnen, Edelsteine, Reiki, Numerologie, Tarot. Vorträge: Farben im Alltag, Reiki.

Adressen Plz 5000

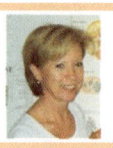

	5412 Gebenstorf, Szalontai Agnes, Gesundheitspraxis Reichstrasse 37, Tel. 056-210 00 55, email: agnes.szalontai@bluewin.ch Akupressur, Rückentherapie bei Nacken- und Schulterverspannungen, Migräne, Rückenschmerzen, Nachbehandlungen. Mitglied SVFM, EMR, Schleudertraumaverband.
5413 Birmenstorf	**5413 Birmenstorf,** Dänzer Lydia, Gesundheitspraxis Lättestrasse 4a, Tel. 056-225 10 36, Fax 056-225 05 15 home: www.dänzers.ch email: knaetstuebli@bluemail.ch Klassische Massagen, Fuss-/ Handreflexzonenmassage, Lymphdrainage, Wirbeltherapie nach D. Dorn, Farbtherapie, Geistiges Heilen, Doula-Geburtsbegleitung. Mitglied SVBM, SFML.
5413 Birmenstorf	**5413 Birmenstorf,** Schmid Urs, Strählgass 8 Tel. 056-225 11 26, email: urs.schmid@tele2.ch Geistiges Heilen, Fernbehandlung. Mitglied SVNH geprüft. Telefonisch erreichbar abends ab 19.30 Uhr.
5413 Birmenstorf	**5413 Birmenstorf,** Wenger Alexandra, dipl. Gelenkstherapeutin sowie Masseurin, Bollstrasse 12, Tel. 079-736 45 31, email: alexko@gmx.ch Sanfte Gelenkstherapie nach Dorn oder Breuss, Klassische Ganzkörpermassage, Energetische Gesichtsmassage, Energetische Fussreflexzonenmassage, Kopfweh-Migränetherapie. Das Angebot gilt nur für Frauen.
5415 Nussbaumen	**5415 Nussbaumen,** Harder Klara, Philadelphia-Zentrum für bewusste Lebensgestaltung, Sternenstrasse 25, Tel. 056-427 41 83 home: www.gesund.ch/maltherapieausbildung Mal-Therapie Ausbildungen. Der Mensch als Gestalter seiner Innen- und Aussenwelt. Das Familiensystem im maltherapeutischen Prozess. Phantasie und bildnerisches Gestalten. Grundlagen der Individualpsychologie nach Alfred Adler.
	5415 Nussbaumen, Leupin Heidi, Psych. Lebensberaterin, SVNH Flurstrasse 1, Tel. 056-282 22 12, Fax 056-282 14 61 home: www.heidi-leupin.ch email: h.leupin@heidi-leupin.ch Psych. Lebensberatung, Therapien in Vitalstoffe, Schüsslersalze, Bachblüten, Kurse für Schüsslersalze und Meditation, Mitglied SVNH.
	5415 Hertenstein, Santschi Jacqueline, Gesundheitspraxis Obere Reben 22, Tel. 056-282 16 08 home: www.gesund.ch/j.santschi email: j.santschi@gmx.ch Rückführungstherapeutin, Lebensberaterin, Partnerschafts- und Eheberaterin, Mentaltrainerin, Metamorphosetherapeutin.
5417 Untersiggenthal	**5417 Untersiggenthal,** Hitz-Gloor Doris, Naturheilpraktikerin NVS Dorfstrasse 78A, Tel. 056-288 10 20, email: doris.hitz@bluewin.ch Fussreflexzonen-Massage, Klassische Massage, sanfte Wirbeltherapie nach Dorn, Mobilisation der Wirbelsäule nach Breuss, Bindegewebsmassage nach Dicke, Schlüsselzonenmassage nach Marnitz. A-Mitglied NVS, EMR.
5417 Untersiggenthal	**5417 Untersiggenthal,** Keller Cornelia, Hundepsychologie, Homöopathie Breitensteinstr. 23, Tel. 056-288 05 65, Fax…66, email: corneliake@bluewin.ch Individuelle Beratung bei Verhaltensproblemen, Seriöse Beratung vor dem Hundekauf, Homöopathische Mittelfindung bei chronischen Krankheiten.
5417 Untersiggenthal	**5417 Untersiggenthal,** Scossa Vionnet Chantal Dominique, Naturmedizinische Therapeutin, Querstrasse 5, Tel. 076-393 78 05 email: chantal.scossa@bluewin.ch Tradition. Europäische Medizin TEN, Irisdiagnose, Phyto-Therapie, Diätetik / Ernährung, Fussreflexzonen-Therapie / Massagepraktiken, Wirbelsäulentherapie / Dorn.

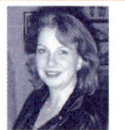

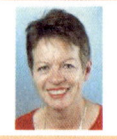

Adressen Plz 5000

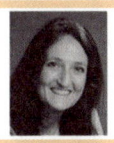

5420 Ehrendingen, Candela Rosmary, TCM – Therapeutin
Brüel 1, Tel. 056-222 92 13, email: roma.candela@gmail.com
TCM Praxis: Akupressur, Tui Na, Schröpfen, Moxa, Gua Sha, Qi Gong.
EMR / NVS Mitglied.

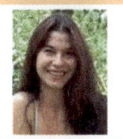

5420 Ehrendingen, Gayk-Fluetsch Sabina, Ayurveda Massage & Kalari
Therapeutin, Römerweg 20, Tel. 079-319 85 48
home: www.ayurprana.ch   email: info@ayurprana.ch
Ayurveda Massagen, Kalari Behandlungen, Ernährungs- und Lebensberatungen, Kinder und Baby Massagen, Verkauf von Aloe Vera und Naturprodukten.

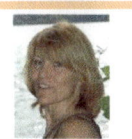

5423 Freienwil, Flückiger, move4life Verena, dipl. Feldenkraislehrerin
Eigebächliweg 9, Tel. 056-222 58 52, Natel 076-395 58 52
home: www.move4life.ch   email: verenaflueckiger@feldenkrais.ch
Praxis für Bewegung nach Feldenkrais und Beratung (dipl. psych. Beratung SAF).

5424 Unterehrendingen

5424 Unterehrendingen, Bütler Cécile, Heilpraktikerin
Im First 4, Tel. + Fax 056-222 88 17
CLUSTER-Therapie, MORA Bioresonanz, Ernährungsberatung, manuelle Lymphdrainage. Mitglied NVS-A, EMR.

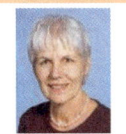

5425 Schneisingen, Frolik Anna Rosa, Gesundheitspraxis
Widen 11, Tel. 056-534 37 53, home: www.annarosafrolik.ch
Reiki (Behandlung und Seminare), Reiki Fernbehandlung, Facial Harmony Balancing, Magnetfeld Resonanz, Breuss-Massage, Honigmassage, Entspannungsmassage, Japanisches Heilströmen, Hopi Ohrkerzen.

5425 Schneisingen

5425 Schneisingen, Rüfenacht Doris, Chirologin
Dorfstrasse 29, Tel. 056-241 17 34
home: www.handlung.ch   email: d.b.ruefenacht@bluewin.ch
Handdeutung hilft Ihnen Ihre Fähigkeiten zu erkennen und zu ergreifen, aber auch die Schwachseiten als Teil Ihrer Selbst zu sehen und zu akzeptieren. Mitgl. SVNH.

5426 Lengnau

5426 Lengnau, Sprenger-Müller Klara, Dipl. Farbtherapeutin AZF, dipl. Gesundheitsberaterin AAMI, Büelstr. 26, Tel. 056-241 02 52, Fax 056-241 02 56
Farbtherapie (SVNH gepr.), Bach-Blütentherapie, Einzeltherapie für Erwachsene und Kinder. Mitglied SVG, SVNH.

5426 Lengnau

5426 Lengnau, Suter Pia, Dipl. Kinesiologin, dipl. Körpertherapeutin
Rietwiesenstrasse 6, Tel. 056-241 13 13, Natel 076-442 13 13
email: pia.suter@gmx.ch
Integr. Kinesiologie, Fussreflexzonen-Massage, Beratung, Autogenes Training.
Mitglied NVS-A, EMR.

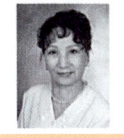

5430 Wettingen, Akupunkturpraxis Dr. Mong Lan Schmid-Vo, Akupunktur SBO-TCM, dipl. Akupunkteurin, Flurweg 11, Tel. 056-427 47 67
Fax 056-426 52 62, home: www.akuvo.ch   email: schmid@akuvo.ch
Akupunktur, Elektro-Akupunktur, Ohrakupunktur, Moxibustion und Schröpfen nach Traditioneller Chinesischer Medizin. Dipl. Akupunkteurin, A-Mitglied SBO-TCM. Krankenkassen anerkannt.

5430 Wettingen

5430 Wettingen, Akupunkturpraxis Myong-Za Wüthrich-Yu, Dipl. Akupunkteurin, Herbalistin, Landstrasse 26, Tel. 078-775 84 30
home: www.tcm-team.ch   email: m.wuethrich@tcm-team.ch
Akupunktur, Chinesische Kräutertherapie, Moxa, Schröpfen. A-Mitglied SBO TCM und NVS. Krankenkasse anerkannt. Praxis in Stadt Zürich u. Wettingen.

Adressen Plz 5000

5430 Wettingen	**5430 Wettingen,** Biland-Greiner Angelika, Klassische Hömöopathie SHS Brühlstrasse 1, Tel. 056-426 17 29 Klassische Hömöopathie SHS, B-Mitglied VKH, EMR registriert.
5430 Wettingen	**5430 Wettingen,** Egloff Susanne, Dorfstrasse 69, Tel. 078-640 74 12 home: www.lichtgarten.ch email: s.egloff@lichtgarten.ch LaStone Therapy, Massage mit warmen und kalten Steinen, Breuss, Bachblüten, Energiearbeit mit Symbolkräften zur Lösung div. Blockaden.
5430 Wettingen	**5430 Wettingen,** Graf-Dijkstra Ella Cornelia, med. Masseurin-Lymphdrainage Therapeutin, Neufeldstrasse 16, Tel. 056-426 59 46 Med. Masseurin SVBM FA SRK, Lymphdrainage Therapeutin (Diplom der Klinik Lymphologie), Dipl. Fastenleiterin / Lehrerin, Neutrakon Therapeutin. Mitglied SVBM, SVNH.
5430 Wettingen	**5430 Wettingen,** Haselbach Robert, D.O. Osteopath DC, Landstrasse 74 Tel. 056-426 05 77, Fax 044-856 01 75, email: akuma@bluewin.ch Ganzheitliche Osteopathie-Therapie für: Parietale-Therapie (Muskeln, Sehnen, Gelenke), Viszerale-Therapie (Organfunktionen), Cranio-Sacral-Therapie (Körpersysteme + Nerven). Med. Reg. 1043 / EMR 1507 / NVS 425.
	5430 Wettingen, Hofer Bendicht, Dipl. biodynamischer Körpertherapeut SIB Frohsinnstrasse 21, Tel. 056-427 37 85, email: bendicht-hofer@gmx.ch Biodynamische Körperarbeit und Massagen nach Gerda Boyesen; fördert und unterstützt den Fluss der Lebensenergie. Mitglied BBS.
5430 Wettingen	**5430 Wettingen,** Hofmänner Katharina, Heilpraktikerin, Zelgstrasse 5 Tel. 056-426 16 01, home: www.holomed.ch email: k.hofmaenner@holomed.ch Klassische Naturheilverfahren, Phythotherapie, Isopathie, Bioresonanz, Komplex-Homöopathie, Ausleitungsverfahren. NVS-A-Mitglied, EMR akzeptiert, D-Heilpraktikerverband.
	5430 Wettingen, Hug Jeannette, Gesundheitspraxis Delphin Mittelstrasse 6, Tel. 079-290 11 11 home: www.delphinpraxis.ch email: jeannette.hug@hispeed.ch Ayurveda: Diagnose, Massage, Ernährung, Pflanzenheilkunde und Lebensberatung. Lymphdrainage, Klassische Massage, Dorn-Wirbeltherapie, Kern-Migränetherapie, Pranahealing.
5430 Wettingen	**5430 Wettingen,** John Nicole, dipl. psych. Astrologin SAF Berninastrasse 4, Tel. 056-427 38 19, Fax 056-427 38 21 home: www.astrologieundlicht.ch email: nicole.john-schupp@bluewin.ch Psych. - astrolog. Lebensberatung (Standortbestimmung, Krisen- und Entwicklungsbegleitung), spirit. Lichtbahnen-Therapeutin nach T. Thali, Aura-Soma-Beraterin, Mitglied SAF.
	5430 Wettingen, King Wendy, Therapeutin Lägernstrasse 12, Tel. 056-426 02 38, email: wendy.king@gmx.net Polarity Therapie, Esalen Massage, Fussreflexzonenmassage. Mitglied ebmk Schweiz. Polarity Verband.
5430 Wettingen	**5430 Wettingen,** Müller-Fuhrer Helga, Dipl. Craniosacral-Therapeutin Jurastrasse 58, Tel. 056-426 43 40, Natel 079-640 44 62 email: craniopraxis@yahoo.de Craniosacrale Osteopathie, Mitglied Verband cranio suisse. Reiki, Farbfolien-Beraterin.

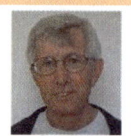

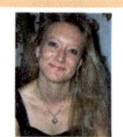

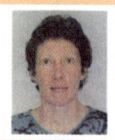

Adressen Plz 5000

5430 Wettingen

5430 Wettingen, Reich Haenni Doris, Praxis SUNNEHUET
Dorfstrasse 42 a, Tel. 056-221 34 00, email: dorei@swissonline.ch
Gesundheitsberatung, Phytotherapie, Bach-Blütentherapie, Aromatherapie, klassische und Fussreflexzonen-Massage, Reiki, Kurse und Vorträge.
Mitglied NVS-A.

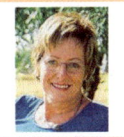

5430 Wettingen, Rupp Romy, Jurastrasse 58
Tel.+ Fax 056-426 70 10, email: therapieromy@hispeed.ch
Reiki, Fussreflexzonenmassage, Massage Therapien Sport + Konditionsmassage, Körpertherapie, Wickel Aroma, Phytotherapie. Mitglied SVNH.

5430 Wettingen

5430 Wettingen, Schläfli Rita, Praxis für Radionik und Bioresonanz
Neufeldstrasse 11, Tel. 056-430 08 60, email: info@radionik-schlaefli.ch
Radionik für Firmenoptimierung, Jobsuche für Arbeitslose, Gesundheitsoptimierung für Menschen und Tiere, Bioresonanz für Menschen und Tiere.

5430 Wettingen

5430 Wettingen, Vallanzasca Sara, KINEBALANCE Praxis für Integrative Kinesiologie, Dorfstrasse 30a, Tel. 056-426 46 51
home: www.kinebalance.ch   email: info@kinebalance.ch
KINEBALANCE- mit Körper, Geist und Seele in Harmonie!

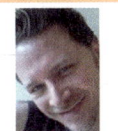

5430 Wettingen, Wettstein Fabio, kosmobalance
Dorfstrasse 30a, Tel. 078-870 50 50
home: www.kosmobalance.ch   email: fabio.wettstein@gmx.ch
Praxis für spirituelle Behandlungen. Spirituelle Wegbegleitung, Handauflegen und Meditation.

5432 Neuenhof

5432 Neuenhof, Hauenstein Daniel, Psychologischer Berater, Hypnosetherapie, Zürcherstrasse 71, Tel. 079-707 32 77, email: info@sidigroup.ch
Allg. Psy. Beratung, Krieseninterventions-Beratung, Paar- /Familienberatung, Hypnose, Gesprächstherapie, Jugend- /Erziehungsberatung, Suchtberatung, Entspannungs- und Schlafstörungen.

5432 Neuenhof

5432 Neuenhof, Lenzlinger Karl, Bifangstrasse 33
Tel.+Fax 056-406 32 54, email: karl.lenzlinger@gmx.net
Lebensberatung, Geistiges Heilen, Heilmassage.
Mitglied SVNH.

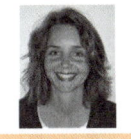

5436 Würenlos, Canziani-Markwalder Katharina, Gesundheitspraxis, Landstrasse 94, Tel. 056-424 13 53
home: www.praxis-canziani.ch   email: info@praxis-canziani.ch
Kinesiologin IKH für Erwachsene und Kinder, www.praxis-canziani.ch.
Mitglied NVS-A und EMR, von den meisten Krankenkassen anerkannt.

5436 Würenlos

5436 Würenlos, Günter Barbara, Mediale Beraterin
Marktgasse 2, Tel. 056-430 90 04
home: www.trinitas.ch   email: barbara.guenter@trinitas.ch
Mediale Beratung, Persönlichkeitsanalyse, Standortbestimmung.

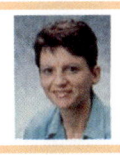

5436 Würenlos, Wachter Ursula, Krankenpflegerin FASRK
Marktgasse 3, Tel. 056-424 35 71, Fax 044-870 17 83
home: www.ursula-wachter.ch   email: uwachter@colon-therapie.ch
Colon-Hydro-Therapie. Darmbad. Fusspflege / Pedicure. Mitglied NVS-A, EMR

Adressen Plz 5000

5442 Fislisbach

5442 Fislisbach, Hörrmann June, Med. Masseurin FA SRK
Dorfstrasse 1a, Tel. 056-470 36 66, Fax 470 36 68
home: www.body-and-soul.ch email: info@body-and-soul.ch
Klassische Massage, Bindegewebsmassage, mauelle Lymphdrainage, Fussreflexzonen, Craniosacrale Osteopathie, Körperentgiftung Body-Detox, Ganzheitliche Lebensberatung, Hypnose Therapie.

5442 Fislisbach

5442 Fislisbach, Senger Bea, Delphinus - Praxis für Persönlichkeitsentwicklung, Ahornstrasse 4, Tel. 079-401 70 87
home: www.delphinus.ch email: info@delphinus.ch
Als dipl. Mental- und Persönlichkeitstrainerin spezialisierte ich mich in NLP-Techniken, Heilhypnosen und Mind-Systems. Weitere Anwendungsmethoden können Sie aus meiner persönlichen Homepage entnehmen.

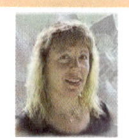

5443 Niederrohrdorf, von Siebenthal Heidi, Dipl. Heilpraktikerin / Radionik-Therapeutin, Fohrhölzlistrasse 14 d, Tel. 056-496 47 64, Natel 079-547 65 59
home: www.natur-medi.ch email: praxis@natur-medi.ch
Ernährungsberatung, Behandlung von organischen Störungen, Schmerzen, Allergien, Nervosität, Depressionen, Ängsten u. weiteren Krankheiten. Mitglied des NVS, SVNH, EMR. Von den Krankenkassen anerkannt.

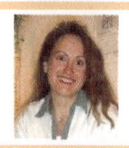

5443 Niederrohrdorf, Walser Denise, Med. Masseurin FA (Arzteinw. nur Kt. ZH -Thalwil), Zweierestrasse 6, Tel. + Fax 056-496 62 39
www.helping-hands.ch/walser_denise.htm email: dw.massagepraxis@freesurf.ch
Mein Lebensmotto: Je mehr Lachen man sät, umso mehr kann man davon auch ernten. Massagen: Ganzkörper-, Rücken- Fussreflexzonenmassage, Curing Motion, Dorn u.v.m. Bitte verlangen Sie meine Übersicht.

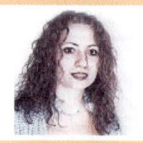

5444 Künten, Di Benedetto Elisa, Ayurveda Behandlungen
Griedstrasse 20, Tel. 079-695 83 45
home: www.ayurveda-produkte.ch email: info@ayurveda-produkte.ch
Ayurveda Massagen, Therapeutische Anwendungen, Produkte Vertrieb.

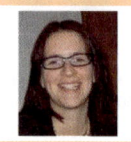

5445 Eggenwil, Berger Christine, dipl. Maltherapeutin, Badenerstrasse 6, Tel. 056-631 03 76, home: www.atelier-kreativ.ch email: info@atelier-kreativ.ch
malkurse 'freies malen' und einzelstunden maltherapie (wird anerkannt und bezahlt von krankenkassen, die sich nach emr richten).

5452 Oberrohrdorf

5452 Oberrohrdorf, Hedinger Dorothea, Craniosacral-Therapeutin
Buechraiweg 57, Tel. 056-496 35 35, email: d.hedinger@gmx.ch
Praxis für Craniosacral-Therapie. EMR-anerkannt. Mitglied Cranio Suisse.

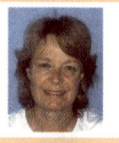

5452 Oberrohrdorf, Marx - Fassbind Ursula, dipl. Pflegefachfrau, dipl. Masseurin, Riedmattenstrasse 21, Tel. 056-496 43 44, Fax 056-496 45 07
email: ursula_marx@bluewin.ch
Klassische Körpermassage, Fussreflexzonenmassage, Wirbeltherapie nach Dorn (auch bei Jugendlichen und Kindern). Lebensberatung: Gesprächs- und Gestalttherapie. Geistiges Heilen (Heilbehandlungen). Mitglied SVNH, SVBM.

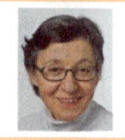

5452 Oberrohrdorf, Wullschleger Ingun Charlotte, Dipl. Apothekerin u. Kinesiologin, Luxhaldenstrasse 1 a, Tel. 056-496 29 27
Praxis für Naturheilmeth., Kinesiologie, Psycho-, Schamanist.-, Transformations-Kinesiologie, Geistheilung, Gesundheitsber., Tachyon-Energie, Meditation; Seminare in TfH, Brain Gym, Meditation. Mitglied NVS, SVNH (gepr. in Kinesiologie und Geist. Heilen).

5503 Schafisheim

5503 Schafisheim, Kalberer-Suter Anita, Primarlehrerin / Therapeutin
Ulmenweg 3, Tel. 062-891 98 21
Farb- und Lichttherapie Aura-Soma, Rückführungs-Therapie, Psycho-Therapie (Huna), Intuitions-Training, Ausbildungen, Lebensberatung, Coaching, Krisenbegleitung (auch für Paare und Familien). Mitglied SVNH.

Adressen Plz 5000

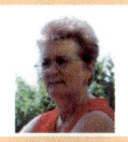

5504 Othmarsingen, Bitterwolf Monika, Geistheilung für Menschen + Tiere
Wilhalde 36, Tel. 062-896 27 47, Fax 062-896 44 85
home: www.ferienmithund.ch   email: monika@ferienmithund.ch
Hilfe für Menschen und Tiere bei Rückenproblemen, Migräne, Angst, Depressionen, Müdigkeit usw. Mit einer Breuss-Massage, Fernbehandlung, Bachblüten und Meditation u.v.m. fühlen Sie sich bald besser!

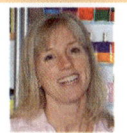

5505 Brunegg, Oehler-Kreis Gabriele, InnereBalance
Steinrütistrasse 8, Tel. 079-516 96 75, email: oehler.kreis@bluewin.ch
Stressabbau, Persönlichkeitsentwicklung und allgemeines Wohlbefinden durch Aura-Soma. Beratungen und Elektromagnetfeld-Balancen.

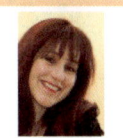

5506 Mägenwil, Baldinger Elvira Maria, Lichtpunkt – Bachblüten
Hintermättlistrasse 8, Tel. 062-896 06 22, Fax 062-896 06 27
home: www.lichtpunkt-bachblueten.ch   email: info@lichtpunkt-bachblueten.ch
Bachblüten und Schüsslersalztherapie, Beratungen, Vorträge, Seminare, Meditationsgruppen, Lymphdrainage, Anerkannt durch die eidgenössische Gesundheitskasse, A-Mitglied SVNH.

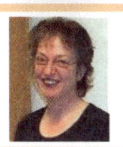

5507 Mellingen, Eugster Anita, Naturheilpraktikerin
Gheidstrasse 5, Tel. 056-491 03 38
home: www.naturheilpraxis-eugster.ch   email: eugster.anita@bluewin.ch
Fussreflexzonen-Massage, Wirbelbehandlung nach Dorn, Mobilisation der Wirbelsäule nach Breuss, Schröpfen u. Schröpfkopfmassage, Baunscheidtieren, Ernährungsberatung. Mitglied NVS-A und SVFM, EMR registriert.

5507 Mellingen

5507 Mellingen, Haus Widmer Claudia, Dipl. Drogistin, Dipl. Aura Soma-Therapeutin, Hauptgasse 3, Tel. 056-491 13 06, Fax 056-491 00 43
home: www.dorgerie-haus.ch   email: colwi@bluewin.ch
SPAK - anerkannte A-Therapeutin in: Aura-Soma, Bachblüten, Komplex-Hom., Phyto-Therapie, Spagyrik, Schüssler-Salze, Lebensberatung etc. Mitglied SVNH, NVS. EMR anerkannt: Fussreflexzonenmassage.

5507 Mellingen

5507 Mellingen, Süssli Hildegard, Yogalehrerin
Feldstrasse 17, Tel. 056-491 19 47, Natel 079-638 40 38
Hatha-Yoga Unterricht, Dipl. Yogalehrerin SYG / FSY, Körper - Atem – Entspannungs - Konzentrations - Meditationsübungen, Kinderyoga, Reiki II Grad, Heilenergie. Mitglied SYG, FSY, LRV - Internat. Reiki.

5512 Büblikon-Wohlenschwil

5512 Büblikon-Wohlenschwil, Schmid Anna, Heilerin
Oberdorfstrasse 17, Tel. 056-491 11 06
Geistiges Heilen sowie Fernheilen

5522 Tägerig

5522 Tägerig, Tarar Heidy, HARMONIE DER SINNE
Niederwilerstr. 33, Tel. 056-470 69 38, email: Fly.Schmetterling@hotmail.com
Entspannung und Wohlbefinden, Aktivierung der Selbstheilkräfte, Geistiges Heilen, Reiki, Metamorphose, Schröpfkopf-Massage.

5525 Fischbach-Göslikon

5525 Fischbach-Göslikon, Sommerauer Sonja, Dipl. Körper- und Atemtherapeutin, Schulstrasse 21, Tel. + Fax 056-621 80 21, www.vital-therapie.ch
email: mail@vital-therapie.ch   Naturheilpraxis. Geprüft in Magnetopathie + Heilmassagen. Reiki (Meistergrad), Dorn/Breuss-Massagen, Fussreflexzonentherapie (Emozon, nach Fridlind Strütt), Bio-Energie-Therapie (nach Dr. Shirahama), Radionik, Numerologie. A-Therapeut SVNH/SVBM.

5600 Lenzburg

5600 Lenzburg, Bologni-Urech Arlette, Berufsschullehrerin Pflegebereich / Pflegefachfrau, Bergfeldweg 7, Tel. 062-892 15 38
email: arlettebologni@pop.agri.ch
Kurse: "Wickel und Kompressen" - "Harmonie für Körper und Seele" und Massage. Kurse richten sich an alle interessierten Personen. WB für das Pflegepersonal mit gezielter Anwendung im Pflegealltag. Einzelbehandlungen.

Adressen Plz 5000

5600 Lenzburg
5600 Lenzburg, Burki Jürg, Gesundheitspraxis
Gleis 1, Tel. 062-892 82 62, Fax 062-892 82 63, email: jburki@bluewin.ch
Bindegewebsintegration, Cranio Sacral Therapie, Focusing, Konfliktberatung. Mitglied SDVC.

5600 Lenzburg
5600 Lenzburg, Erb Brigitta, Atem - Bewegung – Stimme
Friedweg 1, Tel. 062-891 97 69, email: brigitta.erb@bluewin.ch
Atem- und Bewegungstherapeutin ORB Medau, Stimmtrainerin, eidg. Erwachsenenbildnerin HF Prakt. Spiraldynamik, Tanz, Aura-Soma Farbtherapie. Gruppen- und Einzelstunden für Erwachsene, Jugendliche, Kinder.

5600 Lenzburg
5600 Lenzburg, Graf Abensperg Thomas, Heilpraktiker, Medialer Berater
Steinbrüchliweg 45, Tel. 079-271 15 30, email: graf.abensperg@hispeed.ch
Energetisches Heilen, Shiatsu, Mediale Beratung.

5600 Lenzburg
5600 Lenzburg, Grau Dorothe, Praxis für Rückführungs-, Reinkarnations- und Traumatherapie, Sägestrasse 30, Tel. 062-897 47 11
home: www.dorothegrau.ch email: dg-praxis@yetnet.ch
Rückführungs-, Reinkarnations- und Traumatherapie, Trauma-Lösungen, Systemische-Lösungen (Familienstellen), Karma-Lösungen, Spirituelle Psychologie, Astrologie, Geburtstrauma- und Pränataltherapie.

5600 Lenzburg
5600 Lenzburg, Hafner Ursula
Tannenweg 9, Tel.+Fax 062-891 23 65, email: emur.hafner@bluewin.ch
Geistiges Heilen, Fernbehandlung. Mitglied SVNH.

5600 Lenzburg
5600 Lenzburg, Hasler Teresa, Yogalehrerin SYG, Atemtherapeutin JKP
Gleis 1, beim Bahnhof, Niederlenzer Kirchweg 1, Tel. 062-891 87 43, Fax 062-891 87 59 www.yogaundbewegung.ch email: info@yogaundbewegung.ch
Hatha Yoga Bewegung und Meditation in Gruppen, Einzelstunden, Yoga für ältere Menschen, Fastenwoche, Yoga und Wandern. Mitglied Schweiz. Yoga Gesellschaft

5600 Lenzburg
5600 Lenzburg, Häusermann Esther, Shiatsu-Praxis
Scheunenweg 1, Seonerstrasse 4, Tel. 062-891 44 07
home: www.shiatsu-lenzburg.ch email: esther-haeusermann@bluemail.ch
Shiatsu, Mitglied SGS, EMR; Einzelkurse Autogenes Training für Kinder und Erwachsene, Mitglied SAT, EMR.

5600 Lenzburg, Krättli-Rieckmann Cornelia, Sängerin, Musikkinesiologin
Gleis 1, Tel. 062-772 25 92, Fax 062-772 25 16
home: www.klangliege.ch email: c.kraettli@klangliege.ch
Klangheilarbeit mit Tönen und Dreiklängen, energetisches Singen (Chakra-Vokaltraining), Klangmassagen mit Klangliege Chromatochord® u. anderen Instrumenten, Stimmgabeltherapie nach Peter Goldman, Mitglied SMPV, KLTS.

5600 Lenzburg, Lörtscher Corinne, Cranio-Sacrale Therapien
Bollbergstrasse 21, Tel. 079-302 95 35
home: www.von-kopf-bis-fuss.ch email: c-loertscher@bluewin.ch
Cranio-Sacral-Therapie, klass. Ganzkörpermassage, Fussreflexzonenmassage, man. Lymphdrainage nach Dr. Vodder. Mitglied Naturärzte Vereinigung der Schweiz.

5600 Lenzburg
5600 Lenzburg, Mugnai Ursula
Ammerswilerstrasse 5, Tel./Fax 062-534 45 50
home: www.salmisana.ch email: info@salmisana.ch
Antlitz-Diagnose, Schüssler Salz-Therapie, Dorn + Breuss. Mitglied SVNH.

Adressen Plz 5000

5600 Lenzburg	**5600 Lenzburg,** Ott-Keller Daniela, Tanz-/ Bewegungstherapeutin, Berufsschullehrerin Pflege, Tel. 079 622 30 48 home: www.tabema.ch email: ottkeller@swissonline.ch Kreativer Tanz / Ausdruckstanz, klassisch-intuitive Massage, Tanz- und Bewegungstherapie (Einzelbegleitung). Mitglied TBG, SBK.
5600 Lenzburg	**5600 Lenzburg,** ParaMediForm AG Madeleine Bräuer, Villa Hünerwadel, Schützenmattstrasse 3, Tel. 062-888 88 28, home: www.paramediform.ch Institut für Gesundheit und Wohlbefinden, Gewichtsabnahme, Ernährungs- und Gesundheitsberatungen.
5600 Ammerswil b. Lenzburg	**5600 Ammerswil b. Lenzburg,** Planzer Walter, Schoorenweg 7b, Tel. 062-891 75 51, Fax 062-891 75 52, email: walty@pop.agri.ch Geistheilung, Fernbehandlung, Blütenessenz-Beratung A-Mitglied SVNH, SVNH gepr. in Geistigem Heilen.
5600 Lenzburg	**5600 Lenzburg,** Schild-Widmer Daniela, Physio- und Craniosacral-Therapie, Schlossgasse 26, Tel./Fax 062-892 05 48 home: www.spiritofwilderness.ch email: d.schild.widmer@gmx.ch Craniosacral- + Physiotherapie, Kinder- und Säuglingsbehandlung, Schwangerschaftsbetreuung, Lymphdrainage, Beraterin für ganzheitliche Psychologie nach B. Henke. Mitglied SBCT + SPV.
	5600 Lenzburg, Schneider Helena, Balance Körper, Geist + Seele Othmarsingerstrasse 36, Tel. 062-892 22 23 home: www.helenas-inspiration.ch email: helena.s@freesurf.ch Kurse: Reiki alle Grade Einzelsitzung Lenormand-karten. Behandlungen: Phyllis Krystal-Ablösungen, Energetische-Balance-TFH-Farben, EFT Akupressur. Pendeln (Haus) / Störfaktoren. A-Mitglied SVNH geprüft / Reiki.
5600 Lenzburg	**5600 Lenzburg,** Weber Brigitte, Gesundheitspraxis, Haus alte Mühle / Bachstrasse 2, Tel. 062-891 52 74, email: gloor@praxis-lenzburg.ch Farbpunktur, Farbtherapie, Energetische Terminalpunktdiagnose (ETD). Mitglied NVS, SVNH.
5600 Lenzburg	**5600 Lenzburg,** Zimmerli Josefine, Energie-Oase Keltenweg 1, Tel. 076-418 21 21, 062-897 19 10 Hot-Stone Massage, Klangschalenmassage, intuitives Kartenlegen und Kurse, mediale Beratung, Kurse intuitives-kreatives Malen, Meditationen.
5603 Staufen	**5603 Staufen,** Thommen Marc-Alain, Alternativtherapeut Erlenweg 4, Tel. 062-891 63 16, Natel 079-677 31 67 Magnetfeldtherapie, Baumtherapie, Radionik, Fernbehandlung. Mitglied SVNH geprüft.
	5606 Dintikon, Keller-Villiger Martina, med. Masseurin FA SRK / med. Praxisassistentin, Hintermattenstrasse 23, Tel. 056-631 05 74 home: www.martina-keller-villiger.ch email: mk.keller@hispeed.ch Medizinisch-klassische Massage, Fussreflexzonen-Massage, Bindegewebsmassage, manuelle Lymphdrainage, reflektorische Mobilisationstechnik.
5606 Dintikon	**5606 Dintikon,** Lutz Flückiger Sonja, Dipl. Akupunkteurin, Dipl. Shiatsu-Therapeutin, Brunnenweg 3, Tel. 056-624 04 52 home: www.aku-shi.ch email: lutzsonia@msn.com Gesundheitspraxis AKU-SHI, Akupunktur, Shiatsu, Diätetik nach den fünf Elementen. SBO-TCM A-Mitglied, NVS A-Mitglied, SGS Mitglied.

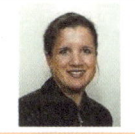

Adressen Plz 5000

5607 Hägglingen

5607 Hägglingen, Luthard-Becker Christa, Dipl. Feldenkraislehrerin
Rosenhalde 7, Tel. 056-624 00 16

Funktionale Integration nach Feldenkrais. Einzelstunden und Gruppen.

5607 Hägglingen

5607 Hägglingen, Meier-Kellenberger Flavia
Dottikerstrasse 2, Tel. 056-624 05 10, email: flavia.meier@gmx.ch

Dipl. Polaritytherapeutin (Mitglied im Polarityverband), Jin Shin Jyutsu Praktikerin, Klassische Massage.

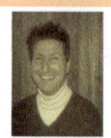

5608 Stetten, Peterhans Heinrich, Lehrer/Polarity-Therapeut, Unterdorfstr. 6, Tel. 056-496 34 52, Natel 079-254 95 87, email: peterhans-greder@bluewin.ch

Praxis für Polarity-Therapie, Gesprächsbegleitung, Körperarbeit, Polarity-Yoga, Ernährungsbegleitung nach Elementen. A-Mitglied SVNH, SVNH geprüft in Polarity-Therapie, A-Mitglied Polarity Verband Schweiz, EMR Anerk.

5610 Wohlen

5610 Wohlen, Blom Henk, Gesundheits- & Naturheilpraxis, Waltenschwilerstrasse 22, Tel. 056-611 11 70, Fax...71, email: henk_blom@tele2.ch

MET (Meridian-Energie-Techniken) Auflösung von Ängsten, Phobien, Depressionen etc., Aroma-Ther., Aroma-Massage, Aroma-Kosmetik, Bachblüten-Therapie, Energetische Behandlung, Fussreflexzonen-Massage, Magnetfeld-Resonanz, Ohrkerzen-Therapie, Laden mit Naturprodukten.

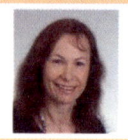

5610 Wohlen, Christen Irène, Atemtherapeutin AFA / SBAM
Wilstrasse 10, Tel. 056-622 63 69

Atemtherapie nach Middendorf, Biosynthese (Körperbezogene psychologische Beratung), Stimmentfaltung, Tanz, Praxis in Wohlen und Basel. Einzelstunden und Gruppen. Mitglied SBAM.

5610 Wohlen

5610 Wohlen, John Andreas, WBA-Therapeut
Bärholzstrasse 18, Tel. 079-785 78 25   email: wbajohn@bluewin.ch

Wirbelsäulen-Basis-Ausgleich® n. Rolf Ott mit Spiraldynamik®, Akupunkturmassage. A-Mitglied AWBA.

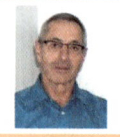

5610 Wohlen, Schmutz Hans-Ruedi, Dipl. prakt. Psychologe SGPH
Zentralstr. 17, Tel. 056-631 10 01, home: www.zeleb.ch   email: info@zeleb.ch

Autogenes Training, Hypnose-Therapie, MET Meridian-Energie-Techniken, Mentaltraining, Fussreflexzonenmassage, Energetische Rückenmassage. A-Mitglied NVS, SAT, EMR.

5612 Villmergen

5612 Villmergen, Guggenbühl Hannes, Spirituelles Forum, Rebenhöhe 2
Tel. 056-610 50 33, home: www.guggenbuhl.ch email: info@guggenbuhl.ch

Geistiges Heilen SVNH gepr. in geistigem Heilen, mediale Portraits, mediale Beratung, Wohnungsuntersuchungen Wasseradern, Erdstrahlen, Elektrosmog. Kurse, Seminare und Vorträge.

5614 Sarmenstorf

5614 Sarmenstorf, Blumenstein Katharina, Körper-Atem- und Bewegungstherapeutin, Schilligasse 8, Tel. 062-777 07 05, Natel 079-473 81 49

PsychoDynamische Körper-Atem- und Bewegungstherapie LIKA, Entspannungsintegration im Sinne der Eutonie, Atem-Meridian- und Fussreflexzonen Massage. Mitglied PDKA.

5616 Meisterschwanden

5616 Meisterschwanden, Amrein Marlene, Lebens- u. Gesundheitsberaterin, Meierhofweg 4, Tel. 056-667 09 64, Fax 056-667 09 69
home: www.lebensberatung-mandala.ch email: lebensberatung-mandala@gmx.ch

Lebens- und Gesundheitsberatung, Persönlichkeitstests, Sonnenarkana, Bachblütentherapie, Fussreflexzonenmassage, Ohrkerzen, Schüssler Salze, Astrologie, Mandalas, Engelbilder, Dreamcatcher, Edelsteine.

Adressen Plz 5000

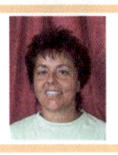

5616 Meisterschwanden, Bugmann Sylvia, Fitness, Wellness
Alte Turnhalle, Tel. 056-667 04 40, Fax 056-667 04 41
home: www.physio-meisterschwanden.com email: physio@meisterschwanden.com
Fitness, Solarium, Sauna, Massagen, Physiotherapie, Lymphdrainage, Rückengymnastik, Ernährungsberatung, Cardiotraining, Arbeits-Ergonomie u.v.m. Mitglied FISIO Schweiz.

5620 Bremgarten

5620 Bremgarten, Berlinger Martin, Traditionelle Chinesische Medizin
Rechengasse 17, Tel. 056-631 06 10

Akupunktur, TCM, Tai Ji Quan, Qi Gong. Mitglied NVS, EMR, SBO-TCM.

5620 Bremgarten

5620 Bremgarten, Bosshard Ulrich, Naturheilpraktiker
Obertorplatz 3, Tel. 056-631 51 51, home: www.ubo.ch email: toplife@ubo.ch
Naturheilkundliche Methoden, Bioresonanztherapie, Augendiagnose, Diätetik, Homöopathie, Phytotherapie, Lymphdrainage, Dorn- und Breuss-Methode, trocken Schröpfen. Mitglied NVS, SVBM, EMR.

5620 Bremgarten

5620 Bremgarten, Grisoni Daniela, med. Masseurin FA SRK
Vogelsangstrasse 19, Tel. 056-631 17 17, Fax 056-631 71 70
Akupunkt-Massage n. Penzel, Bindegewebsmassage, Bowen-Therapy (ISBT), Dorn-Breuss-Methode, Fussreflexzonenmassage, manuelle Lymphdrainage, klassische Massagen. Mitglied Internat. Therapeutenverband APM, SGL.

5622 Waltenschwil

5622 Waltenschwil, Huber Erich & Verena, Naturheilpraxis, Zelglistrasse 7
Tel. +41-56-622 75 40, Natel +41-79-248 35 22
home: www.atlasrepos.ch email: ehuber@atlasrepos.ch
Durch die Atlas-Axis Reposition und Meridian Rhythmisierung wird der Körper mit der notwendigen Energie versorgt, um sich anhand der Selbstheilungskräfte bis zum bestmöglichen zu regenerieren.

5622 Waltenschwil

5622 Waltenschwil, Peck Nadja, Praxis für Traditionelle Chinesische Medizin, Rebhaldenstrasse 32, Tel. 076-318 28 68, email: nadja.peck@bluewin.ch
TCM-Chi-Balance, Praxis für Traditionelle Chinesische Medizin.
Mitglied SBO-TCM, EMR anerkannt (Praxis in Waltenschwil und Dietikon).

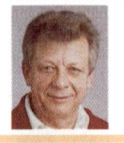

5622 Waltenschwil, Schlumpf Shunyam, Rebalancing
Juch 5, Tel. 056-622 33 23
home: www.shunyam.ch email: info@shunyam.ch
OSHO Rebalancing, Dunkelfeldtherapie, Dunkelfelddiagnose Körpertherapeut und Lebensberatung. Inner Kind Arbeit. Mitglied RVS Rebalancing Verband Schweiz.

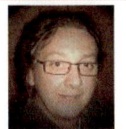

5623 Boswil, Lübbert Christophe, Therapiezentrum, Kurse, Coaching für klein + gross, Südstrasse 14, Tel. 079-437 26 28
home: www.trimed.ch email: trime@bluewin.ch
Regressions- und Reinkarnationstherapie, Hypnosetherapie, Tiefenemotionen, Energiearbeit-Reiki, Pentalogie, NLP, Coaching + Lebensberatung, Kurse-Vorträge, Mitglied SVNH.

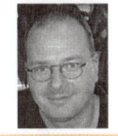

5624 Bünzen, Salathé Beat, Procoach, Im Baumgarten 1, Tel. 056-670 98 34
Fax 056-670 98 35, home: www.procoach.ch email: besa@procoach.ch
Einzel- und Teamcoaching, Trainings, Unternehmensberatung, Projekt- und Prozessbegleitung.

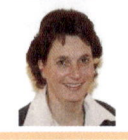

5624 Bünzen, Salathé Caroline, dipl. Feng-Shui Beraterin, Im Baumgarten 1, Tel. 056-670 98 33, Fax 056-670 98 35, home: www.fengshui-portal.info
email: fengshui@onpage.ch Feng-Shui Beratungen f. Privat + Business, Harmonieberat., Hausräucherung, div. Vorträge + Seminare. Feng-Shui für mehr Harmonie + Wohlbefinden in Ihrem Leben, Ganzheitliche Behandlung / Beratungen mit CQM (Chinesische Quantum Methode) + mit Reiki für mehr Lebensenergie.

Adressen Plz 5000

5626 Hermetschwil

5626 Hermetschwil, Laube Cécile, Naturärztin
Rotmatt 25, Tel. 056-633 58 19, 056-631 27 19
Naturärztin: Ganzkörper-, Nacken-, Rücken-, Fussreflexzonen-, Celluliten-Massagen, Lymphdrainage, Gelenkaktivierung, Ernährung, klassische Homöopathie.

5628 Althäusern

5628 Althäusern, Merkli Verena, Praxis für Gesundheit und Lebenshilfe
Kapfackerstrasse 11, Tel. 056-664 59 60, email: verena.merkli@gmx.ch
Für Menschen, die offen sind für einfache Methoden - Therapie nach Erich Körbler - ermöglicht u.a. das Lösen von Allergien, Phobien usw. Aura-Soma-Beratung, *Metamorphose*, *Heilen mit Kristallen*.

5630 Muri, Fischer Arlette, Ernährungsberaterin TCM, Spitalstrasse 1,
Tel. 056-664 44 66, Natel 079-707 59 49, email: arlette.muri@bluewin.ch
Ernährungsberatung, Ernährungs- und Kochkurse nach den 5 Elementen, Tuina-Massage für Säuglinge, Kinder und Erwachsene. Für Ihre Lebensqualität.

5630 Muri

5630 Muri, Ineichen Susanna, Kristall-Keller
Langenmatt 1, Tel. 056-664 32 38, email: ineichen.susi@stobag.ch
Geistiges Heilen, mediales Coaching, Edelsteine, Bach-Blüten, Naturärztin, Mitglied SVNH. Termine nach Vereinbarung.

5630 Muri

5630 Muri, Kunz Monika, Certified Clinical Hypnotherapist ABM; Well Art
Fahrweidstrasse 23, Tel. 056-670 93 65, Fax 056-670 93 67
home: www.wellartpoint.ch   email: info@wellartpoint.ch
Time Line-Therapie, Tiefenpsychologische, aufdeckende Hypnose-Therapie, Bioenergetisches Ausleiten, Photonen Therapie.

5630 Muri

5630 Muri, Schulthess Hans Rudolf, Med. Masseur FA, Praxis Bodyfeet,
Gerold Haimb-Str. 8, Tel. 056-670 93 73, Fax...74   home: www.bodyfeet.ch
Klassische Massage, Fussreflexzonenmassage, Sanfte Wirbeltherapie nach Dorn und Breuss, SUMATHU Therapeut. Kursleiter im Zentrum Bodyfeet.
A-Mitglied NVS, SVBM.

5630 Muri

5630 Muri, Schwitter Susanne, Heilpraktikerin / Homöopathin
Spitalstrasse 1, Tel./Fax 056-664 51 75, email: susanne.schwitter@bluewin.ch
Ganzheitliche Beratungen und Begleitungen mit folgenden Methoden : Homöopathie, Psychokinesiologie, Regulationsdiagnostik, Phytotherapie, Ayurvedische Massage, Reflexzonenmassage.

5630 Muri

5630 Muri AG, Steiger Regula, Dipl. Integrative Kinesiologin IKZ
Zurlaubenstrasse 7, Tel. 056-664 34 59, email: regula.steiger@bluewin.ch
Kinesiologische Einzelsitzungen mit Kindern und Erwachsenen. Mitglied Schweizerischer Berufsverband der Kinesiologinnen und Kinesiologen SBVK.

5630 Muri, Waldis Brigitta, Ganzheitliche Lebensberaterin, Coué-Trainerin,
Luzernerstrasse 56 a, Tel./Fax 056-664 87 77
home: www.praxislichtblick.ch   email: brigitta@praxislichtblick.ch
Elektrolyse-Fussbad, Lebensberatung, Autosuggestion- und Coué-Training, Kurse, Konfliktanalyse, Lernbegleitung, Ernährungsberatung, Bachblüten, Massagen.

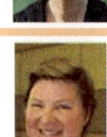

5634 Merenschwand, Eschmann Margrit, Gesundheits-Studio
Unterrüti 4, Tel. 056-664 83 14
home: www.mentalenergetik.ch   email: margrit.eschmann@bluewin.ch
Massagen, Metamorphose, Reiki, Statik nach Breuss + Dorn, Fernbehandlungen, Ernährungsberatung. Mitglied SVNH.

Adressen Plz 5000

5642 Mühlau

5642 Mühlau, Hecker-Hasler Astrid, dipl. Atlaslogistin
Bahnhofstrasse 28, Tel. 056-668 18 41
Atlaslogie, der Weg zu Wohlbefinden. Sanfte Wirbelsäulen-Mobilisation nach Dorn und Breuss. Mitglied SVFA, NVS-A Mitglied.

5643 Sins

5643 Sins, Frei Angelika, Medium, Bremgartenstrasse 17
Tel. 041-787 33 47, Fax 041-787 33 46, home: www.medium-angelina.com
email: beratungen@medium-angelina.com
Mediale Beratung in Entscheidungssituationen. Mediale Begleitung in Lebensprozessen oder in Krisensituationen. Mitglied SVNH.

5643 Sins

5643 Sins, Mäder Claudia, Kinesiologin, Feldmattweg 1
Tel. 076-378 00 49, Fax 056-284 56 10, email: c.maeder@freesurf.ch
Praxis für integrative Kinesiologie, Lernmethode Lernen klipp & klar, Fussreflexonenm., klas. Massagen, Akupressur, Meridianmassage, Kurse / Seminare auf Wunsch Hausbesuche.

5644 Auw

5644 Auw, Villiger Rita, Therapeutin + Bewegungspädagogin, Bergstrasse 6a, Tel. 056-668 16 39, Natel 079-795 03 78, email: rivilliger@hotmail.com
med. Massagen, Fussreflexzonenmassagen, Aromamassagen, energetische Behandlungen, Rücken- + Seniorengymnastik, Bodenbecken / Bodyforming. Mitglied BGB, SVNH, SVBM, NVS-A.

5702 Niederlenz

5702 Niederlenz, Fabian Josef, Lachende Gesundheitspraxis
Schürz 3, Tel.+Fax 062-891 43 90, email: yomause@yahoo.com
Geist Heiler, Bio-Elektro-Magnetische-Energie-Regulation, Reiki, Hypnose, Humor Therapie, Ernährungs- und Gesundheitsberatung, Mental Training, Entspannungsmassage. A-Mitglied SVNH, SVNH geprüft in Geistigem Heilen.

5707 Seengen, Feng Shui 8 Buckingham & Zanini, Int. dipl Feng Shui Berater, Blumenweg 7b, Tel. 062-777 62 88
home: www.fengshui-8.ch   email: info@fengshui-8.ch
Entdecken Sie den Wohn-Sinn. Für Private, Business, Kinder, Garten. Erlernen Sie den Wohn-Sinn: Seminare Anfänger und Fortgeschrittene. Wohn-Sinn als Ergänzung für Anlässe: FS Vorträge.

5707 Seengen

5707 Seengen, Künzli Markus, Naturarzt / A-Therapeut - Kurhotel Elchberg, Kurhotel Eichberg, Tel. 062-767 99 20
home: www.eichberg.com   email: info@eichberg.com
Colon-Hydro Therapie, Lymphdrainage, Massage, Fussreflex, Kneippanwendungen, BGM. Mitgl. von NVS, SVBM, SRK-Nr., EMR registriert. Ambulant oder Kur möglich.

5707 Seengen, Rothenbühler Rico, Spirituelle Heilpraktiken, Rebenweg 13, Tel. 062-777 03 08, home: www.heilcom.ch   email: rico.rot@heilcom.ch
Mediale Lebenseratung, Mentaltraining, Geistheilung, Mediales Heilen, Schamanische Heilreisen, Schamanische Massage, Massage, MET Meridian-Energie - Techniken nach Franke, Mitglied SPG.

5707 Seengen

5707 Seengen, Sprecher-Lüscher Hedy, Therapeutin, Kornweg 2
Tel. 062-777 25 86, email: hedysprecher@bluewin.ch
Cranio-Sacral und Viscerale- Behandlung, Osteopathie, Schleudertrauma und Nackenbehandlung, Wirbelsäulen-Basisausgleich, Therapeutic Touch, REGB, Lymphdrainage (Dr. Vodder). Mitglied SVNH.

5707 Seengen

5707 Seengen, Thommen Diana, Kinesiologin SBVK
Egliswilerstrasse 50, Tel. 062-777 39 34, email: xenay.thommen@bluewin.ch
Kinesiologie, Astro-Kinesiologie, div. Bewegungskurse, Touch for Health I - IV, Brain Gym I + II. Mitglied SBVK.

Adressen Plz 5000

5712 Beinwil am See	**5712 Beinwil am See,** Furrer Bernadette, Praxis für klassische Homöopathie Apothekerweg 2, Tel. 062-772 34 00, email: bernadette.furrer@bluewin.ch Klassische Homöopathie. Mitglied VKH, NVS.
5712 Beinwil am See	**5712 Beinwil am See,** Graf-Roeschli Elisabeth, Tannenweg 4 Tel. 062-771 78 63, Fax 062-771 66 68, email: elizabeth.graf@bluewin.ch Trager-Praktikerin, Beratung von Kindern, Jugendlichen und Erwachsenen in Persönlichkeitsprozessen, Sterbebegleitung und Trauerarbeit, Therapeutic Touch, Meditation. Mitglied SVNH, EMR.
	5712 Beinwil am See, Grohrock Stocker Simone A., Körper- u. Atemtherapeutin LIKA, Pädagogin, Haus der Forelle, Apothekerweg 2, Tel. 062-772 39 61 email: simone.grohrock@bluewin.ch PsychoDynamische Körper-und Atemtherapie, Klangtherapie, Adipositastherapie, Rückenbehandlung, Fussdruck-, Atem-, Babymassage, Traumabehandlung, Voice Dialogue. Mitglied NVS,DV Xund, PDKA; EMR u. EGK anerkannt.
5712 Beinwil am See	**5712 Beinwil am See,** Hill Dille, Praxis für Geistheilung undmediale Beratung Luzernerstrasse 33, Tel. 062-771 66 36 home: www.dillehill.ch email: dillehill@freesurf.ch Mediale Beratung, Aura-Reinigung u. -Deutung, Chakra-Ausgleich und -Stärkung, Heilhypnose, Clearings, Rückführung (Lösung v. Karmas), Journeys n. Brandon Bays, Spirituelle Hausreinigung. Mitglied SVNH
	5712 Beinwil am See, Kölliker Therese, Praxis für Körper Geist und Seele, dipl. Masseurin, ärztlich geprüft, Zihlstr. 46, Tel. 062-771 77 22 Fax 062-77142 71, home: www.sternenklang.ch email: tessk.k@bluewin.ch Rücken-Nackenmassagen, Fussreflexzonenmassagen, Energiearbeit-Aktivierung der Meridiane, Farbtherapie-Prozessarbeit, Klangmassage auf Monochordliege- auch für Mutter und Kind, Wahrnehmungs-Meditationen.
	5722 Gränichen, Häusermann Felix, dipl. Atem- und Bewegungspädagoge / Methode Klara Wolf, Töndler 8, Tel. 062-842 48 56 email: felix.haeusermann@bluewin.ch Integrale Atem- und Bewegungsschulung Methode Klara Wolf. Atem- und Bewegungsgymnastik für Jedermann. Verbesserung des Herz-Kreislaufsystems. Gruppen- und Einzelstunden das ganze Jahr in Aarau-Windisch-Zofingen. Mitgl. Fachverband IAB. Eingetragen im EMR.
5722 Gränichen	**5722 Gränichen,** Hess Christine, praktische Psychologin, Lindenplatz 2 Tel. 062-842 64 38, home: www.praxis-pag.ch email: admin@praxis-pag.ch Gesundheits- und Lebensberatung, Autogenes Training, Bach-Blüten-Beratung, Tibetanische Massage. Mitglied NVS, SAT, SVE. A-Mitglied SVNH, SVNH gepr. in Bach-Blüten-Therapie.
5723 Teufenthal	**5723 Teufenthal,** Lehner Charlotte B., dipl. Feng Shui Beraterin Sattenthalstrasse 6, Tel. 062-776 32 21, www.veraenderungs-kompetenz.ch email: info@veraenderungs-kompetenz.ch Feng Shui, Numerologie / metaphysische Zahlenlehre, Persönlichkeitsentwicklung, NLP.
5726 Unterkulm	**5726 Unterkulm,** Tschupp Marlies u. Mario, Naturheilpraktiker, Spirituelle Heiler, Waldeggweg 7, Tel. / Fax 062-776 14 68, email: m.tschupp@zik5726.ch Channelings, Kristallheilungen, Bioresonanz-therapie, man. Lymphdrainage, Beratung und Unterstützung von Eltern und Strahlenkindern, Chakraheilungen, Bach-Blütentherapie,Touch for Health, Brain Gym, Lernberatungen. Mitglied NVS, IMA Bicom Therapie.
5726 Unterkulm	**5726 Unterkulm,** Zemp Wolf, Tierheim am Böhler, Dornegg 4 Tel. 062-721 48 68, home: www.wolfden.ch email: wolf@wolfden.ch Tier-Verhaltenstherapie, Homöopathie. Mitglied BTS, VFKA.

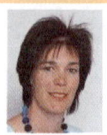

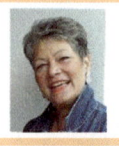

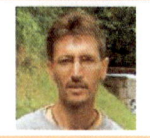

Adressen Plz 6000

5728 Gontenschwil

5728 Gontenschwil, Steiner-Möri Rosmarie, Dipl. Therapeutin für Asiatische Körper- und Energiearbeit, Moränenweg 991, Tel./Fax 062-773 80 91
email: rosmarie_steiner@hotmail.com
Tuina / Traditionelle Chinesische Medizin, Akupunktmassage, Reflexzonenmassage, Narbenentstörung, Rückentherapie nach Dorn & Breuss, Beratung und Begleitung. Mitglied NVS, SVAKE, EMR + EGK anerkannt.

5732 Zetzwil

5732 Zetzwil, Behrens Lilo, Bowen Practitioner
Tulpenstrasse 391, Tel. 062-773 80 60, email: l.behrens@freesurf.ch
Bowen Practitioner Fussreflexzonenmassage(nach Marquard) Fusspflege ab Dezember 2005. Mitglied der Bowen Akademie Australien und Mitglied des Bowen-Vereins Schweiz.

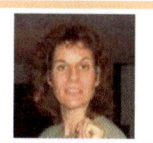

5733 Leimbach, Beimler Franziska, Craniosacral-Therapie
Markrain 242, Tel. 062-775 05 06 / 062-775 42 72
home: www.emindex.ch/franziskabeimler   email: fbeimler@swissonline.ch
Craniosacral-Therapie ist eine sanfte und ganzheitliche Körperarbeit, geeignet für Säuglinge, Kinder und Erwachsene. Mitglied Cranio Suisse.

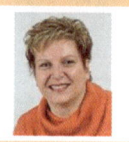

5734 Reinach, Macchinetti Claudia, Körperzentrierte psychologische Beraterin IKP, Neuquartierstrasse 12, Tel. 062-772 09 55
home: www.cm-coaching.ch   email: info@cm-coaching.ch
Psychologische Beratung / Lebensberatung. Klärung von Missverständnissen in Beziehungen (Ehe/Partnerschaft/Familie/Bekanntschaften/Erwerbstätigkeit).

5737 Menziken

5737 Menziken, Benz Ursula, Dipl. Atlaslogistin
Maihuserstrasse 17 A, Tel. 062-772 02 70
Atlaslogie ist eine Alternativmethode, die Erkrankungen der Wirbelsäule und des ganzen Körpers zur Selbstheilung anregt. Der sanfte Anstoss ohne Manipulation verhilft dem Menschen zu einer besseren Lebensqualität. Mitgl. SVNH, NVS-A geprüft.

5737 Menziken

5737 Menziken, Fries Jost, Dipl. Lebensberater
Rothüslifeldstrasse 9, Tel. 062-772 32 22
Lebensberatung, Naturheilung, Klassische Massage.
Mitglied SVNH.

5737 Menziken

5737 Menziken, Oehler Simon, Dipl. Naturheilpraktiker, Oelbergstrasse 27, Tel. 076- 473 45 11, Fax 062-771 55 54, email: mesano@gmx.ch
Klassische Massage, Wirbel-/Rückentherapie n. Dorn, Fussreflexzonenmassage, Gesundheits-/Ernährungsberatung, Homöopathie, Phytotherapie, Ausleitverfahren, Ohrakkupunktur, Bachblütenberatung, Schüsslersalze.

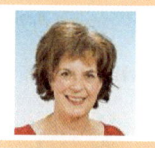

5742 Kölliken, Matter-Klöti Christine, Krankenschwester, Körper- u. Atemtherapeutin LIKA, Wolfgrubenstrasse 22a, Tel. 062-723 07 75
home: www.emindex.ch/christine.matterkloeti   email: christinematter@hotmail.com
Psychodynamische Körper- u. Atemtherapie LIKA, Fussreflexzonentherapie Marquardt, Wirbeltherapie nach Dorn/Breuss/Fleig. Mitglied PDKA, Krankenkassen anerkannt.

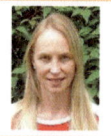

6000 Luzern, AYURVEDA-BALANCE Kessler Felber Mona, dipl. Ayurveda-Massage-Therapeutin, Schlossweg 5, Tel. 041-311 18 11
home: www.ayurveda-balance.ch   email: mona.kessler@bluewin.ch
Ayurvedische Massagen und Behandlungen, Konstitutionsbestimmung und Beratung. Mitglied VEAT.

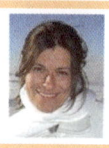

6000 Luzern, Betschart Sandra Maria, Bewegendes: Tanz- und Bewegungstherapeutin i.A., Klosterstrasse 21, Tel. 076-366 91 69
home: www.bewegendes.ch   email: sandrabetschart@gmail.com
Bewegendes durch Bewegung; mit sanften Techniken wie Yoga, Wyda, Atem- und Wahrnehmungsübungen. Tänzerisch aber auch durch die Meditation lernen sie sich besser kennen. Ganzheitlicher Weg zur Gesundheit.

Adressen Plz 6000

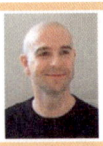

6000 Luzern 2, Breitschaft Clemens M., Lic. phil., Integraler Psychologe, Philosoph, Zenbuddhist, Postf. 4011, Tel. 041-210 15 19
home: www.psychosophia.ch   email: gesund@psychosophia.ch
Integrale Psychologie, Philosophie und Spiritualität. Psychotherapie. Beratung. Begleitung. Coaching. Spaziergespräche, Impuls-Tage mit Sport: Wandern, Snowboarden. Transreligiöse Stille Meditation.

6000 Luzern

6000 Luzern, Bucher Felicitas H., Praxis f. Traditionelle Chinesische Medizin Denkmalstrasse 3, Tel.+Fax 041-410 70 05, home: www.FelicitasBucher.ch
Bei gynäkologischen Beschwerden, Hautkrankheiten, Beschwerden des Bewegungsapparates, Kopfschmerzen und Migräne, Stress, etc. Behandlung mit Akupunktur, Chinesischen Arzneimitteln, Schröpfen, Gua Sha.

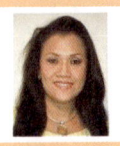

6000 Luzern, Homkhajorn Orasa, Heilpraxis, Matthofring 44, Tel. 079-830 44 35
home: www.heilpraxis-luzern.ch email: orasa.homkhajorn@heilpraxis-luzern.ch
Aromatherapie, Ayurveda (Abhyanga, Shirobhyanga, Shirodhara), Kashaya Pinda Sweda, Upanaha Sweda, Fussreflexzonen, klassische Massage, Reiki. Absolventin der Chiva-Som International Academy, Bangkok.

6000 Luzern

6000 Luzern, Huang Tongliang und Huang-Gerber Simone, Dr. TCM u. Ärztin, Hirschmattstr. 28, Tel. 041-211 07 77, Fax...78, home: www.shengzhendi.ch
Dr. TCM Huang Tongliang, Universitätsabschluss für Akupunktur und TCM in China, Familientradition, Huang-Gerber Simone, Ärztin, Akupunktur und TCM (ASA). Mitglied ASA.

6000 Luzern

6000 Luzern, Kamber Brigitt, Praxis für Chinesische Medizin
Kasimir Pfyfferstrasse 1, Tel. 079-202 66 50, email: brigittkamber@freesurf.ch
Akupunktur, chin. Phytotherapie, Moxa, An-mo, Schröpfen, Ernährung.
A-Mitglied SBO-TCM, A-Mitglied NVS, EMR.

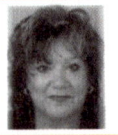

6000 Luzern, Kunz Brigitta, Bachblütentherapeutin, Bruchstrasse 69
Tel. 041-340 39 78, www.energieoase.ch.vu   email: spirit-of-life@bluewin.ch
Bachblütentherapie - Naturprodukte - Psych. astrologische Auswertungen / schriftlich. Unterstützung bei Persönlichkeitsentwicklung-Veränderungs- und Entscheidungsprozessen usw.

6000 Luzern 5

6000 Luzern 5, Müller William, kant. approb. Naturarzt, Iridologe, dipl. Drogist, Homöopath, Weggisgasse 29, Tel. 041-410 52 31
Homöopathie, Spagyrik, Irisdiagnostik, Phyto-, Bioresonanz-, Schröpfkopf- und Colon-Hydro-Therapie (Dickdarmwäsche), Sauerstoff-Mehrschritt- und Magnetfeldtherapie, Dunkelfeld Vitalblut Diagnostik. Mitglied NVS, Krankenkassen anerkannt.

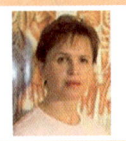

6000 Luzern, Roos-Kolenc Amalija, Operationsschwester, Med. Masseur FA SRK, Weggisgasse 29, Tel. 041-377 40 04
home: www.praxis-zur-gesundheit.ch email: info@praxis-zur-gesundheit.ch
Manuelle Lymphdrainage, Craniosacraltherapie, Med. klass. Massage, Colon-Hydro-Therapie, Fussreflexzonenmassage, Krankenkassen anerkannt.

6000 Luzern

6000 Luzern, Sattler James, Praxis für Kinesiologie u. Shiatsu, Bundesstr. 25, Tel. 041-451 00 84, home: www.kinesiologis.ch email: sattler@tic.ch
Aufstellungen von Familien und Organisationen- kinesiologisch begleitet Kinesiologie und Shiatsu. Brain-Gym- Kurse.

6000 Luzern

6000 Luzern, Zimmermann Karin, Praxis freiRAUM - Frauen und Kinder Sempacherstrasse 15, Tel. 078-691 95 85, email: freiraumpraxis@yahoo.de
Aromatherapie für Körper und Seele, Heilmassagen, Migräne- und Kopfschmerzbehandlung, individuelle Begleitung in Lebenskrisen, Schamanische Heilweisen, Ohrkerzenbehandlungen.

Adressen Plz 6000

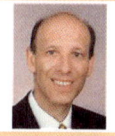

6003 Luzern, Bollhalder Johannes, Astrophilosoph und Naturheilpraktiker
Habsburgerstrasse 20, Tel. 041-210 10 47, home: www.gesund.ch/heilwerden

Irisdiagnose, Wirbelsäulentherapie, Homöopathie, Frequenztherapie nach Clark und Rife, Bioresonanz-, Urblockaden- und Chakratherapie, Ernährungs- und Lebensberatung. Mitglied NVS, Krankenkassen anerkannt.

6003 Luzern

6003 Luzern, Borer Gerold, Dr. med. dent
Pilatusstr. 39, Tel. 041-240 40 41
home: www.zahnarztluzern.ch   email: info@zahnarztluzern.ch
Eidg. dipl. Zahnarzt, Ausbildung in Homöopathie, Praxis für Prophylaxe, Parodontologie, laserunterstützte Parodontaltherapie, Implantologie, ganzheitliche Zahnmedizin. Mitglied SAHP.

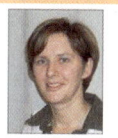

6003 Luzern, Bühler Marlis, Kinesiologin IKZ, Med. Masseurin FA SRK, Lehrerin, Hirschmattstr. 56, Tel. 041-210 96 22
home: www.raum-fuer.ch email: mail@raum-fuer.ch
Begleitung zum einfachen und gesunden Leben mit Kinesiologie, Massagen (Fussreflexzonenmassage, Lymphdrainage, Kopfweh-Migräne-Prävention, Meridianmassage, klassische Massage) und Lernberatung.

6003 Luzern

6003 Luzern, Dr. Dettlaff Siegmar, Zahnarzt und Naturarzt, Sempacherstr. 16
Tel. 041-660 65 15, Fax 041-662 23 15, home: www.dentavit.ch

Biologische Zahnheilkunde: Amalgamsanierung, Störfelddiagnostik und -therapie, Biolog. Kieferregulierung, Detoxifikation, Mikronährstofftherapie. Mitglied NVS-A, GZM, FEOS.

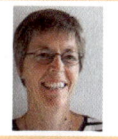

6003 Luzern, Egolf Ursula, Health-Kinesiologie, Lebens- und Trauerbegleitung, Zähringerstr. 23, Tel. 041-420 40 39, www.h-k.ch email: ursula.egolf@h-k.ch

Health-Kinesiologie, Lebens- und Trauerbegleitung, Einzelsitzungen oder Kurse (autorisierte Lehrerin für Health Kinesiologie). Vorstandsmitglied des Health-Kinesiology Verband Schweiz.

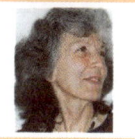

6003 Luzern, Gassmann AmaraMaria, "OSHO-Rebalancing®", Körperzentrierte Bewusstseins- + Herzensarbeit, Obergütschstrasse 45, Tel. 041-310 62 06
home: www.rvs-rebalancing.ch

Essenz: sanfte bewusste Berührung, Atem-Stimme-Bewegung..., Prozessbegleitung, Einzelsitzung-Meditation-Seminare. Mitglied RVS-Verband CH.

6003 Luzern

6003 Luzern, Gschwend Toni, lic. phil. Psychologe, Psychotherapeut
Vonmattstrasse 44, Tel. 041-240 41 42, email: toni.gschwend@freesurf.ch

Psychotherapie für Erwachsene, Kinder, Jugendliche, Paare, Familien. Familienstellen, Atemtherapie. Mitgl. Psychotherapeut SPV, Atemtherapeut ATLPS.

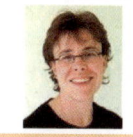

6003 Luzern, Hug Leona, Polaritytherapeutin / Psychiatriepflegefachfrau und Gesundheitsschwester ND HF, Bundesstrasse 36, Tel. 041-211 29 28,
Natel 076-452 26 07, email: leona.hug@bluewin.ch

Polarity Körperarbeit, ambulante psychiatrische Pflege. Krankenkassen anerkannt. Mitglied PoVS und SBK.

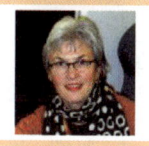

6003 Luzern, Lechmann Bernadette, Kunst- und Ausdruckstherapeutin, MA, Supervisorin, Zähringerstrasse 19, Tel. 041-240 80 85
home: www.emindex.ch/bernadette.lechmann/ email: b.lechmann@bluewin.ch
Kunst- und Ausdruckstherapie (Malen, Körperarbeit, Poesie, Musik), Traumatherapie (PITT), Lösungsorientiertes Malen (LOM), Begleitung in Krisen und Übergängen, Biografiearbeit, Lösungs- und ressourcenorientiertes Vorgehen. GPK, EMR.

6003 Luzern

6003 Luzern, Meile Renata Maria, dipl. Naturärztin für klassische Homöopathie und Shiatsu, Hirschengraben 35, Tel. 041-242 11 55

dipl. Naturärztin für klassische Homöopathie und Shiatsu, kantonal approbiert. Mitglied NVS, SVANAH, VKH und SGS, von den Kassen anerkannt.

Adressen Plz 6000

6003 Luzern	**6003 Luzern,** Meyer Andreas, Pranotherapie-Praxis, Hellsicht, Kartenlegung, Neustadtstrasse 10, Tel. 079-603 66 01 home: www.karten-line.ch email: kartenline@bluewin.ch Pranotherapie durch Geistheilung. Kartenlegung der besonderen Art + Engelskarten. Heilen durch Steine + Bäume. Musik-Therapie n. Dr. Stein. Magnetresonanzmatten-therapie mit Massage, MMS, Traumdeutung. Mitgliedsanwärter SVNH, Mitglied EGK.
6003 Luzern	**6003 Luzern,** Moritz Kathrin naturaEsana Gesundheitspraxis, Dipl. Körper- und Atemtherapeutin LIKA, Theaterstrasse 13, Tel. 041-210 01 74 email: info@naturaEsana.ch Atembehandlungen, Meridianlösungen, klassische Massage: Schwangerschaftsbegleitung, bei Rücken- und Haltungsproblemen, zur Entspannung und Regeneration, etc. Mitglied PDKA.
6003 Luzern	**6003 Luzern,** Odermatt-Flückiger Daniela, Praxis Xundo, Hirschengraben 35, Tel. 041-240 28 18, home: www.xundo.ch email: d.odermatt@xundo.ch Akupunkt-Massage nach Penzel, Autogenes Training, Krankenkassen anerkannt; weitere Unterstützung nach Bedarf mit Body-Detox (Entsäuerung und Entschlackung), Bachblüten.
6003 Luzern	**6003 Luzern,** Oltvànyi Eva, Dr. med. Pilatusstrasse 24, Tel. 041-210 68 46 TCM = Traditionelle Chinesische Medizin, Akupunktur, Laser-Akupunktur, Allergie-Tests, Pulsdiagnostik, Zungendiagnose, Iris-Diagnostik, Bioresonanztherapie. Mitglied SAGA, SALT, NVS-A-Mitglied.
6003 Luzern	**6003 Luzern,** Romano Unterweger Regula, Dipl. Naturheilpraktikerin FNH, Dipl. Atlaslogistin kant. appr., Naturärztin NVS, Obergrundstr. 17, Tel. 041-210 27 01 Atlaslogie, Ausleitverfahren, Bioresonanz, Diätetik, Phytotherapie. NVS A Naturärztin. Mitglied HPLU, NVS A.
6003 Luzern	**6003 Luzern,** Ruchti Hanns, Hypnosecoach Hirschmattstrasse 42, Tel. 076-574 05 58 home: www.hypnoseberatung.ch email: info@hypnoseberatung.ch Lust auf Glück und Erfolg? Dank Hypnose ist es möglich, in Ihrem Unterbewusstsein Ihre innern Kräfte zu wecken und Ihr Leben sofort zu ändern. Rauchstopp, Gewichtsabnahme usw.
	6003 Luzern, Salzmann Walden Rea, psych. Beratung, Gesundheitsmassage, Atemtherapie, Stadthausstrasse 4, Tel. 041-342 09 56 home: www.rea-salzmann.ch email: info@rea-salzmann.ch Körperzentrierte psych. Beratung IKP, Fussreflexzonentherapie, Atemtherapie LIKA, EMR + NVS, spezialisiert für Frauenleiden, Rückenbeschwerden, Burn-out, Angst, Übergriffstraumata, Atembeschwerden.
6003 Luzern	**6003 Luzern,** Schilling Bürgisser Yvonne, Praxis für Körperarbeit Blumenweg 8, Tel. 041-370 96 03, email: yvonne.schilling@bluewin.ch Polarity Gesundheitsmodell, Einzelberatung + Gruppe: Verarbeitung Schwangerschaftsabbruch, Frauen in der Mitte des Lebens, sich etwas Gutes tun. Mitglied Polarity Verband.
	6003 Luzern, Senn Martin, Dipl. Shiatsutherapeut, Bundesstrasse 36 Tel. 041-211 09 10, home: www.shiatsu-senn.ch email: info@shiatsu-senn.ch Dipl. Shiatsutherapeut und Shiatsuausbildner. Krankenkassen anerkannt. Mitglied SGS.
6003 Luzern	**6003 Luzern,** Straub Ute, Körperzentrierte Psychologie und Atemtherapie IKP Murbacherstrasse 37, Tel. 041-370 60 92, email: straubute@bluemail.ch Körperzentrierte Psychologische Beratung, ganzheitlich-integrative Atemtherapie, aktive Imagination und Ritualarbeit.

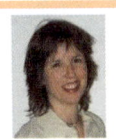

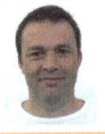

Adressen Plz 6000

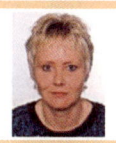

6003 Luzern, Strebel Annemarie, Naturärztin NVS, dipl. Farbpunkturtherapeutin, dipl. Graphologin, Hirschmattstr. 52, Tel. 041-870 40 77, Priv. 041-311 19 35
Energetische-Terminalpunkt-Diagnose, Farbpunktur nach P. Mandel, Ganzheitliche Lebensberatung; Farbenfachfrau. Seminare: Farben, Graphologie, Gesundheitstage. Mitglied NVS, EMR, ASCA, Esogetics.

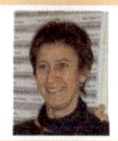

6003 Luzern, Tanner Erna, Polaritytherapeutin
Hirschengraben 35, Tel. 041-420 10 36, email: erna.tanner@freesurf.ch
Polaritytherapie für Säuglinge, Kinder, Jugendliche und Erwachsene. Dipl. Kinderkrankenschwester. Dem Polarityverband angeschlossen. Bei Zusatzversicherung von den meisten Krankenkassen anerkannt.

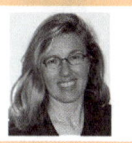

6003 Luzern, von Ah-Windlin Christina, Praxis für chinesische Medizin und Shiatsu, Zähringerstrasse 20, Tel. 041-240 09 19
home: www.christinavonah.ch   email: info@christinavonah.ch
Chinesische Medizin mit: Akupunktur, Heilkräutern, Ernährung nach den 5 Elementen, Schröpfen, Moxa; Shiatsu; Kantonal anerkannt, A-Mitgl. NVS, SBO-TCM, SGS.

6003 Luzern
6003 Luzern, Wieser Emil
Bleicherstrasse 7, Tel. 041-211 31 11, email: emil.wieser@freesurf.ch
Geistiges Heilen, Lebensberatung, Meditation, Persönlichkeitsschulung, Seminarleiter. Mitglied SVNH.

6003 Luzern
6003 Luzern, Witt Hilary, Dipl. TCM-Therapeutin SBO / NCCAOM
Kasimir Pfyffer Strasse 1, Tel. 041-240 78 78, Natel 079-707 72 40
Dipl. TCM-, Akupunktur- und Qi Gong-Therapeutin sowie Supervisorin und Kursleiterin. L. Ac. NCCAOM (USA) und A-Mitglied SBO TCM. Dipl. in Somatic Experiencing (SE) Trauma-Heilung nach Dr. Peter Levine.

6003 Luzern
6003 Luzern, Wüthrich Roland, lightlife, Bernstrasse 29
Tel. 078-601 16 65, home: www.lightlife.ch   email: info@lightlife.ch
Persönlichkeitsberatung - Entwicklung: CHI - Heilung, mediale Beratung, Meditation. Vereinbaren Sie bei mir einen ersten kostenlosen Beratungstermin und überzeugen Sie sich von meinem Angebot.

6003 Luzern, Wyss-Oehrli Eva, Dipl. Farbtherapeutin, Dipl. Farbtherapeuteausbilderin, Ausbilderin FA, Rütlgasse 2, Tel. 041-240 40 51, Natel 079-606 58 02, home: www.azf.ch   email: info@azf.ch   Ganzheitliche Farbtherapie, Lichttherapie, Beratungen, Vorträge, Seminare, Gründerin und Leiterin des Ausbildungszentrums für Farbtherapie AZF in Luzern, etc. A-Mitglied SVNH, SVNH geprüft in Farbtherapie, Mitglied CTA, IAC, NVS, EMR und ASCA anerkannt.

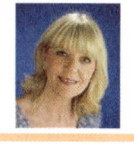

6004 Luzern
6004 Luzern, Fähndrich Beat, Med. Masseur FA SRK
Sempacherstrasse 20, Tel. 079-467 69 70
Behandlungen bei Kopf - und Rückenschmerzen und anderen Beschwerden. Sorgfältiges Eingehen auf Ihre Problematik. EMR - registriert und von den meisten Krankenkassen anerkannt.

6004 Luzern
6004 Luzern, fukujuwado Reto J. Kollbrunner, Watsu-/Shiatsu-Therapeut
Rosenbergweg 8, Tel. 079-351 96 70
home: www.fukujuwado.ch   email: kollbrunner@fukujuwado.ch
Praxis für ganzheitliche Therapie: Watsu (Wasser-Shiatsu), Shiatsu, Kinder-Shiatsu, Baby-Shiatsu.

6004 Luzern
6004 Luzern, Gemeinschaftspraxis Pircher – Zika
Stadthofstrasse 3, Tel. 041-410 88 40
Bioresonanz-Therapien für Ekzeme - Allergien - und chronische Krankheiten, Fussreflexzonen Massage, Wirbelsäulenbehandlung bei Rückenproblemen. Mitglied NVS.

Adressen Plz 6000

6004 Luzern
6004 Luzern, Gorgioski Valentina, Dipl. Wellness Masseurin & Kosmetikerin
Maihofstrasse 31, Tel. 041-310 78 58, home: www.gorgioski.ch
GK/TK Massage, Hot Stone, Edelstein-Massage, Akupressur, Fussreflexzonen, Schröpfen, Fango-Warmpackungen, Gesichtsbehandlungen, Maniküre, Pediküre, Rückenbehandlung (Peeling + Maske) Haarentfernung, Paraffin.

6004 Luzern
6004 Luzern, Luethy-Sigrist Yvette, Klassische Homöopathie SkHZ
Fluhmattstrasse 2, Tel. 079-779 04 01, email: yl.homoeopathie@bluewin.ch
Klassische Homöopathie. NVS-A-Mitglied.

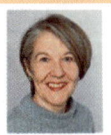

6005 Luzern, Aeschbacher-Küng Lucia, Körpertherapeutin
Hügelweg 3, Tel. 041-360 82 46 privat, email: lucia.aeschbacher@gmx.ch
Biodynamische Psychologie, Körperarbeit und Massage. Ich unterstütze den Fluss Ihrer Lebensenergie auf der körperlichen, emotionalen, geistigen und spirituellen Ebene. Mitglied SBBP, BBS.

6005 St. Niklausen
6005 St. Niklausen, Biland Tobias, Lichtzentrum Lotus Luzern
Stutzstrasse 25, Tel. 041-410 78 79, Fax 041-362 11 33
home: www.lichtzentrum-lolu.ch email: info@tobiland.ch
Traumführungen & Traumdeutungen, Reeinkarnationstherapie, Lebensberatungen nach Prof. Dr. phil. Kurt Tepperwein, Gesundheitscoaching, Speichelanalysen, Tantrayoga (Gruppen und Einzelsitzungen), Reiki. Mitglied SVNH.

6005 Luzern
6005 Luzern, Brudermann Christine, Naturheiltherapeutin NVS-A
Steinhofrain 18, Tel. 041-310 20 35
PRAXIS DYNAMIS, Darmreinigung, Bioresonanz + Test, Fuss- und klassische Massagen, Reiki. Mitglied NVS-A.

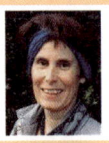

6005 Luzern, Corridori Najma C., Certif. Rebirtherin, Certif. Biosynthesetherapeutin, Schlossstr. 9, Tel./Fax 041-310 10 79, www.praxis-info.ch/ncorridori
Die Heilkraft des Atems wird zur Brücke zw. Körper u. Seele, zw. Existenz u. Essenz durch Körper-, Gestalt- und Atemarbeit / Rebirthing, Energiebehandlung / -massage, Meditation und Bachblüten. Einzeln / Gruppen. Mitglied SVNH gepr. in Atemtherapie und Lebensberatung.

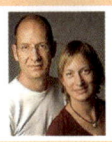

6005 Luzern, Feldmann Thomas und Uta, Forum für Konfliktlösung & Lebenstraining, Dorfstrasse 31, Tel./Fax 041-340 44 71
home: www.lebenstraining.ch email: info@lebenstraining.ch
Praxis für systemische Einzeltherapie u. Paartherapie, Familienstellen n. Hellinger, Konfliktberatung, Supervision-Coaching-Teamentwicklung, Aufstellungs-Seminare, Männer- und Frauenarbeit (IAS, SAAP)

6005 Luzern
6005 Luzern, Hochstrasser Monika, Therapeutin für chinesische Medizin
Geissensteinring 12, Tel. 076-340 34 88
Ich biete Tuina an, eine chinesische Heilmassage, eine Alternative zur Akupunktur. EMR-anerkannt. Mitglied SBO-TCM.

6005 Luzern
6005 Luzern, Ineichen Barbara, Praxis für klassische Homöopathie GmbH
Sternmattstrasse 40, Tel. 041-360 02 23
Klassische Homöopathie, Mitglied VKH, SVANAH, manuelle Lymphdrainage.

6005 Luzern
6005 Luzern, Kuhn Hämmerli Katarzyna, Naturärztin-TCM
Bodenhofstrasse 29, Tel. + Fax 041-250 50 39, email: info.tcm@acris.ch
TCM: Akupunktur, Kräutertherapie, Ernährungsberatung, Aromatherapie, Feng Shui-Beratung. Mitglied NVS, SBO-TCM, kantonal approbiert.

Adressen Plz 6000

6005 Luzern

6005 Luzern, Odermatt Heidi, Gesundheitspraxis
Langensandstrasse 25, Tel. 041-360 94 10, Natel 079-340 44 43
home: www.heidiodermatt.ch   email: heidiodermatt@bluewin.ch
Atemtherapie, Körperzentrierte Bewegungstherapie, Fussreflexzonenmassage, Familienstellen, Mentaltraining. Mitglied NVS.

6005 Luzern

6005 Luzern, Schudel Monika, Therapeutin, kompl. Medizin
Tel. 041-320 41 92, email: mschudel@tele2.ch
Geistiges Heilen, Therapeutic Touch, Energiefeldarbeit, Mediale Arbeit, Meditation, Lebensberatung. TTVS.

6005 St. Niklausen-Luzern, von Aesch Katja, Naturheilärztin, Apothekerin, Stutzstrasse 25, Tel./Fax 041-362 11 33, Natel 076-573 26 62
home: www.lichtzentrum-lolu.ch   email: lotus-luzern@bluewin.ch   Therapien + Ausbildungen in: EMF Balancing Technique®, Reinkarnationsther., Bachblütenther., Shiatsu, Reiki 1.-3 Lichtgrad + Meistergrad, Energie- + Lichtarbeit, Reflexzonenmassage. Mitgl. NVS, EMR-Therapeutin, SVNH gepr. in Reinkarnation u. Geistheilung.

6005 Luzern, Weibel Rosmarie, dipl. Bioenergetikerin u. Gesundheitsberaterin
Haselweg 4, Tel. 022-751 06 09, home: www.selfempowerment-training.ch
email: rosmarie.weibel@geneva-link.ch
Energetische Behandlungen, Körpertherapie, Geistiges Heilen, Ernährungs- und Lebensberatung, Qigong- und Art of Life-Seminare. Mitglied SVNH, SGQT.

6006 Luzern

6006 Luzern, Egli-Schifferli Regula, Akupressur Therapeutin Jin Shin Do
Kapuzinerweg 25, Tel. 041-420 76 26
Jin Shin Do Akupressur, Prozess Akupressur, SVNH geprüft in Jin Shin Do Akupressur. Mitglied SVNH.

6006 Luzern

6006 Luzern, Goetz-Rykart Ruth, Cert. Craniosacral-Therapeutin
Denkmalstrasse 3, Tel. 041-371 03 48, email: ruth.goetz@bluewin.ch
Praxis für Craniosacral-Balancing, Fussreflexzonenmassage N.D., Energiearbeit NFSH, Mitglied des International Institute for Craniosacral-Balancing®, Mitglied EMR.

6006 Luzern, Gretener (-Muller) Sonja, Praxis, Drellindenstrasse 46
Tel. 041-420 02 86   - Visionäre Cranio-Sacrale Arbeit VCSA, klassische Massagen, Fussreflexzonentherapie, spirituelle Beratung und Begleitung. Jahrelange Erfahrung mit Schleudertraumata, Kiefergelenksprobleme, Migräne, chronische Rückenschmerzen, Angstzustände. KK anerkannt.

6006 Luzern, Häfliger Priska-Margaretha, Dipl. Lebensberatung
Hünenbergstrasse 2, Tel. 041-420 04 67
home: www.tarot-jb.ch   email: pris.ma@tarot-jb.ch
PRISMA- Tarot (Rider Waite), Beratungen, Seminare, Ausdrucksmalen.

6006 Luzern, Helfenstein Heidy, dipl. Psychologin
Büttenenhalde 26, Tel. 041-370 00 01, Fax 041-371 01 21
home: www.hhip.ch   email: h.helfenstein@bluewin.ch
Als dipl. Psych. biete ich seit 1981 psych. Beratung sowie diverse Entspannungsübungen und Mental-Training an. Ich bilde auch Kursleiter in Autogenem und Mentalem Training und PMR nach Jacobson aus.

6006 Luzern

6006 Luzern, Kunz Hans-Ruedi, Gesundheitspraxis
Felsental 9, Tel. 041-210 70 59
Gesundheits-Praxis, Lebensberatung, Metamorphose, Kinesiologie, Geistiges Heilen, Bach-Blüten. Mitglied SVNH.

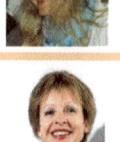

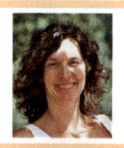

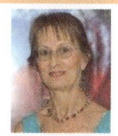

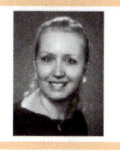

Adressen Plz 6000

6006 Luzern

6006 Luzern, Müller Hildegard, Herz-Atem-Bewusstsein: Kurse + Therapien
Felsental 9, Tel. 079-704 62 51, email: herz-atem@bluewin.ch
Herz-Atem-Bewusstsein: Atemtherapie, Craniosacral Therapie, Babytherapie, Psychomotorik, Dynamic Rebounding, Stressregulationstraining, Prävention-Burnout. Mitglied SBAM, CranioSuisse, ASTP, EMR.

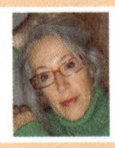

6006 Luzern, Pfäffli Rosmarie, Integral-Therapie, Liebenauweg 3, Tel. 079-777 74 45, home: www.integral-therapie.ch email: rosmarie.pfaeffli@bluewin.ch
Spirituelle Lebensberatung, Bachblüten, Sonnenarkanum, Heilen, Meditation, Seminare. Mitglied SVNH geprüft in Lebensberatung und Geistigem Heilen.

6006 Luzern

6006 Luzern, Plüss Judit, Praxis für Tuina + Akupressur
Stiftstrasse 1, Tel. 041-362 06 49, email: judit.pluess@bluewin.ch
Dipl. Krankenschwester, TCM-Therapeutin bietet Tuina, Akupressur + FRZ-Therapie an. Mitglied SBO-TCM.

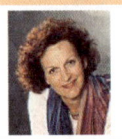

6006 Luzern, Vetter Nufer Verena, Psychologische Beratung und Therapie
Schädrütihalde 2, Tel. 041-611 10 10
home: www.wellness-in.ch email: v.vetter@netzone.ch
Heilung bei seelischen Konflikten: Musiktherapie, autogenes Training, Rückführung, GesundheitsCoaching nach Dr. Roy Martina, Bach-Blüten, langjährige Erfahrung, Krankenkassen anerkannt.

6006 Luzern

6006 Luzern, Wyrsch Katharina, dipl. Naturärztin
Mettenwylstrasse 21, Tel. 041-420 47 63
dipl. Naturärztin für klassische Homöopathie. Absolventin der CvB-Akademie und Akademie der hom. Heilkunst. Krankenkassen- / EMR - anerkannt. Mitglied NVS-A / VKH-A Mitglied.

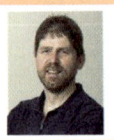

6010 Kriens, Beutler-Huber Stefan, Therapeut
Schachenstrasse 22, Tel. 041-320 26 30, Fax 041-320 85 30
home: www.beutler-stefan.ch email: stebeu@gmx.net
Craniosacral-Therapie, Polarity-Therapie, Fussreflexzonen-Massage. Mitglied Cranio Suisse, POVS, SVNH.

6010 Kriens

6010 Kriens, Burri Marina Ayurveda-Praxis, Ayurveda-Massage-Therapeutin
Luzernerstrasse 40, Tel. 041-320 91 64, Natel 076-382 42 76
home: www.ayurveda-praxis.ch email: m.burri@ayurveda-praxis.ch
Ayurveda-Massagen und Behandlungen, Konstitutionsbestimmung und Beratung. Mitglied VEAT. Von den meisten Krankenkassen anerkannt.

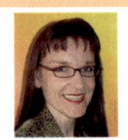

6010 Kriens, Fux-Meyer Brigitte, dipl. Psychologin SGPH, dipl. Hypnose-Therapeutin, Zumhofstrasse 79, Tel. 041-340 67 05
home: www.emindex.ch/brigitte.fuxmeyer email: brigittefux-meyer@aik.ch
Autogenes u. Mentales Training, Grund- u. Oberstufe, Einzel-, Paar-, Gruppen- und Firmenkurse, Psychologische Beratung, Hypnose-Therapie, Entspannungsmassagen, EMR-anerkannt, Mitglied SAT, DGHT.

6010 Kriens

6010 Kriens, Haene-Christen Margrit, Polarity, Atemtherapie, Pflegefachfrau
Bergstrasse 109, Tel. 041-312 53 00, Natel 076-330 53 00
email: margrit.haene@freesurf.ch
Pflegefachfrau Höfa 1, Polarity Körperarbeit, Atem + Empfindungsarbeit nach M. Schneider. Mitglied EMR, POVS, SBK.

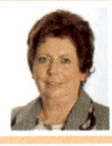

6010 Kriens, Hartmann Renata, dipl. Feng Shui Beraterin / Liz free energy trainer, Hackenrainstrasse 27, Tel. 041-320 20 01, Fax 041-322 19 83
email: allegra-fengshui@bluewin.ch
Beratungen & Seminare / Privat und Geschäft. Positive Lebensenergie durch bewusste Raumgestaltung. Lebensräume in einen Ort der Kraft wandeln.

Adressen Plz 6000

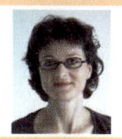

6010 Kriens, Herzog Isabel, Praxis für klassische Homöopathie
Amstutzstrasse 15, Tel./Fax 041-310 77 07
home: www.universaly.ch email: iherzog@universaly.ch Praxis für klassische und prozessorientierte Homöopathie, Bioresonanz-Therapie. Termine nach Vereinbarung von Mo-Fr. Dipl. Krankenpflege AKP, Weiterbildung Krüger, Jus, Vithoulkas, Laborde u. A. Mitglied bei VKH, NVS, HPLU, Krankenkassen anerkannt.

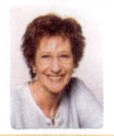

6010 Kriens, Lehmann-Urech Lea, Gesundheitspraxis
Luzernerstrasse 7, Tel. 041-310 39 81, email: l.lehmann@bluewin.ch
Wirbelsäulen-Basis-Ausgleich® n. Ott, Akupunkt-Massage n. Penzel, Reflexzonen-Massage, Krankenkassen anerkannt. Pedicure / Fusspflege. Methode der 4 Dimensionen, Neue Homöopathie nach Körbler. Mitglied WBA, APM, NMT, SVNH, NVS-A-Therapeutin / EMR und ASCA anerkannt.

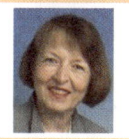

6010 Kriens, Mollet Walter Sylvia, Heilpraktikerin
Gemeindehausstr. 1, Tel. 041-320 33 00, home: www.tao-naturheilpraxis.ch

westliche Naturheilkunde, Schüsslersalze, Bioresonanz, Pflanzenheilkunde, Ernährung, Vitalstofftherapie, Ausleitung.

6010 Kriens

6010 Kriens, Rössel Edith, Therapeutin (Gesundheitspraxis)
Luzernerstrasse 14 / Späni, Tel. 079-612 50 02
Psychosomatische Energetik (REBA-Test), Tuina-Massagen / Akupressur, bio - energet. Lymphdrainage, ganzheitliche kosmetisch - therap. Behandlungen. Zertifizierte Energie-Therapeutin. Mitglied SVG, NVS-A, SPAK, KK-zulässig.

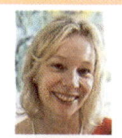

6010 Kriens, von Arx Monique, Praxis für Körperarbeit
Habermattweg 6, Tel. 041-320 99 68, Fax 041-320 99 89
home: www.breath-of-life.ch email: info@breath-of-life.ch
Craniosacral-Balancing® (SCVC, EMR, SVNH). Trauma-Healing, Cranio in der Schwangerschaft, Cranioarbeit mit Babys und Kindern, SKAN- Intuitive Körper- und Theaterarbeit.

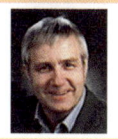

6010 Kriens, Walter Bruno, Heilpraktiker
Gemeindehausstr. 1, Tel. 041-320 33 00, home: www.tao-naturheilpraxis.ch

Akupunktur Bioresonanz, chin. Kräuter, Bioenergetik, Bioresonanz, Vitalfeldtherapie, Schüsslersalze, Ausleitung, Baunscheidt, Ultraschallmassage.

6014 Littau

6014 Littau, Hofstetter Kurt, vitanova Gesundheitspraxis, Luzernerstrasse 51, Tel. 078-670 63 00, www.vitanova-shop.com email: info@vitanova-shop.com

Mobiler Massagedienst in der Deutschweiz. Klass. Massage, Sportmassage, Büromassage, Fussreflex, Schröpfen, Wirbelsäulentherapie. Online-Shop mit Artikeln für Gesundheit, Sport, Fitness und Vitalität.

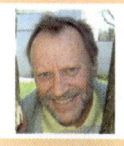

6014 Littau, Schröder Jürgen, Naturheilpraktiker, Fanghöfli 12, Tel. 076-320 54 53, Fax 041-322 08 41, home: www.aufstieg.ch email: j.schroeder@aufstieg.ch

Regulationsdiagnostik nach Dr. Klinghardt, Amalgamausleitung, Mentalfeldtherapie, kreative Homöopathie nach A. Peppler, Akupunktur, Yoga, autogenes Training, Seminare RD1+PK1, Mitglied NVS / Svanah / VNS / EMR.

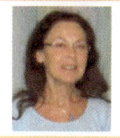

6014 Littau, Schröder Ursula, Naturheilpraxis, Fanghöfli 12, Tel. 041-250 54 53 Fax 041-250 54 83, home: www.aufstieg.ch email: u.schroeder@aufstieg.ch

kreative Homöopathie, homöop. Lebensberatung, Fussreflexzonenmassage, REIKI-Seminare, Stressregulation, Traumdeutung, Mental-, Autogenes-, Motivations-Training, Kurse für Psychologie im Alltag.

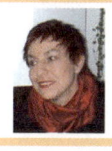

6014 Littau, Sicher Dora, Naturheilpraxis, Thorenbergmatte 8, Tel. 041--260 04 51, Fax 041-250 43 20, home: www.natupra.ch email: mail@natupra.ch

Massage, Lymphdrainage, Wirbelsäulenbehandlung, viscerale Osteopathie, Irisdiagnose, Fasten (ambulante F.X. Mayr-Kur), Ernährung, Astrologie, kantonale Zulassung, alle KK anerkannt.

Adressen Plz 6000

6014 Littau

6014 Littau, Sommerhalder Pia
Blattenmoosstrasse 8, Tel. 041-240 14 60
Fussreflexzonenmassage, Ganzkörpermassage.
Mitglied SVNH.

6015 Reussbühl

6015 Reussbühl, Hollenstein Rosmarie, Ergotherapeutin
Ruopigenstrasse 33, Tel. 041-262 02 18, email: praxisergo@bluewin.ch
Praxis für Ergotherapie mit Kindern und Jugendlichen, Akupunktmassage nach Penzel, Bachblüten und Kalifornische Blüten, Ernährungsberatung.
Mitglied EVS, APM.

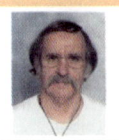

6016 Hellbühl, Blättler Valentin, Masseur
Ruswilerstr. 8, Tel. 041-467 03 10, Fax 041-467 03 11, Natel 079-672 54 39
home: www.valitherapie.ch email: blaettler@valitherapie.ch
Klassische Massage, Körperpflege, Aqua Trim-Dusche, Body Wrapping für Schlankheit, Reiki mit Kristallsteinen, Fitness, zum abnehmen. Gratis Fahrt zu wandern oder Thermalbad, nur Auto.

6017 Ruswil

6017 Ruswil, Geringer Romy, Atlaslogistin + Zilgreilehrerin
Schwerzistrasse 21, Tel. 041-495 14 39
Atlaslogie, Zilgrei, Magnetfeldresonanz.
Mitglied SVNH, SVFA, Zilgrei-International.

6018 Buttisholz

6018 Buttisholz, Marcionelli Antonella
Bösgass 3, Tel. 041-928 07 28, email: antonella7@gmx.net
SCHAMANISTISCHE SITZUNGEN UND TAGESKURSE. Erfahrenes Medium mit langjähriger Erfahrung im In- und Ausland (Amazonas, England) hilft Ihnen seriös und liebevoll weiter.

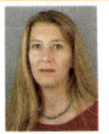

6018 Buttisholz, Schmidiger Helena, Praxis für Körpertherapie, Pflegefachfrau
Hinterdorf 14, Tel. 041-922 14 72,
home: www.emindex.ch/helena.schmidiger/ email: helena.schmidiger@bluewin.ch
Medizinische Massagen, Craniosacrale Osteopathie, Dyn. Wirbelsäulenmobilisation, reflektorisch-energetische Mobilisation (ReMo), APM, Schröpfkopfbehandlung, Bachblüten, Touch for health, NVS A-Mitglied, EMR

6020 Emmenbrücke

6020 Emmenbrücke, Amstutz Martha, straight Vitalogist
Rothenburgstrasse1, Tel. 041-281 48 48, Natel 078-748 12 18
email: ma@mavita.ch
Entspannung für Muskulatur, Wirbelsäule und Nervensystem. Die Gesundheitspflege für Ihr Wohlbefinden und Aktivierung der Selbstheilungskräfte! Biokinematik zur Schmerzbehandlung. Mitglied SVNH.

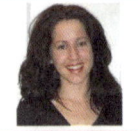

6020 Emmenbrücke, Andereggen Jeannette, Raum für Beratung, Sein und Licht, Bahnhofstrasse 11, Tel. 076-366 77 12
home: www.heilengel.net email: angellu@gmx.net
Beratung, Energie- u. Licht-Arbeit, Engel, Sein (Shaumbra), Akupressur-Massagen zum Lösen von Schultern-, Nacken- und Rückenschmerzen.

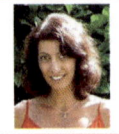

6020 Emmenbrücke, Bühlmann Cornelia, Praxis für Craniosacral Balancing
Kapfstrasse 31, Tel. 041-280 78 19
home: www.sowelu.ch.vu email: Sowelu@hispeed.ch
Nach dem "Breath of Life ". Prinzip und dem Biodynamischen Ansatz. Behandlungen auch für Babys + Kleinkinder. Dipl. Kosmetikerin, Dipl. Aerobic Instrukter, Spirituelles Channeling, Chinesische Quantum-Methode 1. EMR-Mitglied.

6020 Emmenbrücke

6020 Emmenbrücke, Odermatt Godi, Praxis für klassische Homöopathie
Rueggisingerstrasse 20, Tel. 041-260 27 30
Homöopath (Naturarzt) CVB, VKH, kant. Approbation, NVS-A, EMR, Krankenkassenleistungen.

Adressen Plz 6000

6020 Emmenbrücke

6020 Emmenbrücke, Staubli Ursula, Systemische Therapie, Maltherapie, Biografiearbeit, Haldenstrasse 6, Tel. 041-262 15 84, Fax 041-262 15 83
email: ursula.staubli@freesurf.ch
Einzelberatungen, Seminare Freitagabend / Samstag, 1 Mal pro Monat, bis 15 Teilnehmer, Krankenkassenanerkennung EMR, kostenloses Abklärungsgespräch. Praxis seit 1993.

6020 Emmenbrücke

6020 Emmenbrücke, Strölin Peter Winistörfer André, Health Center Emmen
Sonnenplatz 1 Ost, Tel. 041-260 60 33, Fax 041-260 69 88
email: peterstroelin@bluewin.ch
Physio-medizinische Massagepraxis, Reflexologie, asiat. Fussmassage, Fusspflege, Elektrotherapie, Sporttherapie, Sportbetreuung. Mitglied ZVMN, ASCA.

6020 Emmenbrücke

6020 Emmenbrücke, Tobler Jacqueline, Dipl. Heilpraktikerin TCM
Erlenstrasse 34, Tel. 076-341 09 04, email: to-ja@mysunrise.ch
Akupunktur, Diätetik, Phytotherapie und Shiatsu.

6023 Rothenburg

6023 Rothenburg, CANGLESKA Spiritualität im Alltag, Ausbildungs- & Beratungszentrum, Buzibachstrasse 43, Tel. 041-280 30 46
home: www.cangleska.ch   email: info@cangleska.ch
Mediale Sitzungen, Geistiges Heilen, Rückführungen, Schamanische Sitzungen. Seminare, Kurse & Workshops.

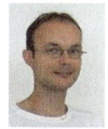

6023 Rothenburg, Haefliger Christoph, MEDASIA
Lindauring 2, Tel. 041-281 21 59
home: www.medasia.ch   email: info@medasia.ch
Chinesische Medizin, Akupunktur, Shiatsu, Kräuterheilkunde, Ernährungsberatung, Schröpfen, Moxa, Laserakupunktur, Qi Gong, Kurse.

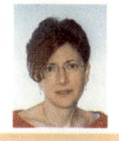

6023 Rothenburg, Meyer Yvonne, Naturheilpraxis "Flecken"
Flecken 32, Tel. 041-281 05 06, home: www.naturheilpraxis-meyer.ch
Verschiedene Massagen, Narbenentstörungen, Bioresonanztherapie, Neurolinguistisches Programmieren. Mitglied NVS.

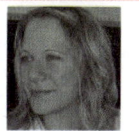

6026 Rain, Scheurer Sarah, med. Masseurin FA SRK
Dubematt 7, Tel. 079-464 39 89
home: www.genesung.ch email: sarah.scheurer@gmx.ch
Craniosacral, kl. Massage mit oder ohne Schwingkissen, Fussreflexzonenmassage, Manuelle Lymphdrainage, Wickel, Fango, Atlaslogie, Bindegewebemassage.

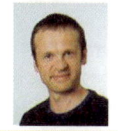

6027 Römerswil, Gassmann Beat, Heilpraktiker kant approbiert, Hitzkirchstr. 4, Tel. 041-460 41 54, Fax 041-460 41 30, email: gassmann@bluemail.ch
Naturheilpraxis: Akupunkt-Massage nach Penzel, Qi-Gong-Taiji, Pranik Healing, Wirbelsäulenbehandlung nach Dorn, The work of Byron Katie.

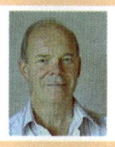

6027 Römerswil, Guntersweiler Max, Geistige Energiearbeit & Klangschalenmassage, Gesundheitspraxis, Hitzkirchstrasse 6
Tel. 041-911 08 28, Fax 041-911 08 29, email: frieda.portmann@freesurf.ch
Geistig-energetische Behandlungen (auch Fernhilfe), Klangschalenmassage, Affirmationen energetisch abspeichern, energetische Sanierung von Umweltbelastungen, Seminare nach Attilio Ferrara: Heilerausbildung & Engelseminar.

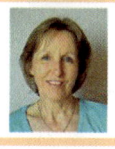

6027 Römerswil, Portmann Frieda, Geistige Energiearbeit & Farbtherapie, Gesundheitspraxis, Hitzkirchstrasse 6, Tel. 041-911 08 28, Fax 041-911 08 29
email: frieda.portmann@freesurf.ch Geistig-energetische Behandlungen (auch Fernhilfe), Farbtherapie (herkömmlich u. energetisch), Wasseradern neutralisieren, Seminare n. Attilio Ferrara: Heilerausbildung, spirituelle Farbenlehre, Engelseminare.

Adressen Plz 6000

6030 Ebikon

6030 Ebikon, Haug Rösli, Gesundheits- Praxis, Ottigenbühstrasse 21
Tel.+ Fax 041-440 44 87, email: haug-rosalia@bluewin.ch
Akupunktmassage nach Penzel, Wirbelsäulenbasis- Ausgleich nach Rolf Ott, Medi- Taping nach Dr. med. D. Sielmann Spiraldynamik, EMR, ASCA anerkannt.

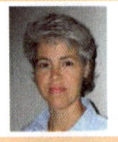

6030 Ebikon, Heer Luzia, Dipl. Kinesiologin, Mühlegg 10, Tel. 041-440 72 22
home: www.kinesiologie-ebikon.ch   email: info@kinesiologie-ebikon.ch
Integrative- und Psychokinesiologie, ganzheitliche Lebensberatung; Einzelsitzungen für Erwachsene und Kinder. Mitglied SBVK / VNS Verein Neurobiologie Schweiz.

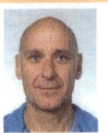

6030 Ebikon, Jäger Marc, Kaspar Koppstrasse 14, Tel. 041-440 35 41
Craniosacral-Therapie für Säuglinge, Kinder und Erwachsene; Gesprächsbegleitung und Meditation. Mitglied Cranio Suisse, SVNH.

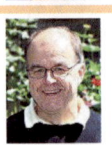

6030 Ebikon, Keller Klaus, Naturarzt (kant. appr. Luzern), Heilpraktiker Riedholzstrasse 1, Tel. 041-444 20 70
home: www.diagnostica-helvetica.ch email: klaus.keller@diagnostica-helvetica.ch
Regena-Therapie nach Stahlkopf, Dunkelfeld-Mikroskopie, Elektroakupunktur-Diagnostik, Akupunktur, Bach-Blütentherapie, Tumornachsorge, Darmsanierung, Biochemie nach Dr. Schüssler. Mitglied NVS, Regena-Ärzte-Kreis, Regena-Akademie.

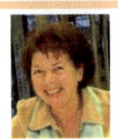

6030 Ebikon, Vido Marie-Anne, Praxis für Lebenshilfe - Kurse u. Ausbildungen Höflirain 21, Tel./Fax 041-440 29 21, www.vido.ch email: vido@hispeed.ch
Lebensberatung, Bachblüten-Therapie, astrologische Berufsberatungen, Kurse und Ausbildungen. A-Therapeutin SVNH für Lebensberatung und Bach Blütentherapie.

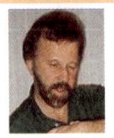

6032 Emmen

6032 Emmen, Bühler Ruedi, Atemtherapie, Rathausenstrasse 4
Tel. 041-260 46 45, home: www.atemgarten.ch   email: info@atemgarten.ch
Atemtherapie IKP, Medau-Körpertherapie, Focusing, Gesprächsbegleitung, Psychozonen-Fussmassagen, Meditation.

6032 Emmen, Gasser Heidi, Praxis Barfuss, Stichermattstrasse 1
Tel. 079-462 99 54, email: adelheid.gasser@bluewin.ch
Fusspflege, Reflexzonenmassage, Assiatische Fussmassage, Fussmassage TCM, Babyfussmassage (3 monatskrämpfli usw.) Schüsslersalz- und Bachblühten-Beratung. EMR + Krankenkassenanerkannt.

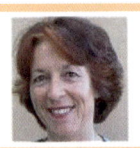

6032 Emmen, Pasquale Rita, Homöopathin, Naturheilpraktikerin
Unter Grundhof 20, Tel. 041-260 28 60, email: r.pasquale@bluewin.ch
Klassische Homöopathie, Einzelberatungen, Kurse, Bachblütenberatung, Schüssler Salze. Mitglied NVS, SVANAH, VKH, HVS, kant. approb., EMR.

6033 Buchrain

6033 Buchrain, Huwyler-Haas Lucia, Leisibachstrasse 37, Tel. 041-440 00 21
Farbpunktur nach Peter Mandel, Fussreflexzonenmassage, Dorn- und Breuss-Wirbelsäulentherapie, Reiki, Bachblüten, Metamorphose. EMR-anerkannt. Mitglied SVNH.

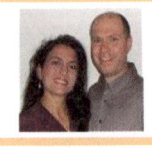

6033 Buchrain, Herr+Frau Weiss Stefan und Cheryl, dipl. Pranic Healing Lehrer, Hauptstrasse 2, Tel. 041-442 08 08, Fax 041-442 08 09
home: www.pranichealing.ch   email: stefan@pranichealing.ch
Certified Senior Pranic Healer, Energiebehandlung, Kristallbehandlung, Lebensberatung, Psychotherapie, Pranic Healing Kurse. Mitglied SVNH, SPG.

Adressen Plz 6000

6037 Root
6037 Root, Wyss Simone, kant.approb. Naturärztin, kant.approb. Homöopathin, Geretsmatt 6a, Tel. 041-450 18 81, Fax 041-450 06 29
home: www.globuli.biz   email: info@globuli.biz
Homöopathie, Wirbelsäulen Basis Ausgleich mit dem Schwingkissen, Fussreflexzonenmassage, Entgiften und Schwermetallausleiten mit Body-Detox.

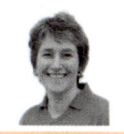

6038 Gisikon, Küng Elisabeth, Praxis für Lebensenergie / dipl. Therapeutin, Bühlstr. 28, Tel. 041-451 09 06 Fax...05, email: elisabeth.kueng@bluewin.ch
Fussreflexzonenmassage / Fusstherapie TCM / Schwingungstherapie / Neue Homöopathie n. E. Körbler / Mineralstoffberatung / Psychozonmassage. Mitglied SVNH.

6043 Adligenswil
6043 Adligenswil, Brandl Anne, Reiki-Atelier, Therapeutin, Sozialarbeiterin Im Zentrum 7a, Privat: Rütlimatte 18, Tel. 041-370 30 41, Fax 041-370 31 56
home: www.gesund.ch/brandl   Reiki-Ausbildung / -Seminare in Kleingruppen alle Grade, Fussreflexzonentherapie, Reflektorische Lymphbehandlung am Fuss, Rückenmassage n. Dorn/Breuss, Tibetische Rückenmassage, Meridian-Energie-Technik. Mitglied EMR, SVNH, Reiki Praktiker Verband.

6043 Adligenswil
6043 Adligenswil, Mahlstein-Lang Verena, Heilpraktikerin
Klusenmatt 3, Tel. 041-370 55 15, email: vreni.mahlstein@bluewin.ch
TCM mit Akupunktur, Shiatsu, westliche Phytotherapie, Ernährungsberatung nach den 5-Elementen. Mitglied NVS, SBO-TCM, SGS, kant. anerkannt.

6043 Adligenswil
6043 Adligenswil, Schürmann Bea, ganzheitliche Therapien
Gämpi 2, Tel. 041-370 61 84, Fax 041-370 61 31
Fussreflexzonenmassage, Bachblütentherapie, reflektorische Lymphe-Behandlung, Breuss-Rückentherapie, Geistiges Heilen, Säure-Basen-Haushalt.

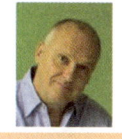

6043 Adligenswil, Zurfluh Hans Rudolf, Praxis für Komplementärmedizin
Meiersmattstrasse 4, Tel. 041-371 21 39, Fax 041-371 21 40
home: www.atelier-farbton.ch   email: hazur1@bluewin.ch
Geistiges Heilen "Therapeutic Touch", Reinkarnationstherapie, Mediale Arbeit, Meditation, Autogenes Training. Mitglied SVNH, DGH, NH-PAI.

6045 Meggen
6045 Meggen, Faulkner Noeline Jane, Perfect Body& Soul, Flossenmatt 5
Tel. 041-377 00 66, Natel 078-790 00 33, email: noeline.jane@bluewin.ch
Reiki Therapie - Einzelsitzungen zur Heilung von Körper, Geist und Seele. Nail Cosmetics - Gel Nägel für Hände und Füsse. Body Cosmetics - Ganzkörper Peeling, Packungen, Parafinbad und Entschlackungen.

6045 Meggen
6045 Meggen, Fuster Guido, Meggenhornstrasse 20,
Tel. 041-378 02 02, Fax 041-378 02 03, email: fuster@bluewin.ch
Geistiges Heilen. Energetische, sanfte Fussmassagen n. ND. Rückenbehandlungen Dorn-Breuss. Beratung für Gesundheits- und Wellnessprodukte. Mitglied SVNH.

6045 Meggen
6045 Meggen, Schmidt Carla, Ayurveda-Massage-Therapeutin
Brisenstrasse 1, Tel. 079-745 62 68
home: www.ayurveda-therapien.com   email: ayurvedamassagen@bluemail.ch
Abhyanga, Padabhyanga, Mukabhyanga, Udvartana, Garshan, Pinda-Sveda, Kati-Basti, Kalari etc. N.D. Fussmassagen, Aroma-Wickelmethode und klassische Massagen. Mitglied VEAT.

6045 Meggen
6045 Meggen, Wampfler Jeannette, Apothekerin und Homöopathin
Hauptstrasse 45, Tel. 041-377 42 91, home: www.therapie-info.ch
Klassische Homöopathie, Aura Soma, Abnehmen.

Adressen Plz 6000

6047 Kastanienbaum

6047 Kastanienbaum, Zurflüh-Studer Maria, dipl. Integrative Kinesiologin IKZ
Dornimatte 18, Tel. 041-340 71 27
Integrative Kinesiologie, Kurse für Touch for Health.

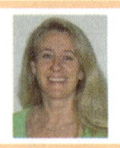

6048 Horw, Buholzer Nicole, Aura Lights
Ebenaustrasse 22, Tel. 079-432 17 67, email: nicole.buholzer@bluewin.ch
Energieübertragungen, Aura-Soma Beratungen, Hot Stone Massagen, Kartenlegen.

6048 Horw

6048 Horw, Nick Willy, Heilpraktiker
Brunnmattstrasse 14, Tel. 041-340 42 60
Asiatische Massage, Dorn Therapie, Fussreflexzonenmassage.
Mitglied SVNH.

6048 Horw

6048 Horw, Rölli Maria, lic.phil., Fachpsychologin für Psychotherapie FSP
Kantonsstrasse 114, Haus Birkenhof, Tel. 041-340 66 46
Intuitionstraining, Energie- und Lichtarbeit nach Rosalyn Bryère, Core-Energetik, Psychodrama, Augentraining. Gestalt- und Körpertherapeutische Arbeit.
Mitglied FSP-PdH.

6048 Horw, Wolf-Roveda Marlène, dipl. Qi Gong-Lehrerin
Stegenstrasse 21, Tel. 041-340 14 75, Fax 041 340 14 29
home: www.marlenewolfpraxis.ch   email: mw.wolf@bluewin.ch
Stilles Qi Gong und integriertes Augentraining: Kurse und Seminare, individuelle Beratung und Privatstunden: eigene Praxis: Kantonsstrasse 67, 6048 Horw LU. Mitglied SVNH.

6052 Hergiswil

6052 Hergiswil, Dr. Havranek Beatrice, Praxis für klassische Homöopathie
Seestrasse 58, Tel. 041-632 52 62, Fax 041-632 52 63,
email: homoeopathie@seehus.ch
Klassische Homöopathie, Sauerstoffmehrschritt-Therapie, Magnetfeldtherapie, ordentliches Mitglied HVS, NVS A-Mitglied, kant. appr., EMR anerkannt.

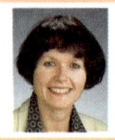

6052 Hergiswil, Keiser Moser Rita, Kinesiologie- und Naturheilpraxis BILOBA
Seestrasse 7a, Tel. 041-630 01 60, email: rita.keiserm@bluewin.ch
KK anerkannt, Applied Physiology-Kinesiologie, LEAP, Lernprobleme, Allergien, Schmerzen, chronische Erkrankungen, Stress-Situationen, Bach-, Desert- und Bush-Essenzen, Heilkräuter. Mitglied NVS, IASK, kant. approb. NHP.

6052 Hergiswil

6052 Hergiswil, Oester-Christen Rita, Praxis für klassische Homöopathie
Mattstrasse 22, Tel. 041-610 90 01, Fax 610 90 74
email: r_oester.praxis@bluewin.ch
Klassische Homöopathie, Irisdiagnostik.

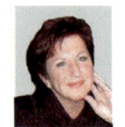

6052 Hergiswil, Parpan Brigitte, Institut für Time-Line & Hypnotherapie
Büelstrasse 29, Tel. 041-620 70 90, Fax 041-631 09 15
home: www.time-line.ch   email: b.parpan@bluewin.ch
Time-Line/ Hypnotherapie, NLP, Reinkarnationstherapie, Fernhilfe, Seminare.
Mitglied des American Board of Hypnotherapy. Mitglied SVNH.

6055 Alpnach-Dorf

6055 Alpnach-Dorf, Mathis Tamara, med. Masseurin FA/SRK
Hostettlistrasse 3, Tel. 078-772 72 73, home: www.emindex.ch/tamara.mathis
Klassische Massage - Fussreflexzonenmassage - Manuelle Lymphdrainage - Bindegewebemassage - Wickel.

Adressen Plz 6000

6056 Kägiswil

6056 Kägiswil, Küng Marianne, Geristrasse 2, Tel. 041-661 29 73
email: mariannekueng@hotmail.com
Geistiges Heilen (auch Fernbehandlung), Emozon-Massage, Lichtbahnentherapie.

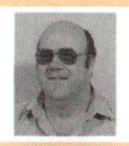

6056 Kägiswil / Sarnen, Scheuber Peter, Heilpraxis für Seele, Geist und Körper, Brünigstrasse 41, Tel. 041-660 19 65, Fax 041-660 81 05
email: scheuber47@bluewin.ch
Beratung und Hilfe bei psychischen und körperlichen Störungen und Problemen durch Therapiegespräche und heilenergetische Behandlung.

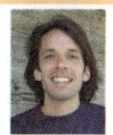

6060 Sarnen, Bamert Stefan, Praxis für Traditionelle Chinesische Medizin
Dorfplatz 12, Tel. 079-693 94 48
Tuina - chin. Heilmassage / Akupressur, Ernährung, Kräuter, klassische Massage. Mitglied SBO-TCM.

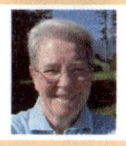

6060 Sarnen, Binder Sr. Carola, Ganzheitliche Therapien
Kernserstrasse 3, Tel. 041-660 06 65
Verschiedene Energetische Therapien, Farbpunktur n. P. Mandel, Kirlianphotografie, Beratung / Begleitung / Coaching im Gesundheitsbereich und Krisensituationen. Mitglied NVS / EMR / Arbeitskreis EsogMedizin.

6060 Sarnen

6060 Sarnen, Gasser-Wirz Sandra, Hubelweg 26, Tel. 041-660 63 30
email: wirzs@bluewin.ch
Orginal La Stone° Massage (Hot Stone Massage), Klassische Massage, Lichtbahnentherapie nach Trudi Thali.

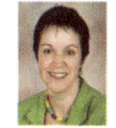

6060 Sarnen, Müller Gabriela, Praxis für Beratung und Körperarbeit
Lindenstrasse 17a, Tel. 041-662 20 40, email: muellergabriela@gmx.ch
Ausbildung als Paar- und Familientherapeutin und Polarity Therapeutin. Angebot: Einzel- , Paar- und Familientherapie, Erziehungsberatung, Polarity Therapie, allgemeine Lebens- und Gesundheitsberatung, Polarity Yoga.

6060 Sarnen

6060 Sarnen, Rohrer Sabine, kant. app. Tier-Naturheilpraxis, Büntenmatt 12, Tel. 041-661 29 92, www.tier-naturheilpraxis.ch email: thp.rohrer@bluewin.ch
Dipl. Tierpsychologin + Tierhomöopathin ATN, dipl. Tierheilpraktikerin ATM. Klass. Homöopathie, Phytotherapie und Bachblütenbehandlungen für Gross- und Kleintiere. Aktivmitglied des BTS.

6060 Sarnen

6060 Sarnen, Wyrsch Cornelia, Homoeopathie + Klang-Praxis
Dorfplatz 7, Tel. 041-660 62 38
Homoeopathie, Klangmassage nach Peter Hess.
Mitglied VKH / NVA-A Therapeutin.

6062 Wilen-Oberwilen

6062 Wilen-Oberwilen, Ettlin-Candreia Anita
Seefuren, Tel. 041-660 13 18, email: praxis.oberwilen@gmx.ch
Praxis für Farbpunktur nach Peter Mandel (mit Energetischer Terminalpunkt Diagnostik), allg. Farbtherapie, Energietherapien, Bachblütentherapie.

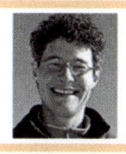

6063 Stalden (Sarnen), Giannini Sidler Paola, Medizinische Masseurin FA, Wolfgrube, Tel. 078-680 88 49, www.massano.ch email: info@massano.ch
Analyse Körperhaltung, Med. Massage, Man. Lymphdrainage, Bindegewebsmassage, Wickel, Brüggertherapie, Dorn u. Bruess. Kurse: Beckenboden, Rückenschule, MBT. Gesundheitsvorträge. Mitglied: VDMS, Kneipp.

Adressen Plz 6000

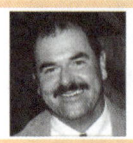

6063 Stalden (Sarnen), Meier Hans, Parapsychologe, Lebensberater & Seminarleiter, Stockenmatt 11, Tel. 041-660 16 89
home: www.oase-der-ruhe.ch   email: hs.meier@bluewin.ch
Natürliches Heilen: laufend neue Seminare & Kurse, Fernheilungen für Mensch & Tier, Reinigung für Wohnungen & Häuser, diverse Energie Massagen. Mitglied: SPG.

6064 Kerns

6064 Kerns, Gloor-Ambauen Heidi, Heilpraktiker
Chatzenrain 28, Tel. 041-660 42 32, email: naturheilpraxis.gloor@bluewin.ch
Kant. bewilligte Naturheilpraxis, EMR-geprüft, NVS-A-Therapeut, klassische Homöopathie, Ausleitungsverfahren (Blutegeltherapie), Fussreflexzonenmassage, Lymphdrainage.

6074 Giswil

6074 Giswil, Siegrist Kurt
Schibenriedstrasse 13, Tel. + Fax 041-675 14 85
Geistiges Heilen, Heilhypnosetherapie, Säure-Basenhaushalt, Wirbelsäulentherapie, Sport + Klassische Massage, Lebensberatung. A-Mitglied SVNH, SVNH gepr. in Geistigem Heilen.

6102 Malters, Bühlmann Yvonne, Atelier de transcréation
Hellbühlstr. 6, Tel. 041-497 01 31, Fax 041-280 24 69
home: www.transcreation.ch   email: info@transcreation.ch
Schamanische Beratung und Begleitung / Kraftobjekte / Geistiges Heilen / Spirituelle Lebensberatung / Meditation / Mal-Therapie sowie generell Kunst- und Ausdruckstherapie und Ausdrucksmalen.

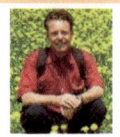

6130 Willisau, Meier Andreas, Homöopath, Praxis für Klassische Homöopathie,
In der Senti 16B, Tel./Fax 041 970 06 56, email: Organonmartin@gmx.net
Bei körperlichen und mentalen Beschwerden: akut / konstitutionell (chronisch), Lebens-/ Gesundheitsberatung, Kinder / Schulprobleme, Tel. Beratung, Hausbesuche: Di bis Sa, 9.00 bis 18.00 Uhr, Notfälle jederzeit.

6130 Willisau

6130 Willisau, Naturpraxis Fischer Andrea, dipl. Naturheilpraktikerin EMR / med. Masseur SRK, Chilegass 9, Tel. 041-970 09 05
home: www.npf.ch   email: npf@npf.ch
Dipl. Dorn-Breuss-Therapeutin FA/D, Schüsslersalz Therapeutin, Bindegewebs + Wirbelsäulemassage, Fussreflex, Lymphdrainage, Bachblüten, Hydrotherapie, Phytotherapie, Spagyrik, Schröpfen, Ernährung.

6133 Hergiswil

6133 Hergiswil, Wermelinger Marie-Louise, Therapeutin
Waldruh, Tel. 079-605 37 59, email: mlwermelinger@dplanet.ch
Bachblütentherapie, Lebensberatung.
A-Mitglied SVNH, SVNH geprüft in Bachblüten.

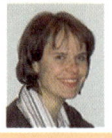

6144 Zell, Wechsler Marti Evelyne, Praxis für TCM und Shiatsu
Luzernstrasse 20, Tel. 041-988 24 43,   email: vivaevita@bluewin.ch
Traditionelle chinesische Medizin mit Akupunktur, Phytotherapie und Diätetik, sowie Shiatsu. Breites Anwendegebiet bei chronischen und akuten Schmerzen, Müdigkeit, Migräne, Allergien, Tinnitus...

6204 Sempach-Stadt

6204 Sempach-Stadt, Pletzer-Kneubühler Ruth, Therapeutin, dipl. Krankenschwester, Oberstadt 11, Tel. 041-460 27 85
Akupunktmassage nach Penzel, Fussreflexzonenmassage nach Marquart, klassische med. Massage. Mitglied APM-Verband, NVS A-Mitglied, EMR.

6204 Sempach-Stadt

6204 Sempach Stadt, Spälti-Landolt Iris, Heilende Hände
Hubelweid 4, Tel. 079-861 93 98, email: iris.landolt@bluewin.ch
Lichtbahnen-Therapie, Reiki, Empathie (Hellfühlen), meditative Fussmassage, Rücken / Nackenmassage.

Adressen Plz 6000

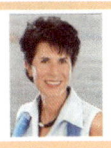

6205 Eich bei Sempach, Haug Ireanah, Gesundheitspraxis Vitalis
Botenhofstrasse 11, Tel. 041-342 11 90, Fax 041-342 11 91
home: www.gesundheitskurse.ch email: ihaug@bluewin.ch
Praxis seit 1987: Kinesiologie IKC, Original Bach-Blütentherapie IMS, Schüssler Salze, Metabolic-Balance nach Dr. Funfack (siehe www.metabolic-balance.de), Austesten von Mängeln, Allergietests.

6205 Eich

6205 Eich, Nafzger-Hirschi Monique, BODY-VITAL
Sonnhangstr. 42A, Tel. 031-771 24 23, email: monique.nafzger@tiscalinet.ch
Gesundheits- und Sportmassagen, Lymphdrainage, Fussreflexzonen-Massage, Magnet-Resonanz-Therapie, Wirbelsäulentherapie nach Dorn, Moxa-Therapie. Mitglied SVBM.

6205 Eich

6205 Eich, Ryan-Peter Anita E., Naturheilpraxis, Naturärztin, kant. Approbiert
Brandegg 6, Tel. 041-461 03 49, email: aeryan@ryan.ch
Klassische Massage, Aromamassage, Fussreflexzonenmassage, Breussmassage und Wirbelsäulentherapie nach Dorn, Kräutertherapie, Reiki, Neue Homöopathie Körbler, Mitglied NVS/SVNH.

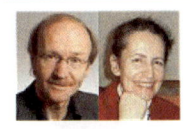

6206 Neuenkirch, Kneubühler Bruno und Brigitta, Atlas-Naturpraxis TCM
Rippertschwand, Tel. 041-467 28 14, Fax 041-467 09 70
home: www.atlas-naturpraxis.ch email: b.kneubuehler@bluewin.ch
Atlaslogie, Shiatsu, Prognos-Diagnose, Phytotherapie, Dorn u. Breuss, Atemtehrapie. Mitglied SVNH, NVS, SVFA, IAB.

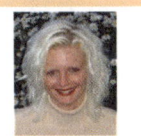

6206 Neuenkirch, Pacher Eveline, Hubelrain 1,
Tel. 076-560 03 06, Fax 041-467 03 06
home: www.rainbow-wellness.ch email: eveline_pacher@freesurf.ch
LaStone Therapy®, Kräuterstempel-Massage, Fussreflexzonen, in Ausbildung zur Farbtherapeutin AZF.

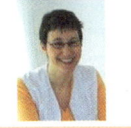

6207 Nottwil, Pietrini Bernadette, Gesundheitspraxis
Eybachallee 3, Tel. 041-938 03 30
home: www.pietrini.ch email: gesundheitspraxis@pietrini.ch
Naturheilpraktikerin, Schüssler Salze, Bachblüten, Schröpfen, Blutegeltherapie, Darmreinigung, Pflanzenheilkunde, NVS A-Mitglied, von den Krankenkassen anerkannt (mit Zusatz).

6208 Oberkirch

6208 Oberkirch, Brun-Schenk Daniela, Mcd. Masseur FA SRK
Ahornweg 8, Tel. 041-920 17 02, email: brun-schenk@bluewin.ch
Klassische Massage, Manuelle Lymphdrainage Dr. Vodder, Bindegewebemassage, Reflexzonenmassage, Beratungen in Biochemie Dr. Schüssler, Mitglied NVS.

6208 Oberkirch

6208 Oberkirch, Isenschmid Margrit
Luzernstrasse 35, Tel. 041-920 37 31
Medial, geistiges Heilen, Pendeln, Tarot. Mitglied SVNH.

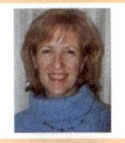

6210 Sursee, Aeschbacher-Kopp Sonja, dipl. Heilpraktikerin NVS
Kottenmatte 3, Tel. 041-921 08 84, Fax 041-921 07 84
home: www.sonjana.ch email: sonja.aeschbacher@sonjana.ch
Therapeutin für Akupunkt-Massage nach Penzel, Heilpraktikerin, ganzheitliche Lebens- und Gesundheitsberatung, Bachblüten.

6210 Sursee, Bittel Petra, Praxis für Kinesiologie und Atlaszentrierung
Centralstrasse 34, Tel. 041-921 98 00, Natel 079-569 40 69
email: petra.bittel@freesurf.ch
Dipl. Kinesiologin AP, Lernberatung, dipl. Atlaslogistin, dipl. Energietherapeutin Psychosomatische Energetik, I-ASK Mitglied, NVS, EMR.

Adressen Plz 6000

6210 Sursee
6210 Sursee, Bontognali Frank, Naturarzt kantonale Approbation
Oberstadt 4, Tel. 041-921 00 11
Augendiagnose, Phytotherapie, Homöopathie, Akupressur, von Krankenkassen anerkannt (Zusatzvers.). Mitglied NVS + HPLU.

6210 Sursee
6210 Sursee, Diener Sabine, Praxis für Akupunkturmassage n. Radloff
Merkurstrasse 2, Tel. 076-337 92 27, email: sabinediener@gmx.ch
Energetisch Statische Behandlung, Schröpfen, Schwingkissentherapie, Fussreflexzonenmassage, Moxibustion, Ohrkerzenbehandlung. Krankenkassen - Anerkennung. Mitglied VeT, ASCA, EMR.

6210 Sursee, Doppmann Brigitte, Dipl. Atemtherapeutin IKP
Merkurstrasse 2, Tel. 041-920 23 03, email: b.doppmann@bluewin.ch
Praxis für Atemtherapie und Atemmassage, Einzel- und Gruppensitzungen.

6210 Sursee
6210 Sursee, Frank Richard und Katrin, Haus für Integrative Kinesiologie
Baumgarten 6, Tel.+Fax 041-920 33 40
home: www.frank-kinesiologie.ch   email: k.r.frank@bluewin.ch
Ausbildung in Kinesiologie, Basis- und Aufbaukurse für Anfänger und Fortgeschrittene: Touch for Health, Feng Shui-Kinesiologie, EDU-Kinesiologie, Emotionale Kinesiologie, Wellness-Kinesiologie. Mitglied NVS, SBVK.

6210 Sursee
6210 Sursee, Fries Jolanda, dipl. Shiatsu-Therapeutin SGS
Hirschengasse 5, Tel. 041-921 84 83
home: www.shiatsu-fries.ch email: fries.jolanda@bluewin.ch
Shiatsu-Therapie Einzelsitzung, Partner-Shiatsu; Kurse in Körpererfahrung und Partner-Shiatsu; EMR und SGS anerkannt.

6210 Sursee
6210 Sursee, Gérard Ute, Wu Xing Taiji + Qigong Schule Sursee
Wassergrabe 6, Tel. 041-921 21 41
home: www.wu-xing.ch   email: wu-xing@sunrise.ch
TaiJi und Qigong SGQT, Shiatsutherapie SGS / EMR, Bachblütentherapie.

6210 Sursee
6210 Sursee, Glauser Hans-Peter, Praxis für Akupunktur & Traditionelle Chinesische Medizin, Centralstrasse 28, Tel. 041 922 11 50, Fax 041 922 11 51
home: www.praxis-fuer-akupunktur.ch email: hpglauser@praxis-fuer-akupunktur.ch
Akupunktur, chinesische Kräuterheilkunde, Schröpfen, Moxa, Tuina-Heilmassage, Ernährung nach den fünf Elementen, kantonal approbiert, A-Mitglied SBO-TCM und NVS, Krankenkassen anerkannt.

6210 Sursee
6210 Sursee, Gschwend Toni, lic. phil. Psychologe, Psychotherapeut
Bahnhofstrasse 3, Tel. 041-922 17 88, email: toni.gschwend@freesurf.ch
Psychotherapie für Erwachsene, Kinder, Jugendliche, Paare, Familen. Familienstellen, Atemtherapie. Mitglied Psychotherapeut SPV, Atemtherapeut ATLPS.

6210 Sursee
6210 Sursee, Haas Irène, Tai Yang, Praxis für Chin. u. Westl. Naturheilkunde
Centralstrasse 14 b, Tel. 041-928 00 28
home: www.taiyang.ch   email: irene.haas@taiyang.ch
Akupunktur, TCM, Ernährung nach den 5 Elementen, Kräuterheilkunde, Shiatsu, Fussreflextherapie, Bachblüten.

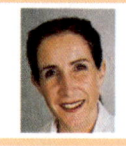

6210 Sursee, Müller Barbara, Praxis für Hypnosetherapie, dipl. Hypnotherapeutin, Altstadtgasse 1, Tel. 041-493 05 01, Fax 041-493 05 04
home: www.praxisfuerhypnose.ch   email: praxisfuerhypno@bluewin.ch
Seriös und professionell: Hypnose, Autogenes Training, Coaching. Anerkannt vom Verband erfahrungstherapeutische Hypnose Schweiz. Hilfe bei Ängsten, Schmerzen, Essstörungen, sexuellen Problemen, Stress.

Adressen Plz 6000

6210 Sursee

6210 Sursee, Robinson Esther, Praxis für Traditionelle Chinesische Medizin Sonneggweg 15, Tel. 041-920 42 22, email: robinson@bluewin.ch

Langjährige Erfahrung in der Chinesischen Medizin. z.B. Akupunktur, Ohrakupunktur, Schröpfen und Ernährungsberatung. A-Mitglied SBO-TCM, EMR, NVS. Krankenkassenanerkannt (Zusatzvers.).

6210 Sursee, Vonäsch-Ambauen Marianne
Praxis für Klassische Homöopathie, Centralstrasse 34, Tel. 041-460 32 79

Klassische Homöopathie bei körperlichen + psychischen Beschwerden (akut oder chronisch), Lebens- und Gesundheitsberatung; für Kinder und Erwachsene. Kant. appr. Naturärztin.

6213 Knutwil, Lötscher Doris, Praxis für Tiertherapie und Akupunktur, Mühleried, Tel. 041-260 93 31, www.dorisloetscher.ch email: info@dorisloetscher.ch

Tier-Praxis: Akupunktur, Verhaltenstherapie für Hunde und Katzen, Abschiedbegleitung bei sterbenden Tieren, Telepathische Kommunikation, Kurse. Menschen-Praxis: Praxis für Akupunktur in Sursee. www.emindex.ch/doris.loetscher

6215 Beromünster

6215 Beromünster, Kottmann-Muff Agnes, Fussreflexzonentherapeutin Winon-Mühle, Tel. 041-930 06 45

Fussreflexzonen-Massage, Klassische Körpermassage, Pedicurie. A-Mitglied SVNH, SVNH geprüft in Fussreflexzonenmassage.

6218 Ettiswil

6218 Ettiswil, van Drunen Mabi, med. Massagen und Therapie
Bilacher 11, Tel. 041-980 56 50

Rücken-Nacken-Massage, klass. Ganzkörpermassage, sanfte Wirbeltherapie n. Dorn und Breuss, Fussreflexzonenmassage, energetische Steinmassage, Bachblüten-Hautzonen, Schröpfen. Mitglied ZVMN.

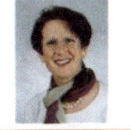

6221 Rickenbach, Habermacher Annemarie, Pflegefachfrau / Krankheitsbegleiterin, Huebmattstrasse 1a, Tel. 041-930 16 81, Natel 079-681 31 74
home: www.hablin.ch   email: hatha5@yahoo.de

Krankheits- und Sterbebegleitung, Mal- und Gestaltungstherapeutin, Aura-Soma Beratungen / Aura-Soma.

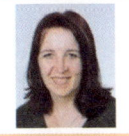

6232 Geuensee, Döbeli Denise, Gesundheit / Esoterik, Albalina
Tel. 041-920 17 11, Fax 041-920 17 79, email: info@albalina.ch

Handlesen, Kartenlegen, Hausreinigung (Fernbehandlung), Kurse, Schüsslersalze (Analyse und Beratung), energetische Heilbehandlungen (Handauflegen).

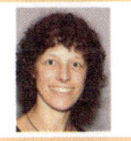

6232 Geuensee, Küng Barbara, Seminarleiter und Ausbilderin, Spirituelle Begleitung, Sonnenhof 5, Tel. 041-921 20 41

Spiritueller Gesang und Tanz - Meditation - Gebet, Geistiges Heilen, intuitive Heilbehandlungen, Gespräch-Begleitung, Gruppen und Einzelarbeit. SVNH geprüft in Geistigem Heilen und Medialer Beratung. A-Mitglied SVNH.

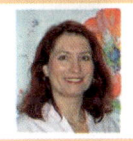

6243 Egolzwil, Andermatt-Martin Susanne, Naturheilpraxis
Dorfchärn, Tel. 041-980 00 14, Fax 041-980 00 41
home: www.naturheilpraxis-andermatt.ch email: info@naturheilpraxis-andermatt.ch

Chinesische Medizin & westliche Naturheilkunde.

6243 Egolzwil

6243 Egolzwil, Corbatto Gianna, dipl. Atemtherapeutin n. Middendorf, Tanzpädagogin, ATEMTANZ, Praxis für Körperarbeit, Dorf 23, Tel. 041-420 56 30
home: www.atemtanz.ch   email: info@atemtanz.ch

Atemtherapie für Menschen jeden Alters, zur Gesundheitsvorsorge, nach Unfällen oder Operationen, Begleitung in Schwangerschaft, Geburtsvorbereitung. Mitglied SBAM / EMR.

Adressen Plz 6000

6243 Egolzwil

6243 Egolzwil, Jenni Werner, Praxis für Klangtherapie
Geissacher 2, Tel. 041-980 53 79, Fax 041-980 53 49
home: www.buchundklang.ch   email: werner.jenni@buchundklang.ch Zur Regeneration nach Operation oder Krankheit. Muskelverspannungen und Rückenproblemen. Bei Schlafstörungen und Unruhezuständen. Während der Schwangerschaft. Sterbegleitung mit Klängen und für viele andere Gesundheitliche Probleme.

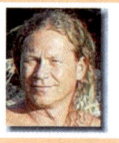

6246 Altishofen

6246 Altishofen, Schwegler Marvin, Atelier für heilende Künste
Dorf 12, Tel. 062-756 08 60 Fax 062-756 08 57
home: www.s-design.ch/heilkunst/welcome.html   email: heilkunst@s-design.ch
Deine Seele spricht zu Dir in Bildern, Farben, Formen und Symbolen. Antworten auf aktuelle Fragen zeigen sich durch den Prozess des Malens.

6246 Altishofen, Strimer Maya, med. Masseur SRK
Eichbühl 22, Tel. 062-756 50 75, Fax 062-756 50 76, Natel 079-415 42 30
home www.strimer-strimer.ch   email: info@strimer-strimer.ch
Klassische Massage, Lymphdrainage n. Dr. Vodder, Reflexzonentherapie am Fuss Schule H. Marquardt, Bindegewebsmassage und Akupunktur-Massagen n. Radloff. Mitglied VeT, VDMS.

6252 Dagmersellen

6252 Dagmersellen, Fischer Berta
Gartenweg 4, Tel.+Fax 062-756 13 42
Fussreflexzonen-Therapie.
A-Mitglied SVNH, SVNH geprüft in Fussreflexzonen.

6252 Dagmersellen, Stehle-Le Vaillant Madeleine, Naturheilpraktikerin
Lindenweg 3, Tel. 062-756 56 72, Fax 062-756 56 71
email: hauszurlinde@bluewin.ch
Körpermassage mit Meridianarbeit, Dorn-Therapie, Fussreflex, Lymphdrainage, Kräuterkunde in Westl. + Altchin. Medizin, Moxa, Aura Soma. Mitglied NVS-A, Kassenzulässig mit Zusatzversicherung.

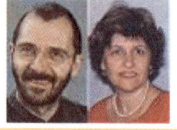

6253 Uffikon

6253 Uffikon, Hefti Roland, Praxis Rainbow
Obermoosstrasse 22, Tel. 062-756 45 14, email: rolandhefti@bluewin.ch
Geistiges Heilen (Livitra) für Mensch und Tier bei Schmerzen, Aengsten, Blockaden etc. Kontakt und Fernheilung. Privatsitzungen. Auch Clearings und Pendeln biete ich an.

6264 Pfaffnau

6264 Pfaffnau, Kuhn Daniel, Hypnose-Coach
Burg, Tel. 079-772 01 08
home: www.hypnose-coaching.ch   email: info@hypnose-coaching.ch
Coaching mittels Hypnose bei vielen verschiedenen Themen. Besuchen Sie meine Homepage für nähere Informationen.

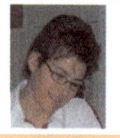

6275 Ballwil

6275 Ballwil, Elmiger Ursula, MPA, med. Masseurin
Schlossrain 6, Tel. 041-910 52 10, email: gesundheits-oase@bluewin.ch
Klass. Massagen, Fussreflexzonenmassage, Akupunktmassage, Lichtbahnentherapie, Hot-Stone, Aromawickel, Ernährungsprogramm nach EPD, Vitalstofftherapie, Mitglied NVS, SVBM, EMR.

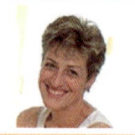

6275 Ballwil, Hausheer Claudia, dipl. Ayurveda Masseurin
Linggenweid 7, Tel. 041-910 30 44, Fax 041-910 30 43
home: www.ayurveda-wohlfuehlinsel.ch   email: claudia-hausheer@bluewin.ch
Ayurvedische Ganzkörper-, Rücken-, Gesichts-, Fussmassagen, Garshan, Shirodara, Ohrkerzentherapie.

6275 Ballwil, Kaufmann Hans-Rudolf, Naturarzt Institut GEDUNA
Neuheim 5, Tel. 041-910 12 89, Fax 041-910 30 89
home: www.geduna.ch   email: info@geduna.ch   Bioenergetische Naturheilpraktik, Bioresonanz, Akupunkt-Massage, Homöopathie, Phytotherapie, Blüten-Therapie, Tui Na und traditionelle therapeutische Thai Massage, Kinesiologie. Mitglied NVS-A, Div. intern. Mitgliedschaften, Kantonal und Krankenkassen anerkannt.

Adressen Plz 6000

6276 Hohenrain

6276 Hohenrain, Imhof Pia, Kinesiologin / Naturheilpraktikerin
Unterdorfstrasse 11, Tel. 041-910 40 49

Hilfe zur Selbsthilfe.

6280 Hochdorf

6280 Hochdorf, Grüter Zita, Shiatsu-Therapeutin, Rosengartenstrasse 9
Tel. 041-910 37 68, Natel 079-613 04 04, email: ziri@bluewin.ch

4- jährige Ausbildung an der Heilpraktikerschule Luzern in Shiatsu, Moxibustion, Schröpfen, Ernährung n. d. 5 Elementen. KK anerkannt. Mitglied SGS Shiatsugesellschaft Schweiz.

6280 Hochdorf

6280 Hochdorf, Sommer Magi, Shiatsu-Therapeutin SGS
Hauptstrasse 4, Tel. 041-910 29 07

Shiatsu unterstützt das freie Fliessen der Lebensenergie und steigert so das körperliche, seelische und geistige Wohlbefinden. Krankenkassen anerkannt. Mitglied Shiatsu-Gesellschaft Schweiz.

6283 Baldegg

6283 Baldegg, Fecker Rita E., Yogalehrerin, SYV. Ausbildnerin FA.
Ferrenmatt 24, Tel. 041-910 46 66, www.yogarita.ch email: info@yogarita.ch

Hatha Yoga. Stressbewältigung für Erwachsene / Kinder. Yoga in der Schwangerschaft und zur Rückbildung. Baby Yoga. Yoga für Kinder. Kurse in in Luzern, Sursee und Baldegg. Mitglied Schweizerischer Yogaverband.

6284 Sulz, Brunner Susanne, Musiktherapeutin SVAKT, Musikerin
Unterdorf, Tel. 078-644 70 49
home: www.emindex.ch/susanne.brunner/ email: susannebrunner60@yahoo.de
Anthrop. Musiktherapie für Kinder, Jugendliche und Erwachsene. Harmonisierung für Körper, Seele u. Geist mit musikal. Phänomenen und gezielt eingesetzten Instrumenten. Mitglied SVAKT, EMR anerkannt.

6284 Gelfingen

6284 Gelfingen, Hold Marianna, dipl. Lebens- & Gesundheitsberaterin und CERA-Therapeutin, Luzernerstrasse 7, Tel. 041-917 42 72, Fax 041-917 42 73
home: www.cera-lifestyle.com email: marianna@themis-worldvision.com
Bioenergetisches Arbeiten und Psychologische Begleitung bei: Energiemangel, Blockaden, Schulproblemen, Partnerproblemen, Besetzungen etc. Selbstheilungskräfte und Eigeninitiative aktivieren. Krankenkasseunabhängig.

6285 Retschwil/ Hitzkirch

6285 Retschwil/Hitzkirch, Arnet Katharina, Dipl. Kinesiologin, LEAP Therapeutin, Wolfetschwil / Seestrasse, Tel. 041-917 07 80, home: www.kinassap.ch

LEAP-Gehirnintegration, Applied Physiologie, Emotionale Kinesiologie, Lernberatung, Dorn-Therapie, Krankenkassen anerkannt.
Mitglied KinAP, NVS A-Mitglied.

6285 Retschwil

6285 Retschwil, Siegenthaler Annerös, Kinesiologin LEAP Therapeutin
Wolfetschwil, Tel. 041-917 10 30, home: www.kinassap.ch

LEAP-Gehirnintegration applied Psychologie, emotionale Kinesiologie, Lernberatung. Mitglied KinAP, NVS A-Mitglied.

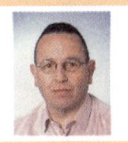

6286 Altwis, Straub Ruedi, ERVital – Naturheilpraxis
Unterdorf 5, Tel. 041-917 55 37, Fax 041-917 55 38
home: www.ervital.com email: rstraub@bluewin.ch
Naturheilpraktiker. Dunkelfeld-Mikroskopie, Irisdiagnostik, Div. Massagen, Psychosomatische Energetik, Lymphdrainage, PsychoKinesiologie, Hot Stone, TWL. NVS - A - Mitglied / EMR NHP registriert.

6289 Müswangen

6289 Müswangen, Gloor Alfred
Steiacherweg 1, Tel. 041-760 69 46
home: www.paranorm.ch email: alfred.gloor@paranorm.ch
Beratung und Dienstleistungen im Bereich Radiästhesie und Elektrosmog. Haus- und Grundstückuntersuchungen. Messung von Belastungen durch Elektrosmog. Bachblütenteraphie.

Adressen Plz 6000

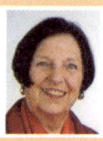

6300 Zug, Birchler Carmen, dipl. Atemtherapeutin / Körperpsychotherapeutin EABP, Schmidgasse 8, Tel. 041-712 01 33, email: cbirchler@smile.ch
Atemtherapie nach Prof. I. Middendorf; Körperpsychotherapie, Traum-Arbeit, Somatic Experiencing (=Traumabehandlung). A-Mitglied NVS, EMR. Mitglied SBAM, EABP, NVS, EMR.

6300 Zug

6300 Zug, Blanco Veronica, Gemeinschaftspraxis Im Haus der Homöopathie Steinhauserstrasse 51, Tel. 076-395 51 47, email: veronicakine@hotmail.com home: www.gesund-mit-massagen.ch/kinesiologie.htm
INTEGRATIVE KINESIOLOGIE IKZ: Verhaltensmuster werden erkannt und ins Gleichgewicht gebracht. REIKI: als Energieausgleich. TAROT-BERATUNG: Sie spiegeln unsere momentanen inneren und äusseren Prozesse.

6300 Zug

6300 Zug, Dettwiler-Sonderegger Helen, Krankenschwester, Heilpraktikerin NVS, Bundesplatz 6, Tel. 041-712 34 30, Natel 078-879 64 27
Colon Hydro Therapie, Polarity, Reflexzonentherapie am Fuss, manuelle Lymphdrainage. A-Mitglied NVS + EMR.

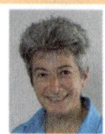

6300 Zug, Fierz-Baumann Irene, Praxis für Atemtherapie, Baarerstrasse 112 Tel. 041-761 22 66, home: www.atem-fierz.ch email: atem-fierz@mails.ch
Dipl. Atemtherapeutin / Atempädagogin sbam. Einzelbehandlungen und Gruppenkurse. Kurse zu Themen wie: Atem und Bewegung, Atem und Rücken, Atem und Entspannung. Buteyko Atemtechnik. Mitglied SBAM, EMR, ASCA.

6300 Zug

6300 Zug, Fosco Martina, nlp bewegt - Coaching, Beratung, Therapie Tel. 079-746 69 55, home: www.nlp-bewegt.ch email: info@nlp-bewegt.ch
Cert. NLP Master DVNLP, Coaching und Beratung mit NLP-Techniken, Für Kinder, Jugendliche und Erwachsene. Speziell auch für SportlerInnen geeignet.

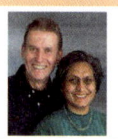

6300 Zug, Frei-Yadav Alfred & Shabnam, Ayurveda Therapeuten, Homöopathen, Bioakustiker, Klangtherapeuten, Baarermattstrasse 6, Tel. / Fax 041-760 84 94 abends: 041-758 03 03, www.bio-acoustics.ch email: info@bio-acoustics.ch
Stimmanalyse und Therapie, Vedisches Horoskop für Gesundheit, Familie, Karriere, Persönlichkeitsfindung; Ayurveda: Ernährung und Lifestyle; Liegemonochord; Heilmusik-CD's. EMR/EGK anerkannt in Homöopathie.

6300 Zug

6300 Zug, Furrer Pete S., Shiatsu im Seepark, Gartenstr. 4, Tel. 041-710 21 92 home: www.shiatsu-im-seepark.com email: shiatsu-im-seepark@freesurf.ch
Shiatsu im Seepark ist eine kleine Oase - hier können Sie auftanken, die Ruhe geniessen, zu sich selber finden, die Maske beiseite legen und sich selbst sein. Mitglied Shiatsu Gesellschaft Schweiz.

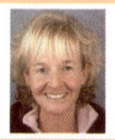

6300 Zug, Heiri-Schimpel Gabriela, Gemeinschaftspraxis im Haus der Homöopathie, Steinhauserstrasse 51, Tel. 079-520 06 54, Tel. 041-740 57 55 home: www.gesund-mit-massagen.ch email: gabriela@gesund-mit-massagen.ch
Med. Masseurin FA SRK, Ayurveda-Therapeutin, Reikimeisterin, Tarot - Lebensberatung, Entschlackungs-Therapie nach Jentschura, Pendeldiagnostik, Rückentherapie Breuss/Dorn, dipl. Gymnastiklehrerin.

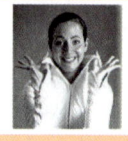

6300 Zug, Hofstetter Corina, Naturheilpraktikerin / Masseurin / Ayurveda-Therapeutin, Chamerstrasse 172, Tel. 076-367 33 23
home: www.move-n-relax.ch email: info@move-n-relax.ch
Naturheilpraktikerin - Massage- und Ayurveda-Therapeutin, dipl. Gymnastiklehrerin auf ganzheitlicher Basis. Behandlungen für werdende Mütter, Baby und Kind! KK-anerkannt.

6300 Zug, Jus Mohinder Singh, SHI Homöopathische Praxis Steinhauserstrasse 51, Tel. 041-748 21 71, Fax 041-748 21 88 home: www.shi.ch email: shipraxis@bluewin.ch
9 Homöopathen arbeiten ausschliesslich nach klassischer Homöopathie unter der Leitung von Dr. Mohinder Singh Jus. 24 Stunden-Notfalldienst.

6300 Zug

Adressen Plz 6000

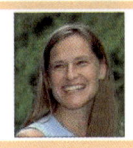

6300 Zug, Kronenberg Nicole, Lebensspirale, Feldhof 6, Tel. 041-741 41 05, Fax 041-741 41 06, home: www.lebensspirale.ch email: info@lebensspirale.ch
Beratung & Begleitung Geburt, Leben & Sterben. Lebensberatung & Coaching in schwierigen Zeiten. Geburts-, Erziehungs-, Paar-, Trauer- & Sterbebegleitung. Babymassage, Tragtuchkurse, Reiki, Onlineberatung.

6300 Zug

6300 Zug, Kuratli Hans-Ulrich, Naturarzt / Heilpraktiker
Albisstrasse 5, Tel. 079-404 56 94 und 041-712 36 34
home: www.praxis-kuratli.ch email: hans.kuratli@netsurfer.ch
Homöopathie, Pflanzenheilkunde, Neural- und Psychokinesiologie, Vitalstoffe, Diätetik, Bioresonanz- und Magnetresonanztherapie, APM, Rhythm. Massage, EPD© - Ernährungsberatung, Reflexzonenmassagen. Mitglied NVS-A, SGBT.

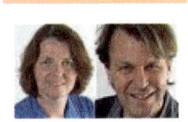

6300 Zug, Ledermann Andreas und Brigitta Raimann, Naturheilpraktiker und Polaritytherapeuten, Bundesplatz 6, Tel. 041-711 67 30, Fax 041-711 67 36 email: info@shn-international.com
Naturheilkunde, ganzheitliche Gesundheitsförderung, Polarity, prozessorientierte Psychologie. Mitglieder bei NVS, POVS, EMR.

6300 Zug

6300 Zug, Meier Yvonne, Praxis für Naturheilkunde
Neugasse 25, Tel. 041-711 63 74
Klassische Ganzkörper- und Rückenmassage, Fussreflexmassagen, man. Behandlungen, Trockenschröpfen, Wärmemoxen, Homöopathie usw.
Mitglied EMR, NVS A-Therapeutin.

6300 Zug

6300 Zug, Müller Marga, TRAGER Praxis, Fussreflexzonenmassage
Ibelweg 18 a, Tel. 041-763 08 16, Fax 041-780 99 26
home: www.trager-zug.ch email: marga.m@datazug.ch
Körper- und Bewegungswahrnehmung nach Dr. TRAGER, NLP-Praktikerin, Fussreflexzonenmassage nach Ingeborg Steiner. A-Mitglied SVNH, Mitglied TRAGER Verband Schweiz.

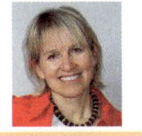

6300 Zug, Rohrer Paula, dipl. Krankenschwester
Metallstrasse 17, Tel. 041-755 01 39
home: www.colon-hydro-praxis.ch email: info@colon-hydro-praxis.ch
Paula Rohrer - Colon Hydro Praxis, Krankenschwester, dipl. Naturheilpraktikerin NVS, dipl. Masseurin, Colon Hydro-Therapie. NVS-A Mitglied. Praxisbewilligung der kant. Gesundheitsdirektion.

6300 Zug

6300 Zug, Romer Tino, Fussreflexzonenmassage, Poststrasse 16
Tel. 041-710 33 02, home: www.footmassage.ch email: info@footmassage.ch
Fussreflexzonenmassage / reine Massagezeit mind. 60 Minuten! Aktuelle Preise und Rabatte finden Sie auf meiner Webseite. Ich freue mich auf Ihren Anruf. Freundliche Grüsse, Tino Romer.

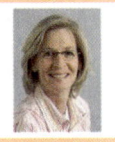

6300 Zug, Schnyder-Lampka Birgit, Kinesiologin, Craniosacral-Arbeit
Alpenstrasse 16, Tel. 041-710 66 48, Fax 041-710 66 49
home: www.kinesiologie-bewegung.ch email: birgit@kinesiologie-bewegung.ch
Psychologische Kinesiologie (nach Dr.Klinghardt), Systemische Kinesiologie, Cranio-Sacral-Arbeit, Reiki, Koreanische Entspannungsmassage. Mitglied I-ASK.

6300 Zug

6300 Zug, Schumacher Marianne, Gesundheitspraxis
Gartenstrasse 4, Tel. 041-710 76 68
home: www.gsundundzwaeg.ch email: m-schumacher@bluewin.ch
Bioresonanz-Therapie, Gesundheits- und Lebensberatung, spirituelle Psychotherapie. Mitglied NVS, SGBT.

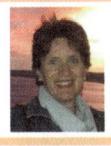

6300 Zug, Spillmann Esther, Praxis für Kinesiologie
Brüggliweg 6, Tel. 041-780 42 58, Natel 079-590 42 32
home: www.kinea.ch email: kinea@freesurf.ch
Kinesiologie / AP / LEAP / Dorn-Therapie / manuelle Chi - Therapie / Touch for Health / Brain Gym / NLP Krankenkasse anerkannt. Mitglied ASK / EMR / SNE.

Adressen Plz 6000

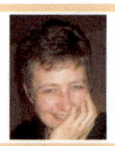

6300 Zug, Urban Claudia, Naturärztin, Vitalis Naturheilpraxis
Alpenstrasse 16, Tel. 041-710 66 47, Fax 041-710 66 49
home: www.praxiscolibri.ch   email: praxiscolibri@bluewin.ch

ClusterTherapie, Farbpunktur nach Mandel, Aura Soma, Bach-Blütentherapie. NVS-A-Mitglied und EMR.

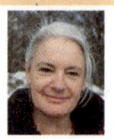

6300 Zug, Zemp Pushpa E., Rebalancing und Craniosacral Balancing
Zugerbergstrasse 18, Tel. 041-710 69 37
home: www.osho-rebalancing.ch   email: pushpa@osho-rebalancing.ch

Rebalancing und Craniosacral Balancing und Meditation sind gute Unterstützungen um sich wieder ganz und heil zu spüren. Mitglied beim RVS und CRANIO SUISSE.

6300 Zug

6300 Zug, Zimmermann Tino, med. Masseur FA / SRK, Riedmatt 39
Tel. 041-712 15 50, Fax 041-712 15 58, home: www.tmz.ch email: info@tmz.ch

Tino Zimmermann ist der Geschäftsführer der Praxis für medizinische Massage Zimmermann in 6300 Zug. Bitte gehen Sie auf www.tmz.ch. Mitglied: ZVMN, EMR.

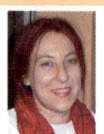

6301 Zug, Moesch Béatrice, Malatelier
Baarerstrasse 113, Tel. 041-755 18 30

Wollen Sie erfahren was für ein Talent in Ihnen steckt? Malen Sie aus dem Herzen, erfahren Sie sich selbst, spühren Sie sich. Keine Vorkenntnisse.

6312 Steinhausen

6312 Steinhausen, Egli Sonja, Gesundheitspraxis für Massage und Coaching,
Schulhausstrasse 81, Tel. 041-740 26 04, email: sj.egli@gmx.ch

Ayurvedische Massage, Klassische Massage, Fussreflexzonenmassage, Wirbeltherapie nach Dorn / Breuss; u.a.m. NLP-, Wingwave-Coaching, Hypnosetherapeutin, Autogenes Training. Mitgl. EMR, SVBM, CHNLP. Von vielen Krankenkassen anerk.

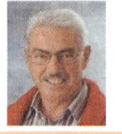

6312 Steinhausen

6312 Steinhausen, Gyger Albrecht, Dorn / Breuss – Therapeut
Rainstrasse 11, Tel. 041-740 28 88, Fax 041-740 38 88
home: www.dorn-breuss-institut.ch   email: albrecht.gyger@bluewin.ch

Wirbelsäulentherapie nach Dorn & Breuss, Grund und Aufbauseiminare zum Dorn/Breuss-Therapeut/In, Kurse spez. für Wirbelsäulenmassage nach Breuss.

6312 Steinhausen

6312 Steinhausen, Jans Verena, Integrative Kinesiologin IKZ / Dipl. Biodynamische Körpertherapeutin SIB, Hasenbergstrasse 30, Tel. 041-741 19 92
home: www.emindex.ch/verena.jans

Biodynamische Körpertherapie SIB, Ganzheitliche Gesundheitsberatung, Ernährung, Bachblüten, Schüsslersalze, Fussreflexzonen- Rücken- Nacken- Massage, Aetherische Lymphdrainage, Meditation. KK anerkannt EMR.

6312 Steinhausen

6312 Steinhausen, Meyer Riccardo, kant. gepr. Akupunkteur, Hinterbergstrasse 47, Tel. 041-780 88 11, Fax 041-780 38 80, email: Rico_Meyer@bluewin.ch

Praxis für Traditionelle Chinesische Medizin, A-Mitglied SBO-TCM, Akupunktur, Aurikulotherapie, Elektro- und Laserakupunktur, Moxibustion, Schröpfen, Ernährung, Kräuter, Qi Gong, Tuina.

6312 Steinhausen

6312 Steinhausen, Puricelli Liliane, Eichholzstrasse 18
Tel. 041-741 66 93, Fax 041-741 66 93

Geistiges Heilen, mediale Lebensberatung. Mitglied SVNH.

6312 Steinhausen

6312 Steinhausen, Scheuermeier Donka, Med. Masseurin FA SRK und dipl. Bowen-Praktikerin, Apotheke-Drogerie Moll, Einkaufszentrum Zugerland
Tel. 079-744 86 00, Fax 041-756 02 84, home: www.bowtech.ch
email: d.scheuermeier@datazug.ch   Bowen-Therapie & med. Massagen (manuelle Lymphdrainage, klassische Massage, Fussreflexzonen-Therapie). Krankenkassen anerkannt, kant. appr. med. Masseurin FA, NVS-A und Bowtech-Mitglied.

Adressen Plz 6000

6313 Menzingen

6313 Menzingen, Wirth Myrtha, Therapeutin, Neudorfstrasse 10
Tel. 079-226 76 77, home: www.omnisis.ch   email: omnisis@mac.com
Fussreflexzonen-Massagen (mit 30 Jahren Erfahrung), AION-A-Heilgestein Therapien (Wickel, Kompressen), NOREIA-Blütenessenzen Beraterin/Moto: Es soll wieder fliessen!

6314 Unterägeri

6314 Unterägeri, Estermann-Möllfors Mia, Zen Shiatsu für Tiere
Ausbildungszentrum, Seematt 1, Tel. 041-750 64 42
home: www.tiershiatsu.ch   email: info@tiershiatsu.ch
Mehr über Zen Shiatsu für Tiere, und die Ausbildung zum Dipl. Tier-Shiatsu-Masseur ME erfahren Sie unter www.tiershiatsu.ch.

6314 Unterägeri

6314 Unterägeri, Jordi Theo, Praxis für reine Homöopathie
Wilbrunnenstrasse 6, Tel.+ Fax 041-750 08 10
email: homoeopatheo@datazug.ch
Klassische Homöopathie, Ernährungsberatung TCM (Traditionell Chinesische Medizin), Lebensberatung.

6314 Unterägeri, Mannhart Mani, Praxis für Naturheilkunde u. Clustermedizin
Rainstrasse 35a, Tel. 041-750 03 91, Fax 041-750 02 91
home: www.manimann.ch   email: manimann@bluewin.ch
Vitalfeld-/Bioresonanztherapie, Clustermedizin, Phytotherapie, Irisdiagnose, Manuelle Wirbelsäulen-Therapie n. Dorn / Breuss. Diverse Massagen, Diätetik nach F.X. Mayr, Oligotherapie, Blutegeltherapie.

6315 Oberägeri

6315 Oberägeri, Schmidt-Faraco Nadia, Men-La Therapeutin
Im Eichli 16, Tel. 041-750 22 67, Fax 041-750 22 67
email: nadia.schmidt@gmx.ch
Ausbildung als Men-La Therapeutin, Malkurse für Kinder & Erwachsene, Reiki ersten Grad, Sitzungen nach Vereinbarung.

6315 Oberägeri

6315 Oberägeri, von Allmen Gerald, Schamane, Logistik-Assistent
Grindel, Tel. 041-750 70 24
home: www.zentrum-sonne.ch   email: zentrum-sonne@bluewin.ch
Schamane für Tiere, Kommunikation, Ayurwedische Massagen, Energy Healing, Schamanische Reisen.

6317 Oberwil

6317 Oberwil, Clifford-Mettler Annina, Fit-Massagen & Craniosacral-Balancing®, Spielhof 6a, Tel. 041-711 23 08
home: www.fit-massagen.ch   email: aclifford@bluemail.ch
Craniosacral-Balancing®, die sanfte Art die Selbstheilungskräfte anzuregen, Ganz- u. Teilkörpermassagen, Fussreflexzonen-/Akupressurpunkte- und Meridian-Massage = Kurzurlaub für Körper, Geist und Seele.

6330 Cham, Baumann Brigitte, Ayurveda Massage Praxis Haus Svastha, "Stock" Nähe Untermühlestrasse 16, Natel 079-486 03 16
Dipl. Pflegefachfrau, Ayurveda Ganzkörper- und Teilmassage, Fussreflexzonentherapie H. Marquardt. Mitglied VEAT, VRZF.

6330 Cham

6330 Cham, Flückiger Yvonne, dipl. Atem- und Körpertherapeutin, emr-anerkannt, Sonneggstrasse 33, Tel. 041-780 71 66, Fax 041-780 71 46
home: www.wellness-beauty-health.ch   email: yvonnef@bluewin.ch
Als integrative Atem- und Körpertherapeutin behandle ich den Menschen ganzheitlich. Durch ein verbessertes Atemmuster und das Lösen von Muskelverspannungen werden auch seelische Blockaden gelöst.

6330 Cham

6330 Cham, Hodel-Zurfluh Hedy, Atem- u. Körpertherapeutin
Flachsacker 6 b, Tel. 041-780 34 31, Fax 041-780 34 09
Atemtherapie n. Middendorf, Akupunkt-Massage n. Penzel, Narbenentstörung, Wirbelsäulen- und Gelenkbehandlung, LEB nach Körbler, Haltungs- u. Wahrnehmungsschulung, Psychoenergetik. Mitglied SVNH, NVS-A, SBAM, EMR.

Adressen Plz 6000

6330 Cham
6330 Cham, Homöopathie & Körpertherapie Susanne von Steiger, med. Masseurin FA SRK, Homöopathin, Krankenschwester, Rigistrasse 18, Tel. 041-781 27 92, Natel 079-797 59 16, home: www.homoeopathie-massage.ch email: susanne.von@bluewin.ch   Fussreflexzonentherapie, MED. MASSAGE, Lymphdrainage, BOWEN-THERAPIE, Meridianmassage. BODY DETOX. Mitglied VDMS, SBK. Registriert bei EMR, ASCA, VISANA, EGK.

6330 Cham
6330 Cham, Infanger Madeleine, Ennetsee-Massage
Luzernerstrasse 88, Tel. 041-783 05 31, Fax 041-783 05 32, home: www.ennetsee-massage.ch   email: ennetsee-massage@datazug.ch
Energetisch-Statische-Behandlung nach Radloff. Med. Massgen, Energetische Behandlungen, Yin-Yang-Schwingungsneutralisation. Mitglied VeT, NVS, SVBM.

6330 Cham
6330 Cham, Manzoni Sabrina, Therapeutin, Krankenschwester, Dorfplatz 6
Tel. 041-781 04 04,   www.therapies4you.ch   email: info@therapies4you.ch
Fussreflexzonen-Behandlung, Klassische Massage, Japanisches Heilströmen, Ayurvedische Beratungen und Behandlungen. Mitglied SBK.

6330 Cham
6330 Cham, Massagepraxis Rita Bodmer, med. Masseurin FA SRK
Eichstr. 17 B, Tel. 041-780 13 73, home: www.massagepraxis-ritabodmer.ch
Klassische Massage, Fussreflexzonen-Massage, Lymphdrainage, Dorn/Breuss, Reiki. Mitglied SVBM, NVS-A, EMR.

6330 Cham, Merkli-Scherer Ursula, Dipl. Kinesiologin BIK, Praxis für Kinesiologie, Huobrain, Tel. 041-781 48 75
home: www.praxisfuerkinesiologie.ch   email: info@praxisfuerkinesiologie.ch
Kinesiologische Beratung mit Applied Physiology, Touch for Health, Brain Gym, Leap, 3 in 1 Concepts, Hyperton-X, Phyllis Krystal Methode. A-Mitglied I-ASK, NVS, KinAP, EMR.

6330 Cham, Ribi Walter, Naturarzt, Cluster Coach, Dipl. Masseur
Mugerenmatt 24, Tel. 041-780 35 50, email: gesundheit-a-z@bluewin.ch
Clustertherapien; Persönlichkeitsanalyse HPA; Kinesiologie; Aromatherapie; Klassische Ganzkörper-, Rücken-/Nacken-, Aroma-, Sport-, Fussreflexzonenmassage; Massagekurse; Reiki-Seminare; Mitglied NVS-A.

6330 Cham
6330 Cham, Schwerzmann Karin, Physiotherapeutin, Craniosacral Therapeutin, Unterer Chämletenweg 24, Tel. 041-780 09 90
email: ka_schwerzmann@bluewin.ch
Craniosacrale Osteopathie: Erwachsene im speziellen für Schleudertraumapatienten und Schmerzpatienten, Kinder.

6330 Cham, Stalder Heiner, Therapeut, Kursleiter, Lebensberater, Dorfplatz 6, Tel. 041-781 04 04,   www.therapies4you.ch   email: info@therapies4you.ch
Sumathu-Therapie, Triggerpunkttherapie, Wirbelsäulentherapie, Klassische Massage, Fussreflexzonenmassage, Shiatsu-Nami-Koshi, Narbenentstörungen, Lebensberatungen. Mitglied SVBM.

6330 Cham
6330 Cham, Familie Twerenbold Hubert und Elisabeth, Kinesiologie, Praxis + Schulung, Huobstrasse 105, Tel. 041-780 36 33, Fax 041-780 36 76
home: www.kinesiologie-zug.ch   email: twerenbold.egli@kinesiologie-zug.ch Einzelsitzungen in Integrativer Kinesiologie mit Erwachsenen u. Kindern. Kursangebote: die internat. anerkannten Grundkurse in Touch for Health I - IV und Brain Gym. Vorträge und Workshops über Kinesiologie; Mitglied SBVK, TfH; EMR u. ASCA anerkannt.

6330 Cham
6330 Cham, Villiger Jakob, Bio-Elektrotechnik, Dersbachstrasse 66
Tel.+ Fax 041-780 69 67, home: www.biolicht.ch   email: jvilliger@gmx.ch
Neu! BIO-LICHT - gesundes Licht, farbecht, flimmerfrei, stromsparend. Unterstützt Gesundheit und Heilung, schont Augen und Nerven. Verkauf + Installation. Mitglied SVNH + SVM.

Adressen Plz 6000

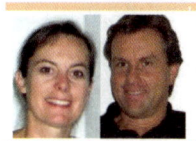

6330 Cham, Yogaschule Sunanda U. + T. Gloor
Zugerstrasse 4, Tel. 041-781 30 30, Fax 041-781 39 04
home: www.sunanda.ch   email: info@sunanda.ch
Hatha Yoga, Tao Yoga, Qi-Gong, Meditation, Yoga in der Schwangerschaft, Kinder Yoga, Yoga mit Babies, Radiästhesie, Ernährungsberatung, Feng Shui. Mitglied Schweizer Yogaverband.

6331 Hünenberg

6331 Hünenberg, Bitzer Monika, Praxis zum Dorfgässli, Dorfgässli 12, Tel. 041-780 50 90, Fax 041-790 77 08, home: www.praxiszumdorfgaessli.ch
Dipl. Arztgehilfin, 3-jährige Ausbildung zur Heilpraktikerin NVS, med. Masseurin FA SRK. Massagepraktiken, Schüssler-Salze, Phytotherapie, naturheilkundliche Behandlungen, Bioresonanz.

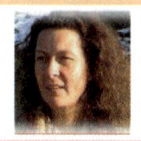

6331 Hünenberg

6331 Hünenberg, Lengacher Erika-Akire, Schule + Praxis UNIO-MYSTICA Wannhäusern, Tel. + Fax 041-711 77 88
home: www.erika-akire.ch   email: erilen@bluewin.ch
Schamanismus, System- und Traumaarbeit, Cranio-Sacral-Therapie für Kinder, Praenatalarbeit für Kinder und Erwachsene.

6331 Hünenberg

6331 Hünenberg, Scholl Janine, TRACHIMEDI - Praxis für Naturheilverfahren Dorfgässli 1, Tel. 041-783 05 55, Natel 079-211 35 55
home: www.trachimedi.ch   email: praxis@trachimedi.ch
Ohr- & Akupunktur-Massage, Wirbelsäulenbehandlung, Orthomolekulare Medizin, Schüssler Mineralsalze, Diätetik, Ausleitungsverfahren, Irisdiagnose. Mitglied NVS, EMR, VeT.

6331 Hünenberg

6331 Hünenberg, Sigrist Thomas, Baubiologe, Bösch 106, Tel. 041-310 72 26 Fax 041-310 72 22, home: www.erdstrahlen.ch   email: mail@erdstrahlen.ch
Das "Institut für Erdstrahlen und Elektrosmog" arbeitet bei Hausvermessungen nur mit elektronischen Messgeräten. Seit 1992 zeigen wir unseren Kunden, wie stark ihr Körper auf Störfelder reagiert.

6340 Baar

6340 Baar, Benko Häsler Franziska Katharina, Dipl. Heilpraktikerin und Kinesiologin, Neugasse 18, Haus zur Eibe, Tel. 076-387 39 57, Fax 041-787 39 57
home: www.kinesiologie-therapie.ch   email: fkbenko@yahoo.com
Diplom in Naturheilkunde u. Kinesiologie. Zusätzliche Ausbildungen in Applied Physiology und Neuro Meridian Kinestetik. Touch for Health Instruktorin. Mitglied des NVS und EMR.

6340 Baar

6340 Baar, Betschart Rolf, Heilpraktiker & Homöopath (Vitalfeld Praxis GmbH) Zugerstrasse 70a, Tel. 041-766 01 75, Fax 041-766 01 74
home: www.vitalfeld.ch   email: betschart-rolf@vitalfeld.ch
Vitalfeld Therapie (Magnetfeld- u. erweiterte Bioresonanz), Homöopathie, Pflanzenheilkunde, Darmreinigungen, Massagen, Triggerpunkt, Schröpfen u. APM, Vitalstoff-Beratung. Mitglied NVS-A und EMR.

6340 Baar

6340 Baar, Frehner Brigitte, dipl. Akupunkteurin, Praxis für TCM-Therapien Bahnmatt 27, Tel. 041 761 08 02
home: www.tcm-therapie.ch   email: info@tcm-therapie.ch
Akupunktur, westliche Kräuter nach Traditioneller Chinesischer Medizin (TCM), Moxa, Guasha, Schröpfen, Traditionelle Medizinische Thai-Massage; Mitglied SBO-TCM und NVS; krankenkassenanerkannt.

6340 Baar

6340 Baar, Fuchs Michel & Evelyn Schefer, Psychologe SGPH & Reaktivierungs-Therapeutin, Neugasse 18, Tel. 041-711 45 49, Natel 076-542 29 04
home: www.entfaltung.ch   email: fuchs@entfaltung.ch   Autogenes Training, Bachblüten, Emology, Tibetische Massage, Hypnose, Stress- Angstbewältigung, Lebensberatung, Bewusstseinschulung, Meditationsgruppe, Umgang mit "schwierigen" Kindern. Mitglied EMR, NVS-A, ASCA, EGK, SAT, SGPH. www.haus-zur-eibe.ch

6340 Baar

6340 Baar, Hartmann Peter (Vitalfeld Praxis GmbH), Kant. appr. dipl. Naturopath / Heilpraktiker & Homöopath, Zugerstr. 70, Tel. 041-766 01 75, Fax...74
home: www.vitalfeld.ch   email: hartmann-peter@vitalfeld.ch
Vitalfeld Therapie (Magnetfeld- u. erweiterte Bioresonanz), Homöopathie, Phytotherapie (Pflanzenheilkunde), Darmreinigungen, Massagen (klass. Mass., Fussreflexzonen, Triggerpunkt u. APM), Diätetik, Vitalstoff-Therapie. Mitglied NVS-A und EMR.

Adressen Plz 6000

6340 Baar
6340 Baar, Hollenstein Astrid, Heilpraktikerin
Dorfstr. 18, Tel. 041-760 60 03, 044-273 01 05, home: www.haus-zur-eibe.ch
Homöopathie, Colon Hydro Therapie, Ernährungsberatung, Ausleitverfahren, Rikta = Quantenmedizin. Mitglied NVS-A, EMR.

6340 Baar
6340 Baar, Inderbitzin Anna M., Energietherapeutin
Burgmatt 6, Tel. 041-760 07 10, email: annain@gmx.ch
Auflösen von Energieblockaden in den feinstoffl. Körpern. Karma-Loslösung. Erstellen von pers. Chakra-Diagrammen. Hausclearings.

6340 Baar
6340 Baar, Loser Marcel, Dipl. Feng Shui Berater INFIS
Islisberg, Tel. 079-616 96 92, email: lumolo@pop.agri.ch
Dipl. Feng Shui Berater INFIS, Klangmassage n. Peter Hess, Klangmeditation.

6340 Baar, Perret Nadine, Dipl. Akupunkteurin TCM
Neugasse 18, Tel. 076-442 12 04, www.nadine-perret.ch email: jente@gmx.ch
Praxis für traditionelle chinesische Medizin mit Schwerpunkt Akupunktur. EMR und NVS-A Mitglied. Haus zur Eibe in Baar/ZG.

6340 Baar, Probst Edith, Dipl. Tragerpraktikerin
Friedenstrasse 6, Tel. 076-331 45 64, email: edith_probst@yahoo.de
TRAGER Körper- und Bewegungswahrnehmung.Psychophysische Integration und Mentastics (Mentale Gymnastik). Mitglied TRAGER-Verband Schweiz. Tanzanalytische Pädagogin.

6340 Baar
6340 Baar, Schulthess Annemarie, Shiatsu-Therapeutin
Rathausstrasse 5, Tel. 079-446 94 70, email: anschulthess@bluewin.ch
Shiatsu, Traditionelle Chinesische Medizin, Energiearbeit, Core-Therapie, Cranio-Sacral Therapie. A-Mitglied SVNH, SVNH geprüft in Bern.

6340 Baar
6340 Baar, Sieber Walter, auravita, Dorfstrasse 19 a, Tel. 041-760 20 56
home: www.gate24.ch/49682 email: auravita@bluewin.ch
Spirituelle Wirbelsäulentherapie, Bio-Energetik, Familienstellen (einzeln, Gruppen), Seminare und Schulungen, Lebensberatungen sowie weitere Angebote. Mitglied NVS.

6340 Baar
6340 Baar, Tripodi Arcangelo, Praxis f. Japan. Massage
Rigistr. 8, Tel. 041-710 48 44, Fax 041-710 48 48, email: architrip@hispeed.ch
Japanische Massage nach Serizawa, APM nach Radloff, APM nach W. Geiger, Ohr-APM nach H. Luck. Mitglied NVS-A, VeT.

6340 Baar
6340 Baar, Waltenspühl Pirmin, Med. Masseur FA SRK
Zugerstrasse 70, Tel. 041-766 01 75, Fax 041-766 01 74,
home: www.vitalfeld.ch email: waltenspuehl-pi@vitalfeld.ch
Manuelle Lymphdrainage & KPE-Therapie (Lymphödeme, Sportverletzungen, Migräne), Klassische Massage, Sport, Fussreflexzonen, Schröpfen, Vitalfeld Therapie (erweiterte Bioresonanz). Mitglied NVS-A, VDMS und EMR.

6342 Baar
6342 Baar, Paramed Zentrum für, Komplementärmedizin, Diagnostik und Therapie, Haldenstrasse 1, Tel. 041-768 20 60, Fax 041-768 20 69
home: www.paramed.ch email: info@paramed.ch
Komplementärmedizinisches Zentrum geführt von Schulmedizinern und Naturheilpraktikern. Naturheilkundliche Verfahren und Therapien.

Adressen Plz 6000

6343 Rotkreuz
6343 Rotkreuz, Waldmann Lukas, Heilpraktiker, Lettenstrasse 8
Tel. 041-798 03 93, Fax 041-798 03 94, email: waldmann@naturalscience.org
Bioresonanztherapie, Ernährung, Gesundheitsberatung, Phytotherapie, Massage. Mitglied NVS.

6343 Rotkreuz
6343 Rotkreuz, Weber-Baumgartner Martha, Dipl. Energietherapeutin
Am Sientalweg 2, Natel 079-235 74 85
home: www.lichtwaerts.ch   email: weber_martha@swissonline.ch
Energetische Therapien: Energetische Rückenmassage, Chakra-Farb-Edelsteintherapie, Lebensberatung, Meditation, Reiki I + II (Fernbehandlung). Mitglied ETV, DGH.

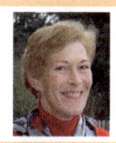

6344 Meierskappel, Käppeli Gertrud, Praxis für Integrative Kinesiologie
Birkenrain / Stöcklen 40, Tel. 041-792 04 04, Fax 041-792 04 06
email: gertrud.kaeppeli@bluewin.ch
Einzelsitzungen für Kinder und Erwachsene. Über 10 Jahre Praxiserfahrung. Lehrerin für Touch for Health und Brain-Gym. Mitglied SBVK. EMR und ASCA anerkannt.

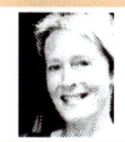

6344 Meierskappel, Mendler Antonietta, Dipl. Licht- und Farbtherapeutin AZF
Stalden 34, Tel. 041-790 66 38 od. 041-790 36 60
home: www.antoniettamendler.ch   email: a.mendler@gmx.ch
Farbtherapeutische Behandlung. Bestrahlung mit Q-Light Farblampe. Chakra Ausgleichsmassage. Fussreflexzonenmassage u. Lymphdrainage am Fuss. Mitgl. SVNH.

6353 Weggis
6353 Weggis, Herr+Frau Stettler Peter und Helena, Dipl. Heilpraktiker
FORUM gsund, Tel. 041-390 08 58
home: www.forum-gsund.ch   email: info@forum-gsund.ch
Gesundheits-, Lebens- und Ernährungsberatung, Familienstellen in Einzelsitzungen, Journey-Prozess, Atlas Profilax, Seminare. Mitglied NVS-A.

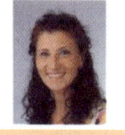

6362 Stansstad, Herzog Evelyne, Prozessorientierte Körperarbeit
Ausserfeld 4, Tel.+Fax 041-612 03 83, email: yusen@bluewin.ch
Klassische Massage, Shiatsu, Fussreflexzonen-Massage, Lebensberatung, Vitalenergetik. Mitglied NVS, SVBM, EMR.

6362 Stansstad
6362 Stansstad, Joller Peter, Seerosenstrasse 16
Tel. 079-311 65 04, home: www.gesund4u.ch.vu
Spirituelle Heilungen, allgemeine Lebenshilfe - Beratungen und Meditationen.
A-Mitglied SVNH, SVNH geprüft in Geistigem Heilen.

6370 Stans
6370 Stans NW, Deuber Sarojini Elisabeth, Naturheilpraktikerin / Körpertherapeutin, Nägeligasse 04, Praxis "Silene", Tel. 041-610 95 39, 041-628 27 24
email: sarojini@gmx.ch
Massagen (Dorn-Breuss), Stein-Massage, Fussreflexzonentherapie, Shiatsu, Phytotherapie, Bach-Blüten, Ernährungs- und Vitalstofftherapie, Beratung in Lebensfragen. Mitglied NVS, SGS, SVRV.

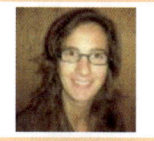

6370 Stans, Hame Buholzer Monika, TRAGER-Praktikerin, Ennetmooserstr. 8,
Tel. 041-610 43 34, home: www.trager.ch   email: trager.stans@bluewin.ch
TRAGER-Praktikerin, TRAGER Psychophysische Integration und Mentastics, Körper- und Bewegungswahrnehmung. Mitglied TRAGER-Verband Schweiz TVS, Krankenkassenanerkennung durch EMR, EGK.

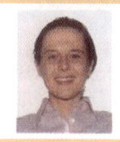

6370 Stans, Huber Anna-Luise, Naturheilpraxis, Dipl. Naturheilpraktikerin
Nägeligasse 4, Tel. 041-610 70 01
Dipl. Naturheilpraktikerin, Autorin. Klassische Massage, Körperorientierte Musikförderung, Reflexzonenbehandlungen, Mitglied SVAKE.

Adressen Plz 6000

6370 Stans	**6370 Stans,** Krummenacher Maria, Med. Masseurin FA, Schmiedgasse 45 Tel. 041-610 85 88, Fax 041-611 07 50 Gesundheitstherapie, Asiat. Heilmassage, ESB-APM, Manuelle Lymphdrainage, Farbtherapie (Mandel) mit ETD. Mitglied Vet, SVBM, NVS.
6370 Stans	**6370 Stans,** Sidler Daniel, dipl. Kinesiologe IKZ Engelbergstrasse 2, Tel. 041-612 25 26, email: da-sidler@bluewin.ch Applied Physiologie, Lernberatung, LEAP. Mitglied SBVK.
6372 Ennetmoos	**6372 Ennetmoos,** Thoma Joseph, Medizinprodukteberater Rütlistrasse 30, Tel. 041-612 33 33, Fax 041-612 33 34 home: www.bionic-systems.net email: info@bionic-systems.net Beratung und Vertrieb von Biomedizinischen Produkten wie Energie- und Signaltherapie-Systeme (Magnetfeld), Wasservitalisierungs-Geräte, Coralcalcium etc.
	6372 Ennetmoos, Truttmann Marco, Heiler, Gemeindehaus Tel.+Fax 041-620 08 93, home: www.praxis-gemeinsamunterwegs.ch email: willkommen@praxis-gemeinsamunterwegs.ch Ganzheitliches Heilen, Einzel-, Paar- & Firmenberatungen.
6373 Ennetbürgen	**6373 Ennetbürgen,** Zimmermann Petra, Naturheilpraxis Seestrasse 36, Tel. 041-620 20 40, Fax 041-620 20 16 Naturheilpraxis: dipl. Kinesiologien AP, dipl. Naturheilpraktikerin, Blütenessenzen.
	6374 Buochs, Eördögh Kristóf, Naturheilpraktiker Kronenpark 1, Tel. 041-620 25 30 Kinesiologie, Cranio-Sacral-Therapie NST, Homöopathie. Mitglied NVS, SVNH, I-ASK.
	6374 Buochs, Goerner Ines, Praxis für spirit. Lebensberatung & Energiemassage, Seebuchtstrasse 14, Tel. 041-622 04 90 Fax 041-622 04 91 home: www.shantines.ch email: shantines@hotmail.com Energiemassage, Aurareinigung, Mediale Beratungen, Klärung des Emotionalkörpers. Seminare: Energiearbeit und Massage, spirituelle Lebensberatung, Selbstrealisation, Klärung des Emotionalkörpers.
	6374 Buochs, Zumbuehl Brigitta, Medizinische Masseurin FA SRK Dorfplatz 5, Tel. 079-734 60 31 home: www.therapie-zumbuehl.ch email: info@therapie-zumbuehl.ch Klassische Massage, Bindegewebsmassage, Manuelle Lymphdrainage, Reflexzonentherapie am Fuss. Mitglied NVS, SFML, RZF.
6375 Beckenried	**6375 Beckenried,** Nann-Meylan Thérèse, Dipl. Kinesiologin BIK, Dipl. SPAK-Therapeutin NVS, Seestrasse 34, Tel. 041-620 42 93 home: www.kinesiologie-balance.ch email: info@kinesiologie-balance.ch Applied Physiology, LEAP, 5IPS, Hypertonx, TFH. Mitglied IASK, NVS, KINAP.
6377 Seelisberg	**6377 Seelisberg,** Badertscher Esther, Homöopathische Tierpraxis Buechi, Tel.+Fax 041-820 08 71, email: e.u.m.badertscher@bluewin.ch Dipl. Tierhomöopathin ATN, laufend Kurse: 1. Hilfe mit Tier-Homöopathie, Körpersprache Hund auch für Vereine. Praxis für Tierhomöopathie, Tierkommunikation, Verhaltensberatung. Mitglied VFKH.

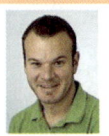

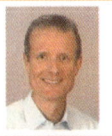

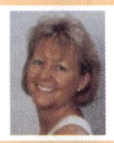

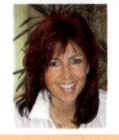

Adressen Plz 6000

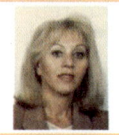

6383 Dallenwil, Christen Eleonora, Lebensmitteltechnikerin
Städtlistrasse 2, Tel. 041-628 06 12
Energie Therapeutin, Geistiges Heilen speziell für psychosomatische Leiden.
A-Mitglied SVNH, SVNH geprüft in Geistigem Heilen.

6386 Wolfenschiessen

6386 Wolfenschiessen, Odermatt Gerhard, Med. Masseur FA SRK
Hauptstrasse 11, Tel. 041-628 04 24, email: gerhardodermatt@hotmail.com
Manuelle Lymphdrainage, Hydrotherapie, Fussreflexzonen Therapie, Bindegewebemassage, Elektrotherapie, klassische Massage, Wickel, Hydro -Colon Therapie. Mitglied SVBM-A, NVS-A.

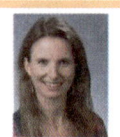

6386 Wolfenschiessen, Walcher Elisabeth, Dipl. Fussreflexzonentherapeutin
Geissmattlistrasse 19, Tel. 041-628 26 80
Ich lebe für ganzheitliche Harmonisierung von Körper und Geist mit Fussreflexzonen-Massage, Psychozon-Massage und Konditions- und Sportmassage. Mitglied SVNH.

6403 Küssnacht am Rigi

6403 Küssnacht am Rigi, Moeckli Anja, Jin Shin Jyutsu-Praktikerin
Oberdorf 4, Tel. 076-345 51 23
home: www.haendedrauf.ch   email: anja.moeckli@haendedrauf.ch
Jin Shin Jyutsu ist eine Körperenergiearbeit, die weitgehend auf intuitivem Wissen aufbaut und deshalb ohne grosse Vorbildung von jedem angewendet werden kann. Ich freue mich über Ihr Interesse.

6403 Küssnacht am Rigi

6403 Küssnacht am Rigi, Rohrer-Summermatter Monika, Praxis für Lebensberatung und Gesundheit, Bahnhofstrasse 7, 1. Stock, Tel. 041-850 27 47
email: m_rohrer@gmx.ch
Beratungsgespäche, Mediale Beratung, Geistiges Heilen, Inner Clearing, Akupressur, Bachblüten, Schüssler Salze. Dipl. Lebensberaterin. Mitglied SVNH.

6403 Küssnacht am Rigi

6403 Küssnacht am Rigi, Schriber Adrian, Ganzheitliche Gesundheitspraxis
Grepperstrasse 51, Tel. 041-850 83 33, Fax 041-850 83 28
zertif. Heilpraktiker, EMR, NVS, ASCA-Anerkennung. Clustermedizin, manuelle Therapien & Massagen, Ausleitende Verfahren (Body Detox), Diätetik, Pflanzenheilkunde.

6403 Küssnacht

6403 Küssnacht, Vanoli-Etterlin Claudia, Dipl. med. Masseur FA SRK, Dipl. Heilpädagogin, Schickerhof, Tel. 041-852 16 60
Klassische Körper- und Sportmassage, Fussreflexzonen-, Wirbelsäulen- und Bindegewebemassage, Lymphdrainage (nach Dr. Vodder), Migräne- und Kopfmassage. NVS-A Mitglied, Krankenkassen anerkannt, ZVMN-Mitglied.

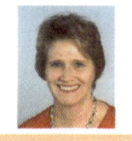

6410 Goldau / SZ, Merz Agnes, Praxis f. ganzheitliche Lebensweise "Papillonvita", Quellenweg 2, Tel. 041-855 30 51, email: papillonvita@bluewin.ch
SVNH geprüft in Lebensberatung; Gesprächs- und Gestalt-Therapie; Psychosomatische Lebensberatung nach Dr. R. Dahlke; Tarot, Meditation, Mandalamalen (auch Kurse); Begleitung, Betreuung und Pflege von Kranken und Sterbenden. Mitgl. SVNH.

6410 Goldau

6410 Goldau, Schatzmann Klaus B., Hügelweg 8, Tel. 041-855 40 00
Fax 041-855 02 88, email: kbs.seminare@bluewin.ch
Prozessorientierte Standortbestimmungen, Beratungen in schwierigen beruflichen und privaten Situationen, Standortbestimmungs-Seminare, Geistheilung. Mitglied SVNH, NFSH.

6410 Goldau

6410 Goldau, Zimmermann Hansruedi, ärztl. dipl. Masseur / dipl. Scenar Therapeut, Kehlmattliweg 18, Tel. 041-855 62 69, email: hk-praxis@bluwin.ch
Ganzkörpermassagen, Rücken- und Nackenmassage, Entstauungsmassagen, Fussreflexzonenmassage, Scenar-Therapie, Lebensenergieberater nach Körbler.

Adressen Plz 6000

6415 Arth
6415 Arth, Beyeler-Planzer Luzia, Praxis für Traditionelle Chinesische Medizin, Gotthardstrasse 47, Tel. 041-855 63 44, Fax 041-855 63 45
Traditionellen Chinesischen Medizin: Akupunktur, Moxibustion, Schröpfen, Arzneimitteltherapie, Shonishin (sanfte Behandlungsmethode für Kinder).
A-Mitglied SBO-TCM in Akupunktur und Arzneimitteltherapie.

6415 Arth
6415 Arth, Grob Edith, TRAGER-Praktikerin, Klostermatt 12, Tel. 041-855 20 43, Fax 041-855 20 68, www.emindex.ch/edith.grob/ email: edgro@freesurf.ch
TRAGER ist eine sanfte Körper-Bewegungs-Wahrnehmungsschulung. Mitglied TRAGER Verband. EMR. Reiki III, Ayurveda und Hot-Stone-Massagen für Gesundheit, Schönheit, Wohlbefinden:-)

6415 Arth SZ
6415 Arth SZ, Meier Adele, Metamorphose, Lebensberatung, Brüölring 10 a, Tel. 041-855 52 25, Fax 041-857 01 79, email: adime@bluewin.ch
Metamorphose n. Rob. St. John (Einzelsitzungen), Lebensberatung, Reinkarnationstherapie, Reiki II, Tarot, SVNH geprüft in Metamorphose. Mitglied SVNH.

6422 Steinen, Inderbitzin Peter, dipl. med. Masseur
Frauholzstrasse 29, Tel. 041-832 01 91, email: peter_inderbitzin@gmx.ch
Klassische Massage, Fussreflexzonen-Massage, manuelle Lymphdrainage, Wirbelsäulentherapie nach Dorn. Mitglied SVNH, ZVMN.

6423 Seewen
6423 Seewen, Arnold Roland
Bahnhofstrasse 116 a, Tel. 041-810 34 37, email: Lakota66@bluewin.ch
Lichtbahnen-Therapie nach Trudi Thali. Christuslicht-Behandlung. Bach-Blüten-Beratung.

6423 Seewen
6423 Seewen, Waser Agnes, Praxis für Cranio-Sacral-Therapie
Sternenmatt 21, Tel. 041-810 27 16
Zertif. Cranio-Sacral-Therapeutin, dipl. Kinderkrankenschwester KWS; durch sanfte Cranio-Sacral-Behandlung die Selbstheilungskräfte anregen; Spezialgebiet: Behandlung von Kindern und Babys.

6430 Schwyz, Reichlin Corinne, Cranio-Sacral-Therapeutin
Mangelegg 104, Tel. / Fax 041-811 16 40
home: www.craniosacral-schwyz.ch email: info@craniosacral-schwyz.ch
Praxis für Craniosacral-Balancing. Das "Breath of Life" Prinzip, nach dem biodynamischen Ansatz. Behandlung von Erwachsenen, Kindern und Babys. Spirituelles Channeling. Mitglied EMR.

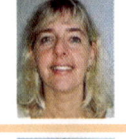

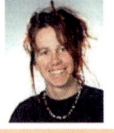

6430 Schwyz, Suter Verena, ärztl. dipl. Masseurin SVBM
Schmiedgasse 1, Tel. 041-811 81 71, Natel 079-603 34 04
Medizinische Kräftigung der Muskeln. Fussreflexzonen-, Rücken- / Nacken-, Ganzkörpermassage, Triggerpunktpressur, Schröpfen, Wirbelsäulenbehandlung, Energetische Arbeit, Krankenkassen anerkannt.

6430 Schwyz
6430 Schwyz, Voyame Anja, Homöopathin
Herrengasse 12, Tel. 041-811 02 50, Fax 041-810 02 52
email: voyame@heil-praxis.ch
Klassische Homöopathie, Ausbildung an der Clemens v. Bönninghausen Akademie WOB. VKH A-Mitglied.

6431 Schwyz
6431 Schwyz, Stocker-Gemsch Arnold, dipl. Homöopath SHI
Reichsstrasse 17, Postfach 530, Tel. 041-810 28 35
home: www.arnold-stocker.ch email: info@arnold-stocker.ch
Klassischer Homöopath, 1995-1999 SHI-Schule Zug, 1999-2001 Assistent SHI-Praxis, März 2005 Praktikum im Shree Mumbadevi Homoeopathic Hospital in Mumbai (Indien), EMR & NVS anerkannt.

Adressen Plz 6000

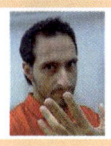

6432 Rickenbach, Guagliano Fabio, Detailhandelsfachmann, Fitnesstrainer, Lebensberater, Rickenbacherstrasse 131, Postfach 14
Tel. 079-752 19 34, email: fa-1975@gmx.ch
Fitnesstrainer / Ernährungsberater / Burn-Out-Berater / Lebensberater / Mediale Fähigkeiten / Hellfühlig.

6434 Illgau

6434 Illgau, Betschart Angela, Massagepraxis, im Dörfli, Tel. 079-501 22 75
home: www.emindex.ch/angela.betschart   email: angela.betschart@sz.ch
Med. Klassische Massagen, Bindegewebsmassage, Fussreflexzonenmassage, Sportmassagen, Schröpfkopfbehandlungen, "Hot-Stone". Mitglied SVBM.

6438 Ibach

6438 Ibach, Fessler Linda, Dareia-creativ-working
Gotthardstrasse 99, Tel. 079-667 49 06, email: l_fessler@gmx.ch
Dareia-creativ-working, dipl. PETA-Lebensberaterin, Kartenlegen, Massage, Energie-Arbeit.

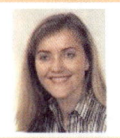

6438 Ibach-Schwyz, Inderbitzin Marie-Theres, Praxis für Lebensfragen und Gesundheit, Gotthardstrasse 62, Tel. 041-810 00 52
Dipl. Farbtherapeutin. Farbtherapeutische Behandlungen und Bestrahlungen mit Farblicht, Farbpunktur nach P. Mandel, Bachblüten und Edelsteinen. Heil- und Energiearbeit. Mitglied SVNH und EMR.

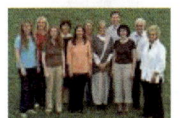

6438 Ibach SZ, Naturheilpraxis Imlig, Gesundheitszentrum Imlig
Gotthardstrasse 72, Tel. 041-819 30 00, Fax 041- 819 30 01
home: www.imlig.ch   email: naturheilpraxis@imlig.ch
Spagyrik, Homöopathie, Bachblüten, Schüssler Salze, Ernährung, Tachyonen, Chakra, Schwingkissen, Baumessenzen, Kinesiologie, Blutegel, Mentalbehandlung, Massage, Eutonie, Cranio-Sacral. Mitgl. NVS/EMR.

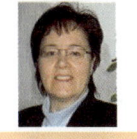

6440 Brunnen, BOWEN-THERAPIE Steiner Lina, med. Masseurin FA SRK & dipl. Bowen-Therapeutin, Bahnhofstrasse 11, Tel. 041-811 37 10, Fax…40
home: www.bowen-therapie.ch   email: linasteiner@bluewin.ch
BOWEN-THERAPIE & MED. MASSAGEN (Med. Massagen: beschwerdeorientierte klassische Massage, Ultraschall-Therapie, manuelle Lymphdrainage, Fussreflexzonen-Therapie klassisch, energetisch u. nach Nick Durrer). Krankenkassen anerkannt.

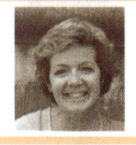

6440 Brunnen, Grüter-Stebler Prisca Maria, dipl. Naturärztin NVS
Grossmatt 3, Tel. 041-820 66 30
Klassiche Homöopathie. Mitglied NVS, HVS, EMR.

6440 Brunnen

6440 Brunnen, Kleiner Heidi, Kinesiologische Gesundheitspraxis
Axenstrasse 3, Tel. 041-820 52 70, Natel 079-631 69 82
Kinesiologie, Qi-Gong, Naturheilkunde, Kinesiologin, Qi-Gong Lehrerin, Heilpraktikerin. Mitglied NVS-A.

6440 Brunnen

6440 Brunnen, Masa Ruth, Facial Harmony Practitioner, Hertiring 10
Tel. 041-820 03 55, home: www.ruth-masa.ch   email: ruthmasa@gmail.com
Sanfte Berührung, Entspannung und Wohlbefinden, glätten auch die Falten in der Seele, lassen uns innerlich und äusserlich wieder aufblühen.

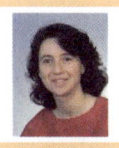

6440 Brunnen, Mühlebach-Suter Christina, Dipl. Akupunkteurin, Herbalistin, Diätistin, SBO-TCM, Ballyweg 22, Tel. / Fax 041-855 40 69
email: ch.suter@bluewin.ch
Akupunktur, Ernährungsberatung und Kräutertherapie nach den Prinzipien der chinesischen Medizin. Mitglied NVS, SBO-TCM.

Adressen Plz 6000

6440 Brunnen

6440 Brunnen, Truttmann Kirsten, med. Masseur FA
Kastanienrain 11, Tel. 041-855 27 72
Hauptgebiet: Ganzkörpermassage, Fussreflexzonenmassage, Weiterbildung in FRX während der Schwangerschaft, psychoenergetische Fussmassage.

6440 Brunnen

6440 Brunnen, Weber Edith, Aquatische Körperarbeit Zürich/Baden
Ballyweg 4, Tel. 041-820 52 03, Natel 079-317 44 61
home: www.iaka.ch   email: edithweber@bluewin.ch
Wassershiatsu: Therapieform in 35 Grad warmen Wasser. Wassertanzen: Dynamische Bewegungstherapie über und unter Wasser, Time Therapie nach Manuel Schoch, Gesprächstherapie. Mitglied Netzwerk für aquatische Körperarbeit.

6442 Gersau, Feller Urs, Naturarzt NVS, Praxis für Naturheilkunde, Radiästhesie, Geomantie, Stocklistr. 19, Tel. 041-820 44 44, Fax 041-820 44 03
home: www.ursfeller.ch   email: urs.feller@ursfeller.ch
Homöopathie, Meridiantherap., Ernährungslehre, Tachyonen-Energie, Aufzeigen von Lösungswegen in Umbruchphasen, radiästhetische Untersuchungen von Gebäuden, Baubiologie. Mitglied NVS, EMR-anerkannt.

6442 Gersau

6442 Gersau, Hunke Annette, Naturheilpraxis - Naturarzt, Dorfstrasse 1
Tel. 041-828 25 02, Fax 041-828 25 05, email: hunkeanette@bluewin.ch
Naturheilverfahren: Störfelddiagnostik, Kontr. Ohrakupunktur, radion. gemess. Homöopathie, Pythotherapie, Ausleiten von: Schwermetall, Impfbelastungen, Allergien, geopathische Belastung, Behandlung: Impfschaden, Borreliose etc.

6442 Gersau

6442 Gersau, Rubischung Martina, Praxis für Atlaslogie- und Ernergiearbeit
Buochenstr. 16, Tel. 079-819 37 80, email: martinarubischung@hotmail.com
Dipl. Krankenschwester, Touch for Health, Brain Gym, Reiki, Fussreflexonenmassage und Bachblüten, Atlaslogie und Energiearbeit.. Mitglied SVNH. Krankenkassen anerkannt bei Zusatzversicherung.

6460 Altdorf

6460 Altdorf, Brücker-Wagner Toni, Akupunktur + Physiotherapie
Gotthardstrasse 40, Tel. 041-870 12 94, email: bruecker.toni@bluewin.ch
Traditionelle Chinesische Medizin, Akupunktur, Physiotherapie, Bewegungstherapie, Massage. Mitglied NVS-A, SVNH, SBO-TCM, EMR-anerkannt.

6460 Altdorf

6460 Altdorf, Keller-Schilter Maria, Reiki-Lehrerin/Meisterin, SVNH-geprüft
Bahnhofstrasse 26, Tel. 041-870 77 54, Fax 041-870 88 35
email: m.keller-schilter@bluewin.ch
SCHULE für Weiterbildung: Reiki-Kurse 1-3, Pendellernkurse 1 - 2, mit Pendel oder Tensor, Kurse "Homöopathie u. Hausmittel" 1-2, "Engel + Co.", Reiki-Einzelsitzungen, allgemeine Lebensberatungen, Alternative Tierheilerin.

6460 Altdorf

6460 Altdorf, Sicher-Hellmüller Regula, Therapiezentrum BALANCE
Schützengasse 5, Tel. 041-872 17 17
Traditionelle Chinesische Medizin, Akupunktur, Massage, Ernährung nach den 5 Elementen. Mitglied NVS-A, SBO-TCM.

6463 Bürglen

6463 Bürglen, Büchi Gertrud, Dipl. Krankenschwester
Grossgrund 23, Tel. 041-870 45 02
Man. Lymphdrainage, Cranio-Sacral-Therapie, Bachblüten, Fussreflexzonen Massage. A-Mitglied SVNH, A-Mitglied NVS.

6467 Schattdorf / Uri

6467 Schattdorf / Uri, Arnold Rita, Gesundheitsstudio
Felderstrasse 11, Tel. 041-870 54 45, email: arnold-rita@bluewin.ch
Spirituelle Lebensberatung, Therapien mit Bachblüten, Fussreflexzonenmassage, Heilmassagen, Lichtbahnentherapie, Meditation. A-Mitglied SVNH, SVNH geprüft in Geistigem Heilen.

Adressen Plz 6000

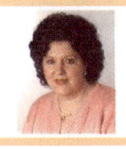

6472 Erstfeld, Estermann Silvia, Dipl. Lebensberatung
Alpbachhofstatt 5, Tel. 079-643 39 84, email: estermann@bluewin.ch
Spirituelle Astrologische Lebensberatung, Kartenlegen, Verbindung mit der geistigen Welt. Mitglied SVNH.

6472 Erstfeld

6472 Erstfeld, Häfliger Leo, Radiästhesist / Geopathologe / Wünschelrute, Brämenhofstrasse 7, Tel. 079-313 91 09, email: leo.haefliger@ur.ch
Strahlen-Elimination von Wasseradernverläufen und Erdmagnet (minus und plus). Seit 12 Jahren erfolgreich. Wegen starker Auslastung – telefonische Voranmeldung und geplanter Ortstermin bei Ihnen.

6472 Erstfeld

6472 Erstfeld, Imhof-Furger Elisabeth, Gesundheitsoase, Schlossbergstr. 2, Tel. 041-880 05 28, privat 041-880 27 53, email: l.imhof@gmx.ch
Klassische Massage, Fussreflexzonen-Massage, Manuelle Lymphdrainage, Dorn - sanfte Wirbelsäulenbehandlung, Breuss-Rückenmassage, Geistiges Heilen. Mitglied SVNH.

6490 Andermatt

6490 Andermatt, Bleisch-Renner Silvia, Gesundheitspraxis
Gotthardstrasse 52, Tel. 041-887 13 80
Manuelle Lymphdrainage nach Dr. Vodder, klassische Massage, Touch for Health, Metamorphose, Vitalogie nach Dr. Huggler. Mitglied SVNH, SFML.

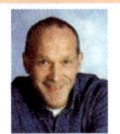

6565 San Bernardino, ANTHEGO-PRAXIS, Res. Nuovo Lido, P101, Lago Dosso, Tel. 0901 906 609, www.anthego.com email: praxis@anthego.com
Ich bin da, Sie zu begleiten zu beraten zu unterstützen, wenn Sie fühlen, dass ich es tun soll. Meine Arbeit für Sie entspricht meiner Berufung - Energien Ihres Seins frei zu setzen und sie in ihre wahre Wirkungsform zu leiten.

6597 Agarone

6597 Agarone, Möckli Uboldi Evelyn, zert. Kinesiologin SBVK
Via Medoscio, Tel. +41 (0)91-745 06 08 Natel +41 (0)79-287 90 77
email: evelynmoeckli@yahoo.com
Integrative Kinesiologie: Touch for Health, Applied Physiology, One Brain, Educational Kinesiology, Wellness Kinesiology / Stress Release, Sport Kinesiologie, Tier Kinesiologie. Mitglied SBVK.

6600 Locarno

6600 Locarno, Bonetti-Frey Annemarie, Naturopata
Via S. Francesco 4, Tel.+ Fax 091-751 17 58
Riflessologia, Cromoterapia, Shiatsu sec. Metodo Namikoshi, Massaggio Bioenergetico, Linfodrenaggio manuale, Membro A-NVS.

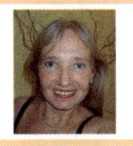

6600 Locarno, Mellier Mayr Elisabetta, Studio Ayurveda Wellness
Piazzetta de Capitani 10, Tel.+Fax 091-751 00 04
home: www.ayurveda-locarno.ch   email: e.mellier@bluewin.ch
Klass.e ayurvedische Massagen für Entspannung u. Wohlbefinden, Ernährungsberatung. Mitglied im Verband europäischer Ayurvedatherapeuten, Praxis in der Altstadt von Locarno, hinter der Piazza Grande.

6600 Muralto-Locarno

6600 Muralto-Locarno, Papa Karin, Naturarzt, Naturheilpraxis
Via Orselina 19 A, Tel. 091-743 44 42, Fax 091-743 73 76
Bioresonanz (MORA), EAV, Homöopathie, Dunkelfeld-Mikroskopie, Bachblüten. Mitglied NVS, SVNH, SHG.

6600 Locarno

6600 Locarno, Schoenmaker Ernest Laurentius, Physiotherapeut, Heilpraktiker, via B. Luini 20/via A. Ciseri 6, Tel. 091-751 92 20 / 751 388, Fax 091-751 38 83
home: www.curacell.ch   email: fisioterapia.locarno@bluewin.ch
Physiotherapie, EAV-Analyse, Radionische-Analyse, Bioresonanztherapie (BICOM) Allergie- und Intoleranz-Behandlung, Vitalfeldtherapie, Homöopathie, Phytotherapie.

Adressen Plz 6000

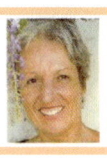

	6605 Locarno/Monti, Lüscher Gertrud, Therapeutin, Vicolo Delle Azalee 1 Tel. 091-751 11 57, Tel. 091-751 52 61 home: www.gluescher.ch email: g-luescher@bluewin.ch Farbtherapie, Farbpunktur, Klangtherapie, Schüsslersalze, Blütenessenzen, Reflexzonenmassagen. A-Mitglied SVNH, SVNH geprüft in Farbpunktur.
6612 Ascona	**6612 Ascona TI,** Pfaffen Jolanda, Via Monescia 1 b Tel. 091-791 19 47, Natel 079-653 29 89 Med. Beratung mit Tarot, Seminare für Tarot, Reiki, Meditation, Traum Deutung. A-Mitglied SVNH, SVNH geprüft in Geistigem Heilen.
6648 Minusio	**6648 Locarno-Minusio,** Signore Bachmann Johannes R., Centro di Evoluzione e Ricerca El Morya, via Remorino 9, Tel. 091-745 28 09, Natel 079-672 10 90 home: www.elmorya.ch email: jrbachmann@freesurf.ch Neuorientierung für Einzel u. Paare, Begleitung in spirituellen Krisen, Supervision, Bach-Blüten, NLP-Kurzzeittherapie, Ferienimpuls. Sprache it./d. Mitglied SVNH, WFH, CHNLPt.
6648 Minusio	**6648 Minusio/TI,** Signora Balli-Amon Johanna, Natürliche Therapien, Via Mimosa 2, Tel. 091-743 21 80, www.terapie-atelier.com email: jhballi@vel.ch Geistiges Heilen, Reike, Meditationen, Traumdeutung, Beratung, Klassische Massagen, Fussreflexzonenmassage. A-Mitglied SVNH, SVNH geprüft in Geistigem Heilen.
6648 Minusio	**6648 Minusio / TI,** Madoglio-Kaehr Rosita, Naturärztin / Heilpraktikerin NVS-A Via R. Simen 142, Tel. 079-230 21 51, email: terapialotus@hotmail.com Fussreflexzonen-Massage, Lebensberatung, Geistiges Heilen: Reiki, Aquatische Körpertherapie, Meditation, Maltherapie, Bach-Blüten, TUINA-Heilmassage (TCM), div. Kurse. Mitglied NVS-A, SVNH, SVFM, NAKA.
6648 Minusio	**6648 Minusio,** Soldati Edith, Malatelier - Studio di pittura, Via Verbano 24 Tel. 091-745 10 40, Natel 079-767 26 10, email: e.soldati@pop.agri.ch Beraterin für integrative Mal- und Gestaltungsprozesse. Mitglied SVNH.
6652 Tegna	**6652 Tegna,** Thuillard Isabelle, Celeson - the institute of cosmic vibrational heal, Casa Tara Bianca, Tel. 091-796 39 00 home: www.celeson.com email: isabelle@celeson.com Klangtherapie mit Klängen und Vibrationen von den Sternen. Raftan-Einweihungen, spezielle Methode zur Decodierung deiner DNS. Lichtarbeit.
6653 Verscio	**6653 Verscio TI,** Pedretti Barbara, Studio Terapie Naturali, Longoi Tel. 091-796 33 78, email: b.pedretti@bluewin.ch Pranoterapia, Cromoterapia, Medicina Esosetica, Cinque Tibetani. A-Mitglied SVNH, SVNH geprüft in Pranoterapia.
6676 Bignasco	**6676 Bignasco TI,** Blocher E. Helia, Therapeutin, Ca' Stella, Tel. 091-754 34 34, Fax 091-754 34 33, home: www.ca-stella.ch email: info@ca-stella.ch Ganzheitliche Lebensberatung, NLP, Körper- und Atemarbeit, Postural Integration, Sieben-Stern-Teil-Fasten, Oeko-Gästehaus. Mitglied SVNH und Fuellhorn-Häuser.
6805 Mezzovico	**6805 Mezzovico,** Dhungana Nidhi C., FISIOTERAPIA GAIA, via Cantonale 43, Tel. 091-930 68 03, www.centro-aquamarina.ch email: aquanidhi@yahoo.it Kinder- und Physiotherapeutin, Schwimmlehrerin, Aqua Balancer, Mitarbeiterin von Centro Aqua Marina.

Adressen Plz 6000

6818 Melano

6818 Melano, Honegger Erica G., Prakt. Medial-Psychologin, Naturheilerin
Residenza Prato Verde 3 Via Filagni, Tel. 079-363 73 01
Prakt. Medial-Psychologin, Lebensberatung und Naturheilerin (SVNH geprüft), Selbstheilungs-Hilfe GH/FB, Ursachenfindung. Mitglied SVNH.

6822 Arogno

6822 Arogno, Meier Verena, Craniosacral- und Polarity Therapeutin
Castello, Tel. 091-649 73 22
Biodynamische Craniosacral-Therapie, Polarity-Therapie, Core Process Psychotherapie. Mitglied Cranio Suisse, PoVS.

6900 Massagno

6900 Massagno, Breitenmoser Esther, Naturärztin
c/o Centro Moma, Via Praccio 9, Tel. 091-967 39 92
Body Detox Ausleitverfahren, Esalen- und Klangschalen-Massage, manuelle Lymphdrainage, klassische Massage, Fussreflexzonenmassage.

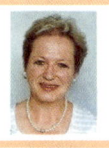

6900 Lugano, Kunz Else, Krankenschwester, via Riviera 1, Tel. 091-971 79 30

Akupunktur-Massage, Energetisch-statische Behandlung nach Radloff (APM), Fussreflexzonentherapie nach Marquardt. Mitglied NVS, VeT.

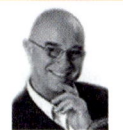

6907 Lugano, Barberio Dr. Ciro Ph.D., Naturopata, Via Adamini
Tel. 091-994 79 64, Fax 091-993 12 05, home: www.cttr.ch email: info@cttr.ch
Centro ticinese di tecniche di rilassamento. Training autogeno, ipnosi, logoterapia, rebirthing, tecniche oniriche, gruppi d'incontro.

6926 Montagnola

6926 Montagnola, Sutter Mary, Therapeutin
Via Minigera 1, Tel. 091-993 29 40, Fax 091-993 29 41
email: mary.sutter@bluewin.ch
Klinische man. Lymphdrainage n. Dr. Vodder, Klassische und Sportmassage spez. Rückenmassage und Triggerp. Ausleitverfahren, Schröpfen trocken und blutig, Baunscheid, Blutegeltherapie, Fussreflexzonenmassage. Mitglied NVS, SPAK, EMR.

6946 Ponte Capriasca

6946 Ponte Capriasca, Nidecker Dieter, Lehrer FM Alexander-Technik SVLAT u. STAT, via Selva, Tel. 091-945 33 73, Fax 091-945 33 73
email: sarastro@swissonline.ch
F. M. Alexander-Technik: Optimaler Gebrauch seines Körpers, Lebensberatung mit Pentanalogie. Mitglied SVNH.

6950 Tesserete

6950 Tesserete, Bohny Nidecker Christa, Musikerin, Therapeutin
Zona Garamé, Tel. + Fax 091-945 33 73
Heilmassage, Orginal Bachblüten Therapie.
A-Mitglied SVNH, SVNH gepr. in Bachblüten Therapie und Heilmassage.

6954 Bigorio

6954 Bigorio, Baur Lily-Viktoria, Klassische Homöopathin, Naturärztin, med. Masseurin FA SRK, Studio L e D, Tel. 091-936 00 20, Fax 091-936 00 25
Klassische Homöopathie, Naturheilverfahren, Ernährungsberatung, Lebensberatung, Heilmassage, medizinische Massage. A-Mitgl. SVNH, SVNH gepr. in klass. Homöopathie, Lebensberatung, Heilmassage, med. Massage. Mitgl. NVS, VKH, SVBM, EMR.

6973 Höchst

6973 Höchst, Plattner Gerold, Energie Praxis
Hauptstrasse 25, Tel. +43 664-140 84 07
25- jährige Fähigkeit Blockaden zu lokalisieren und zu erfühlen somit universelle Hilfe geben und Harmonie und Lebensqualität intensivieren. Energiekörperarbeit wie: Reiki, Pranaanwendungen, invokative-Energiearbeit für Geist, Seele und Körper.

Adressen Plz 7000

6982 Agno	**6982 Agno,** Kempf Regula, dipl. Kinesiologin PS v. ponte Vecchio 12, Tel. 091-605 36 00 Kinesiologie, TfH, EDU-Kinesthetic, Bach-Blüten: Test + Therapie, PS-Polarity, PS-Shiatsu, Massage: Klassische Ganzkörper - Rücken - Nacken - Kopf - Gesicht - Fussdruck - Reflexzonen des Körpers.
6988 Ponte Tresa	**6988 Ponte Tresa,** Kamber Birgitt, Studio für chinesische Medizin Via Colombera 67, Tel. 091-606 24 12, email: birgittkamber@freesurf.ch Akupunktur, chin. Phytotherapie, Moxa, An-mo, Schröpfen, Ernährung. A-Mitglied SBO-TCM, A-Mitglied NVS, EMR.
7000 Chur	**7000 Chur,** Bisaz Frances, dipl. Pflegefachfrau, dipl. Homöopathin Gesundheitspraxis Chur, Untere Gasse 23, Tel. 079-616 34 12 home: www.gesundheitspraxis-chur.ch email: fbisaz@fastmail.fm Freischaffende Pflegefachfrau, klassische Homöopathie, Colon Hydro Therapie (Darm Reinigung), Gesundheitsberatung. A-Mitglied VKH, VCHTS, SBK. EMR anerkannt.
7000 Chur	**7000 Chur,** Bommer Jeanin, Giacomettistrasse 124 Tel. 079-285 10 86, email: bommer.jeanin@gkb.ch Geistiges Heilen, Pendeln von: Bachblüten, Naturheilkräuter, Holz, Mineralien sowie feststellen von Mineralien- und Vitaminmängeln im Körper. A-Mitglied SVNH, SVNH geprüft in Geistigem Heilen.
7000 Chur	**7000 Chur,** Brunner-Schmid Gelgia, Gesundheitspraxis, Ottostrasse 25 Tel. 081-250 27 35, Fax 081-250 27 53, email: gelgia.brunner@freesurf.ch Rücken-/Breuss-/Hot-Stone-Massagen, Fussreflexzonen-Massagen, Wirbelsäulenbehandlungen nach Dorn, Lichtfolien-Farb-Behandlungen, kosm. Fusspflege / Pédicure. Ich mache auch gerne Haus- und Heimbesuche!
7000 Chur	**7000 Chur,** Bühler Heinz, Naturheil- + Dipl. Shiatsutherapeut, Tittwiesenstr. 52 Tel. 081-284 23 05, www.heinzbuehler.ch email: Shiatsu@heinzbuehler.ch Shiatsu Schock + Trauma, Cranio alle Massagen, Schwerkranke + Sterbebegleitung, Lebensberatung, Depressionen + Schwangerschaftsunterstützung. A-Mitglied SVNH, SVNH gepr. in Shiatsu.
	7000 Chur, Caviezel Flurin, Brain Gym Teacher Langenjohnstrasse 11, Tel. 079-708 20 25 home: www.koerperundgeist.org email: info@koerperundgeist.org Brain Gym Kurse und Seminare, Einzelsitzungen in integrativer Kinesiologie und Brain Gym. Unterstützung bei chronischen Schmerzen, Stress, Burn Out, Überaktivität und Wunsch nach Leistungssteigerung.
	7000 Chur, Danuser Daniela, Medium, spirituelle Lebensberaterin Guschaweg 2, Tel. 079-241 94 60, Fax 081-284 25 26 home: www.danuser-energy.ch email: info@danuser-energy.ch Spirituelle/mediale Lebensberatung, Channeling, Engelsbotschaften, Jenseitskontakte, Chakra-Harmonisierung, Seelen-Kraft-Bilder, mediale Bilder, Hausharmonisierung mit Kristallprodukten.
7000 Chur	**7000 Chur,** Egli Doris, Naturheilpraktikerin NVS / kant. approbiert GR Wiesentalstr. 190, Tel. 081-353 26 40, Fax 081-353 63 07 email: doris.egli@eglichur.ch allgemeine Naturheilverfahren, chinesische Medizin, Kräuterheilkunde, Ernährungsberatung. Krankenkasse anerkannt.
7000 Chur	**7000 Chur,** Egli Franziska, Naturheilpraktikerin Lürlibadstrasse 39, Tel. 081-250 55 25 Praxis für klassische Homöopathie. Mitglied NVS + SVANAH.

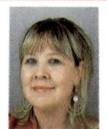

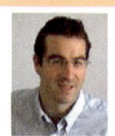

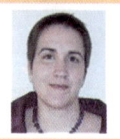

Adressen Plz 7000

7000 Chur
7000 Chur, Flepp Marianna, Masseurin
Scalettastrasse 19, Tel. 081-285 15 65
Kinesiologie, Mediale-Beratung, Akupunktmassage nach Penzel.
Mitglied Int. Verband APM nach Penzel.

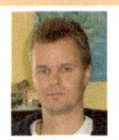

7000 Chur, GAM Naturheilpraxis Daniel Trappitsch, holistischer Heilpraktiker, kantonal anerkannter Naturheilpraktiker, Tittwiesenstr. 29, Tel. 081-285 16 10 Fax 081-285 16 19, home: www.gam-chur.ch email: info@gam-chur.ch
Naturheilkundliche Therapien, Anthroposophische Heilkunde, Rhythmische Massage, spirituelle Lebensberatung. Mitglied NVS-A und EMR anerkannt.

7000 Chur
7000 Chur, Hauser Elsbeth, dipl. Astrologin API
Tittwiesenstrasse 42, Tel. 081-284 17 84, Fax 081-284 80 51
home: www.hauser-astro.ch email: info@hauser-astro.ch
Astrologisch-psychologische Beratungen und Ausbildungskurse; Lebensberatung für Einzelpersonen, Paare und Familien, Berufs- und Laufbahnberatungen, Terminwahl für Operationen, Heirat etc.

7000 Chur
7000 Chur, Hürlimann Susi
Saluferstrasse 21, Tel. 081-353 38 54
Reiki Behandlungen, Reiki Seminare, Reiki Meisterin / Lehrerin nach trad. System Dr. Usui. Mitglied SVNH.

7000 Chur
7000 Chur, Kaiser Severin, Shiatsu-Therapeut
Kasernenstrasse 140, Tel. 081-250 48 28, email: severin.kaiser@bluewin.ch
Shiatsu, Gesprächstherapie. Mitglied SGS.

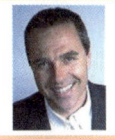

7000 Chur, Mischol Reto, Psychotherapeut FSP, Casinoplatz 7
Tel. 081-250 53 78, home: www.psychaspekt.ch email: info@psychaspekt.ch
Coaching und Psychotherapie für mehr Selbstvertrauen und Zufriedenheit in Ausbildung, Beruf und Lebensalltag. Fachpsychologe für Psychotherapie FSP/Föderation der Schweizer Psychologen.

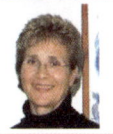

7000 Chur, Muggli Rita, Praxis für mediale/spirituelle Beratungen
Wiesentalstr. 89, Tel. 081-356 64 60, Fax...61, email: rita.muggli@bluewin.ch
Mediale Sitzungen (spirituelle Lebenshilfe), Genesungshilfe (geistiges Heilen) Reinkarnationstherapie, Metamorphose-Behandlungen. Lebenshilfe m. Astrologie und Kartenlegen. Mitglied SVPP/SNU.

7000 Chur
7000 Chur, Müller Ivo und Hassler Silvio, Med. Masseur dipl. SRK, Gemeinschaftspraxis, Bahnhofstr. 8, Natel 079-221 33 55, Natel 079-216 53 53
home: www.harmolife.ch email: ivo.mueller@harmolife.ch
Klass.- u. Sportmassage, Fussreflexzonenmassage, Bindegewebemassage, Lymphdrainage, Magnetfeldtherapie, Ernährungsberatung mit Verofit. Mitglied SVBM, SRK.

7000 Chur
7000 Chur, Paly-Fey Annelis, Therapeutin
Kirchgasse 66, Tel. 081-356 63 05, email: apaly@gmx.ch
Polarity-Therapie (SVNH geprüft), Metamorphose.
Mitglied SVNH, POVS.

7000 Chur
7000 Chur, Schmerek Otto, Arzt, Untere Gasse 17
Tel. 081-253 79 70, Fax 081-253 79 71, email: otto.schmerek@bluewin.ch
Einzelpsychotherapie, körperzentrierte Gruppentherapie, Psychiatrie, Tagesseminare für Energieaufbau, psychosomatische Energetik (Homöopathie), Sexualberatung. Ganzheitlicher Zugang zur Gesundheit.

Adressen Plz 7000

7000 Chur
7000 Chur, Schneider-Sutter Ladina, antiqua gesundheitspraxis
Storchengasse 7, Tel. 078-797 14 41, email: antiqua@gmx.ch
Dipl. Masseurin, dipl. Babymassagekursleiterin (i.A.), Klassische Massagen, Baby- und Kindermassagen, Schröpfen, Fussreflexzonen-Therapien, Wirbelsäulentherapien n. Dorn, Gelenkbehandlungen, Mitglied SVBM.

7000 Chur
7000 Chur, Stecher Anita, ärztl. dipl. Masseurin, Saluferstrasse 11
Tel. 081-353 82 82, Natel 079-402 76 75, email: astecher@bluewin.ch
Klassische Massage, Fussreflex, Nacken, Schulter Massage, Wirbelsäulen-Therapie nach Dorn, Magnetfeld-Therapie.

7000 Chur
7000 Chur, Thoma Corina, Dipl. med. Masseurin FA/SRK, Dipl. Kinesiologin AP, Untere Gasse 23, Tel. 079-440 45 54
home : www.kinesiologie-chur.ch email: info@kinesiologie-chur.ch
Kinesiologie Applied Pysiology, Brain Gym, NLP, med.Massagen, Sportbetreuung, Lymphdrainage, Hand- und Fussreflexzonen, Lern- und Stressberatung. Ab Nov. 06 Kurse für Babymassage. Mitglied SVBM.

7000 Chur
7000 Chur, Tschupp Schmerek Claudia, Atem- und Sexualtherapie, Sozialpädagogin, Reichsgasse 69, Natel 079-228 92 06, Tel. 081-253 79 71
email: claudia.tschupp@freesurf.ch
Atemtherapie u. Atemmassage IKP, Gesprächstherapie, Sexualtherapie mit körperzentrierten Übungen. Tagesseminare für Energieaufbau. Mitgl. IKP Institut für körperzentrierte Psychotherapie.

7000 Chur
7000 Chur, Turnell Reto, Praxis für Traditionelle Chinesische Medizin (TCM) Regierungsplatz 30, Tel. 079-507 10 02
home: www.chinamedizin.net email: taichi.mantis@bluewin.ch
Kant. approb. Naturheilpraktiker und dipl. Akupunkteur. Praxis für TCM: Akupunktur, Tui Na (Massagen), Kräutertherapie, Ernährungslehre, Chi Gung, Tai Chi, Kung Fu. NVS-A und EMR anerkannt.

7000 Chur
7000 Chur, Wijngaard van der Veen Trineke, Naturheilpraktikerin
Quaderstrasse 18, Tel. 079-461 09 41, email: jwijngaard@dplanet.ch
Fussreflexzonenmassage nach Hanne Marquard, Manuelle Lymphdrainage nach Dr. Vodder, Homöopathie. NVS B-Mitglied.

7000 Chur
7000 Chur, Zeaiter Elvira, Dipl. Astrologin & Lebensberaterin LAS
Ringstrasse 101, Tel. 081-284 18 09, Natel 079-541 57 26
Astrologie und Lebensberatung mit Karten.

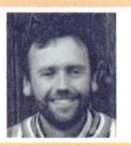

7001 Chur, Brehm Urs, Feldenkrais: Trainer-Assistant
Postfach 68, Tel. 079-445 49 22, Fax 081-330 73 39
home: www.ursbrehm.com   email: info@ursbrehm.com
Feldenkrais-Methode Mensch / Tier, Einzelbehandlungen / Kurse, Beratung, Tiertherapie, Ausbildungen und Trainings bfb. Angebote in CH, D, A, s. www.ursbrehm.com
Mitglied SFV.

7013 Domat-Ems
7013 Domat-Ems, Kaholi Edith, Dipl. Kinesiologin SNH
Untere Bahnhofstrasse 59, Tel. 081-633 53 82, Natel 079-410 92 56
email: praxis@kinesiologie-kaholi.ch
Kinesiologie, Cranio-Sacraltherapie. Mitglied SVNH.

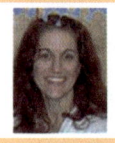

7013 Domat/Ems, Mir-ja Relaxation, Shareef Fernandez Gerda, Ayurveda-Practitioner, auch in 7206 Igis, Tel. 079-628 02 64
home: www.mir-ja.ch   email: gshareef@bluewin.ch
Ayurveda, Tuina, Narbenentstörung, Ohrkerzen, chin. Quanten Methode; Schwangerschaftsbegleitung inkl. Babymassage; psychologische Beratung; Kurse in Meditation, diverse Massagen, für die Frau, u.a.

Adressen Plz 7000

7013 Domat/Ems

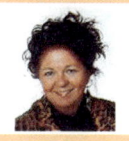

7013 Domat/Ems, Morell Liliane Rachana, Persönlichkeitscoaching / Mentaltraining für Sportler, Via Cuschas 33, Tel.+Fax 081-633 38 13
home: www.sportmental.ch   email: spiritoflife@swissonline.ch
Ganzheitliche Lebensberatung, Mentalcoaching, Sportpsychologie, Atemtherapie, Entspannungstrainings. Mitglied SVNH.

7013 Domat/Ems, Solèr Pius, dipl. Sportheilpraktiker
Via da Munt, Tel. 079-795 04 22, email: pius.soler@spin.ch
Mache Hausbesuche! dipl.Masseur, dipl. Sportheilpraktiker und dipl. Hypnosetherapeut. Mein Angebot: Ganzkörper-, Rücken-, Wirbel- und Sportmassage, therapeutische Hypnose.

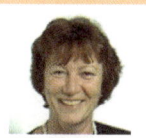

7015 Tamins, Schranz Kriemhilde, dipl. Integrative Kinesiologin IKZ, Astrologin SFER, Forellenweg 23, Tel. 081-660 63 52
home: www.kinastro.ch   email: info@kinastro.ch
IK-Kinesiologie, Psychologische Astrologie - zur Entdeckung des inneren Potenzials. Astrologie + Bachblüten, Instructor Touch for Health + Brain Gym. Div. Kursangebote auf Anfrage. Mitglied SBVK.

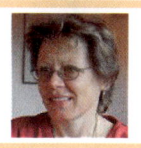

7016 Trin-Mulin, Heinz Mónica, kant. approb. Naturheilpraktikerin, Tel. 081-630 41 01, Fax...02, home: www.monica-heinz.ch   email: info@monica-heinz.ch
Fussreflexzonen- und klassische Massage, reflektor. Lymphdrainage, Kraniotherapie mit Schwingkissen, Schröpfen, Dorn-Therapie, Breuss-Massage, Bach-Blüten- und Schüssler-Salz-Beratung. Störzonen-Suche. Verbandsmitgliedschaft: NVS A-Mitglied; registriert EMR.

7017 Flims-Dorf

7017 Flims-Dorf, Caduff Adrian, Shiatsu+Massage bei Hapimag AG und Hallebad Laax, Via S. Clau 2B / Postfach 110, Tel. 079-222 03 11
home: www.shiatsu-caduff.ch   email: acaduff@kns.ch
Shiatsu, klassische Massagen, Aromamassgen, Moxa, Schröpfen, Dr. Schüssler Mineralsalz-Beratung.

7019 Fidaz

7019 Fidaz, Cantieni Antoinette, Gesundheits-Praxis
Via Saledis 1, Tel. 081-936 70 27
home: www.antoinette-cantieni.ch   email: antoinette_cantieni@kns.ch
Körper/Psychosynthese Therapie, Bach-Blüten Beratung, Entspannungs-Massagen, Energie-Arbeit, Fussreflexzonen-Massage nach Nick Durrer, Body Reset-Gruppen. Mitglied SVNH.

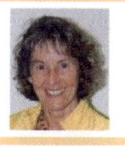

7076 Parpan, Seeli Mary, Praxis für Energetische Massagen, Triangel A
Tel.+Fax 081-382 10 10, Natel 079-438 78 38, email: mary@seeli.com
Mentaltraining, NLP, Akupunktmassage n. Penzel, Ernährung n. den 5 Elementen, Ohrmassagen n. Luck, Ganzkörpermassagen, Fussreflexzonenmass., BEMER Magnetfeldtherapie, Lebensberatung. A-Mitglied NVS, Mitglied des internationalen Therapeutenverbandes, EMR.

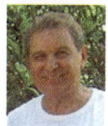

7078 Lenzerheide, Widmer Freddy, Massage und Gesundheitspraxis, Praxis im 4 Sterne plus Hotel, Postfach 982, Tel. 081-384 41 51
home: www.ayurveda-ch.ch email: info@ayurveda-ch.ch   Ayurveda Massagen, Therapie, Massagen-Kerala-Indien, Ayurveda Tage, Ernährungs- und Gesundheitsberatung, Aromatherapie, LaStone Therap., Tibetische Klangschalentherapie, Reiki, Chakra Therapie, Klassische Massage, Ausbildung, Kurse, EMR, VEAT.

7130 Ilanz

7130 Ilanz, Bernhardsgrütter Nina, Praxis für MET® und Körpertherapie
Strada 54, Tel. 081-925 63 44
home: www.met-schweiz.de   email: nina.bern@bluewin.ch
Praxis für MET® und Körpertherapie, Angebot: Meridian-Energie-Techniken nach Franke® (MET®), BSFF, TAT, kl. Körpermassage, spez. Rückenmassage, Fussreflexzonenmassage, Ohrenkerzen.

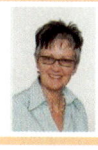

7130 Ilanz, Capeder Patricia, Psych. Feng Shui-Beraterin
Via S. Clau Sura 1, Tel. 079-376 32 62, email: p.capeder@freesurf.ch
Wollen Sie Ihren Wohn- und Arbeitsbereich harmonischer gestalten? Ich helfe Ihnen dabei. Rufen Sie mich ganz unverbindlich an.

Adressen Plz 7000

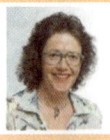

7163 Danis, Spescha-Brosi Ursula, Gesundheitspraxis
Hauptstrasse, Tel. 081-941 12 32, email: ursula.spescha@bluewin.ch
Craniosacral, Fussreflex, Massagen, Reiki, Craniosacrallehrerin bei www.rhythmandtouch.com . Mitglied Cranio Suisse.

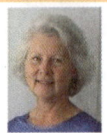

7203 Trimmis, Schneider Elisabeth, Kinesiologin I-ASK
Montalinstrass 5, Tel. 081-353 80 22
Kinesiologische Beratungen und Stress Coaching, Beratungen auch in Chur an der Reichsgasse 61. Mitglied IASK.

7205 Zizers

7205 Zizers, Grischott Milly, Rangsstrasse 29
Tel. 081-322 99 70 ab 14:30 Uhr
Reikimeisterin, Fünf Tibeter Trainerin, Bachblütentherapie, Fussreflexzonen-Therapie, Fusschakrabehandlungen, Behandlungen und Kurse, auch Einzelkurse. Mitglied SVNH.

7205 Zizers

7205 Zizers, Klaas Hans-Peter, Massage-Praxis
Gartenweg 2, Tel. 079-293 53 32
Medizinische Massagen, Lymphdrainage, Fussreflex, Bindegewebsmassage, Akupunktmassage, WS-Therapie nach Dorn, Touch for Health.
Mitglied APM Verband Sekt. Schweiz.

7205 Zizers

7205 Zizers, Sigrist Elisabeth, Pflegefachfrau Psychiatrie Therapeutin
Pischastrasse 18, Tel. 081-850 00 02, Fax 081-850 00 04
Farbpunktur nach Peter Mandel, Fussreflexzonenmassage nach Hanne Marquardt, freischaffende Pflegefachfrau, Betreuung und Pflege von Schwerkranken zu Hause. Mitglied SBK, SVFM.

7205 Zizers, Wihler Pius, Lebensberater SVNH
Sonnenbergstrasse 14, Tel. 081-322 41 36
home: www.wihler-seminare.ch email: pius@wihler-seminare.ch
Seminare für persönliche Entfaltung. Einzel-, Paar- und Familienberatungen, Vorträge. Dipl. Pflegefachmann Psychiatrie. Mitgl. im Schweiz. Verband für Natürl. Heilen; SVNH geprüft in Lebensberatung.

7206 Igis

7206 Igis, Good Vreni, SVNH geprüfte Kinesiologin
Stückliweg 26, Tel. 081-322 47 83, email: vrenigo@bluewin.ch
Kinesiologie SVNH A-Mitglied, ganzheitliche Beratung, Bachblüten- und Schüsslersalzberatung.

7206 Igis

7206 Igis, Studer-Schläpfer Edith, dipl. Kinesiologin SNH
Stückliweg 14, Tel. 081-322 87 42, email: edith.studer@spin.ch
Synergetisch angewandte Kinesiologie.
A-Mitglied SVNH, SVNH geprüft in Kinesiologie, Craniosacraltherapie.

7208 Malans

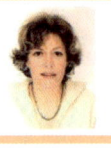

7208 Malans GR, Schaniel Romuald, Praxis für natürliches Heilen
Bahnhofstrasse 1, Tel. 081-322 81 25, Fax 081-322 81 85
home: www.kin.ch email: r_schaniel@kin.ch
Kinesiologie, Craniosacral-Therapie, Familienaufstellung, Med. Massage FASRK, Colon-Hydro. Kurs- und Ausbildungsangebote. A-Mitglied SVNH, SVNH geprüft in Kinesiologie und Cranio Sacral. Mitglied NVS, DGAK anerkannt.

7214 Grüsch, Doenz-Buol Burga, APM-Therapeutin
Pasch 314, Tel. 081-325 13 57, email: hansjoerg.doenz@bluewin.ch
Akupunkt-Massage nach Penzel, Bachblüten-Beratungen, Sport und Gesundheitsmassagen, Gelenksbehandlungen, Ohrakupunkt-Massage.
Mitglied Int. Verband APM n. Penzel.

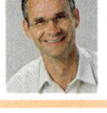

Adressen Plz 7000

7214 Grüsch

7214 Grüsch, Lampert Karin, Schamanisch tätig & Seelen-Heilbilder Malerin
Burgtobel 1, Tel. 081-723 45 36, Fax 081-723 81 36
home: www.seelenbilder-atelier-kala.ch   email: kala.atelier@bluewin.ch
Schamanische Heiltraditionen, spirituelles-energetisches Heilen, Metamorphose, Seelenheil-Bilder.

7220 Schiers

7220 Schiers, Mareischen Pius, Praxis für ganzheitliche Therapie
Bahnhofstrasse 126b, Tel. 081-330 43 53, Fax 081-330 43 54
email: pius.mareischen@ganzheitlichetherapie.ch www.ganzheitlichetherapie.ch
Medizinische Massage FA SRK, Lymphdrainage, Meridian-Energie-Technik (MET), Matrix-Regenerations-Therapie (MRT), Neue Homöopathie nach Körbler, Bioresonanz, Biochemie nach Dr. med. Schüssler, Reflexzonenmassage.

7220 Schiers, Zahner Paula, Austrasse 205 v, Tel. 081-328 17 89
Fax 081-328 27 10, home: www.paula-zahner.ch email: paula.zahner@gmx.ch
Geistiges Heilen (geprüftes Mitglied SVNH Schweiz und NFSH England) - Kurse für geistiges Heilen, Meditations-Seminare, Jin Shin Jyutsu®-Praktikerin. Mitglied SVNH Schweiz, NFSH England.

7233 Jenaz

7233 Jenaz, Bürgmann Denise, Dipl. Tierhomöopathin / Tierpsychologin ATN
Kuhgasse 206 A, Tel. 081-332 36 09, email: dbuergmann@bluewin.ch
Homöopathische Behandlung von Gross- und Kleintieren. Tierpsychologische Beratung. Kurse für Tierhalter und Landwirte.

7260 Davos Dorf

7260 Davos Dorf, Dieth Paul, Energetic Therapeut E.T.A.
Salzgäbastrasse 8, Tel. 081-420 17 70, Fax 081-420 17 71
home: www.dieth.ch   email: dieth@dieth.net
URSACHENTHERAPIE / REGENERATIONSTHERAPIE. Nach neusten Forschungserkentnissen über die Körperdruckveränderung und Ursachen von Krankheiten. Körperdruckdiagnose. Das Körperdruckgesetz. WSG.

7260 Davos Dorf

7260 Davos Dorf, Gadmer-Markwalder Marianne, Dipl. Shiatsu-Therapeutin
Mühlestrasse 3A, Tel. 081-416 42 39
home: www.shiatsu-davos.ch   email: marianne.gadmer@bluewin.ch
Freipraktizierende Shiatsu-Therapeutin, Krankenkassen anerkannt, SGS Mitglied, seit 2001. 1974-2000 als dipl. Physiotherapeutin tätig.

7260 Davos Dorf

7260 Davos Dorf, SHIMA , Gesundheits- & Seminarzentrum
Dischmastrasse 63, Tel. 081-410 12 00
home: www.shima-davos.ch   email: info@shima-davos.ch
Seminare, Kuren, Ferien, Praxisgemeinschaft: Bioresonanz, Cranio-Sacral, Homöopathie, Lymphdrainage, mediale Beratung, Naturheilkunde, Reflexzonen, Reiki, Rückführung, schamanische Techniken, Tarot.

7260 Davos

7260 Davos Dorf, Zgraggen Charlotte, Masseurin / Heilpraktikerin
Tel. 079-319 69 88, www.bodyandsoul.ch email: bodyandsoul@bluewin.ch
Klassische Massagen, Massagen im Sitzen (Touch Line), energetische Fussmassagen, Fussreflexzonen-Massagen, spez. Kopfmassagen, Blüten–Essenzen, Hausbesuche, Gesundheitsvorsorge am Arbeitsplatz.

7265 Davos Wolfgang

7265 Davos Wolfgang, Conrad - Thut Hanne, Med. Masseurin FA SRK
Kinesiologin, Prättigauerstrasse 9B, Tel. 081 413 14 04
Medizinische Massagen, wie klassische Massagen, Lymphdrainagen... und kinesiologische Beratungen. Mitglied im DGAK.

7270 Davos 2

7270 Davos 2, Frey Angela, Aura Soma Beratungen, Klangschalenmassge, Tarot, Promenade 109 / Amethyst, Tel. 078-678 04 49, Fax 081-416 31 32
email: amethyst.davos@bluewin.ch
Medium,Tarot Kurse, Aura Soma Beratungen, Klangschalenmassage / Reiki.

Adressen Plz 7000

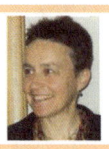

7270 Davos-Platz, Oliveri Claudia, Ort für Gesundheit und Wohlbefinden
St. Josephshaus, Edenstrasse 2, Tel. 081-413 00 48, Natel 079-768 86 19
Shiatsu, Craniosacral-Therapie.
Mitglied SGS, Cranio Suisse.

7270 Davos Platz

7270 Davos Platz, Star Fire Mountain College / Kindschi Ladina, Dipl. Tanz-, Ausdrucks- u. Reinkarnationstherapeutin, Promenade 93, Tel. 081-413 25 31
home: www.starfire-college.com   email: ladina@starfire-college.com
Tanztherapie, Yoga, Meditation, Malen, Schamanistische Rituale, Reinkarnationstherapie, offene Seminare und 1-4 jährige Aus- und Fortbildung. A-Mitglied SVNH, SVNH gepr. in Reinkarnationstherapie.

7270 Davos-Platz

7270 Davos-Platz, Wüthrich Verena, Psychologin FSP, Shiatsu-Practitioner
Edenstrasse 2, Tel. 081-413 00 48
Psychologin FSP, Körperorientierte Psychologie, Lerntherapie, Shiatsu, Craniosacrale Arbeit. Mitglied SGS, Cranio Suisse.

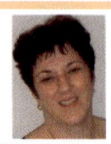

7302 Landquart, Fahrni Heidi, Massage Bodyfeet
Bahnhofstrasse 7, Haus Piz Alun, Tel. 081-322 72 17, Fax 081-322 72 77, Natel 079-673 82 20, email: heidi-fahrni@bluewin.ch
Therapie + Ausbildung in Massage und Fussreflexzonen-Massage.
Mitglied SVBM.

7310 Bad Ragaz

7310 Bad Ragaz, Staub-Oertig Edith, dipl. Kinesiologin
Sarganserstrasse 51, Tel. 081-302 45 91, email: staub.edith@gmx.ch
Kinesiologie, Cranio-Sacraltherapie. SVNH geprüft in Kinesiologie und Cranio-Sacraltherapie. Mitglied SVNH.

7310 Bad Ragaz

7310 Bad Ragaz, Troxler Ursula, Rö-Assistentin/Therapeutin (Biophysikalische Therapie), Hotel Bristol, Bahnhofstr. 38, Natel +41 078-741 46 91, Tel./Fax 081-302 27 42, email: multither@bluewin.ch "Health Support", Bioresonanz (Mora), Man. Lymphdrainage, Polarity n. Dr. Stone, Bachblüten-, Baum-Essenz Beratung, Farb- u. Klangtherapie, Aromabeh., Fussbehandl. (Metamorphose), Psycho-Kinesiologie. SVN-A-Mitglied, Polarity-Verb., NBS, BPW, SVBRT, EMR.

7310 Bad Ragaz

7310 Bad Ragaz, Zai-Hobi Monika, Kinesiologie für Mensch und Pferd
Hirschbüel, Tel. 081-302 40 44, email: fam.zai@bluewin.ch
Kinesiologie für Menschen: Touch for Health (Gesund durch Berühren), Brain Gym (Gehirngymnastik), Stressabbau. Kinesiologie für Pferde: Akupunktur und Meridianmassage, Touch for Health, Wirbelblockierungen.

7312 Pfäfers

7312 Pfäfers, Heieis Karen, Bovel 4
Tel. 081-302 42 08   email: karenheieis@tiscalinet.ch
Reconnection und Reconnective Healing (Dr. Eric Pearl), Pranic Healing (Choa Kok Sui), Integrative Kinesiologie (R. Sonderegger).

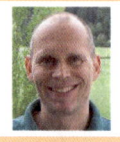

7402 Bonaduz, Hinrichsen Uwe, MET, Homöopathie, Psychotherapie, Psychiatrie, Casa Luna, Bächliweg 5, Tel. 081-630 25 75, Fax 081-630 25 76
email: u.hinrichsen@bluewin.ch
Ganzheitlicher Zugang zur Gesundheit. Durch Erlernen geeigneter, eigentlicher homöopathischer Techniken, lernen wir Leiden und Symptome als gesunde Impulse zu verstehen und eigenverantwortlich nutzen.

7413 Fürstenaubruck

7413 Fürstenaubruck, Bachmann Susan, kant. approb. Naturheilpraktikerin
Hauptstrasse 9, Tel. 081-651 18 58, Fax 081-651 16 40
Klassische Homöopathie, Naturheilkunde, Phytotherapie, Diätetik, Fussreflexzonentherapie, Beratung und Begleitung. Mitglied SVANAH

Adressen Plz 8000

7421 Summaprada

7421 Summaprada, Brot Pritzi Tina, Gesundheitsstudio Regenbogen
Hauptstrasse 78, Tel. 081-250 49 88
Farblichtbehandlungen, Farbmassagen, Schuessler Salze, Ayurveda, Seminare. Mitglied SBGRL, EGK.

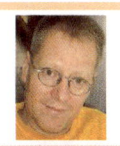

7430 Thusis, Eberle Wilfried, Kant. appr. Naturheilpraktiker
Neudorfstrasse 69, Tel. 081-651 41 11, Natel 079-642 41 01
home: www.praxis-eberle.ch email: naturheil@praxis-eberle.ch
Naturheilverfahren, Homöopathie, Laser, Iris- und Augendiagnose, Ohrakupunktur, Diät, Phyto-Therapie, Bioresonanz-Therapie, Ausleitende Verfahren, Sauerstoff-Therapie. Mitglied SHG-SGKH, SVANAH, NVS.

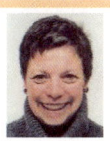

7500 St. Moritz, Müller Rita, Dipl. Integrative Kinesiologin IKZ
Via Somplaz 39, Tel. 081-833 12 07, Fax 081-834 88 33
home: www.engadin-kinesiologie.ch email: info@engadin-kinesiologie.ch
Kinesiologische Einzelsitzungen, NLP-Coaching, NLP Trainer, Instruktorin Touch for Health, Brain Gym, Wellness, Emotionen. Div. Kursangebote auf Anfrage. Mitglied SBVK, CHNLP, Touch for Health-Verein.

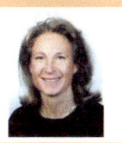

7500 St. Moritz, Steinmann Vreny, Praxis für Akupunktur-Massagen n. Penzel, Via Surpunt 46, Tel. 078-656 18 66, Fax 081-834 94 81
home: www.emindex.ch/vreny.steinmann email: vreny.steinmann@d-netz.ch
Akupunktur-Massage, TCM in Ausbildung, Diverse Massagen, Schwingkissen, Dorn-Breuss-Wirbelsäulenbehandlung, 5-Elementen-Ernährung, LaStone & Lomi-Lomi, Bachblüten. Mitglied: NVS-A, EMR, APM nach Penzel.

7503 Samedan

7503 Samedan, Bolliger Monica, Pharmaassistentin, Reiki-Lehrerin
Via nouva 39, Tel. 081-852 42 53, Natel 079-333 79 12
Reiki, Meditationskurse, Astrologie, Dorntherapie, Breussmassage.
Mitglied SVNH.

7537 Müstair

7537 Müstair, Rüttimann Regula, Naturheilkundige Körper- und Gesprächstherapeutin, Plazza da Posta, Tel. 081-858 58 10
email: augur@hotmail.com Craniosacral-Therapie, Massagen, Fussreflex, Aromatherapie, Bach-Blüten, Transpersonale Psychologie, Holotropes Atmen nach Stan Grof, Focusing, Rückführung, Reiki M/L, spiritual healing, Rituale... Mitglied NVS-A, SVNH, EMR, IST-CMT.

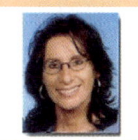

8001 Zürich

8001 Zürich, AE Aziz Edith, Praxis für Autogenes Training, Hypnose & Prakt. Psychologie, Limmatquai 70, Tel. 078-621 98 46
www.aziz.ch email: info@aziz.ch Autogenes Training, Gruppen-Einzel, Entspannungskurse, Mentales Training, Raucherentw. m. Hypnose, Hypnosetherap., Psychologische- / Lebensberatung, Bachblütentherapie, Visualisieren. KK-anerk: EMR, ASCA, Qualitop, Gesundheitskasse. Mitglied SAT, SGPH, DGHT.

8001 Zürich, Anner Marlene, Praxis für Atemtherapie und Fussreflexzonentherapie, Niederdorfstrasse 54, Tel. 044-251 31 12
home: www.durchatmen.ch email: anner@cyberlink.ch
Atemtherapie nach Ilse Middendorf, Fussreflex basierend auf Hanne Marquardt. Mitglied NVS-A, EMR, SBAM.

8001 Zürich, Arapi Mentor, Praxis für Akupunktur u. Alternativ-Therapien
Löwenstrasse 53, Tel. 044-372 35 77, Fax...31, Natel 079-691 77 39
home: www.gesund.ch/mentor.arapi email: mentor.arapi@dplanet.ch
Chinesische Medizin: Ohr-, Körper-, Laser-Akupunktur und Kräutertherapie; Homöopathie und anthroposophische Medizin. Mitglied NVS, SVNH, ASA, SÄGA, SVHA, SBO-TCM.

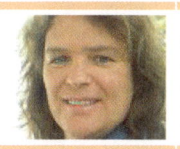

8001 Zürich, Bauer Pragita C., Massage & Therapie im Hallenbad City
Sihlstrasse 70, Tel. 078-677 97 87, email: pragita@hispeed.ch
Esalen®Massage, Cranio-Sacral-Therapie, Aqua Balancing®.
Mitglied im EBMK.

Adressen Plz 8000

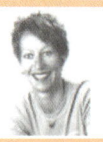

8001 Zürich

8001 Zürich, Baumann Therese, Sihlstrasse 61, Tel. 044-210 24 49
home: www.energia.ch   email: tbaumann@energia.ch
Polarity Therapie, Mitglied Polarity Verband Schweiz, beim EMR als Polarity Therapeutin registriert. Paar- und Familientherapie, Tanz- und Bewegungstherapie.

8001 Zürich

8001 Zürich, Bernasek Milan Z., Bio-Praxis
Obere Zäune 6, Tel. 044-422 48 60, Fax 044-262 57 06
Ärztl. dipl. Masseur SVBM, Natürliches Heilen, Geistheilung, Massagen, Fussreflexzonen, Psychozonen, Cranio-Sacral, Aroma,- Edelstein- Therapie, Beratung. A- Mitglied SVNH, SVNH gepr. in Fussreflexzonen-Massage und Geistigem Heilen. SVBM. EMR / KK anerkannt.

8001 Zürich

8001 Zürich, Bestgen Ruth, dipl. Yogalehrerin SYG / EU
Neumarkt 13, Tel. 044-915 34 57, email: r.bestgen@bluewin.ch
Viniyoga, Hatha Yoga, Gruppen- und Einzelunterricht, Meditation. Mitglied SYG + Dachverband Xund.

8001 Zürich

8001 Zürich, Binnendijk Gaby, Craniosacral-/ Polarity-Therapeutin, Praxis Pool, Limmatquai 74, Tel. 044-954 08 82 oder 079-344 35 37
home: www.binnendijk.ch   email: gaby@binnendijk.ch
Craniosacral- und Polaritytherapie, sanfte, tiefe Körperarbeit. Einzel- und Gruppentherapie. Lebensberatung mittels Geburtshoroskop.

8001 Zürich

8001 Zürich, Bretscher Matthias Georg, Craniosacral, Polarity, Naturheilkunde, Rennweg 22, Tel. 044-222 03 42, Fax 044-202 03 72
home: www.bodyworks.ch   email: info@bodyworks.ch
Craniosacral Therapie (SBCT), Polarity Therapie (PoVS), Naturheilmedizin (NVS), Hängemassage, NLP, Körperpsychotherapie. Mitgl. SBCT, PoVS, NVS.

8001 Zürich, lic. phil. Càrpino Tatjana, Shiatsu / IET-Kursleiterin / Kunstkursleiterin, Augustinergasse 4, Tel. 052-657 37 36
home: www.musaion.ch   email: IET@freesurf.ch
Shiatsu (Diplomreife 20. Mai 2007), SGS Passiv-Mitglied, zert. IET-Kursleiterin (www.ietraining.info), freie Kunstschaffende und Kunst-Kursleiterin, Theater- und Filmwissenschaftlerin, D/F/I/E.

8001 Zürich

8001 Zürich, Dr. Hösle Manfred, Praxis für ganzheitliche Medizin
Uraniastrasse 22, Tel. 043-810 77 88, Fax 043-810 77 89
home: www.hoesle.ch   email: praxis@hoesle.ch
FMH Allgemeinmedizin, Akupunktur und TCM, Laserakupunktur, Störherddiagnostik, ausleitende und entgiftende Verfahren, Ernährungsheilkunde und Orthomolekulare Medizin, Dorn, Gewichtsreduktion.

8001 Zürich

8001 Zürich, Fischer Eva, Psychotherapie, Körpertherapie
Weinbergstrasse 24, Tel. 044-252 91 70, Fax 043-343 98 34
Psychotherapie (Time Therapie), Körpertherapie: unter anderem auch Behandlung kranio-zervikaler Traumata (Schleudertrauma).

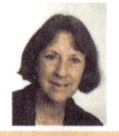

8001 Zürich, Gattiker Katharina, Kinesiologin, A-Mitglied I-ASK / NVS
Falkenstrasse 26, Tel. 044-261 42 21, Fax 044-391 46 48
home: www.energeia.ch   email: kgattiker@energeia.ch
Kinesiologie (Touch for Health, Brain Gym, NOT, Global-Kinesiologie, Health-Kin.), Coaching, Supervision, Lernförderung, Allergien, Diets, Eating Disorders, Energy therapies (english spoken). EMR KK anerkannt. Praxis in Zollikon.

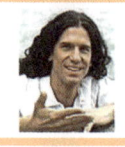

8001 Zürich, Gutter Patrick, Handleser, Chirologe, Postfach 2339
Tel. 043-343 16 16, home: www.handleser.ch   email: patrick@gutter.ch
Als erfahrener dipl. Handleser und Chirologe erkenne ich die Vergangenheit, Gegenwart und Zukunft sowie Eigenschaften und Talente in Ihren Händen. Mit Zeitangaben auf ein Jahr genau kann ich berufliche und partnerschaftliche Veränderungen voraussehen.

Adressen Plz 8000

8001 Zürich
8001 Zürich, Hardegger Annelies, Akupunktur-Praxis / Trad. Chinesische Medizin, Oetenbachgasse 13 (beim Rennweg), Tel. 043-344 85 55
email: a.hardegger@mydiax.ch
Krankenkassen anerkannt, dipl. Akupunkteurin / Herbalistin TCM. Akupunktur, Akupressur, Chinesische Heilkräuter, Moxibution, Schröpfen, Ernährung, Tuina-Massage. A-Mitglied SBO-TCM und NVS.

8001 Zürich
8001 Zürich, Hurni-Lier Carmen, Shiatsu- und Massage Therapeutin
Löwenstrasse 55, 5. OG, Tel. 044 212 18 05, email: carmen.hurni@mailstore.ch
MiZai Shaitsu, Ganzkörpermassagen, Lymphdrainage, Fussreflexmassage, Ohrakupunkturmassage nach H. Luck. Mitglied SGS Shiatsu Gesellschaft Schweiz, SVBM Schweiz. Verband der Berufsmasseure.

8001 Zürich
8001 Zürich, Kaufmann Christina, Trittligasse 2, Tel. 044-261 03 16
home: www.christinakaufmann.ch email: info@christinakaufmann.ch
Coaching Persönlich - der Weg zum Ziel... Mit NLP-systemischer Kurzzeitberatung und professionell angewandter Kinesiologie biete ich Ihnen eine wirkungsvolle Symptonbehandlung, Stressbewältigung sowie das Erreichen von mentaler und körperlicher Fitness.

8001 Zürich
8001 Zürich, Kistler Gerti, Kinesiologin / Stiftung Samana
Sihlstrasse 61, Tel. 044-211 70 34
Angewandte Kinesiologie, Edu-Kinesiologie Kinder und Erwachsene, Radiästhesie, Radionik. Mitglied I-ASK.

8001 Zürich
8001 Zürich, Konrad Marianne, Craniosakral- und Polarity Therapie
Stadelhoferstrasse 40, Tel. 044-261 50 90, Natel 079-315 66 24
Polarity, Craniosakraltherapie und Gespräch, Begleitung in Lebenskrisen. Mitglied SBCT, PoVS.

8001 Zürich
8001 Zürich, Kündig Eva, der schönheitssalon, Eidg. gepr. Kosmetikerin/Visagistin, Preyergasse 8, Tel. 076-370 01 30
home: www.bodyflexx.ch email: evakosmetik@hotmail.com
Ich bin Abends bis 21.00h und am Sonntag für Sie da. Produkte von Maria Galland und die Schälkur Green Peel. Grossen Erfolg habe ich mit der Neuen Generation der definitiven Haarentfernung.

8001 Zürich, Li Ulrike, The Massage Therapy
Hotel Seidenhof, Sihlstrasse 9, Tel. 043-344 88 50 , Fax 043-344 88 38
home: www.the-massage-therapy.ch email: mail@the-massage-therapy.ch
Klassische Massagen, Deeptissue, Sportmassagen, Migränetherapie, Schröpfen, Anticellulite-Massagen.

8001 Zürich
8001 Zürich, Meuli Marco, Polarity Therapeut
Oetenbachgasse 13, Tel. 076-397 87 83
home: www.deeptouch.ch email: marco@deeptouch.ch
Polarity-Therapie, Prozessorientierte Körper- und Energiearbeit.
Mitglied Polarity Verband Schweiz (PoVS).

8001 Zürich
8001 Zürich, Müller Olga, Therapeutin kompl. Medizin
Bahnhofstrasse 37, Tel. 044-710 78 04, Mobil 078-773 73 89
home: www.gesund.ch/o.mueller   Reiki, Fernreiki, Klassische Körpermassage, Fuss-, Hand-, Kopf-, Gesichtsreflexzonenmassage, Lymphdrainage am Fuss und Gesicht, Methamorphose, Feng Shui am Gesicht, Bioenergie Therapie, Reinkarnation Therapie, Nummerologie Beratung. A-Mitglied SVNH.

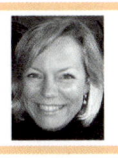

8001 Zürich, Muth Sudamani, Ayurveda-Praxis, Focusing
Mühlegasse 27, Tel. 044-251 88 05, email: sudamani@freesurf.ch
individ. Massage und Ernährungsberatung nach Ayurveda, Focusing (prozessorientiertes Gespräch) oder auch Kombination von beidem.

Adressen Plz 8000

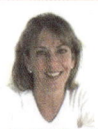

8001 Zürich, Naef Monika, Dipl. ZEN Shiatsu Therapeutin
Praxis für Shiatsu, Spitalgasse 4, Tel. 076-381 93 91
email: shiatsupraxis@bluemail.ch
Shiatsu nach Masunaga. Sanfte Wirbeltherapie nach Dorn.
Mitglied SGS Shiatsu Gesellschaft Schweiz, ASCA.

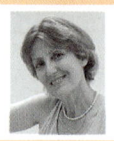

8001 Zürich, Riedweg Therese, Yoga in Zürich, Herrliberg, Männedorf, Stäfa
Tel. 044-920 22 52, home: www.yoga-zh.ch   email: yoga@bluewin.ch
Therese Riedweg, dipl.Yogalehrerin der schweiz. Yogagesellschaft, unterrichtet in Zürich, Herrliberg, Männedorf und Stäfa. Sie hat Lehraufträge an Schulen und Kliniken und 20 Jahre Yogaerfahrung.

8001 Zürich

8001 Zürich, s' Fuessbaedli Martin Haupt, Elektrolyse-Fussbad
Gräbligasse 8, Tel. 043-343 96 92
home: www.fuessbaedli.ch   email: info@fuessbaedli.ch
Das Elektrolyse-Fussbad gilt in Asien als die schnellste und effektivste Entgiftungsmethode. Die Körperenergie wird durch einen elektrophysikalischen Prozess ausbalanciert. Magnetfeld-Therapie.

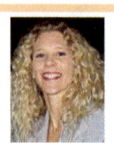

8001 Zürich, Scagnetti-Feurer Tanja, Praxis für Shiatsu
Psychosynthese & Biosynthese, Trittligasse 2, Tel. 078-606 96 98
home: www.transformations.ch   email: contact@transformations.ch
Lic. phil., Psychologin FSP; dipl. Shiatsu-Therapeutin SGS. Shiatsu (Krankenkassenanerkennung bei Zusatzvers. für Komplementärmedizin) und psychologische Beratung / Therapie. Mitglied NVS-A, FSP, SGS.

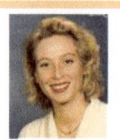

8001 Zürich, Schenk Stefanie, Ganzheitliche Kosmetik & Therapeutin Lymphdrainage, Limmatquai 82, Tel. 044-252 91 41
home: www.ganzheitliche-kosmetik.ch   email: info@ganzheitliche-kosmetik.ch
Therapeutin für man. Lymphdrainage (Dr. Vodder) inkl. Bandagierung & Krebsnachsorge. Individuelle Beratung / Behandlung betr. Ernährung, Haut, Gesicht / Körper. 100% Naturkosmetik- und Behandlungen.

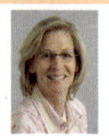

8001 Zürich, Schnyder-Lampka Birgit, Kinesiologin, CranioSacral Therapeutin,
St. Urbangasse 8, Tel. 041-710 66 48
home: www.kinesiologie-bewegung.ch   email: birgitschnyder@freesurf.ch
Psychologische Kinesiologie (nach Dr. Klinghardt), Systemische Kinesiologie, CranioSacral Therapie, Mitglied KineSuisse. Praxis in Zug.

8001 Zürich

8001 Zürich, Selebam Ursula, Therapeutin
Rennweg 30, Tel. 044-221 18 90 und 079-608 36 46
Klassische Massagen, Teil- oder Ganzkörpermassagen, Lymphdrainagen, Gymnastik, Algenentschlackungspackungen - Thalasso.

8001 Zürich

8001 Zürich, Strassmann Aurelia, Fortunagasse 22
Tel. 044-210 28 22, email: a.strassmann@switzerland.org
KLASSISCHE HOMÖOPATHIE UND NATURHEILKUNDE. Mit sanfter Kraft zu Gesundheit und Lebensfreude. Mitglied NVS.

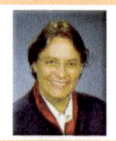

8001 Zürich, Thamalanga-Maag Elsa Nicole, Energietherapeutin & Coach,
Rämistrasse 25, Natel 079-610 23 11, Termine nach Vereinbarung
home: www.consider.ch   email: elsa.thamalanga@bluewin.ch   Akupunkt-Massage / Energetisch-statische Behandlung n. Radloff, Bachblüten. Fussreflex- / klassische Massage. REIKI, Radionik. Begleitung von Tieren mit Problemen: Tierkommunikation, Bachblüten. KK-anerkannt, Mitglied SVNH, ASCA.

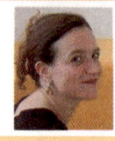

8001 Zürich, Tschan Kathia, Atempraxis, Atemtherapeutin
Sihlstrasse 91, Tel. 044-381 49 92, Natel 078-839 69 62
home: www.atem-koerper.ch   email: info@atem-koerper.ch
Atemtherapie-Körpertherapie, die den Körper mit Berührung und Bewegung für die Atembewegung durchlässig macht. Tieferes und leichteres Atmen wird möglich. Mitglied SBAM.

Adressen Plz 8000

8001 Zürich

8001 Zürich, Wagner Michiko, Japanische Reflexologistin
Uraniastrasse 22, Tel. 079-518 95 28, Fax 062-926 05 83
home: www.gesund.ch/michiko   email: michiko@ggs.ch
Japanische Reflexzonenmassage. Fussmassage oder Kombination mit Hand-, Gesicht-, Kopf- und Rückenreflexzonenmassage. Mitglied "Reflexology Association of Japan". Termine nach Absprache.

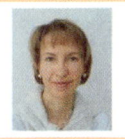

8001 Zürich, Werlen Agnes, Dipl. Shiatsu-Therapeutin
Spitalgasse 4, Tel. 079-239 28 12, email: agnes.werlen@bluewin.ch

Dipl. Shiatsu-Therapeutin, Mitglied der Shiatsu Gesellschaft Schweiz (SGS) und Krankenkassenanerkennung durch EMR.

8001 Zürich

8001 Zürich, Zangger-Stravs Kristin, Naturheilpraxis
Oetenbachgasse 13, Tel. 044-212 20 35

Regulationsdiagnostik, Psychokinesiologie, Stoffwechseltherapie, Körpertherapien - Massage, Lymphdrainage, Fussreflexzonenbehandlung, Wirbeltherapie nach Dorn. Mitglied NVS, EMR.

8001 Zürich, Zumbühl Susanne, farb und profil
Löwenstrasse 3, Tel. 043-817 80 66, Fax 043-817 80 67
home: www.farbundprofil.ch   email: info@farbundprofil.ch

MET (Meridian Energie Technik) bei Schlafstörungen, Allergien, Stress, Trauer, Burn-Out usw. lösungsorientiertes Coaching.

8001 Zürich, Züst Denise, Craniosacraltherapie / Atemtherapie Middendorf,
Niederdorfstrasse 18, Tel. 079-541 38 49
home: www.cranio-zuest.ch   email: denise.zuest@bluewin.ch

Craniosacraltherapie / Atemtherapie ist eine sanfte ganzheitliche Therapieform. Unterstützend bei Schmerzen aller Art. Prozessorientiert. EMR anerkannt.

8002 Zürich, bellsana Gesundheitszentrum Gabriela Thirring, dipl. Homöopathin shp, Bleicherweg 54, Tel. 044-289 86 89, Fax 044-289 86 80
home: www.bellsana.ch   email: thirring@bellsana.ch
Klassische Homöopathie, spez. Neurologie, ehem. Psychotherapie, Naturheilmethoden. Krankenkassen anerkannt. Vernetzt in Gemeinschaftspraxis, siehe Website.

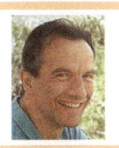

8002 Zürich, Beyeler Martin, Mutschellenstr. 33, Tel. + Fax 044-202 16 16
home: www.alternativheilung.ch   email: martin.beyeler@bluewin.ch

Geistiges Heilen, Rückführungs-, Reinkarnations- und Hypnosetherapie, Radiesthesie, Lebensberatungen mit Pendel + Tarot, diverse Kurse Hilfe zur Selbsthilfe. A-Mitglied SVNH, SVNH geprüft in Reinkarnationstherapie.

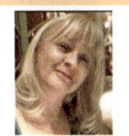

8002 Zürich, Chiu Marianne, Praxis für Traditionelle Chinesische Medizin
Bederstrasse 31, Tel. 078-713 80 86 oder 052-202 52 03
home: www.chiu.ch   email: info@chiu.ch
Ernährungsberatung nach den 5 Elementen, ESB/APM - Energetisch Statische Behandlung / Akupunktmassage nach Radloff, Chinesische Phytotherapie (Kräutertherapie), Ohrakupunktur, 5 Elementekurse und Seminare.

8002 Zürich

8002 Zürich, Dam Christine, Praxis für Chinesische Medizin und Ernährung,
Freigut-Strasse 10, Tel. 044-271 92 47, Fax 044-271 92 46
home: www.ernaehrung5elemente.ch   email: chris_dam@bluewin.ch

Individuelle Ernährungsberatung, Kochkurse, Seminare und Vorträge. Mitglied Ernährung nach den Fünf Elementen.

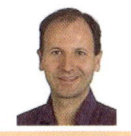

8002 Zürich, Dr. Asmita + Remo Rittiner, Ayur Yoga Center
Bleicherweg 45, Tel. 055-611 24 50
home: www.ayuryoga.ch   email: info@ayuryoga.ch
Yogakurse, Yogatherapie, Ayurveda Massagen und ärztliche Beratung, YogalehrerInnen + YogatherapeutInnen Ausbildungskurse, Panchakarmakuren. Mitglied SYG, IAYT.

Adressen Plz 8000

8002 Zürich

8002 Zürich, Ehrmann Daniel, Dipl. PI Therapeut
Rossbergstrasse 32, Tel. 079-626 33 20, email: danehrmann@tiscali.ch
Posturale Integration ist eine körperorientierte Bewusstseinsarbeit. Festgehaltene Lebenseinstellungen, Gedanken und unausgedrückte Gefühle können sich lösen: Mehr Energie, Freude und Selbstvertrauen!

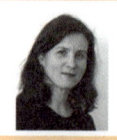

8002 Zürich, Emmenegger Renate, Akupunktur, Kräuter (Westliche) Massage, Brandschenkestr. 177, Tel. 076-398 51 79, home: www.tcm-zuerich.ch
Praxis für Traditionelle Chinesische Medizin, Westliche Kräutertherapie nach chinesischer Diagnostik, klassische Massage, Lymphdrainage, Erwachsene und Kinder. A-Mitglied SBO-TCM, A-Mitglied SVBM.

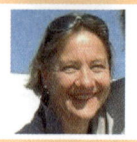

8002 Zürich, Fleming Denise, Praxisgemeinschaft am Waffenplatz / Kinesiologie, Brandschenkestrasse 177, Tel. +Fax 044-202 39 37
home: www.denise.fleming.ch.vu   email: d.fleming@bluewin.ch
Touch for Health, Brain Gym, Transformationskinesiologie, Aura Color Masssage, Familienaufstellungen, Akupressur, AP, SIPS, Abendkurse. ASCA + EMR anerkannt KK Sanitas, Intras, Swica Groupe Mutuel etc.

8002 Zürich

8002 Zürich, Haefeli Corinne, Kinesiologie-Integrative Kinesiologie IKZ
Waffenplatzstrasse 36, Tel. 076-331 33 34
home: www.8ung.at/kinesiologisch email: corinne_haefeli@hotmail.com
Persönlichkeitsentfaltung und Gesundheitsförderung. Die Integrative Kinesiologie unterstützt die Aktivierung der Selbstheilungskräfte bei körperlichem, geistigen oder emotionalen Stress. http://kinesiologie.port5.com

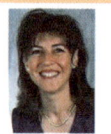

8002 Zürich, Haller Daniela, Gesundheitspraxis
Seestrasse 90, Tel. 079-677 44 20, Fax 044-201 78 71
home: www.blibgsund.com   email: info@blibgsund.com
Akupunktmassage und Wirbelsäulen-Basis-Ausgleich nach Rolf Ott, Farbpunktur, Vitalpraktik, Aromatherapie, Touch for Health, SNVH geprüft in Vitalpraktik, Krankenkassen anerkannt.

8002 Zürich

8002 Zürich, Harringer Christian H., Gesundheitszentrum bellsana
Bleicherweg 54, Tel. 044-227 77 04 / 079-211 69 69
home: www.bellsana.ch email: harringer@bellsana.ch   Energetisch-Statische Behandlung, Ohrreflexonenkontrolle, manuelle Lymphdrainage, klassische Massage, Fussreflexonen-Massage, Homöopathie, Bindegewebsmassage, Zungendiagnostik, Magnetfeldtherapie, Ernährungsberatung. Mitglied VeT, NVS.

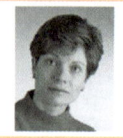

8002 Zürich-Enge, Hinder Marianne, lic.sc.éc., Psych Beraterin, Atemtherapeutin IKP, Steinentischstrasse 1, Tel. 079-489 29 92
home: www.hinder-beratung.ch   email: marianne.hinder@bluewin.ch
Ich unterstütze Sie bei persönlichen Problemen, spez. Ängste, Stress, Depression, Erschöpfung, Trennung, Trauer, Schmerzen, Beziehungsproblemen. Gesprächstherapie, Entspannung, Traumanalyse, Biografiearbeit.

8002 Zürich

8002 Zürich, Khor Geok Loo, Praxis TAO, traditionelle chinesische Therapeutin, Alfred Escherstrasse 22, Tel. 079-242 93 45, email: praxistao@hispeed.ch
Chin. Meridian- & Fussreflexonen-Massage, Wirbelsäulen- & Rücken-Behandlung, Organ Ditox Massage, Ernährung 5-Elemente, Entgiftungs- & Energieaufbau-Therapie, Schmerz-Therapie.

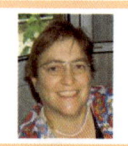

8002 Zürich, Lorch Lowalo Claudia, Praxisgemeinschaft am Waffenplatz
Brandschenkestrasse 177, Tel. 078-748 50 15
home: www.healinglomi.ch   email: claudialorch@freesurf.ch
Klassische Massage, Lomi Lomi Massage, Kahi Loa Körperarbeit, Ayurveda Yoga Massage, Trigger Point Behandlung, Dorn-Methode Wirbel- und Gelenksbehandlung, Breuss-Rückenmassage, Psychologische Beratung.

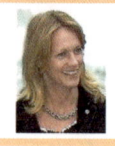

8002 Zürich, Ott Esther, Praxis für Akupunktur
Bederstrasse 31, Tel. 079-405 11 20
home: www.akupunktur-zuerich.ch email: email@akupunktur-zuerich.ch
Dipl. Akupunktur SBO-TCM, Akupunktur, Ohrakupunktur, westl. Kräutertherapie, Narbenentstörung.

Adressen Plz 8000

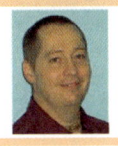

8002 Zürich

8002 Zürich, Pauli Martin, Somatic Experiencing, CranioSacral
Rieterstrasse 18, Tel. 043-343 93 38, Natel 076-585 10 80
home: www.se-traumaaufloesung.ch email: muralidhara.bcs@pamho.net
Traumas können ohne langwierige Therapien und schmerzhaftes Wiedererleben aufgelöst werden. Somatic Experiencing ist eine sanfte Methode, um Traumasymptome in bereichernde Lebenserfahrung umzuwandeln.

8002 Zürich

8002 Zürich, Schädle Sonja, Heilpraktikerin
Hügelstrasse 8, Tel. 044-202 07 50, Natel 078-654 13 72
email: lotus-sonja.schaedle@freesurf.ch
Klassische Ganzkörpermassage, Fussreflexzonenmassage, Marma Massage (Ayurveda), Cellulitisbehandlung (Wickel), Tarot, Reinkarnationsanalyse (Hypnose), Dipl. Sterbebegleiterin, Mitglied EMR für Krankenkassen annerkannt.

8002 Zürich

8002 Zürich, Schiess Barbara, Engimattstrasse 22
Tel. 044-201 70 52, email: barbara.schiess@noraway.ch
Praxis für Kinesiologie, Körpertherapien und Blütenessenzen (Integrative Kinesiologie, Ideokinese nach Franklin, diverse Massagen, Energie-/Geistige Arbeit, Australische Buschblüten und andere). Mitglied SVNH.

8002 Zürich

8002 Zürich, Schleitzer Angela, CranioSacral- / Psychosynthese-Therapeutin, Bederstrasse 31, Tel. 079-755 65 20
home: www.angelaschleitzer.ch email: info@angelaschleitzer.ch
CranioSacral-Therapie für Erwachsene und Kinder, Mitglied SDVC, CRANIO SUISSE, EMR; Psychosynthese, systemische Aufstellungen (Einzelarbeit), Erarbeiten von Ressourcen und Lösungen.

8002 Zürich

8002 Zürich, Scotoni Regina, Praxis für Akupunktmassage n. Penzel
Holzgasse 6, Tel. 079-565 73 46, email: regina.scotoni@gmx.ch
Kant. app. Heilpraktikerin / dipl. APM Therapeutin, Akupunktmassage nach Penzel, Sporttherapeutische Massage, Dorn-Methode und Breuss Massage, Focusing, EMR-Registrierung, APM-Verband, NVS A-Mitglied.

8002 Zürich

8002 Zürich, Stratil Dana Gita, Polarity, Klangtherapie
Rossbergstrasse 32, Tel. 044-201 85 14, Fax. 044-201 85 21
home: www.akash.ch email: info@akash.ch
Mitglied Polarity Verband Schweiz. Klangtherapie: mit Klangliege, Klangschalen u.a., mit Obertongesang und Stimmimprovisation. Stimm-Kurse und Gesangsstunden für Selbstentfaltung und Transformation.

8002 Zürich, Vogel Katharina
Sternenstrasse 11, Tel. 044-281 27 37

Craniosacral-Therapie, Shiatsu, Spirituelle Psychologie, Lebensberatung und Neuorientierung. Kurse zur inneren Entfaltung, Chakra-Ausgleich. Krankenkassenanerkannt. Mitglied: Cranio Suisse, SGS.

8002 Zürich

8002 Zürich, Wache Priska, Shiatsu-Therapeutin, Gymnastik-Pädagogin
Steinentischstr. 1 (Praxis), Tel. 079-426 43 91, email: priska.wache@bluewin.ch
Shiatsu-Fussreflexzonen-Behandlung, Massage, Rückengymnastik, Körperbewusstsein stärken. Mitglied SGS, SBTG.

8003 Zürich

8003 Zürich, Arnold Monika, Shiatsu-Therapeutin
Bertastrasse 84, Tel. 044-463 63 82, email: monika1.arnold@freesurf.ch
Shiatsu-Therapie & Body Detox Ausleitungsverfahren mit Elektrolyse-Fussbad (u.a. bei Amalgamentfernungen). Mitglied: EMR, SGS.

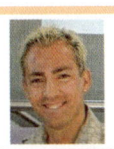

8003 Zürich, Arriero Julio M., dipl. Massage-Practitioner, art of touch
Zurlindenstrasse 49, Tel. 044-451 67 89
home: www.artoftouch.ch email: julio.arriero@artoftouch.ch
Esalen-Massage, Lomi Lomi Nui-Massage, Kahi Loa-Massage, Trigger Point Release. Mitglied ebmkschweiz, EMBA, EMR.

Adressen Plz 8000

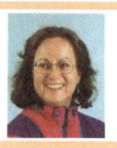

8003 Zürich, AYO Pascale J., Naturheilpraktikerin, NVS-A Mitglied
Meinrad-Lienert-Strasse 27, Tel. 043-540 40 74
home: www.seraphis.ch   email: info@seraphis.ch
Naturheilkunde, sowie Tibetische- & Chinesische Med. Schmerz- und Erholungstherapien, Phytotherapie, Homoöpathie.. mehr auf der Homepage.

8003 Zürich

8003 Zürich, Blum Jan, Physiotherapeut, Craniosacral-Therapie
Albisriederstrasse 5, Tel. 043-311 02 22
home: www.janblum.ch   email: jan@janblum.ch
Physiotherapie, Craniosacral-Therapie. A-Mitglied SBCT.

8003 Zürich

8003 Zürich, Boesch Hanna, Naturheilpraktikerin, Med. Masseurin
Idastrasse 12, Tel. 044-461 30 88, Fax 044-461 30 88
Naturheilpraktikerin-NVS, dipl. med. Masseurin-SRK, Bioresonanztherapeutin-SGBT, Ganzheitliche Behandlungen in entspannter Atmosphäre, Bachblüten. EMR-KK-anerkannt Mitglied NVS-A, EMR, SGBT, KK anerkannt.

8003 Zürich

8003 Zürich, Bollinger Sabine, Shiatsu- u. WasserShiatsu Therapeutin
Rotachstrasse 40, Tel. 044-462 34 08
home: www.emindex.ch/sabine.bollinger   email: sabollinger@bluewin.ch
Dipl. Shiatsu-Therapeutin, WasserShiatsu und WasserTanzen. (Krankenkassenanerkennung bei Zusatzversicherung für Komplementärmedizin. Mitglied SGS (www.shiatsuverband.ch), NAKA (www.iaka.ch), EMR, ASCA.

8003 Zürich

8003 Zürich, Bührer Ursula, Primula Veris, Praxis für ganzheitliche Therapien, Birmensdorferstrasse 223, Tel. 044-400 35 75, email: ubuehrer@bluewin.ch
DAN Energiearbeit, Ganzkörperaktivierungen, Beratungsgespräche, Seminare, DAN Produkte.

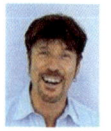

8003 Zürich, Dorizzi Mario Marendo, Zentrum für energybalancing
Bertastrasse 97, Tel. 044-462 27 31
home: www.energybalancing.ch   email: mdorizzi@email.ch
Meridianmassage, spezielle Rückenmassage, sanfte Wirbelbehandlung nach Dorn, intuitive Energiemassage, Geistiges Heilen, Tiefenentspannung, Hypnose, Kräuterstempelmassage, Honigmassage, intuitive Beratung. Mitglied SVNH.

8003 Zürich

8003 Zürich, Kern Doris, dipl. & kantonal geprüfte Naturheilpraktikerin SG
Im Wyl 18, Tel. 044-340 14 16, home: www.naturheilpraxiskern.ch
Pflanzenheilkunde, Schröpfen, Fussreflexzonentherapie, Augendiagnose, Akupunkt-Massage (Penzel), Wirbelsäulenmassage (Breuss), Ohrkerzen, Wickel, Bachblüten. Mitglied NVS, KK anerkannt.

8003 Zürich

8003 Zürich, Mujovic Gabriela Gesundheitsatelier EUBALANCE
Dipl. Heilpraktikerin NVS, Zurlindenstrasse 215, Tel. 044-450 58 88
home: www.eubalance.ch   email: info@eubalance.ch
Wirbelsäulen-Basis-Ausgleich®, eugemed Energetische Rücken- und Fussmassage, Bachblütenberatung, Gesundheitsberatung (Phytotherapie, Ernährung). Mitglied NVS-A, NMT.

8003 Zürich

8003 Zürich, Nanayakkara Anil, Ayurveda Therapeut
Gerhardstrasse 10, Tel. 078-830 02 60, Fax 043-333 11 49
home: www.life-ayurvedaresort.com   email: life.ayurveda@swissonlie.ch
Gelernter Ayurvedist (Diplomabschluss Universität Colombo). Praxis in Zürich sowie ein Ayurvedakurhotel in Sri Lanka. Vorbereitungen, für Ayurvedakuren in Sri Lanka, in Zürich möglich.

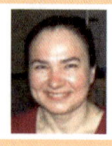

8003 Zürich, Petrina Bucher Djurdja, Balance Place: kraft, ruhe und entspannung, Friedaustrasse 25, Tel. 044-450 61 20
home: www.balanceplace.ch   email: petrina@balanceplace.ch
Persönlichkeitsberatung, Coaching, Körperzentrierte Psychologische Beratung IKP, Atemtherapie, Qi Gong, Taiji/Qigong, Meditation, spricht Deutsch/Kroatisch.

Adressen Plz 8000

8003 Zürich

8003 Zürich, Rusconi Daniela, HERZRAUM
Zurlindenstrasse 236, Tel. 044-461 00 12
home: www.herzraum.ch email: info@herzraum.ch
Herzraum bietet Raum für persönliches & spirituelles Wachstum, Bewusstwerdung. Coaching, energetische Heilarbeit, ESS Synchrotize, Dreamwalk - Begleitung nach dem Tod auf der Reise nach Hause.

8003 Zürich

8003 Zürich, Rüttimann Regula, Naturheilkundige Körper- und Gesprächstherapeutin, Rotachstr. 17, Tel. 044-461 16 72, email: augur@hotmail.com
Craniosacral-Therapie, Massagen, Fussreflex, Aromatherapie, Bach-Blüten, Transpersonale Psychologie, Holotropes Atmen nach Stan Grof, Focusing, Rückführung, Reiki M/L, spiritual healing, Rituale... Mitglied NVS-A, SVNH, EMR, IST-CMT.

8003 Zürich

8003 Zürich, Vonlanthen Jasmine, shiatsu & prana healing
Dubsstrasse 42, Tel. 043-960 28 80, Natel 079-700 88 88
home: www.shiatsu-pranahealing.ch email: shiatsu-pranahealing@gmx.ch
Dipl. shiatsu-Therapeutin (ESG), prana healing, Bachblüten, Australische Blütenessenzen.

8003 Zürich

8003 Zürich, Weber-Schmid Ruth, Therapeutin
Dubsstrasse 42, Tel. 044-463 01 85, Fax 044-463 01 97
home: www.ruthweber.ch email: ruwe@bluewin.ch
Bach-Blüten, Fussreflexzonen-Massage, Akupressur nach TCM, Beratungen. Mitglied SVNH, NVS-A, EMR.

8003 Zürich

8003 Zürich, Wolfisberg Gaby, Gesundheitspraxis
Brahmsstrasse 26 / 105, Tel. 044-401 41 10
email: gaby.wolfisberg@swissonline.ch
Manuell-energetische Massage, Fussreflexzonentherapie, Wirbelsäulenrichten Dorn/Breuss, Bindegewebsmassage, Schröpfen. Mitglied NVS, SVBM.

8003 Zürich

8003 Zürich, Zurbuchen Claudia, Dipl. Shiatsu- und Fussreflexzonen-Therapeutin, Brahmsstrasse 51, Tel. 079-784 71 70
home: www.claudiazurbuchen.ch
Dipl. Shiatsu- und Fussreflextherapeutin, Mitglied Shiatsugesellschaft Schweiz SGS, Krankenkassen anerkannt, EMR, EGK. Dipl. Pflegefachfrau DN II.

8004 Zürich

8004 Zürich, Ashtanga Vinyasa Yoga - Mysore Style
Grüngasse 21, Tel. 01-451 66 36
home: www.ashtangi.ch email: namaste@ashtangi.ch
Yoga jeweils Montag, Dienstag und Donnerstag Morgen von 06:45 bis 09:00 Uhr. Jeder Teilnehmer praktiziert in seinem eigenen Rhythmus. Leitung: Tanja Forcellini und Gisela Collazo.

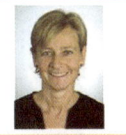

8004 Zürich, Attenhofer Bernadette, Gesundheitspraktikerin
Kanzleistrasse 17, Tel. 044 836 90 36
home: www.fuss-therapie.ch email: b.attenhofer@fuss-therapie.ch
Fussreflexzonentherapie, Aromatherapie-Massage und Lebensberatung. Ganzheitliche Massagen, Wirbeltherapie nach Dorn und Breuss, AION A-Therapie. Mitglied ASCA, EMR-anerkannt.

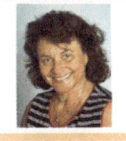

8004 Zürich, Bassi Monika, Atemtherapeutin IKP, Psych. Beraterin IKP, Beckenbodentrainerin, Mental-Training, Plattenstrasse 78 und Kanzleistrasse 17
Tel. 044-252 79 74, Natel 079-215 15 14 home: www.bassi-atemtechnik.ch
email: mbassi@sunrise.ch Atemmassage, Körper-, Bewegungs- und Stimmarbeit, Beckenbodentraining, Tiefenentspannung, Mentaltraining f. Prüfungs- und Wettkampfangst, Körperzentrierte Psychologische Beratung. Spricht: D/I/E/F.

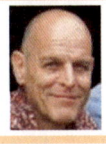

8004 Zürich, Baumann Werner, bodyelectric zürich
Kanzleistrasse 63, Tel. 044-242 77 74
home: www.bodyelectric.ch email: bodyelectric@gmx.ch
Institut für Sexualberatung, Massage, Seminare in tantrisch-erotischer Körperarbeit und emanzipierter Sexualität. Mitglied SVNH.

Adressen Plz 8000

8004 Zürich, Blaser Andrea, Praxisgemeinschaft Hallwylplatz, dipl. med. Masseurin, Hallwylstr. 54, Tel. 044-242 75 74, Natel 078-620 90 59
home: www.andrea-blaser.ch   email: info@andrea-blaser.ch   Bowen-Therapie (ISBT), Manuelle Lymphdrainage, Bewegungsmassage, Akupunkt-Massage nach Penzel, Ohrkerzen, Segmentmassage, progressive Muskelentspannung n. Jacobson. Mitglied ASCA, EMR. Int. Therapeutenverband APM nach Penzel.

8004 Zürich

8004 Zürich, Brechbühler Hermann A., Body-Care für Sie + Er, Therapeut / Masseur, Köchlistrasse 25, Tel. 044-242 41 57
Sanfte Wirbelsäulen- / Gelenk-Therapie nach Dorn / Dr. Graulich und Breuss, Vitaflex, klass. / therapeut. Massage, Hawai'i-Massage, Infrarot-Sauna, Solarium. Mitglied SVNH, ASCA-anerkannt.

8004 Zürich

8004 Zürich, Brüderli Robert C., Praxis für Craniosacral-Therapie
Hallwylstrasse 26, Tel. 044-241 27 03

Craniosacral-Therapie. Mitglied SVNH, Craniosuisse.

8004 Zürich

8004 Zürich, Brunner Parker Andrea
Martastrasse 100, Tel. 078-763 08 48

Akupunkturmassage, energetisch statische Behandlung nach Radloff, Traditionelle med. Thai Massage, klassische Massage. Mitglied VeT, EMR.

8004 Zürich

8004 Zürich, Comendeiro Monica, Praxis für TCM, Traditionelle Chinesische Medizin, Lutherstrasse 4, Tel. 043-205 21 69
home: www.monicacomendeiro.ch   email: info@monicacomendeiro.ch
Dipl. Akupunkteurin/ Herbalistin SBO-TCM. Krankenkassen anerkannt (EMR, NVS). A- Mitglied SBO-TCM. Praxis direkt am Stauffacher.

8004 Zürich, Dann Barbara, IK Kinesiologin – Sozialarbeiterin - Energiearbeit, Hallwylstrasse 54, Tel. 043-311 06 59
home: www.emindex.ch/barbara.dann   email: barbara.dann@freesurf.ch
Hilfe bei der Bewusstwerdung der eigenen Wünsche + Ziele, Symptome + Botschaften des Körpers, der Lebenssituation verstehen... (inneres Kind, innere Bilder). Mitglied KineSuisse, Asca, EMR, Dachverband xund.

8004 Zürich

8004 Zürich, Engeli Edith, Shiatsu Praxis
Martastrasse 100, Tel. 044-451 18 96
home: www.shiatsu-engeli.ch   email: engeli.shiatsu@hispeed.ch
Shiatsu-Therapeutin, Moxa und Schröpfen, Osmologie-Aromamassage. Qi-Gongkurse. Mitglied SGS EMR und ASCA anerkannt.

8004 Zürich

8004 Zürich, Gfeller Mike, Praxis für Akupunktur, Massage und Beratung
Martastrasse 100, Tel. 076-559 92 92, email: mikerz@gmx.net
Dipl. Akupunkteur SBO-TCM (Mitglied EMR, EGK). Massage, Gespräch und Beratung.

8004 Zürich

8004 Zürich, Gut Rolf, NLP-Interaktiv
Hallwylstrasse 56, Tel. 044-242 92 71
home: www.nlp-interaktiv.ch   email: nlpgut@bluewin.ch
Certified NLP-Trainer. Kurzzeitberatung bei persönlichen oder partnerschaftlichen Konflikten, Coaching bei beruflichen Problemen.

8004 Zürich

8004 Zürich, Kellenberger Annamarie, Badenerstrasse 332
Tel. 044-492 74 65, email: akellenberger@bluewin.ch
Biodynamische Psychologie, Körperarbeit und Massage nach Gerda Boyesen. Mitglied SBBP.

Adressen Plz 8000

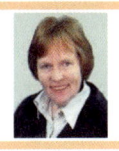

8004 Zürich, Keller-Stocker Esther, Praxis für Trad. Chin. Medizin
Zwinglistrasse 35, Tel. 044-725 09 92 home: www.studio.inform.ch
email: esther@estherkeller.ch   Tuina: Akupressur, chinesische Massage, Schröpfen und Moxen. Akupunktur und Ernährungs- und Kräuterberatung. Von den meisten Krankenkassen anerkannt. Zum Entschlacken und Entspannen empfehle ich auch die Piroche Behandlungen nach Henri Chenot.

8004 Zürich

8004 Zürich, Kissling Adrian, dipl. med. Masseur
Grüngasse 21, Tel. 044-291 49 48, email: praxiskissling@hispeed.ch
Massagen: Med. Massage, Klass. Ganzkörper, Fussreflexzonen, Lymphdrainage. Mitglied NVS, VDMS, SVBM, EMR.

8004 Zürich

8004 Zürich, Kobi Ruth, dipl.Polarity-Therapeutin, dipl.Krankensr. AKP/SRK
Tellstrasse 4, Tel. 044-241 86 03, email: ruth.kobi@swissonline.ch
Praxis für Gesundheitsförderung, Polarity-Craniosacral-Therapie, Klassische Massage, Fussreflexmassage. Mitglied POVS/ EMR/ teilw. Krankenkassen anerkannt.

8004 Zürich

8004 Zürich, Lemberger Barbara, Gemeinschaftspraxis am Stauffacher
Stauffacherstrasse 25, Tel. 079-624 45 42, email: therapie@gmx.net
Akupunkt-Massage-Therapie nach Penzel, Atemtherpie IKP, Klassische Massage, Elekrolyse-Fussbad Body-Detox, Rücken-Regenerationsmethode nach Breuss und Dorn.

8004 Zürich

8004 Zürich, Lincke Lampert Astrid, Körpertherapeutin
Birmensdorferstrasse 34, Tel. 079-256 29 57
Atemtherapie IKP, Massage, Babymassage nach Newar, Schwangerschaftsbegleitung, KK anerkannt, EMR Mitglied.

8004 Zürich

8004 Zürich, Lutz Corinne, Dipl. Shiatsu-Therapeutin SGS, lic.phil.I
Zwinglistrasse 23, Tel. 079-656 94 50, email: colutz@mysunrise.ch
Berührung-Entspannung-Bewusstsein. Durch gezielte und einfühlsame Arbeit an den Meridianen entsteht Raum für energetischen Ausgleich und ganzheitliche Heilung. Mitglied EMR, Shiatsugesellschaft Schweiz.

8004 Zürich, Maestrani Anselmo, Mental-Training, Tarot
Stauffacherstrasse 149, Tel. 044-243 31 01
home: www.peoplecare.ch   email: info@peoplecare.ch
Mental-Training und Tarot als geeignete Mittel und hilfreiche Instrumente für die persönliche Auseinandersetzung im Hier und Jetzt!

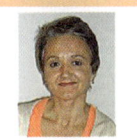

8004 Zürich, Mayer Brigitte, Praxisgemeinschaft, Pflegefachfrau
St. Jakobstrasse 57, Tel. 044-462 66 46
home: www.ganzheitlich-bm.ch   email: ganzheitlich@yahoo.de
Shiatsu, Fussreflexzonen, Biodynamische Craniosacral i. A. bis 10.07. Von Krankenkassen anerkannt. Verband: EMR, SGS, Cranio Suisse.

8004 Zürich

8004 Zürich, Pfister Micheline, Praxis für Shiatsu und Time Therapie
Hallwylstrasse 26, Tel. 079-372 17 21
home: www.shiatsu-pfister.ch   email: info@shiatsu-pfister.ch
Dipl. Shiatsutherapeutin SGS, Time Therapy Therapeutin, Shiatsulehrerin, Lehrtätigkeit am Europäischen Shiatsu Institut, Mitglied SGS.

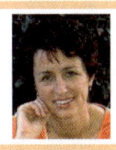

8004 Zürich, Plöchl Hedwig, Praxisgemeinschaft
St. Jakobstrasse 57, Tel. 043-243 98 03
home: www.jakobstrasse.ch   email: praxis.hploechl@bluewin.ch
Klassische Homöopathie, Brennan Healing Science® (Heil und Bewusstseinsarbeit). Mitglied VKH, NVS-A, EMR.

Adressen Plz 8000

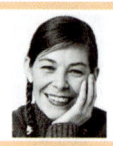

8004 Zürich, Rufener Marianne, Praxis für Shiatsu und Akupressur
Hallwylstrasse 26, Tel. 079-605 11 11
home: www.mrufener.ch email: mrufener@mrufener.ch
Dipl. Shiatsu-Therapeutin, Akupressur, dipl. Gymnastikpädagogin, Mitglied Shiatsu-Gesellschaft Schweiz (SGS), KK anerkannt (mit entspr. Zusatzversicherung übernehmen die KK einen Teil der Behandlungskosten).

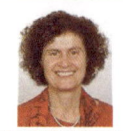

8004 Zürich, Stöcklin Christiane, Körpertherapeutin
Badenerstrasse 89, Tel. 079-290 61 66
Shiatsu, Cranio-Sacral-Therapie, Babymassage nach nepalesischer Newar-Tradition. Mitglied NVS-A, SGS, EMR.

8004 Zürich

8004 Zürich, Sulzberger Margrit, Ernährungs-Spezialistin
Hallwylstrasse 26, Tel. 044-241 29 73, email: msulzberger@bluewin.ch
Ernährungs- und Vitalstoff-Beratung, Bioresonanz-Testung.
Mitglied SVRV.

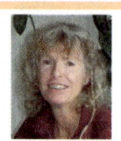

8004 Zürich, Tanner Sonja, Reinkarnationstherapeutin
Sihlfeldstrasse 202, beim Hardplatz, Tel. 077-441 41 10
home: www.reinkarnationsanalysen.ch email: 1.sonne@bluemail.ch
Rückführungen.

8004 Zürich

8004 Zürich, Yoga Schule City Pius Meier & Carlos Correia de Azevedo, Iyengar Lehrer, Bäckerstrasse 40, Tel. +Fax 044-463 42 62
home: www.yoga-city.ch email: info@yoga-city.ch
Yoga Schule in Zürich, beim Stauffacher, täglich Yogakurse, regelm. workshops, Yogaferien am Meer, nach der Iyengar Methode. Leitung: Pius Meier & Carlos Correia de Azevedo.

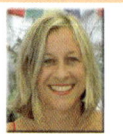

8004 Zürich, Zorzi Sada Caterina, Praxisgemeinschaft
St. Jakobstrasse 57, Tel. 044-212 75 09
home: www.weitsicht.ch email: sada@weitsicht.ch
Cranio-Sacrale Therapie, Shiatsu, Massage, Reiki, Focusing, Wirbelsäulentherapie n. Dorn/Breuss, Time Therapie. KK anerkannt. Mitglied NVS-A, EMR, SGS, Cranio Suisse.

8005 Zürich

8005 Zürich, Burnier Daniel + Ender Markus, Dipl. Pflegefachmann
Limmatstrasse 210, Tel. 044-271 22 10
Kinesiologie, Psycho-Kinesiologie und angewandte Neurobiologie nach Dr. Klinghardt, Manuelle Lymphdrainage, Familienaufstellungen, Fussreflexzonen, Klass. Massage, Metabolic Balance. Mitglied SBVK (Stufe 4) Zürich, ASCA Genf und SVNH, EMR.

8005 Zürich

8005 Zürich, Fritschy Maria, Yogalehrerin
Heinrichstrasse 40, Tel. 044-273 03 71
home: www.zyz.ch email: maria@fritschy.ch
Yoga, Viniyoga, Einzelunterricht für das tägliche Üben zu Hause, Gruppenunterricht im Wochenrhythmus. Mitglied SYG.

8005 Zürich

8005 Zürich, Hollenstein Roger, PRAXIS SONNENTAU
Neugasse 87/22, Tel. 044-271 65 94, Fax 044-271 65 89
home: www.klangschalen-massage.ch email: admin@sonnentau.ch
Klang-Therapie nach P. Hess, Aromamassage, Klassiche Massage Naken-Rückenmassage, (auch in Büros) Tempur Bettsystem und Hefel Naturhaar-Duvet, Berater, ACAMA Klangschalen Verkauf. www.sonnentau.ch

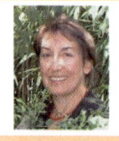

8005 Zürich, Mueller Brigitte-Rose, Naturheilpraktikerin EMR/NVS
Klingenstrasse 36, Tel. 079-336 16 05
home: www.brigitte-rose-mueller.eu email: brigitterosemueller@gmx.ch
Heilpflanzen und Lebensrhythmen: unterstützende Begleitung unter Einbezug des emotionalen Gedächtnisses. Langjährige Erfahrung. Willkommen! Brigitte-Rose Müller.

Adressen Plz 8000

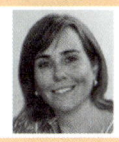

8005 Zürich

8005 Zürich, Portmann Ursula, Aquatische Körperarbeit - Energiearbeit - Hebamme, Neugasse 95/22, Tel. 044-272 29 51
home: www.ursulaportmann.com   email: uportmann@dplanet.ch
Wassershiatsu und Wassertanzen, Geburtsvorbereitung im Wasser, Babybaden, Essenz-Energie-Therapeutin, NLP-Practitioner, Hebamme. Mitglied: NAKA u. SHV.

8005 Zürich, Ritschard Ursula, PRAXIS SONNENTAU
Neugasse 87/22, Tel 044-271 65 94, Fax 044-271 65 89
home: www.sonnentau.ch
SVNH geprüft in Geistigem Heilen, Fernheilungen, Pendeln, Dipl. Lebens-Energieberaterin nach E. Körbler, Microkinesi-Therapie, Acutouch Pointer-Therapie, Schüsslersalze u. Dr. Hulda Clark, Kuren + Beratung.

8005 Zürich, Staub Silvia, Konradstrasse 68, Tel. 044-273 52 22
Craniosacral Therapie, APM Akupunkt-Massage nach Penzel, Bowen-Therapie, Man. Lymphdrainage, Fussreflexzonen-Massage, Klassische Massage. Mitglied Cranio Suisse, Int. Therapeutenverband Akupunkt-Massage n. Penzel, EMR und ASCA.

8005 Zürich, Stöcklin Angela, Akupressur-Therapeutin
Neugasse 33, Tel. 079-408 14 17
home: www.praxis-info.ch/angela.stoecklin   email: an.stoecklin@bluewin.ch
Akupressur, Prozessbegleitung, klassische Masage, Taijiquan (im Rahmen der Zusatzversicherung von den meisten Krankenkassen anerkannt) Mitglied EMR, ASCA.

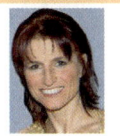

8006 Zürich

8006 Zürich, BEYELER Nadine, PRAXIS für Gesundheit und Therapie
Universitätstrasse 33, Tel. 044-252 33 77
home: www.PRAXIS-ZH.ch   email: info@praxis-zh.ch
Naturärztin NVS, Posturologin CIES, Therapeutin. Rheuma-, Arthrose-, Rücken-, Knie-, Hüft-Therapie. Durchblutungsstörungen, kalte Hände/Füsse, Depression, PMS, Mens-Beschwerden,..

8006 Zürich, Bohren Eva, dipl. Psych. IAP, Psychotherapeutin SBAP
Stolzestrasse 9, Tel. 044-311 76 01, home: www.evabohren.ch
Einzeltherapie, Paar- und Familientherapie. Mitglied SBAP, SVNH.

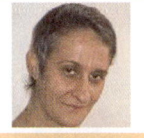

8006 Zürich, Bräm Patrizia, Polarity-Therapie
Kronenstr. 38, Tel. 043-305 99 92, home: www.homepage.swissonline.ch/mensch
Körpertherapie und Prozessbegleitung bei Stress, Schmerzen, Verspannungen, Ängsten, deprimierten Verstimmungen, Traumata sowie Unterstützung bei der Selbstfindung. Mitglied EMR, Polarityverband.

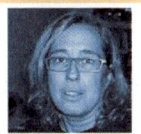

8006 Zürich, Bringolf Ellen, Shiatsu, Craniosacral, Somatic Experiencing
Universitätsstrasse 9, Tel. 076-587 67 67
home: www.ellenb.ch   email: contact@ellenb.ch
Ich biete von Wohlfühlshiatsu bis hin zu Traumaaufarbeitung Körpertherapie an. Gerne arbeite ich auch mit Schwangeren und Babies. Mitglied SGS, CRANIOSUISSE, EMR.

8006 Zürich, Brumann Claudia, Shiatsu- und Craniosacral-Therapeutin
Weinbergstrasse 29, Tel. 079-639 86 35
email: claudia.brumann@freesurf.ch
Shiatsu, Craniosacrale Therapie (Mitglied SGS, Cranio Suisse).

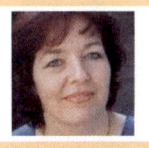

8006 Zürich, Brun-Fässler Brigitte, Dipl. Chirologin SHBZ/SGPC/BYVG, Beraterin SGGT, Kronenstrasse 38, Tel. 076-316 45 24
home: www.brun-handanalyse.ch
Persönliche Handanalysen, Paaranalysen. Personzentrierte psychologische Beratung. Palmtherapy®: Behandlung von Ängsten, Phobien, Trennungsschmerz, Trauer, Traumata, Blockaden. Mitglied IPTA und SGPC.

Adressen Plz 8000

8006 Zürich

8006 Zürich, Bürgler Yvonne, Praxis für Körpertherapie und Energiearbeit
Schaffhauserstrasse 24, Tel. 044-350 80 88, email: pfk@bluewin.ch
Ärztl. dipl. Masseurin, Therapieangebot: Klass. Masssage, Fussreflexzonenmassage, Cellulitemassage, Hot-Stone-Massage, sanfte Wirbeltherapie nach Dorn, Kopfschmerz- u. Migränetherapie, Reiki, Bachblüten. Mitglied SVBM, IRV.

8006 Zürich

8006 Zürich, Cauzzo Anna, Praxis für Homöopathie & Naturheilkunde
Kronenstrasse 33, Tel. 079 -798 51 74, email: cauzzo.praxis@bluewin.ch
Klassische Homöopathie. Naturheilkundliche Verfahren. Bach-Blüten-Therapie. Mediale Energiearbeit. Mitglied NVS.

8006 Zürich

8006 Zürich, Dr. Kunz Hansruedi, Turnlehrer, Naturarzt
Stapferstrasse 21, Tel. 044-363 03 24, email: kunz.haru@bluewin.ch
Gesundheitsberatung, Ernährungsberatung, Sportlerberatung, Radiästhesie, Schüssler Salze, Phytotherapie, Homöopathie. Mitglied NVS, SVNH.

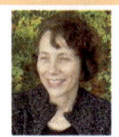

8006 Zürich, Durgiai Christina, Naturheilpraxis, Pflegefachfrau
Scheuchzerstrasse 22, Tel. 044-361 67 87, Natel 079-677 48 46
email: ch.durgiai@web.de
Klassische Homöopathie, Massagen, Dorntherapie, Fussreflexzonentherapie. Spezialität: Homöopathische Sterbe- und Trauerbegleitung. Mitglied NVS.

8006 Zürich

8006 Zürich, Escher Miryam, Dipl. Mal- und Kunsttherapeutin IHK
Pfirsichstrasse 11, Tel. 079-282 17 61
home: www.malatelier-mescher.ch email: miryam.escher@hotmail.com
Begleitetes Malen und Maltherapie für Erwachsene.

8006 Zürich

8006 Zürich, Frezza Ennio, Naturarzt, NHP
Weinbergstr. 152, Tel. 044-362 53 56, Fax 044-362 53 54
home: www.gsund-bliibe.ch email: postmaster@gsund-bliibe.ch
Naturarzt, Elektroakupunktur: Bioresonanz, Rebirthing, Shiatsu, Psychokinesiologie, Schröpfen, Hydro-Colon, Amalgam-Quecksilber-Gold Ausleitung, GK Massage, Elektrosmog- und Wasseradernentstörung. Mitglied NVS, EMR, ASCA.

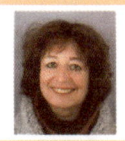

8006 Zürich, Guyer-Bhend Rosmarie, Gesundheits-Atelier, dipl. Naturheilpraktikerin, Rigiplatz 5, Tel. 044-363 20 80
Neurobiologie nach Dr. med. D. Klinghardt, Psychokinesiologie und Systemische PK, Metabolic Balance (Stoffwechselregulation), Farb-Licht-Therapie. Mitglied: NVS-A, SVNH, VNS. Mitglied NVS-A.

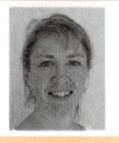

8006 Zürich, Hoffmann Silke, ärztl. dipl. Masseurin
Winkelriedstrasse 1, Tel. 043-488 66 43
home: www.hebammenpraxis-zuerich.ch email: sihlqui@gmx.ch
Klassische Massage, Triggerpunkt-Therapie, Pass. Dehnungen, Kopfschmerz / Migräne-Therapie auch Schwangere sind herzlich willkommen, intergrierte Praxis in Hebammenpraxis.

8006 Zürich

8006 Zürich, Hofmann Sakura, Praxis für Shiatsu
Hadlaubstrasse 50, Tel. 044-363 21 56, email: sakura.shiatsu@bluewin.ch
Shiatsu. A-Mitglied SVNH.

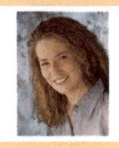

8006 Zürich, Isler Sabine, Shiatsu Praktikerin + Pflegefachfrau
Gämsenstrasse 11, Tel. 079-759 71 79, email: sabine.isler@spitex-net.ch
Zen Shiatsu, Healing Shiatsu, Spiraldynamik. Mitglied SGS + EMR.

Adressen Plz 8000

8006 Zürich

8006 Zürich, Labendzinski St. Eva, Naturärztin NVS
Schaffhauserstrasse 24, Tel. 044-363 73 95, Fax 044-493 33 50
Massage: klassische, manipulativ, Organmassage, Reflexzonentherapie am Fuss nach H. Marquardt, Akupunktur, Schröpfen. Mitglied NVS, EMR-Anerkennung.

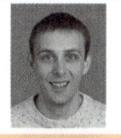

8006 Zürich, Lange Laurent, Gesundheitspraxis, Dipl. Vitalpraktiker
Kronenstrasse 38, Tel. 078-637 08 32
home: www.gesundheitspraxis-vital.ch   email: llange@tele2.ch
Vitalpraktik. Durch Körperarbeit Anspannungen lösen, Stress abbauen, sein Wohlbefinden verbessern. Krankenkassen-anerkannt.

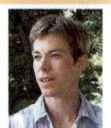

8006 Zürich, Leimgruber François, med. Masseur, Gemeinschaftspraxis
Engweg 3, Tel. 079-723 02 61
home: www.massage4u.ch   email: info@massage4u.ch
Entspannen und wohlfühlen. Med. Masseur mit beruflicher Erfahrung aus der RehaClinic Zurzach. Spezialisiert in man. Lymphdrainage, Fussreflexzonentherapie nach H. Marquardt, Esalen Massage Practitioner und Hawaiianischer Körperarbeit.

8006 Zürich

8006 Zürich, Meyer Ursula, med. Masseurin FA
Haldenbachstrasse 8, Tel. 044-361 30 62, Natel 079-401 60 35
Klassische Ganzkörpermassage, Rücken-/Nackenmassage, Bindegewebemassage, Fussreflexzonenmassage, Lymphdrainage, Wirbelsäulen-Basis-Ausgleich mit Ohrreflexzonentest und Akupunktmassage, Kopfschmerz-/Migräne-Behandlung. Mitglied SVBM.

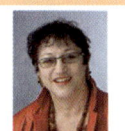

8006 Zürich, Minelli Silvia, dipl. Körpertherapeutin
Sumatrastrasse 39, Tel. 076-489 93 11
home: www.minelli-move.ch   email: info@minelli-move.ch
Tanz und Bewegungstherapeutin, Kundalini-Yogalehrerin für Erwachsene und Kinder, Farbpunktur nach Peter Mandel, Intuitive Massage.

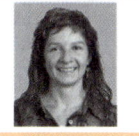

8006 Zürich, Moser Yvonne, Rebalancerin
Kronenstrasse 38, Tel. 077-419 74 51
home: www.gesundheitspraxis-vital.ch   email: pushpa@gmx.net
Über tiefe strukturelle Bindegewebsmassage wird Befreiung von alten Haltungsmustern ermöglicht.

8006 Zürich

8006 Zürich, Peter Hans-Ueli, Trisma
Weinbergstrasse 45, Tel. 044-261 72 05
home: www.trisma.ch   email: trisma@trisma.ch
Bioresonanz-, Allergie-, Reinkarnations- und spirituelle Energietherapie. Institut für Geopathie und Radiästhesie. A-Mitglied SVNH, SVNH geprüft in Geistigem Heilen. www.reinkarnationsinstitut.ch

8006 Zürich

8006 Zürich, Probst Frezza Charlotte, Kant. appr. Naturärztin - Praxis gsund bliibe, Weinbergstrasse 152, Tel. 044-362 53 56, Fax 044-362 53 54
home: www.gsund-bliibe.ch   email: postmaster@gsund-bliibe.ch
Naturärztin NVS, Osteopathie SAOM, Kinderosteopathie OSD, Craniosacral Therapie, Bioresonanz SGBT, Familienstellen, NLP-Master Practitioner, Geistheilen, Schamanismus b. F. Paturi, D. van Kampenhout.

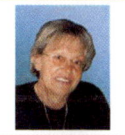

8006 Zürich, Ronchi Martina, Reiki-Lehrerin/Meisterin 6. Grad im USUI-System des natürlichen Heilens, Haldenbachstr. 9, Tel. 044-261 60 37
home: www.reikimeisterin.com   email: martina@ronchi.ch
Seriöse, sorgfältige, kompetente Ausbildung über alle Reiki-Grade mit Stammbaumnachweis bis Dr. Usui. Liebevolle, einfühlsame Reiki-Therapien. Mitglied SVNH.

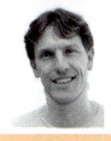

8006 Zürich, Schenker Raphael, Dipl. Ing. ETH. Polarity Therapeut
Frohburgstrasse 80, Tel. 079-217 92 49
home: www.rschenker.ch   email: info@rschenker.ch
Polarity Therapie PoVS, Persönlichkeits-Analyse Pentagramm, Persönlichkeitsentwicklung, Coaching, Supervision, Anerkennung EMR. Leben ist Energie in Bewegung! Ich behandle auch in 8126 Zumikon.

Adressen Plz 8000

8006 Zürich
8006 Zürich, Schlegel Doris, Pflegefachfrau
Winterthurerstr. 43, Tel. 076-343 23 77, email: honeyrider004@yahoo.com
Ayurvedische Yogamassage, ayurvedische Ganzkörperölmassage, ayurvedische Rücken- und Gesichtsbehandlungen.

8006 Zürich
8006 Zürich, Schmid-Frey Barbara, Shiatsutherapeutin
Stampfenbachstr. 125, Tel. 079-255 58 50, email: shiatsubabs@bluemail.ch
Shiatsu. Mitglied Shiatsu Gesellschaft SGS.

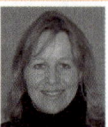

8006 Zürich, Schwarz Esther Tara, Dipl. Mal- u. Kunsttherapeutin IHK
Kronenstrasse 38, Natel 079 435 14 64
home: www.gesundheitspraxis-vital.ch   email: tara.schwarz@tele2.ch
Sich über das Bild / Objekt ausdrücken und mit den persönlichen Themen kreativ auseinandersetzen. Krankenkassen-anerkannt. Ganzheitliche Beratung und Behandlung: Begleiten, Loslassen, Auflösung innerer Konflikte.

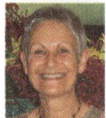

8006 Zürich, Strasser Ursula, Dipl. Jin Shin Do Akupressur Therapeutin, dipl. DAO-Akupressur Therapeutin, Winterthurstr. 43, Tel. 044-362 54 83   home: www.emindex.ch/ursula.strasser   email: akupressurzh@yahoo.de
Jin Shin Do Akupressur, DAO-Akupressur, Prozessbegleitung, Schröpfen, Moxibustion, Chakra- + 5-Elementen-Meditation, Atemtherapie, Reiki-Meisterin - stressfrei + gesund das Leben geniessen. Krankenkassen anerkannt. Mitglied EMR.

8006 Zürich
8006 Zürich, Stutz-von Moos Rita, Akupunkt (ur) Massage
Weinbergstrasse 53, Tel. 044-261 17 63
Energetisch-statische-Behandlung nach Radloff, Meridianmassage spez. bei akuten und chronischen Verspannungen und Rückenproblemen. Krankenkassen anerkannt. Mitglied VeT, SVNH, EMR.

8006 Zürich
8006 Zürich, Suter Monika, Dipl. Shiatsu-Therapeutin SGS
Clausiusstrasse 62, Tel. 044-262 06 08
home: www.shiatsu-zuerich.ch   email: info@shiatsu-zuerich.ch
Shiatsu-Praxis Nähe Central und Hauptbahnhof. Mitglied Shiatsu Gesellschaft Schweiz SGS / EMR-Anerkennung / TherapeutInnen-Verzeichnis ASCA, Visana.

8006 Zürich
8006 Zürich, Thiele Anja, Naturärztin, Naturheilpraxis
Winkelriedstrasse 1, Tel. 043-488 66 43, Natel 078-716 15 26
email: Anja-Thiele@gmx.ch
Klass. Homöopathie, TCM (v.a. Akupunktur, Moxabehandlung, Schröpfen) Fussreflexzonentherapie n. H.Marquardt, Dorn-Wirbelsäulentherapie, Metamorphosis-Massage. Krankenkassenanerkannt; NVS-A-Mitglied.

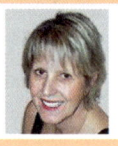

8006 Zürich, Zander, Dr. phil. Leonie, Psychotherapie / Angewandte Informations-Medizin, Germaniastrasse 33, Tel. 044-363 27 14
home: www.leonie-zander.ch   email: mail@leonie-zander.ch
AIM (Angewandte Informations-Medizin) wirkt durch Energie und Information, hilft bei Störungen und Belastungen und schafft durch ganzheitliches Konzept Ausgleich und Harmonie.

8006 Zürich
8006 Zürich, Zehnder Christina, Praxis für chinesische Heilkunst
Weinbergstr. 131, Tel. 078-817 28 38, home: www.chinesische-heilkunst.com
5-Wandlungsphasen Akupunktur, japanische Akupunktur, Schröpfen, Moxa, Tuina Massage, Naturheilkunde. Dipl. SBO-TCM Therapeutin, EMR anerkannt.

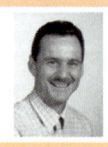

8006 Zürich, Zobrist Felix, Body-Harmony
Letzistrasse 15, Tel. 044-363 71 81
home: www.body-harmony.ch   email: body-harmony@body-harmony.ch
Praxis und Lehrinstitut für die Dorntherapie und die "Sanfte manuelle Therapie", SMT, nach Dr. med. M. Graulich.

Adressen Plz 8000

8007 Zürich

8007 Zürich, Isenegger Katharina, Naturheilpraktikerin
Wiesenstr. 11, Tel. 076-384 28 06, email: katharina_isenegger@hotmail.com
Original Bowen Technik, Vitalenergie, Energiearbeit nach Attilio Ferrara, Spagyrik, klassische Massage.

8008 Zürich, Abplanalp Jürg, Beratung für Lebensfragen
Tel. 079-442 81 71, Fax 044-422 81 61, email: juerg.abplanalp@bluewin.ch
Domestic Engineering (Familien-/Lebensberatung), Energie Arbeiten, Bowen Therapie, Dipl. Lehrer Autogenes Training SAT-Verband, Prakt. Psychologe (Hypnosetherap.), Ernährungs-Beratung 5-Elem.TCM, Meditation.

8008 Zürich, Barmet Pascale Anja, Praxis für Chinesische Medizin und Ernährung, Russenweg 7, Tel. 043-444 06 06, Fax 043-499 80 84
home: www.praxis-barmet.ch   email: info@praxis-barmet.ch
Dipl. Ernährungsberaterin HF und Naturärztin für Chinesische Medizin, Akupunktur, Ernährungsberatung, Kräutermedizin, Tuina-Massage, Kinder-Tuinamassage. NVS und SBO-TCM anerkannt.

8008 Zürich

8008 Zürich, Baroni Ivana Chiara, Gesundheitscoaching, Naturärztin NVS, Apothekerin, Hornbachstrasse 50, Tel. + Fax 044-383 48 48
email: icbaroni@bluewin.ch
Gesundheitscoaching, Pychosomatische Energetik, Bioresonanz, Spagyrik, Pyhtotherapie, Nahrungsergänzungsmittel, Isopathie n. Enderlein, individuelles Austesten von Heilmitteln. NVS, EMR, KK anerkannt.

8008 Zürich

8008 Zürich, Beeler Angela, Praxis für Naturheilkunde
Seefeldstrasse 60, Tel. 078-645 32 42
home: www.pnh.ch   email: angela.beeler@pnh.ch
Therapie-Schwerpunkte: Pflanzenheilkunde, Ernährungsberatung, Lymphdrainage, Fussreflexzonenmassage, Klassische Massage. Krankenkassenanerkannt durch Zusatzversicherung.

8008 Zürich, Bodmer Thomas, Meditationen / Channelings / Energiearbeit
Mainaustrasse 49, Tel. 044-383 85 78
home: www.thbodmer.ch   email: thbodmer@hispeed.ch
Unterstützung & Hilfestellungen durch Channeling, Engeltherapie, Blüten-Mischungen: Essenzen, Massagen. Regelmässige Meditationsabende ins Reich der Engel. Besuchen Sie mich auf meiner Homepage unter www.thbodmer.ch

---

8008 Zürich

8008 Zürich, Chen Guoan, Chi Gong Lehrer (VR China)
Feldeggstrasse 65, Tel. 044-951 15 52, email: guoan@bluewin.ch
Bowen Practitioner ISBT, Chinesische Tuina Massage, Chi Gong Kurse; auch Praxis in Pfäffikon / ZH 8330, Tumbelenstrasse 43.

8008 Zürich

8008 Zürich, Dr. Meckel Fischer Friederike, Psychotherapeutin
Zollikerstr. 33, Tel. 044-420 15 51, email: fischer.meckel@fischerlaw.ch
Atemtherapie n. Grof. (Holotropes Atmen), Psychotherapien: Einzel-, Paar-, Familientherapien. Kurse u. Seminare: Atemsem., Paargruppen, Aufstellungsseminare. Mitglied NVS-A, EMR, ASCA, JNTRAS, Kant. bewill. Psychotherapie.

8008 Zürich, Edelmann Claudia, CranioSacral-, Körper- und Energietherapeutin, Mainaustrasse 28, Tel. 076-576 16 42
home: www.soulandbody.ch   email: edelmann@soulandbody.ch
CranioSacrale Therapie, Körper- und Energiearbeit, Psychodynamische Beratung; Mitglied des Verbandes Schweizerischer Energietherapeuten (SVET).

8008 Zürich

8008 Zürich, Edwards Beatrice, Fuss- und Körpertherapeutin
Kreuzstrasse 11, Tel. 044-252 86 72, email: beatrice.edwards@bluewin.ch
Wirbelsäulen-Basis-Ausgleich, Fussreflexzonenmassage, Body-Detox, Entschlacken + Entgiften. Mitglied WBA, VNMT.

Adressen Plz 8000

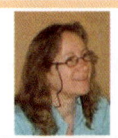

8008 Zürich, Eichenberger Mona, Cranio-Sacral Therapie
Wiesenstrasse 11, Tel. 044-380 63 45
home: www.cranio99.ch email: cranio99@mac.com
Naturheilpraxis. Körpertherapien: Cranio-Sacral-Therapie, man. Lymphdrainage. Fussreflexzonen-Massage, Gesundheitsberatung. Mitgl. NVS A, Cranio Suisse.

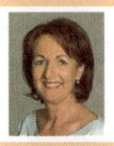

8008 Zürich, Glauser-Rheingold Barbara, Psych. Astrologin und Kriya Yoga Lehrerin, Seefeldstrasse 7, Tel. 044-261 41 63
home: www.kriya.ch email: barbara.glauser@kriya.ch
Persönlichkeitsanalyse und Standortbestimmung, Berufs- und Laufbahnberatung, Übungsgruppen, Supervision, Kriya Yoga Kurse (nach Paramahansa Yogananda), Psychologische und spirituelle Begleitungen, Bachblütentherapien.

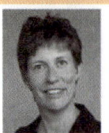

8008 Zürich, Grünig-Läubli Gabriela, TRAGER Praxis
Dufourstrasse 106, Tel. 078-726 81 10
home: www.gesundheitsquellen.ch email: gabriela44@hispeed.ch
Trager Praktikerin, Tutorin und Einführungskursleiterin.
Mitglied Trager Verband Schweiz.

8008 Zürich

8008 Zürich, Gubler Sonja, Ayurveda Gesundheits- und Ernährungsberatung MI, VEAT, UGB, Dufourstrasse 106, Tel. 044-432 83 55
home: www.ayurveda-ernaehrung.ch email: info@ayurveda-ernaehrung.ch
Beratungen in D, E, F, Kochkurse, Seminare, offene Austauschabende. Doshabest., Stoffwechsel- und Gewichtsregulation, Stärkung des Immunsystems, Frauenth. u.a.; mit einheimischen Lebensmitteln und Kräutern. EMR anerk. f. Meth. 23.

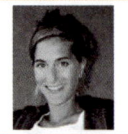

8008 Zürich, Gut Tina, dipl. Shiatsu-Therapeutin
Feldeggstrasse 36, Tel. 076-335 54 54
home: www.hebammenpraxis-zuerich.ch email: tina.gut@gmx.ch
Shiatsu fördert das seelische und körperliche Wohlbefinden und hilft chronische sowie akute Leiden zu lindern. Auch ideal als Begleitung während der Schwangerschaft und als Geburtsvorbereitung.

8008 Zürich, Häberli Liselotte, Kinesiologie & System-Aufstellungen
Höschgasse 53, Tel. 071-244 24 25
home: www.kinesiologie-systeme.ch email: haeberli@kinesiologie-systeme.ch
Kinesiologie & System-Aufstellungen: Einzel-, Paar-, Familientherapie, Coaching, Familienstellen, Spirituelle Psychologie. Weiterbildung: System-Aufstellungen für KinesiologInnen und BeraterInnen.

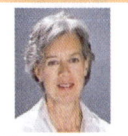

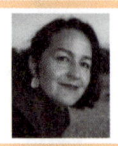

8008 Zürich, Hefti Brigitte Simone, Praxis für körperzentrierte Therapie
Hallenstrasse 10, Tel. 044-383 20 59
home: www.sonnenrad.ch email: siehe Formular auf www.sonnenrad.ch
Akupunktur-Massage/ESB n. Radloff, Mitglied VeT, Psychologin, Yogalehrerin, Mitglied SYG, Gruppen und Einzelkurse, Yoga für Schwangere.

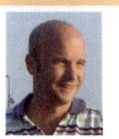

8008 Zürich, Hohl Markus, dipl. Feldenkrais (SFV) und F.M.Alexander-Technik, Florastrasse 30, Tel. 044-383 27 66
home: www.dexteritytraining.ch email: info@dexteritytraining.ch
Bei mir haben Sie die Möglichkeit schmerzverursachende Bewegungs- und Haltungsmuster los zu werden. Wohltuende Beweglichkeit, Geschicklichkeit und gute Haltung sind das Ziel.

8008 Zürich

8008 Zürich, Hunziker Ueli, Praxisgemeinschaft Stadelhofen
Kreuzbühlstrasse 8, Tel. 079-433 89 33, email: upehu@bluewin.ch
Ohrtastbefund, Akupunktmassage, Korrektur Beckenschiefstand, sanfte Mobilisation und Dehnung der Wirbelsäule auf spez. Schwingkissen mit Spiraldynamik kombiniert. Mitglied VNMT. KK anerkannt.

8008 Zürich

8008 Zürich, Jäger Pam, Gesundheitspraxis
Delphinstrasse 24, Tel. 076-322 79 19, email: pam.jaeger@gmx.ch
Akupunktur Massage, Psycho-Kinesiologie, Klassische und energetische Massagen, diverse Reflexzonenmassagen, Shiatsu und Polarity, teilweise Krankenkassen anerkannt. Mitglied EMR, ASCA, VeT, NVS.

Adressen Plz 8000

8008 Zürich

8008 Zürich, Kaufmann Renée Janina, Praxis für ganzheitliche prozessorientierte Entwicklung + Therapie, Seefeldstr. 32, Tel./Fax 044-252 59 85
email: rejaka@gmx.net Geistheilung, Mediale Lebensberatung (nur als Begleitung zu den anderen Therapieformen), Rückführungen, Körpertherapien: Massage, Coaching, Body-Mind-Integrative-Therapy, Cranio-Sacral-Therapie, Innere Kind-Arbeit. Mitglied SVNH.

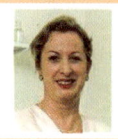

8008 Zürich, Läubli Ursula, Gesundheitspraxis Flühgasse
Flühgasse 14, Tel. 044-383 51 41, Fax 044-380 69 21
home: www.farben-und-licht.ch   email: uls.praxis@bluewin.ch
AURA-SOMA, Fussreflexzonen-Massage, Energetische Ohrmassage und Ohrkerzen, M.E.T. Meridian Energie Technik, Reiki. Mitglied SVNH.

8008 Zürich

8008 Zürich, Lewinsky Ruth, Craniosacral Therapie
Mühlebachstrasse 44, Tel. 044-262 76 88, Fax 044-262 76 90
home: www.lewinsky.ch   email: r.lewinsky@bluewin.ch
Craniosacral Therapie nach dem Biodynamischen Modell.
Mitglied: CS-Cranio Suisse.

8008 Zürich

8008 Zürich, Lippuner Simone, dipl. Akupunkteurin sbo-tcm
Seefeldstrasse 60, Tel. 078-805 49 33, email: simonella9@gmx.net
Traditionelle Chinesische Medizin, Akupunktur, Schröpfen, GuaSha, Japanische Akupunktur, Xiao Er Zi Tuina (Kleinkind-Massage), Schwangerschaftsbegleitung, Geburtsvorbereitung. SBO-TCM, EMR (KK-Anerkannt).

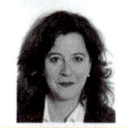

8008 Zürich, Lorber Martine, wissen, wie der hase läuft
Forchstrasse 295a, Tel. 076-378 61 62, email: lorberbaum@bluewin.ch
Akupunktur, jap. Akupunktur, Ohrakupunktur, Guasha, Schröpfen, Akupressur, Shiatsu. Mitglied: SBO-TCM, SGS, NVS, ASCA, EMR, Gesundheitskasse bei den meisten KK in der Zusatzversicherung anerkannt.

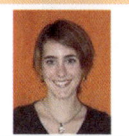

8008 Zürich, Maurer Fabienne, FengShui-Beratung / HomeDesigns
Russenweg 6, Tel. 043-818 59 94, Natel 079-214 92 44
home: www.homedesigns.ch   email: f.maurer@homedesigns.ch
Mit dem Menschen im Mittelpunkt realisieren wir ganzheitliche Wohnharmonie um die Persönlichkeitsentwicklung zu fördern.

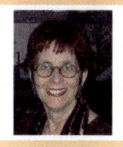

8008 Zürich, Meyer-Wipfli Jacqueline, Dipl. KineslologIn IKZ
Zimmergasse 16, Tel. 043-268 03 69, email: kinesiologiepraxis@gmx.ch
Personzentrierte Kinesiologie und Beratung, Dipl. Beraterin SGGT, Begleitung von Erwachsenen, Paaren, Jugendlichen und Kindern. Referate und Kurse in Kinesiologie, Fachmitglied SBVK.

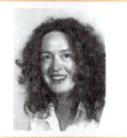

8008 Zürich, Most Anette, dipl.hol.Kinesiologin, dipl. Pflegefachfrau
Zollikerstrasse 127, Tel. 076-394 89 98
home: www.ins-gleichgewicht.ch   email: mail@ins.gleichgewicht.ch
holistische Kinesiologie, Energie- und Chakraarbeit; private Pflege und ganzheitliche Begleitung, Sterbe- und Trauerbegleitung; Teilkostenübernahme von diversen Krankenkassen, Mitglied NVS.

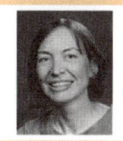

8008 Zürich, Müller Helen, Yogalehrerin, Körpertherapeutin
Mühlebachstrasse 48, Tel. 044-252 74 57
home: www.yogacoach.ch   email: helen@yogacoach.ch
Yoga-Gruppen- und Einzelunterricht, asiatische Behandlungen, Tibet-Training, Ernährungsberatung, Umgang mit Energie aus tantrischer Sicht. Mitglied SYV, SVNH.

8008 Zürich

8008 Zürich, Müller Simone, Praxis für ganzheitliche Lebensgestaltung
Seefeldstrasse 14, Tel. 043-268 96 77
home: www.thara.ch   email: simone.thara@gmx.ch
Kurse: EMF Balancing Technique, 6-tägiges Personal Growth Training und Ausbildung zum accredited Practitoner.

Adressen Plz 8000

8008 Zürich
8008 Zürich, Niemi Ulla, Craniosacralpraktizierende, Aromachologin, Kr.schw., Dufourstrasse 106, Tel. 079-794 52 06, email: ullani@bluewin.ch
Craniosacralbehandlung bei Erwachsenen, Kindern, Babys und Schwangeren. Aromamassage und ganzheitliche Duftberatung.

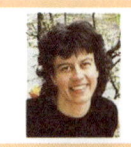

8008 Zürich, Obi Monika, Shiatsu, Ottenweg 16
Tel. 044-392 03 01, email: monobi@freesurf.ch
Shiatsu - erfahrene Körpertherapeutin. Behandlungen auf körperlicher und feinstofflicher Ebene. EMR anerkannt.

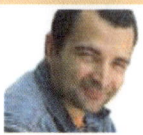

8008 Zürich, Radda Clive, Yoga & Körpertherapie
Feldeggstrasse 32, Tel. 079-345 95 82 home: www.yogazurich.com
email: info@yogazurich.com   Wir bieten Yoga-Ferien, Kurse, Workshops und Teacher-Trainings mit Clive Radda und international anerkannten Yogis. Ausserdem Körperarbeit und Therapien in den Bereichen Shiatsu, Shin-Tai, Thai Massage, Cranio Sacral, Osteopathie and Physiotherapie.

8008 Zürich
8008 Zürich, Rahm-Mottl Ursula, Praxis für FussReflexzonenTherapie
Russenweg 26, Tel. 044-381 16 58, email: rahmottl@hispeed.ch
Verband Reflexzonentherapie am Fuss, Schule Hanne Marquardt.
A-Mitglied der Naturärzte Vereinigung der Schweiz.

8008 Zürich
8008 Zürich, Rupp Claudio, dipl. Homöopath SHI
Dufourstrasse 131, Tel. 043-960 26 66
Arbeit als klassischer Homöopath. 4jährige Ausbildung an der Homöopathie Schule SHI in Zug bei Dr. Mohinder Singh Jus. Vereinsmitglied bei der Naturärztevereinigung der Schweiz. Ebenso vom EMR anerk.

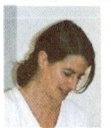

8008 Zürich, Schär Yvonne, Naturheilpraxis
Feldeggstr. 54, Tel. 044-371 33 06, 076-580 22 95, email: y.schaer@freesurf.ch
Klassische und energetische Massagen, Fussreflexzonenmassage, manuelle Lymphdrainage / Ödemtherapie, Phytotherapie, Diätetik. Krankenkassen anerkannt. Mitglied EMR, ASCA.

8008 Zürich
8008 Zürich, Schmid Anica & Valentin, Heilpraktikerin Ayurveda Medizin, Yoga Lehrer, Dufourstrasse 55, Tel. 043-268 48 00, Fax 044-383 89 07
home: www.ayurbeauty.ch   email: info@ayurbeauty.ch
Wir bieten eine Ganzheitliche Gesundheitsvorsorge in Ayurveda. Ayurveda Konsultation, Pulsdiagnostik, Massage, Therapie, Ernährungsberatung, Kochkuse. Yoga-Unterricht, Meditation. KK anerkannt, EMR Mitglied.

8008 Zürich
8008 Zürich, Schulz Irene, Tomatis Zentrum für Horchtraining
Falkenstrasse 26, Tel. 044-252 74 81
home: www.atomatis.ch   email: irene.schulz@datacomm.ch
Dynamisierung bei Erschöpfungszuständen / Konzentrations- und Gedächtnisstörungen / Aufnahme- und Umsetzungsprobleme in Beruf und Alltag / Kommunikationsprobleme.

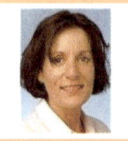

8008 Zürich-Seefeld, Schwitter Franziska, Lehrerin, Kinesiologin
Feldeggstrasse 32
home: www.kinesiologie-schwitter.ch   email: franziska.schwitter@bluewin.ch
Spezialisiert auf Lerncoaching, Stressmanagement und Persönlichkeitsentfaltung. Mitglied: Schw. Berufsverband für Kinesiologen I-ASK und ErfahrungsMed. Register EMR (Krankenkassen Anerkennung).

8008 Zürich
8008 Zürich, Sprunger Eveline, Naturheilpraktikerin
Wiesenstrasse 11, Tel. 078-622 29 82
home: www.nhk-praxis.info   email: e.sprunger@nhk-praxis.info
Klassische Homöopathie, Bowen Therapie, Irisdiagnose, Klassische Massage, Fussreflexzonen-Massage. A-Mitglied NVS, EMR-registriert, Mitglied Bowen Verein CH. Weitere Praxis in Fällanden.

Adressen Plz 8000

8008 Zürich
8008 Zürich, Tondeur Prapata, Kinesiologische Praxis "balance"
Säntisstrasse 20, Tel. + Fax 044-382 56 78
email: tondeur.prapata@bluewin.ch
Einzelarbeit im weiten Feld der Kinesiologie, Psychosomatische Energetik, Lichtbahnen-Therapie.

8008 Zürich
8008 Zürich-Seefeld, Töndury Seraina, Mediale Beratung & Körpertherapie, Zimmergasse 16, Tel. 043-268 03 68
Prozessorientierte Esalen® Massage, Chakra-Energie-Klangarbeit, Mediale Beratung. Mitglied SVNH geprüft in Mediale Beratung.

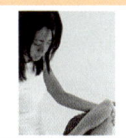

8008 Zürich, Tsai Jwala, Ayurveda-Yoga-Massage
Lindenstrasse 41, Tel. 044-380 88 60
home: www.ayurvedicbodywork.ch email: info@ayurvedicbodywork.ch
Ayurveda-Yoga-Massage, eine Kombination aus Dehnstellungen und Tiefengewebemassage. Eine Sitzung beinhaltet eine Ganzkörpermassage: Rücken, Beine, Füsse, Bauch, Brustkasten, Arme, Hände und Gesicht.

8008 Zürich
8008 Zürich, Wyss Christina, Naturheilpraktikerin NVS
Gesundheitspraxis, Flühgasse 3, Tel. 043-499 08 20
email: christina.wyss@swissonline.ch
Akupressur, Tuina-Massage, Fussreflexzonenmassage, Reiki, Ernährungsberatung, Kräutertherapie. Mitglied NVS.

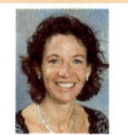

8008 Zürich, Zimmermann Marianne, Craniotherapeutin, Energie- und Bewusstseinsarbeit, Mainaustrasse 28, Tel. + Fax 044-301 42 31
home: www.soulandbody.ch email: zimmermann@soulandbody.ch
Cranio-Sacrale Therapie, Energie- und Bewusstseinsarbeit, Psychodynamische Beratung. Mitglied des Cranio-suisse und des SVET.

8008 Zürich
8008 Zürich, zu Putlitz Constanze, Der Mensch im Mittelpunkt
Florastrasse 12, Tel. 043-818 53 26, Fax 043-818 53 27
email: constanzezp@bluewin.ch
Physiotherapeutin; Gespräch und Beratung, Craniosacral-Therapie, Wassershiatsu und Wassertanzen, Massagen, Fussmassage nach N. Durrer. Mitgliedschaft craniosuisse, SPV und Naka.

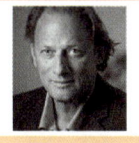

8008 Zürich, Zulauf Erich Dr., Communication Activities / Praxis
Hammerstrasse 44, Tel. 044-422 78 70
home: www.erichzulauf.ch email: erich.zulauf@bluewin.ch
Hypnotherapie und Coaching, Hypnose- und Coaching Ausbildungen, Lehrtrainer und -Coach, DVNLP.

8008 Zürich
8008 Zürich, Zumbühl Ashia und Sabro, Institut für Ayurveda, Craniosacral & Massagepraxis, Dufourstr. 106, Tel. 043-497 97 19, Fax 044-742 29 61
home: www.institut-ayurveda.ch/atreya.com email: sabrashia@bluewin.ch
Vorbeugen ist besser als Heilen. Ayurveda-Gesundheits-Kräuterberatung, Kurse, Med. Massage SRK, Atem, Craniosacral Balancing, Rebalancing, Wirbelsäulenmobilisation. KK zulässig. Mitglied EMR, ASCA, RVS, ZVMN.

8032 Zürich
8032 Zürich, Ayurveda Massage & Therapie, Lustenberger Sarah, Kratzenstein Barbara, Hegibachstr. 9, Tel. 043-343 94 94
email: sarahlu@bluemail.ch
Therapeutische Ganz- und Teilkörperbehandlungen, Synchronmassagen (4-händig), diverse therapeutische Spezialbehandlungen (Stirnguss, Nasya etc.). Krankenkassen anerkannt (EMR, EGK).

8032 Zürich
8032 Zürich, Ayurveda-Suryan Gesundheitspraxis Andreossi Susanna, Naturheilpraktikerin NVS, Dolderstrasse 26, Tel. 044-253 10 28
home: www.gesund.ch/ayurveda-suryan email: vedasa@hotmail.com
Ayurveda-Therapie auf tradition. Art: Abhyanga-Ölmassage, Kizhi, Pizhichil, Shirodhara, Nasya, Ernährungberatung, Indische Reflexologie, Phytotherapie. Mitglied NVS-A, EMR + KK anerkannt.

Adressen Plz 8000

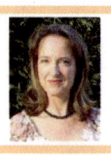

8032 Zürich, Bachmann Heidi, Gesundheitspraxis/Naturheilpraktikerin NVS
Reinacherstrasse 11, Tel. 078-823 23 04
www.virtuelle-schweiz.ch/gesundheitspraxis email: heidibachmann@dplanet.ch
Phytotherapie/Pflanzenheilkunde, Ernährungsberatung, Klassische Massage, Rückentherapie/Rückenmassage, Schröpfmassage, Energetische Massage, Heilwickel, Body-Kräuterwickel bei Übergewicht.

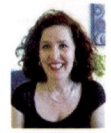

8032 Zürich, Bertschi Susanna, Homöopathie + Naturheilpraxis
Sempacherstrasse 16, Tel. + Fax 044-382 44 22, Natel 079-236 46 11
home: www.gesundheit-bertschi.ch email: susannabertschi@bluewin.ch
Klassische Homöopathie, Westl. Phytotherapie spez. Spagyrik, Tibetische Klangschalen-Therapie n. Peter Hess. Mitglied NVS 750, EMR 2028.

8032 Zürich

8032 Zürich, Blatter-Bianca Graziella, Dolphin Spirit Switzerland
Klusweg 18, Tel. 079-642 01 89
home: www.dolphinspirit.ch email: dolphinspirit@bluewin.ch
Spirituelle Delphintherapie, hellfühlige Beratung, Krisenbegleitung und geistige Hilfe, Heilarbeit für Mensch und Tier, Fernbehandlung, Seminare "der Weg des inneren Delphins".

8032 Zürich

8032 Zürich, Brauchli Christine, "Ganzheitliche Therapie u. Coaching"
Hegibachstr. 36, Tel. 044-381 19 38, email: chbrauchli@freesurf.ch
Polarity, Schock-, Stress- und Traumabehandlung mit ROMPC (T. Weil) und Somatic experiencing, SE (P. Levine), Craniosacral-Therapie, Rituale. Mitglied Cranio Suisse und PoVS, EMR registriert.

8032 Zürich

8032 Zürich, Ellegast Christel, Körperpsychotherapeutin, Bewegungstherapeutin, Klosbachstrasse 123, Tel. 043-268 41 62
In der Praxis arbeite ich mit div. Medien: Bewegung, Farben,und Techniken aus verschiedenen Körpertherapien. Über die Körpertherapie und das Gespräch können schwierige Erfahrungen bearbeitet werden.

8032 Zürich, Fleischmann Kaspar M., Polarity-Praxis
Merkurstr. 34, Tel. 043-243 62 49, email: fleischmann@stockeregg.com

Polarity und Somatic Experiences (SE). Mitglied Polarity-Verband.

8032 Zürich

8032 Zürich, Grubenmann, Dr. phil. I Heinz, Tomatis Institut
Minervastrasse 3, Tel./Fax 044-261 04 41
home: www.tomatiszuerich.ch email: grubheinz@yahoo.com
Horchschulung, Horchtraining, Stimm- und Sprachschulung nach Tomatis. Fähigkeiten entdecken und entfalten, Schwächen eingrenzen und beheben. Für Kinder, Jugendliche und Erwachsene. Mitglied APP Schweiz.

8032 Zürich

8032 Zürich, Hegner Nievergelt Sonja, Praxis für F. M. Alexandertechnik und Yoga, Unionsstrasse 3, Tel. 044-383 82 18, Fax 044-720 33 60
home: www.alex-tech.ch email: s.hegner@bluewin.ch
F. M. Alexandertechnik SVLAT, Yoga (Privat- und Gruppenlektionen), Focusing nach Gendlin, Cranio-Sacraltherapie. Krankenkassen anerkannt EMR, ASCA, INTRAS, EGK.

8032 Zürich

8032 Zürich, Jenny Konstantin, Gesundheitspraxis
Carmenstrasse 36, Tel. 044-262 01 30
Fussreflexzonenmassage, Wirbelsäulen-Basis-Ausgleich®, Akupunkturmassage, WS Therapie nach Dorn, Breussmassage, AION A Therapie. Mitglied NVS A, SVFM, Krankenkassenanerkannt.

8032 Zürich

8032 Zürich, Klaas Burkhard, Heilpraktiker
Sempacherstrasse 16, Tel. + Fax 044-383 32 50
Klassische Homöopathie, Klassische Massage, Phytotherapie, Ernährungsberatung. Mitglied NVS-A, EMR.

Adressen Plz 8000

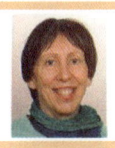

8032 Zürich, Lanz Ursula, dipl. Atemtherapeutin
Attenhoferstr. 39, Tel. / Fax 044-261 26 02
home: www.atem-wege.ch email: ursulalanz@bluewin.ch
Atemtherapie und Atemschulung nach Middendorf. Einzelstunden, Quartals-, Tages- und Wochenkurse. Haltungsschulung, Vorträge. Mitglied SBAM. EMR anerkannt.

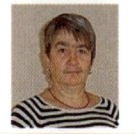

8032 Zürich, Mertens Marina Dr. phil.II, Kraniosakraltherapie
Sempacherstr. 20, Tel. 043-244 98 90, email: marina.mertens@bluewin.ch
Craniosacral-Therapie. Mitglied Cranio Suisse, DV-xund, EMR, ASCA.

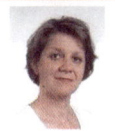

8032 Zürich, Monasterios Rita, Shiatsu-Praxis
Steinwiesstr. 4, Tel. 079-228 40 41, email: shiatsu.monasterios@bluewin.ch
Shiatsu und Moxibustion

8032 Zürich

8032 Zürich, Moser Beatrice, Dipl. Massage Therapeutin
Neptunstr.63, Tel. 079-705 48 32, email: beatricebeemoser@bluewin.ch
home: www.innehalten-im-alltag.ch Innehalten im Alltag m. einer Entspannungs-Heilmassage od. m. einer Seelenmassage. Was ist eine Seelenmass.? Eine tiefentspannende Methode um zur Ruhe zu kommen. Gruppen von 2-12 TN: Ab 26.01.06 freitags alle 14T., 1920.30h. Für Info/Anmeld. rufen Sie an!

8032 Zürich

8032 Zürich, Mühlemann-Diemand Blanca, Heilpraktikerin
Kreuzstrasse 80, Tel. 044-251 14 42
APM nach Penzel, Fussreflexzonen-Therapie nach Marquardt, Orig. engl. Bach-Blütentherapie, Homöopathie, TCM, Ernährungsberatung. Mitglied NVS, Therapeuten-Arbeitskreis für Bach-Blüten.

8032 Zürich

8032 Zürich, Nanai Mercedes, Gesundheitspraxis
Asylstrasse 81, Tel. 079-450 01 09
Atlaslogie, Dorn & Breuss-Therapie, Klassische Massage, Fussreflexzonen-Massage, Rücken und Nackenbehandlung, Eidg. Dipl. Turn- und Sportlehrerin ETH/ZH. Mitglied SVNH, EMR, KK anerkannt. Zweite Praxis: Georg Kempf-Strasse 17, 8046 Zürich.

8032 Zürich

8032 Zürich, Pirktl-Kollbrunner Franziska, Dr. med. Praxis für TCM und Akupunktur, Gemeindestrasse 5, Tel. 044-262 62 61, Fax 044-262 62 51 email: fpirktl@freesurf.ch
Dr. med. Körperakupunktur, Ohrakupunktur, schmerzfreie Laserakupunktur, Kräutertherapie(TCM).

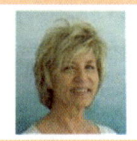

8032 Zürich, Remund Antonia, dipl. Körperpsychotherapeutin "Gesundheitspraxis", Merkurstrasse 36, Tel. 079-675 35 73
home: www.bodysoul.ch email: roana.antonia@tiscali.ch
Craniosacral Therapie, Polarity Therapie, Schock- und Trauma-Therapie, M.E.T. Meridian Energie Therapie, Gestalt Therapie, NLP, Focusing, Fussreflex. Mitglied EMR und ASCA. Kassenzulässig.

8032 Zürich

8032 Zürich, Renaud Maria, Shiatsu und klassische Chin. Medizin
Hofackerstrasse 44, Tel. 044-422 75 62, email: m.renaud@bluewin.ch
Shiatsu-Therapeutin SGS bietet breites Behandlungsspektrum durch Shiatsu und Chin. Medizin, oder auch "nur" Rückenmassage. Krankenkassenanerkannt, auf Liste EMR, ASCA und EGK.

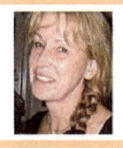

8032 Zürich, Schnabel Denise, Naturheilpraktikerin
Klosbachstr. 150, Tel. 079-305 03 02, email: denise.schnabel@qualisoft.ch
Massagen / Schröpfen / Bauchbehandlungen / Schädelakupunktur nach Yamamoto / Spagyrik / Homöopathie / Lymphdrainage. A-Mitglied Schweizerischer Naturärzteverband, Mitglied SFML, EMR-anerkannt.

Adressen Plz 8000

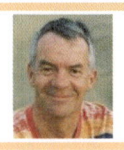

8032 Zürich, Sibler Hans-Peter, Schule für Taiji u. Qigong
Höhenweg 23, Tel./Fax 044-422 86 46
home: www.taiji-qigong.ch email: info@taiji-qigong.ch
Älteste Tai Ji Schule (Tai Chi) in der Schweiz. Seit 1977. Fortlaufende Kurse, Wochenenden, Ferienkurse, Ausbildungen. Von der Schweiz. Gesellschaft für Qigong und Taiji SGQT anerkannte Tai Ji - Ausbildung.

8032 Zürich

8032 Zürich, Sourlier-Wepfer Susanne, Praxis für Chinesische Therapien
Streulistrasse 2, Tel. 044-381 10 23, Natel 076-325 65 81
home: www.welcome.to/chin-therapie
Akupressur, Chinesische Massagen / TUINA, Ohrakupunktur, Ernährungsberatung 5 Elemente (auch Einführungskurse), Kräutertherapie (westl. Kräuter). A-Mitglied NVS.

8032 Zürich

8032 Zürich, Studer-Senn Hans-Rudolf, Gesundheitspraxis
Asylstrasse 19, Tel. 044-252 18 86, Fax 044-262 04 47
email: studer-senn@bluewin.ch
Heileurythmie, Psychotherapie. Mitglied NVS, Heileurythmieverband CH, Freier Verband Deutscher Psychologen, Psychotherapeuten.

8032 Zürich

8032 Zürich, Von Peinen Diener Laetitia, Mal- und Kunsttherapeutin IHK/GPK,
Freiestrasse 23, Tel. 044-251 34 03, Fax 044-915 58 30
home: www.kunsttherapie.ch email: wadivp@bluewin.ch
Prozessorientiertes / Lösungsorientiertes Malen LOM, Erwachsene, Gruppen, Einzel. Kleintherapiegruppe für Krebsbetroffene, Krankenkassenanerkannt EMR/ASCA.

8032 Zürich

8032 Zürich, Wölfling Rudolf, Physiotherapeut, ABADARIS Gesundheitszentrum, Gemeindestr. 48, Tel. 044-251 62 62, Fax 044-251 62 66
home: www.abadaris.ch email: info@abadaris.ch
Behandlungen: Wirbelsäulentechnik, Osteopathie, div.med. Massagetechniken, Schleudertrauma, Migräne, Tennisarm, Bandscheibenvorfall, Hexenschuss, Muskelverspannungen, Nackenschmerzen, Kiefergelenksprobleme.

8032 Zürich

8032 Zürich, Zäch Nadine, TCM-Praxis Nadine Zäch
Fröbelstr. 22, Tel. 044-381 14 26, home: www.shaolin.ch email: tcm@shaolin.ch
Akupunktur, Akupressur, Kräuterheilkunde, Moxibustion, Schröpfen, Gua Sha und Dit Da. Mitglied SBO-TCM, NVS, kantonal und Krankenkassen anerkannt.

8037 Zürich

8037 Zürich, Amrein Esther, Traditionelle Thai-Massage Therapeutin, seit 1988, Griesernweg 31, Natel 079-485 28 03, Tel. 044-400 50 54
email: esther.amrein@bluemail.ch
Thai-Massage Behandlung + Kurse, laufend. Die 10 Hauptenergielinien des Körpers werden mit einer Kombination aus Yoga- + Akupressurtechniken bearbeitet. Gute Erfolge bei: Migräne, Nacken- Rückenschmerzen.

8037 Zürich

8037 Zürich, Deuringer Franz, Akupunkteur, Jin Shin Do Lehrer
Rousseaustrasse 52, Tel. 044-362 06 55
Akupunktur, Akupressur, Moxa (TCM), Jin Shin Do, Jin Shin Jyutsu, Volksgesundheit-Beratungstelefon Mo 09.00 - 12.00 Uhr 0900575 275, Seminare: Jin Shin, Selbsthilfe. Mitgl. ZG-TCM, SBO TCM, NVS, EMR.

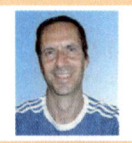

8037 Zürich, Flubacher Roman, Med. Masseur
Hönggerstrasse 117, Tel. 044-271 32 09
home : www.med-massagen.ch email: info@med-massagen.ch
Med. Massagen, Sportmassage, Bindegewebsmassage, Fussreflexzonenmassage, manuelle Lymphdrainage, APM n. Penzel, Cranio-sacrale Therapie; Hausbesuche. Mitglied: EMR, NVS, Therapeutenverband für APM.

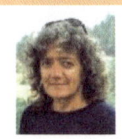

8037 Zürich, Lenz Rita, Yogalehrerin, Feuerlaufleiterin
Rötelsteig 13, Tel. 044-364 21 82, email: rita.lenz@gmx.ch
Hatha Yoga. Montag 18.15 - 19.45 h in 8006 Zürich. Dienstag 20.00-21.30 h in Bonstetten. 1 Samstag pro Monat 10.00-13.00 h in 8006 Zürich. Feuerlauf 30.06. In Damvant / JU. Mitglied SYV Schweizer Yogaverband.

Adressen Plz 8000

8037 Zürich

8037 Zürich, Schweizer Rosy, Med. Masseurin FA
Hönggerstrasse 27, Tel. 044-271 77 84
Man. Lymphdrainage, Craniosacral Balancing®, Fussreflexzonenmassage, Klassiche Massage. Mitglied NVS, VDMS.

8038 Zürich

8038 Zürich, Bernheim Cornelia, Praxis für Mal- und Kunsttherapie
Rainstr. 95, Tel. 044-481 68 81, home: www.malrain.ch email: info@malrain.ch
Malatelier für Erwachsene und Kinder.

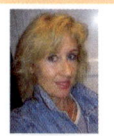

8038 Zürich, Boos Katharina, ALAVIDA , Praxis & Duftladen
Seestrasse 336, Tel. 043-399 98 58, home: www.manuelle-therapie.ch
Ayurveda- und Klassische Massage, Rücken-/ Nacken mit Elementen der Dorn und Triggerp.-Therapie, Man. Lymphdrainage, Fussreflexz.- und Aroma-Massage. A-Mitglied NVS, SVBM, EMR, KK-anerk. Therapeutin.

8038 Zürich, Bucher Claudia, dipl. Masseurin
Nidelbadstrasse 58, Tel. 079-812 17 06
www.mypage.bluewin/Claudia.Bucher   email: claudia-bucher@bluewin.ch
Dipl. Masseurin nach EMR-Richtlinien, Klassische Massagen, Sportmassagen, Hot-Stone-Massagen, Migränebehandlungen.

8038 Zürich

8038 Zürich, Giudici Sandra, Etzelstrasse 11, Tel. 044-481 18 31
home: www.cicatrix.ch   email: giudici@cicatrix.ch
LaStone Therapy, Cellulitebehandlung mit Endermologie, Brandnarben- und Narbenbehandlung mit der Unterdruck-Vakuum-Massage gemäss den Richtlinien der Offenbacher Hautstudie.

8038 Zürich

8038 Zürich, Hablützel Christian, Praxis für inneres Wachstum & Persönlichkeitsentwicklung, Kalchbühlstr. 2, Tel. 079-337 55 88 u. 044-481 36 37
home: www.ch-praxis.ch   email: info@ch-praxis.ch
Atemtherapie, Hypnose GTH, Autogenes Training, Körperzentrierte psychol. Beratung IKP, Lachyoga, Heiterkeitscoaching, Lachseminare, Weiterbildungs- und Seminarangebot. Mitglied IGTH, IKP, HARILA.

8038 Zürich, Hertel Thomas, Körpertherapeut Rebalancing / Shiatsu
Villa Beau Site, Kilchbergsteig 11, Tel. 043-811 59 00
home: www.rebalancing-shiatsu.ch   email: th@rebalancing-shiatsu.ch
Durch tiefe Massage sich wieder im Körper zu Hause fühlen, von Innen her entspannen, genießen, Körperpanzer schmelzen lassen. Abendkurse u. Seminare.

8038 Zürich

8038 Zürich, Hess Rolf, Wollishofer Sauna + Massagepraxis
Moosstrasse 26, Tel.+Fax 044-482 04 84, home: www.wollishofersauna.ch
email: info@wollishofersauna.ch   Med. Masseur FA SRK. Finnische Sauna, Dampfkabine, Solarium, Klassische Massage, Fussreflexzonenmassage, man. Lymphdrainage (nach Dr. Vodder), Bindegewebemassage, Zilgrei- und Kneippkurse. A-Mitglied NVS, Kneippverein Zürich, KK anerkannt.

8038 Zürich

8038 Zürich-Wollishofen, Klee Judith
Albisstrasse 107, Tel. 079-830 68 00
home: www.chrystalide.ch   email: judith2003@bluewin.ch
Geniessen Sie eine wohltuende Massage mit hochwertigen rein pflanzlichen Ölen. Auf Wunsch werden diese mit natürlichen ätherischen Ölen angereichert. Auch Aromatherapie, Phytotherapie, BachBlüten.

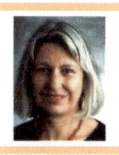

8038 Zürich, Koller Vera, Körpertherapeutin
Etzelweg 65, Tel. 044-483 05 39, email: rlenz@datacomm.ch
Craniosacraltherapie, Akupressur, Beratungen. Mitglied SDVC.

Adressen Plz 8000

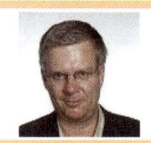

8038 Zürich, Morgenthaler Felix, dipl. Homöopath SHI
Morgentalstrasse 3, Tel. 044-482 26 26, home: www.homeopathy-zh.ch
Klassische Homöopathie, Dozent Samuel Hahnemann Schule, Supervision.
EMR anerkannt (Zusatzversicherung). Mitglied: VKH.

8038 Zürich

8038 Zürich, Schlittler Petra, Craniosacraltherapeutin
Ziegelstrasse 4, Tel. 076-347 79 22, email: petraschlittler@bluewin.ch
Praxis für Craniosacrale Osteopathie, Baby, Kinder und Erwachsene.
Mitglied von Cranio Suisse. EMR und ASCA-Registrierung.

8038 Zürich

8038 Zürich, Simon Liliane, Zen Body Practicioner, Sozialarbeiterin, Kalchbühlstrasse 79, Tel. 044-481 41 90, Natel 079-347 90 46
home: www.zentherapy.de   email: lilian.simon@bluewin.ch
Zen Bodytherapy® und Zen Triggerpoint Anatomy®. Körpertherapie nach W.S. Leigh. Ziel ist es die Muskulatur + das Bindegewebe tief zu bearbeiten + den Körper danach neu auszurichten.

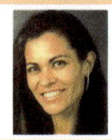

8038 Zürich, Spence Cala, Cranio-Sacral Therapeutin, Bewegungspädagogin, Praxis ALOHA, Kilchbergstrasse 31, Tel. 044-481 47 77
home: www.aloha-health.ch
Dorn, Body-Talk, EFT, Hawaiische Tempelmassage, Lebensberatung, Franklin-Kurse. Mitglied NVS, EMR KK.-anerkannte Therapeutin.

8038 Zürich

8038 Zürich, Spiess Roger, Balberstrasse 33, Tel. 076-411 22 01
home: www.fourwinds.ch   email: roger@fourwinds.ch
Schamanische Wege zur Heilung verletzter Seelen. Aufspüren von Quellen des Leidens. Kraftorte, Rituale. Ausbildung bei einer von den Navajo ausgebildeten Schamanin. Weiterbildung bei Dr. Carlo Zumstein.

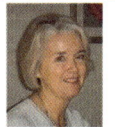

8038 Zürich, Strittmatter Monica, REIKI Center
Morgentalstrasse 31, Tel. 044-721 39 39, Fax 044-721 39 38
home: www.monicastrittmatter.ch   email: info@monicastrittmatter.ch
Reiki, Rebirthing, Einzelsitzungen, Gruppen. Mitglied SVNH.

8038 Zürich

8038 Zürich, van Klaveren Anja, Med. ther. Masseurin FA
Albisstrasse 40, Tel. + Fax 044-715 64 23
Medizinisch-therapeutische Massage; Manuelle Lymphdrainage; Fussreflexzonen-Massage; Esalen-Massage; Tiefenbindegewebsarbeit. Anerkennung der meisten Krankenkassen über Zusatzversicherungen.

8038 Zürich

8038 Zürich, Zumbach Sylvia, Praxis für Körpertherapien
Albisstrasse 28, Tel. 044-481 92 27
Fussreflexzonenmassage, Aurabehandlung (Geistheilen), klassische und Energiemassage, Softlaserbehandlungen, Lebensberatung. Mitglied SVNH.

8041 Zürich

8041 Zürich, Matousek Jiri Dr., Geistiges Heilen
Leimbachstrasse 215, Tel. 044-482 05 74, Natel 076-307 96 50
Magnetopathie, Hypnosetherapie, Fernbehandlung, Reiki-Meister / Lehrer, Elektroakupunktur, Dorn-Therapie. A-Mitglied SVNH, SVNH geprüft in Geistigem Heilen.

8044 Zürich

8044 Zürich, Buol Renata, dipl. Ernährungs-Psychologische Beraterin IKP, Privatklinik Bethanien, Toblerstrasse 51, Tel. 079-636 44 76
home: www.praxis-buol.ch   email: renata.buol@bluewin.ch
Ernährungsberatung bei Über-Untergewicht, Magersucht, Essbrechsucht. Psychologische Beratung bei schwirigen Lebenssituationen, Neuorientierung, zur Steigerung des Selbstwertgefühls und Wohlbefindens.

Adressen Plz 8000

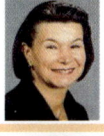

8044 Zürich, Gloor Loretta, SenSeS, Krähbühlstrasse 30
Tel. 044-252 97 77, Fax 044-252 98 28, home: www.senses.ch
email: loretta.gloor@senses.ch   Coach HCA, Mentaltrainerin, CreativPower Lehrerin, Erwachsenenbildnerin SVEB 1. Tätigkeiten: Individual-/Teamcoaching, Intensivkurse in CreativPower und Sensflow. Seminare, Workshops, Vorträge über moderne Mentaltechniken auf Ihre Bedürfnisse angepasst.

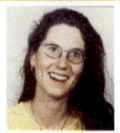

8044 Zürich, Graf Sibylle, dipl. NHP, NVS, Gemeinschaftspraxis Lichtblick
Toblerstrasse 60, Tel. 052-235 03 27, Fax..22, email: info@ennapro.ch
Naturheilkundliche Therapien zur Ausleitung und Regulation. Applied Kinesiologie, Osteopathie i.A., Phytotherapie, Isopathie (Sanum), Ohrkerzen, Entspannungsmassagen. Mitglied ICAK-D, sabsmed.

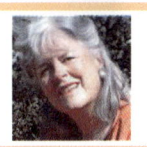

8044 Zürich, Siebers Ruth, Körpertherapeutin, Focusingtrainerin
Schreberweg 7, Tel. +Fax 043-288 50 41
Trager, Craniosacraltherapie, Focusing, Seinserfahrung, Rhythmisch- musikalische Spieltherapie (Kinder + Erwachsene). Mitglied TVS, SVNH, BsdR.

8045 Zürich

8045 Zürich, Good Jeannette, Qigong & Tai Chi-Schule
Töpferstrasse 28, Tel. 044-451 80 88
home: www.qigong-taichi.ch   email: good@qigong-taichi.ch
Qigong und Tai Chi. Wochenend-Seminare, Privatunterricht, Gruppenunterricht. Tai Chi-Schwertform, Tai Chi-Stockform, Tai Chi-Fächerform.

8045 Zürich

8045 Zürich, Herzog Susanna Katharina, Prakt.- & Para – Psychologin
Haldenstrasse 8, Tel. 044-461 27 29, email: susiherzog@swissonline.ch
Mediale und ganzheitliche Lebensberatung, Autogenes Training, Geistheilen. Mitglied: NVS, SVNH, SAT, SVNH geprüft in Akupunktmassage.

8045 Zürich

8045 Zürich, Störchlin Ruth, MOONSPIRIT
Uetlibergstrasse 238, Tel. 079-308 81 01
home: www.moonspirit.ch   email: moon-spirit@bluewin.ch
Schamanische Sitzungen bei körperlichen und seelischen Beschwerden, Trennungen, Traumatas, Todesfällen. Seelenteil- Rückholung nach Sandra Ingerman. Fundierte Ausbildung, langjährige Erfahrung.

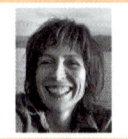

8045 Zürich, Waldburger Hanni, Lehrerin, psych. Beraterin
Bachtobelstrasse 89, Tel. 044-450 10 70
home: www.tarotkurse.ch   email: h@waldburger.name
Klarheit mit Tarot, Tarot als Werkzeug zur Selbsterforschung u. als Hilfe bei Entscheidungen und Standortbestimmungen. Beratungen u. Kurse.

8046 Zürich

8046 Zürich, Godli Susanne, dipl. Körpertherapeutin und Ernährungsberaterin,
Zehntenhausstrasse 15, Tel. 079-247 60 35
home: www.godli.ch   email: info@godli.ch
Ayurvedamassagen und Ernährungsberatung, Wohlfühltage, Schönheitsbehandlungen, trad. Thaimassage, Jin Shin Do-Akupressur, Tui Na Massage, Cellulitebehandlungen, EMR-KK-anerkannt.

8046 Zürich

8046 Zürich, Herold Christian, Lizensierter Tempelmassage® Praktizierender,
Bergacker 20, Tel. 044-371 94 96, home: www.haleopu.ch
Hawaiianische Tempelmassage® (Lomilomi). Praxis in Zürich. Ausbildung Supervision und Coaching Tempelmassage®.

8046 Zürich

8046 Zürich, Rothacher-van de Staay Jneke, Therapiepraxis Mediwell
Regulastrasse 51, Tel. 044-371 67 64
home: www.mediwell.ch   email: mediwell@bluewin.ch
Klassische Massagen / manuelle Lymphdrainage / Fussreflexzonen-Massage / Rückengymnastik / Mitglied: SVBM A-Therapeutin.

Adressen Plz 8000

8047 Zürich

8047 Zürich, Benz Eliane, dipl. Krankenschwester AKP, dipl. Tanz- und Bewegungstherapeutin, In der Wasseri 13, Tel. 044-380 00 37
email: e.benz@tiscali.ch

Klangtherapie mit Klangschalen oder Stimmgabeln, Geistiges Heilen, Reiki, Bachblüten. Mitglied SVNH.

8047 Zürich

8047 Zürich, Christoffel Gerhards Alice, Praxis für Klassische Homöopathie, Hagenbuchrain 11, Tel. 044-450 72 61 Natel 079-285 87 65
email: alice-christoffel@swissonline.ch

Klassische Homöopathie, Phytotherapie, VKH-A-Mitglied, HVS-AO-Mitglied.

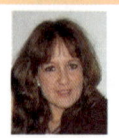

8047 Zürich, Coray Isabelle, Ganzheitliche Therapeutin
Rossackerstr. 47, Tel. 078-875 39 21, home: www.spirithelp.ch
email: icoray@spirithelp.ch   Lebensberatung, Energetische Behandlung, Reiki, Geistiges Heilen, Rückführung / Reinkarnations-Therapie (ohne Hypnose) für Erwachsene u. Kinder, Traumarbeit, Persönlichkeitsanalyse d. medial gemaltes Seelenbild / Auragraphie, Feng-Shui Beratungen.

8047 Zürich

8047 Zürich, Griesser Andjelka, Energietherapeutin
Else Züblin Strasse 15, Tel. 079-438 94 64

Energetische Rückenbehandlung, Emozon-Pränatale-Metamorphose, Energiearbeit mit dem Chakra und Edelsteinen, Lebensberatung, Sterbebegleitung, klassische Ganzkörpermassage und Fussreflexzonenmassage. Mitglied ETV, DGH, IGMG.

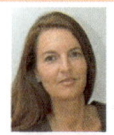

8047 Zürich, Huber Karin, flow Praxis für Energiearbeit
Schützenrain 2a, Tel. 044-710 20 32, home: www.praxis-flow.ch

Energiearbeit: Fussreflexzonenmassage,Schwangerschaftsbegleitung, Der Weg nach Innen, EMF Balancing Technique.

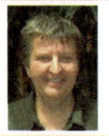

8047 Zürich, Marassi Brigitte, Ernährungsberaterin GNM
Albisriederstrasse 254, Tel. 044-401 51 58, email: bmarassi@bluewin.ch

Ernährungsberatung bei Übergewicht, Essverhaltensstörungen, Autoimmunkrankheiten, Rheuma-Erkrankungen und Begleitung bei neuen Essgewohnheiten. Mitglied SGE, SAPS.

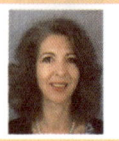

8047 Zürich, Matthey Sonja, Naturheilpraktikerin NVS
Albisriederstrasse 182, Tel. 043-321 86 86, Natel 079-209 80 93
email: sonja.matthey@bluewin.ch
Craniosacral-Therapie mit Prozessbegleitung, diverse Körpertherapien, BIORESONANZ-THERAPIE, manuelle Lymphdrainage nach Dr. Vodder. Mitgl. NVS-A.

8047 Zürich

8047 Zürich, Retsch Monika, Kinesiologin
Liebensteinstrasse 4, Tel. 044-491 40 16

Kinesiologie, Störzonen neutralisieren, Bachblüten, Mineralstoffe nach Dr. Schüssler. Mitglied I-ASK.

8047 Zürich

8047 Zürich, Rüeger Walter
Diggelmannstrasse 29

Geistiges Heilen. Mitglied SVNH.

8047 Zürich

8047 Zürich, Scheifele Regula, Dipl. Kinesiologin / TfH-Instructorin, Praxis Kine-Balance, Bachwiesenstrasse 110, Tel. 076-388 73 33
home: www.kine-balance.ch   email: mail@kine-balance.ch
Behandlung von psychischem/emotionalem Stress, Schmerzen, Allergien, körperlichen Beschwerden. Touch for Health, Psycho-Kinesiologie, SIPS, Applied Physiology; Energiearbeit. TfH-Kurse. English spoken.

Adressen Plz 8000

8047 Zürich

8047 Zürich, Schumacher Marianne, Gesundheitspraxis
Langgrütstrasse 90b, Tel. 044-761 31 63
home: www.gsundundzwaeg.ch email: m-schumacher@bluewin.ch
Bioresonanz-Therapie, Gesundheits- und Lebensberatung, spirituelle Psychotherapie. Mitglied NVS, SGBT.

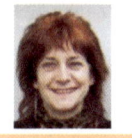

8047 Zürich, Stutz Hanna, Naturheilpraktikerin
Albisriederstrasse 182, Tel. 079-213 88 26
home: www.emindex.ch/hanna.stutzgreiner email: hast@hispeed.ch
BIORESONANZ-THERAPIE, Fussreflexzonentherapie, Klassische Massage, Fastenkuren nach Dr. F. X. Mayr.

8047 Zürich

8047 Zürich, Suter Rudolf, In der Ey 66
Tel. 044-493 57 39, email: rudolf.suter@my-mail.ch
Klassische westliche Naturheilverfahren insbesondere Blutegeltherapie. Mitglied SVNH.

8048 Zürich

8048 Zürich, Albrecht Lore, Krankenschwester
Hätzlergasse 4, Tel. 044-432 21 42, email: lore.albrecht@bluewin.ch
Craniosacral-Therapie, Akupressur, Wirbeltherapie nach Dorn, Klassische Massage, Zerobalancing. Mitglied SVNH, EMR anerkannt.

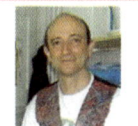

8048 Zürich, Barea Gutiérrez Antonio, Praxis für therapeutische Massagen
Feldblumenstrasse 43, Tel. 076-337 33 64
home: www.massage-barea.ch email: massagebarea@freesurf.ch
Klassische Massage - Fussreflexzonen - Shiatsu - Ito - Thermie (Neu in der Schweiz: Kurse). Krankenkassen-anerkannt. A.R.T. Mitglied.

8048 Zürich

8048 Zürich, Bergdorf Arnold, Praxis für Biofeedback Arnold Bergdorf
Geerenweg 2, Tel. 044-422 40 80
home: www.ab-biofeedback.ch email: ab.biofeedback@bluewin.ch
Biofeedback-, Entspannungs- und Antischmerztherapie, therapeutische Hypnose. Biofeedback ist eine apparative Entspannungstherapie die in der Stress-, Angst- und Schmerztherapie eingesetzt wird.

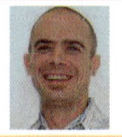

8048 Zürich, Bodmer Sacha, Med. Masseur FA SRK / Eidg. Dipl. Fitnessinstruktor, Saumackerstrasse 44, Tel. 079-484 82 84
home: www.emindex.ch/sacha.bodmer email: sacha_bodmer@yahoo.de
Medizinische Massagen, Fussreflexzonenmassage, BGM, Personaltraining, Fitnessberatung usw.

8048 Zürich

8048 Zürich-Altstetten, Fonseca-Rossi Laura, Dipl. Shiatsu-Therapeutin SGS, Eugen-Huber-Strasse 28, Tel. 043-495 04 21, Natel 076-574 03 81
home: www.lashiatsu.ch email: info@lashiatsu.ch
Shiatsu und Aroma-Massagen. Mein Raum soll Ihnen helfen innere Ruhe zu finden und Stress abzubauen. Näheres unter www.lashiatsu.ch. Mitglied SGS.

8048 Zürich

8048 Zürich, Guida Angelo, med. Masseur FA SRK
Girhaldenstrasse 22, Tel. 044-431 37 62
Beratung und Therapie: Klass. Massagen, Dynamische Wirbelsäulen Therapie, Manuelle Lymphdrainage, Fussreflexzonen- und Bindegewebemassage. Mitglied SVBM.

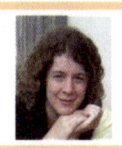

8048 Zürich, Hintermann Gaby, Lebensberaterin, Am Suteracher 80
Tel. 044-430 59 32, email: ghintermann@hotmail.com
Mit Tarot Deiner inneren Weisheit vertrauen! Die Problemsicht verändert sich, neue Perspektiven / Potentiale werden konkret. Traumtarot nach C.G. Jung, Rider Version, Astro, ausserkörperliches Heilen.

Adressen Plz 8000

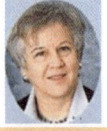

8048 Zürich, Karpf Katalin, Gesundheitsberaterin + Therapeutin
Eugen Huber Str. 164, Tel. 044-432 72 11, home: www.katalin-karpf.ch
Therapie *Bach Blüten, Biochemie Dr. Schüssler, *Fussreflexzonen, Geistiges Heilen, Seminare Schüssler Salze. *Krankenkassen anerkannt, Mitglied NVS-A, EMR.

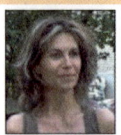

8048 Zürich, Kessler Madeleine, Zentrum für Regeneration u. Training ZRT, Bachmattstrasse 10, Natel 079-249 30 77
home: www.re-generation.ch   email: madeleine.kessler@hispeed.ch
Spezialisiert auf Rücken- u. Gelenksbeschwerden, Kopfschmerzen. Wirbelsäulen-Basis-Ausgleich, Massagen, Atlaslogie, Naturheilkunde. Med. Ausbildung, Narbenentstörung. Workshops u. Kurse. NVS A-Mitglied.

8048 Zürich

8048 Zürich, Krieg-Kuerzi Helga, Altstetterstrasse 114
Tel. 044-432 35 78, email: helgakk@gmx.ch
Natürliches Heilen (SVNH geprüft in Geistigem Heilen), Yoga. A-Mitglied SVNH, SVNH geprüft in Geistigem Heilen.

8048 Zürich

8048 Zürich, Pichler Werner, Praxis für Körpertherapie Pichler
Eugen Huber-Strasse 53, Tel. 044-431 93 80
home: www.coiffeur-massage.ch   email: info@coiffeur-massage.ch
Massagen, Therapien, Triggerpunkte, Passive Bewegungstherapie, Wirbelsäulen und Gelenkmobilisation, Bindegewebsmassage, Fussreflexzonenmassage, Narbenentstörung, Gesundheitsberatung. EMR und ASCA anerkannt.

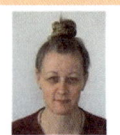

8048 Zürich-Altstetten, Plüss Barbara, Reflexzonentherapie / Pflegefachfrau, Altstetterstrasse 187, Tel. 044-271 70 18 Fax 044-438 90 01
home: www.reflexzonen.ch.vu
Fussreflexzonen-Massage, reflektorische Lymphdrainage, Metamorphose, (KK anerkannt) / Klassische Massage / Gesprächs.- und Körperarbeit GFK / Behinderte und ältere Menschen willkommen. Hausbesuche möglich.

8048 Zürich

8048 Zürich-Altstetten, Rieder Marietta, Naturärztin, Psychologin, Physiotherapeutin, Rudenzweg 24, Tel. 044-741 77 88, Natel 079-352 56 75
email: mariettarieder@bluemail.ch
Energetische Therapien, Akupunktur, Psychokinesiologie, Homöopathie, Bach-Blüten, Sauerstoff- und Farbtherapie, Gesundheits-, Lebensberatung, Seminare, Autogenes Training, Analysen. Mitglied NVS A-Mitglied und EMR.

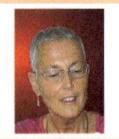

8048 Zürich, Siegrist Romina, Mediale Therapeutin
Bristenstrasse 30, Tel. 079-375 14 48
home: www.lichtengel.ch   email: romina.siegrist@lichtengel.ch
Mediale Beratung, Geistheilen (z.B. Rückenbegradigung), Lichtkörperarbeit und Rückführungen ab der Empfängnis bis zur Geburt. Metamorphose-, Kristall-, Klang- und Reiki- Therapien sowie Seminare und Vorträge.

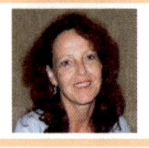

8048 Zürich, Strässle Irene, Praxis für Energy Balancing
Badenerstr. 682, Tel. 079-549 22 73, email: irene.straessle@bluewin.ch
Energ. Meridianbehandlungen in wunderbarem Ambiente. Kristallbehandlung um Prozesse verstehen und loslassen können. Pranic healing. Rückführungen. Channeling. Workshops: Einführung in Kristallarbeit.

8048 Zürich

8048 Zürich, Traber-Perren Yvonne, Dr. phil., Fachpsychologin für Psychotherapie FSP, Hardgutstr. 20, Tel. 044-491 01 23, Mobil 076-391 01 88
email: yvonne.traber@swissonline.ch   Integrative Kinesiologin IKZ. Praxis für Kinesiologie und Psychotherapie mit Erwachsenen, Jugendlichen und Kindern bei Stress, Depressionen, psychosomatischen Beschwerden, Ängsten, Suchtproblemen, etc. Mitglied SBVK, SVG, FSP.

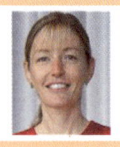

8048 Zürich, Unternährer Sandra, dipl. Farbpunkturtherapeutin n. P. Mandel, Aktivierungstherapeutin, Girhaldenstrasse 69, Tel. 044-433 01 26
home: www.bosello.ch/nia   email: sandra.unternaehrer@bluewin.ch
Farbpunktur n. P. Mandel, Thai-Heil-Massage, Kopf-Akupunkt-Massage, Honigmassage, Nia - das sanfte, ganzheitl. Fitnesskonzept; ein Mix aus Tanz, Kampfsport, Yoga und Tai Chi. A-Mitglied SVNH, gepr. in Heilmassage.

Adressen Plz 8000

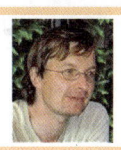

8049 Zürich, Ebner Guido, Kartendeuter
Winzerhalde 26, Tel. 043-300 48 53
home: www.guidoebner.ch   email: guido.ebner@tele2.ch
Ich sage Dir wer Du bist. Tarot-Kartenlegen in angenehmer Atmosphäre und Umgebung. Etwas tun für Geist, Seele und Körper. Ich freue mich auf Ihren Anfruf.

8049 Zürich

8049 Zürich, Egger Luisa, Am Holbrig 7
Tel. 044-341 77 64, Natel 079-324 91 79
A-Mitglied SVNH, SVNH geprüft in Geistigem Heilen, Reikimeisterin, Tierheilen gel.

8049 Zürich

8049 Zürich, Michael Griesser und Barbara Griesser
Zentrum zum Kern, Limmattalstrasse 184, Tel. 078-708 60 19
home: www.zumkern.com   email: barbara.griesser@hispeed.ch
Kern Therapie, Klassische Massage, weitere Massagetechniken und Bewegungstherapien, Regressions- und Reinkarnationstherapie ECPS, Rückführungen in frühere Leben, Chakratherapie, Tai Chi.

8049 Zürich, Muggli Hildegard, Dipl. Astrologin API
Reinhold Frei-Strasse 17, Tel. 044-341 10 46
home: www.astro-cosmoline.ch   email: hi.muggli@bluewin.ch
Astrologisch psychologische Beratungen und Kurse, Bachblüten, Fussreflexzonen-Massage. Mitglied SVNH, API International.

8049 Zürich

8049 Zürich, Müller-Senn Ariane, Praxis für Integrative Kinesiologie
Limmattalstrasse 122, Tel. 044-340 19 56
home: www.kinesiologie4you.ch   email: info@kinesiologie4you.ch
Diplomierte Integrative Kinesiologin IKZ. Mitglied Berufsverband SBVK Stufe 3.

8049 Zürich

8049 Zürich, Schneider Ruth, dipl. Therapeutin
Bläsistrasse 31, Tel. 044-252 90 68
Manuelle Lymphdrainage nach Dr. Vodder, Rücken-, Nacken-, Wirbelsäulen-Massage, Fussreflexzonen-Massage, Honigmassage, Gesichts- und Kopfmassage nach TCM, Reiki. Mitglied SVNH, Dr. Vodder-Schule.

8049 Zürich

8049 Zürich, Spaar Erna, dipl. Shiatsutherapeutin
Geeringstrasse 83, Tel. 044-341 55 31, Natel 079-314 88 44

Shiatsu, Moxa, Schröpfen.

8049 Zürich

8049 Zürich, Wetzel Shanti, Med. Doktorandin, Ashi-Praxis und Schule
Rütihofstrasse 23, Tel. 044-341 61 52, Fax 044-341 83 53
home: www.feet-reading.ch   email: wetzel@feet-reading.ch
Fussreflexzonenmassage, (v. d. Krankenkasse anerkannt). Ausbildungen: Fussreflexzonenmassage mit Diplom EMR, Feet-Reading (Fusslesen), Autorin "Feet-Reading" ISBN 3-920788-52-4. Ausbildung Feet-Reading. Mitglied SVNH.

8050 Zürich

8050 Zürich, Aschwanden Claudia, Tanz- und Bewegungstherapeutin
Affolternstrasse 120, Tel. 044-312 75 11, email: claudiakurt@bluewin.ch
Einzelarbeit mit Tanz und Bewegungstherapie. Mitglied im Schweizerischen Verband für Tanz- und Bewegungsterapie Methode Regina Garcia.

8050 Zürich

8050 Zürich, Bertozzi Rita, Dipl. Akupunkteurin SBO-TCM
Venusstrasse 29, Tel. 044-363 90 51, email: tcm_rita.bertozzi@bluemail.ch
Praxis für Traditionelle Chinesische Medizin; Akupunktur, Akupressur, Tuina / AnMo (chinesische Heilmassage), Moxibustion, Schröpfen, Ernährungsberatung, Kräutermedizin. A-Mitglied SBO-TCM, A-Mitglied Schweiz. Naturärztevereinigung.

Adressen Plz 8000

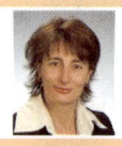

8050 Zürich, Brunner Monica, Körperzentrierte Psychologische Beratung IKP, Regensbergstrasse 101, Tel. 043-299 90 44
home: www.monicabrunner.ch   email: mail@monicabrunner.ch
Körperzentrierte Psychologische Beratung IKP - psychologische Beratung bei schwierigen Lebenssituationen, Krisen, Stress, Partnerschaftsproblemen, muskulären Verpsannungsymptomatiken etc. Beratungen auf D / E / I.

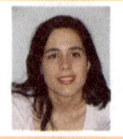

8050 Zürich-Oerlikon, Caduff Claudia, Praxis Bamboo
Affolternstrasse 119, Tel. 078-684 21 79, email: claudiacaduff@gmx.net

Dipl. med. Masseurin, Osteopathie, manuelle Lymphdrainage, Fussreflexzonentherapie, Sportmassage, Migränetherapie. Mitglied beim SVBM und EMR.

8050 Zürich

8050 Zürich, Camponovo Marlis, TCM-Therapeutin
Gubelhangstr. 6, Tel. 044-311 31 39, home: www.energiebalance.ch

Traditionelle Chinesische Medizin, Akupunkt-Massage nach Radloff. Mitglied VeT, SBO, EMR.

8050 Zürich

8050 Zürich, D'Arrigo Gaetano, Gesundheitspraxis
Kirchenackerweg 11, Tel. 079-666 75 76
email: gd.gesundheitspraxis@bluewin.ch
Naturheilpraktiker NVS, Homöopathie, Phytotherapie, Akupunktur, Moxa, Iridologie. Med. Masseur FA SRK, Divrtdr Massagen, Fussreflex, Bindegewebe, Lymphdrainage, Cell. Algenfango. EMR/NVS-Mitglied, KK anerkannt.

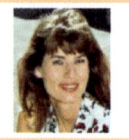

8050 Zürich, Förderer Alexandra, Polarity Therapeutin
Gesundheitspraxis, Neunbrunnenstrasse 100, Tel. 079-247 40 90
www.gesundheit-aufbauen.ch   email: praxis@gesundheit-aufbauen.ch

Polarity, Polarity für Schwangere und Babies, Bachblüten-Beratung und Fussmassage. Ich freue mich auf Ihren Besuch!

8050 Zürich

8050 Zürich, Förtsch Theresa, dipl. integrative Kinesiologin
Praxisgemeinschaft Lotus, Ohmstrasse 6, Tel. 044-371 62 60
email: th_foertsch@bluewin.ch

Praxis für integrative Kinesiologie. Unterstützende Begleitung von Kindern, Jugendlichen und Erwachsenen. Mitglied SBVK.

8050 Zürich

8050 Zürich, Frick Bernadette, dipl. Yogalehrerin SYG/EYU
Goldregenweg 25, Tel. 044-311 47 72
home: www.yogazentrum11.ch   email: info@yogazentrum11.ch
Hatha-Yoga Kurse / Spiraldynamik / Workshops / Einzellektionen.

8050 Zürich, Geyer Roger, Therapeut
Schulstrasse 29, Tel. 078-826 87 19
home: www.atmen-malen.ch   email: Geyer.roger@freesurf.ch
Ganzheitliche Atem- und Körpertherapie, Prozessorientiertes Ausdrucksmalen, Erlebnisoriente psychologische Beratung (meistens KK anerk.).

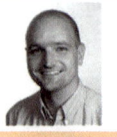

8050 Zürich, Grolimund Daniela, Gesundheits-Kinesiologin
Gubelstrasse 50, Tel. 079-386 27 14
home: www.kinesio-logisch.ch   email: daniela.grolimund@kinesio-logisch.ch
Health Kinesiology nach J. Scott: eigenständiges, ganzheitliches und umfassendes System der kinesiologischen Energiearbeit. Mitglied HK Verband Schweiz.

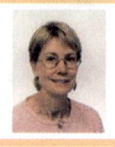

8050 Zürich-Oerlikon, Gruber-Johnson Jamara Janine, Therapeutin, Pflegefachfrau, Biologin, Venusstrasse 29, Tel. 044-776 27 53
home: www.healingoasis.ch   email: aramaj@gmx.ch
Craniosacral-Therapie für Erwachsenen, Kinder und Babies, Bach- und Kalif. Blütenessenzthrapie, Energy Medicine, Friedenstänze, English/Deutsch, Mitglied A-NVS, EMR, Craniosuisse.

Adressen Plz 8000

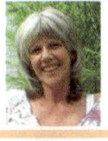

8050 Zürich, Guggenbühl Silvia, Schule für autogenes Training u. Meditation, Greifenseestrasse 10, Tel. 044-310 39 25, Helpline 0901 000 870 (Fr. 3.20 / Min.) home: www.lichtfeder.ch email: info@lichtfeder.ch
Autogenes Training n. Prof. Schulz, autog. Training Basis, autog.Training Oberstufe, Meditation, geistiges Heilen SVNH geprüft, Lebensberatung, Ausdruckstherapie, Rückführungen.

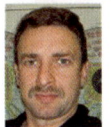

8050 Zürich, Keinath Andreas, Iris-TCM-Institut
Friedackerstrasse 22, Tel. 044-311 31 34
home: www.iris-tcm-institut.ch email: keinath@surfeu.ch

Traditionelle und Alt Chinesische Medizin, Irisdiagnose, Homöopathie.
Mitglied Freier Verband Deutscher Heilpraktiker, EMR.

8050 Zürich

8050 Zürich, Moretti Claudio & Ana-Maria, Mokei Praxis/Schule
Ruedi-Walter-Strasse 2A, Tel. 044-313 08 08
home: www.mokei.ch email: info@mokei.ch   Naturarzt NVS, Irisdiagnose, APM Therapeut, Schröpfen, Dorn Therapie, Psychosom. Energetik, Pflanzenheilkunde, Naturkosmetikerin, Beauty und Wellness für Sie und IHN, La Stone, Klassische- und Ayurveda Massage, Fussreflexzonenmassage. KK anerkannt.

8050 Zürich

8050 Zürich, Morosoli Richard und Schmid Ursula, Dipl. Masseur/-in, Therapeut/-in, Schaffhauserstrasse 315, Tel. + Fax 044-311 80 39
Energetisch statische Behandlungen nach Radloff, Manuelle Lymphdrainage, Klassische Massagen, Fussreflexzonen Massagen.
Mitglied VeT, SVBM, NVS, EMR.

8050 Zürich

8050 Zürich-Oerlikon, Näf Ruth, dipl. Masseurin/deep relax Massagen
Greifenseestrasse 38, Tel. 079-744 50 69
home: www.deep-relax.ch email: info@deep-relax.ch
Dipl. Masseurin. Klassische Massagen, Kopfschmerz-Migräne-Massagen, Hot Stone Massage. Öffnungszeiten: Donnerstag und Samstag. Termine nach Vereinbarung.

8050 Zürich, Schädeli Manuela, Naturheilpraxis
Franklinstr. 5, Tel. 044-310 65 50, email: naturheil.schaedeli@swissonline.ch

Bioresonanz, Fussreflexzonenmassage, Schwingkissen-Therapie, Ausleitverfahren, Phytotherapie. Mitglied: EMR, ASCA.

8050 Zürich

8050 Zürich, Speidel Verena, Therapeutin
Venusstrasse 29, Tel. 044-312 43 45, Fax 044-312 30 38
home: www.akupunktur-ernaehrung.ch email: Verena_Speidel@bluewin.ch
Akupunktur A-Mitglied SBO-TCM. Ernährungsberatung nach den Grundsätzen der Chinesischen Medizin TCM. APM Akupunktur-Massage nach Radloff Statische Behandlungen. Krankenkasse anerkannt. Mitglied EMR.

8050 Zürich

8050 Zürich, Streuli Beatrice, Praxis für integrative Kinesiologie und Bioresonanztherapie, Oleanderstr. 14, Tel. 043-288 33 13, Natel 076-367 15 30
Integrative Kinesiologie, Bioresonanztherapie, Einzelberatung, Vorträge und Kurse. Mitglied SVNH.

8050 Zürich

8050 Zürich, Weidmann Markus, Dipl. Shiatsu-Therapeut SGS
Kügeliloostrasse 36, Tel. 043-300 10 50, Natel 079-447 70 92
home: www.shiatsu-weidmann.ch email: markus.weidmann@freespeech.ch
Shiatsu verhilft zu Gesundheit, Energie und Kraft aus der Entspannung. Ich biete Shiatsu auch in meinem Praxisraum an der Steinwiesstr. 4 in 8032 Zürich an. Mitglied der Shiatsu Gesellschaft Schweiz.

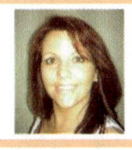

8051 Zürich, Faoro Martina, Ayurveda Therapeutin für Massage EAA
Glattwiesenstrasse 20, Tel. 076-340 94 32
home: www.martina-ayurveda.ch email: martina.ayurveda@bluewin.ch
Ayurvedische Massagen für Körper, Geist und Seele. Ordentlicher Mitglied der VEAT Verband Europäischer Ayurveda Therapeuten.

Adressen Plz 8000

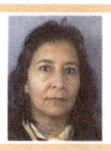

8051 Zürich

8051 Zürich, Kreis Nomita, Gesundheitspraxis am Waldgarten
Schwamendingenstrasse 124, Tel. 043-535 81 49
email: praxis.n.kreis@hispeed.ch
Naturheilpraktikerin NVS. Energetisch statische Behandlung Akupunkturmassage (ESB / APM) nach Radloff, Ausleitungsverfahren, Schröpfmassage, Phytotherapie, Bachblüten, Biochemie, Homöopathie.

8051 Zürich

8051 Zürich, Landolt Sonja, Gesundheitspraxis am Waldgarten
Schwamendingenstr. 124, Tel. 076-413 01 24, email: sonlan@freesurf.ch
Dipl. Integrative Kinesiologin IKZ, Dipl. Masseurin. Kinesiologie für Erwachsene und Kinder. Klassische Massage, Wirbelsäulenmassage nach Breuss, Reiki.

8051 Zürich

8051 Zürich, Mettler Beatrice, Dipl. Kinesiologin IKZ/Krankenschwester
Probsteistr. 95, Tel. 044-321 74 08, home: www.kinesiologie-zuerich.ch
Integrative Kinesiologie, Bachblüten-Beratung, Reiki. Mitglied SBVK.

8051 Zürich

8051 Zürich, Möller Ursula, Chi-Oase
Luegislandstrasse 265, Tel. 044-831 10 70, home: www.chi-oase.ch
Energetisch statische Behandlung (ESB) n. Radloff, Klassische- und Fussreflexzonen-Massage, Metamorphose, Antlitz-Diagnostik, Blütenessenzen. Mitglied VeT, Krankenkassen anerkannt.

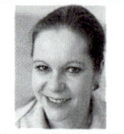

8051 Zürich, Sonderegger Marlène, Certified Advanced Rolfer
Winterthurerstrasse 511, Tel. 044-322 94 55
home: www.bewegungszentrum.ch   email: ms@rolfing.ch
Rolfing integriert den Körper kraftsparender in der Schwerkraft. Es ist eine massageähnliche Technik wo wir mit den Händen direkt am Bindegewebe des Körpers arbeiten.

8051 Zürich

8051 Zürich, Wüest Arnold, Energie-Therapeut
Grosswiesenstrasse 130, Tel. 044-322 30 97, Natel 079-467 11 67
home: www.gesund.ch/andy.w   email: andy.w@swissonline.ch
Energie-Transfer, Spirituelle Lebensberatung - Channelling, Clearings. Vital-Energie, Kristall-Therapien nach F. Alper, Fernbehandlungen, Spirituelles Heilen. Mitglied SVNH.

8052 Zürich

8052 Zürich, Koletsis Michael Namanda, Heilpraktiker, Seminare
Schaffhauserstrasse 647, Tel. 044-432 88 81, Fax 044-431 88 87
home: www.lightacademy.ch   email: info@lightacademy.ch
Energie-Arbeit, Lebensberatung, Akupressur, Fussreflex, Entgiftung, Ernährung, Essenzen, Biochemie, Ohrpunktur, Regression, Time-Line, Krankenkassen-Zulassung. Mitglied SVNH, SVET.

8052 Zürich

8052 Zürich, Schwager Barbara, Gesundheitspraxis
Felsenrainstr. 11, Tel. 044-302 25 83, email: barbara.schwager@gmx.ch
Trad. Ayurveda Oel- & Kräuteranwendungen, klassische Massage, Fussmassagen n. Nick Durrer, Body-Detox. Mitglied NVS, EMR-Anerkennung, KK-anerkannt im Rahmen der Zusatzversicherung für Alternativmedizin.

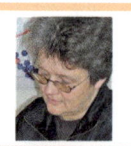

8052 Zürich, Walaulta Marlis, Dipl. Integrative Kinesiologin IKZ
Felsenrainstrasse 15, Tel. 044-302 40 85
home: www.mwalaulta.ch   email: forever.young@bluewin.ch
Kinesiologie, Klassische Massage, Ayurveda Massage, Bachblüten-Therapie. Kurse: Brain Gym, Touch for Health. Mitglied SBVK, EMR.

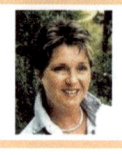

8053 Zürich, Bernath-Frei Barbara, Aromatologin, Pranatherapeutin
Schäracher 18, Tel. + Fax 044-422 01 82, Fax 044-383 01 82
home: www.bernath-aroma.ch   email: info@bernath-aroma.ch
Dipl. Aromatologin ISAO, Pranatherapeutin, Ausbilderin mit eidg. FA, Praxis für Aromatherapie und Prana-Energetic. Seminare, Weiterbildungen, Beratungstätigkeit. Mitglied Veroma, Forum-Essenzia, EMR.

Adressen Plz 8000

8053 Zürich

8053 Zürich, Brunner-Ginesta Marlis, Kinesiologin IKZ
Steinbrüchelstrasse 44, Tel. 044-381 75 79 (07.00-08.30 Uhr)
Einzelstunden + Kurse in Essentielle Kinesiologie + Three-in-One, Verbesserungen bei Lernstörungen mit L.E.A.P., Essenzen etc. Mitglied SVNH, SBVK, SPG.

8053 Zürich

8053 Zürich-Witikon, Gugelmann Monique, dipl. Gesundheits- u. Vitalstoffberaterin, Feelgood's Therapiezentrum, Witikonerstr. 295, Tel. 044-942 55 05
home: www.feelgoods.ch email: monique.gugelmann@gmx.net
Ernährungsberatung, Vitalstoffberatung (Individuelles austesten von Vitaminen, Mineralien, toxischer Belastung usw.), Radiästhesie, Pendelkurse. Mitglied SVNH, SVRV.

8053 Zürich

8053 Zürich, Häni Urs, CreativeWorks, Wiesliacher 23
Tel. 043-499 93 06, Fax 043-499 93 08, email: Mikado471@gmx.ch
Kreativ Mental Training, Einzelcoachings und geistiges Heilen.
Mitglied SPG.

8053 Zürich, Naef Regula Maria, Reiki Meisterin – ReikiCenter
Am Oeschbrig 41, Tel. 044-422 25 88, Fax 044-422 26 88
home: www.reikicenter.ch email: info@reikicenter.ch
Reiki nach Dr. Mikao Usui. Seminare im I., II. und III. Grad - einzeln oder in kleinen Gruppen - in privater Atmosphäre in Zürich-Witikon. Privatseminare sind jederzeit möglich. Mitglied SVNH.

8053 Zürich, Vellini Cristina, dipl. Yogalehrerin, dipl. Astrologin API
Wiesliacher 44, Tel. 043-488 62 86
home: www.deinweg.ch email: info@deinweg.ch
Yoga-Kurse, astrologisch-psychologische Beratung, Reconnective Healing und Reconnection, Meditationen, Tarotsitzungen, Kurse und Sitzungen in Zürich und Uttwil/TG.

8053 Zürich

8053 Zürich, Walter Heidi
Trichtenhausenstrasse 135, Tel. 044-381 84 68
Geistiges Heilen, Lebensberatung, Meditation, Medialität, Sterbebegleitung.
A-Mitglied SVNH, SVNH geprüft in Geistigem Heilen.

8053 Zürich, Walter Heinz, Betreuer, Heilpraktiker
Trichtenhausenstrasse 135, Tel. 044-381 84 68
Geistiges Heilen, Lebensberatung, Meditationen, Fuss- und Rückenmassagen.
A-Mitglied SVNH, SVNH geprüft in Geistigem Heilen.

8053 Witikon, Würscher Patricia, Natürlich Spirituelle Heilerin (DipNSp.H)
Witikonerstrasse 295, Tel. 044-251 37 25
home: www.feelgoods.ch email: pwuerscher@bluewin.ch
Durch Übertragung von Liebe und Energie können Körper, Geist und Seele ins Gleichgewicht kommen, was Krankheiten vorbeugt, Selbstheilungskräfte aktiviert und den Heilprozess einleitet. Verband ISRHA.

8055 Zürich, Bürkler Verena, dipl. prakt. Psychologin, dipl. FussReflexZonen-Therapeutin, Küngenmatt 52, Tel. 044-451 51 83, Natel 079-643 34 53
home: www.espri.ch email: atelier@espri.ch
Autogenes Training, Hypnose, Supervision, psychologische Beratung, Clusterlogik CL, Clustermedizin CMK, FussReflexZonen-Therapie, Lymphdrainage am Fuss, Massage, Mentaltraining. Mitglied SVFM, SAT.

8055 Zürich, Eichenberger Susanne, Initierte Heilschamanin, Zentrum für Schamanismus, Döltschiweg 3, Tel. 043-811 55 35
home: www.shambaland.ch email: mail@shambaland.ch
Aktivierung der eigenen Selbstheilungskraft und deren einfache Anwendung im Alltag, die Freude am Leben zu spüren. Seelenarbeit, Seelenrückführung, Schamanische Beratung in Einzelsitzungen.

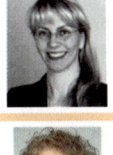

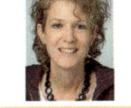

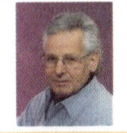

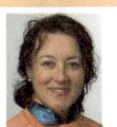

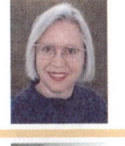

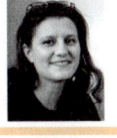

Adressen Plz 8000

8055 Zürich

8055 Zürich, Gürth Barbara, Beratung + Workshops für Indigo-Kinder + Eltern, Gutstrasse 152, Tel. 076-457 54 92
home: www.indigosoul.ch   email: barbaraguerth@freesurf.ch
Seit 2 Jahren gebe ich Beratungen + Workshops für Indigo-Kinder, Jugendliche + Eltern. Ich sehe in diesen Menschen ganz viel Licht + wundervolle Begabungen ! Mehr Infos: www. indigosoul.ch

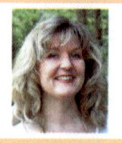

8055 Zürich, Müller Jacqueline, Kreativ-Coaching
Birmensdorferstrasse 467 Tel. 043-321 97 30
home: www.kreativcoaching.ch   email: j.mueller@kreativcoaching.ch
Lösungsorientierte Unterstützung mittels NLP, Aufstellungsarbeit, Rollenspielen, Ritualen und Bach-Blüten. Standortbestimmungen, Bewerbungscoaching inkl. Interviewtraining. Bach-Blüten-Workshops.

8055 Zürich

8055 Zürich, Müller Kuhn Gabriela
Im Tiergarten 44, Tel. 044-451 11 74

Akupunktur-Massage, Qigong, feinstoffliche Energiearbeit / spirituelle Psychologie, Lymphdrainage.

8055 Zürich

8055 Zürich, Weber Christine, Kinesiologin
Im Tiergarten 59, Tel. 079-694 20 19, email: chrigiweber@hotmail.com
Praxis für Kinesiologie / Einzelsitzungen. Dipl. AP- Therapeutin nach 3-jähriger professioneller Ausbildung in Kinesiologie. Applied Physiology, MCT-Manuelle Chi Therapie®, Touch for Health.

8057 Zürich, Ackermann Rita Marisa, Dipl. Akupunktur und AnMo/TuiNa-Therapeutin TCM, TCM am Milchbuck, Schaffhauserstr. 125
Natel 079-688 28 36, email: ritaackermann@gmx.net
Traditionelle Chinesische Medizin, Akupunktur, AnMo/TuiNa-Massagen, Kinder-TuiNa-Massage, Schröpfen, GuaSha. Mitglied SBO-TCM dipl. A-Mitglied, NVS A-Mitglied, SVNH, EMR.

8057 Zürich

8057 Zürich, Bartz Näf Helga, Dipl. Integrative Kinesiologin IKZ
Schaffhauserstrasse 125, Tel. 044-363 39 55
home: www.emindex.ch/helga.bartznaef   email: hbartz@bluewin.ch
Integrative Kinesiologie, Bach-Blüten-Beratung, Instruktorin für Touch for Health, Brain Gym, Erfolg über Stress. SBVK, EMR, NVS-A, DvXund.

8057 Zürich, Carl-Marines Anna-Claudia, Praxis für Traditionelle Chinesische Medizin, Scheuchzerstrasse 164, Tel. + Fax 043-233 81 31
home: www.ztcm.ch   email: ztcm@gmx.ch
Dipl. Tuina Therapeutin (Akupressur, chinesische Heilmassagen, Schröpfen), YNSA-Therapeutin, SBO-TCM A-Mitglied (CH Berufsorganisation für TCM), NVS A-Mitglied (Naturärzte Vereinigung CH), EMR Mitglied, Akupunkteurin.

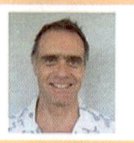

8057 Zürich, Furrer Jinendra, Praxis Akasha
Berninastrasse 21, Tel. 044-311 65 66, Fax 044-311 65 74
home: www.praxis-akasha.ch   email: jinendra@praxis-akasha.ch
Ayurveda-Massagen und Therapie, Craniosacral Therapie, Shiatsu, Dozent für Ayurveda, Krankenkassenanerkannt durch EMR, ASCA und EGK, Mitglied im VEAT, Craniosuisse, SGS.

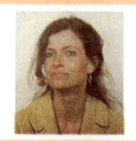

8057 Zürich, Hardmeier Karin, Shiatsutherapeutin SGS
Schaffhauserstrasse 74, Tel. 044-361 43 04, email: shiatsu@freesurf.ch
Shiatsu in Gemeinschaftspraxis mit Ärzten und Physiotherapeutinnen und Arzt für TCM und Psychotherapie. 10 Jahre Erfahrung im Shiatsu und Krankenschwester AKP.

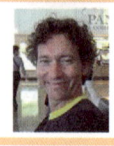

8057 Zürich, Hoffmann Andreas, Craniosacral Therapeut, Gesundheitsarbeit, Scheuchzerstrasse 208, Tel. 044-242 53 30
www.emindex.ch/andreas.hoffmann   email: andreas.hoffmann@gmx.ch
Cranio Sacrale Therapie, Mitglied der Cranio Siusse und EMR anerkannt.

Adressen Plz 8000

8057 Zürich

8057 Zürich, Koller Claudio, Homöopathische Praxis
Seminarstrasse 72, Tel. 043-233 82 85
home: www.emindex.ch/claudio.koller email: claudiokol@yahoo.de
4 Jahre Ausbildung (SHI Schule Zug / Dr. M.S. Jus). Viele Weiterbildungen in "Predictive Homoeopathy" bei Dr. Prafull Viyajakar (Bombay). EMR-Mitglied, von Krankenkassen mit Zusatzversicherung bezahlt.

8057 Zürich, Mardones Bodhi Prita, Praxis Akasha
Berninastrasse 21, Tel. 044-311 65 66, Fax 044-311 65 74
home: www.praxis-akasha.ch email: bodhi@praxis-akasha.ch
Ayurveda-Massagen und Therapie, Craniosacral-Therapie, Klangmassage, Dozentin für Ayurveda, Krankenkassen anerkannt durch EMR, ASCA, EGK, Mitglied im VEAT, Craniosuisse.

8057 Zürich, Meyer Ursula, Lebensberatung
Rothstrasse 2, Natel 076-419 90 02, email: ursulameyerzh@bluewin.ch
Aurafotografie, Farblicht-Therapie, Energetisches Heilen.

8057 Zürich, Nechleba Bianca, Naturheilpraxis Alraune
Steinkluppenweg 5, Tel. 044-364 61 45
home: www.praxisalraune.ch email: praxis@praxisalraune.ch
Dipl. Naturheilärztin, dipl. Phytotherapeutin, Phyto-/ Aroma-/ Bachblütentherapie, Psychologische Beratung, Fachberatung für Seele Geist Körper. Mitglied PVS, EMR, NVS-A, Kneipp Verein Zürich.

8057 Zürich

8057 Zürich, Nötzli-Ittig Josefine, Dipl. Atemtherapeutin
Hofwiesenstrasse 54, Tel. 044-361 24 25, email: j.noetzli@bluewin.ch
Atem- und Bewegungstherapie nach Prof. I. Middendorf fördert unsere Gesundheit und Lebensfreude.

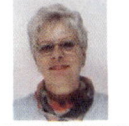

8057 Zürich, Rizza-Sager Marlies
Allenmoosstrasse 9, Tel. 044-363 15 49
Atlaslogie (nach der Schule von Walter Landis), Klassische Massage.
Mitglied SVNH, SVBM.

8057 Zürich

8057 Zürich, Sommer Brigitte, Gesundheitspraxis, Pflegefachfrau
Schaffhauserstrasse 285, Tel. + Fax 044-311 46 55
Colon-Hydro-Therapie, Fussreflexzonen-massage, Gesundheitsberatung, Energetische Körperbehandlung und Beratung, Begleitung in Krisen Situation.

8057 Zürich

8057 Zürich, Surer Edith, Dipl. Kinesiologin IKZ
Viktoriastrasse 31, Tel. 044-311 60 52
Integrative Kinesiologie, Bach-Blütenberatung, Massagen, Reiki, Voice Dialog, Arbeit mit Farben (SRS) nach Dr. J. Liberman, Kurse in TfH und Brain Gym.
Mitglied SBVK.

8057 Zürich

8057 Zürich, Weber Erika, Körpertherapeutin Body Time
Allenmoosstrasse 4, Tel. 044-361 77 76, home: www.body-time.ch
email: info@body-time.ch Körperwahrnehmung erleben, annehmen durch Berührung - Bewegung - Erfahrung. Chakra-Therapie, Fussreflexzonen-Therapie / Massage, Therapeutic Touch, Tanzende Bewegungen, GanzheitsMassage.
A-Mitglied SVNH, SVNH geprüft in Heilmassage.

8057 Zürich

8057 Zürich, Wiessner Annette, dipl. Atemtherapeutin SBAM
Langfurren 34, Tel. 044-361 38 08
Atemtherapie nach Middendorf, Einzelbehandlungen: Weg zu Gelassenheit, Lebensfreude und Selbstvertrauen. Hilfe bei körperlichen und seelischen Beschwerden. Mitglied SBAM.

Adressen Plz 8000

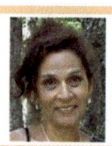

8057 Zürich, Winiger Shahnaz, Körper-Therapeutin
Brüderhofweg 36, Tel. 044-362 40 43
home: www.sacrovita.ch   email: shahnaz@sacrovita.ch
Kinesiologie, Fussreflexzone Therapy, Craniosacral Therapy, Ganzheitliche Heilmassage. Mitglied SBVK, EMR, ASCA.

8064 Zürich

8064 Zürich, Wolgensinger Lea Carola, Feldenkrais Lehrerin
Würzwies 10, Tel. 044-431 33 80, Fax 044-431 33 81
home: www.simplicity.ch   email: leawolgensinger@simplicity.ch
Feldenkrais Methode, NLP Practitioner.
A-Mitglied SVNH, SVNH geprüft in Feldenkrais.

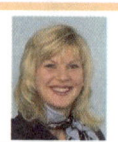

8102 Oberengstringen, Blazetic Séverine, Akupunktur-Massage-Praxis
Glärnischstrasse 19, Tel. 079-271 25 00, email: sblazetic@sunrise.ch
Energetisch-Statische-Behandlung (ESB/APM), klassische Massage, Sportmassage, Mikrokinesie-Therapie, Hot-Stone-Massage. Mitglied VET, SVBM, SVNH.

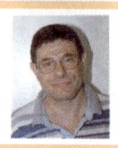

8102 Oberengstringen, Calisti Alfio, Dipl. med. Masseur FA Massage-Praxis, Zürcherstrasse 131, Tel. 043-455 01 36, email: calistih@bluewin.ch
Klassische Ganzkörpermassage, Sportmassage, manuelle Lymphdrainage, Fussreflexzonenmassage. Mitglied SVBM.

8102 Oberengstringen

8102 Oberengstringen, Naef-Würth Brigitte, Integrative Kinesiologie
Talstrasse 8, Tel. + Fax 044-750 34 36, email: naef.br@bluewin.ch
Integrative Kinesiologie, Bio-Energie Therapie, Lerntraining, Projekt und Prozessbegleitung, Einzelsitzungen, Arbeit in Gruppen, Körperliche und geistige Fitness.

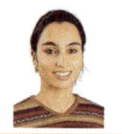

8105 Regensdorf, Birrer Huber Natalie, Naturheilpraktikerin / Homöopathin, Im Zentrum, Tel. 044-840 30 41, Natel 079-342 24 90
home: www.sanaversum.ch   email: natalie.birrer@swisslaw.org
Homöopathie, Wirbelsäulen-therapie nach Dorn und Breuss, Fussreflexzonenmassage, Ganzkörpermassage, Ernährungsberatung, Reiki, EMR und NVS-A-Mitglied individuelle Behandlungen und Beratungen.

8105 Regensdorf

8105 Regensdorf/ZH, Boerlin Rosemarie, Dipl. Astrologin, Meditationslehrerin, Ostring 36, Tel. + Fax 044-840 32 26
email: ro.boerlin@swissoneline.ch
Astrologisch-psychologische Lebensberatung, Geführte- und Stille Meditation. Fachmitglied SAB. Mitglied SVNH.

8105 Watt

8105 Watt, Brudermann Bettina, Praxis für Gesundheit und Energie
Grundstr. 28, Tel. 044-870 32 00, email: bettina.brudermann@bluewin.ch
Naturärztin NVS-A, Dipl. Akupunkteurin SBO-TCM, Akupunkt-Massagen n. Penzel, Ohrakupunkt-Massage n. Luck, Klassische Homöopathie VKH, Bowen-Technik - dynamische Muskel- und Bindegewebetechnik.

8105 Regensdorf

8105 Regensdorf, Fischer Blanca, Gesundheitspraxis
Affolternstrasse 46, Tel. 044-840 08 91
home: www.koerper-balance.ch   email: info@koerper-balance.ch
Klassische Massage, HotCold Stones Massage, Fussreflexzonen-Massage, Thalassotherapie, Cellulite-Behandlung, Facial Harmony-Balancing, Elektroakupunktur, pers. Allergiekonzept, BeBalanced für die gute Figur.

8105 Regensdorf

8105 Regensdorf, Gimpel Corinne, Praxis Hikari
Dällikerstr. 32, Tel. 079-271 75 54, home: www.hikari.ch   email: info@hikari.ch
Shiatsu dipl., Fussreflexzonen-Massage dipl., Aromatherapie dipl., Akupressur, Yogakurse, Pilateskurse. Mitglied EMR, SGS, EGK, ASCA.

Adressen Plz 8000

8105 Regensdorf

8105 Regensdorf, Gümbel Marianne, dipl. Heilpädagogin, Humaniversity Therapeutin, Watterstrasse 91, Tel. 044-840 48 44
home: www.praxisguembel.ch   email: mguembel@swissonline.ch
Familienaufstellung, Mentaltraining, Einzelsitzungen, Konfliktmanagement (Arbeit, Beziehung, Familie), Aufbau des Selbstwertgefühls, Reiki, Einweihungen.

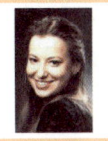

8105 Watt, Jupé Mariola, Sängerin, Heilerin
Weidstrasse 25, Tel. 043-305 88 67, email: Diandra@gmx.de
Heilerin, Reikimeisterin-Lehrerin, Channelmedium, Psycho-Spirituelle Kinesiologie, Begradigungsenergie, Engelchirurgie, Ferneinweihungen & Fernbehandlungen möglich, auch Beratung über Telefon & Internet.

8105 Regensdorf

8105 Regensdorf, Kempf Gabriela, Praxis für trad. chin. Medizin
Trockenloostrasse 81, Tel. 043-388 88 80, Fax 043-388 88 81
Akupunktur, Schröpfen, Moxibustion, chinesische Heilkräuter, Nahrung auf Kräuterbasis nach der trad. chin. Lehre der fünf Elemente. A-Mitglied SBO-TCM und NVS, Krankenkassen anerkannt.

8105 Adlikon

8105 Adlikon, Maurer Isolde, Heilpraktikerin
Rebrainstrasse 20, Tel. 044-840 15 29, Fax 044-840 30 56
Bachblüten, geistiges Heilen, Homöopathie, Mineralsalzanalyse, Bioresonanz, ätherische Öle, etc. Mitglied SVNH, NVS, EMR.

8105 Watt Regensdorf

8105 Watt Regensdorf, Schneider René, Massage Praxis René Schneider, Poststrasse 9, Tel. 044-840 35 49
home: www.massage-med.ch   email: info@massage-med.ch
Masseur mit med. Ausbildung, klassische Ganzkörpermassage, Thermotherapie, Fussreflexmassage, Rückenbehandlung Dorn, Lymphdrainage, Bindegewebemassage, Cellulitenbehandlung, Ohrreflex, Feng Shui.

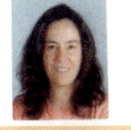

8105 Regensdorf, Waldvogel Sandra, dipl. Heilpraktikerin NVS / SPAK
Adlikerstrasse 290, Tel. 044-840 18 58
home: www.gp-waldvogel.ch   email: sw@gp-waldvogel.ch
Wirbelsäulenbehandlung nach Dorn / Breuss, klass. Rücken / Nackenmassage, Phytotherapie (Pflanzenheilkunde), Schüsslersalze und Bachblütenberatungen, Auraberatung mit Bild, Kurse. NVS-A-Mitglied. www.haex.li

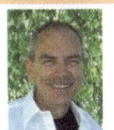

8106 Adlikon b. Regensdorf, Bachmann Peter
Schulhausstrasse 1, Tel. 056-249 44 55, home: www.peterbachmann.ch.vu
email: peter.bachmann1@bluewin.ch   Geist- / Fernheilung, Energiebehandlungen, Mediale Beratung, Bachblüten, Schüsslersalz, Reiki, Migräne-/ Kopfweh-Therapie, Wirbelsäulentherapie DORN/BREUSS. A-Mitglied SVNH, SVNH gepr. in Geistigem Heilen, Tranceheilung. A-Mitglied SPG.

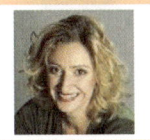

8106 Adlikon, Wagner Beck Pilar, Cranio-sacrale Osteopathie
Breitackerstrasse 27, Tel. 078-790 78 28
home: www.cso-praxis.ch   email: cso_praxis@hispeed.ch
Craniosacral-Therapeutin. Körperarbeit lösungs- & ressorcenorientiert für Erwachsene, Kinder & Säuglinge. Mitglied Caniosuisse, EMR, ASCA, EGK.

8106 Adlikon-Regensdorf

8106 Adlikon-Regensdorf, Weidmann Karin, Dipl. Naturheilärztin NVS / Akupunktur-Massage n. Penzel, Leebernstrasse 39, Tel. 044-841 11 57
email: Weidmann.Karin@bluewin.ch
Schüsslersalze, Schröpfen, Wickel, Phytotherapie Schwingkissen und Wirbelsäulenbasisausgleich, Akupunkt-Massage nach Penzel, 5-Elemente Ernährungsberatung. NVS A-Mitglied Internat. Therapeutenverband Akupunkt-Massage n. Penzel.

8107 Buchs

8107 Buchs, Simon Monika, spirituelle Heilerin, Lichtträgerin, Wegweiserin, c/o Urs Demuth, Badenerstrasse 9, Tel. 044-830 11 32
email: fairyspiritlightholderhealer@gmx.net
Ganzheitliches Heilen aus der 7ten Dimension, dem Christusbewusstsein, der bedingungslosen u. reinen Liebe: 13te Oktave LaHoChi, kostenlose Engel Licht Heilung, Violette Flamme, u.v.m.

Adressen Plz 8000

8108 Dällikon

8108 Dällikon, Schäpper Fritz, Therapeut
Industriestrasse 4, Tel. 079-358 11 00, email: f.schaepper@komprag.ch
Hypnose, Psychokinesiologie, Reiki, Dorn und Breuss, Energie- und Informationsmedizin nach Körbler. Mitglied SVNH.

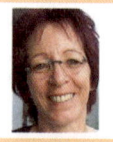

8112 Otelfingen, Wüst Joana, BodyRelaxPoint / Dipl. Berufsmasseurin
Katzenbachstrasse 2, Tel. 044-844 61 83
home: www.bodyrelaxpoint.ch   email: joana@bodyrelaxpoint.ch
Dipl. Berufsmasseurin, Mitglied SVBM, klass. Massage, Fussreflexzonenmassage, manuelle Lymphdrainage, Wirbelsäuletherapie nach Dorn, Schröpfen. EMR, ASCA, EGK anerkannt.

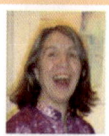

8113 Boppelsen, Zeier Edita, der andere weg, dipl. Therapieberaterin
Juventus, Bühlstrasse 8, Tel. 043-495 35 65, Fax 043-495 35 66
home: www.der-andere-weg.ch   email: zeier@der-andere-weg.ch
Therapieberatung für Ganzheitliche Gesundheitsförderung, Lebensberatung, Freude-Trainings, Meditations-Gruppen, Vorträge über Therapieformen. Mitglied FTB Fachverband Therapieberatung, Mitglied SVNH.

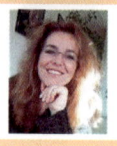

8114 Dänikon, Anderauer Susanne, Astrologische Lebensberatung / Kartenlegen, Mühlestrasse 4, Tel. 044-845 36 35
home: www.anderauer.ch   email: susanne.anderauer@anderauer.ch
Astrologische Lebensberatung, Coaching, Kartenlegen, Bachblüten- und Aromabehandlungen, Feng Shui. Mitglied SAB + SAF.

8114 Dänikon

8114 Dänikon, Wäch Angela, Hauptstrasse 29
Tel. 043-411 83 19, email: a.waech@gmx.ch
Dipl. Masseurin. Biete an: klassische Massagen, Funktionsmassagen.

8115 Hüttikon

8115 Hüttikon, Anliker-Gwerder Brigitte, Gesundheits-Praxis
Mäsjuten 2, Tel. 044-845 31 09, Natel 079-787 83 07
Therapeutische Massage, Akupressur, Reflexzonen-Massage, Ernährungsberatung / 5 Elemente Lehre. Krankenkassen-Anerkennung. Mitglied NVS, EMR.

8117 Fällanden

8117 Fällanden, Sprunger Eveline, Naturheilpraktikerin
Im Fröschbach 65, Tel. 078-622 29 82
home: www.nhk-praxis.info   email: e.sprunger@nhk-praxis.info
Klassische Homöopathie, Bowen Therapie, Irisdiagnose, Klassische Massage, Fussreflexzonen-Massage. A-Mitglied NVS, Mitglied Bowen Verein CH, EMR-registriert.

8118 Pfaffhausen

8118 Pfaffhausen, Duvoisin Alain, Naturarzt NVS A
Zürichstrasse 77, Tel. 044-380 78 21, Fax 044-380 48 22
home: www.chironhealer.com   email: admin@chironhealer.com
20 Jahre Praxiserfahrung - NVS A Mitglied - SPAK-geprüft - EMR-unabhängig. Näheres erfahren Sie beim Besuch meiner Homepage.

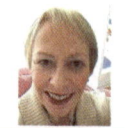

8123 Ebmatingen, Flückiger Silvia, Praxis für Ganzheitliche Therapie
Zürichstrasse 104 c, Tel.+Fax 044-262 02 94
home: www.praxis-delfin.ch   email: flueckiger@praxis-delfin.ch
Klinische / Therapeutische Hypnose (auch Ausbildung), Psychologische Begleitung, Reiki-Kurse I - III u. Lehrer, Mitglied GTH Schweiz.

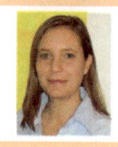

8125 Zollikerberg, Preyer Sibylle, Atemtherapeutin, Pflegefachfrau DN II
Langwattstrasse 18, Tel. 079-389 96 42
home: www.preyeratemtherapie.ch   email: info@preyeratemtherapie.ch
atem basis und rhythmus des lebens. Die Atemqualität steigern, den Körper stärken, die Gesundheit unterstützen. Die Atembehandlung ist eine sanfte und wirksame Körperarbeit. Mitgl.: sbam. Weitere Homepage: www.bellsana.ch

Adressen Plz 8000

8125 Zollikerberg

8125 Zollikerberg, Timmer Mariska, Ayurveda- und Schwangerschaftstherapeutin, Trichtenhausenstrasse 12, Tel. 043-499 70 01
email: mariska_zh@freesurf.ch
Neben traditionellen ayurvedischen Behandlungen, biete ich ayurvedische Schwangerschaftsmassage in enger Zusammenarbeit mit 2 Frauenärzten im Spital Zollikerberg an. Mitglied im Veat-Verband.

8126 Zumikon

8126 Zumikon, Binder Brigitte, Körpertherapeutin
Leugrueb 6, Tel. 079-353 34 42, Tel. 044-918 25 76
Dipl. med. Masseurin, Trager®-Psycho-Physische-Integration, Feldenkrais Methode®. Mitglied VDMS.

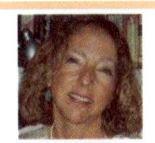

8126 Zumikon, Bolle Marianne, dipl. Masseurin IAC
Thesenacher 12, Tel. 043-288 03 88
Dipl. Masseurin in Klassischer-, Rücken-, Bewegungs- und Fussreflexzonen-Massage, Wirbelsäulenbalance, Clearing und Rückführungen, Energiearbeit, Aufarbeitung von Verhaltensmustern. Mitglied SVNH.

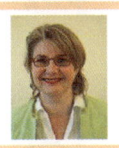

8126 Zumikon, Hackenschmidt Katrin, Holistikum, Ganzheitliches Gesundheitszentrum, Geissacher 8, Tel. 043-288 10 00
home: www.holistikum.ch   email: kha@holistikum.ch
Dipl. Coach und Hypnosetherapeutin, Hypnosetherapie, Mentaltraining, Psychologische Beratung, Familien-/Systemstellen, Lebensberatung, autogenes Training, Traumaarbeit, Visualisieren und Visionsfindung.

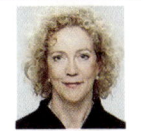

8127 Zürich-Forch, Berger Rora Marianne, Körpertherapeutin
Alte Forchstrasse 42a, Tel. 044-918 12 15, Fax 044-919 04 66
home: www.berger-rora.ch   email: marianneberger@rora.ch
Trager Psychophysical Integration, Core Energetics Therapie, Neurofeedback (NF), Somatic Experiencing (SE, in Ausbildung).

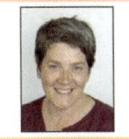

8127 Forch, Schmid Susanne, Dipl. Pferdeosteopathin EPOS
Waidhof 3, Tel. 079-774 28 64
home: www.equi-osteopathie.ch   email: info@equi-osteopathie.ch
Die energetische Pferdeosteopathie ist eine ganzheitliche Tier-Therapieform. Sie wird bei akuten sowie chronischen gesundheitlichen Problemen oder zur Förderung der Leistungsfähigkeit angewandt.

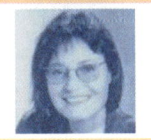

8132 Egg b. Zürich

8132 Egg bei Zürich, Kohler Rosmarie, Gesundheitspraxis Egg
Dorfplatz 1, Tel. 043-277 05 32, Natel 079-375 10 91 (Beantworter)
Klassische Massage / Intuitive Massage ESB/APM nach Radloff (Akupunmassage), Lymphdrainage manuelle (Dr. Vodder), Krankenkassen anerkannt - Zusatzversicherung. Mitglied SVNH, VeT.

8132 Egg b. Zürich, Meier-Cavigelli Andrea, dipl. Tieheilpraktikerin, Reiki Lurwies, Tel. 079-257 90 42
home: www.similia.ch   email: praxis@similia.ch
Klassische Homöopathie für Tiere, Reiki für Mensch und Tier, Phyto- und Blutegeltherapie.

8132 Hinteregg

8132 Hinteregg, Reis-Sommer Karin, Integrative Kinesiologie/Body-Detox Therapeutin, Leeacher 11, Tel. 044-984 01 79, Fax 044-984 16 38
email: karin.reis@bluewin.ch
Praxis für Integrative Kinesiologie, für mehr Selbstvertrauen, Vitalität und Wohlbefinden. Therapeutin für Body-Detox, Entsäuerung, Entgiftungen, Entschlackung mittels Elektolyse Fussbad.

8132 Egg b. Zürich

8132 Egg b. Zürich, Schguanin Barbara, Akupunkteurin, Heilpraktikerin
Oetenbachstrasse 19, Tel. 043-277 07 14, email: b.schguanin@freesurf.ch
Naturheilkunde, Chinesische Medizin, vorallem Akupunktur. Japanische Akupunktur und 5-Elemente-Akupunktur nach Prof. Worsley. Mitglied EMR und SBOTCM.

Adressen Plz 8000

8132 Egg

8132 Egg, Trunk Jenny, Reiki-Meisterin / Lehrerin
Leestrasse 22, Tel. 044-984 07 56
home: www.lebenswertes.ch   email: jenny@lebenswertes.ch
Reiki, Edelsteine, Blütenessenzen, Bioresonanz, Kräuter, Räuchern, u.a. Kurse.

8132 Egg

8132 Egg, Vogt Silvia, Praxis für Chinesische Medizin
Pfannenstielstrasse 16, Tel. 044-984 38 09, Fax 044-984 38 06
email: praxis-vogt@ggaweb.ch
Akupunktur, Kräuterheilkunde, Diatetik. Mitglied SBO-TCM.

8132 Egg

8132 Egg, von Planta Daria, Dipl. Homöopathin VKH + NVS
Leestrasse 22, Tel. 044-910 04 93, Fax 044-910 05 34
home: www.homoeopathische-beratung.ch
email: vonplanta@homoeopathische-beratung.ch
NVS- und VKH-A Mitglied, Spezialgebiet Kinderhomöopathie und Allergien. Praxis in Egg.

8132 Egg

8132 Egg, Waibel-Leitess Danielle
Stegstrasse 9, Tel. 044-994 59 74
Dipl. medizinische Massage (Rücken-, Nacken-, Sport- und Bindegewebe Massagen), Nazarov® Muskelstimulation, Dipl. Aura Soma Beraterin, Energiearbeit. A-Mitglied SVNH, SVNH geprüft in Geistigem Heilen.

8134 Adliswil

8134 Adliswil, Elsner Sylvia, Aura-Soma Lehrerin + Therapeutin
Zürichstrasse 12, Tel. 044-710 52 32, Fax 044-710 02 32
home: www.aurasomacenter.ch   email: asc@surfeu.ch
Aura-Soma-Beratungen, Schulung + Kurse. Persönliche Seelenbilder mit Besprechung.

8134 Sihlau/Adliswil, Hengl Sylvia, Dipl. med. Masseurin, Vitalis Fitness & Gesundheits Center Sihlau, Fabrikhof 5, Tel. 079-487 72 49
home: www.massagen-therapien.ch   email: info@massagen-therapien.com
Klass.-, Sport-, Aroma-, Meridian-, Meersalz Entschlackungs-Massagen, Wirbelsäulenther. (Dorn), man. Lymphdrainage (Dr. Vodder), Fussreflexz. (Marquard), Klangschalen, Hot Stone, Ohrkerzen, Hausbesuche für Berufstätige & Betagte.

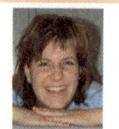

8134 Adliswil, Kaufmann Daniela, Praxis zum Verwöhnen
Tobelhof 12, Tel. 079-337 52 80
home: www.verwoehnen.ch   email: info@verwoehnen.ch
Med. Massage FA SRK, Fussreflexzone, Hot Stone und Aromamassage, Cellulitebehandlung, Touch for health, Reiki.

8134 Adliswil

8134 Adliswil, KIM Kumsoon, Homöopathin, Heilpraktikerin
Wachtstrasse 11, Tel. + Fax 044-710 06 71
Klassische Homöopathie, MORA-Bioresonanztherapie: Allergietest und Behandlung, Amalgam-Test und Ausleitverfahren, Akupunktmassage nach Penzel. Mitglied NVS-A, EMR, Krankenkassen anerkannt.

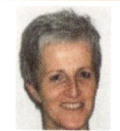

8134 Adliswil, Krättli Monika, Praktizierende WATSU/WATA, Fussreflexzonenmassage, Glärnischstrasse 5, Tel. 079-343 68 86
home: www.aquanetz.ch   email: watsu_m.kraettli@gmx.ch
WasserShiatsu und WasserTanzen (im 35 Grad warmen Wasser) in Zürich und Umgebung, andere Orte nach Vereinbarung, Fussreflexzonenmassage in Adliswil, Mitglied NAKA.

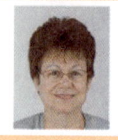

8134 Adliswil, Künzler Maja, Atlaslogie, Wirbeltherapie Dorn/Breuss
Badstrasse 5, Tel. 044-710 31 37, Natel 079-667 62 08
home: www.atlas-logie.ch   email: info@atlas-logie.ch
Wirbeltherapie: Gelenk + Wirbel richten, WS-Massage: Bandscheibenregeneration, Magnetfeld-Therapie: Bemer 3000, Atlaslogie: Verbesserung vom Nervenfluss. Bodydetox: Entschlacken + Entgiften über Elektrolyse-Fussbad.

Adressen Plz 8000

8134 Adliswil

8134 Adliswil, Mattanza-Wisler Ruth, dipl. Gesundheitsberaterin / Masseurin ZEM, Soodring 19/20, Tel. 079-467 32 80
home: www.rumavital.ch
Klassische Ganzkörpermassage, Stones + Stempelmassage, Fussreflex + Druck Massage, WBA n. R. Ott, Vitalfeld + Bioresonanz n. Vitatec, Bachblütenberatung + Behandlung. Mitglied NMT, SGBT.

8134 Adliswil, Mittelholzer Sonja, Praxis für psychologische Beratung und Massagen, Albisstrasse 27, Tel. 044-771 15 28
email: smittelholzer@bluewin.ch
Dipl. Psychol. Beraterin (FSB): Beziehungskonflikte, Krisen, Umbruch, Abschied, Loslassen, Neuorient., etc. Massagen: Entspannungsm., Meridianm. (TCM), Nacken- / Gesicht spez. bei Kopfschm / Migräne, Fussreflexzonenm.

8134 Adliswil, Nufer-Morgenthaler Doris, Praxis für Tanz, Bewegung und Therapie, Im Stieg 6, Tel. 044-771 18 87, Fax 044-771 18 82
home: www.tanztherapiezentrum.ch   email: d.nufer@tanztherapiezentrum.ch
Dipl. Tanz- und Bewegungstherapeutin BTK, Dipl. Bewegungspädagogin BGB. Einzelsitzungen für Erwachsene und Kinder, Kurse und Seminare in Adliswil und Winterthur, Biophotonentherapie.

8134 Adliswil

8134 Adliswil, Pellicioli Giuliana, dipl. Farbtherapeutin, Color Balancing Therapiecenter Austrasse 25, Natel 079-604 21 87
home: www.farblebensraum.ch   email: gp-neub@bluewin.ch
EMR anerkannt für Farb- Lichttherapie. Energiemassage, sanfte Wirbeltherapie, Beratung mit Schüsslersalzen und Bachblüten, Wohnberatung www.farblebensraum.ch. Avatar - Coaching www.AvatarEPC.de

8134 Adliswil

8134 Adliswil, Schäppi Regula, Krankenpflegerin FASRK
Sihlquai 14, Tel. 044-710 06 62, Natel 079-639 09 82

Atlaslogistin = Atlasreposition durch Mental-Energie oder sanften Muskelreflex. Magnet-Resonanz-Therapie. Mitglied NVS, Atlaslogieverband SVFA.

8134 Adliswil

8134 Adliswil, Treff Anneliese
Glärnischstrasse 5, Tel. 044-710 95 92, Fax 044-710 95 92

Naturheilerin SVNH. Mitglied SVNH.

8135 Langnau am Albis

8135 Langnau am Albis, Ezeudu Susanne, engelhelfen
home: www.engelhelfen.ch   email: susanne@engelhelfen.ch
Reiki, Fernheilung, Hellfühlen/Hellsehen.

8135 Langnau am Albis

8135 Langnau am Albis, Lütolf Theres, Biodynamische Craniosacral-Therepie / Pflegefachfrau, Langmoosstrasse 10, Tel. 044-720 31 77
email: Theres.Luetolf@gmx.ch
Biodynamische Craniosacral-Therapie, Cranio Suisse, Pflegefachfrau mit Anthroposopischem Pflegeseminar.

8135 Langnau am Albis

8135 Langnau am Albis, Rhyner Hanspeter
Unterrütistrasse 17, Tel. 044-457 10 15
home: www.rhyner-beratungen.ch   email: info@rhyner-beratungen.ch
Das eigene Potenzial erkennen und nutzen! Erarbeiten von Zielen/Strategien. Umsetzung in die Praxis, privat und/oder beruflich. Stärkung der Selbstsicherheit. Indiv. Beratung und Begleitung.

8135 Langnau a. Albis, Schertenleib Irene, Beratung und Schulung für altchinesische Gesundheitswege, Haslenstrasse 23, Tel. 079-354 83 08
home: www.yin-und-yang.ch   email: is_3@bluewin.ch
Natürliche Heilungswege nach altchinesischer Medizin (ACM): Tai Ji Chuan, Qi Gong, altchinesische Ernährungsweise.

Adressen Plz 8000

8142 Uitikon Waldegg

8142 Uitikon Waldegg, Egger Vanessa, Therapeutin
Zürcherstr. 19, Tel. 044-400 02 88, email: vanessa.egger@swissonline.ch
Ganzheitliche therapeutische Behandlung mit Vitalpraktik, Kinesiologie und Prana Healing. A-Mitglied SVNH, SVNH geprüft in Vitalpraktik.

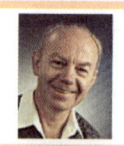

8142 Uitikon / Waldegg, Langer Bernhard, med. Masseur FA
Allmendstrasse 30, Tel. 044-491 17 48

Med. und Klass. Massage, Fussreflexzonenmassage, klinische Lymphdrainage, Bindegewebemassage, Cellulitebehandlung, Wirbelsäulentherapie. A-Mitglied SVBM + NVS.

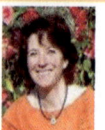

8143 Stallikon, Ghisletta Michaela, Medium
Balderenweg 26c, Tel. 079-669 73 07
home: www.unicorn-spirit.ch   email: aghisletta@freesurf.ch
Mediale Beratung, Tierkommunikation. Laufend immer wieder Kurse zum wiedererlernen der telepathischen Kommunikation mit Tieren, Engeln, der Natur und den Naturgeistern uvm.

8152 Glattbrugg

8152 Glattbrugg, Flueckiger Marcus Physiotherapieteam, Physiotherapeut / APM-Therapeut, Schaffhauserstrasse 83, Tel. 044-811 26 11
Funktionell ausgerichtete Therapien (Brügger-Therapeut) / Energetische Therapie (APM-ESB nach Radloff), Praevention (Health fitness Instructor ACSM). Mitglied SPV / VET.

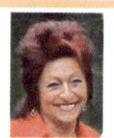

8152 Glattbrugg, Spörri Charlotte, Praxis für Massagen, Fusspflege, Pedicure, c/o Institut BALANCE, Schaffhauserstrasse 55, Tel. 076-324 86 80
Ganzkörpermassage, Rü-Na-massage, Fussreflexzonenmassage, Tiefenoszillation, Fusspflege / Pedicure, Entschlacken, Entgiften-Entsäuerung.

8152 Glattbrugg

8152 Glattbrugg, Weisshaupt Corinne, dipl. Reit- und Sportpferdetherapeutin, Bruggackerstrasse 26, Tel. 076-394 14 16
home: www.equifit.info   email: pferdetherapie2004@yahoo.de
Shiatsu-Massage, Triggerpunktbehandlung, Akupressur, Wettkampfmassage.

8152 Glattbrugg

8152 Glattbrugg, Widmer-Krüttli Erika, Naturheilpraktikerin, Ernährungsberaterin, Schaffhauserstrasse 55, Tel. + Fax 044-810 70 10
home: www.institutbalance.ch   email: info@institutbalance.ch
Bioresonanz-Therapie, Fussreflexzonenmassage, Lymphdrainage, Ganzkörpermassage, Dorn-Therapie, Wirbelsäulen-Basis-Ausgleich, Ernährungs-Beratung. Mitglied SVNH, NVS-A, EMR.

8154 Oberglatt

8154 Oberglatt, Kurth-Decorvet Simone, Therapeutin
Zürcherstrasse 37, Tel. 044-850 05 12
home: www.sikude.ch   email: simone.kurth@bluewin.ch
Harmonisierungstherapie, Bachblüten, Edelstein-Essenzen, Moxa, Farbtherapie, Irisdiagnose, Ohrkerzen, Schröpfen. Mitglied im Verband freier Heilpraktiker und Naturärzte e.V. VFHN.

8155 Niederhasli

8155 Niederhasli, Bartosch Michaela, Therapeutin, Mental- und Bewusstseinstrainerin, Mandachstrasse 52, Tel. 043-411 08 44
email: Michaela.Bartosch@freesurf.ch
ESB-APM n. Radloff (VET), energetische Psychologie, EFT-Emotional Freedom Techniques, Mentaltraining,... Kurse und Einzelsitzungen / NVS A-Mitglied / EMR anerkannt.

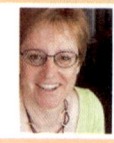

8155 Niederhasli, Fassnacht Kathrin, Aromatologin ISAO
Hanfackerstrasse 6, Tel. 044 851 37 27, Fax 044-850 71 45
home: www.duftkommunikation.ch   email: kfassnacht@duftkommunikation.ch
eidg. dipl. Betriebsausbildnerin und Aromatologin ISAO, Mitglied Veroma, Duftberatungen für Kinder und Erwachsene mit Lernschwierigkeiten, Prüfungs- und Flugängsten.

Adressen Plz 8000

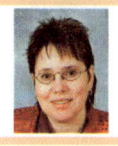

8155 Niederhasli	**8155 Niederhasli,** Frank Claudia, Zentrum für ganzheitliches Bewusstsein, Mandachstr. 50, Tel./Fax 044-885 23 20, home: www.intuitionstraining.ch email: claudia@intuitionstraining.ch "Channeling" mediale Lebensberatung (auch tel. Sitzungen möglich), "Body-Clear-Inc" mediale Körperarbeit mit Klärung der Aura (Clearing) sowie Auflösung karmischer Blockaden (Reinkarnationen), Intuitionstraining, div. Kurse in der Schweiz, D & Österreich.
8155 Niederhasli	**8155 Niederhasli,** Scheiber Beatrice, dipl. Atempädagogin / Polaritytherapeutin, Glärnischstrasse 19, Tel. 044-850 26 09 Atemgymnastik, Atemtherapie, Geburtsvorbereitung, Polaritytherapie. Mitglied PoVS.
8155 Niederhasli	**8155 Niederhasli,** Stutz Brigitte, Therapeutin Adlibogenstrasse 9, Tel. 044-850 33 95, email: stutzbrigitteapm@gmx.ch Therapeutin ESB-APM, Energetische-Statische Behandlung, Akupunkturmassage nach Radloff. EMR.
8156 Oberhasli	**8156 Oberhasli,** Heuberger Rosa Maria, Massage Therapeutin Birchstrasse 101, Tel. 044-850 42 65 Energetisch-statische-Behandlung, Akupunktur-Massage nach Radloff, Fussreflexzonen-Massage. Mitglied VeT.
8156 Oberhasli	**8156 Oberhasli,** Settelen Myrta, Spiralzentrum Birchstrasse 5, Tel. 043-497 65 60, Fax 043-497 65 61 home: www.spiralzentrum.ch email: info@spiralzentrum.ch EMF Balancing Technique, Phase I-VIII, Energiearbeit, Aromamassage, Integration und Harmonisierung der archetypischen Aspekte des Unterbewusstseins, Lebens - Raumharmonisierung, Psychosomatische Energetik.
8157 Dielsdorf	**8157 Dielsdorf,** Fehr Cécile, dipl. Naturärztin, NVS-A Therapeut Wehntalerstrasse 33, Tel. 043-538 73 62 home: www.fbc.ch email: cecile@fbc.ch Bioresonanz-Therapie, Homöopathie, Phytotherapie, Ernährungsberatung, Fussreflexzonen-Massage nach Marquardt, chronische + akute Allergiebehandlung, psychologische Beratungen, NVS-Mitglied, Krankenkassen anerkannt.
8157 Dielsdorf	**8157 Dielsdorf,** Schreyer Barbara, dipl. Cranio Sacral Balancing Therapeutin, Gumpenwiesenstrasse 19, Tel. 079-471 48 17 email: barb.schreyer@bluewin.ch Cranio Sacral Balancing, Fussmassagen nach N.D., Facial Harmony. Die Behandlungen sind entspannend und wirkungsvoll. Das Gesunde wird aktiviert und gestärkt, das führt zu einem inneren Gleichgewicht.
8157 Dielsdorf	**8157 Dielsdorf,** Willaredt Karin, Naturärztin NVS, Masseurin Bahnhofstrasse 3, Tel. 079-489 62 48, email: kawilla@free.europlink.com Ganzheitliche Wirbelsäulentherapie mit Massage, Dorn-Therapie, Atlaslogie und Energetik.
	8162 Steinmaur, Erny Martin, dipl. Akupressur-Therapeut, dipl. Masseur Gewerbestrasse 11, Tel. 079-419 18 68 email: m.erny@gmx.ch home: www.sanfteschwingungen.ch Akupressur, Tibetische-Rückenmassage, geistiges Heilen, stilles Qi-Gong in Gruppen, Fussreflex, Ohrkerzen, Energieausgleich nach TCM, mediales Arbeiten. Mitglied EMR.
	8165 Oberweningen, Bürgin-Frischknecht Nicole, Therapeutin / dipl. Masseurin, Wehntalerstrasse 27, Tel. 044-845 26 12 home: www.wellmed.ch email: info@wellmed.ch Fussreflexzonenmassage, Klassische Massage, Wirbelsäulentherapie nach Dorn / Breuss, Meridianmassage, Schröpfen, Tibetische Massage, Lomi Lomi Nui und Bachblüten. Krankenkassen anerkannt, Mitglied SVBM.

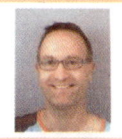

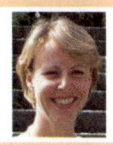

Adressen Plz 8000

8165 Oberweningen

8165 Oberweningen, Kern Emil, Hofgarten 17
Tel. 044-856 11 46, email: kern.emil@bluewin.ch
Lebensaufgabe erkennen und nutzbringend im Alltag anwenden. Heilen mit der Energie der Kornkreise. Channelings mit Elyah: Medialer Kontakt.

8165 Oberweningen

8165 Oberweningen, Leder Trudi, Gesundheitspraxis
im Gässli 2, Tel. / Fax 044-856 06 55, Natel 076-480 77 44
email: trudi.leder@tele2.ch www.ruecken-mobilitymassage.ch Spez. Rücken und Gelenktherapie, Fussreflexzonenmassage, Farbtherapie mit Folien (Kräuterbesatzung, Bachblüten), Schröpfen, Moxatherapie, Energieausgleich, Metamorphosetherapie A-Mitglied SVNH, SVNH gepr. in Fussreflexzonenmassage.

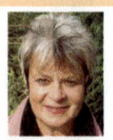

8165 Oberweningen, Temperli Erica, Praxis für Atem- und Körpertherapie, Chilweg 1, Tel. 044-856 25 89, Fax 044-856 25 86
email: erica.temperli@bluewin.ch
Atemtherapeutin Afa (Lehrinstitut Glaser), Naturärztin NVS-A. Körperzentrierte psychologische Beratung bei Lebenskrisen u. psychosomatischen Beschwerden. Krankenkassen anerkannt, Mitglied NVS, SPAK, EMR.

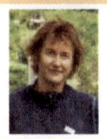

8173 Riedt-Neerach, Zuber-Krissler Ursi
Rebhaldenstrasse 37, Tel. 044-858 42 69
home: www.reiki-schweiz.ch/ursi-krissler email: watjah@hotmail.com
Reiki, Geistheilen, Fernheilen, Bachblüten, Gesprächstherapie, Fussmassage nach N.D., Handlesen, Reiki-Kurse. Mitglied SVNH, SPG.

8180 Bülach

8180 Bülach, D'Amico Claudia, med. therap. Masseurin FA/SRK, Lymph-Therapeutin, Winterthurerstrasse 46, Tel. + Fax 044-860 67 07
Med. therap. Teil- / Ganzkörperbehandlungen, med. Lymphdrainage und Ödemtherapie (ML / KPE), Fussreflex, TWT Bionomische-Sakral-Technik, u.a. Therapien. Mitglied SVBM (FA/SRK), AJDMOV.

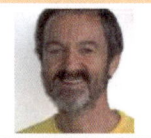

8180 Bülach, Dr. med. Haug Ruedi, Psychosomatische Medizin APPM
Kasernenstrasse 24, Tel. 044-860 30 19, Fax 044-862 12 50
home: www.ruedi-haug.ch email: ruedi.haug@hin.ch
Psychosomatik-Beratungen in Archetypischer Medizin nach Ruediger Dahlke, Therapie mit dem Verbundenen Atem, Reinkarnationstherapie (Ausbildung bei Ruediger Dahlke).

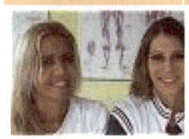

8180 Bülach, Gesundheitspraxis R. Mayer GmbH, Praxis für Naturheilkunde & med. Massagen, Schlosserstr. 4, Tel. 044-860 19 89,
Fax 044-860 19 00, home: www.gsundmayer.ch email: info@gsundmayer.ch
Med. Massagen, Naturheilkundliche Therapien: Ohrakupunktur, APM, Bioresonanztherapie, Irisdiagnose, Dunkelfeld-Vitalblutuntersuchung, Wirbeltherapie nach Dorn. Mitglied NVS, ZVMN, SVBM, VeT, SRK-reg.

8180 Bülach

8180 Bülach, Haltinner-Streich Ruth, Ganzheitliche Behandlung und Beratung, Kantonsschulstrasse 18, Tel. 044-862 48 32, Fax 044-862 48 62
email: heiruh.bula@freesurf.ch
Intuitive Fussmassagen (Energetische Heilmassagen), Energie-Ausgleich (Esoterisches Heilen), Lebens- und Gesundheitsberatung.

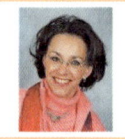

8180 Bülach, Hänseler-Karrer Hanna, dipl. CORE ENERGETICS-Therapeutin, Gartematt 9, Tel. 044- 862 48 78, Fax 044-858 11 31
home: www.source-connection.ch email: info@source-connection.ch
Körperorientierte Psychotherapie (Core Energetics), Energiearbeit u. Meditation, Somatic Experiencing, Neurofeedback, Einzel und Gruppen. Mitglied CH-EABP, SVNH (geprüft in geistigem Heilen), NOS, NFS.

8180 Bülach

8180 Bülach, Heine Egli Eva, Psycholog. Praxis für Einzelne, Paare und Familien, Marktgasse 34, Tel. 044-861 02 87, Fax 044-861 00 29
email: evaheine@gmx.ch
Biodynamische (Körper-) Psychotherapie, Biodynamische Massagen nach Gerda Boyesen, Systemische Therapie, Sexualberatung / Sexologie, Spezialisiert: Suchtprobleme. Mitglied BBS und SGS.

Adressen Plz 8000

8180 Bülach
8180 Bülach, Hermann Ruth, Therapeutin
Murgasse 10, Tel. 044-860 10 29
Bioenergetische Beurteilung nach Dr. J. Rejmer, Fussreflexzonenmassage, Bach-Blütentherapie. Mitglied SVNH, SVBM.

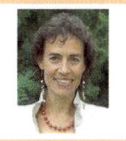

8180 Bülach, Jacot-Descombes Pascale, dipl. Shiatsu-Therapeutin SGS
Bahnhofstrasse 34, Tel. 043-411 56 21, email: phjacot@bluewin.ch
Shiatsu - ganzheitliche prozessorientierte Körperarbeit bei akuten oder chronischen Beschwerden, zur Begleitung oder präventiv. Mitglied SGS.

8180 Bülach
8180 Bülach, Kaufmann Vera, Klassische Homöopathin BHSc.Hom.
Hochfelderstrasse 49, Tel. 044-862 06 49
home: www.kaufmann-net.ch   email: vera@kaufmann-net.ch
Dienstags und mittwochs jeweils auch in der Büli-Apotheke, Bahnhofstrasse 21, 8180 Bülach, 01 860 72 11. A-Mitglied VKH.

8180 Bülach, Kuhn André u. Yvonne, Gesundheits-Praxis und BioMeZ
Sonneggweg 9, Tel. 044-860 15 61
home: www.gesund.ch/akuhn   email: andrekuhn@swissonline.ch
Med. Masseur FA/SRK, Wirbeltherapie n. Dorn, Biomeditation n. V. Philippi, Tib. Klang-, Rücken- und Farb Chakra-Massage, Tachyonen-Therapie, Autogenes Training. Mitglied: SVBM / Europ. Gesellschaft für Bioenergetik Extrasens e.V.

8180 Bülach
8180 Bülach, Mayer Nathalie, Schule für AT / Mentaltraining
Schuemacherstr. 4, Tel. 044-867 49 28
home: www.gsundmayer.ch   email: info@gsundmayer.ch
Autogenes Training für Kinder und Erwachsene in Gruppen- oder Einzelkursen. Time out statt Burnout-Kurse mit Zeit- und Stessmanagement, Tierra Sol Methode n. H. Loetscher, NLP, Mentaltaining.

8180 Bülach
8180 Bülach, Nietlispach Urban, Dipl. Akupunkteur, Herbalist, Dipl. Shiatsu-Therapeut, Zürichstrasse 5, Tel. 044-860 16 06
home: www.tcm-medizin.ch   email: box@tcm-medizin.ch
Akupunktur, chin. Kräutertherapie, Moxa, Schröpfen, Shiatsu, Bioresonanz. Krankenkassen anerkannt. A-Mitglied SBO-TCM, NVS.

8180 Bülach
8180 Bülach, Rothenberger Marlies, Ernährungsberaterin TCM
Haselsteig 1, Tel. 044-862 25 02, Fax 044-862 25 01
home: www.nutricoaching.ch   email: info@nutricoaching.ch
Praxis für Ernährungsberatung. Allgemeine Ernährungsberatung und Ernährung nach den 5 Elementen, Gewichtsmanagement, Kurse. Mitglied EMR, Verband VE5E.

8180 Bülach, Schneider Adrian, Klassischer Homöopath SHS
Kasernenstrasse 4, Tel. 044-860 00 02, Fax 044-860 02 28
home: www.similibus.ch   email: adrian.schneider@similibus.ch
Homöopathie. Sprechstunden nach Vereinbarung
Kasernenstrasse 4, 8180 Bülach, 044 / 860 00 02.

8180 Bülach, Uebersax Marlis, Vitalpraxis, Naturheilpraktikerin
im Obstgarten 19, Tel. 044-862 66 58
email: marlis.uebersax@freesurf.ch   www.vital-praxis.ch   angewandte Neurobiologie nach Dr.Klinghardt, Psychokinesiologie und Systemische PK, Mentalfeldtherapie, Homöopathie, Craniosacrale Osteopathie, Metabolic Balance (Stoffwechselregulation), Farb-Licht-Tharapie, Vitalstoff-T., NVS, SDVC, EMR.

8180 Bülach
8180 Bülach, Yuan Lisa, Praxis für TCM mit Akupunktur
Kasernenstrasse 8, Tel. 043-422 99 88, Fax 043-422 99 08
home: www.praxis-tcm.ch   email: info@praxis-tcm.ch
Akupunktur, Kräutertherapie und Tuina-Masssage von einer Deutsch sprechenden, von Krankenkassen anerkannten Akupunkteurin und Herbalistin.

Adressen Plz 8000

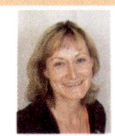

	8184 Bachenbülach, Bachofner Sigrid, Gesprächs- und Körpertherapie Dorfstrasse 35 a, Tel. 044-860 93 09 home: www.astro-moonlight.ch email: info@astro-moonlight.ch Psychologische Lebensberatung, Astrologisch-psychologische Lebensberatung, Autogenes Training, Fussreflexzonenmassage. Dipl. prakt. Psychologin / Astrologin, Reflexzonentherapeutin (Krankenkassen anerkannt).
8184 Bachenbülach	**8184 Bachenbülach,** Meier Silvia, Dipl. Esalen Massage Practitioner Trislenstrasse 19, Tel. 079-333 76 58 home: www.dialog-massage.ch email: dialog-massage@bluewin.ch Bewusstes Berühren, lange Streichungen über den Körper, Dehnungen, passive Gelenkbewegung in Verbindung mit einer Achtsamkeit = Massageform, die KlientInnen auf allen Ebenen des Seins berührt.
8185 Winkel	**8185 Winkel,** Kälin Sandra, Fussreflexzonen / Reikitherapeutin In der Breiti 6, Tel. 044-860 83 29, email: sandra.kaelin@hispeed.ch Praxis für Fussreflexzonentherapie und Reiki (Grad 1).
8185 Winkel	**8185 Winkel,** Knecht Gertrud, Atemtherapeutin Breitiweg 1, Tel. 044-862 57 00, Fax 044-862 57 01, Natel 079-335 20 71 home: www.dolfin.ch email: gerry.knecht@swissonline.ch Atemtherapie, Yogaunterricht, T'AI-CHI-Schule. Mitglied Schweizer Yogaverband.
8185 Winkel	**8185 Winkel,** Laederach Anïta, Naturheilpraktikerin Geerenstrasse 17, Tel. 044-862 09 19, Fax 044-862 08 28 email: nenia@bluewin.ch Chinesische Heilmassage, Akupressur, Fusszonenreflexmassage, Teilkörpermassage, Cellulitebehandlung. A-Therapeutin, TCM-Traditionelle chinesische Medizin.
8185 Winkel	**8185 Winkel-Seeb,** Zinniker Heidi, Atempädagogin/-therapeutin Oberglattnerstrasse 3, Tel. 044-862 22 85, Fax 044-860 18 65 email: atem.zinniker@bluewin.ch Atem- und Bewegungstherapie (Einzel + Gruppe), Atemmassage, Klassische Massage, Reiki. Krankenkassen anerkannt. Mitglied SBAM.
	8192 Glattfelden, Stocker Claudia, Dipl. integrative Kinesiologin IKZ Eichhölzlistr. 10, Tel. 044-867 52 59, email: stocker.claudia@freesurf.ch Mit Kinesiologie sein Potential entfalten. Einzelarbeit mit Kindern und Erwachsenen. Mitglied SBVK / APSK. Krankenkassen anerkannt.
	8193 Eglisau, Kocher Parigyan Obergass 20, Tel. 044-88 66 219, email: devapar@hotmail.com Meditation, Hand- und Fussanalysen, Psychic Massage, Maltherapie, Astrologie. Der Schwerpunkt liegt in der Entwicklung der Selbstwahrnehmung. Mitglied SVNH.
8193 Eglisau	**8193 Eglisau,** Kodagoda Yasalal Prasanna, med. Ayurveda Praxis Kodagoda, Mettlenstrasse 19b, Tel. 044-867 21 06, Fax 044-867 21 23 home: www.ayurvedaveda.ch email: info@ayurvedaveda.ch Konstitutionsbestimmung, Ölbehandlungen (Öl aus Sri Lanka), Kräuter- und manuelle Therapie, Schmerztherapie, Schwitztherapie, Ayur. Erenährungsberatung. Mitglied: VSAMT, VEAT, ASCA anerkannt.
	8193 Eglisau, Lee-Gut Priska Tubakstrasse 13, Tel. 044-867 11 54, Fax 044-867 11 51 home : www.fuss-heilmassagen.ch email: info@fuss-heilmassagen.ch Frau Priska Lee-Gut, Dipl. Fussreflexzonentherapeutin, Fussreflexzonenmassage, Reflektorische Lymphbehandlung am Fuss, Metamorphose.

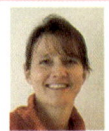

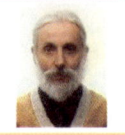

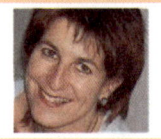

Adressen Plz 8000

8193 Eglisau

8193 Eglisau, Thönen-Mathys Ingrid, Therapie + Beratung
Nigelstrasse 16, Tel. 044-867 49 94
home: www.lymphdrainage-praxis.ch   email: info@lymphdrainage-praxis.ch
Manuelle Lymphdrainage, KPE, Fussreflexzonenmassage, Stoffwechselberatung, Vitalstoffberatung, psychologisches Feng Shui. Mitglied SFML, SVNH.

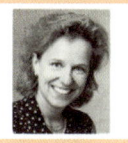

8196 Wil, Leimbacher Flavia, Klassische Homöopathin SHS
Im Hägler 17, Tel. 044-869 09 32 Fax 044-869 08 92
home: www.homeocure.ch   email: praxis@homeocure.ch
Klassische Homöopathie. Anerkannt von den Krankenkassen. Sprechstunden nach Vereinbarung.

8197 Rafz

8197 Rafz, Berger-Loher Ursula, Studio für Kinesiologie
Lachewäg 11, Tel. 044-869 19 60, email: berger-loher@dplanet.ch
Studio für Kinesiologie, Dipl. Integrative Kinesiologie IKZ, Professionelle Kinesiologie SBVK, Einzel- und Paarsitzungen für Kinder, Jugendliche und Ewachsene. Mitglied SBVK.

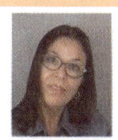

8197 Rafz, Haussmann Elisabeth, Dipl. Kinesiologin IKZ / SNV / EMR / TCM-Therapeutin, Chnübrächi 14, Tel. 044-869 18 47
email: e.c.haussmann@gmx.net
Dipl. Therapeutin Kinesiologie, Psychokinesiologie, dipl. Akupunkteurin + Herbalistin nach Dr. B. Köhler, Mitglied IKZ, EMR, NVS.

8200 Schaffhausen

8200 Schaffhausen, Bernhard Nicole, dipl. Feng Shui Beraterin INFIS
Grafenbuckstrasse 10, Tel. 079-606 61 73
home: www.benshui.ch   email: info@benshui.ch
Feng Shui ist die Kunst u. Wissenschaft, in Harmonie mit seiner Umgebung, ein glückliches, gesundes und erfolgreiches Leben zu führen. Rufen Sie mich an um einen Termin zu vereinbaren, 079 606 61 73.

8200 Schaffhausen, Buratti Mariella, dipl. Masseurin / Fussreflexzonentherapeutin, Weinsteig 176, Tel. 052-625 18 23, Natel 079-288 56 02
email: labura5@hotmail.com
Klassische-medizinische Massage, Wirbelsäulenbehandlung nach Dorn / Breuss, Migränebehandlung, Fussreflexzonentherapie, psycho-energetische Fussmassage, Metamorphose, EMR.

8200 Schaffhausen, Dr. med. Hoessly Christian, Allgemein Medizin FMH
Herblingerstrasse 52, Tel. 052-643 23 70
Ernährungs- und Rohkosttherapie, Chiropraktik, Osteopathie und Homöopathie. Diabetes Mellitus und Arthrose auf natürliche Art behandeln - ohne Medikamente und ohne Insulin, Vermeidung von künstlichem Gelenkersatz.
Mitglied SVHA und SAMM.

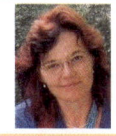

8200 Schaffhausen, Fancsy Liliana, Dipl. Case Managerin, Dipl. Jin Shin-Do Therapeutin, Dipl. Masseurin, Freier Platz 6, zum goldenen Schiff
Tel. 052-624 51 55, Natel 079-404 58 68, home: www.integrative-therapien.ch
email: integrative-therapien@bluewin.ch   Case Management f. chron. Schmerzpatienten, Beratung, Prozessbegleit., Kurse, Jin Shin-Do Akupressur, Klangtherap., Massage, Metamorphose, Muscle Energy, Zero Balancing, Qi Gong; NVS-A, EMR.

8200 Schaffhausen

8200 Schaffhausen, Happle Petra, Geistheilen
Speerstrasse 19, Tel. 052-624 57 79
Geistheilung, Spirituell - Mediale Beratung durch Pendeln, Massage, Rituale Energie- und Geomantiearbeit, Symbolkraftschmuck und Gefässe, Räucheröfen. A-Mitglied SVNH, SVNH geprüft in Geistigem Heilen.

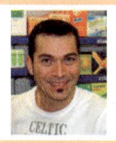

8200 Schaffhausen, Heggli Manfred, Naturheilpraxis Heggli
Hohlenbaumstrasse 71, Tel. 052-625 75 81, Fax 052-620 03 51
home: www.drogerie-heggli.ch   email: info@drogerie-heggli.ch
Gesundheits-Beratungen, Bioresonanz für Wellness, Bachblüten-Beratung, Metabolic Balance Gewichtsreduktion, Homöopathie, Aromatherapie, Spagyrik, Dr. Schüssler, Pflanzenpräparate, Raucherentwöhnung etc.

Adressen Plz 8000

8200 Schaffhausen	**8200 Schaffhausen,** Kärcher Petra, Therapeutin für energetische Therapien, Bachstrasse 40, Tel. 079-476 15 66 home: www.heilpraxis-kaercher.ch email: info@heilpraxis-kaercher.ch Wirbelsäulen-Basis-Ausgleich auf dem Schwingkissen, Akupunkt-Massage, Phytotherapie, Bachblüten, Schüssler-Salze. NVS A-Mitglied (Naturärzte-Verband Schweiz).
8200 Schaffhausen	**8200 Schaffhausen,** Mégel Peter, Therapeut, Praxis Mégel-Gesundheit Kirchhofplatz 12, Tel. 052-624 66 67, Fax 052-624 66 65 home: www.megel-gesundheit.ch email: megel@megel-gesundheit.ch Energetische Therapie (Akupunkturmassage APM / ESB n. Radloff, Akupressur, Farbpunktur), Resonanz- und Frequenztherapie (Radionik, Bioresonanz, Information), Bachblütentherapie, Gesundheitsberatung - VeT, EMR.
8200 Schaffhausen	**8200 Schaffhausen,** Ochsner Beatrix, Dipl. Shiatsu-Therapeutin SGS / Praxis für Shiatsu, Bahnhofstrasse 102, Tel. 052-672 21 25 email: beatrix.ochsner@bluewin.ch Shiatsu-Therapie, Narbenentstörungen, Moxa. Mitglied Shiatsu Gesellschaft Schweiz.
	8200 Schaffhausen, Sägesser Monika, Gesundheitspraxis Goldsteinstr., Tel. 052-625 58 85, email: saegesser-monika@bluewin.ch Alternativmedizinische Behandlungen nach Horst Krohne, Entgiftungen, Fussreflexzonentherapien, Essenzen-Lichttherapie. NVS-A-Mitglied, EMR, SVFM, Krankenkassen-anerkannt.
8200 Schaffhausen	**8200 Schaffhausen,** Schuppisser Irene, Relax und Gesundheitsoase Webergasse 49, Tel. 078-772 99 15, email: monsch@flyaway.ch Gemeinschaftspraxis für: Med. Massagen, Shiatsu, Dorn / Breussbehandlungen, Klassische Homöopathie und Zilgrei.
	8200 Schaffhausen, Schuppisser Irene, Relax- und Gesundheitsoase Webergasse 49, Tel. 078-772 99 15, email: Monsch@flyaway.ch Gemeinschaftspraxis für: med. Massagen, klass. Homöopathie, Zilgrei, Lomi Lomi (Hawaiianische Gesundheitsmassagen). Organisation von Seminaren.
8200 Schaffhausen	**8200 Schaffhausen,** Schwegler Martina, Tierhomöopathin Lindenweg 4, Tel. 079-623 29 84, email: martina.schwegler@bluewin.ch Dipl. Tierhomöopathin, Homöopathie, Bachblüten, Magnetfeldtherapie, Verhaltenstherapie für Pferde, Hunde und Katzen, Beratung in Haltung, Fütterung und Ausbildung. Mitglied BTS.
	8200 Schaffhausen, Somm Antonia, Polaritytherapeutin, Tai Ji- & Yogaschule, Kleinbuchbergweg 6, Tel. 052-640 10 01, Fax 052-640 10 02 home: www.mehrenergie.ch email: info@mehrenergie.ch Polaritytherapie, Schock- u. Trauma-Therapie, Focusing, Pränatale Therapie, Gesprächsbegleitung, Tai Ji, Qi Gong, Yoga, Meditation. Mitglied SVNH, PoVS, EMR, ASCA.
8200 Schaffhausen	**8200 Schaffhausen,** Stoll Esther, Praxis für Kinesiologie Neustadt 23, Tel. 052-672 45 55, email: eustoll@yahoo.com Kinesiologin APSRK. Kinesiologie, Emo Transe, Lymphdrainage, NST.
	8200 Schaffhausen, Willi Nicole, Oasana - Dipl. Masseurin mit med. Ausbildung, Haselweg 3, Tel. 052-620 12 18 home: www.oasana.ch email: kontakt@oasana.ch Gesundheits- und Sportmassagen. In der Wohlfühloase "Oasana" möchte ich Ihnen Zeit schenken. Zeit, sich bei einer wohltuenden Gesundheitsmassage verwöhnen zu lassen.

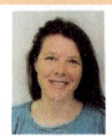

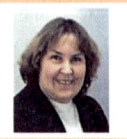

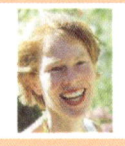

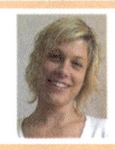

Adressen Plz 8000

8200 Schaffhausen

8200 Schaffhausen, Wyss Lilian, Therapeutin, Krankenschwester
Moserstrasse 8, Tel. 079-609 74 69
Ganzheitliche Beratungen und Therapien: Shiatsu, Craniosacral-Therapie, Entspannungstechniken, spezielles Rückenprogramm, Chakra-Balance, Meridianmassage. Mitglied IG Craniosacrale Biodynamik.

8203 Schaffhausen

8203 Schaffhausen, Cajacob Barbara, Krankenschwester / Körpertherapeutin, Kirchgasse 21, Tel. 052-625 40 60
Akupressur, Craniosacraltherapie. Mitglied NVS, EMR.

8207 Schaffhausen

8207 Schaffhausen, Ehrensperger Ursula, dipl. Tierheilpraktikerin DPS, Fahrpraxis, Stettenerstrasse 6, Tel. 052-643 55 81, Natel 079-622 06 77
Klassische Homöopathie für Hunde und Katzen, Verhaltenstherapie, Horvi Reintoxin Therapie. Mitglied BTS, VFKH.

8212 Neuhausen

8212 Neuhausen, Fleischmann Bea, Praxis für Integrative Kinesiologie
Oberbergweg 2, Tel. 079-752 32 80, email: bea.fleischmann@gmx.ch
Integrative Kinesiologie, Sportmassage, psychologisches und mentales Training im Sport (NDK Institut für ang. Psychologie), Mitglied: SBVK Schweiz. Berufsverband für Kinesiologie, EMR anerkannt.

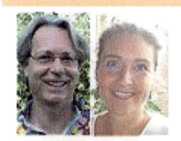

8212 Neuhausen am Rheinfall, Marianne und Mario Domig, dipl. Therapeuten - Praxis für spirituell-psychologische Beratung und Begleitung
Rosenbergstrasse 133, Tel. 052-670 15 12
home: www.evolare.ch   email: evolare@bluewin.ch
Nützlich in allen Lebensbereichen, leicht und effektiv, und zielend auf andauernde positive Wandlung. Erfüllt sein, mit all dem was war, ist oder kommt.

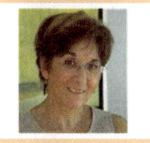

8234 Stetten, Prisma sum Esther Happle-Winzeler, Energie- und Lichtarbeit, Buechacker 8, Tel. 052-624 17 01, Natel 079-623 02 32
home: www.prisma-sum.com email: bonniechana@gmx.ch   Gönnen Sie sich eine Auszeit im Prisma sum! Malferien, Engel-Wochen-Seminar, Basen-Fasten-Woche, Relax-Woche mit auftankendem Wandern, "Einfach Sein"-Woche- oder Tage, Kreativ-Woche. Div. Seminare u. Ausbildungen, individ. Einzelsitzungen. Mitglied SVNH.

8238 Büsingen

8238 Büsingen, Frodl-Frey Gaby, Naturheilpraktikerin, Praxis f. biolog. Medizin Junkerstr. 94, Tel. 052-740 37 76, home: www.Naturheilpraxis-Frodl.ch
email: praxis-frodl@gmx.ch   NVS-A-Mitglied, Schmerztherapie, Bio-Facelifting, Colon-Hydro-Therapie, Ozon-Therapie, Eichothermbestrahlung, Naturheilverfahren, Endermologie Cellulite-Behandlung, Gewichtsreduktion nach Blutanalyse, Vitalfeld-Therapie, Trigger-Osteopraktik/-Stosswellentherapie.

8238 Büsingen

8238 Büsingen SH, Paul Monika Otto Klaus, Heilpraktiker
Rheinpark-Praxis, Schaffhauserstrasse 28, Tel. 0049-7734 1692
home: www.rheinpark-praxis.org
Homöopathie, Akupunktur, Chin. Medizin, Fussreflextherapie, Muskelansatzherapie, Misteltherapie, Labor, Vorträge, Fortbildung. Mitglied VKH, NVS, FVDH, EMR.

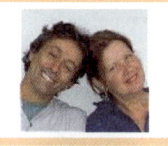

8247 Flurlingen beim Rheinfall, Amstutz Weber Renate u. Weber Wolfgang, Freiraum Zentrum Praxis, Uhwieserstr. 4, Tel.+Fax 052-659 69 56
home: www.freiraum-zentrum.ch   email: info@freiraum-zentrum.ch
Schule für Wahrnehmung-Medialität-Heilen. Familien-Stellen, Aura-Soma, Medicine-Breathing, Schamanismus. PRAXIS: Heilen, CS, TfH, Atemth., Massagen, Aura-Soma. MITGLIED: ASIACT, AGSM, SVNH.

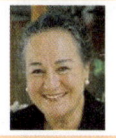

8247 Flurlingen, Bachmann Barbara, Praxis für Reinkarnationsanalyse ECPS, Gründenstrasse 10, Tel. 052-659 10 63
home: www.ecps.ch   email: bbachmann@ecps.ch
Rückführungen - Kindheits- und Vorgeburtliche Regressionen, Arbeit mit Kindern. Dipl. Hypnotherapeutin AGW-Leiterin ECPS - Fachausbildungen und Seminare (Sitz. auch in Französisch u. Spanisch).

Adressen Plz 8000

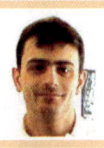

8253 Diessenhofen, Zimmermann Patrick, Massage-Praxis Z-Sport
Hintergasse 52, Tel. 052-657 50 50, Fax 052-657 50 51
home: www.z-sport.ch email: info@z-sport.ch
Klassische Massagen, Wirbelsäulen-Therapie TRISANA, Beckenausgleich, Bindegewebemass., Manuelle Therapien. EMR Aner-kennung, Mitglied SVBM, Termine Mo-Fr 9 bis 21 Uhr! Ausserdem: Kurse in Gymnastik + Fitness.

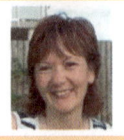

8254 Basadingen, Boeni Ruth, Praxis für Kinesiologie
Zwygartenstrasse 6, Tel. 052-654 15 46 / 47
home: www.emindex.ch/ruth.boeni email: ruth.boeni@greenmail.ch
Kinesiologie für Erwachsene und Kinder. Mitglied: Schweiz. Berufsverband für Kinesiologie, KineSuisse. EMR anerkannt.

8260 Stein am Rhein

8260 Stein am Rhein, Wettstein Judith
Zwinglistrasse 19, Tel. 052-741 46 00, home: www.fastenkurse.ch
Psychologische Beratung, Cranio-Sacral-Therapie, Fastenkurse mit Heilmeditationen, Energie-, Atem- und Körperarbeit. Ferienkurse: "SEIN" - meditativ und kreativ direkt am Meer, Insel Elba: Malen, Schreiben, Musik, Bewegung, etc.

8266 Steckborn

8266 Steckborn, Ferkel Jörg, Coach, Reiki für Mensch und Tier, Energiearbeit,
Ackerstr. 40, Tel. 079-299 79 78, email: joerg.ferkel@freesurf.ch
Reiki-Sitzungen für Tiere und Halter Kurzeinführungen in die Energiearbeit für Einzelpersonen und Vereine - Kurzeinführung gratis per e-mail erhältlich.

8266 Steckborn

8266 Steckborn, Handschin-Bütikofer Marianne, Krankenschwester / Körpertherapeutin, Seestrasse 210, Tel. 052-761 20 23
Akupressur, Cranio-Sacraltherapie für Erwachsene, Kinder + Säuglinge, Fussreflexzonen, Regenesis. Mitglied NVS, SVNH.

8266 Steckborn

8266 Steckborn, Wegmann Dagmar, Lebensberatung
Seehaldenstrasse 10, Tel. 052-745 22 11, Fax 052-745 32 46
home: www.lichtkreis.ch email: d.wegmann@lichtkreis.ch
Ganzheitliche, mediale Lebensberatung. Cosmo-Therapie nach Dr. Gümbel. Mitglied SVNH.

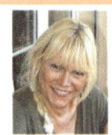

8269 Fruthwilen, Müller-Borkenhagen Franziska, Auratechnik - Geistige Begradigung, Hauptstrasse 21, Tel. 078-727 29 38
home: www.franziska-bork.ch email: franziska-bork@bluewin.ch
Geistige Begradigung (Wirbelsäulenaufrichtung), Auratechnik (ich arbeite in der Aura), Rückführungen u.v.m.

8274 Tägerwilen

8274 Tägerwilen, Weidmann Koni, med. Masseur
Bahnhofstrasse 8, Tel. 071-669 24 41
Klassische Massage, Lymphdrainage, Fussreflexzonenmassage, Wirbelsäulentherapie nach Dorn, Trager Körper- und Bewegungsschulung. Mitglied TVS Trager Verein Schweiz.

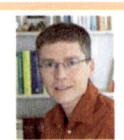

8280 Kreuzlingen, Bachmair Andreas, Praxis für klassische Homöopathie
Park 31, Bahnhofstrasse 31, Tel. 071-670 06 72
home: www.bachmair.org email: praxis@bachmair.org
Kant. appr. Naturheilpraktiker (Schweiz), Heilpraktiker (Deutschland). Mitglied Homöopathie-Forum. EMR (Krankenkassen) anerkannt.

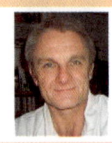

8280 Kreuzlingen, Gretzinger Manfred, Med. Masseur SRK & Magnetopath, Rothausweg 3, Tel. 071-672 70 85, Fax 071-672 70 18
home: www.energiepraxis.ch email: m.gretzinger@energiepraxis.ch
Cranio-Sacral, Bioakustiktherapie, Fussreflexzonen, Quantenradionik, Farbmeridiantherapie nach Heidemann, Astrologische Ausdrucke & Beratung, Therapie n. E. Körbler. Mitglied IST-CMT Craniosacral.

Adressen Plz 8000

8280 Kreuzlingen

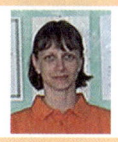

8280 Kreuzlingen, Kübler Sandra, Seestern-Massagepraxis
Nationalstrasse 19, Tel. 071-672 76 25, Fax 071-672 85 89
home: www.seestern-massage.ch   email: massage@sc-neptun.ch
Ganzkörper-/ Teilkörper-/ Sportmassage, Lymphdrainage / Ödemtherapie, BGM, RZF Dorn-Methode + Breuss Massage, Wellness-Behandlungen.

8280 Kreuzlingen, Nyaguy Düringer Claudine, optima sana Gesundheitspraxis, Löwenstrasse 20, Tel. 071-671 17 71, Fax 071-671 17 72
home: www.optimasana.ch   email: claudine@optimasana.ch
Med. Massagen, Wirbelsäulenkorrekturen, Familienstellen, Seminare/Kurse, Neural- und Psychokinesiologie, Verkauf von Testsätzen und anderen Produkten für die kinesiologische & Bioenergetische Testung.

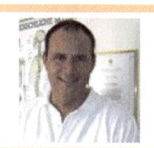

8280 Kreuzlingen, Scheidmann Alex, Massagepraxis, dipl. med. Masseur
Stählistrasse 51, Tel. 071-672 39 66
home: www.emindex.ch/alex.scheidmann   email: alexscheidmann@hotmail.com
Klassische Massagen, Fussreflex, Segmentmassage, Integrale Rückentherapie, Bioenergetische Massage, Schröpfen, Trigger Therapie. Anerk.: Krankenkassen / EMR / EGK. Verband ZVMN.

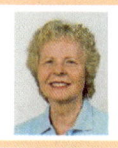

8280 Kreuzlingen, Wettstein Knaus Iris, dipl. Bachblüten-, Ernährungs- u. Gesundheitsberaterin, Gutenbergstr. 10, Tel. 071-670 07 90, Fax 071-670 07 91
email: beratungwk@bluewin.ch
Ernährungs-, Gesundheits- und Vitalstoffberatung, EFT-Coach, Allergie- und Vorträge, Seminare Bachblütenberatung. Anerk.: Krankenkassen, EMR/EGK. Mitglied SVGG, SVRV, SVNH, TVK.

8302 Kloten

8302 Kloten, Engeli Margrit, Therapeutin
Brunnergässli 7, Tel. 044-813 42 94
home: www.colon-clean.ch   email: engelimargrit@swissonline.ch
Colon-Hydro-Therapie (Darmbad), Intuitive Energiemassage, Reiki, Fasten-Wandern. Mitglied SVNH.

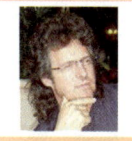

8302 Kloten, Ettlin Andy, Samsara Gemeinschafts-Praxis
Lindenstr. 47, Tel. 044-803 14 35
home: www.regenbogen-spirale.ch   email: bettina@justit.ch
Klassische Sportmassage, Wirbeltherapie n. Dorn, Tiergesundheit, Geistig Heilen, Harmonisieren von Elektromagnetischen Feldern, Wasseradern und Elektrosmog intern / extern. Krankenkasse-Anerkennung EMR, ASCA.

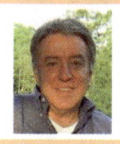

8302 Kloten, Hänni Heinz, prakt. analyt. Psychologe
Eugen Wylerstrasse 5, Tel. 044-881 30 20, Fax 044-881 30 21
home: www.heinzhaenni.ch   email: info@heinzhaenni.ch
Psychologische Beratung, Körperorientierte Psychotherapie, Männerarbeit, Autogenes Training, med. Hypnose, Entspannungs-, Meditative- und Bioenergetische Massagen. Mitglied SVNH.

8302 Kloten, Knecht Dagmar, Dipl. Feldenkrais Pädagogin SFV
Bahnhofstrasse 7, Tel. 044-813 00 70
home: www.vivasana.ch   email: feldenkrais@gmx.ch
Gruppenunterricht: Feldenkrais Bewusstheit durch Bewegung, fortlaufende- und Intensivkurse. Einzellektionen: Feldenkrais Funktionale Integration.

8302 Kloten, Koch Gabriele, Therapeutin, Prax. Energy Plus
Kalchengasse 3, Tel. 044-803 06 58
home: www.energyplus.ch   email: gabykoch@gmx.ch
APM / ESB n. Radloff, Sauerstofftherapie n. Prof. v. Ardenne, Cluster-Analytik, Vitalfeldtherapie (Bioresonanz). Mitglied Verband Energetische Therapie VeT, SGBT Schweiz. Gesellschaft Bioresonanz Therapie.

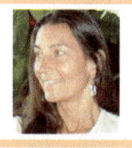

8302 Kloten, Lambrigger Bettina, Samsara Gemeinschafts-Praxis
Lindenstrasse 47, Natel 079-232 34 43
home: www.regenbogen-spirale.ch   email: bettina@justit.ch
Schamanisches Heilen, Seelenrückholung, Astrologie, Rituale, Bachblüten, Hausreinigung, Schwitzhütte, Visionssuche. Mitglied SVNH.

Adressen Plz 8000

8302 Kloten

8302 Kloten, Oetliker Markus, Körper und mehr
Schaffhauserstrasse 89, Tel. 044-803 25 26
home: www.oetliker.info   email: admin@oetliker.info
Postural Integration, Vitaflex, Fussreflex- und Psychozonenmassage, manuelle Lymphdrainage, Moxibustion, orthomolekulare Medizin. Mitglied des SVNH und ASCA.

8302 Kloten

8302 Kloten, Rajput Fasih, Dipl. Therapeut
Obstgartenstrasse 15, Tel. 044-813 14 85, Fax 011-803 33 28
email: akupunktur.rajput@bluewin.ch
Akupunktur, Elektro-/Laser-/Ohrakupunktur, Schröpfen, Moxa, Kräutertherapie, Shiatsu. Von den Krankenkassen anerkannt. Mitglied EMR, NVS, SBO-TCM.

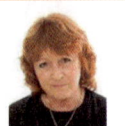

8302 Kloten, Sorgen Therese, Klassische Homöopathie
Erlenweg 30, Tel.044-813 09 66, Fax 044-813 09 67
home: www.emindex.ch/therese.sorgen   email: arnica.ts@bluewin.ch
Ausbildung: Samuel Hahnemann Schule in klassischer Homöopathie und Schulmedizin, NLP Practitioner und Master-Ausbildung. Mitglied Verband klasssischer Homöopathen.

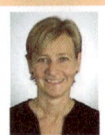

8303 Bassersdorf, Attenhofer Bernadette, Gesundheitspraktikerin
Gerlisbergstrasse 18, Tel. 044-836 90 36
home: www.fuss-therapie.ch   email: b.attenhofer@fuss-therapie.ch
Fussreflexzonentherapie, Aromatherapie-Massage und Lebensberatung. Ganzheitliche Massagen, Wirbeltherapie nach Dorn und Breuss, AION A-Therapie. Mitglied ASCA, EMR-anerkannt.

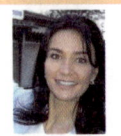

8303 Bassersdorf, Brunold Maya, Mentaltraining u. Ganzheitliches Heilen
Postplatz 2, Tel. 044-888 60 12, Fax 044-888 61 61
home: www.mayabrunold.ch   email: info@mayabrunold.ch
Mentaltraining in Gruppen (2-Tages-Seminare) sowie Einzelcoaching für Ganzheitliches Heilen: Probleme, Schicksalsschläge und Krankheiten verstehen lernen und deren Ursachen auflösen.

8303 Bassersdorf

8303 Bassersdorf, Wagner-Zogg Annemarie, Gesundheitszentrum "REFUGIUM", Dietlikonerstr. 18, Tel. 044-837 02 07, Fax 044-837 02 47
Dipl. Krankenschwester und Hebamme m. Zusatzausbildung, Ayurveda, Bioresonanz, Fussreflexzonentherapie, diverse Massage, Rebirthing, Hypnose, Reinkarnationstherapie. Mitglied NVS, SBK, EMR-anerkannt.

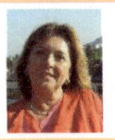

8303 Bassersdorf, Widmer Doris A., Vitamentorin
Richterwis 6, Tel. 044-401 34 65, Fax 044-401 34 30
home: www.beratungwidmer.ch   email: widdor@gmx.ch
Hilfe bei Ueberwindung / Lösung von Lebensproblemen wie Trennung, Tod, Aengste und Unsicherheit durch Selbstfindung / Förderung der eigenen Kräfte / Selbstsicherheit. Meditationen. SVNH geprüft in Lebensberatung.

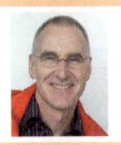

8304 Wallisellen, Eugster Martin, Bioenergetik-Inspiration-Coaching
Bahnhofstrasse 10, Tel. 044-810 65 64
home: www.neue-ziele.ch   email: info@neue-ziele.ch
Coaching - Einzel und Paare, Zahnmedizin und Hypnose, Radionik, Photontherapie mit Bionic 880, Raucherentwöhnung, Schadstoffe ausleiten, Phobien, Angst, Schmerz.

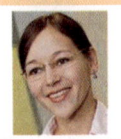

8304 Wallisellen, Franke Su, Yoga-Shanti, im Alterszentrum Wägelswiesen
Obere Kirchstrasse 33, Tel. 078-737 19 70
home: www.yoga-shanti.ch   email: su@yoga-shanti.ch
Yoga für alle, Tradition Swami Sivananda, Yoga für Firmen.
Mitglied Yoga.ch

8304 Wallisellen

8304 Wallisellen, Meier-Rozanski Isabella, dipl. Atemtherapeutin SBAM, Praxis für Atemtherapie, Bürglistr. 8, Tel. 044-830 78 77, email: atem@meier.bz
Einzelbehandlungen und Gruppenkurse. Methode n. Middendorf entspannend, regulierend, aufbauend bei funktionellen und psychosomatischen Störungen. Geburtsvorbereitung und Rehabilitation. Krankenkasse anerkannt Zusatzversicherung.

Adressen Plz 8000

8304 Walliselllen

8304 Walliselllen, Mordasini Verena, Naturheilpraxis
Bürglistrasse 8, Tel. 043-233 79 55
Bioresonanz, Rückenbehandlungen, Beckenstabilisierung.
Mitglied NVS, SVNH.

8304 Walliselllen, Raschle Petra, Praxis für natürliches Heilen
Hofstrasse 6, Tel. 043-233 74 22, Natel 079-230 74 22
home: www.emindex.ch/petra.raschle
Dipl. Naturheilpraktikerin FNHP, klassische Massage, Wirbelsäulentherapie n. Dorn / Breuss, Schröpfen, Baunscheidtieren, Heilpflanzenkunde, Bachblütentherapie. Mitglied Schweizer Kneippverband.

8304 Walliselllen

8304 Walliselllen, Ruby Edith, Reiki-Studio
Bützackerstrasse 4, Tel. 044-830 61 25
Chin. Massage, Akupressur, Psycho-Energetik-Massage, Wirbelsäulen-Basis-Ausgleich, Reiki, Naturkosmetik.

8304 Walliselllen

8304 Walliselllen, Siegenthaler Sandra, Shiatsu-Praktizierende
Bürglistrasse 8, Tel. 044-850 67 78, email: siegenthaler.sandra@hispeed.ch
Shiatsu stärkt die Lebenskraft und steigert so das körperliche, seelische und geistige Wohlbefinden.

8304 Walliselllen

8304 Walliselllen, Trüb Maria, Heilpraktikerin
Kirchstrasse 4, Tel. 044-830 54 88
Haardiagnose und Haarlaser, Bioresonanz, Lymphdrainage, Colonhydrotherapie, Kinesiologie, Akupunktur, Schlankheitsberatung mit hochwirksamen Produkten. Von Krankenkassen anerkannt.

8304 Walliselllen

8304 Walliselllen, Weider Simone, Gesundheitspraxis Weider & Weider
Bürglistrasse 37, Tel. 043-233 52 88
home: www.drachennadel.ch   email: simone@drachennadel.ch
Spezialisierte Fachpraxis für man. Lymphdrainage, KPE, Dipl. Akupunkteurin / TCM, Geburtsvorbereitung und Geburtsbegleitung, krankenkassenanerkannt, Schüsslersalz Beratung, Dorn-Therapie, Int. Dipl. Feng Shui Berater.

8304 Walliselllen

8304 Walliselllen, Zimmermann Christa
Langenwiesenstrasse 1, Tel. 044-830 12 41
Craniosacral-Therapie für Babys, Kinder und Erwachsene, Psychomotorik-Therapie für Kinder und Jugendliche. Mitglied Cranio Suisse® und ASTP.

8305 Dietlikon

8305 Dietlikon, Bissig Margrit, Integrative Kinesiologie
in Lampitzäckern 54, Tel. 044-833 42 92
Dipl. Integrative Kinesiologin. Mitglied SBVK, EMR anerkannt (Krankenkassen-anerkannt mit Zusatzversicherung).

8305 Dietlikon

8305 Dietlikon, Hinnen Silvia, Dipl. Akupunkteurin
Bassersdorferstrasse 5, Tel. 079-213 23 67, email: masi.hinnen@bluewin.ch
Akupunktur, Aurikolotherapie, Moxibustion, Ausleitungsverfahren, Akupressur-Massage, Augenakupunktur nach Prof. Boel. Mitglied NVS, EMR, SBO-TCM.

8305 Dietlikon

8305 Dietlikon, Ledermann Armin, Praxis f. Atlaslogie u. Akupunkt-Massa-ge nach Penzel, Bahnhofstrasse 39, Tel. 044-888 40 30
home: www.praxis-info.ch/atlaslogie-ledermann/   email: atlaslogie@hispeed.ch
Atlaslogie SVFA, APM n. Penzel (ASCA / EMR reg.), Posturologie z. Korr. v. Haltungsfehlern, Dorn / Breuss WS-Therapie und -Massage, Vitalfeldtherapie gegen Schmerzen und Energiemangel.

Adressen Plz 8000

8305 Dietlikon
8305 Dietlikon, Leimbacher Elisabeth, Fussreflexzonenmassage, Krankenschwester, Schwerzelbodenstrasse 28, Tel. 044-833 21 05
email: leimbacher@swissonline.ch
Fussreflexzonenmassage, Ganzkörpermassage.
Mitglied SVFM, EMR anerkannt.

8305 Dietlikon
8305 Dietlikon, Niemeyer Monika, diplomierte Integrative Kinesiologin IKZ
Neue Winterthurerstr.20, Tel. 044-834 04 22, email: m.niemeyer@gmx.ch
Ausbildung in Integrativer Kinesiologie, Transformations-Kinesiologie, PKP, EDU-Kinesiologie, Tierkinesiologie und Lehrerlaubnis für: Touch for Health, Brain Gym, Wellness-Kinesiologie. Mitglied SBVK.

8305 Dietlikon, Praxmarer Manuela, praxmarer's praxis
In Lampitzäckern 16, Tel. 043-255 98 06
home: www.praxi.ch   email: massage@praxi.ch
Medizinische Massagen (Klassische-, Sport-, Therapie- und Funktionsmassagen), CERAGEM Therapie. Ab Frühling 2007 auch Fussreflexzonenmassage.

8305 Dietlikon
8305 Dietlikon, Schneeberger Marietta, Therapeutin
Lettenstrasse 12, Tel. 044-833 06 96, Fax 044-833 08 66
email: marietta111@hotmail.com
Angewandte Kinesiologie, Neurobiologie und Psychokinesiologie nach Dr. Klinghardt, Fussreflexzonenmassage. Mitglied SVNH, VNS.

8306 Brüttisellen
8306 Brüttisellen, Niemeyer Monika, Dipl. Integrative Kinesiologin IKZ
Birkenstrasse 26, Tel. 044-834 04 22
home: www.tierkinesiologie.ch   email: m.niemeyer@gmx.ch
10 Jahre Kinesiologie-Praxis in 8305 Dietlikon. Integr. Kinesiologie, Touch for Health, Brain Gym, EDU-Kinesiologie, Transformations-Kinesiologie, PKP, Astro-Kinesiologie, Wellness-Kinesiologie, Tierkinesiologie sowie Kurse. Mitglied SBVK.

8306 Brüttisellen
8306 Brüttisellen, Schenk Dora, Praktizierende WATSU / WATA, Fussreflexzonenmassage, Lindenbuckweg 7, Tel. 044-833 64 73
home: www.aquanetz.ch   email: dora.schenk@bluemail.ch
WasserShiatsu und WasserTanzen (im 35 Grad warmen Wasser) in Zürich und Winterthur, andere Orte nach Vereinbarung, Fussreflexzonenmassage in Brüttisellen und Winterthur, Mitglied NAKA.

8307 Effretikon
8307 Effretikon, Aebersold-Frey Brigitta, Praxis für Atlaslogie
Schlimpergstrasse 5, Tel. 052-347 30 50, Fax 052-347 30 51
home: www.atlaslogie-ba.ch   email: brigitta.aebersold-frey@bluewin.ch
Atlaslogie, Breussmassagen, therapeutische Massagen, sanfte Wirbeltherapie nach Dorn, Schüsslersalz-Antlitzdiagnose. Mitglied SVNH.

8307 Effretikon, Andermatt Jeannette, Psychologin / Psychotherapeutin
Grendelbachstr. 44, Tel. 052-343 89 28
www.psychotherapieeffretikon.ch   email: j.andermatt@psychotherapieeffretikon.ch
Körperorientierte Psychotherapie hilft, seelische, psychosomatische Probleme oder Beziehungsschwierigkeiten in einem grösseren Rahmen zu sehen, und so neue Lösungen zu finden. Mitglied FSP, SPV, SBBP.

8307 Effretikon
8307 Effretikon, Holdener Sandra, Praxis Oxalis
Schlimpergstrasse 5, Tel. 052-347 30 53 Fax 052-347 30 51
home: www.ebsh.ch   email: info@ebsh.ch
Ernährungsberatung, Schüsslersalzberatung mit Antlitzdiagnostik, klass. Massagen, Breussmassage mit Dorntherapie, Bowentherapie, Ohrkerzenbehandlung mit Ohrakupunkturmassage. Krankenkassen Anerkennung durch EMR / ASCA.

8308 Illnau
8308 Illnau, Benz-Keller Elisabeth, Dipl. Integrative Kinesiologin IKZSBVK
Hagenwies 45, Tel. 052-346 10 59
home: www.kinesiologie-klick.ch   email: elisabeth.benz@bluewin.ch
Praxis in Illnau und Zürich. Wohlbefinden fördern - Ausgeglichenheit spüren - bessere Leistungen erbringen durch Kinesiologie. Unterstützung bei körperlichen Heilungsprozessen, Überlastung und Stress, Persönlichkeitsentwicklung.

Adressen Plz 8000

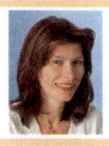

8308 Mesikon-Illnau, Gujer Christina, Praxis für Naturverfahren und Energiearbeit, Horbenerstrasse 7, Tel. 052-347 20 17, Natel 079-748 72 82
home: www.christina-energy.ch email: info@christina-energy.ch Dipl. Naturärztin NVS-A / SPAK, Dipl. Ganzheitstherapeutin, Schwingkissen-Therapie, energet.+ l. Massagen, Fussreflexzonentherapie, Bachblütenberatung, Ernährungsberatung, (Metabolic-Balance) MET (Meridian Energie Techniken). Mitglied NVS, EMR, SVN.

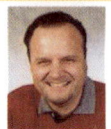

8309 Nürensdorf, Beyeler Markus, ProVital Gesundheits- und Präventionszentrum, Hakabstrasse 20, Postfach 208, Tel. 079-445 55 12, 044-836 87 76
home: www.provitalteam.ch email: provitalteam@bluewin.ch
Körperentgiftung mit Q2 Energy SPA, Vitalstofftherapie, Neu Enzym-Power-Concept, Nordic Fitness Walking, Tantramassagen für Männer, Mitglied SNO Nordicfitness Verband.

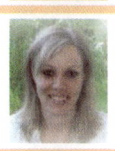

8309 Nürensdorf, Christen Jeanette, dipl. med. Masseurin, EMR anerkannt
Alte Bühlhofstrasse 10, Tel. 079-752 41 02
home: www.yym.ch email: j.christen@yym.ch

Klassische & Sportmassagen, Wirbelsäulentherapie, Fussreflex, Schröpfen, Kopfschmerz- & Migränentherapie.

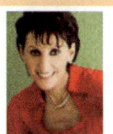

8309 Nürensdorf, Peyer Claudia, Praxis für Bewegung und IK Kinesiologie
Untere Chilenzelg 26, Tel. 044-837 22 55
home: www.bodygame.ch email: bodygame@bluewin.ch
Gymnastikkurse in Wallisellen. Energetisches Beckenbodentraining, energetische Haltungskorrektur, Integrative Kinesiologie in Nürensdorf. Touch for Health und Brain-Gym.

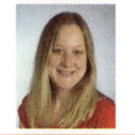

8311 Brütten, Hauser Ursina, Ganzheitliche Gesundheitspraxis
Birch, Tel. 052-243 32 62
home: www.ganzheitliche-gesundheit.ch email: info@ganzheitliche-gesundheit.ch

Fussreflexzonentherapie, Ganzheitliche Ernährungsberatung, Klassische Teil- und Ganzkörpermassage, Schröpfmassage.

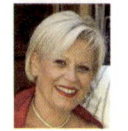

8312 Winterberg, Demeulemeester Caroline, Aromapraxis
Oberhäslerstrasse 26, Tel. 052-343 73 63, Natel 078-802 70 30
home: www.olfacta.com email: caroline@olfacta.com
Duftberatung zur Gesundheitsvorsorge oder als flankierende Massnahme. Lassen Sie sich Salben, Cremen oder Düfte zur Inhalation und als Badzusatz mischen. Individuelle Rezepturen und Duftkreationen.

8312 Winterberg

8312 Winterberg, Kuhn Monika, PEDMASSANA Gesundheitspraxis
Eschikerstrasse 4, Tel. 052-345 16 33, Fax 052-345 33 62
home: www.pedmassana.ch.vu email: pedmassana@swissonline.ch Med. Masseurin FA, Hypnosetherapeutin. Man. Lymphdrainage, Bindegewebs-, Fussreflexzonen- und klassische Massage, Triggerpunkt-, Terrier-, Magnetfeld-, DORN Gelenk- und Wirbelsäulen-Therapie, Heilhypnose. Mitglied SVBM, SVNH, KK anerkannt.

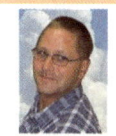

8317 Tagelswangen, Fehr Perry, schmerzfrei-leben.ch
Büelhalde 9, Tel. 052-347 08 63, Fax 052-347 08 62
home: www.schmerzfrei-leben.ch email: perry.fehr@schmerzfrei-leben.ch

Energiesitzungen, Fernhilfe, Hypnosetherapie, Kinder- und Jugendhilfe, Haus- oder Spitalbesuche, sowie fundierte Lebensberatung.

8320 Fehraltorf

8320 Fehraltorf, Bassin Michèle, Gesundheitspraxis Licht & Raum
Kempttalstrasse 69, Tel. 044-955 02 85
home: www.michele-bassin.ch email: mbassin@mydiax.ch

Geistheilung, Lebensberatung, Rückführungen, Energiearbeit, Körper- und Fussreflexzonenmassage. A-Mitglied SVNH, SVNH gepr. in Geistigem Heilen.

8320 Fehraltorf

8320 Fehraltorf, Schaufelberger-Züger Sylvia, Gesundheitspraxis, Therapeutin, Russikerstrasse 39, Tel. 044-954 26 14, email: schuefis@bluewin.ch

Fussreflexzonen-Massage-Therapie, Rücken-Nacken-Massagen, manuelle Lymphdrainage Dr. Vodder, La Stone Therapy. Mitglied NVS + EMR.

Adressen Plz 8000

8320 Fehraltorf

8320 Fehraltorf, Schlanke-Bühlmann Rosmarie, Dipl. Kinesiologin IKZ Weiherholzstr. 34, Tel. 044-954 21 80, email: rosmarieschlanke@freesurf.ch
Kinesiologie für Erwachsene und Kinder, Facial Harmony Balancing: Entspannung und Wohlbefinden, EMF Balancing, Phasen I - VIII: unterstützt die spirituelle Entwicklung.

8330 Pfäffikon

8330 Pfäffikon ZH, Apothéloz Ruth, Körpertherapeutin
Mettlenstrasse 12, Tel. 044-951 03 37, home: www.koerperundklang.ch
Polarity, klassische Massage, Klangliege, Stimmgabelarbeit.
Mitglied im Polarity Verband Schweiz.

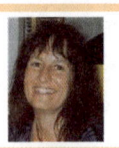

8330 Pfäffikon ZH, Bolliger Christa, Therapeutische Praxis
Hörnlistrasse 43, Tel. 044-950 48 25
home: www.transformationsarbeit.ch   email: info@transformationsarbeit.ch
Cranio-Sacral-Therapie (Biodynamik), Blütentherapie, Astrologische Beratungen, Human Design, Reinkarnationstherapie, Metamorphose, Tarotberatungen, Aura Soma. Mitglied CranioSuisse, SAF, SVRT.

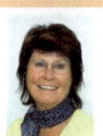

8330 Pfäffikon ZH, Bolliger Gris Annelies, Gymnastik, Massage, Energiebehandlung, Tumbelenstrasse 58, Tel. 044-950 31 70
email: soft-gyminfo@hispeed.ch
Soft-Gym in Pfäffikon und Hinwil, Gymnastikstunde: Soft-Gym! therapeutische Massagen, Energiebehandlung durch Handauflegen, Seminare und Lebensberatung, Ohrkerzen, Schüsslersalze. Mitglied NVS. Kassen anerkannt.

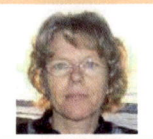

8330 Pfäffikon, Bosshard Johanna, Praxis für Homöopathie
Hörnlistr. 76, Geratrium 1. Stock, Tel. 044-954 27 33, email: globuli@active.ch
Homöopathie hilft bei akuten und chronischen Krankheiten wenn andere Medikamente versagt haben. Mitglied homöopathes sans frontières.

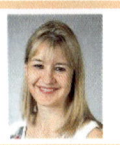

8330 Pfäffikon ZH, Buntschu Diana, Yogalehrerin
Frohwiesstrasse 25, Tel. 079-660 52 62
home: www.yoga-sunshine.ch   email: diana.yoga@freesurf.ch
Yogakurse für Erwachsene, Kinder und Senioren, Privatlektionen auf Anfrage, Fussreflexzonen-Massage, Blütenessenzen, Lebensberatung, Nahrungsergänzung. Mitglied der SYG, SYV, EGK-Therapeutin.

8330 Pfäffikon

8330 Pfäffikon ZH, Keller Regula, Dipl. Integrative Kinesiologin IKZ, Apothekerin, Hittnauerstrasse 10, Tel. 044-950 54 76
Kinesiologie, Sportkinesiologie, Fussreflexzonen-Massage, Vitalstoffe, Einzelsitzungen für Erwachsene und Kinder. Mitglied NVS-A, SBVK, SAV.

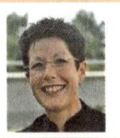

8330 Pfäffikon ZH, Kistler Maria, Sinnfonie - Praxis für Feldenkrais und Qigong, Hochstrasse 10, Tel. 043-288 80 70, email: sinnfonie@feldenkrais.ch
Gruppenlektionen, Bewusstheit durch Bewegung, Gruppe für Menschen mit anhaltenden Schmerzen, Gruppe Feldenkrais & Qigong mix, Einzellektionen "funktionale Integration". Mitglied des SFV/EMR.

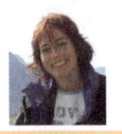

8330 Pfäffikon ZH, Lemberger Angela, Mind Body Soul - ganzheitliche Gesundheitspraxis, Seestrasse 25, Tel. 01-952 17 70
home: www.mindbodysoul.ch   email: info@mindbodysoul.ch
Behandlungsmethoden: Akupunktmassage nach Penzel, Bioresonanz, Body Detox (Körperentgiftung), Schüssler Salz.

8330 Pfäffikon

8330 Pfäffikon ZH, Lemberger Christina, Homöopathin SHI, Naturärztin NVS
Seestrasse 25, Tel. 044-952 17 70, Fax 044-952 17 71
email: praxis.lemberger@bluewin.ch
Klassische Homöopathie. Mitglied NVS, APM-Therapeutenverband.

Adressen Plz 8000

8330 Pfäffikon

8330 Pfäffikon ZH, Mühlemann-Enderli Erika, Dipl. Kinesiologin IKZ / Systemisches Familienstellen, Steinackerstr. 28, Tel. 044-950 07 08, Fax 044-950 07 08
home: www.muehlemann-enderli.ch   email: erika@muehlemann-enderli.ch
Kinesiologische Arbeit mit Menschen aller Altersklassen / Kinesiologisches Arbeiten mit Tieren / Seminartätigkeit / Systemisches Familienstellen / Ernährungsberatung / Metabolic-Balance / Mitglied SBVK / NVS.

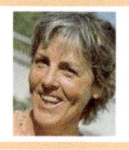

8330 Pfäffikon ZH, Schmid-Baggenstos Ruth, Therapeutin Chinesische Naturheilkunst, Hörnlistrasse 76, Tel. + Fax 044-950 04 82
home: www.naturheilkunst-schmid.ch   email: akrsb@bluewin.ch
Akupunktur, Akupressur, Tuina, Qi Gong. A-Mitglied SBO-TCM.

8330 Pfäffikon

8330 Pfäffikon ZH, Schulthess Weber Susanne, Körper- und Traumatherapeutin, Dorfstrasse 9, Tel. + Fax 044-950 08 15
home: www.trauma-praxis.ch   email: susanne.schulthess@bluewin.ch
Dipl. Craniosacraltherapeutin, Dipl. Somatic Experiencing-Practitioner, Trauma-Therapie nach Dr.P.Levine, Krankenkassen anerkannt (Zusatzvers.) Verbände: CranioSuisse, DV Xund, IG-SE.

8330 Pfäffikon

8330 Pfäffikon ZH, Sieger Barbara, Cranio Sacral Therapie und Physiotherapie, Tumbelenstrasse 63, Tel. 076-412 57 27, home: www.barbara-sieger.ch
Cranio Sacral Therapie, Physiotherapie, Kinder- und Säuglingsbehandlungen. Mitglied Verband Cranio Suisse, fisio-Verband. Krankenkassen anerkannt. Grund- und Zusatzversicherung.

8330 Pfäffikon

8330 Pfäffikon ZH, van Appeldorn Norbert
Bachtelstrasse 25, Tel. + Fax 043-288 83 73
home: www.revo-med.ch   email: van-appeldorn@bluewin.ch
Heilung, die von innen kommt, Psychosomatik, Info-Dienst.

8330 Pfäffikon

8330 Pfäffikon ZH, Vogt Liliane, Med. Masseurin SVBM FA SRK
im Freienstein 20, Tel. 044-950 54 55, Fax 044-951 23 80
Medizinische Massagen, Wirbelsäulentherapie (sanfte Chiropraktik), Trigger-Punktbehandlungen, Behandlung von Fersensporn, Tennisellbogen, Knieschmerzen. Mitglied NVS, SVBM FA SRK.

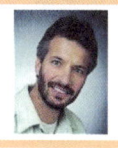

8331 Auslikon-Pfäffikon/ZH, Russ Peter D., Gesundheitspraxis Human-Consult, dipl. Vitalpraktiker n.V., Dorfstr. 8, Tel. 044-950 05 88, Fax 044- 950 61 87, Nat. 079-216 31 40, home: www.HumanConsult.ch   email: info@humanconsult.ch
Ayurveda Marma Massage, Energy Balancing Massage, Integrative Kinesiologie, Lebensberatung, Vitalpraktik. Wellness: Peeling, Dampfbad, Sauna, Solarium. Mitglied SVNH, geprüft in Vitalpraktik.

8332 Russikon

8332 Russikon, Krull Gabriela, Bioenergie-Therapeutin
Neuwiesenstrasse 12, Tel. 044-954 18 70
Förderung der im Menschen innewohnenden Primärkraft durch Stimulation spezieller Nervenpunkte. Aktivierung der Regenerationskraft über die Chakren. Mitglied BEG.

8332 Russikon

8332 Russikon, Staub-Mathiuet Maria, Med. Masseurin FA SRK, Pedicurin
Eggwiesstrasse 29, Tel. 044-955 28 10 Fax 044-955 28 11
home: www.gesundheitspraxis-russikon.ch.vu
Sport- Ganzkörpermassage, Spez. Rücken-, Nackenmassage, Fussreflexzonen, Lymphdrainage, Akupunkt-Massage, Pedicure, Wirbelsäulenbasisbehandlung. Mitglied SVBM, NVS.

8332 Russikon

8332 Russikon, Vögeli Paul
Eggbrunnenweg 41, Tel. 044-955 35 10
home: www.maresho.ch   email: p.voegeli@gmx.ch
Klassische Massage, Fussreflexzonenmassage Inversion Balance, Klangmassage, Klangmeditationen, Homöopathie für Mensch und Tier.

Adressen Plz 8000

8335 Hittnau

8335 Hittnau, Rüfenacht Veronica, Dipl. Shiatsupraktizierende
Dürstelenstrasse 28 B, Tel. 044-950 35 81, email: ruefis3@bluewin.ch
SHIATSU - Körperarbeit mit ganzheitlichem Verständnis für Mensch und Umwelt, Gesundheit und Krankheit, Körper und Geist. Mitglied SGS.

8340 Hinwil

8340 Hinwil, Aeberli Hans Ruedi, Praxis für ganzheitliche Gesundheit
Walderstrasse 35, Tel.+Fax 044-937 48 20
Naturheilverfahren, insbes. BIT-Biophysikal. Informations-Therapie, Psychotherapie, Psychokinesiologie n. Klinghardt, Kurse. Mitglied NVS-A (Kassenanerkennung).

8340 Hinwil

8340 Hinwil, Ibañez Maria Angeles, Praxis für Integrative Kinesiologie
Gstaldenstrasse 13, Tel. 078-885 29 38
home: www.ik-kinesiologie.ch   email: mai@ik-kinesiologie.ch
Muskeltestverfahren zur Aufdeckung und Lösung von psychischen, energetischen und familiendynamischen Konfliktsituationen. Speziell für Kinder und Jugendlichen mit Lernschwierigkeiten, Prüfungsangst usw.

8340 Hinwil

8340 Hinwil, Jacober Silvana, Therapeutin
In der Mühle 1, Tel. 079- 795 81 53
home: www.silvana-jacober.ch   email: s.jacober@gmx.ch
Zero Balancing Therapeutin und Ausbildnerin, Jin Shin Do® -Akupressur, Emozon-Fussmassage, Reiki, Bach-Blüten, Ganzheitliche Körper- und Bewusstseinsarbeit. Mitglied SVNH.

8340 Hinwil

8340 Hinwil, Mathey Christine, Dipl. Qi Gong-Lehrerin
Kiesacker 13, Tel. 044-937 33 20
home: www.qigong-seminare.ch   email: info@qigong-seminare.ch
Qi Gong stärkt und harmonisiert die Lebensenergie Qi. Als dipl. Qi Gong-Lehrerin und Schülerin von Grossmeister Zhi Chang Li biete ich Kurse und Seminare in Tai Chi Qi Gong und Stillem Qi Gong an.

8340 Hinwil

8340 Hinwil, Pfenninger Anne-Katharina, Atemtherapeutin
In der Mühle 27, Tel. 044-938 07 06
Atemtherapie, Einzelbehandlung und Gruppenstunden in Atem und Bewegung. Dorn-Breuss-Rückenbehandlung: Heilen über die Wirbelsäule. Mitglied SBAM.

8340 Hinwil-Hadlikon

8340 Hinwil-Hadlikon, Wick-Gyger Anita, Praxis für Natürlich Spirituelles Heilen, Kiesacker 7, Tel. 044-937 42 04, Natel 079-580 73 70
home: www.isrha.org   email: anitawick@bluemail.ch
Natürlich Spirituelles Heilen für Menschen und Tiere bei körperlichen oder seelischen Problemen. Ausgebildet in England am SRMH Centre in Somerset. Mitglied des Heilerverbandes ISRHA.

8344 Bäretswil

8344 Bäretswil, Grunder Edith, Naturheilpraxis zur Sonnenuhr, kant. gepr. Heilpraktikerin AR, Caspar Emil Spörri-Strasse 3, Tel. 044-939 18 46
Bioresonanz-Therapie, man. Lymphdrainage, Wirbelsäulen-Basisausgleich. Mitglied NVS-A, SVNH, SGBT.

8344 Bäretswil

8344 Bäretswil, Keller Gubler Irene, Dipl Physio- u. Shiatsu-Therapeutin
Wetzikerstrasse 42, Tel. 043-833 62 77
Shiatsu, Schwangerschaftsbegleitung. Mitglied SGS, SPV.

8344 Bäretswil

8344 Bäretswil, Kühne Hanspeter
Aemetstrasse 1, Tel. 044-939 23 20, email: hkuehne@hispeed.ch
Geistiges Heilen, A-Mitglied SVNH, SVNH-geprüft in Geistigem Heilen.

Adressen Plz 8000

8344 Bäretswil
8344 Bäretswil, Nierlich Susanna, Naturärztin
Kehrstr. 9, Tel. 044-979 11 11, Fax 044-979 11 14, email: snierlich@gmx.ch
Clustertherapie, Farbpunktur nach Mandel und weitere nach Bedarf.
NVS-A-Mitglied mit SPAK-Anerkennung.

8344 Bäretswil
8344 Bäretswil, Strassmann Patricia, Energie-Center
Maiwinkel, Tel. 043-833 61 11
home: www.energie-center.ch email: info@energie-center.ch
Lomi Lomi Nui / Hawaiianische Tempelmassage, Tibetische Klangschalentherapie, La Stone Therapie / Inyan Touch, Aromaölmassage, Energetische Therapieformen / Intuitive Massage, Chakra Energie Healing.

8352 Räterschen, Engeler Markus, Naturheilpraktiker NVS, Praxis Casa Mana, St. Gallerstrasse 30, Tel. 052-366 02 92, Fax 052-366 06 88
home:www.casamana.ch email: nhp.casamana@freesurf.ch Fundierte naturheilkundliche Diagnostik u. Therapie; Bioresonanz, Homöopathie, Kräuter- und Pflanzenheilkunde, Heilhypnose u. Ernährungsberatung; Behandlung v. Schmerzen, Allergien, degenerativen Erkrankungen; Suchttherapie. EMR anerk. Mitglied NVS-A.

8352 Elsau-Räterschen
8352 Elsau-Räterschen, Ryser-Ribi Nancy, AkupunkturA
Im Melcher 8, Tel. 052-335 36 12 Fax 052-363 19 42
home: www.akupunktura.ch email: nancyribi@yahoo.com
Chinesische Medizin, Akupunktur, Chinesische Kräutertherapie, Schröpfen, Moxibustion, Ernährung nach den Fünf Elementen, Bachblüten, Lichttherapie, Hot Stone Massage, Ohrakupunktur, Wickel, etc. A-Therapeutin EMR, SBO-TCM & NVS.

8353 Elgg, Rossi Tina, Med. Masseurin
Hintergasse 26, Tel.+Fax 052-364 13 87
home: www.gesundheits-oase.ch   email: tina@gesundheits-oase.ch
Esalen-Massage, Klass. und div. Massagen, Ayur-Veda-Edelstein-Farblicht-Therapie, Verkauf von Edelsteinketten und Produkten zum verbessern der Lebensqualität. SVNH-Mitglied.

8355 Aadorf
8355 Aadorf, Bombelli Larissa, Ernährung und Entspannung
Wittenwilerstrasse 1, Tel. 052-365 02 01
home: www.entspanntessen.ch   email: info@entspanntessen.ch
Vitalstoff-Ernährungsberatung und Entspannungstrainerin für Progressive Muskelrelaxation, Autogenes Training und Klangschalenmassage.

8355 Aadorf, Gnehm Elisabeth, Therapeutin / Yogalehrerin / Sekundarlehrerin
Leimackerstrasse 7, Tel. / Fax 052-365 11 57, email: egnehm@bluewin.ch
Craniosacraltherapie, Atemtherapie, psychomatische Energetik, astrologischpsychologische Beratungen; Yoga 5mal wöchentlich in Gruppen. Mitglied SYG, SYV, CRANIOSUISSE.

8355 Aadorf
8355 Aadorf, Liechti Karin, ganzheitliche Ernährungsberaterin
Wittenwilerstrasse 6, Tel. 052-721 00 75
home: www.karinliechti.ch email: karin@karinliechti.ch
Als Ernährungs - Psychologische Beraterin lege ich grossen Wert auf Ganzheitlichkeit. Ihre persönlichen Bedürfnisse stehen im Mittelpunkt. Sie lernen mit Genuss Gewicht zu regulieren. Metabolic Typing, individuelle Stoffwechselanalyse.

8355 Aadorf, Puccio Carmen, dipl. Shiatsutherapeutin SGS, dipl. Tanz- und Bewegungspädagogin BGB, Kapellstrasse 8, Tel. 052-365 17 97
home: www.tanztheaterhaus.ch   email: carmen@tanztheaterhaus.ch
Shiatsu-Therapie, Rücken und Stretch, Yoga-Stretch, Tanztheater, Entspannende Körperarbeit, Gesundheitstraining für Männer, Zen-Meditation... Mitglied SGS, BGB. EMR anerkannt.

8357 Guntershausen
8357 Guntershausen, Sutter Julia
Hauptstrasse 35, Tel. 079-455 48 93, home: www.juliasutter.ch
Tierheilpraktikerin und sensitive Beraterin mit Aurareinigung, Kurse, Energiearbeit, schamamische Familienaufstellung, Feng Shui, Polarity.

Adressen Plz 8000

8370 Sirnach
8370 Sirnach, Benz Ursula, Kosmetologin
Büfelderstrasse 1, Tel. 071-966 39 66, Fax 071-966 39 61
home: www.schoenheitsoase-benz.ch
Schönheitsoase Ursula Benz - Gleitwellenmassage, Aroma-Stone-Massage, Power-Plate, Haarentfernung, Schlankheitsbehandlung, Faltenbehandlung, Nail-Kosmetik, Permanent-Make-up, etc.

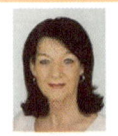

8370 Sirnach, Buffon Elisabeth, Therapeutin
Hochwies 10, Tel. 071-960 17 55
Fussreflexzonen-Massage, Rücken- und Nackenmassage, Baunscheidtieren, Lebensberatung. Mitglied SVBM.

8370 Sirnach
8370 Sirnach, Graf Marco, Gesundheitspraxis Marco Graf
Wilerstrasse 5, Tel. 079-413 66 12
home: www.graf-gesundheit.ch   email: info@graf-gesundheitspraxis.ch
Ihre Gesundheit - Meine Berufung! Wirbelsäulen-Basis-Ausgleich, Polarity, Fussreflexzonenmassage.

8370 Sirnach
8370 Sirnach, Kaiser Corina, Systemtherapeutin
Wilerstrasse 28, Tel. 071-977 31 18, email: corina_kaiser999@hotmail.com
Lösungsorientierte Kurzzeitberatung mit Einzelaufstellung (Familien- und Systemstellen).

8370 Sirnach
8370 Sirnach, Schüepp Ana, Fussreflexzonenmasseurin
Untermattstrasse 12 a, Tel. 076-466 75 59, email: anatango@bluewin.ch
Entspannung für Körper und Seele. dipl. Fussreflexzonenmasseurin. Pendel und Biotensor. Anmeldung unter Tel 076 466 75 59.

8372 Wiezikon, Buser Martin, Praxis Lichtsegen - natürliche Heilpraktiken
Dorfstrasse 55, Tel. 071-960 13 77
home: www.lichtsegen.ch   email: martin.buser@lichtsegen.ch
Geistiges Heilen / Reiki, Rückführungs- und Reinkarnationstherapie SVNH, Reiki-Seminare, therapeutische oder spirituelle Begleitung, in Weiterbildung zum dipl. Naturheilpraktiker.

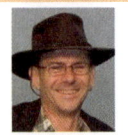

8376 Fischingen, Feustle Markus, institut-radiaesthesie.ch
Hauptstrasse 18, Tel. 071-977 30 33, Fax 071-977 30 31
home: www.institut-radiaesthesie.ch   email: info@institut-radiaesthesie.ch
Haus- / Schlafplatz-Untersuchungen ausgehend von der Belastung des Menschen gefunden am Genick. Psychodynamische Radiästhesie = ganzheitliche Belastungsanalyse! Ausbildungsübersicht auf der Homepage.

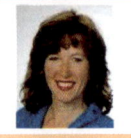

8400 Winterthur, Allenbach-Frei Monika, Dipl. Yogalehrerin SYG / Raum für Yoga, Unterer Graben 17, Tel.+Fax 052-233 43 64
email: monika.yoga@freesurf.ch
Yogakurse in Kleingruppen (max. 7 Teiln.) nach der Tradition von Desikachar (Viniyoga), Yoga für SeniorInnen, Yoga über Mittag, Yoga im Einzelunterricht.

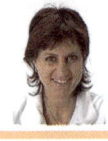

8400 Winterthur, Bauer Verena, Essential 5 Shiatsu Körpertherapie, in Weisslingen und Winterthur, Tel. 052-384 20 91, home: www.essential5.ch
Zen Shiatsu Körpertherapie, Aroma Shiatsu Massage und Aromatherapie, Fussreflex, Zen Meditation, Heilkräuterkurse / Garten und Ernährung, Ganzheitliche Begleitung und Supervision (Trauma, Schmerz, Stress), Kurs- und Therapiezentrum.

8400 Winterthur
8400 Winterthur, Betschart Stefanie, dipl. Feldenkrais-Lehrerin SFV
Schützenstrasse 81, Tel. 052-213 43 12 Fax 052-212 51 87
home: www.betsch-art.info   email: stefanie.betschart@bluewin.ch
Gruppenunterricht: Feldenkrais / Bewusstheit durch Bewegung, wöchentliche Gruppen, Wochenend- & Ferienkurse. Einzelarbeit: Feldenkrais / Funktionale Integration, Feldenkrais & Orientalischer Tanz, Feldenkrais & Samba.

Adressen Plz 8000

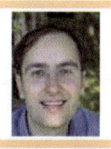

8400 Winterthur, Bizzarro Gianluca, Klassische Homöopathie
Lindenstrasse 20, Tel. 076-497 15 67
home: www.heilkunst-homoeopathie.ch   email: praxis@bizzarro.de
Praxis für klassische Homöopathie. Ausbildung bei M.S.Jus. EMR anerkannt, Rückerstattung über die Zusatzversicherung. Consultazione anche in italiano. Consultation available in english.

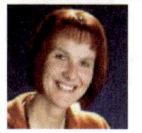

8400 Winterthur, Blickenstorfer Mäggi, Praxis + Spitex
Rychenbergstrasse 179, Tel. 076-433 32 13
home: www.emindex.ch/maeggi.blickenstorfer
Fussreflexzonen-Therapie, Aromamassage, Beratung/Coaching in schwierigen Lebenssituationen. Mitglied SBK, SVFM.

8400 Winterthur

8400 Winterthur, Blum Kaech Yvonne, Shiatsu Praktizierende, Heilpädagogin
Untere Kirchgasse 2; 4. Stock, Tel. 078-652 70 64
home: www.zenshiatsu.net   email: kaeblu@bluemail.ch
Shiatsu ist die Kunst des Berührens. Shiatsu fördert den Fluss der Lebensenergie und die Balance, bringt persönliches Wachstum, Lebensfreude. Mitglied SGS, ASTP.

8400 Winterthur

8400 Winterthur, Bodmer Ruth, Hebamme, Körper- und Atemtherapie
Marktgasse 1, Tel. 052-363 14 07, Natel 079-383 26 26
email: ruth.bodmer@gmx.ch
Körper- und Atemtherapie LIKA, Schwangerschaftsbegleitung, Geburtsvorbereitung, Bewegungspädagogik, Rückbildung, Beckenbodentraining, Baby massieren / bewegen. Mitglied PDKA, SHV.

8400 Winterthur

8400 Winterthur, Bosshard Karin, naturasana Gesundheitspraxis / Gemeinschaftspraxis zum Citronenbaum, Untertor 1, Tel. 079-224 00 44
home: www.naturasana.ch   email: praxis@naturasana.ch
Neurobiologie + PK-Kinesiologie nach Klinghardt, Schwermetall-Ausleitung, Schmerz-, Störfeld- Narbentherapie, Schröpfen, Blutegel, Pflanzenheilkunde, Fasten, Ernährung / Abnehmen nach Schaub (kohlenhydrat-& säurearm) EMR.

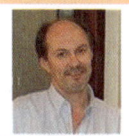

8400 Winterthur, Brun Beat, Praxis Brun
Untere Kirchgasse 3, Tel. 052-212 77 04
home: www.praxisbrun.ch   email: beat.brun@praxisbrun.ch
Akupunktmassage nach Penzel, Fussreflexzonen-Massage, Lymphdrainage, Klassische Massage. Mitglied NVS, VDMS.

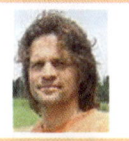

8400 Winterthur, Brütsch Stefan, Polarity Therapeut
Wartstrasse 23, Tel. 078-912 94 92
home: www.polaritytherapeut.ch   email: polarity@bruetsch.com
Polarity Therapie - Eine natürliche, ganzheitliche Behandlungsmethode.
Dipl. Polarity Therapeut. Mitglied PoVS.

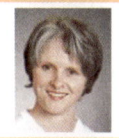

8400 Winterthur, Cassiopea - Praxis für physikalische Therapien Katja Merki, med. Masseur FA, Obere Kirchgasse 22, Tel. 052-214 34 40,
Fax 052-214 34 42, home: www.cassiopea.ch   email: praxis@cassiopea.ch
Bindegewebsmassage, BodyReset-Fachinstitut, BowTech, Fussreflexzonenmassage, HotStone-Bodymassage, klassische Massage, man. Lymphdrainage, EMR-anerkannt / Mitglied im ZVMN.

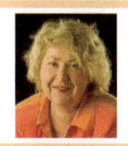

8400 Winterthur, Chosang Jeannette, Dipl. Gesundheits-und Lebensberaterin
Rudolfstrasse 13 (beim Hauptbahnhof), Tel. 052-366 47 10
home: www.shannon.ch   email: jchosang@bluewin.ch
Ich komme zu Ihnen nach Hause, Büro, Hotel, Seniorenresidenz oder Spital. Gesundheits-Lebensberatung, Energiearbeit, Fuss-Energiemassage, Schönheitspflege und Beratung, Meditation, Vorträge, Kurse.

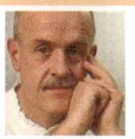

8400 Winterthur, Dercourt Francis, Praxis für medizinische Massagen
Wartstrasse 6, Tel. 052-213 53 53, Fax 052-213 53 46
home: www.bodyteam.ch   email: mail@bodyteam.ch
Klassische Massage, manuelle Lymphdrainage, Endermologie (Cellulite-Behandlung), LA Stone, Bindegewebemassage, Kolonbehandlung. Mitglied SVMM, NVS, Schweiz. Geselschaft für Lymphologie.

Adressen Plz 8000

8400 Winterthur

8400 Winterthur, Disch-Rimann Franziska, dipl. Kinesiologin IKZ
Museumstr. 74, Tel. 052-203 42 30, Fax …31, home: www.kinesiologie-winterthur.ch
email: fdisch@kinesiologie-winterthur.ch   Integrative Kinesiologie: Touch for Health, EDU-K, BG-Teacher. EMR und KK-Anerk. Mitglied: SBVK, NVS A-Therapeutin. Klassische- & Touch Line Massage, Reiki I+II (auch bei Tieren), Body detox Fuss-bad, Physiotron: Magnetfeldmatte, Kolloidal Silber.

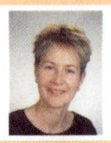

8400 Winterthur, Drosg Madeleine, Dipl. Fussreflexzonen-Therapeutin, Dipl. Med. Praxisassistentin, Stadthausstr. 117, Tel. 052-213 97 82, Natel 076-580 20 40
home: www.emindex.ch/madeleine.drosg   email: madeleine.drosg@bluewin.ch
Fussreflexzonenmassage, reflektorische Lymphbehandlung am Fuss, Aromamassage ISAO (ganzheitliche Massage mit ätherischen Ölen), Wirbeltherapie nach Dorn. Mitglied VEROMA, SVFM, Krankenkassen anerkannt.

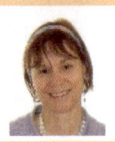

8400 Winterthur, Duss Susan, Craniosakraltherapeutin, Yogalehrerin
Habsburgstrasse 30, Tel. 052-222 24 19, Natel 079-745 07 64
email: susan.duss@swissonline.ch
Craniosakraltherapie, Holistic Pulsing, Yogaunterricht in kleinen Gruppen. Krankenkassenanerkennung, Mitglied Cranio-Suisse. Hausbesuche für Craniosakraltherapie möglich!

8400 Winterthur

8400 Winterthur, Elliker Alice, Kinesiologie, Craniosacraltherapie
Wartstrasse 19, Tel. 052-315 41 17, email: alice.elliker@cybercity.ch
A-Mitglied SVNH, SVNH geprüft in Kinesiologie und Craniosacraltherapie.

8400 Winterthur

8400 Winterthur, Falzone Thomas, Dipl. Therapeut
Brunngasse 2, Tel. 076-424 36 56
home: www.thomasfalzone.ch   email: info@thomasfalzone.ch
Dipl. TCM Therapeut, Tuina Therapeut, spez. Kinder, Laserakupunktur, Massagen, Schröpfen, Moxa. Dipl. Seminarleiter Autogenes Training, Meditationsleiter. EMR / NVS anerkannt.

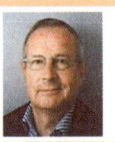

8400 Winterthur, Forster Rudolf, Dipl. Natw., Heilpraktiker M.d.FDH
Metzggasse 11, Tel. + Fax 052-212 11 12

Naturheilkundliche Diagnose- + Therapieverfahren: Augendiagnose, Dunkelfeld, Humoral-, Phyto- / Scenartherapie, Schröpfen, Baunscheidtieren, Ohrakupunktur, Radionische Analysen. Mitglied: FDH, NVS, KK-anerkannt.

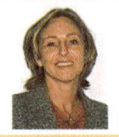

8400 Winterthur, Frei Monika-Xantia, Spirituelle Therap./Heilerin, mediale Beraterin, Kursleiterin, cert. NLP-Master, Tel. 078-753 30 38
home: www.gesund.ch/mxfrei   email: frei_monika@hotmail.com
Praxis für spirituelle Lebenshilfe, Entwicklung + NLP: Mediale Beratung, Bewusstseins-, Transformations- und Energiearbeit, Massagen, Geistheilen, Meditationen, Aura-Fotografie, persönliche Musikarbeitskassetten. Einzelsitzungen und Gruppen.

8400 Winterthur

8400 Winterthur, Füllemann Elisabeth, Gesundheitspraxis TCM
Merkurstrasse 25, Tel. 052-202 35 88

Akupressur-, Tuina-Anmo-, Fussreflexzonen-Massage, Wirbelsäulenbasisausgleich mit Schwingkissen, Ernährungsberatung, Hildegard-Beratung, Reiki. A-Mitglied SBO-TCM, WBA, NVS, EMR, Krankenkassen anerkannt.

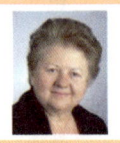

8400 Winterthur, Garcia Stefica, Heilpraktikerin, Dipl. Kinesiologin
Stadthausstrasse 117, Tel. 052-202 20 52
home: www.gesund.ch/gstefica   email: gstefica@surfeu.ch
Ausleittherapie, Rad. Bioresonanz, Kinesiologie, Akupunkt-Massage nach Penzel, Rücken-, Gelenk-Beschwerden, Schröpfen, Kräuterheilkunde, Dorn, Fussreflex, Quantec-Besendungen, Krankenkassen anerkannt. Mitglied NVS.

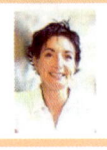

8400 Winterthur, Gennari Beatrice, Praxis für Ganzheitliche Therapie
Neuwiesenstrasse 69, Tel. 052-202 20 82
home: www.buddhaspirit.ch   email: praxis_buddhaspirit@yahoo.de
Wirbelsäulenmassage nach Breuss, Energiearbeit mit Reiki und Edelstein-/ Blütenessenzen, Chakra / Aura-Balance, Bachblütentherapie, diverse Massagen, Vertrieb von Kolloidal Silber.

Adressen Plz 8000

8400 Winterthur
8400 Winterthur, Gerber Elisabeth, Gesundheitspraxis TCM
Bahnhofplatz 14, Tel.+Fax 052-212 30 48
Therapeutin für Trad. Chin. Medizin, Akupunkt- und Meridianmassage, ERNÄHRUNGSBERATUNG, AUTOGENES TRAINING, MEDITATIONEN, Fussreflexzonentherapie, Aura-Chakrahealing, Mitglied NVS, EMR. KK-anerkannt.

8400 Winterthur
8400 Winterthur, Gerussi Eva, Kinesiologie und Massagen
Oberer Graben 2, Tel. 052-202 62 70
Dipl. Integrative Kinesiologin IKZ, Dipl. Masseurin, Einzelsitzungen, Kurse in Touch for Health, Brain Gym, Baby- und Kindermassage. Mitglied SVNH gepr. in Kinesiologie.

8400 Winterthur
8400 Winterthur, Gesundheitspraxis Herrmann Christa, dipl. Homöopathin
Untertor 34, Tel. 052-232 16 22
Klassische Homöopathie nach S. Hahnemann.
Mitglied NVS-A, EMR, Kassenzulässig.

8400 Winterthur
8400 Winterthur, Gesundheitszentrum, Ärztepraxis & Komplementärmedizin
Gertrudstrasse 1, Tel. 052-266 97 97, Fax 052-266 97 66
Klassische Homöopathie, Bachblüten, Craniosacral, Shiatsu, Atemtherapie (Middendorf), Esalen-Massage, Fussreflexzonenmassage, Lymphdrainage, med. Massage, Osteofit, Physiotherapie, MTT, Rückengymn.

8400 Winterthur
8400 Winterthur, Gilg Ursula, dipl. Feldenkraislehrerin SFV
Archstrasse 2, Tel. 052-233 52 33, Praxis 052-202 27 81
home: www.bewegilg.ch   email: info@bewegilg.ch
Praxis für Feldenkrais und prozessorientierte Körperarbeit und Gesprächsführung.

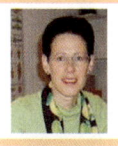

8400 Winterthur, Giordano Julia, Farbtherapie & Atlaslogie
Steiggasse 1, Tel. und Fax 052-202 55 00
home: www.julia-giordano.ch   email: info@julia-giordano.ch
Farbtherapie, Atlaslogie, Dorn- und Breuss-Wirbelsäulentherapie, Schüsslersalze und Antlitzdiagnostik, Bachblüten, Australische Buschblüten, BowenTherapie, Indische Kopfmassage. Mitglied Biochemischer Verein, Zürich.

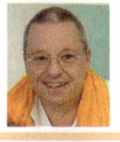

8400 Winterthur, Grimaître Rolf A., Naturarzt/Dipl.med.physik.-Therapeut
Wülflingerstrasse 28a, Tel. 052-223 00 22, Fax 052-222 92 66
home: www.praxisnatura.com   email: naturheilpraxis@tiscalinet.ch
Naturärztliche Beratung, Akupressur, div. Massagen, Schröpfen, Spez. Rückenschmerzbehandlung, Dorn u. Breuss Wirbelsäulen-Therapie, Blütenessenzen, Schamanisches Heilen, Spirituelles Heilen, Seminare.

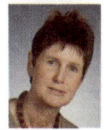

8400 Winterthur, Hänseler Sophie, Praxis für Ergotherapie + Craniosacrale Osteopathie, Amselweg 8, Tel. 052-212 33 75
email: sm.haenseler@bluewin.ch   Fachgebiet Neurologie/Rheumatologie. Beschwerden z.B. nach Schlaganfall, SHT, MS, Parkinson, Tinnitus, Schleudertrauma, Burn out, Migräne, Stress. Schwangerschaftsbegl., Baby- und Kinderbehandlung. KK anerkannt www.craniosuisse.ch, Cranioschule Rudolf Merkel.

8400 Winterthur
8400 Winterthur, Iberg Ruth, Naturheilerin
Lindstrasse 39, Tel.+Fax 071-971 30 64
Spirituelles Heilen, Energetische Behandlungen, Meditation und Klangheilen, Kursangebote, Entfaltung des Feingefühls, Reiki, Energetische Klang- und Rückenmassage, sanfte Fussmassage. Mitglied SVNH.

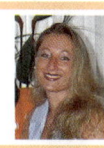

8400 Winterthur, Keller Noelle, Medi-Relax Sportmassagen & Polarity
Wülflingerstrasse 63, im Sunneparadies, Tel. 079-420 73 27
home: www.medi-relax.ch   email: noelle.keller@medi-relax.ch
Klassische Massagen, Fussreflexzonenmassagen, Muskelshiatsu, Polarity, Wirbel-Gelenkbehandlung nach Dorn, Breussmassage, Fango, Heublumenwickel. Mitglied SVBM, PoVS Schweiz.

Adressen Plz 8000

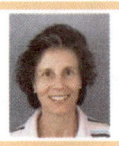

8400 Winterthur, Keller-Wolfensberger Monique, Kinesiologie, dipl. Turn- und Sportlehrerin ETH, Unterer Graben 17, Tel. 052-232 80 67
email: monique.keller@bluewin.ch
Kinesiologie für gesundheitliche Themen, Stressabbau, Lernschwierigkeiten, Sportverletzungen, Haltungs- und Bewegungsanalyse, A-Mitglied SVNH, SVNH geprüft in Kinesiologie und Craniosacraltherapie.

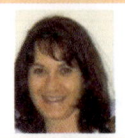

8400 Winterthur, Koefer Maria-Esperanza, NILGIRIS - Ayurveda Praxis Lagerhausstrasse 18, Tel. 078-788 47 09
home: www.nilgiris-ayurveda.ch   email: mariajee@nilgiris-ayurveda.ch
Ayurveda Massagen und Therapien; Gesundheitsanalyse, Ernährungsberatung; Phytotherapie/Kräuterbehandlung. Ayurveda Pauschale (Anti-stress, Entspannung und- Vitalität). Krankenkassen annerkannt.

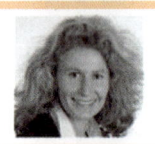

8400 Winterthur, Kohler Gabriela, Gesundheitspraxis
Unterer Graben 46, Tel. 052-202 86 88, home: www.emindex.ch/gabriela.kohler
Klassische Homöopathie, Kräuterheilkunde (Phytotherapie) und Ernährungsberatung (Diätetik), Krankenkassen anerkannt. NVS-A Mitglied und EMR.

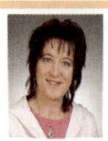

8400 Winterthur, Kubli Käthy, Dipl. Aromatherapeutin, Dipl. MPA
Stadthausstrasse 117, Tel. 079-729 66 76, email: kathy.kubli@bluewin.ch
Psychologische Aromatherapie ISAO (Lebenshilfe und Persönlichkeitsförderung), Aroma-Massage ISAO (ganzheitliche Massage mit ätherischen Ölen), Wirbeltherapie n. Dorn. Mitglied VEROMA.

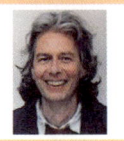

8400 Winterthur, Künzler Manhart Ueli, dipl. Atemtherapeut, SBAM
Theaterstrasse 3, Tel. 052-212 14 62
home: www.atempraxis-winterthur.ch   email: info@atempraxis-winterthur.ch
Atemtherapie nach I. Middendorf, Trauma-Heilung nach P. Levine, tiefgreifende leibseelische Veränderungen werden dadurch angeregt (Körperwahrnehmung). Mitglied SBAM.

8400 Winterthur

8400 Winterthur, Lang-Haggenmacher Katharina, Naturärztin
Theaterstrasse 7, Tel. 052-212 34 80, home: www.bioenergetik.ch
Bioresonanz-Therapie, verschiedene Naturheilverfahren, Gesundheits- und Lebensberatung, Kinesiologie, Bach-Blüten, Massage. Mitglied NVS-A.

8400 Winterthur

8400 Winterthur, Lewis Philip, Dipl. Shiatsu Therapeut
Stadthausstrasse 117, Tel. 079-628 85 67

Mitglied der Shiatsu-Gesellschaft Schweiz.

8400 Winterthur

8400 Winterthur, Lumpisch Sandra, ISIS
Brühlbergstrasse 39, Tel. 077-408 28 36, email: slumpisch@bluewin.ch
Massagen, Metamorphose-Behandlung, Energiearbeit-Reiki Grad 1 + 2/ Touch of Oneness/ Fernbehandlungen, Spirituelle Lebensberatung mit Engeln, Reinkarnationsanalyse, Beratung LichtWesen-Essenzen.

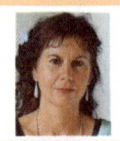

8400 Winterthur, Manhart Monika, Praxis für Polarity u. psych. astrologische Beratungen, Theaterstrasse 3, Tel. 052-213 29 28, Natel 078-738 03 00
email: info@polarity-praxis.ch
Polarity unterstützt die Selbstheilungskräfte, fördert Wohlbefinden, Ent-Spannung, Ausgeglichenheit und Vitalität. EMR-anerkannt. Mitglied Polarity Verband Schweiz, Astrologin SFER.

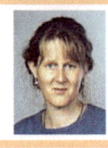

8400 Winterthur, Merlo Lea-Sandra, Aquatische Körperarbeit Wandlungsraum, Konradstrasse, direkt beim Hauptbahnhof, Tel. 071-393 56 20
Heilarbeit in 35° warmem Wasser. Spiraldynamik + Shiatsu als Grundlage meiner Aquatischen Körpertherapie. Bewegtes Sein, im Fliessenden werden. Watsu-Wata-Praktizierende. Mitglied: NAKA + Vitaswiss VGS.

Adressen Plz 8000

8400 Winterthur	**8400 Winterthur,** Nef Barbara, Naturheilpraktikerin / Körpertherapeutin, Trollstr. 4, Tel. 079-261 60 70, home: www.biorma.ch email: info@biorma.ch Ortho-Bionomy, Klassische Ganzkörper- / Rückenmassage, Wickel, Phytotherapie, Bachblüten. Zusätzliche Praxis in 8450 Andelfingen, Ischlagstrasse 7.
8400 Winterthur	**8400 Winterthur,** Nilsen Björn, Praxis in Winterthur und Zürich Schönaustr. 8, Tel./Fax 052-223 21 53, email: bjorn_nilsen@sensewave.com Geistiges Heilen und Selbstentwicklung nach Bob Moore. Einzelsitzungen und Gruppen. A-Mitglied SVNH, SVNH-geprüft in Geistigem Heilen.
	8400 Winterthur, Nüesch-Hobi Brigitta, Krankenschwester / Sozialbegleiterin / Bioresonanztherapeutin / Kinesiologin, Stadthausstr. 135, Tel. 052-214 07 78 home: www.bioresonanz-vitalfeldtherapie.ch Bioresonanz-Vitalfeldtherapie, Kinesiologie. Mitglied NVS-A/EMR/SGBT/KK anerkannt.
8400 Winterthur	**8400 Winterthur,** Panne Karin, Naturheilpraktikerin Metzggasse 4, Tel. + Fax 052-212 22 92 home: www.naturheilpraxis-panne.ch email: karin.panne@freesurf.ch Akupunktur, Akupunkturmassage, Chinesische Medizin, Blutegel, Baunscheidt, Schröpfen, Bioresonanz, DARMREINIGUNG, COLONHYDROTHERAPIE, Irisdiagnose. NVS-Mitglied. Krankenkassen anerkannt.
	8400 Winterthur, Peter Barbara, Heilpraktikerin Wartstrasse 23, Tel. 052-202 31 32 Naturheilverfahren: Rückentherapie Dorn/Breuss, Massage, Lymphdrainage, Schröpfen, Ernährungsberatung, asiatische Körper-Energiearbeit, Chi Gong. Mitglied NVS.
	8400 Winterthur, Peters Arne, Heilpraktiker, Praxis für Naturheilkunde Wartstrasse 14, Tel. 079-376 65 46, Fax 071-534 39 35 home: www.arne.peters.ch email: arne@peters.ch Vitalpunkt-Diagnose (Prognos), Irisdiagnose, Resonanzverfahren, Spagyrik, Mitglied NVS-A.
8400 Winterthur	**8400 Winterthur,** Pintelon Nele, Praxis für Klassische Homöopathie Sulzbergstrasse 5, Tel. 052-202 66 11, home: www.xundheitsbuelltain.ch Praxis für Klassische Homöopathie, Einführungskurse, Vorträge zu Impffragen, Wechseljahren, homöopathische Erlebnisausflüge. Mitglied NVS, VKH (B), EMR anerkannt.
8400 Winterthur	**8400 Winterthur,** Reinisch Frank, Osteopath D.O., Diplomsportswissenschaftler, Yogalehrer, Untertor 1, Tel. 041-850 03 40 email: franktoprope@hotmail.com Osteopath D.O. anerkannt bei schweizer Zusatzversicherungen, Diplomsportswissenschaftler, Yogalehrer, Osteopathie. Praxisadresse: biobio Untertor 1, 8400 Winterthur.
8400 Winterthur	**8400 Winterthur,** Sigrist Maria, Ayurveda-Center Obertor 3, Tel. 052-202 43 10 home: www.ayurveda-center.ch email: info@ayurveda-center.ch Ölmassagen, Stirnguss, Fuss- und Kopfmassage, Bauchmassage, Dampfbad, Kosmetikbehandlung, Ernährungsberatung, Pulsdiagnose, Dosha. Breuss-Wirbelsäulentherapie. Verkauf handgerührter Naturkosmetik, Tees. KK anerkannt.
8400 Winterthur	**8400 Winterthur,** Simon Sandra, Coaching, Reiki, Heilhypnose, Kurse Untertor 1, Tel. 052-335 31 82, home: www.ssimon.ch email: sisa@ssimon.ch Einzel- und Teamcoaching, Reiki Behandlungen und Reiki Seminare, Hypnose Therapie, Rückführungs- / Reinkarnations-Therapie, Autogenes Training, Meditation.

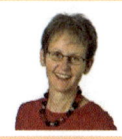

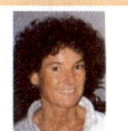

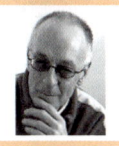

Adressen Plz 8000

8400 Winterthur
8400 Winterthur, Soltermann Rosemarie, Praxis in Winterthur und 8057 Zürich, Schönaustrasse 8, Tel. + Fax 052-223 21 53
email: rosemarie.soltermann@bluewin.ch
Craniosacral-Therapie, Selbstentwicklungsarbeit nach Bob Moore.
Mitglied Cranio Suisse.

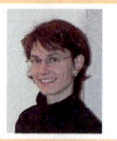

8400 Winterthur, Sommer Cornelia, Praxis für Akupunktur TCM
Wartstrasse 3, Tel. 052-223 02 84
home: www.tcm-team.ch/sommer/ email: c.sommer@tcm-team.ch
Traditionelle Chinesische Medizin (TCM): AKUPUNKTUR, Ohrakupunktur, Moxa, Schröpfen, Ernährung, Phytotherapie. Mitglied SBO-TCM, Krankenkassen anerkannt.

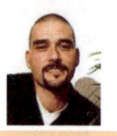

8400 Winterthur, Staeheli Bruno, Massagepunkt Praxis für medizinische Massage, Lindstrasse 39, Tel. 052-203 24 80
home: www.massagepunkt.ch email: bruno.staeheli@massagepunkt.ch
Fussreflexzonentherapie, Klassische Massage, Lymphdrainage, Bindegewebsmassage, Sportmassage, Taping, Elektrotherapie. Mitglied SVMM.

8400 Winterthur
8400 Winterthur, Steinhauser Gabriela, Praxis für Naturheilverfahren u. Energiearbeit / Gemeinschaftspraxis Naturmed, Rudolfstr. 13, Tel. 078-790 15 52
home: www.gesundheitspraxis-winterthur.ch email: heilkraft@bluewin.ch
Kinesiologie, Reiki, Lithotherapie, Astrologie, Kurse, Elternforum Sternkind.
Mitglied SVNH.

8400 Winterthur
8400 Winterthur, Tall Beck Nea, Praxisgemeinschaft
Wartstrasse 14, Tel. 052-212 77 73
home: www.nea-tall.ch email: nea.tall@bluewin.ch
Körpertherapie: Craniosacral-Therapie und Akupressur, Systemische Beratung, Seminare: Struktur- und Familienstellen, Fortbildung für KörpertherapeutInnen. Mitglied Cranio Suisse, SVNH.

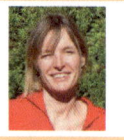

8400 Winterthur, Tramonti Gabriele, Atemtherapeutin LIKA, Bewegungspädagogin BGB, Rychenbergstrasse 107, Tel. 079-769 84 52
home: www.gym-chi.com email: gatra@bluewin.ch
Atemtherapie, Geburtsvorbereitung, Rückbildungs- und Beckenbodengymnastik, Haltungs- und Bewegungsschulung, EMR, EGK, ASCA, QUALITOP registriert. Mitglied PDKA, LIKA, BGB.

8400 Winterthur
8400 Winterthur, Weber Barbara, Shiatsu
Friedenstrasse 16, Tel. 071-990 03 04, home: www.prana-ki.ch
Ich praktiziere Shiatsu und Thai-Yoga-Massage in Winterthur und im Toggenburg.

8400 Winterthur
8400 Winterthur, Wegmüller Simon, Klassischer Homöopath SHI
Untertor 1, Tel. 052-233 14 77
home: www.weghom.ch email: info@weghom.ch
4 Jahre Vollzeit-Ausbildung: Klassische Homöopathie (Dr. M.S. Jus, Zug), Weiterbildung: Predictive Homeopathy (Dr. Vijayakar, Mumbai). EMR + NVS-Mitglied = Zusatzversicherung krankenkassenanerkannt.

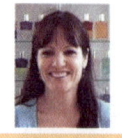

8400 Winterthur, Welti Stephanie Alexandra, Heilerin, Aura-Soma-Lehrerin, Sacred Tree, Raum f. Wachstum, Lindstrasse 55, Tel. 052-213 56 69
email: sacredtree@bluewin.ch   Aura-Soma-Beratung u. Ausbildung Level I - III.
Geistiges Heilen, Mediale Beratung, Heilkreis, Hilfe für Kinder/ Jugendliche, Tierbehandlungen. Begleitung in Entwicklungskrisen, Neuorientierungen und Transformationsprozessen. Mitglied SVNH, ASIACT England.

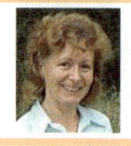

8400 Winterthur, Wyss Doris, Naturärztin und Psychologische Beraterin
Rudolfstr. 13, Tel. 052-202 20 30, Fax 052-202 41 11
home: www.naturmed.ch email: doris.wyss@naturmed.ch   Ressourcen-Aktivierung, Naturheilmittel, Lebensberatung: Familien-Beratung, Trauer-Beratung, Pflanzenheilkunde, Ernährungsberatung, Body Talk (Kinesiologie). Mitglied NVS, Verband freier Psychologischer Berater, International Body Talk Association.

Adressen Plz 8000

8400 Winterthur

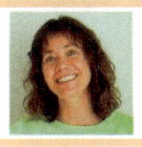

8400 Winterthur, Zaugg Brigitte Ismene, Praxis für Craniosacral-Therapie
Neuwiesenstr. 62, Tel. 052-202 16 69
home: www.ismenezaugg.ch   email: zaugg.brigitte@ismenezaugg.ch
Craniosacral-Therapie, Fussreflexzonenmassage, Ganzkörpermassage. Mitglied Schweiz. Berufsverband für Craniosacral-Therapie SBCT, A-Mitgl. NVS.

8400 Winterthur, Zollinger Yves, Heilpraktiker, Med. Masseur
Rudolfstrasse 19, Tel. 052-213 77 04
Augendiagnose, Akupunkt-Massage, Dunkelfeld-Diagnose, Phytotherapie, Craniosacral-Therapie, Psychosomatische-Energetik, Massagen, Radiästhesie. Mitglied NVS.

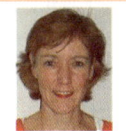

8400 Winterthur, Zuber Patricia, Polarity-Therapie und Focusing
Wartstrasse 5, Tel. 052-222 16 61, email: zupat@hotmail.com
Dipl. Polarity-Therapeutin seit 1999, Weiterbildung in Focusing und Core Process Psychotherapie bei Maura Sills. 3 J. Assistentin am Polarity Bildungszentrum Zürich. Mitglied PoVS. Erwachsenenbildnerin.

8400 Winterthur

8400 Winterthur, Züblin Daniel, Tai Ji & Qi Gong - Schule
Wartstrasse 19, Tel. 052-624 50 60, Fax 052-620 00 31
home: www.taijiquan-qigong.ch   email: dan.and.hel@befree.ch
Tai Ji und Qi Gong - Kurse und Privatunterricht in Winterthur, Zürich und Schaffhausen. Ferienkurse. Von der Schweiz. Gesellschaft für Qigong und Taiji SGQT anerkannte Tai Ji und Qi Gong - Ausbildungen.

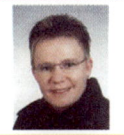

8404 Winterthur, Brunner Nathalie, AtemQuell, Praxis für Atem- und Körperbewusstsein, Schlossackerstrasse 24, Tel. 052-233 56 45
home: www.atem-quell.ch   email: nabrunner@bluewin.ch
Atempädagogin Middendorf. Einzelarbeit + Gruppenkurse bei körperlichen + psychosomatischen Beschwerden, Ängste, Traumata, Stress und Erschöpfung. Hilft im Alltag + Beruf, bringt Ruhe + Kraft. Mitglied: sbam.

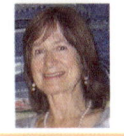

8404 Winterthur, Brütsch Kathrin, EFT – Coach
Ruediweg 20, Tel. 052-242 21 38, email: kathrin.bruetsch@hispeed.ch
Praxis für EFT (Emotional Freedom Techniques nach Gary Craig), Astrologische Psychologie und Human Design Analytik.

8404 Winterthur

8404 Winterthur, Cattaneo Jane, Praxis für ganzheitliche Therapie
Morgenweg 13, Tel. 052-242 91 79
Energiearbeit, Body Work, Reiki, Loslassen durch Atem, tiefwirkende Heilmassagen (erfahrene Therapeutin), Heilung für Kinder. Mitglied SVNH.

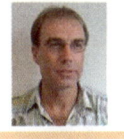

8404 Winterthur, Feuz Roland, Gesundheitszentrum für Massagen und biomechanische Stimulation (Nazarov), Einkaufszentrum Grüzepark,
Tel. 071-422 22 03, home: www.nazarov.ch   email: roland.feuz@bluewin.ch
Bessere Behandlungserfolge mit Nazarov-Therapie (Biomechanische Stimulation) ! Schmerzen, Gelenkprobleme (Arthrose), Muskelverspannungen, Unfallfolgen (HWS-Distorsion), Cellulite, Durchblutungs- / Stoffwechselstörungen.

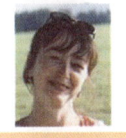

8404 Winterthur, Gartmann Jacqueline, Gesundheitspraxis
Hegistrasse 4, Tel. 052-242 13 87, Natel 079-743 34 32
home: www.emindex.ch/jacqueline.gartmann
Massage Lymphdrainage, Fussreflexzonenmassage, Naturheilkunde. Mitglied EMR / ASCA.

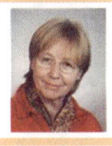

8404 Winterthur, Giannini-Frei Gertrud, Praxis für Kinesiologie, Zentrum am Stadtrain, Hegistrasse 4, Tel. 079-466 52 24, email: gegia@freesurf.ch
Dipl. Krankenschwester, Dipl. Tanz- und Bewegungstherapeutin, Integrative Kinesiologin. Prozessbegleitung mit Kinesiologie. EMR anerkannt.

Adressen Plz 8000

8404 Winterthur	**8404 Winterthur,** Graf Susi, dipl. Kinesiologin SBVK Römerstrasse 232, Tel. 052-243 01 43 Integrierte Kinesiologie. Mitglied SBVK.
8405 Winterthur	**8405 Winterthur,** Bütti Helen, Tanz- und Bewegungstherapeutin Waldeggstrasse 11, Tel. 052-233 72 35 TANZ DICH IN DEINE MITTE: Entspannen - atmen - Körper wahrnehmen - bewegen - tanzen - Gespräch. AQUATISCHE KÖRPERARBEIT, Watsu- und Wata-Practitioner. Mitglied TaBeT, NAKA.
8405 Winterthur	**8405 Winterthur,** DYNAMIS Praxis für Naturheilverfahren Stössel Lilly, dipl. Naturheilpraktikerin u. Masseurin, Tösstal Strasse 254, Tel. 052-238 17 11, Fax 052-238 17 13, home: www.the-webers.com/dynamis email: dynamis@bluewin.ch Naturheilkundliche Abklärungen und -Verfahren (Vega-Resonanz-Test, Phytotherapie usw.) Ganzkörper- oder Rücken- Nackenmassage, Fussreflexzonenmassage, Reiki, Prana, Ernährungsberatung. Mitglied NVS-A, SVBM.
	8405 Wintethur, Hubeli Heidi, dipl. Yogalehrerin SYG /EYU Ricketwilerstrasse 27, Tel. 052-233 73 77, Fax 052-233 73 76 email: heidi.hubeli@bigfoot.com Yoga im Gruppenunterricht (max. 10 Personen). Yoga (Viniyoga nach Krishnamacharya/Desikachar) im individuellen Unterricht, für selbständiges Üben zu Hause.
8405 Winterthur	**8405 Winterthur,** Huber-Bettschart Elisabeth u. Peter, Psychotherapeut, Theologe, Quali. Manag. SAQ, Schwalbenweg 33a, Tel. 052-232 64 29 Fax 052-232 83 33, home: www.gesund.ch/huber email: phuber@bluewin.ch Psychotherapie, Psychokinesiologie, spirituelles Heilen, Entstörung von Geopathien / Elektrosmog, Vitalstoffberatung / Haarmineralanalyse, Qualitätsmanagement SAQ. Mitglied SPV, SAQ, SVNH, PKVS.
8405 Winterthur	**8405 Winterthur,** Linder Sandra, Naturheilpraxis Tösstalstrasse 254, Tel. 052-233 47 45 home: www.sandralinder.ch email: sandra.linder@bluewin.ch Fussreflexzonentherapie, Phytotherapie, Homöopathie, orthomolekulare Therapie, Ernährungsberatung, Schröpfen, Hydrotherapie etc. NVS-A-Mitgl. und EMR anerk.
	8405 Winterthur, Rajchman-Berli Hanna, Praxis für Kinesiologie Roggenweg 16, Tel. 052-233 47 01, Fax 052-319 34 37 home: www.kinwin.ch email: praxis@kinwin.ch Gesundheits-, Lebens- und Lernbegleitung, Stressabbau, breit ausgebildet in Kinesiologie und NST. Verband KineSuisse, Kassenanerkennung, Leiterin der KinWin - Schule für Kinesiologie in Steckborn.
8405 Winterthur	**8405 Winterthur,** Schnurrenberger Ursula, Heilpraktikerin Seenerstrasse 192, Tel. + Fax 052-232 17 04, home: www.xundbleiben.ch Cluster-Medizin, Farbpunktur, Lymphdrainage, NVS-A Mitglied.
	8405 Winterthur, Züllig Elisabeth Schönenbergerweg 16, Tel. 052-232 44 18 Trauerbegleitung (einzeln und in Gruppen), Sterbebegleitung, Geistiges Heilen (SVNH geprüft), Malthterapie, Atembehandlung (Middendorf), Klassische- und Fussreflexzonenmassage, Autogenes Training. Praxis auch in Kesswil TG, Mitgl. SVNH.
8406 Winterthur	**8406 Winterthur,** Eschmann Monika Schlosstalstrasse 30, Tel. 052-203 66 68, home: www.wellnesscentral.ch Klassische Massage, Lymphdrainage, Fussreflexzonenmassage + CranioSacral Behandlung. Mitglied SVNH + SVBM.

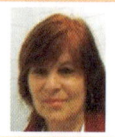

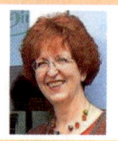

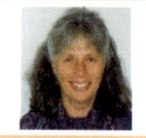

Adressen Plz 8000

8406 Winterthur	**8406 Winterthur,** Henger Nicole, YIN YANG die Gesundheitspraxis Rieterstrasse 31, Tel. 052-213 17 30, email: n-h@bluewin.ch Bach-Blütentherapie, Ernährungs- und Allergieberatung, Kinesiologie, Mineralstofftherapie nach Dr. W. H. Schüssler, Orthomolekulare Prävention, Reiki. A-Mitglied SVNH, SVNH geprüft in Bach-Blütentherapie.
8406 Winterthur	**8406 Winterthur,** Kipfer Bernhard, Masseur, Ganzheitstherapeut Wasserfurristrasse 10, Tel. 052-203 73 16 Reinkarnationstherapie, Rebalancing, Ganz- und Teilkörpermassagen, Fussreflexzonenmassage, manuelle Lymphdrainage, Reiki, Lebensberatung. Mitglied SVNH.
8406 Winterthur	**8406 Winterthur,** Pabst Tamara, dipl. Psychologin / cert. healer Tel. 079-753 38 86, home: www.healing-tara.ch email: 2-tara@bluewin.ch Geistiges Heilen, Reiki, Trad. Thailändische Massage (Akupressur/ Yoga), Tibetische Klangmassage mit Klangschalen, Heilen mit Bäumen, indische Baby-Massage, Massagen für Mütter vor und nach der Geburt.
	8408 Winterthur, Gysin Erika, Praxis Körpertherapie, dipl. CranioSacral-Therapeutin, Riedhofstr. 11, Tel. 052-222 40 44, home: www.praxis-gysin.ch CranioSacral-Therapie (KK anerkannt EMR), Klassische Massage, Trad. chinesische Massage mit Akupressur, Prozessakupressur, Fussreflexzonen-Massage, Reiki, Reiki-Seminar Grad I + II. Mitglied Cranio Suisse und SVNH.
8408 Winterthur	**8408 Winterthur,** Nussbaumer Rita, Praxis für Körpertherapie Wülflingerstrasse 207, Tel. 052-223 29 91, email: ritanussbaumer@bluewin.ch TuiNa, Traditionelle Chinesische Heilmassage, Harmonisierung von Körper und Geist, das Auflösen von Blockaden und die Körperabwehr stärken. NVS-A-Mitglied, EMR anerkannt, Krankenkassen anerkannt.
8408 Winterthur	**8408 Winterthur,** Ritschard Torill, Atempädagogik Burgstrasse 130, Tel. 052-222 53 34 Der Erfahrbare Atem (Körperarbeit) nach Prof. Ilse Middendorf. Mitglied SBAM.
8408 Winterthur	**8408 Winterthur,** Szostek Susanna, Kinesiologische Praxis Rappstrasse 15, Tel. 052-222 09 18 Kinesiologische Einzelsitzungen, Atem-Arbeit, sowie Kurse in Touch for Health, Brain Gym und Erfolg über Stress. Mitglied SBVK.
8408 Winterthur	**8408 Winterthur,** Zurbrügg-Rippmann Regina, Gesundheitspraxis für Kinesiologie, Riedhofstrasse 13, Tel. 052-202 45 36, email: balancing@gmx.ch Hilfe bei: Allergien/Krankheiten, Verspannungen/Schmerzen, schwieriger Lebensphase/ Stress, Beziehungsproblemen, mangelnder Selbstsicherheit (mit Zusatzversicherung Krankenkassen anerkannt).
	8413 Neftenbach, Peter Frauke, Kinesiologin Mühleweg 1, Tel. 052-316 25 72 home: www.vitalma.ch email: gfpeter.berg@bluewin.ch Kinesiologie (breites Spektrum), Lernbegleitung, Stressabbau, Gesundheitsberatung, Schüssler-Salze, NST. Krankenkassenanerkannt mit Zusatz. Mitglied Kinesiologin KineSuisse, Krankenschwester AKP.
	8413 Neftenbach, Strasser Ursula, Dipl. Jin Shin Do Akupressur Therapeutin, dipl. DAO-Akupressur Therapeutin, Oberdorf 27, Tel. 044-362 54 83 home: www.emindex.ch/ursula.strasser email: akupressurzh@yahoo.de Jin Shin Do Akupressur, DAO-Akupressur, Prozessbegleitung, Schröpfen, Moxibustion, Chakra- + 5-Elementen-Meditation, Atemtherapie, Reiki-Meisterin - stressfrei + gesund das Leben geniessen. Krankenkassen anerkannt. Mitglied EMR.

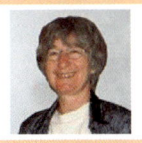

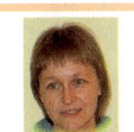

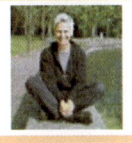

Adressen Plz 8000

8413 Neftenbach	**8413 Neftenbach,** Zeller Ellenberger Beatrix, Vitalma Zentrum für Gesundheit und Wohlbefinden, Mühleweg 1, Tel. 052-301 13 47 home: www.vitalma.ch email: beatrix.zeller@vitalma.ch Bachblüten-Therapie, neue Therapien mit Bachblüten nach D.Krämer, PSE psychosomatische Energetik nach Dr. Banis, EFT emotional freedom technique (Meridian-Klopftechnik), Schüssler Salze. EMR und ASCA anerkannt.
8415 Berg am Irchel	**8415 Berg am Irchel,** Blank-Laszlo Anna, Praxis f. Mentales emotionales + geistiges Coaching, Trottenweg 4, Tel. 052-301 36 34, Natel 076-413 07 30 home: www.anna-medium.ch email: anna@anna-medium.ch Zeichnen der Aura + Chakren, Geistiges Heilen, Jenseits-Kontakte, Rückführungen, Coaching für energetisches Bauen + Wohnen. Mitglied SVNH.
8415 Berg am Irchel	**8415 Berg am Irchel,** Kienast-Henes Elisabeth, Gesundheitsmassagen Dorfstrasse 50, Tel. 052-318 14 67, Fax 052-318 26 14 home: www.gesundheitsmassagen-kienast.ch email: elisabeth.kienast@bluewin.ch med. Massage, Fussreflexzone-Massage, Humankomplexologie, Zilgrei, Kinesiologie, Touch For Health, Lymphdrainage, Sauna. EMR-anerkannt. A-Mitglied NVS, SVNH, IPS Krankenschwester.
8416 Flaach	**8416 Flaach,** Salvisberg Eveline, Polarity-Therapie Wesenplatz 2, Tel. 052-318 23 71, Fax 052-318 23 72 Polarity-Therapie RPP. Mitglied PoVS. A-Mitglied SVNH, SVNH gepr. in Polarity-Therapie.
	8422 Pfungen, Elliker Esther, Gesundheits-Praxis Multbergstrasse 78, Tel. 052-315 34 80, Fax 052-304 44 74 home: www.esther-elliker.ch email: info@esther-elliker.ch Top fit und schmerzfrei dank Energiefluss-Aktivierung. Blockaden lösen mit Jin Shin Jyutsu, Fussreflexzonen-Therapie, Nacken- und Rückenmassage, Wirbelsäulentherapie nach Dorn/Breuss. Mitglied: SVBM, EMR anerkannt.
8424 Embrach	**8424 Embrach,** Strickler Lea + Ferdi, dipl. Lebensberaterin, Yogalehrer Ganesha-Center, Pfarrhausstrasse 7, Tel. 044-865 54 73 home: www.ganesha-center.ch email: lea-strickler@bluewin.ch Spirituelle und astrologische Beratung, Meditation mit Bewegung, Yoga, Kinderclub samstags. Mitglied Schweizer Yogaverband. Mitglied SVNH.
8427 Rorbas	**8427 Rorbas,** Rust Lydia M. Nauengasse 47 c, Tel./Fax 043-422 57 20 home: www.ganzheit.ch email: info@ganzheit.ch Praxis für klassische Homöopathie, Struktur- Familienstellen. Ernährungsberatung. Mitglied EMR, VKH.
	8428 Teufen, Schwank Ursula, Praxis Ursula Schwank Oberer Buck 8, Tel. 044-865 46 66 home: www.praxis-schwank.ch email: ursula@praxis-schwank.ch Autogenes Training, Hypnosetherapie, Psychologische Beratung, Energetische tibetische Massagen, Wirbeltherapie nach Breuss und Dorn. Mitglied: SAT, DGHT, SGPH, NVS, EMR.
8442 Hettlingen	**8442 Hettlingen,** Naegeli-Stahl Heide-Dore, ganzh. körperz. Therapeutin Buchenweg 1, Tel. 052-316 21 51 Psych. Einzel- und Familienberatung, Reflexzonen- und Atemtherapie, Psychosomatische Beratung, med. Massagen, Bach-Blüten. Spezialgebiete: Kinder + Jugendliche, Frauen-Sexualberatung. Mitgl. NVS, EMR, SVBM, VDMS.
	8444 Henggart, Pulfer Wanda May Alte Dorfemerstrasse 5A, Tel. 079-441 58 39 home: www.animal-touch.ch email: info@animal-touch.ch Shiatsutherapie für Pferd, Hund und Katze (Tiershiatsu, Tiertherapie), Exklusive Hirse- und Dinkelkissen für Hunde und Katzen

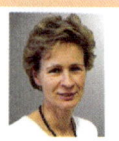

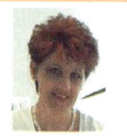

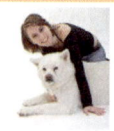

Adressen Plz 8000

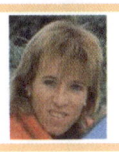

8444 Henggart, Stelzmüller Doris, Energetische & Manuelle Therapien
Alte Andelfingerstr. 8D, Tel.052-316 43 25, Nat. 079-300 42 69,
Fax 052-316 43 26, home: www.energiewirbeltherapie.ch
email: info@energiewirbeltherapie.ch Atlaslogie, Rückentherapie nach Dorn, Reiki (Meisterin), Chakrabehandlungen, Klass. und Sportmassagen, Meridianbehandlungen, Therapie an Tieren, Energetisierung von Wohnhäusern und Ställen.

8460 Marthalen

8460 Marthalen, Naegeli-Hartmann Silvia, Kinesiologin / Lehrerin
Oberhusestrass 30, Tel. 052-319 29 31, Fax 052-319 10 64
email: praxis.s.naegeli@bluewin.ch
Kinesiologische Lebens- und Gesundheitsberatung, Lernbegleitung, Stressabbau, Blütenessenzen, Haltungsprogrammierung, Aromatherapie, Moxa. A-Mitglied KineSuisse, KK-anerkannt.

8467 Truttikon, Würsch Eva Maria, Kinesiologin
Hauptstrasse 7a, Tel. 076-341 39 94
home: www.kinesio-wuersch.ch email: kinesio-wuersch@bluewin.ch
Praxis für Kinesiologie und Lebensberatung / Touch for Health- und Brain Gym-Instruktorin. Mitglied I-ASK.

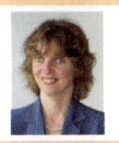

8472 Seuzach

8472 Seuzach, Keller Melanie, Krankenschwester / Therapeutin
Seebühlstrasse 16a, Tel. + Fax 052-335 17 33
home: www.healhouse.ch email: info@healhouse.ch
Akupunkt Massage n. Penzel. Schüssler-Salz Beratung & Kurse, Antlitzanalyse, EMF Balancing, psychologische Beratung, Zhineng Qigong Kurse, NVS A-Mitglied, Int. Therapeutenverband APM.

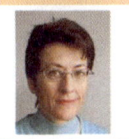

8472 Seuzach, Kraeger Sunna, Gesundheitsberatung + Podologie
Leberenstrasse 10, Tel. + Fax 052-335 44 86, email: naturzentrum@freesurf.ch
Kinesiologie, Psychosomatische Energetik, Ernährungsberatung, Clustermedizin, Geopathologische- und Elektrosmog Messungen, Homöopathie, Bioresonanz, Iontophorese, Med. Fusspflege. Mitglied NVS, EMR.

8472 Seuzach, Spuler Benita, Reikimeisterin
Erdbühlstrasse 2, Tel. 052-335 30 20, email: benita.spuler@bluewin.ch
Reiki-Seminare mit Einweihungen, Reiki-Übertragung, Aurasoma, energetische Wirbelsäulenbehandlung, Meditation. Mitglied SVNH.

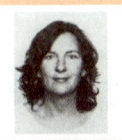

8474 Dinhard-Grüt, Enzmann Marlies, dipl. Polaritytherapeutin, Astrologin
Rickenbacherstr. 12, Tel. 052-336 22 21, email: marlies.enzmann@gmx.net
Körpertherapie: Auflösen von Energieblockaden, die durch Krankheit, Angst, Stress und Unfälle entstanden sind. Auf Wunsch kombiniert mit Astrologie. Mitglied PoVS.

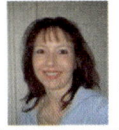

8486 Rikon

8486 Rikon ZH, Christen Maggie, dipl. Farbtherapeutin AZF, Farbpunktur nach Mandel, Tobelsteig 2, Tel. 052-383 23 77
home: www.emindex.ch/maggie.christen/ email: christen.maggie@bluewin.ch
Ganzheitliche Farbtherapie für Kinder und Erwachsene: Farb- und Lichtbestrahlung, Farbpunktur, Psychologischer Farbentest, Massage, Bachblüten. Kurse und Vorträge. Mitglied EMR, SVNH, IG Peter Mandel.

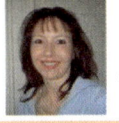

8486 Rikon ZH, Hüsler Daniela, KARMA
Spiegelacker 31, Tel. 052-232 07 67
home: www.mjh-karma.ch email: daniela.huesler@mjh-karma.ch
Praxis & Shop für Gesundheit und alternative Lebensgestaltung. Klangschalen-, Edelstein, Ayurvedische Öl-Massagen.

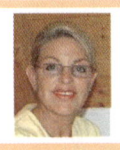

8488 Turbenthal, Bryner Früh Uschi, Kinesiologin, dipl. Heilpädagogin
Hermetsbüelstrasse 66, Tel. 052-385 28 68, Fax 052-385 39 50
home: www.kincare.ch email: uschibryner@bluewin.ch
I-ASK- A; NVS-A; EMR; LEAP-Practitioner; Aromatherapie; Bachblüten; Lern- und Wahrnehmungstherapie, Warnke-Abklärung / Therapie; Coaching; Legastenie* / Dyskalkulietherapie (*IV); N.O.T; AP; BH; SIPS; NEP.

Adressen Plz 8000

8488 Turbenthal	**8488 Turbenthal,** Hässig Verena Anna, Naturärztin NVS-A Schulstrasse 5, Tel. 052-394 22 90 MORA-Therapie, Bioresonanz, Bachblüten, Homöopathie, Wirbelsäulen-Basis-Ausgleich, Schwingkissentherapie, NVS-A Mitglied.
8489 Wildberg	**8489 Wildberg,** Bruckner Regina, Gesundheitspraxis Luegetenstrasse 10, Tel. 052-385 44 53 home: www.praxis-bruckner.ch email: info@praxis-bruckner.ch Praxis für Naturheilkunde, Craniosacraltherapie, Atemtherapie. Weitere Therapien: Phytotherapie, Schüssler, Ausleitungsverfahren, Prozessbegleitung. 2. Praxis in Uster. Mitglied: NVS, EMR, Craniosuisse.
8492 Wila	**8492 Wila,** Bernhard Alice, Dipl. Mal- und Kunsttherapeutin APK Stationsstrasse 10, Tel. 052-385 57 34 home: www.z-raum.ch email: alice.bernhard@z-raum.ch Maltherapie, Kunsttherapie, Begleitetes Malen und Gestalten, Begleitungen und Beratungen. Mitglied GPK.
8492 Wila	**8492 Wila,** Hefti Renata, lic. phil. I, dipl. Integrative Kinesiologin IKZ, dipl. Yogalehrerin SYG, Stationsstr. 10, Tel. 052-385 42 44, email: rmhefti@bluewin.ch Ganzheitliche Gesundheitspraxis: Ganzheitliche Kinesiologie (Einzelsitzungen und Kurse) für jedes Alter; Kinesiologie-Ausbildung. Yoga für Erwachsene und Kinder. Altindische Philosophie und Psychologie; Meditation. Mitglied SYG und SBVK.
8492 Wila	**8492 Wila,** Hegner Ruth, Atem- und Energietherapeutin Sommeraustrasse 7, Tel. 052-385 26 58, email: ruth.hegner@tele2.ch Hilft mit einer natürlichen ganzheitlichen Heilmethode, bei Rücken-, Kopfschmerzen, Asthma, sowie bei allen Krankheiten, Schul- und Lebensproblemen (auch Atem- & Energiekurse). SVNH geprüft in Geistigem Heilen.
8492 Wila	**8492 Wila,** Stocker Gabriela, Gesundheitspraxis Huswisstrasse 1, Tel. 052-385 55 44, Fax 052-385 55 45 email: gabriela.stocker@bluewin.ch Massage Triggerpointbehandlung, Dehnen, Wettkampfvorbereitungsmassage, Akupunktmassage, Ohrakupunktur, Energ. Ausgleichsmassage, Meridiantherapie.
	8494 Bauma, Keller-Widmer Cornelia, Praxis für Craniosacral Therapie Bahnhofstrasse 6, Tel. 071-977 10 35, Fax 071-977 10 37 home: www.cs-praxis.ch email: cs-praxis@bluewin.ch Auf sanfte und behutsame Art hilft die Craniosacral Therapie bsp. bei Schleudertraumata, Kopf- und Rückenschmerzen, Schlafstörungen oder Schrei-Babys. Ich bin Mitglied im Berufsverband Cranio Suisse.
8494 Bauma	**8494 Bauma,** Michel Franz, Heilpädagoge Bahnhofstrasse 5, Tel. 052-386 19 15, email: baumamichel@gmx.ch Wassershiatsu, Wassertanzen, Jahara-Specialist, Pränatale Psychologie, Psychologische Beratung nach IBP (Integrative Körperpsychotherapie). Mitglied NAKA.
	8494 Bauma, Michel-Berling Heidi Ursula, Massage u. Wassertherapeutin Bahnhofstrasse 5, Tel. 052-386 19 15, email: baumamichel@gmx.ch WasserShiatsu, WasserTanzen, Fussreflexzonenmassage, Biodynamik. Entspannen, getragen und massiert werden im 35 Grad warmen Wasser u. am Land, Loslassen, Durchatmen, Sein. Mitglied NAKA, SBBP, KK-anerkannt für Massagen, für WasserShiatsu eidg. Gesundheitskasse.
8494 Bauma	**8494 Bauma,** Schloss Maja, Gesundheitspraxis, Heilpraktikerin Spitalstrasse 23, Tel. 052-386 28 67, email: maja.schloss@bluemail.ch Akupunkturmassage nach Radloff, Dorn-Behandlung, med. Massagen, Fussreflexzonenbehandlung, Schröpfkopfbehandlung, Verband VeT.

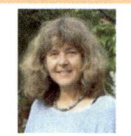

Adressen Plz 8000

8498 Gibswil	**8498 Gibswil,** Lankinen Valsangiacomo Sirkku, Dipl. Pflegefachfrau, Dipl. Farbtherapeutin, Tösstalstrasse 469, Im Zentrum Süd, Tel. 055-245 10 25 Reiki, Farbtherapie. Mitglied SVNH.
	8499 Sternenberg, Wagner-Rüthemann Karin, dipl. Handanalytikerin IIHA Spältrüti, Tel. 052-386 35 59 home: www.step4ward.ch email: info@step4ward.ch "Der Lebenssinn und Begabungen stehen in deiner Hand." Eine HA eignet sich für alle, die wissen wollen, welche verborgenen Fähigkeiten in ihnen schlummern. Handanalyse macht Mut zu Wachstumsschritten!
8500 Frauenfeld	**8500 Frauenfeld,** Baumgartner-Röhrig Liselotte, Shiatsu-Praxis Frauenfeld Wydenstrasse 13, Tel. 052 721 95 41 home: www.shiatsu-frauenfeld.ch email: info@shiatsu-frauenfeld.ch Dipl. Shiatsu-Therapeutin ESI, Mitglied SGS.
8500 Frauenfeld	**8500 Frauenfeld,** Braunhuber Angelika, Gesundheitspraxis an der Murg Metzgerstrasse 1, Tel./Fax 052-721 53 52 www.gesundheitspraxis-frauenfeld.ch email: info@gesundheitspraxis-frauenfeld.ch Dipl. Kinesiologin SNH (synergetisch angewandte Kinesiologie), Matrix-Regenerations-Therapie, SVNH-geprüft in Kinesiologie u. Craniosacral, Krankenkassen anerkannt (EMR).
8500 Frauenfeld	**8500 Frauenfeld,** Bucher Brigitta, Praxis für Körperbehandlungen Moosweg 27, Tel. 079-413 61 31 Ganzkörper- und Rückenbehandlung, Lymphdrainage, Manuelle Narbentherapie nach Boeger, Fussreflexzonen, Wirbelsäulen- und Gelenkbehandlung nach Dorn/Breuss. Mitglied SVBM.
8500 Frauenfeld	**8500 Frauenfeld,** Eggmann Peter, med. Masseur FA SRK/ Gesundheitspraxis an der Murg, Metzgerstrasse 1, Tel. + Fax 052-721 53 52 email: info@gesundheitspraxis-frauenfeld.ch Med. Massagen, Sportmassagen, Fussreflexzonentherapie, manuelle Lymphdrainage, Matrix-Regenerations-Therapie, Wärmesandliege, Krankenkassen anerkannt.
8500 Frauenfeld	**8500 Frauenfeld,** Freudenreich Marty Katrin, Kinesiologin, Heilpädagogin Hertenstrasse 26, Tel. 052-720 30 10 Kurse in Kinesiologie. Mitglied SVNH.
8500 Frauenfeld	**8500 Frauenfeld,** Habermacher Edith, Kant. appr. Naturheilpraktikerin Freie Strasse 19, Tel. 052-722 43 44 Naturheilkundliche Praktiken, Diätetik, Ausleitende Verfahren, Hydrotherapie, Massagepraktiken, Wirbelsäulen-Basis-Ausgleich, Phytotherapie.
8500 Frauenfeld	**8500 Frauenfeld,** Iseli-Wintsch Marcia, TCM Praxis Oberwiesenstrasse 7, Tel. 079-438 58 14, email: bema.iseli@bluewin.ch Akupressur, Tui-Na Massage, Schröpfen, Moxen (Wärmetherapie), Packungen, Baby - und Kinder Tui-Na Massage, Beratung.
8500 Frauenfeld	**8500 Frauenfeld,** Käufeler Delia Oberstadtstrasse 7, Tel. 071-695 14 15 Craniosacral-Therapie, Fussreflexzonen-Massage. Mitglied Craniosuisse.

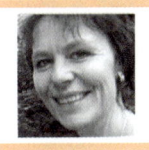

Adressen Plz 8000

8500 Frauenfeld

8500 Frauenfeld, Lüthi-Fröschlin Mara, Kristall-Insel
Zürcherstrasse 130, Tel. + Fax 052-720 96 11, email: Kristall-Insel@gmx.ch
Mediale Lebensberatung, Edelsteintherapie, Energie-Balance, Engel- und Jenseitskontakte, Reiki-Kurse und -Behandlungen. Esoterik-Fachgeschäft.

8500 Frauenfeld

8500 Frauenfeld, Marti Anita, ganzheitliche Ernährungsberaterin I.F.S.
Freiestrasse 8, Tel. 052-720 55 22, email: ernaehrungspraxis@freesurf.ch
Anthroposophisch orientierte ganzheitliche Ernährungsberaterin.

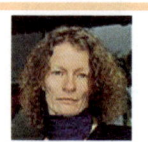

8500 Frauenfeld, Reinhard Elisabeth
Breitenstrasse 2A, Tel. 052-720 79 83, Fax 052-722 43 08
Massage nach Dr. Pressel, Energieausgleich, Blockierungen lösen, Mediales Be-Handeln, Reiki, Lebensberatung (Bachblüten, Aura Soma, Clearing im Rahmen der Behandlung).

8500 Frauenfeld

8500 Frauenfeld, Ruckstuhl Andrea
Kirchgasse 7, Tel. und Fax 052-721 34 85
home: www.andrea-ruckstuhl.ch   email: andrea.ruckstuhl@gmail.com
Wirbelsäulen-Basis-Ausgleich nach Rolf Ott, Energetische Rücken- und Fussmassage, Body-Detox, Ohrakkupressur, Meridian Energie Technik.

8500 Frauenfeld

8500 Frauenfeld, Scheuner Monika, med. Masseurin FA SRK
Bahnhofstrasse 76, Tel. 079-635 56 84
Klass. und med. Massage, Energetisch-Statische Behandlung nach Radloff, Akupunkturmassage, Fuss- und Ohrreflexzonen, man. Lymphdrainage, Ayurved. Ölmassage für Frauen. Mitglied SVBM, NVS-A.

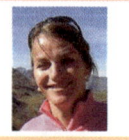

8500 Frauenfeld, Schiesser Susanne
Walzmühlestrasse 10, Tel. 079-481 92 20
home: www.suschi.ch   email: info@suschi.ch
Geistheilung, Touch-of-Oneness - vom Eins-Sein berührt, Channelings/mediale Durchsagen, CQM -Chinesische Quantum Methode. Mitglied im SVNH (Schweizerischer Verband für Natürliches Heilen).

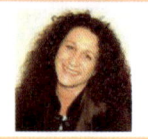

8500 Frauenfeld, Töngi-Pénzes Susanne, Ayurveda Massage Therapeutin MI, Zürcherstrasse 282, Tel. 079-831 03 49
home: www.ayur-isis.ch   email: s.toengi@ayur-isis.ch
Ayurvedische Massagen und Gesundheitsberatungen, Bionome Kosmetik, Mitglied im VEAT (Verband europäischer Ayurveda Therapeuten).

8500 Frauenfeld

8500 Frauenfeld, Wäger Marion, Praxisraum für Gesundheit Frau & Ganzheit
Altweg 16, Tel. 076-576 25 47, email: m.waeger@tiscali.ch
Individuelle Geburtsvorbereitung für Paare, Med. Klassische Massage in der Schwangerschaft, nach der Geburt und für Frauen, Yoga in der Schwangerschaft.

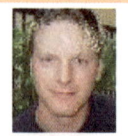

8505 Dettighofen, Högger Roman, Aromatherapeutische Psychoanalytik,
Dorfstrasse 10, Tel. 052-770 14 33, email: roman.neos@bluewin.ch
Aromatherapeutische Psychoanalytik ist eine sehr effektive Therapieform, die über das Wesen der ätherischen Öle einen tiefen Einblick in die Psyche, also in das Unterbewusstsein des Menschen, erlaubt.

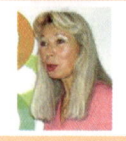

8505 Pfyn, Koller-Eps Leonora, Kurszentrum Lichtbogen
Chruchenbergstrasse 29, Tel. + Fax 052-765 19 40
home: www.ri-tai.ch   email: lichtbogen@bluewin.ch
RI-TAI (Taiji / Qigong), Autogenes Training, Bach-Blütentherapie, ganzheitliches Augentraining NBS, Atemtherapie ATLPS, Fasten/Naturmeditationen. A-Mitglied SVNH, SVNH geprüft in Lebensberatung.

Adressen Plz 8000

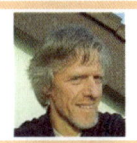

8505 Pfyn, Rufener Urs, Tierarzt
Poststrasse 55, Tel. 052-765 22 44, Fax 052-765 28 23
home: www.alternativmedvet.ch email: ursrufener@hotmail.com
Vitalfeldtherapie (Bioresonanz, Magnetfeld), Lasertherapie, Phytotherapie für Tiere.

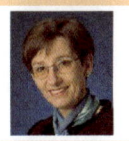

8514 Amlikon, Rudolf Yvonne, Ernährungsberatung und Reflexzonentherapie
Oberfeld 17, Tel. 071-651 15 02, email: YvonneRudolf@gmx.ch
Myoreflextherapie, Reflexzonentherapie am Fuss und Ernährungsberatung nach den 5 Elementen. Krankenkassenanerkennung bei Zusatzversicherung. Mitglied VRZF, EMR.

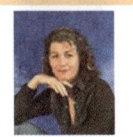

8523 Hagenbuch, Bruggmann Renata, sensitive, Praxis für Veraenderung
Bruggwisstrasse 1, Tel. 052-364 26 35
home: www.renatabruggmann.ch email: info@praxis-veraenderung.ch
Trauma Arbeit, Familienstellen, systemisches Organisationsstellen, Sensitivität für Einzel Coaching und systemische Aufstellungsarbeit.

8524 Uesslingen

8524 Uesslingen, Buser Willy H., Dipl. Masseur, Dipl. Lebensberater/ Mentaltrainer, Kirchgasse 11, Tel. 079-781 50 27, Fax 052-746 15 29
home: www.neospirit.ch email: info@neospirit.ch
Klassische-medizinische & energetische Massagen / Ganzheitliche Lebensberatung/ Mental & Bewusstseinstraining / Spirituell-Psychologische Beratungen / Themenbezogene Gruppengesprächen und Workshops.

8524 Uesslingen

8524 Uesslingen, De Luca Nadja
Kirchgasse 11, Tel. 052-740 44 22
home: www.energetis.ch email: naluc@bluewin.ch
Praxis für Geistiges Heilen, Psychologische Beratung, Körper-Energiebehandl. Praktiken: Gespräch, NLP, EFT, Massagen, Clearings, Energiearbeit, Armlängenreflex.

8532 Weiningen

8532 Weiningen, Dummermuth Jürg, Elektrobiologe
Hauptstrasse 23, Tel. 052-747 19 71, email: j.dummermuth@sntmail.ch
Elektrobiologie SIB, Geobiologie, Entstörgeräte gegen Elektrosmog und neg. Erdstrahlung. Magnetfeldtherapiegeräte. Wasserharmonisierung. Lufthygienegeräte. Messungen, Beratung und Verkauf, Betten gegen Rückenschmerzen, Entstörgeräte gegen Wasseradern.

8532 Weiningen

8532 Weiningen, Jaspers Aldis, Kinesiologin (Mitglied SVNH)
Dorfstrasse 24, Tel. Praxis 052-317 23 61, Fax 052-317 31 88
Tel. Priv. 052-317 30 38, email: aldis@jaspers.ch
Kinesiologie, Cranio Sacral, Familien Therapie, Neuro Organizationstechnik. Mitglied SVNH, SBVK-IASK (Schweizer. Berufsverband für Kinesiologie).

8544 Rickenbach-Attikon

8544 Rickenbach-Attikon, Huber Sandra, Biobio
Ritterweg 15, Tel. 079-627 29 02
home: www.sahu.ch/reiki email: huber.sandra@bluewin.ch
Reikibehandlungen und Einweihungen nach Usui. Die Praxis befindet sich in der Nähe des Bahnhofs Winterthur.

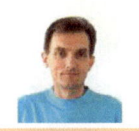

8547 Gachnang, Aeberhard Andreas, med. Masseur FA
Gewerbehaus In der Au 8, Tel. 052-366 52 51, Fax 052 366 57 62
www.massage-praxis-gachnang.ch email: info@massage-praxis-gachnang.ch
Klassische med. Massagen, Gesundheits- und Sportmassagen, Bindegewebemassage, Fussreflexzonenmassage, man. Lymphdrainage, Migränetherapie, Partnermassagekurse, Impuls-Coaching-Praxis.

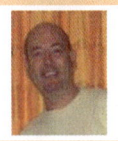

8548 Ellikon a. d. Thur, Gisler Rolf, Ayurveda Massagen
Platanenweg 8, Tel. 052-366 57 27
home: www.rolfayurveda.ch email: rolf.ayurveda@bluewin.ch
Ayurveda Massagen; Wellness und Therapie. Mitglied im VEAT / Verband Europäischer Ayurveda Therapeuten, Vorstandsmitglied im VSAMT / Verband Schweizer Ayurveda Ärzte und Therapeuten.

Adressen Plz 8000

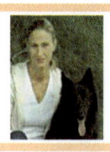

8555 Müllheim, Migliori Conny, dipl. Tierpsychologin/Verhaltenstrainerin
Grüneckstrasse 11, Tel. +41 (0)76-450 99 55
home: www.sorgenhunde.ch   email: admin@sorgenhunde.ch
Hilfe bei Verhaltensauffälligkeiten, umfassende Analyse, Erziehungshilfe, stationäre Behandlung, kompetente Betreuung während Ihren Ferien / Abwesenheiten bei uns!
Mitglied: VDTT / BTS / SCHUV.

8570 Hard b. Weinfelden

8570 Hard b. Weinfelden, Fini Gabriela
Oberhard, Tel. 071-620 09 80, email: finhirsch@active.ch
Rückentherapien SMT (Dorn)/Breuss, Muskellösen über Reflexzonen, Shiatsu-Massage.

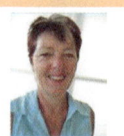

8570 Weinfelden, Kesselring Doris, dipl. Atempädagogin
Schulstrasse 8, Tel. 071-622 00 55
home: www.mein-atem.ch   email: info@mein-atem.ch
Mitglied SBAM. Praxis für Atemtherapie nach Ilse Middendorf. Einzel- und Gruppenstunden. Weiterbildung in der Atemtechnik nach Buteyko. Zur Gesundheitsvorsorge und zur Verbesserung der Atemqualität.

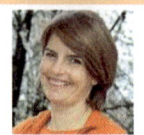

8570 Weinfelden, König Monika, Kinesiologin, dipl. Pflegefachfrau
Schützenstr. 23, Tel. 071-620 23 21, home: www.emindex.ch/monika.koenig
Kinesiologie, Psychosomatische Energetik, Allergiebehandlung, Bachblueten, Krankenkassenanerkannt bei Zusatzversicherung. Mitglied Kinesuisse, NFSH, EMR.

8570 Weinfelden

8570 Weinfelden, Vögeli Beatrix
Amriswilerstrasse 57, Tel. 071-622 82 83, email: bea.voegeli@gmx.ch
Akupunktur-Massage nach Radloff, Klassische Massage, Fussreflexzonen-Massage. Mitglied VeT, SVBM.

8573 Siegershausen

8573 Siegershausen, Nauer Ruth und Miriam, Praxis für Atlaslogie und Ideokinese, Alte Bommerstr. 5, Tel. 071-699 13 29, email: ruth.nauer@bluewin.ch
Atlaslogie und Ideokinese: Methoden zur Aktivierung des Selbstheilungsprozess.

8574 Illighausen

8574 Illighausen, Meli-Zbinden Ursula, Gesundheitspraxis
Wilen 8, Tel. 071-688 78 44, Fax 071-688 78 49
Fussreflexzonen-Massage, Wirbelsäulen-Basisausgleich, Schröpfen, Schröpfmassage, Panta-Rhei-Massage, Reiki, Geistiges Heilen, Ohrakupunktur, Bachblüten. Mitglied NVS-A, Behandlung auch bei Ihnen zu Hause.

8580 Amriswil

8580 Amriswil, Bürke Elmar, Praxis für Atlaslogie
Bahnhofstrasse 13a, Tel. 071-411 87 57, Fax 071-411 87 59
home: www.atlaslogie-amriswil.ch   email: admin@atlaslogie-amriswil.ch
Atlaslogie

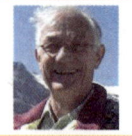

8580 Amriswil, Donner Max und Regula, Kraniosakral-Therapie
Weinfelderstrasse 51e, Tel. 071-410 26 29 Natel 079-772 65 43
home: www.lebensspiel.ch   email: lebensspiel@bluewin.ch
Kraniosakraltherapie, Familienstellen in Gruppen und Einzeln, Astrologische Beratungen, Meditationen und Pendelkurse.

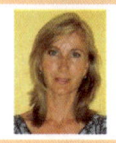

8580 Amriswil, Haag Anita, Dipl. Ayurveda Therapeutin
Gassenaeckerstrasse 16, Tel. 071-410 23 07, Fax 071-410 23 08
home: www.feelayurveda.ch   email: anitahaag@bluewin.ch
Ayurveda Behandlungen: - Ganzkörpermassagen, Kopf- und Fussmassage, Ölstirnguss, Pulvermassage, Seidenhandschuhmassage, Entschlackungstherapien, Ernährungsberatung. Mitglied SAA.

Adressen Plz 8000

8580 Amriswil

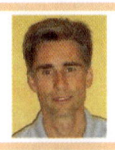

8580 Amriswil, Haag Roland
Gassenaeckerstr. 16, Tel. 071-410 23 06, Fax 071-410 23 08
home: www.feelyoga.ch email: rolandhaag@bluewin.ch Körper- und Atemübungen verbunden mit aktiver Entspannung trainieren Muskeln u. Nerven des Körpers, machen ihn stark, elastisch, schützen vor Krankheiten, das Leistungsvermögen verbessert sich. Mitglied SYV, auf Krankenkassenliste empfohlen. Yogalehrer.

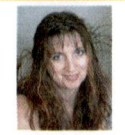

8580 Amriswil, OASIS Eugster Marlène
Gassenäckerstrasse 2, Tel. 071-722 73 63 oder 078-666 47 13
home: www.oasis-4u.ch email: info@oasis-4u.ch

Seminare, Prozessarbeit in Einzel- oder Vierersitzungen, Ayurveda Massagen, Clearing, Meditation, Energiearbeit über Chakras und Meridiane, Edelsteine.

8580 Amriswil, Ritz Hansjörg, Dipl. Farbpunktur-Therapeut
Romanshornerstrasse 24, Tel. 071-411 43 83, email: piff38@hotmail.com

Dipl. Therapeut der Farbpunktur. Farbpunktur, Heilmagnetismus, Heilhypnose, Phytotherapie, Homöopathie, Aromatherapie, Meditationen, psych. Tarotberatung, IG der Farbpunkturtherapeuten n. Peter Mandel.

8580 Amriswil

8580 Amriswil, Schenk Brigitte, Massage-Praxis, Yogalehrerin
Gartenstrasse 3, Tel. 071-411 07 40, home: www.massagen-yoga.ch
email: brigitteschenk@gmx.ch Esalen Massage, ganzheitliche Methoden für Körper, Geist und Seele. Wohltuende Entspannung, bewusster Zugang zu sich selber, Yoga ein Weg zu innerer Ruhe, stärkt und dehnt den Körper. Mitglied Schweiz. Yogaverband, Villeret, ebmk schweiz Berufsverband.

8583 Sulgen

8583 Sulgen, Brand Susanne Cattaneo Willy, Massage-Studio
Poststrasse 7, Tel. 071-642 43 22

Fussreflexzonen Massage, Wirbelsäulenbehandlung nach Dorn, Ganzkörper Sport Massage.

8583 Götighofen, Kohn Jakob, Ayurveda Massagen
Gutbertshausen 11, Tel. +41 71 642 30 58
home: www.ayurmassage.ch email: ayurmassage@bluewin.ch

Entspannung durch Massage. Alte und neue Verspannungen lösen mit der ayurvedischen Fussmassage! Ayurvedische Produkte auch für Therapeuten.

8586 Andwil

8586 Andwil, Moser Sibylle
Guggenbühl 6, Tel. 071-917 20 12, Fax 071-917 20 14
home: www.apmpferd.ch email: s.moser@bluewin.ch

Akupunktmassage nach Penzel am Pferd (Mitglied int. Therapeutenverband APM + IG Pferd), Triggerpunktbehandlung am Pferd, Stresspunktbehandlung nach Jack Meagher am Pferd, Bachblüten für Tiere.

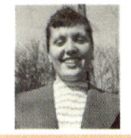

8590 Romanshorn, Aresi Franca, Pranotherapeutin
Postfach 314, Hubhofgasse 11, Tel. 071-463 46 43, Natel 079-696 82 47

Dipl. Pranotherapeutin, Reflexologie, Reiki. Mitglied SVNH/BE, ASFEP/TI, AITEF/IT. Europ.

8590 Romanshorn

8590 Romanshorn, Bolliger Franz, Dipl. prakt. Psychologe SGPH
Spitzer-Waldstrasse 15, Tel. 071-461 31 71, Fax 071-461 31 73
home: www.psychologische-praxis-bolliger.ch email: bolliger.f-e@bluewin.ch

Praxis für psychologische Beratung, Dipl. Lehrer für Autogenes Training SAT, Dipl. Hypnosetherapeut DGHT, Mentaltraining, Meditation. Mitglied EMR, ASCA, NVS (A).

8590 Romanshorn

8590 Romanshorn, Honegger-Appé Dagmar, dipl. Shiatsu-Therapeutin SGS
Alleestrasse 31, Tel. 071-440 24 09

Japanische Ganzkörpertherapie zur inneren Ausgeglichenheit, Gesundheit und Vitalität. Mitglied SGS Shiatsu Gesellschaft Schweiz.

Adressen Plz 8000

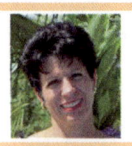

8590 Romanshorn, Meier Adelheid, Praxis für Aquatische Körpertherapie Watsu/Wata, Carl Spitteler-Strasse 15, Tel. 071-460 05 11, Fax 071-460 05 15
home: www.adelheidmeier.ch   email: adi@adelheidmeier.ch
WasserShiatsu und WasserTanzen Einzelbehandlungen in Privatbad (Temp. 35 Grad) in 8274 Tägerwilen / Kreuzlingen und 8570 Weinfelden. Sanfte und heilende Therapie für Jedermann, auch ergänzend zur Psychotherapie. Mitglied NAKA.

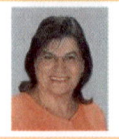

8592 Uttwil, Ehrat Chantal, Mediale Heilerin
Romanshornerstr. 30, Tel. 071-460 17 94, email: chantalehrat@hotmail.com
Mediale Geistheilerin. Die Kraft des Geistes als Unterstützung der Schulmedizin. Hilfe für: Gesundheit, Lebensängste / Nerven, persönliche Probleme, Stress, Migräne. Geprüft und Mitglied SVNH.

8593 Kesswil

8593 Kesswil, Lesny-Poyda Liliane, Seminarleiterin, Malerin
Dozwilerstr. 1 Tel./Fax 071-463 50 65
home: www.lesny.ch   email: aura@lesny.ch
Die Aura sehen und deuten lernen, Aura-, Engel-, Reiki- und Geistiges Heilen-Seminare, SVNH geprüft, erstelle Aurabilder Gr. A3 gemalt. A-Mitgl. SVNH, A-Mitgl. SVPP

8593 Kesswil

8593 Kesswil, Roth Marianne, Gesundheit und Massagepraxis
Hofstetten, Tel.071-463 47 91, Fax 071-463 47 42, email: roth-nuk@bluewin.ch
Farbpunktur nach P. Mandel, ETD (Kirlianfotografie), Fussreflexzonenmassage, med. Massage, Wirbelsäulentheapie (Dorn), Breuss-Massage, LaStonetherapy, Bachblüten, Aus/Ableitverfahren.

8594 Güttingen, Siegrist-Westermann Yvonne
Bachstrasse 24, Tel. 071-695 29 19, email: yvonne.siegrist@bluewin.ch
Spirituelles Heilen, Royal Healing, Heilmassagen, Fussreflexzonenmassage, Mediale Beratungen, Bachblüten, Sanjeevini. Seminare: Reiki, Numerologie, Schulung der Intuition, Lichtmeditationen. SVNH geprüft in Geistigem Heilen.

8595 Altnau

8595 Altnau, Schumacher Magdalena Maria, Energiepunkt am Mülibach
Mülibach 5, Tel. 071-695 12 24, email: mad.schu@gmx.net
Gruppenkurse für Gymnastik, Rückenturnen, Einzelsitzungen für Zilgrei, Ideokinese Methode Franklin, Entspannung, Stressabbau, Geistiges Heilen.
A-Mitglied SVNH, SVNH geprüft in Geistigem Heilen.

8595 Altnau, Zwicky Regula, Praxis Therapeutin
Güttingerstrasse 44, Tel. 071-690 06 30
home: www.terrafloris.ch   email: info@terrafloris.ch
Psychologische Begleitung, Bach-Blütentherapie, Yin-Yang Therapie, Ausbildungen terrafloris. Mitglied NVS, EMR.

8597 Landschlacht

8597 Landschlacht, Rüegg Dolores, Reikimeisterin, Reiki-Praxis
Teupelackerweg 8, Tel. 071-680 07 15, Natel 079-255 34 20
Reikieinweihung I + II, Fernbehandlung speziel offene Wunden auch Alte, Magnetfeldtherapie + Verkauf. Mitglied EMR, SVNH, JRV.

8600 Dübendorf

8600 Dübendorf, Ackermann Pia
Alte Gfennstrasse 19, Tel. 044-822 36 03, Natel 079-476 99 29
Klassische Massage ärztl dipl, Mediale Beratungen, Geistiges Heilen.
Mitglied SVNH.

8600 Dübendorf

8600 Dübendorf, Badstuber-Schwab Lotti, Therapeutin
Stettbachstrasse 38, Tel. 044-821 07 07
home: www.phiba.ch/loba   email: loba@phiba.ch
Maltherapie-Ausdrucksmalen, Meditation, Bach-Blüten, NLP Therapien, Antlitz-Diagnose, Mineralsalz-Therapie Dr. Schüssler, Kurse, auch für Kinder.

Adressen Plz 8000

8600 Dübendorf

8600 Dübendorf, Fuchs Brigitte, Therapie - Praxis Brigitte Fuchs
Fällandenstrasse 6, Tel. 079-363 26 47

EMR/SVBM, med. Therapien, Massagen, Fussreflexzonen, Lymphdrainage, Schröpfen, Horntherapie, Ohrenkerzen, Migräne- und Menstruationsbeschwerden, allg. Alltagsbeschwerden, Kurse, usw.

8600 Dübendorf

8600 Dübendorf, Hirschmüller Simone, dipl. Tuina- und Akupressur Therapeutin, Alte Landstrasse 5a, Tel. 044-822 36 05
home: www.qicare.ch   email: info@qicare.ch

Neu: neben Praxisraum in Dübendorf auch Räumlichkeiten an der Bederstrasse 31 in Zürich!

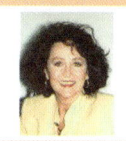

8600 Dübendorf, Höhn Frieda, Naturaltherapiecenter
Bettlistrasse 35, Tel./Fax 043-355 01 09, Natel 079-666 10 33
email: friedolink@bluewin.ch
Klassische Massage, Triggerpunkt- u. Dehnen, Fussreflexzonenmassagen, Dorntherapie, Bioresonanz, Schröpfen, Egeltherapie, Reiki, Pranichealing, Hypnosetherapie, Wickel, Bachblüten. Mitglied SVNH.

8600 Dübendorf

8600 Dübendorf, Huber-Imboden Sonja, Reiki Meisterin / Lehrerin & Dipl. Fussreflexzonen-Therapeutin, CenterRainbow / Fällandenstrasse 16,
Tel. 044-831 30 45, email: centerrainbow@email.de   Reiki Seminare (1-3b Grade). Nur Kleingruppen und in liebevoller Atmosphäre. SVNH geprüft in Geistigem Heilen u. Medialer Beratung! Zudem Abschluss in medizinischen Grundlagen von 150 Std und Diplom in Fussreflexzonen-Therapie. A-Mitglied SVNH.

8600 Dübendorf

8600 Dübendorf, Konrad Silvia, Naturärztin NVS, med. Masseur, dipl. Fusspflegerin, Praxis: Zürichstrasse 65, Tel. 044-821 82 42

Gesundheitspraxis, med.- energetische Ganz- und Teilkörpermassagen, Fussreflex- und Psychozonentherapie, Homöopathie, Bachblütentherapie, Gesundheitsberatung. Mitglied NVS-A.

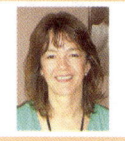

8600 Dübendorf, Lutz Fürst Claudia, Gemeinschaftspraxis am Wasser
Wallisellenstr. 26, Tel. 043-355 95 18
home: www.shiatsuamwasser.ch   email: claudia.lutz@mydiax.ch
ZEN-Shiatsu und Mineralstoffe nach Dr. Schüssler. Dipl. Shiatsu-Praktikerin ESI, Fünf-Elemente-Ernährungs-beratung (TCM). Mitglied SGS, EMR Krankenkassen registriert.

8600 Dübendorf

8600 Dübendorf, Müller Liz, Praxis für Kinesiologie
Zürichstrasse 20, Tel. 044-821 73 00

Kinesiologie. Mitglied Kinesiologin JKZ.

8600 Dübendorf

8600 Dübendorf, Nüesch Silvia
Birchlenstrasse 21a, Tel. + Fax 044-825 51 11

Lebensberatung, Persönlichkeitsbildung, Coaching, Begleitung in schwierigen Lebenslagen. Mitglied SVNH.

8600 Dübendorf

8600 Dübendorf, Rohner Maja, Praxis für Gesundheitsförderung,
Zürichstrasse 20, Tel. 079-356 29 68, email: majarohner@swissonline.ch

Gesundheitsberatung, Lebensberatung/Coaching, Fussreflexzonen-Therapie, Panta rhei-Massage, Metamorphose. Mitglied SVFM, SVG / EMR (Krankenkassen), EGK (Gesundheitskasse) registriert.

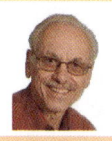

8600 Dübendorf, Schnitzler Gerhard, Cert. Clin. Hypnosetherapeut
Alte Landstrasse 5, Tel. 044-821 90 49
home: www.besser-fuehlen.ch   email: kontakt@besser-fuehlen.ch
Die Intensiv-Therapie bei psychischen Problemen, Blockaden, Phobien, unverarbeiteten Kindheitserlebnissen, sexuellen Störungen, Unsicherheit, Alltags- und Beziehungsproblemen und in der Persönlichkeitsentwicklung.

Adressen Plz 8000

8600 Dübendorf
8600 Dübendorf, Spirig Cornelia, Med. Praxisassistentin, Gesundheitspraxis im Wil, Wilstrasse 87, Tel. 044-822 49 56, email: olicony@gmx.ch
Energetisch-Statische Behandlung, Akupunktur-Massage n. Radloff, manuelle Lymphdrainage n. Dr. Vodder, Fussreflexzonen-Massage, Klassische u. Energetische Massagen. Mitglied VeT, NVS-A.

8600 Dübendorf
8600 Dübendorf, Trümmel Jacqueline, Persönlichkeitsanalyse / Aromatherapie, Täschenstrasse 5, Tel. 044-820 26 80, Fax 044-820 26 85
email: j.truemmel@bluewin.ch
Individuelle Beratung, Persönlichkeitsanalyse, Traumaarbeit (nach P.Levin / R.Steiner), Aromatherapie, Kurse in Pentagramm-Analyse und Essenzen.

8600 Dübendorf
8600 Dübendorf, Ulrich Beat, TherapiePunkt
Strehlgasse 32, Tel. 044-821 77 21, Fax 044-821 77 26
home: www.therapiepunkt.ch   email: bul@therapiepunkt.ch
Med. Masseur FA/SRK, klassische Massage, Fussreflexzonentherapie, Lymphdrainage mit/ohne Kompression, Bindegewebsmassage, physikalische Therapie. Krankenkassenanerkannt, auch auf ärztliche Verordnung möglich.

8602 Wangen
8602 Wangen, Boerlin Heidi, Praxis für Körper- und Atemtherapie
Unterdorfstrasse 21c, Tel. 044-834 10 24, email: heidi.boerlin@boerlin.ch
Klassische Massage, Fussreflexzonentherapie, Psychodynamische Körper- und Atemtherapie LIKA. Mitglied PDKA, SVA.

8602 Wangen
8602 Wangen, Mayr Birgit, Gesundheitspraxis med. Masseurin FA SRK, Sonnhalde 31, Tel. + Fax 044-833 63 13
Klassische Massagen, Fussreflexzonenmassage, Manuelle Lymphdrainage, Akupunktmassage nach Penzel, Bindegewebsmassage, Dorn-Therapie, Breuss-Massage. Mitglied SVBM, ZVMN, NVS-A, KK anerkannt.

8602 Wangen, Romer-Glaus Ursula, Körperpsychotherapeutin SBBP/ EABP
Holzrai 36, Tel. 044-833 03 50, Fax 044-833 50 02
email: ursula.romer@bluewin.ch
Biodynamische Psychologie, Körperarbeit u. Massage (Gerda Boyesen), Craniosacraltherapie (Dr. H. Milne), Transpersonale Psychologie und Therapie (Freiburger Schule). Prozessarbeit. Mitglied SBBP, EABP.

8603 Schwerzenbach
8603 Schwerzenbach, Iorio-Lorigiola Manuela, ESB-APM-Therapeutin
Chimligasse 8, Tel. 044-825 28 76, email: manuela.iorio@bluewin.ch
Lymphdrainage, Fussreflexmassage, Schwingkissen, energetisch statische Akupunktur Massage, klassische Massage, Reiki. Mitglied VeT.

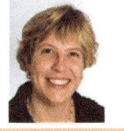

8604 Volketswil, Baumann-Kouwenberg Katja, Pedicare
Hinterbergstrasse 43, Tel. 044-946 45 48
home: www.pedicare.ch   email: info@pedicare.ch
Pedicare Praxis für Fusspflege, Pedicure & Fussreflexzonenmassage (inkl. Metamorfosetherapie & Hot-Stone Fuss Massage). Die Praxis ist (EMR) Krankenk. anerkannt.

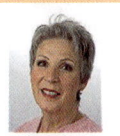

8604 Volketswil, Diener Evi, Gesundheitspraxis Trad. Chin. Medizin
Halden 18, Tel. 043-204 30 03
Tuina-Massage, Tuina-Kleinkinder-Massage (TCM), Akupressur, Laser-, Elektro-Therapie und Punktur, Fünf-Elemente-Ernährungsberatung. KK-anerkannt. NVS-A-Mitglied.

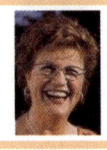

8604 Volketswil, Dummermuth Verena, Liz. Avatar-Trainerin
Hasenmatt 1, Tel. 044-945 51 70, Nat. 079-323 21 03
home: www.avatarch.ch   email: verena.dummermuth@avatarch.ch
Training für Neuausrichtung, alle Lebenssituationen, Stärkung des Selbstwertes, besserer Umgang mit Mitmenschen, Freude, Freiheit, Stärke, mehr Mut und Zuversicht.

Adressen Plz 8000

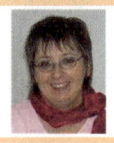

8604 Volketswil, Kunz Marie-Theres, Dipl. Therapeutin für Cranio Sacral Balancing®, Hofwiesenstr.7, Tel.079-230 73 48, email: mariethkunz@bluewin.ch
Cranio Sacral® für Erwachsene, Kinder & Babies, EMR-anerkannt. Lichtbahnen-Meridian-Therapie n. Trudi Thali & The Journey nach Brandon Bays. Wirkungsvoll bei Stress, Unfall,Trauma, Operationen etc.

8604 Volketswil

8604 Volketswil, Ramsauer Marcel, Praxis für natürliche Heilweisen
Pfäffikerstrasse 9, Tel. 044 -945 68 78
Geistheilung, Mediale-Beratungen SVNH geprüft.

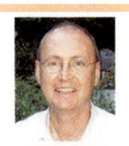

8604 Volketswil, Schuler Markus, Gesundheitspraxis
Im Zentrum 18, Tel. 044-945 52 89, Fax 044-945 67 51
email: gesundheitspraxis.schuler@bluewin.ch
Sphinx-Therapie, Bioresonanz-Therapie, Bach-Blüten, Phytotherapie, Spagyrik, Homöopathie und Gesundheitsberatungen. Spezialisiert auf Allergie-Behandlungen. Mitglied NVS und EMR, Krankenkassen anerkannt.

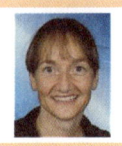

8606 Greifensee, Claassen-Egger Arlette, Praxis für Körpertherapie
Tumigerstrasse 71, Tel. 076-386 02 29
home: www.arlette.egger.ch.vu   email: a.egger@sunnymail.ch
Craniosacrale Osteopathie, Psychosomatische Energetik, Kinesiologie, Massage, tibet. (energetische) Rückenbehandlung, Reiki, Engelsreiki. EMR-, ASCA-, EGK-anerkannt, Mitglied SVNH, Cranio Suisse.

8606 Greifensee

8606 Greifensee, Ebner Claudia, Reiki Lehrerin
Sandbüelstrassse 18, Tel. 079-350 96 23, email: reiki@erlebniscenter.ch
Reiki Seminare Reiki I - Reiki Lehrer/in, Reiki Vertiefungstrainings, Reiki Behandlungen in Jona SG und Greifensee.

8606 Nänikon

8606 Nänikon, Locher-Fässler Ursula, Dipl. Kinesiologin IKZ
Buchrain / Zürichstrasse, Tel. 044-941 34 73, email: u.locher@bluemail.ch
Integrative Kinesiologie, Psycho-Kinesiologie, Systemische Aufstellungen, Aura-Soma-Beratungen, Reikiseminare, Meditationsabende. Mitglied SBVK, EMR anerkannt.

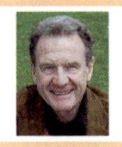

8606 Greifensee, Schnurrenberger Wolf Dieter
Stationsstrasse 12, Tel. 044-364 88 88 Fax 044-940 68 48
home: www.wds-team.ch email: info@wds-team.ch
Farb-, Raum- und Feng Shui-Beratung für den privaten Wohnungsbau, Arztpraxen, Pflege-Einrichtungen, Spitäler, Wellness-Praxen. Raumbuch mit originalen Farbkollagen nach Le Corbusier.

8606 Nänikon-Greifensee

8606 Nänikon-Greifensee, Spaar Schneider Claudia, Dipl. Naturärztin NVS-A
Murggenstrasse 8, Tel. 078-609 11 31, email: claudia.spaar@gmx.ch
Clusteranalytik, Ernährungs- und Vitalstoffberatung. Mitglied NVS, SPAK.

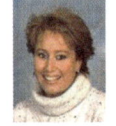

8608 Bubikon, Rem Sandra Deborah, dipl. Hypnose- und Systemische Therapeutin, Allmenstrasse 19, Tel. 055-243 45 45
home: www.hypnoserem.ch   email: sandra.rem@bluewin.ch
Hypnose- & Systemische Therapie, Erickson'sche Hypnosetherapie, Spirit. Hypnose- u. Reinkarnationstherapie, NLP, Seminare, Familienstellen n. B. Hellinger (Mitglied ASA und SVNH), Autogenes Training, Rebirthing, klass. Handauflegen.

8610 Uster

8610 Uster, Bachofner Elisabeth, Naturheilpraktikerin
Glärnischstrasse 4, Tel. 044-940 30 14
home: www.gesundplus.ch   email: info@gesundplus.ch
Akupunktur, Chinesische Medizin, TCM, Tuina/Anmo, Phytotherapie, Naturheilkunde, Ernährungsberatung, Massage. Mitglied SBO-TCM, NVS, EMR.

Adressen Plz 8000

8610 Uster

8610 Uster, Bär Marian, Dipl. Shiatsutherapeutin
Wermatswilerstrasse 54, Tel. 044-940 71 54
home: www.shiatsu-uster.ch   email: bpt@mails.ch
Div. Weiterb., u.a. Migränetherapie nach Kern. Kassenanerkannt (EMR). Mitglied SGS. Energie- und Körperarbeit zur Prävention, Linderung verschiedenster Beschwerden und Unterstüzung anderer Therapien.

8610 Uster

8610 Uster, Bitata-Spühler Simone, Dipl. Physiotherapeutin, Cranio-sacral Therapeutin Cranio Suisse®, Freiestr. 1, Tel.043-497 85 83, Fax 043-497 85 90
home: www.gesundheitspraxis.ch   email: simone@spuehler.org
Dipl. Physiotherapeutin seit 1997, abgeschlossene Ausbildung Integrative CranioSacral Therapie seit 2001. Mitgl. des Physiotherapieverbandes und von Cranio Suisse.

8610 Uster, Bretscher Claudia, Gesundheitspraxis
Freiestrasse 47, Tel. 043-497 85 89, Fax 043-497 85 90
home: www.ihre-therapeutin.ch   email: claudia.bretscher@gmx.ch
Akupunktur-Massage, Energetisch-Statische Behandlung n. Radloff, Psycho-Kinesiologie n. Dr. Klinghardt. Verband Vet, VNS. Mitglied EMR.

8610 Uster

8610 Uster, Ebner Karin, Therapeutin
Bahnstrasse 23, Tel. +Fax 044-941 60 24, home: www.akupress4u.ch
Jin Shin Do Akupressur, Zero Balancing, Bachblüten, mediale Beratung, EMR anerkannt für Akupressur. Mitglied SVNH.

8610 Uster

8610 Uster, Eck Anita, Praxis für Traditionelle Chinesische Medizin
Freiestrasse 1, Tel. 043-497 85 82, Fax 043-497 85 90
home: www.tcm-uster.ch   email: anita.eck@hispeed.ch
Akupunktur, Akupressur, Tuina-, Kleinkinder-Tuina-Massage TCM, Moxibustion, Schröpfen,GuaSha, 5-Elemente Ernährungsberatung, Westliche Kräuter, Krankenkassen anerkannt, SBO-TCM- und NVS-A Mitglied.

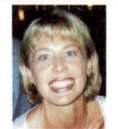

8610 Uster, Egli Jacqueline, Traveda - Trager und Ayurveda Praxis
Sonnenbergstrasse 50, Tel. 078-770 41 74, email: jegli@hispeed.ch
Trager, Körper- und Bewegungsschulung. Die sanfte Methode mit tiefer Wirkung. Ayurveda, Entspannung mit warmen Öl und ganzheitlicher Beratung.

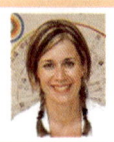

8610 Uster, Frommherz Schneider Brigitte, int. Kinesiologie, Praxis OFF-ON
Guschstrasse 4, Tel. 079-448 37 69, Fax 055-266 21 21
home: www.ikw.ch   email: brigitte.frommherz@ikw.ch
Kinesiologin: Stress Indikator Points System mit Akupressur. Kurse an der Universität Zürich. Einzelcoaching. NLP, Hypnose, System- Aufstellungen. Massage. Entsäuerung mit Bodytetox- Geräte. Mitglied SBVK, EMR anerkannt.

8610 Uster

8610 Uster, Glesti-Dainotto Rosalia, Ayurveda / Aromatherapie
Mühleholzstrasse 4, Tel. 076-367 79 75, email: rosalia.glesti@bluewin.ch
Ayurvedische Massagen, ganzheitliche Gesichtspflege, Aromatherapie.

8610 Uster

8610 Uster, Gugelmann Monique, dipl. Gesundheits- u. Vitalstoffberaterin
Drusbergstrasse 19, Tel. 044-942 55 05
home: www.feelgoods.ch   email: monique.gugelmann@gmx.net
Ernährungsberatung, Vitalstoffberatung (Individuelles austesten von Vitaminen, Mineralien, toxischer Belastung usw.), Radiästhesie, Pendelkurse. Mitglied SVNH, SVG, SVRV.

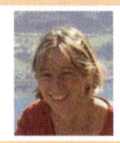

8610 Uster, Huber Priska, Craniosacrale Therapie und Massage
Freiestrasse 47, Tel. 079-507 71 76
home: www.craniosacral-praxis.ch   email: info@craniosacral-praxis.ch
Arbeit mit Babys, Kindern und Erwachsenen. Bei Trauma (Geburts- Schleudertrauma), Schmerzen (Nacken-, Rücken-, Kopfschmerzen), Psychomsom. Beschwerden etc. KK-anerkannt, Mitglied Cranio suisse.

Adressen Plz 8000

8610 Uster

8610 Uster, Jad Samira, Lemurische Praxis für Körper, Geist und Seele
Brunnenstrasse 13, Tel. 076-324 99 88
home: www.heilsam.ch email: watan_22@bluemail.ch
Die Ama-Saia-Energiebehandlung ist eine ganzheitliche Heilarbeit für Körper, Geist und Seele. Sie besteht wahlweise aus: medialer Heilarbeit / Energetische Arbeit, Amasaia Sitz- o. Seitenlage / Massagen.

8610 Uster

8610 Uster, Kessler Cecile Gym + Yoga, Gymnastik- und Yoga-Lehrerin
Oberlandstrasse 107, Tel. 044-948 23 43
Entspannung durch Yoga (Hatha-Yoga nach S. Yesudian), Rückenschonendes Gym Fit. Mitglied VdG, SYV.

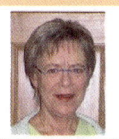

8610 Uster, Kohler Ingrid, Pflegefachfrau/Watsu Therapeutin, Praxis Im Werk 8
Tel. 043-305 95 50, home: www.pflege-uster.ch email: info@pflege-uster.ch
SPITEX zu Hause oder ambulant in meiner Praxis. Krankenkassenpflichtig. Ksk. Nr. X 6308.01. Wassershiatsu (Watsu) Therapiebad, Spital Uster, energetische Heilmassage, Praxis. Mitglied: Berufsverband SBK, NAKA.

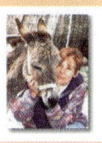

8610 Uster, Maurer Katharina, Tiertherapeutische-Praxis
Trümpler-Areal, Aathalstrasse 80, Tel. 043-497 83 47, Fax 043-497 83 46
home: www.tiertherapie-praxis.ch email: katharina.maurer@tiertherapie-praxis.ch
Dipl. Tierpsychologin, Farb-, Dorn- und Bioinformationstherapeutin sowie Psychosomatische Energetik für Tiere. Mitglied Berufsverband der TierheilpraktikerInnen Schweiz.

8610 Uster

8610 Uster, Merkler Claudia, Tanz- und Bewegungstherapeutin
Im Grüene 17, Tel. 079-432 71 63
home: www.merkler.ch email: claudia@merkler.ch
Kreative Persönlichkeitsentfaltung, Tanzen als Kraftquelle.

8610 Uster

8610 Uster, Paterò Sonja, Ayurveda, Fussreflexzonen, Energetische Behandlung, Grubenweg 9, Tel. 076-335 44 44, email: sonja-paterno@hotmail.com
Ayurveda ganzheitliche Massage von Kopf bis Fuss, Fussreflexzonentherapie, Pranic Healing energetische Heilmethode auch Fernbehandlungen.

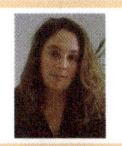

8610 Uster, Reiki4all Sandra Fust-Meyer Naturheilpraxis für Mensch & Tier,
Reikimeisterin-Lehrerin, ang. Tierheilpraktikerin, Freiestr.10, Tel. 043-466 99 13
Fax 043-466 99 14, home: www.reiki4all.ch email: info@reiki4all.ch
Beratung - Behandlung - Kurse - Seminare. Reiki, Bachblüten, Phytotherapie, Homotoxine, Homöopathie, Lebens- & Ernährungsberatung. Tiere: Psychologie - Verhalten - Akupressur - Massage.

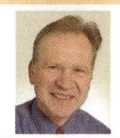

8610 Uster, Rickli Jean-Pierre, Gesundheitsberater
Wermatswilerstrasse 83, Tel. 044-940 46 42, Fax 044-940 46 43
email: jprickli@bluewin.ch
Gesundheitsberatung und Energieflusstherapien nach der chinesischen Lehre. Fengshui-Beratungen für Wohnung und Haus. Lebens- und individuelles Coaching in allen Lebenssituationen.

8610 Uster

8610 Uster, Roth Ulrich, Elektrosmog-Messtechniker, Geomant
Burgstrasse 56, Tel. 044-940 00 61, Fax 044-940 00 62
home: www.geosano.ch email: info@geosano.ch
Elektrosmog-Beratungen in Wohn-und Arbeitsbereich. Generalvertretung für elektrosmogfreie Lampen. Geomantie / Fengshui-Berater SIEF.

8610 Uster

8610 Uster, Rüegg Ursula, AT-Seminarleiterin
Turicumstrasse 25, Tel. 044-941 09 66, Natel 079-780 63 41
email: vaur.rueegg@bluewin.ch
Autogenes Training, Kurse Einzel und Kleingruppen, Grundkurs und Fortsetzungskurse. Lebensberatung. Mitglied SVNH.

Adressen Plz 8000

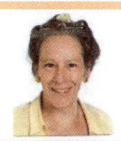

8610 Uster, Rycroft Pia M., Kunst- u.Gestaltungstherapeutin FKG, Theaterpädagogin, Zentralstr. 11, Tel./Fax 044-942 14 71, email: pmrycroft@yahoo.de

Therapie mit Malen, Gestalten, Visualisieren, Spiel, Gespräch, Biografiearbeit - je nach gemeinsamer Zielsetzung. Einzel- und Gruppentherapie. EMR – anerkannt. Mitglied FKG und Biography Trust GB.

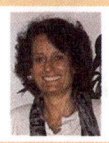

8610 Uster, Sautter Catherine, Fachärztin für Allgemeine Medizin FMH
Freiestrasse 53, Tel. 044-940 14 80, Natel 076-348 14 80
home: www.homeopraxis.ch   email: info@homeopraxis.ch

Klassische Homöopathie, psychosomatische Medizin, Allgemeinmedizin. Mache gerne komplementärmedizinische Grundversorgung.

8610 Uster

8610 Uster, Schär Laki Barbara, Dipl. Atempädagogin SBAM
Wermatswilerstr. 6 B, Tel. 044-941 04 66, email: barbara.schaer.@bluewin.ch

Atemtherapie nach der Methode Prof. Ilse Middendorf, Einzelbehandlungen und Gruppenkurse. Mitglied SBAM.

8610 Uster

8610 Uster, Schmid Heinz, Praxis f. Homöopathie und Familienaufstellungen
Grubenweg 11, Tel. 044-942 46 70, Fax 044-942 46 88
home: www.zensys.ch   email: info@zensys.ch

Homöopathische Therapie, Paar- u. Einzeltherapie, Familienaufstellungs-Seminare, Astrologieforum, 3- jährige Intensiv-Ausbildung im Familienstellen n. Bert Hellinger.

8610 Uster

8610 Uster, Schmidt Julia, Ganzheitliche Gesundheitspraxis
Seestrasse 60a, Tel. 079-349 16 77, email: schmidtjulia@bluewin.ch

Ganzheitliches Wohlfühlen mit: HERBALIFE: Fitness und Sport, Gewichtskontrolle, Haut- und Körperpflege. REIKI: Universelle Lebensenergie, Bewusstseins-Erweiterung, Herzensbildung.

8610 Uster

8610 Uster, Schuhmacher Monika, Naturärztin
Freiestrasse 1, Tel. 043-497 85 81, Fax 043-497 85 90

Irisdiagnose, Bioresonanz-Therapie, Allergie-Testung, Ernährungsberatung, Wirbelsäulen-Behandlungen mit Schwingkissen, verschiedene Massagen. NVS-A-Mitglied, Krankenkassen anerkannt.

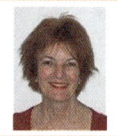

8610 Uster, Sharma Suzanne, Praxis für Integrative Kinesiologie
Schachenweg 13, Tel. 044-940 74 47, email: suzanne.sharma@gmx.ch

Integrative Kinesiologie, IKZ Zürich. Transformations-, Entwicklungs- Wellnesskinesiologie, Brain Gym Teacher, Einzelsitzungen und Kurse, ordentliches Mitglied SGIK.

8610 Uster

8610 Uster, Spinas Barblina, Gesundheitspraxis
Freiestrasse 1, Tel. 043-497 85 89, Fax 043-497 85 90
home: www.gesundheitspraxis.ch   email: barblina@tegnanet.ch

Physiotherapie und Akupunkturmassage, Mitgliedschaften bei Schweizer Physiotherapieverband, Vet Schweiz.

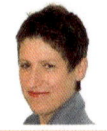

8610 Uster, Stelzer Irene, Dipl. Kinesiologin IKZ, Gesundheitspraxis
Im Werk 9, Tel. 079-239 21 14, email: irene.stelzer@bluewin.ch

Integrative Kinesiologie, Transformationskinesiologie, N.O.T. - Nervensystem Organisationstechnik, zert. Meditationsleiterin. Mitglied KineSuisse.

8610 Uster

8610 Uster, Stoquet Christine, Med. Masseurin
Schwizerstrasse 24, Tel. 044-955 90 14, Fax 044-955 91 46
email: c.stoquet@gmx.ch

Neurofeedback, div. Massagen, Geistheilen. Mitglied NOS, SVNH.

Adressen Plz 8000

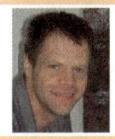

8610 Uster, Vuaillat Cédric, Praxis für Massage und Energetische Behandlungen, Grubenweg 9, Tel. 043-466 96 86, email: vuaillat@bluewin.ch

Akupunktur-Massage, Energetisch-Statische Behandlung nach Radloff, Klassische und Sport Massage, Pranic Healing, man. Lymphdrainage. Auch in 9242 Oberuztwil an der Wiesentalstrase 22. Mitglied SVBM, Vet, EMR anerkannt.

8610 Uster

8610 Uster, Winter Sylvia, Therapeutin
Wührestrasse 91, Tel. 044-940 63 09 und 079-694 03 27

Akupunktur-Massage, Energetisch-Statische Behandlung nach Radloff, Energetische Organtherapie, Fussreflexzonenmassage nach Masafred, Rückenmassage nach Breuss, man. Lymphdrainage nach Dr. Vodder. Mitglied NVS, VeT.

8610 Uster

8610 Uster, Wüst Rosmarie, TCM-Therapeutin
Florastrasse 14, Tel. 043-399 09 63, Fax 043-399 09 64
home: www.tcm-wuest.ch   email: tcm.wuest@bluewin.ch

Akupunktur, Kräutertherapie, Schröpfen, Gua Sha, Moxibustion, Tuina.
Mitglied SBO-TCM, NVS.

8610 Uster

8610 Uster, Zibung Beatrice, Dipl. Trager-Praktikerin
Florastrasse 42, Postfach 1601, Tel. 044-940 96 60, Praxis 079-235 32 51
email: beazibung@freesurf.ch
Trager-Ganzkörperbehandlung und Wahrnehmungsschulung. Indikation: Stress, Verspannungen, Rückenprobleme, Rehabilitation nach Krankheit, Operationen.
Mitglied Trager-Verband Schweiz.

8614 Sulzbach, Kramer Jacqueline, Praxis Naturgeflüster
Flarzweg 2, Tel. 044-942 90 05
home: www.naturgefluester.ch   email: info@naturgefluester.ch
Praxis für schamanische Beratungen, Aura-Soma-Beratungen, Tiertherapie, Tierkommunikation.

8614 Sulzbach

8614 Sulzbach, Weideli Ursula, Körpertherapeutin
Chilenholzstr. 22, Tel. 044-932 55 93
home: www.geistundfitness.ch   email: ursula.weideli@mails.ch
Craniosakral-Therapie, Mediales Begleiten, Geistige Heilweisen, Geist und Fitness Produkte für die Gesundheit. Mitglied SVNH + SDVC.

8614 Sulzbach, Zellweger Monika, Dipl. Naturheilpraktikerin
Walkestrasse 3, Tel. 044-941 37 92
Naturheilpraxis, Jin Shin Jyutsu Therapeutin, Heilpflanzen, Mineralsalze n. Dr. Schüssler. Mitglied NVS-A.

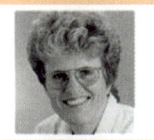

8615 Wermatswil-Uster, Backenecker Renata, Heilpraktikerin, Masseurin VDMS, Atempädagogin, Haldenstrasse 33, Tel. + Fax 044-940 17 21
home: www.therapiehaus.ch   email: renata.backenecker@bluewin.ch
Heilpraktikerin, Bioresonanztherapie, Colon-Hydrotherapie, Akupunktmassage n. Radloff, Atemtherapie, Psychosomatische Energetik n. Dr. Banis, Familienstellen (einzeln), Avatar-Master.

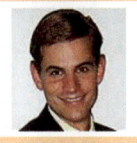

8615 Wermatswil-Uster, Backenecker Rolf, Institut für Ganzheitstherapie
Haldenstrasse 33, Tel. + Fax 044-940 17 21
home: www.therapiehaus.ch   email: info@therapiehaus.ch
Heilpraktiker, Bioresonanztherapie, Colon-Hydrotherapie, Akupunktmassage nach Radloff, Irisdiagnostik, Psychosomatische Energetik nach Dr. Banis, Familienstellen (einzeln).

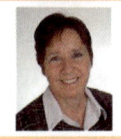

8618 Oetwil am See, Eggli Silvia, Dipl. Kinesiologin IKZ, dipl. Drogistin
Weidholzweg 3, Tel. 044-929 27 12, email: silviaeggli@bluewin.ch
Für alle, die sich v. Stress geplagt fühlen, sich in schwierigen Lebenssit. befinden, leichter Lernen wollen, unter Schmerzen u. Bewegungseinschränk. leiden, bei Allergien, Aengsten, Bettnässen, Schlafstörungen u.v.m. Mitglied KineSuisse, EMR / ASCA anerkannt.

Adressen Plz 8000

8620 Wetzikon
8620 Wetzikon, Andenmatten Franziska, Studio für Kosmetik & Ayurveda
Spitalstrasse 42, Tel. 043-497 05 00
home: www.kosmetik-ayurveda.ch   email: kos.ayurveda@bluewin.ch
Kosmetik: Gesichtspflege mit natürlichen Produkten, Fusspflege, Haarentfernung.
Ayurveda: versch. ayurvedische Behandlungen zur Therapie oder Wellness.
Mitglied im VEAT (www.ayurveda-forum.de).

8620 Wetzikon
8620 Wetzikon, Baumann Ernst, Praxis für Kinesiologie & Lernberatung
Usterstrasse 56, Tel. 043-488 09 60
Kinesiologie: Applied Physiology, LEAP (Learning Enhancement Advanced Program), SIPS, Touch for Health, EDU-K, Brain Gym, Bachblüten. Klangmassage. Lernberatung. EMR- und ASCA-Anerkennung.

8620 Wetzikon
8620 Wetzikon, Cascarino Daniela, Cantienica-Trainerin
Guyer-Zellerstrasse 6, Tel. 043-540 46 12
home: www.bodyworx.ch   email: daniela@bodyworx.ch
Cantienica-Powerprogramm-Training mit integriertem Beckenboden in kleinen Gruppen. Einstieg jederzeit möglich.

8620 Wetzikon, Dlabek-Kubli Bettina, Cantienica u. Power Yoga Instructor, Bodyworx, Guyer-Zellerstrasse 6, Tel. 044-932 62 29
home: www.bodyworx.ch   email: info@bodyworx.ch
Cantienica Beckenboden, Rücken- und Go-Training, sowie Power Yoga. Das Training findet in kleinen Gruppen statt. Einstieg jederzeit möglich.

8620 Wetzikon
8620 Wetzikon, Oertli Manuel, Musiktherapeut SFMT
Zürcherstrasse 29, Tel. 044-932 19 69
home: info@canario.ch email: info@canario.ch
Musiktherapie für Kinder, Jugendliche u. Erwachsene (Einzel- und Gruppen-). Singen als Kraftquelle. Trommelkurse. Musikanimation für Team- und Personalentwicklung.

8620 Wetzikon, Peier Ruth, Yogalehrerin, Yogatherapeutin
Guyer-Zellerstrasse 6, Tel. 043-497 00 33, Fax 043-497 00 32
home: www.yogaforwellness.ch   email: info@yogaforwellness.ch
Ayur-Yoga Unterricht in Gruppen oder Einzelstunden für Kinder, Schwangere und Jedermann/frau. Yogatherapie für strukturelle Beschwerden.

8620 Wetzikon
8620 Wetzikon, Saladin Urs, Vitalleben & La Luna Shop
Schlossbachstr. 24, Tel. 043-534 83 03,email: saladin@vitalleben.ch
Aura-Reading, BodyWork, Bioenergetik, Channeling, Chakra, Elektrotherapie CES, Extender, Farblichttherapie, Beratungen & Coaching, Hopi-Ohrkerzen, Magnettherapie, Massagen, Meditationen, Spirituelle Reisen, Therapeutic Touch, Visualisieren.

8620 Wetzikon, Stoffel-Keller Aglaja, Krankenschwester/Therapeutin, Praxis fussrelax, FitnessGym, Hofstrasse 106, Tel. 044-933 54 80
home: www.fussrelax.ch   email: info@fussrelax.ch
Fussreflexzonentherapie, Padabhyanga (ayurvedische Fussmassage) und Mukabhyanga (ayurvedische Gesichts- und Kopfmassage) inkl. Reinigungs- und Frischfruchtmaske. Wasserbett statt harte Liege. Krankenkassenanerkannt.

8620 Wetzikon
8620 Wetzikon, Troll Werner, Dipl. Masseur / Naturarzt
Usterstrasse 60, Tel. 044-930 40 42
Diverse Massagen, Elektrotherapie, Bioresonanz, Ohrakupunktur, Bach-Blüten, Fussreflexzonen-Massage, Homöopathie, Gesundheitsberatung, Softlaser. Mitglied NVS, VDMS.

8620 Wetzikon, Welle Rüdiger, IK Praxis Rüdiger Welle - Integrative Kinesiologie, Kreuzbühlstrasse 23, Tel. 079-642 14 15
home: www.ikwelle.ch   email: welle@ikwelle.ch
Als Dipl. Integrativer Kinesiologe IKZ begleite ich seit 1999 die Menschen zum Wohlbefinden. Nutzen Sie Ihr eigenes Potential zur Gesundheit und meine Praxis-Erfahrung. Wohlbefinden ist das Ziel.

Adressen Plz 8000

8620 Wetzikon

8620 Wetzikon, Würtenberger Cornelia, Avatar-Trainerin
Im Heidacher 4, Tel. 043-497 70 90
home: www.AvatarInfo.ch email: cornelia@swissline.ch
Einführungsvorträge und -abende schweizweit, ReSurfacing-Workshops und Avatarkurse europaweit. Lizensierte Avatar-Trainerin seit 97. Mehr auf meiner Homepage.

8623 Wetzikon

8623 Wetzikon, Beek Irmhild, Gesundheitspraxis ROSENQUELLE
Lettenstrasse 6, Tel. 043-495 25 89, email: fibeek@bluewin.ch
Beratung, Behandlung, Kurse, Reiki, Bachblütentherapie, Autogenes Training für Kinder und Erwachsene.

8623 Wetzikon

8623 Wetzikon, Dubach Suzanne, Bildnerisches Gestalten, Körpertherapie
Weinbergstrasse 17, Tel. 043-488 09 06
Malerei als Weg, ganzheitliche Maltherapie. Kreativität körperlich, seelisch und geistig befreien und ausdrücken. Healing und Meditation. Mitglied SVNH.

8623 Wetzikon

8623 Wetzikon, Kocaman Marcel, Praxis Damascena
Schwalbenstrasse 59, Tel. 044-930 07 63, Fax 044-930 07 64
home: www.damascena.com email: praxis@damascena.com
Klangmassage, Klangschalen-Therapie, Klangschalen-Therapie-Ausbildung, Aromatherapie, Ätherische Öle, Ayurveda- Tibetische Medizin. Mitglied SVNH.

8623 Wetzikon

8623 Wetzikon, Leuthert Marika, Therapeutin / Medizinische Therapien
Langfurrenstrasse 14, Tel. 044-430 46 42
Wirbelsäulentherapie nach Dorn / 60 Min. Fussreflexzonenmassage / 60 Min. Medizinische Rücken- und Ganzkörper-Massage / 60 Min. Mitglied FA SRK, EMR, NVS A-Mitglied.

8623 Wetzikon

8623 Wetzikon, Raemy Roland, La Balance "Der Weg in die Harmonie"
Baumgartenstrasse 46, Tel. 079-736 49 55
home: www.lichttor.ch email: roland.raemy@hispeed.ch
Geistheilung, Energie- und Fernbehandlungen, Geistbefreiung, Rückführungen. Lebensberatung / Wegbegleitung / Einzel- und Paar-Gesprächs-Therapie. Seminare (Lehren von Attilio Ferrara).

8623 Wetzikon

8623 Wetzikon, Rittiner Romy, Ayurveda-Therapeutin
Havannaweg 5, Tel. + Fax 041-930 45 03
home: www.ayurpraxis.ch email: ayurpraxis@gmx.ch
Ayurveda Gesundheitswochen, Ölmassagen, Gesundheitsberatung, Ayur. Yogakurse, Hot Stone Massage, Öl-Massage Ausbildungen. Mitglied NVS und EMR anerk.

8623 Wetzikon

8623 Wetzikon, Schneider Jacqueline, Integrative Kinesiologie
Motorenstr. 19, Tel. 044-930 31 19, Fax 044-930 31 20
email: ja_schneider@bluewin.ch
Integr. Kinesiologin IKZ, Sehlehrerin NBS/NVI Einzelsitzungen und Kurse Touch for Health, Brain Gyn, Wellness-Kinesiologie, Natürlich Besser Sehen. Mitgl. SBVK, SBS

8624 Grüt-Gossau, Fierz Sonja, dipl. Polarity Therapeutin, dipl. Craniosacral-Therapeutin, Leigruebstrasse 15, Tel. 044-932 39 25
home: www.cranio-polarity.ch email: sonja.fierz@bluewin.ch
Ganzheitliche energetische Körperarbeit (inkl. Prozessbegleitung).
Mitglied Cranio Suisse, Polarity Verband Schweiz, EMR.

8624 Grüt-Gossau

8624 Grüt-Gossau, Kuhn Gerda, dipl. Naturärztin NVS
Bönlerstrasse 83a, Tel. 044-932 15 32
home: www.hundsruggen.ch email: gerdakuhn@hotmail.com
Health Kinesiology nach Dr. J. Scott, verschiedene Methoden der Naturheilkunde und Erfahrungsmedizin sowie lösungsorientiertes Kurzzeitcoaching nach Steve de Shazer.

Adressen Plz 8000

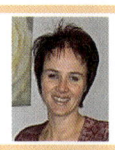

8625 Gossau, Dombrowsky Ursula, Gesundheitspraxis
Büelgass 26, Tel. / Fax 044-936 21 14
home: www.dombrowsky.ch email: ursula@dombrowsky.ch
Praxis für Lebensberatung und körperbezogene Therapien. Ich biete Ihnen auf Sie abgestimmte medizinische Massagen, Therapien, Steinheilkunde- und Horoskopanalysen an. Weiter Infos auf der Homepage.

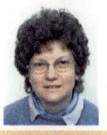

8625 Gossau, Fuhrer Rosmarie, dipl. holistische Kinesiologin
Laufenbachstrasse 23, Tel. 044-941 01 50, email: rofuhrer@dplanet.ch
Kinesiologie, Lebensberatung, Bach-Blüten SHS geprüft, Fussreflexzonen-Massage, Pflanzen- und Duftheilkunde. Mitglied SVNH.

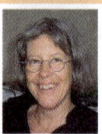

8625 Gossau ZH, Huber-Nievergelt Elisabeth, Atelier für Kinesiologie
Austrasse 18, Tel. 044-975 24 82, Fax 044-975 24 83
home: www.kinesiologie-atelier.ch email: e.huber-ni@active.ch
Kinesiologie (Touch for Health, Psychokinesiologi, Edu-Kinesiologie, -transformationskinesiologie uam): SBVK, A-Therapeutin, Fussreflexzonentherapie.

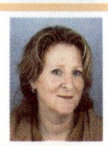

8625 Gossau, Ramseier Claudia, Cranio Sacral Therapie
Chapfstrasse 6, Tel. 043-536 46 54, Natel 078-918 70 70
email: c_carpediem@msm.com
Energiearbeit für Körper und Geist. Trauma, Krankheit und Unfall. Mit Liebe und Respekt. EMR anerkannt.

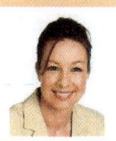

8626 Ottikon, Duffner Annette, Dr. Hauschka Naturkosmetikerin, Heilpraktikerin, Alte Bubikerstrasse 12, Tel. 076-336 30 27, email: A.Duffner@gmx.ch
Spez. Dr. Hauschka Behandlungen, Biomed. Ganzkörper- und Auradiagnose mit dem Biopulsar-Reflexograph, Chromalive-Farblichttherapie, Reflex-Energiezonenmassagen, Körperreisen, Mentaltraining, EFT.

8626 Ottikon

8626 Ottikon, Mettler Sandra, Reiki-Meisterin
Hanfgartenstrasse 7, Tel. 078-794 47 91, Fax 043-833 99 20
home: www.reiki-behandlungen.ch email: sandra.mettler@gmx.ch
Reiki Behandlungen (auch Fernbehandlungen), Einzel- und Gruppenkurse, Grad I - III in einem Kurs, von Anfang an volle Reiki-Kapazität, zertifizierte Reiki-Meisterin.

8627 Grüningen

8627 Grüningen, Kuhn Karin, dipl. Farbtherapeutin AZF, dipl. Therapeutin Farbpunktur n. P. Mandel, Zelgmatt 16, Tel. 044-975 26 09, Fax 044-975 26 08
home: www.farb-therapie.ch email: karinkuhn@bluewin.ch
Praxis für Farbtherapie: Ganzheitliche Farbtherapie, Farbpunktur nach P. Mandel, Aura Soma, Bachblüten-Therapie, Klangtherapie. Farbkurse und -seminare. Farb-, Bachblüten- und Klangtherapie auch für Tiere. Mitglied SVNH, EMR anerkannt.

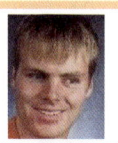

8627 Grüningen, Rohrbach Urs, Praxis für Gesundheit
Itzikerstrasse 5, Tel. 044-935 56 48, email: praxis.rohrbach@bluewin.ch
Med. Masseur SRK, Osteopath i.A. SICO. Behandlung von Kindern und Erwachsenen mit akuten oder chronischen Erkrankungen und Behinderungen. EMR-Liste bezahlt durch Zusatzkrankenversicherung.

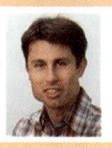

8630 Rüti, Blum Max, Gesundheitspraxis
Spitalstrasse 29, Tel. 055-240 40 00
Wirbelsäulen-Basis-Ausgleich (Schwingkissen), Akupunktmassage, Massagen, Craniosacral-Therapie, Augentraining. Miglied NVS, EMR.

8630 Rüti ZH

8630 Rüti ZH, Brennenstuhl Christoph, Informatiker
Alt-Ferrachstrasse 31, Tel. +41-(0)55 241 30 75, Natel +41-(0)76 585 88 62
email: christoph.brennenstuhl@gmx.ch
Hilfe zur Selbsthilfe, mediale Beratung, geistiges Heilen, OSHO-Tarot, Channeln, Auragaphien. Mitglied SVNH.

Adressen Plz 8000

8630 Rüti ZH	**8630 Rüti ZH,** Brennenstuhl Esther, dipl. Akupunkteurin / Naturheil-praktikerin Wiesriedtstrasse 7, Tel. 055-240 88 74, Fax 055-240 88 75 email: esther.brennenstuhl@gmx.ch Traditionelle Chinesische Medizin (Akupunktur, Tuina, Schröpfen, Moxa, Ernährung, Fussreflexzonentherapie (SVNH gepr.) A-Mitglied NVS, SBO-TCM-A, EMR-anerk.
8630 Rüti ZH	**8630 Rüti ZH,** Fladt Roland, dipl. Drogist, dipl. Ärzteberater Klosterhof 1, Tel. 055-240 88 40, Fax 055-240 96 17 home: www.fladt.ch email: praxis@fladt.ch GESUNDHEITSPRAXIS fladt + STUDIO fladt: BERATUNG (allg. Gesundheitsberatung / THERAPIE (BioResonanz) / VERKAUF (Nahrungsergänzungen, Diätprodukte), Mitglied NVS-A, EMR, SGBT, SDV, kassenzulässig VVG.
8630 Rüti ZH	**8630 Rüti ZH,** Frei Cornelia, Praxis für Körper- und Gesprächstherapie Konsumstrasse 18, Tel. 055-260 12 00, email: ja.frei@bluewin.ch Biodynamische Craniosacral-Therapie, EFT-Practitioner, Behandlungen auf Klangliege, Mitglied Cranio Suisse®.
8630 Rüti ZH	**8630 Rüti ZH,** Klaus U. Fey, Gesundheitspraxis Ferrachstrasse 39, Tel. 055-240 85 62, email: klaus.fey@gmx.ch Craniosacral-Therapie, Atlaslogie, energetische Wirbelsäulentherapie, mediale Beratung, Fernbegleitung bei OP, Prüfung ect. Kiefer-Balancing.
8630 Rüti ZH	**8630 Rüti,** Lüscher Manuela, Gesundheitsberatung Buechstrasse 2, Tel. 055-534 45 22 home: www.gesund-sein.ch email: info@gesund-sein.ch Gesundheitsberatung,Therapeutische Massage, Bach-Blüten-Therapie, sanfte Wirbeltherapie nach Dorn, Kurse: Notfall-Apotheke und Haus-Apotheke mit Homöopathie. Beratung für Erwachsene und Kinder.
8630 Rüti ZH	**8630 Rüti,** Mähly Felix, dipl. Akupunkteur/Herbalist, dipl. Physiotherapeut Spitalstrasse 5, Tel. 055-240 92 91, Fax 055-240 92 94 Trad. Chinesische Medizin, Akupunktur, chin. Phytotherapie, Akupunktmassage n. Penzel, Physiotherapie, Manualtherapie. A-Mitglied NVS und SBO/TCM, SPV-Mitglied, EMR-anerkannt.
8630 Rüti ZH	**8630 Rüti,** Mayer Melanie, dipl. Mentalenergetikerin Buechstrasse 7, Tel. 055-534 34 55 home: www.melaniemayer.ch email: mm@melaniemayer.ch Mentalenergetik für Mensch und Tier; Statik, Atlas, Dorntherapie, Wirbelsäulenrevitalisierung, Honigmassage, Jin Shin Jyutsu, GOM-Fernbehandlung, energetische Hausharmonisierungen, Tierkommunikation.
8630 Rüti ZH	**8630 Rüti,** Pestalozzi Verena, Therapeutische Massagepraxis Joweid Zentrum 1, Tel. 055-240 32 33 Klassische Massagen, spez. Nacken/- Rückenmassage, Dorn-Therapie, Fussreflexzonenmassage, manuelle Lymphdrainage (Vodder). Mitglied NVS-A, EMR anerkannt.
8630 Rüti ZH	**8630 Rüti,** Praxisgemeinschaft Lebensfunke Melanie Mayer & Manuela Lüscher, Buechstrasse 7, Tel. 055-534 33 65 home: www.lebensfunke.ch email: info@lebensfunke.ch Therapie, Lädeli, Kurse, Kursraumvermietung, Gesundheitsberatung, Mentalenergetik, Homöopathie, Massage, Jin Shin Jyutsu, Bachblüten, GOM, Statik, Dorntherapie, Tierkommunikation.
8630 Rüti ZH	**8630 Rüti ZH,** Roth Urs, Gesundheitspraxis Eichwiesstrasse 9, Tel. 055-240 72 92 Geistheilen, Fussreflexzonenmassage, APM n. Penzel, Sauerstoff-Kohlensäure Therapie, Pendeln, allgemeine Körpermassagen. Mitglied NVS, APM-Verband.

Adressen Plz 8000

8630 Rüti ZH	**8630 Rüti,** Sartorio Anita, dipl. Atemtherapeutin, Atempsychotherapie Werkstrasse 4, Tel. 055-240 55 60, email: sartorio@mysunrise.ch Psychologische Beratung, Prozessbegleitung mit Körper- u. Bewegungsarbeit.
8630 Rüti ZH	**8630 Rüti,** Schweizer Andreas, Zentrum Eichenwiese-Ganzheitliche Naturheilkunde, Eichwiesstrasse 9, Tel. 077-404 98 91 home: www.zentrum-eichenwiese.ch email: mail@zentrum-eichenwiese.ch Naturärztliche Therapien, spirituelle Begleitung, Kurse und Workshops.
8630 Rüti ZH	**8630 Rüti,** Seekirchner Angela, Homöopathin Ferrachstrasse 30, Tel. + Fax 055-240 69 00, email: a.seekirchner@dplanet.ch Klassische Homöopathie. Mitglied CvB, VKH, NVS-A.
8630 Rüti ZH	**8630 Rüti,** Wright-Jungen Marianne, Therapeutin / Drogistin Seefeldstrasse 9, Tel. 055-240 62 53 Fussreflexzonen-Massage, Rückenmassage, Dorn Therapie, Manuelle Lymphdrainage, Metamorphose. Mitglied NVS-A.
8632 Tann	**8632 Tann,** Landwehr Verena, Praxis für Atem- Körper- und Bewegungstherapie, Florastrasse 2, Tel. 055-240 20 86 home: www.der-atem.ch email: info@der-atem.ch Dipl. Atemtherapeutin / Atempädagogin SBAM, Dipl. Fussreflexzonentherapeutin, Dipl. Arztgehilfin, von den meisten Kassen anerkannt in der Zusatzversicherung.
8632 Tann	**8632 Tann,** Stachl Erika Guldistudweg 16, Tel. 055-241 12 83, email: tai.chi@bluewin.ch Tai Chi Chuan & Qi Gong Lehrerin, Lebensberatung nach Tepperwein, Reiki 1. / 2.Grad, seit 1995 Herstellung von Pflegeprodukten auf natürlicher Basis NAOMI-Naturprodukte.
8633 Wolfhausen	**8633 Wolfhausen,** Hottiger Marlis, Gesundheitspraxis alte Herschärenstr. 6, Tel. 055-243 30 48 Gesundheits- und Energiemassagen, Fuss- und Ohrreflexzonenmassagen, Wirbelsäulen-Massage, Cranio Sacral-Arbeit. Mitglied SVBM.
	8634 Hombrechtikon, Anliker Sandra, med. Berufsmasseurin Hofwiesenstrasse 4, Tel. 055-244 24 22 home: www.anliker-massagen.ch email: info@anliker-massagen.ch Dynamische Wirbelsäulentherapie nach Dorn, Rücken-Nackenmassage, Sportmassagen, Fussreflexzonenmassage, Energetische Ausgleichsmassage, Aromamassagen, Infrarotwärmekabine, SVBN, EMR-Anerkannt.
8634 Hombrechtikon	**8634 Hombrechtikon,** Blanco Rosaria, dipl. Bewegungspädagogin BGB Eichtalstrasse 11, Tel. 078-790 51 41, email: rosiblanco@bluemail.ch Bewegungstherapie, Rücken + Haltung, Pilates Atemgymnastik, Entspannung + Meditation, Dorn-Therapie, Wirbelsäulenmassage n. Breuss, Shiatsu-Massage, Ganz + Teilkörpermassage, Fussreflexzonen. KK-anerkannt.
8634 Hombrechtikon	**8634 Hombrechtikon,** Cadisch-Umbricht Brigitta, Atem- und Körpertherapeutin, Holgass-Str. 46, Tel. 055-244 29 22, home: www.gesundheit-vitalität.ch Atem- und Haltungsschulung, Spiraldynamik, Asthma-Training, Beckenboden-Training, Vital-Therapie, Fussreflexzonen-Therapie, Wirbelsäulen-Behandlung nach Dorn. Mitglied NVS, SVNH.

Adressen Plz 8000

8634 Hombrechtikon

8634 Hombrechtikon, Dr. sc. nat. Hofstetter Martin, Apotheker / Mistel Apotheke, Rütistrasse 7, Tel. 055-244 60 48, Fax 055-244 60 47
home: www.mistel-apotheke.ch email: dr.m.hofstetter@mistel-apotheke.ch
Praxis für ganzheitliche Pharmazie: Orthomolekulare Medizin, Ernährungsheilkunde, Phytotherapie, klassische Homöopathie, Psychosomatische Energetik. NVS-A Mitglied und teilweise EMR anerkannt.

8634 Hombrechtikon, Egger Jeannette, dipl. Therapeutin
Hueb 8, Tel. 055-264 24 61
home: www.feel-good-look-good.ch email: feel-good@bluewin.ch
Diverse Massage- + Magnetfeldtherapien, Narbenentstörung, Gesundheits- / Ernährungscoaching, Raucherentwöhnung. Einzel- + Paarberatung / Gesprächstherapie - Beruf / Privat. Auch in SH + ZH, KK-anerkannt.

8634 Hombrechtikon

8634 Hombrechtikon, Kehrwecker Marianna, Therapeutin
Kreuzstrasse 11, Tel. 055-244 14 56
home: www.c4u.ch/spirit/kehrwecker email: m.kehrwecker@bluewin.ch
AURA-SOMA-Kurse alle Stufen. ERNEUERUNGSKURS: DER SECHS-STERN ALS HEILENDES SYMBOL. EMF-BALANCING TECHNIQUE Phasen V-VIII. Rückführungen (nach Sigdell). Aura- und Chakraauflösung.

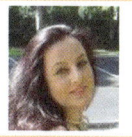

8634 Hombrechtikon, Klein Sabine, Dipl. Naturheilpraktikerin / Naturärztin
Zelglistrasse 23, Tel. 055-534 14 52, Mobil 079-746 79 52
email: sabineklein-kuss@hotmail.com
Cluster Medizin, Ausleitungsverfahren (Body Detox, Honigmassagen, Schröpfen), Diätetik, Moxa, med. Numerologie, Phytotherapie, Radionik, Mitglied EMR.

8634 Hombrechtikon

8634 Hombrechtikon, Lamparter Fritz, L3-Praxis
Rütistrasse 7, Tel. 055-264 13 12
home: www.lhoch3.ch email: fritz.lamparter@lhoch3.ch
Lernen mit Leichtigkeit, Leben in Zufriedenheit, Lernförderung, autogenes Training, NLP, Kinesiologie und EFT. Ziel- und lösungsorientierte Begleitung im privaten und beruflichen Umfeld.

8634 Hombrechtikon

8634 Hombrechtikon, Mettler Monika, Cranio Sacral Therapeutin
Holgass-Strasse 41, Tel. 055-244 39 38
Praxis für Cranio Sacral Therapie und spirituelle Begleitung, SVNH-gepr. in CST, dipl. psychol. Astrologin IPA.

8634 Hombrechtikon

8634 Hombrechtikon, Tobler Yvonne und Walter, Gesundheits Oase,
Dändlikon 16, Tel. 055-244 52 00
home: www.radionik-solutions.ch email: ytobler@medionik.ch
Radionik mit Medionik. Fernbehandlungen. Lebensberatung, Coaching, energetisierte Produkte. Seminare: Radionik & mentales Training.

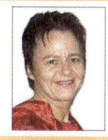

8635 Dürnten, Dousse-Feurer Heidi Maria, Geistheilerin
Wiesengrundweg 31, Tel. 055-260 36 10, Fax 055-260 36 12
home: www.licht-tor.ch email: info@licht-tor.ch
Geistheilung nach Attilio Ferrara, Rückführung, Musterauflösung mit Malen, Pendeln, Lebens-Beratung.

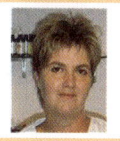

8635 Oberdürnten, Fehr Wehrli Susanne, Praxis f. energetische Therapien
Langrütistrasse 111, Tel. 055-240 39 25
home: www.energetische-therapien.ch email: susanne.fehr-wehrli@bluewin.ch
Farb / Licht-Therapie, Bioinformations-Therapie, Dorn Wirbelsäulen-Therapie, Bachblüten.

8635 Dürnten

8635 Dürnten, Mohn Karin
Sonnenrainstrasse 3, Tel. 055-240 83 85
home: www.karinmohn.ch email: kue.mohn@bluewin.ch
Geistiges Heilen, Clearing, Ablösungsprozesse, klärende Gespräche. Mitglied NFSH.

Adressen Plz 8000

8636 Wald

8636 Wald, Benz Shukhamani M., Raum für Körper-Klang & Energiearbeit
Lindenhofstrasse 14, Tel. 055-246 10 72, Natel 079-540 39 87
Polarity, Klangtherapie, Schamanische Arbeit, Aromamassage.
Mitglied Polarity-Verband.

8636 Wald

8636 Wald ZH, Mächler René
Stuckstrasse 7, Tel. 079-406 44 28, home: www.eos-center.ch
Geistiges Heilen, Hypnosetherapie, Gesprächstherapie, Chakrabehandlungen, Energiearbeiten. Mitglied SVNH.

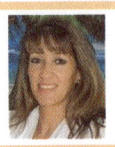

8640 Rapperswil, Bartl Katharina, Pflegefachfrau + Heilpraktikerin EU
Kreuzstrasse 44, Tel. 055-210 94 49, Natel 079-298 07 85
email: corpus.sanum@bluewin.ch
Colon-Hydro-Therapie mit Wiederaufbau, Ernährungsberatung, hochwirksame Gewichtsreduktion und Anti-aging-Konzept. Mitglied NVS.

8640 Rapperswil-Jona

8640 Rapperswil-Jona, Buesser Lucia, Ayurveda Wellness-Gallery
Vogelau 11, Tel. 055-216 15 66
home: www.wellness-gallery.ch   email: info@wellness-gallery.ch
Ayurveda- und Kalari-Massage, Stri-Shastra Schwangeren-Massage, Aromatherapie, Vital-Kuren, ganzheitliche Gesundheitsberatung. Mitglied VEAT.

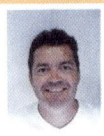

8640 Rapperswil, Corra Ivan, GeSoma Gesundheitspraxis
Ob. Bahnhofstrasse 46, Tel. 055-210 39 49, email: gesoma@bluewin.ch
Med. Therapien: Migräne-Kopfschmerzen, Rückenbeschwerden, Verdauungsstörung, Stress, Wirbelsäulentherapie etc. med. Massagen, FRZ, Lymphdrainage, Wickel etc. Mitglied NVS/SVBM.

8640 Rapperswil

8640 Rapperswil, Guichard Michel, kant. appr. Naturheilpraktiker
Neue Jonastrasse 52, Tel. 055-211 13 27
Ausleitungsverfahren, Bioresonanz, Ernährungsberatung, Wirbelsäule-Therapie. Mitglied NVS, SVNH.

8640 Rapperswil

8640 Rapperswil, Hofmann Graziella, Heilpraktikerin
neue Jonastr. 93, Tel. 055-211 93 03, email: graziella.hofmann@bluewin.ch
Schröpfmassage, Phytotherapie, Ausleiten, Akupunkturmassage, Bachblüten, Schüssler-Salze, Ernährungsberatung, Wirbelsäulen-Basis-Ausgleich n. Rolf Ott. Mitglied im Naturärzte-Verband, EMR-Anerkannt.

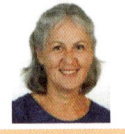

8640 Rapperswil, Illien Moser Anita, Reiki-Meisterin
Bachtelstrasse 18, Tel. 055-210 03 05 Fax 055-214 26 74
email: w.a.moser@bluewin.ch
Reiki-Seminare für 1. und 2. Grad, Reiki-Einzelsitzungen.
Mitglied: The Reiki Alliance.

8640 Rapperswil

8640 Rapperswil, Saxer-Meyer Valeska, Gesundheitspraxis
Halsgasse 23, Tel. 055-210 36 54, Fax 055-210 36 55
home: www.gesupra.ch   email: valeska.saxer@carosoft.ch
Ganzheitliche Ernährungsberatung, metabolic balance.

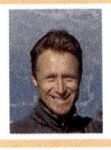

8640 Rapperswil, Schaffer Ueli, Tuina-Therapeut
Curtiplatz 1, Tel. 055-210 98 62, Natel 079-733 82 27
email: u.schaffer@gbwetzikon.ch
Traditionelle Chinesische Medizin, Tuina, Kinder-Tuina, Ernährung, Westliche Kräuter. Mitglied EMR, SBO-TCM.

Adressen Plz 8000

8645 Jona	**8645 Jona,** Band Jaap, kant. appr. Heilpraktiker, Master of Acupuncture, dipl. Physiotherapeut, Spitzenwiesstrasse 6, Tel. 055-211 00 75 home: www.jband.ch email: aku@jband.ch Traditionelle Chinesische Medizin, Akupunktur, Physiotherapie, Manualtherapie, A-Mitglied SBO-TCM, A-Mitglied NVS, Mitglied SPV, EMR anerkannt.
8645 Jona	**8645 Jona,** Gubelmann Josef, Ganzheitliche Massagepraxis Tägernaustrasse 153, Tel. 055-212 25 49, Fax 055-212 25 63 email: j.gubelmann@bluemail.ch Ayurveda-Massagen, Fussreflexzonen-Massagen. Mitglied SVNH.
8645 Jona	**8645 Jona,** Halbeisen Erika, Bachblütentherapeutin Lindenhofweg 7, Tel. 055-211 08 40 Therapien mit Bachblüten. A-Mitglied SVNH, geprüft in Lebensberatung und Bachblüten.
8645 Jona	**8645 Jona,** Melliger-Gort Daniela, Xanadu Gesundheitsförderung Hummelbergstrasse 82, Tel. 055-212 92 90 home: www.xanadu.ch email: info@xanadu.ch Dipl. Pflegefachfrau, Ausbilderin FA, Psych. Beraterin Schwerpunkt Systemstellen nach B. Hellinger, Trauerarbeit, Abgrenzung, Ressourcenorientierung. Seminare, Einzelberatungen sowie Fortbildungen.
8646 Wagen	**8646 Wagen,** Borbach Odette, dipl. Berufs- und Laufbahnberaterin Curtibergstrasse 77, Tel. 055-212 17 35, email: b.o.borbach@tele2.ch Spirituelles Heilen, Reinkarnationstherapie, Metamorphose, Clearing, Beratung.
8646 Wagen	**8646 Wagen,** Fritschi Astrid, Naturalhelp Rickenstrasse 93, Tel. 055-534 57 66 home: www.naturalhelp.ch email: fritschi@naturalhelp.ch Tierkinesiologie: Bachlüten-Therapie, Schüsslersalz-Beratung, Magnetfeldtherapie, Haaranalyse, Kurse.
	8700 Küsnacht, Borgo Schreiber Jeannette, WELLTOUCH Massage Boglerenstrasse 60, Tel. 079-299 94 47 home: www.welltouch.ch email: j.borgo@welltouch.ch Fussreflexzonen-Massage, LaStoneTherapy®, Energetisches Heilen, Lomi Lomi Massage, Kräuterstempel Massage, Inka Stone Massage. Kursangebot: verschiedene Steinmassagen, Chakra Kurs, Kräuterstempel Kurs. Mitglied ASCA, SVBM.
	8700 Küsnacht, de Stoppani Pierrette, Naturärztin NVS Seestrasse 254, Tel. 044-912 18 50 Klassische Homöopathie, Rückführungen & Primärtherapie, Farbtherapie, Aurasoma, Bach-Blüten, Energiearbeit, Meditative Malkurse, Lebensberatung.
8700 Küsnacht	**8700 Küsnacht,** Elabed El Hadi, Dorntherapeut und Hot Stone Masseur Weinmanngasse 65, Tel. 078-872 64 35, email: elabed@gmx.net Dorntherapie, Hot Stone Massage, Klassische Rücken-Massage.
8700 Küsnacht	**8700 Küsnacht,** Elabed Jocelyne, Praxis für Kinesiologie + Bioenergie Weinmanngasse 65, Tel. + Fax 044-912 07 46, email: elabed@gmx.net Kinesiologie, Bioenergie, Craniosacral, Dorntherapie. Mitglied SBVK, EMR, ASCA.

Adressen Plz 8000

8700 Küsnacht

8700 Küsnacht, Kempkes Daniela, Praxis für med. Massagen, Energie- und Heilarbeit, Rietstrasse 1, Tel. 044-291 55 11
home: www.bodypath.ch   email: info@bodypath.ch
Med. Massagen, Akupunkt-Massage nach Penzel, Fussreflexzonenmassage, Manuelle Lymphdrainage / KPE. Mitglied SVBM, EMR.

8700 Küsnacht

8700 Küsnacht, Schiesser Barbara
Zürichstrasse 35, Tel. 043-266 98 44, Natel 076-390 97 51
email: barbara.schiesser@freesurf.ch
Fussreflexzonentherapie, Klassische Massage, Reflektorische Lymphdrainage. Mitglied NVS, SVFM.

8700 Küsnacht

8700 Küsnacht, Thür Michel, Praxis für spirituelle Psychologie
Florastrasse 8, Tel. 078-699 44 04
home: www.michelthuer.com   email: info@michelthuer.com
Einzelsitzungen mit Energiearbeit über Chakras & Meridiane, Meridianmassage, Hausclearing, Rückführung, Ego-Transformation, Arbeit mit dem inneren Kind, Engel-Aura-Essenzen & Numerologie-Auswertungen.

8702 Zollikon

8702 Zollikon, Böni Lukas, Osteopath, SFO-SVO
Riethofstrasse 8, Tel. 043-931 70 80
home: www.lukasboeni.ch   email: osteopathie@lukasboeni.ch
Osteopathie ist manuelle Medizin. Sie ist sanft und hilft bei akuten und chronischen Beschwerden. Behandlungserfolge sollten sich rasch einstellen. I. d. R. reicht eine Behandlung alle zwei Wochen.

8702 Zollikon, Camenzind Aquila, Dipl. Yoga & Power Yoga Instruktorin und Wellness Trainerin, Riethofstrasse 8, Tel. 079-402 69 63
home: www.wellfitness.ch   email: yogaflow@bluewin.ch
Yoga & Power Yoga Kurse im Casa Vitale in Zollikon. Yoga & Meditation Workshop am Sonntag. Yoga Kurse / Seminar im Ausland (Mallorca, Capri, Sardinien) und in Wellness Hotels.

8702 Zollikon

8702 Zollikon, Christen Dorothea J. M., Naturaerztin SPAK
Alte Landstrasse 82, Tel. 043-499 62 09, email: doro.christen@tele2.ch
Allg. Naturheilkunde, Phytotherapie. Mitglied NVS A.

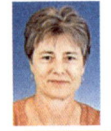

8702 Zollikon, Jamernik Vojka, Medizinische Massagepraxis, med. Masseurin FA SRK, Therapeutin NVS, Gustav-Maurer-Strasse 10, Tel. 044-392 10 67, Mobile 079-594 47 36, email: massage@fit-n-well.ch
Medizinische-Massagen, Migränebehandlung, man. Lymphdrainage, Fussreflexzonenmassage, Bindegewebsmassage, Mobilisationen, Triggerpunkt, Dorn-Breuss, Pedicure. Mitglied NVS-A, EMR, ASCA Stiftung.

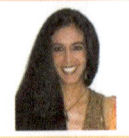

8703 Erlenbach, Camenzind Aquila, Dipl. Yoga & Power Yoga Instruktorin und Wellness Trainerin, Obstgartenstrasse 11, Tel. 079-402 69 63
home: www.yogaflow.ch   email: yogaflow@bluewin.ch
Yoga & Power Yoga Kurse im Casa Vitale in Zollikon. Yoga & Meditation Workshop am Sonntag. Yoga Kurse / Seminar im Ausland (Mallorca, Capri, Sardinien) und in Wellness Hotels.

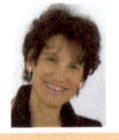

8703 Erlenbach, Klingler Susan, Körper- und Atemtherapeutin LIKA
Lerchenhalde 22, Tel. + Fax 044-991 33 40, email: sue.klingler@bluewin.ch
LomiLomi (trad. hawaiianische Massage), auch synchron 4-händig / ganzheitliche psychodynamische Atemarbeit / psychologisch-astrologische Beratung (SFER). Mitglied PDKA, Fachmitglied SAB.

8703 Erlenbach

8703 Erlenbach, Matthaei Reck Theresia Reck, Praxis für Gesundheitsförderung, Seestrasse 71, Tel. 044-910 95 55, Fax 044-991 35 66
home: www.gesundheitsimpulse.ch   email: jg-gsund@bluewin.ch
Bioenerg. Allergieausleitung, Body Talk, Wirbelsäulenbasis-Ausgleich, Med. 4 Dim., metabolic balance, Bachblüten nach Krämer, Spiraldynamik, prozessorientierte Körperarbeit. Mitglied NVS, AWBA.

Adressen Plz 8000

8703 Erlenbach

8703 Erlenbach, Ryf Petra, Praxis für Traditionelle Chinesische Medizin
Drusbergstrasse 18, Tel. 043-277 98 70

SBO-TCM dipl. Akupunkteurin und dipl. Tuina-Therapeutin; SBO-TCM-A-Mitglied (Schweiz. Berufs-Organisation für Traditionelle Chin. Medizin) und NVS-A-Mitglied (Naturärzte-Vereinigung Schweiz) EMR-Mitglied.

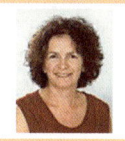

8704 Herrliberg, Martschitsch-Sprecher Cäcilia, Körpertherapeutin, dipl. Pflegefachfrau, Alte Dorfstrasse 45, Tel. 044-923 00 93
home: www.c-martschitsch.ch   email: cmart@bluewin.ch
Akupunktmassage nach Penzel, Fussreflexzonenmassage, Begleitung im Gespräch. Familiensystemische Arbeit nach B. Hellinger. A-Mitglied SVNH, SVNH geprüft in APM nach Penzel. EMR anerkannt. Praxis in Feldmeilen.

8706 Feldmeilen

8706 Feldmeilen, Blessing Esther, Dipl. Körper- u. Gesprächstherapeutin
General Wille-Strasse 93, Tel. + Fax 043-817 80 87, email: eblessing@smile.ch

Craniosacral-Therapie, NLP, Polarity, Bach-Blüten-Therapie, Meditationskurse, Therapie-Ferien auf Zypern. Mitglied SVNH, PoVS, A-Mitglied SBCT.

8706 Obermeilen

8706 Obermeilen, Davaz-Berger Barbara, RAUM für Gesundheit und Lebensqualität, Im Dörfli 18, Tel. 079-472 65 65

Fussreflexzonen- & klassische Massage, Kopfweh-/ Migränetherapie, Dorn-Therapie SMT, Reiki, Schamanische Reisen, MET. Begleite Sie unterstützend bei Ihrer Bewusstseinsarbeit. A-Mitglied SVNH.

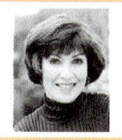

8706 Meilen, Egli-Ott Rosa-Maria, Heilpraktikerin
Dorfstrasse 214, Tel. 044-923 61 33, email: rosa-maria.egli@hispeed.ch

Spirituelle Psycho-Somatik, Familienstellen in Gruppen und Einzeln.

8706 Feldmeilen

8706 Feldmeilen, Hermatschweiler Silvia, Alternativtherapeutin
Ländischstrasse 76, Tel. + Fax 044-923 48 50

Homöopathie, Kinesiologie, Hypnotherapie, Autogenes Training, Biofeedback-Therapie. Mitglied NVS-A und EMR für Krankenkassen-Anerkennung.

8706 Feldmeilen

8706 Feldmeilen, Huerlimann Leila, Massage Praxis Ki-Lei
Feldgüetliweg 78, Tel. 044-312 33 28
home: www.ki-lei.ch   email: ki-lei@hispeed.ch

Dipl. Wellness Masseurin für Klassische Massage, Fussreflexzonen, Shiasu / Akupressur, La Stones, Wickel & Packung, Schröpfen, Moxa und SPA-Behandlungen.

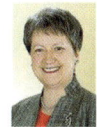

8706 Feldmeilen, Kockel Silvia, LebensQuell
General Wille-Strasse 61, Tel. 043-844 08 18, Fax 043-844 08 20
home: www.lebensquell.ch   email: kockel@lebensquell.ch

Beratung und Kurse: Astrologie, Atemtherapie (Middendorf + Buteyko), Ernährung, Aura-Soma, Partnerschaft, Sterben-Tod-Trauer. Mitglied SVNH, NVS, SAB, SBAM.

8706 Meilen, Martens Marianne, med. Masseurin mit FA/SRK
Seestr. 849, Tel. 044-923 74 04
home: www.mariannemartens.ch   email: m.martens@dplanet.ch

Klassische Ganzkörpermassage, Fussreflexzonenmassage, manuelle Lymphdrainage, Schröpfen, Bindegewebemassagen, Wickel / Packungen, kosmetische Fusspflege / Pédicure. Mitglied SVBM, NVS, SFPV.

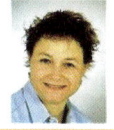

8706 Meilen

8706 Meilen, Mastroberardino Denise, Dipl. Gymnastikpädagogin
Lütisämestrasse 87, Tel. 078-684 95 17, Fax 044-923 34 08

Fussreflexzonen Massage, Bewegungs + Energie Arbeit
A-Mitglied SVNH, SVNH geprüft in Fussreflexzonen Massage.

Adressen Plz 8000

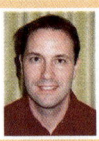

8706 Meilen, Maurer Adrian, Praxis für Gesundheitsförderung
Seestrasse 780, Tel. 079-707 16 59, email: maurera@bluewin.ch
Dipl. med. Masseur FA SRK, Heilpraktiker, dipl. Homöopath. Klassische Homöopathie, klass. Ganzkörpermassage, Bindegewebsmassage, Fussreflexzonenmassage. Mitglied NVS-A, SVBM, EMR-registriert.

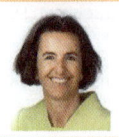

8706 Meilen, Schneeberger Susanne, Yogalehrerin SYG, Fachpsychologin für Psychotherapie FSP, Haltenweg 35, Tel. 044-923 84 00
email: susanne.schneeberger@bluewin.ch
Yoga, Psychologische Beratung bei Lebenskrisen, Aengsten und Beziehungsproblemen, Paar- und Familienberatung, Berufs- und Laufbahnberatung.

8706 Feldmeilen

8706 Feldmeilen, Siddons-Hengartner Rita, Praxis für ganzheitliches Wohlbefinden, Ländischstrasse 27, Tel. 044-923 77 05, Natel 079-778 01 18
Esogetische Medizin / Farbpunktur, Hypnosetherapie. Mitglied IG nach Peter Mandel, ABH & EMR für Krankenkassenanerkennung.

8706 Meilen

8706 Meilen, Singer Barbara, KSM Produktion und Handel GmbH
Alte Landstr. 153, Tel. 079-206 10 38
home: www.frische-kosmetik.ch   email: info@frische-kosmetik.ch
Unsere Kosmetikprodukte werden auf Bestellung frisch hergestellt. Wir verwenden ausschliesslich pflanzliche Cremegrundlagen, mit Ausnahme von Bienenwachs. Alle Produkte sind datiert und garantieren.

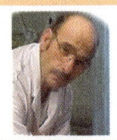

8706 Meilen, Strassen René, Praxis Grueb für Gesundheitsförderung
Gruebstrasse 21, Tel. 044-923 09 91, Natel 079-349 49 50
home: www.stramass.ch   email: stramass@bluewin.ch   Wirbelsäulen-Basis-Ausgleich, Kl. Massage, funkt.-mob. Mass. d. Schulter in Seitenlage, Breussmass.,BGM, FRZ, Lymphdrainage, Kosmetische Fusspflege, Wellness: Infrarot-Kabine, Body-Detox, Bio-Sun-Master (für Bandscheibenvorfälle). Mitglied NMT, VDMS.

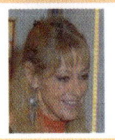

8706 Meilen, Trachsler Christa, Schamanin, Heilpraktikerin
Dorfstrasse 166, Tel. 076-339 50 05
home: www.goldentrails.ch   email: info@goldentrails.ch
Schamanische Heilmethoden, Fremd-Energie-Entfernung / Clearings, geistiges Heilen, Seelen-Rückholung, Haus-/ Aura-Reinigungen, Trommelgruppe, Rituale. Mitglied SVNH. Führt seit 15 Jahren schamanische Reisen nach Peru und Canada durch.

8707 Uetikon am See

8707 Uetikon am See, Dubs-Dierkes Angelika, Körper- und Atemtherapeutin LIKA, Pflegefachfrau, Kleindorfstrasse 109, Tel. 044-920 36 00
email: angelika.dubs@freesurf.ch
PsychoDynamische Körper- und Atemtherapie, Atemmassage, Energiemassage, Meridianbehandlungen,Dorn-Methode, Breuss-Massage, Fussreflexzonenmassage. Mitglied PDKA, DvXund, Krankenkassenanerkennung.

8707 Uetikon am See

8707 Uetikon am See, Hödl-Bollmann Monika
Bergstrasse 127, Tel. 044-921 11 39
Geistiges Heilen. Mitglied SVNH.

8707 Uetikon am See

8707 Uetikon am See, Mark Annelies, Praxis biomana
Grütstrasse 15, Tel. 044-793 34 38, Fax 044-793 34 37
home: www.biomana.ch   email: info@biomana.ch
Neurobiologie, Regulations-, Psycho- und Systemische Kinesiologie; Neue Homöopathie nach Körbler; Magnetfeld-Therapie; Integrationstherapie - Lösen von Blockaden bei Kindern und Erwachsenen. Mitglied NVS-A, VNS.

8708 Männedorf

8708 Männedorf, Bryner Anna, Praxis für Gesundheit & Beratung
Alte Landstrasse 72, Tel. 044-860 90 07, Fax 044-862 78 43
Mora-Therapie, Bioresonanz, Test + Therapie von Allergien, Belastungen, Blüten- und Edelsteintherapie. A-Mitglied SVNH, SVNH geprüft in Geistigem Heilen, A-Mitglied NVS. Krankenkassen anerkannt.

Adressen Plz 8000

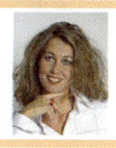

8708 Männedorf	**8708 Männedorf,** Hauser Monika, dipl. Psych. Beraterin IKP / Handanalytikerin IIHA, Kugelgasse 18, Tel. 044-921 11 44 home: www.hand-analysis.ch email: mail@hand-analysis.ch Persönliche Handanalysen und Beratungen. Kurzanalysen an Privat- und Firmenanlässen. Dipl. Handanalytikerin IIHA / Dipl. Psychologische Beraterin IKP.
8708 Männedorf	**8708 Männedorf,** Hensler Thomas, Esalen Massage Practitioner Level 2 Joggenrainweg 13, Tel. 043-810 52 05, Fax 043-810 52 06 home: www.medved.ch email: thomas.hensler@medved.ch Die Esalen Massage verbindet verschiedene Techniken der Körperarbeit und verfolgt den ganzheitlichen Ansatz für eine harmonische Körper - Geist - Spirit Verbindung. Mitglied des Berufsverband ebmk.
	8708 Männedorf, Hofstetter Ida, Zertifizierte Fastenleiterin UGB Neuhofstrasse 11, Tel. 044-921 18 09 home: www.fastenpraxis.ch email: info@fastenpraxis.ch Fasten - Wandern - Wellness: Ein Gewinn für die Gesundheit. Einmal richtig aus dem Alltag aussteigen und in eine Fastenwoche einsteigen braucht Überwindung, verspricht aber eine lohnende Erfahrung.
8708 Männedorf	**8708 Männedorf,** Huber Hans Seestrasse 188, Tel. 044-920 01 68 Handauflegen, Magnetopath. Mitglied SVNH.
8708 Männedorf	**8708 Männedorf,** Huwiler Doris, Dipl. Integrative Kinesiologin IKZ Im Russer 10, Tel. 044-920 41 01, Fax 044-921 19 70 email: dhuwiler@swissonline.ch Integrative Kinesiologie, Krankenkassenzulassung. Mitglied SBVK/SGIK.
	8708 Männedorf, Ranz Gaby, Akupressur & Aquatische Körperarbeit Alte Landstrasse 185, Tel. 044-920 77 11 home: www.gabyranz.ch email: gaby.ranz@gmx.ch Akupressur, Akupressur zur Selbsthilfe, Aquatische Körperarbeit (WasserShiatsu/WasserTanzen), Eltern-Kind-Schwimmen, Krankenkassen anerk., SVNH, NAKA.
	8708 Männedorf, Tomamichel Marianne, Naturheilpraktikerin, klassische Homöopathin, Kugelgasse 14, Tel. 055-214 38 30 home: www.emindex.ch/marianne.tomamichel/ email: m.tomamichel@gmx.ch Treffpunkt für ganzheitliche Ernährung und Gesundheit, klass. Homöopathie, Bioresonanz, Fussreflexzonenmassage. NVS-A Mitglied. SPAK und EMR Anerkennung.
	8712 Stäfa, Gerhards Mario Wädenswilerstrasse 7, Tel. 078-790 55 07 home: www.Systemische-Therapie.ch email: therapie@gmx.ch Systemische Therapie & Familienaufstellungen, Einzel-, Paar- und Familientherapie in Stäfa & Zürich, Informationen & Kursdaten: www.Systemische-Therapie.ch
8712 Stäfa	**8712 Stäfa,** Hug Daniel, Med. Masseur FA SRK Physikalische Praxis Bahnhofstrasse 10, Tel. 044-926 67 67, Fax 044-926 10 38 home: www.reasana.ch email: info@reasana.ch Dyn. Wirbelsäulenbehandlung, Fussreflexzonenmassage, Bindegewebsmassage, Klassische Ganzkörpermassage, Manuelle Lymphdrainage, Schröpfen, Sportmassage, Laktat-Stufentest. NVS-A Mitglied.
8712 Stäfa	**8712 Stäfa,** Roshardt Kumordzie Lilliana, dipl. Integrative Kinesiologin Spittelstrasse 7, Tel. 044-926 39 69 Bürozeiten Einzelarbeit, Spezialgebiet Kinder + syst. Familientherapie, laufend Grundkurse (TfH + BG), Kinesiologie und themenbezogene Weiterbildungstage.

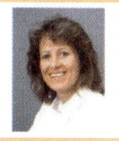

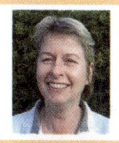

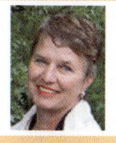

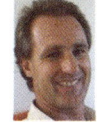

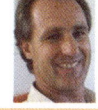

Adressen Plz 8000

8712 Stäfa

8712 Stäfa, Weber Beatrice, Dipl. Physiotherapeutin
Sunnenhalden 15, Tel. 044-796 17 68
home: www.gesundheitstherapie.com   email: Info@gesundheitstherapie.com
GESUNDHEITSPRAXIS: Manuelle Lymphdrainage nach Dr. Vodder, Cranio-Sacral-Therapie, Fussreflexzonentherapie nach H. Marquardt, Triggerpunkt-Therapie, Med. Massage, Gyrotonic, Krankenkassen anerkannt.

8712 Stäfa, Zimmermann Monika, Gesundheitspraxis
Seestrasse 78, Tel. 043-818 09 44

Spez. Wirbelsäulen-Technik (sanfte Chiropraktik), med. Massage, Fussreflexzonenmassage, energ. Narbenentstörung. Mitglied NVS, SVBM, EMR.

8713 Uerikon, Schaefer Antonia, Praxis f. Bewusstseinsarbeit und psych. Beratung, Rütihofstrasse 38, Tel. 076-378 99 66, Fax 043-300 3126
email: antonia.schaefer@swissonline.ch
Psychologische Beratung nach C.G. Jung und Bewusstseinsarbeit, Lebensberatung, Energietherapie, Gruppenkurse für Selbstwahrnehmung, Intuitionsschulung und neues Bewusstsein.

8716 Schmerikon

8716 Schmerikon, Skjelbred Ivar D.P.T.,D.O., Doctor of Physical Therapy (USA), OSTEOPATH, Sennhüttenstr. 6, Tel. 055-292 18 81, Fax 055-292 18 82
home: www.skjelbred.ch   email: osteopathie@skjelbred.ch
Osteopathie-Praxis für Kinder & Familie. Mitglied SAOM, R.O.C.H.

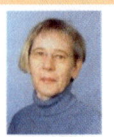

8716 Schmerikon, Spitzli Erika, Gesundheitspraxis für Kinesiologie
Sandstrasse 7, Tel. 055-282 30 09
home: www.emindex.ch/erika.spitzli/   email: e_spitzli@hotmail.com
Kinesiologie & Psychokinesiologie, Begleitung bei Amalgamsanierung, Ernährungsberatung, Familienstellen, EFT & Mentalfeldtherapie, Enneagramm. Mitglied KineSuisse. Krankenkassen anerkannt.

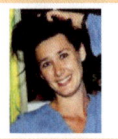

8717 Benken, Ferrari Dagmar, Praxis für Heilgespräche
Rietblickstrasse 6, Tel. 055-293 59 46
home: www.dagmar-ferrari.ch   email: beratung@dagmar-ferrari.ch
Bachblüten, Lebensberatung und -begleitung, Heilgespräche. Ich versuche die Wesen und Menschen miteinander in den Ein-Klang zurückzuführen. Ihre eigene Wahrheit zu erkennen und anzunehmen. Alle sind wichtig. Mitglied SVNH.

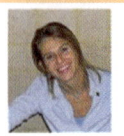

8717 Benken, Scherrer Regula, Therapeutin / Lehrerin
c/o Raeblistrasse 1, Tel. 078-684 77 51, 055-283 23 58
home: www.rossemmett.com.au   email: regi.scherrer@optusnet.com.au
In 2x4 Std. erlernen Sie Muskelentspannungsstrategien, die ihrer Familie, Freunden, Klienten eine sofortig erbesserte Lebensqualität schenkt u. spez. Beschwerdebildern angepasst ist: Allgemeinhilfe, Hilfe f. Betagte, Sportbegleitung. Tages u. Abendkurs.

8722 Kaltbrunn

8722 Kaltbrunn, Hartmann Romana, Psychologin lic phil.I
Wildbrunnstrasse 3, Tel. 055-283 44 00, Natel 076-419 28 42
home: www.psychologie-wildbrunn.ch   email: h.romana@bluewin.ch
Körperzentrierte Psychotherapie, Entspannungstherapien, Traumabehandlung, ganzheitliche psychologische Beratungen IKF, Sportpsychologisches Coaching + Mentaltraining. Mitglied FSP, SASP, IKP.

8722 Kaltbrunn

8722 Kaltbrunn, Rickenbach Franz
Zum Haflingerhof, Postfach 145, Tel. 055-283 33 27
Lebensberatung, Fernbehandlung, Tier-Behandlungen.
Mitglied SVNH geprüft in natürlichen Heilen.

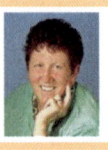

8722 Kaltbrunn, Widmer Verena, Gesundheitspraxis
Gasterstrasse 1, Tel. + Fax 055-244 28 52
home: www.gesund.ch/v.widmer.ch   email: vwidmer@gmx.ch
Fussreflexzonentherapie, Geistheilen, Medium, Gesundheitsberatung und Lebensberatung, Magnetfeld-Therapie, Psychosomatik, Reiki.

Adressen Plz 8000

8723 Rufi

8723 Rufi, Meyer-Leuenberger Ruth, Therapeutin
Landstr. 3, Tel. 055-615 40 42, Fax 055-615 40 43, email: meyer66@bluewin.ch
Energetisch-Psychologische Praxis, Dipl. Bewusstseinstrainerin, EFT, MET und BSFF, Coaching, Tages Workshops, Wochen Workshop, La Palma. Canaren. A-Mitglied SVNH, SVNH gepr. in Geistigem Heilen.

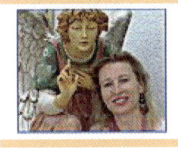

8725 Gebertingen, Güntensperger Lisa, Aromatherapie
Alpenblickstrasse 5, Tel. 055-243 14 70
home: www.duftlisa.ch   email: info@duftlisa.ch   Aromatherapie mit persönlich abgestimmten Duft-Produkten, Duftkurse, versch. Meditationskurse und vielseitige Entspannungsmassage mit Klangtherapie, Aroma-Produkte mit Bach-Blüten, Schüsslersalz u. Würenloser AION A-Heilgestein in Behandlung integriert.

8732 Neuhaus

8732 Neuhaus, Diethelm Markus, Reiki Anwendungen
Lettenstrasse 3, Tel. 078-719 76 01, email: diethelm.markus@hispeed.ch
Reiki hilft auf allen Ebenen. Körperlich, geistig und seelisch. Bei Stress, Kopfweh, Migräne, Blockaden... Wirkt auch bei Tieren. Einfach gut, auch um mal Energie zu tanken.

8733 Eschenbach

8733 Eschenbach, Birri-Widmer Josy, Masseurin
Fätzikonerstrasse 10, Tel. 055-282 30 51
Dipl. Masseurin, Zilgrei Lehrerin, manuelle Lymphdrainage nach Vodder, feinstoffliche Energiearbeit, Kinesiologie, Zilgrei-Selbsthilfekurse in kleinen Gruppen. Mitglied SVNH, SVNH geprüft in Zilgrei, Lymphdrainage und geistigem Heilen.

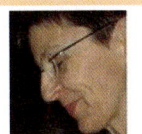

8733 Eschenbach, Schwarz-Wunderlin Eleonora, dipl. Naturheilpraktikerin, kant. appr. SG, Custorweg 5, Tel. 055-292 10 39
home: www.naturheilpraxisschwarz.ch   email: schwarzeli@freesurf.ch
Bio-Resonanztherapie, Diätetik, Ausleitverfahren, Hydrotherapie.

8735 Rüeterswil

8735 Rüeterswil, Baldauf Silvia
Breitenholz, Tel. 055-284 18 91, Fax 055-284 26 91
Geistiges Heilen für Mensch und Tier, mediale Beratungen, Rückführungen, Bachblütenberatung, Wirbelsäulenbasisausgleich. A-Mitglied SVNH, SVNH geprüft in Geistigem Heilen.

8735 Rüeterswil

8735 Rüeterswil, Ott Rolf, Dozent und Therapeut
Obermatten 26, Tel. 055-284 20 12 Fax 055-284 20 15
home: www.wba.ch   email: info@wba.ch
Begründer, Dozent und Therapeut des Wirbelsäulen-Basis-Ausgleich® (WBA), Leitung der Akademie für Wirbelsäulen-Basis-Ausgleich® (AWBA), Sekretariatsleitung des Verbands für Natur-Medizin-Technik® (NMT). Mitglied VNMT, SVNH, NVS.

8739 Rieden

8739 Rieden, Hofmann Rachel, Arztgehilfin / Therapeutin
Mühlebächli, Tel. 055-283 46 86, email: rachel.hofmann@tele2.ch
Akupressur und Tuinamassage, Bioresonanz, Fussreflexzonenmassage. Mitglied SVNH, EMR.

8750 Glarus

8750 Glarus, Dr. Amipa T.D., Naturheilpraxis Tibetische Medizin
Dr. Joachim Heer-Strasse 16, Tel. 055-640 96 40, Fax 055-640 96 44
home: www.dr-amipa.com   email: dr-amipa@dr-amipa.com
Asiat. Medizin (Ayurveda / Tibetische Medizin / Chinesische Medizin) 7-jähriges Studium & Prakt. Eliteuni Dharamsala, langjähr. Praxis, Autor / Referent / Entwicklung div. phytotherapeutische Präparate TMAI / CTDH / CTMI / CCTM.

8750 Glarus

8750 Glarus/GL, Jenny-Marzella Nicole, Praxis für Traditionelle Chinesische Medizin, Postgasse 19, Tel. 055-640 34 12
home: www.tcm4you.ch   email: jenny-marzella@bluewin.ch
SBO-TCM dipl. Akupunkteurin und dipl. Tuina-Therapeutin; SBO-TCM-A-Mitglied (Schweiz. Berufs-Organisation für Traditionelle Chin. Medizin) und NVS-A-Mitglied (Naturärzte-Vereinigung Schweiz) EMR-Mitglied.

Adressen Plz 8000

8750 Glarus

8750 Glarus, Jöstl Alena, HerbAquatic
Burgstrasse 99, Tel. 055-640 12 24, Fax 055-640 91 90
home: www.herbaquatic.com   email: praxis@herbaquatic.com
Herba quatic, individuelle Bäder, Lichtanalyse, Photonenanalyse oder Hi Tech Infrarot Analyse.

8752 Näfels

8752 Näfels, Landolt Isabella, Massagen - Therapeutin
Obererlen 5, Tel. 055-612 40 46
Lymphdrainage, Ohrreflex-Therapie, Akupunkt-Massage, Fussreflexzonen-Massage, Wirbelsäulen- Basis-Therapie. Mitglied NVS-A, SVNH.

8753 Mollis

8753 Mollis, Saxer Nadine, Energetische Pferdeosteopathin
Mühlenstrasse 4, Tel. 079-261 32 60
home: www.pferde-therapie.ch   email: nadine.saxer@swissonline.ch
Ganzheitliche Osteopathie, Akupunkturmassage, Touch for Health, Allergiebehandlungen, Futtermitteltests, Begleitung von Turnier- und Berittpferden. Verband energetisch arbeitender Tier-Therapeuten VETT.

8766 Matt, Wullschleger Sandra, Gsundheitspraxis am Bach
Auen, Tel. 055-615 25 55, home: www.gsundheitspraxis.com
Dipl. med. Praxisassistentin, dipl. Shiatsutherapeutin. Shiatsu (EMR / Krankenkassenanerkennung), Fussreflexzonenmassage, Fusspflege und Nail Art. Rücken- / Nackenmassage, Hausbesuche nach Vereinbarung. Mitgl. Shiatsugesellschaft Schweiz.

8800 Thalwil, Breithaupt Isabel, ärztl. geprüfte Ayurveda Massage Therapeutin, Bahnhofstrasse 15, Tel. 043-388 33 85, Natel 079-745 04 52
home: www.tridosha.ch   email: info@tridosha.ch   Ayurveda Massagen und Behandlungen. LaStone Therapy®: Tauchen Sie ein in die wunderbare Welt der warmen und kühlen Steine. Sie werden sich herrlich entspannen! Mitgl. im VEAT (Verband Europäischer Ayurveda Therapeuten), EMR (Krankenkassen anerkannt).

8800 Thalwil, Camenzind Cordula, Dipl. Kinesiologin IKZ
Alte Landstr. 87, Tel. 044-720 41 59, home: www.emindex.ch/cordula.camenzind
Kinesiologie-Sitzungen für alle Altersgruppen, Krankenkassenzulässig mit Zusatzversicherung. Mitglied EMR, ASCA und SBVK.

8800 Thalwil, Donnet Nicole, Heilpraktikerin
Alte Landstrasse 127, Tel. 044-720 32 11, email: nicole.donnet@gmx.ch
Frauennaturheilkunde, Beraterin für körperorientierte Visualisationen, Arbeit mit inneren Bildern bei psychosomatischen Beschwerden, Pflanzenheilkunde, Wärmetherapien, Fussreflexzonenbehandlungen, ganzheitliche Psychologie. NVS-A Mitglied, EMR anerkannt.

8800 Thalwil

8800 Thalwil, Fontolliet Claudine, Praxis für Akupunktur, Mitglied EMR, NVS
Tödistrasse 115, Tel. 044-721 04 68, Fax 044-720 62 71
email: claudinefontolliet@hotmail.com
Akupunktur, Laserakupunktur, Ohrakupunktur, Schröpfen, Moxatherapie.

8800 Thalwil

8800 Thalwil, Füglistaler Sada, Wellsource Massagepraxis
Alte Landstrasse 105, Tel. 044-720 03 69, home: www.wellsource.ch
email: sada@wellsource.ch   Lomi Lomi, Edelsteinmassage : (Kugelmassage direkt auf der Muskulatur, Vitalkörpermassage mit Griffeln, Fussreflexzonen Massage mit Griffeln), Reiki, Herbal Massage mit warmen Kräutersäckchen und warmen Steinen, natürlich klassische Massage und Fussreflexzonenmassage.

8800 Thalwil, Hobi Doris, Gesundheitspraxis & Fusspflege
Alte Landstrasse 114, Tel. 044-720 99 67, email: hobi.doris@bluemail.ch
Naturärztin NVS, klassische Massage, Fussreflexzonenmassage, Dipl. Ernährungstherapeutin IEG, Fusspflege. Mitglied NVS, EMR.

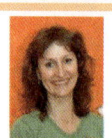

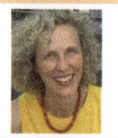

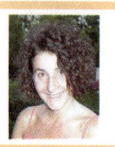

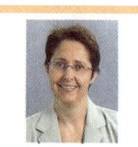

Adressen Plz 8000

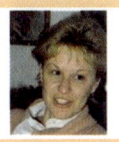

8800 Thalwil, Institut für Atem, Bewegung und Therapie Yvonne Zehnder GmbH, alte Landstrasse 127, Tel. 044-721 13 20
home: www.ateminstitut.ch email: zehnder@ateminstitut.ch
Atemtherapie, Ausbildung zur/m Atemtherapeutin/-therpeuten.

8800 Thalwil

8800 Thalwil, Iten Christian, Heilpraktiker, Naturarzt
Alte Landstr. 127, Tel. 079-365 79 80, 044-721 10 13
email: christian.iten@freesurf.ch
Man. Anwendungen, Viscerale Techniken, Reflexzonen, Lichtarbeit, Wiedervereinigung von Körper, Geist und Seele; Zahnstellungen, Tinnitus, Wachstumsschmerzen.

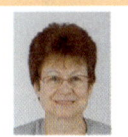

8800 Thalwil, Künzler Maja, Atlaslogie, Wirbeltherapie Dorn/Breuss, bodydetox, Alte Landstrasse 147, Tel. 079-667 62 08, Fax 044-720 07 66
home: www.atlas-logie.ch email: info@atlas-logie.ch
Wirbeltherapie: Gelenk + Wirbel richten, WS-Massage: Bandscheibenregeneration, Magnetfeld-Therapie: Bemer 3000, Atlaslogie: Verbesserung vom Nervenfluss, Bodydetox: Entschlacken + Entgiften über Elektrolyse-Fussbad.

8800 Thalwil

8800 Thalwil, Meier Bernadette, dipl. psych. Astrologin
Böhnistrasse 24, Tel. 044-720 32 44, email: pe.be@bluewin.ch
Dipl. psychologische Astrologin, Astrologische Beratungen, Kinderhoroskope, Bachblüten.

8800 Thalwil

8800 Thalwil, Ribi Gabrielle, Kinesiologie- und Massagepraxis
Alte Landstr. 127, Tel. 044-722 16 06, email: gabyribi@freesurf.ch
Kinesiologie, versch. medizinische u. energetische Massagen, WS-Therapie Dorn/Breuss, Elektrolyse Entschlackungs- u. Entgiftungsfussbad, Scenar Medizin, Mitglied NVS, KineSuisse, SVBM, EMR-Anerkennung.

8800 Thalwil

8800 Thalwil, Rieder Anita, dipl. Atemtherapeutin SBAM
alte Landstrasse 115, Tel. 043-388 50 85, Fax 044-720 85 57
home: www.atemtherapien.ch email: rieder.anita@bluewin.ch
Atemtherapie nach Prof. I. Middendorf, Einzelbehandlungen und Gruppenstunden; körperliche Stimmpädagogik Atem, Tonus, Ton nach Maria Höller, Atempsychotherapie nach Stefan Bischof. Mitglied SBAM.

8800 Thalwil

8800 Thalwil, Vetsch Lydia
Alte Landstrasse 130, Tel. 044-721 21 71
home: www.tcm-vetsch.ch email: praxis@tcm-vetsch.ch
Dipl. Akupunkteurin und Herbalistin SBO-TCM, Pflegefachfrau Fa IKP, Praxis für Traditionelle Chinesische Medizin.

8800 Thalwil, Weber Anders, Lehrer, Seminarleiter Autogenes Training
Seehaldenstrasse 23, Tel. 044-721 12 45, Fax 044-721 12 46
home: www.amonit.ch email: info@amonit.ch
Die Kursabende in Kleingruppen erfolgen im zwei- bis dreiwöchigen Rhythmus. Kursunterlage: Anders Weber: Autogenes Training - eine Lebenshilfe, erschienen im Oesch Verlag Zürich 2002. Fr. 26.90

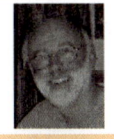

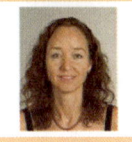

8802 Kilchberg, Fischer Pravahi Elena, Dipl. Craniosacral Therapeutin
Im Bröelberg 3, Tel.+Fax 044-715 24 10
home: www.wayoflight.ch email: info@wayoflight.ch
Craniosacral-Balancing-Therapie für Erwachsene, Kinder und Babies, biodynamischer Ansatz, Mitglied CRANIO SUISSE.

8802 Kilchberg

8802 Kilchberg, Fuchs Gabriela, Therapeutin
alte Landstrasse 64, Tel. 044-715 55 76
Geistiges Heilen, Handauflegen + Gebetheilung, liebevolle Begleitung in schwierigen Lebenslagen, spirituelle Gesprächstherapie, Fernbehandlung für Mensch + Tier. A-Mitglied SVNH, SVNH geprüft in Geistigem Heilen.

Adressen Plz 8000

8802 Kilchberg

8802 Kilchberg, Meier Ursula, Praxis für energetisch-medizinische Massagen
Dorfstrasse 82, Tel. 044-715 44 07
Akupunkt-Massage n. Radloff, Energetische Behandlungen, Akupunktur (in Ausbildung), Med. Massagen: Fussreflexzonen, Manuelle Lymphdrainage, Klassische Massage, Anerkennung: EMR, NVS und Krankenkassen.

8802 Kilchberg

8802 Kilchberg, Meier-Wiratunga Indrani, Klass. Homöopathin, Hakomi-Therapeutin, Bahnhofstrasse 15, Tel. 044-715 69 80, Natel 079-209 27 63
email: indrani@bluewin.ch
Klass. Homöopatie. Für körperliches psychisches und seelisches Gleichgewicht. Hakomi, Psychotherapie mit Hilfe achtsamer Selbsterforschng. Floatarium. Mitglied HVS, NVS, EMR.

8803 Rüschlikon

8803 Rüschlikon, Boos Katharina, ALAVIDA, Praxis & Duftladen
Seestr. 336, 8038 Zürich, Tel. 043-399 98 58, home: www.manuelle-therapie.ch
Ayurveda- und Klassische Massage, Rücken-/ Nacken mit Elementen der Dorn und Triggerpunkt-Therapie, Man. Lymphdrainage, Fussreflexz.- und Aroma-Massage. A-Mitglied NVS, SVBM, EMR, KK-anerkannte Therapeutin.

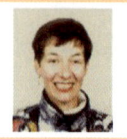

8803 Rüschlikon, Gloor Esther, dipl. Physiotherapeutin (SRK), Dipl. Masseurin und Med. Bademeister (SRK) (NVS), Bahnhofstrasse 34, Tel. 044-724 40 04
Bewegungstherapie / Bindegewebs- und Klass. Massage / Fango und Heublumenwickel / Soft-Laser Schmerzpunktbehandlung / Beckenboden-Rehab. / Sturz-Prophylaxe / Biodynamische Psychologie. MBT-Instruktorin.

8803 Rüschlikon

8803 Rüschlikon, Grätzer Susanne, Med. Masseurin FA
Alte Landstr., Tel. 079-765 25 56, home: www.emindex.ch/susanne.graetzer
Klassische Massage, Manuelle Lymphdrainage, Fussreflexzonenmassage, Bindegewebemassage, Thermotherapie, Elektrotherapie.

8803 Rüschlikon

8803 Rüschlikon, Menti-Amacher Nicole, Praxis f. Chinesische Medizin
Bahnhofstrasse 69, Tel. 043-388 07 15, home: www.akupunktur-amacher.ch
Akupunktur, Chinesische Arzneimittel, Chinesische Ernährungsberatung. Zusätzliche Praxis in 6353 Weggis, Laugneristr. 8. NVS-A-Mitgl. u. EMR-Mitglied.

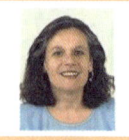

8803 Rüschlikon, Miraglia Heidi M.
Bahnhofstr. 91, Tel. 044-724 21 41, email: hmiraglia@bluewin.ch
Fussreflexzonen-Massage TCM, SVNH-geprüft, Kopfmassage-Akupressur, Chakra- und Energiebehandlungen, Metamorphose, Menschliche + spirituelle Sterbebegleitung, Lösen v. Energiebändern, Narbenentstörung. SVNH-A-Mitgl.

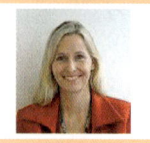

8803 Rüschlikon, Rüttimann Barbara, Feng Shui Beratung
Loostrasse 23, Tel. 044-772 85 72, Fax 044-772 85 71
home: www.fengshui.rbconsulting.info   email: info@rbconsulting.info
Feng Shui Beratung für Wohnräume, Arbeitsplätze und Geschäftsräume zur Steigerung von Wohlbefinden, Gesundheit und Harmonie.

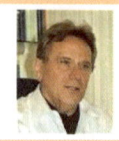

8804 Au Wädenswil, Lauener Albrecht, Beratungspraxis - Naturarzt NVS
General-Werdmüller-Strasse 4, Tel. 044-683 23 30, Fax 044-683 23 31
home: www.lauener-beratungspraxis.ch   email: a.lauener@bluewin.ch
Beratungspraxis: Gesundheits- und Lebensberatung, Spirituelle Psychotherapie, Spirituelles Heilen. Seminartätigkeit: Ein Weg zur Heilung. Der Tod, das Tor zum Leben. Vom Intellekt zur Intuition.

8804 Au

8804 Au / ZH, Ott Rolf, Wirbelsäulen-Basis-Ausgleich® Therapiezentrum
Unterortstrasse 3 A, Tel. 044-680 32 30, Fax 055-284 20 15
home: www.wba.ch   email: info@wba.ch
Begründer, Therapeut und Dozent des Wirbelsäulen-Basis-Ausgleich® (WBA), Leitung der Akademie für Wirbelsäulen-Basis-Ausgleich® (AWBA), Sekretariatsleitung des Verbands für Natur-Medizin-Technik® (VNMT). Mitglied VNMT, SVNH, NVS.

Adressen Plz 8000

8804 AU / Wädenswil

8804 AU / Wädenswil, Schwarz-Vasselay Ingrid, Praxis: Ganzheitliches Bach-Blüten-Zentrum, Riedhofstr. 2/Postf. 58, Tel. 044-781 11 08, Fax 044-781 11 09 home: www.bach-blueten-zentrum.ch
Bach-Blüten-Beratung, Bach-Blüten-Schulung. A-Mitglied SVNH, SVNH geprüft in Bach-Blüten-Therapie.

8804 Au / Wädenswil

8804 Au / Wädenswil, Sura Uschi, Ayurveda- und Wellnessmassagen Rietliaustrasse 4, Tel. 044-781 43 77, home: www.ayurvedamassagen.ch
Dipl. Ayurveda Massage Therapeutin, Med. Fusspflegerin, Wellnessmassagen. Mitglied VEAT, Reiki, Chakra-Energie-Massage nach Uhl, u.m. Auf Wunsch mobiler Massageservice; auch für Büro´s.

8804 Au

8804 Au / ZH, Wetter Kugler Myrtha, Dipl. Farb- und Fussreflextherapeutin Aubrigstrasse 17, Tel. 044-781 35 76
Klass. Farbtherapie, Bach-Blüten, Energetische Therapie, Mediales Malen (Seelenbilder), Fussreflexmassage nach Hanne Marquardt. Mitglied SVNH.

8804 Au

8804 Au / ZH, Wieland-Sprenger Silvia, Heilpraktikerin / Biodyn. Körpertherapeutin, Naglikon, Tel.+F. 044-683 16 29, email: silviawieland.soma@bluewin.ch
Körpertherapie, Atemtherapie, Massagen, Bioenergetische und Bioresonanztherapie, Ernährung, Vitalstoffe und Immunaufbau. Ausbildung in Biodynamische Körpertherapie. Mitglied NVS, SBBP, EMR.

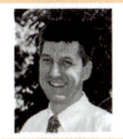

8805 Richterswil, Baumann Thomas, eidg. dipl. Drogist
Poststrasse 31, Tel. 044-784 00 51, Fax 044-786 20 31
email: info@dorfdrogerie-richterswil.ch
Heidak-Spagyrik, Mikro-Test, Schüssler Spagyrik, Schüssler Salze von Omida + Phytomed, Phytotherapie mit 100 Heilkräuter und Tinkturen von Bruno Vonarburg, auch Versand möglich, NVS-A Mitglied.

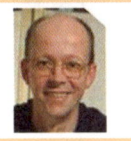

8805 Richterswil, Bühlmann François, Dipl. Med. Masseur FA
Dorfstrasse 55, Tel. 043-844 67 67
home: www.buehlmann-massage.ch   email: buehlmann@buehlmann-massage.ch
Med. Massage / Bindegewebsmassage / Fussreflexzonenmassage / Lymphdrainage / Colonmassage / Wirbelsäulentechnik / Osteopathische Behandlungsformen / MatrixRhythmusTherapie / Elektrotherapie.

8805 Richterswil

8805 Richterswil, Felchlin Yvonne
Schwyzerstrasse 6, Tel. 044-784 97 17
Fussreflexzonen-Massage, Shiatsu, Ayurvedische Massage, Lebensberatung, Geistiges Heilen. Mitglied SVNH.

8805 Richterswil

8805 Richterswil, Freund Margrith, Fussreflexzonen / Körper-Therapie
Speerstrasse 76, Tel. 044-784 64 02, email: mf.fussreflexzonen@gmx.ch
Fussreflexzonentherapie, Dorn/Breuss-Behandlung, Körper/Energie-Behandlung. Mitglied SVFM, KK-anerkannt.

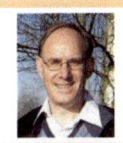

8805 Richterswil, Schuhmacher Rudolf, Gesundheits-Zentrum Inselblick / Naturheilpraktiker, Ernährung/Wickeltherapie, Seestrasse 11, Tel. 044-785 00 11, Fax 044-786 11 24, email: info@salus-naturalis.ch
Schwerpunkte: Ernährung, Kräuterheilkunde und Wickel-Therapie.

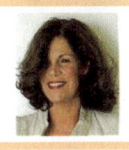

8805 Richterswil, Stäubli Silvia, Praxis für spirituelle Psychologie
Dorfbachstrasse 27, Tel. 044-729 82 88, Fax 044-729 82 89
home: www.therapie-staeubli.ch email: silvia.staeubli@bluewin.ch
Seminare / Einzelsitzungen; Familienstellen, Clearing, Ego-Transformationsarbeit, Heilung des Inneren Kindes, Rückführungen, Lebensberatung, Nahtoderfahrungen, Wirbelsäulen-Balance. Für mehr Information, schauen Sie in meine Homepage.

Adressen Plz 8000

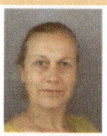

8805 Richterswil, Stocker-Hofmänner Maru, Praxis f. Craniosacraltherapie
alte Landstrasse 62, Tel. / Fax 044-780 96 09, email: ru_stocker@bluewin.ch

Craniosacraltherapie, Körper- und Energiearbeit, Qigong-, Sehtraining-, Wellness- und Massagekurse, Krankenkassen anerkannt.

8805 Wädenswil

8805 Wädenswil, Zorzi Cosma, Massagepraxis Rosenhof
Schönenbergstrasse 3, Tel. 076-330 30 66
home: www.cosmassage.ch   email: cosma@cosmassage.ch
Dipl. med. Masseur VDMS. Klassische Massage, Sportmassage, Triggerpunkt Behandlung, Schlüsselzonenmassage, Fussreflexmassage Ayurveda, Lomi Lomi, Bindegewebsmassage, Massagekurse, Massage im Betrieb.

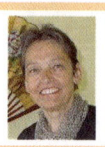

8806 Bäch, Cattaneo Barbara, Therapeutin für trad. chinesische Medizin
Bächaustrasse 63, Tel. 043-844 40 66, Fax 043-844 40 68
home: www.bc-akupunktur.com   email: b.cattaneo@bluewin.ch

Akupunktur und Kräuterheilkunde nach TCM. Mitglied SBO-TCM, EMR anerkannt.

8806 Bäch

8806 Bäch, Stettler Lisa, Körpertherapeutin
Seestrasse 42, Tel. 044-784 03 84, email: lstettler@bluewin.ch

Lymphdrainage nach Dr. Vodder, Cranio-Sacral-Therapie, Fussreflexzonenmassage, Wirbelsäulentherapie nach Dorn / Breuss, Body-Detox, Bodyreset. Mitglied EMR, ASCA, SNE, kassenanerkannt.

8806 Bäch

8806 Bäch, Weisflog Andrea, Skin Balance
Seestrasse, Tel. 044-687 74 76, Fax 044-687 74 15
home: www.skinbalance.ch   email: info@skinbalance.ch
Medizinische Hautpflege / Klassische Kosmetik, Ayurveda - Massagen / Kuren, Thalasso - Körperbehandlungen / Kuren, Mitglied SFK (Schweizer Fachverband Kosmetik), Mitglied SGMK (Schweizerische Gesellschaft für medizinische Kosmetik).

8807 Freienbach

8807 Freienbach, Arn Michel P., zertifizierter klinischer Hypnosetherapeut ABH
Luziaweg 11, Tel. 055-410 28 76, Fax 055-410 28 77
home: www.all-is-one.ch   email: willkommen@all-is-one.ch

Energiearbeit, Hypnose, Radionik, Rückführungen, Reinkarnationstherapie, TimeLine-Therapie.

8807 Freienbach

8807 Freienbach, Kunz Andreas, kant. appr. Homöopath SG
Leutschenstrasse 25, Tel. 055-410 56 10, Fax 055-410 56 30
home: www.sapere.ch   email: andreas.kunz@sapere.ch

Praxis für klassische Homöopathie. Mitglied NVS, VKH, von allen Krankenkassen (Zusatzversicherung Alternativmedizin) anerkannt.

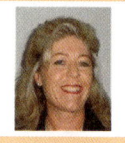

8807 Freienbach, Schönherr Gabriele, Dipl. Kinesiologin
Kantonsstr. 155a, Tel. 055-410 45 88, email: gaby.schoenherr@braemnet.ch

Dipl. Kinesiologin, KK anerkannt. Biete Psychokinesiologie, Geburtsbalance, Systemische Arbeit in der Kinesiologie, Mentalfeldtherapie, Fussreflexologie und Bachblütentherapie an.

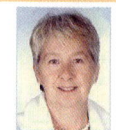

8807 Freienbach / SZ, Weiss Rebekka, BLG-VEDA - Beratung Leben & Gesundheit, Kirchstrasse 4 / Pf. 221, Tel. 055-420 24 88
home: www.blg-veda.ch   email: info@blg-veda.ch

Ayurveda Gesundheitsberaterin (BYVG), Ärzgl. gepr. Masseurin, Pranic Healing (Energieheilen), Bachblüten- und Schüsslersalze, Gesprächs- und Lebensberatung, Div. Tages- & Wochenendkurse Unterlagen verlangen.

8808 Pfäffikon

8808 Pfäffikon, AescuMed Praxis Gentner Cornelia C.
Sonnenhof 21, Tel. 055-410 69 49

Naturheilkundliche Ganzheitsmedizin, komplementäre Allgemein- und Sportmedizin, Schmerztherapie, Diätetik, Anti Aging, psycholog. Beratung. EMR, NVS-A, SHG / SGKH. Sprechstunden nach Vereinbarung. 055 410 69 49.

Adressen Plz 8000

8808 Pfäffikon

8808 Pfäffikon, Chinamed Pfäffikon
Schindellegistrasse 3, Tel. 055-420 25 00
home: www.chinamed.ch email: pfaeffikon@chinamed.ch
Traditionelle chinesische Medizin, Akupunktur - Tuinamassage - Phytotherapie - Schröpfen - Elektroakupunktur. Mitglied EMR + ASCA.

8808 Pfäffikon

8808 Pfäffikon, Dreier Fredy, Gesundheitspraxis
Churerstrasse 104, Tel. 055-420 25 88, Fax 055-420 25 89
home: www.wba.ch   email: fredy.dreier@bluewin.ch
Praxis für Wirbelsäulen-Basis-Ausgleich n. Rolf Ott, Reflexzonen-Massage, Energetische Behandlungen, Massagen. Mitglied NMT, SVNH, NVS.

8808 Pfäffikon

8808 Pfäffikon, Suszt Maria-Theresia, xundbliibe
Stossweg 4, Tel. 044-687 24 34, Natel 079-693 36 56
email: xundbliibe@tele2.ch
Fussreflexzonenmassage, Ganzkörpermassage. Mitglied SVNH.

8810 Horgen, Hartmann Mona, Praxis zur Persönlichkeitsentfaltung
Gehrenstrasse 17, Tel. 044-761 34 04
home: www.therapie-beratung.ch   email: praxis@therapie-beratung.ch
Lebensberatung, Kontakt z. Seele, Innere(m) Kind, Clearing, Rückführung (Reinkarnation), Meditation, Visualisation, Energiearbeit, Metamorphose, Verhaltenstherapie.

8810 Horgen

8810 Horgen, Heimberg Christine, Heilpraktikerin
Friedensweg 9, Tel. 044-725 73 48, Natel 079-787 70 05
Cranio-Sacral Therapie, Trauma-Arbeit, Lymphdrainage, Fussreflexzonentherapie, Massage, Phytotherapie. Mitglied EMR, SBCT.

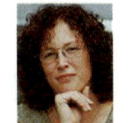

8810 Horgen, Hein Monika
Steinbruchstrasse 12, Tel. 079-827 78 31
home: www.visioterra.ch   email: info@visioterra.ch
Einzelberatung, Teamsupervision, Coaching - in Krisensituationen, Orientierungsphasen, zur Entfaltung des eigenen Potenzials.

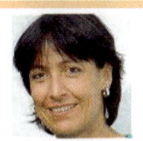

8810 Horgen, Leuthold Marian, Praxis für Akupunktur & Shonishin (Kinderakupunktur), Tödistrasse 34, Tel. 044-770 33 42, Fax 044-770 33 40
home: www.akupunktur-shonishin.ch   email: marian@akupunktur-shonishin.ch
Dipl .SBO-TCM, spezialisiert auf Japanische Akupunktur, 5Element Akup. und Shonishin. Mo/Di/Do/Fr in Horgen; neu jeden Mi im Aerztehaus an der Dufourstrasse 143 8008 Zürich, Praxis Dr. Lorger/Deseö.

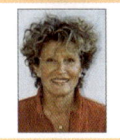

8810 Horgen, Müller-Locher Marlis, dipl. Tanztherapeutin & dipl. Körpertherapeutin, Mythenstr. 82, Tel./Fax 044-725 37 67, www.tanz-bewegung-therapie.ch
email: marlis.mueller-locher@freesurf.ch   Entspannen, bewegen, sich spielerisch ausdrücken im KREATIVEN TANZ. Lebensfragen klären und Lösungsmöglichkeiten suchen in der TANZTTHERAPIE oder EINZELTHERAPIE. TANZMORGEN / ABENDE. Fortlaufende Gruppen für Kinder/Erwachsene.

8810 Horgen

8810 Horgen, Otth Simon, Facharzt Allg. Medizin FMH
Schärbächlistrasse 3, Tel. 044-726 17 18, Fax 044-726 17 19
home: www.praxis-otth.ch   email: dres-otth@bluewin.ch
EEG-Biofeedback-Methode bei funktionellen Störungen und Schmerzen insbesondere Migräne, Schleudertrauma, Schlafstörungen. Mitglied Fördergesellschaft der Psychofonie.

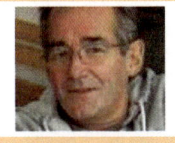

8810 Horgen, Rehmann Johann, dipl. Akupunkteur SBO-TCM, med. Masseur
Zugerstr. 64, Tel. 044-725 08 80, email: rehmann@swissonline.ch
Nadel- und Laserakupunktur, Akupunktur-Massagen, BGM, Lymphdrainage, APM, Spagyrik. Mitglied NVS-A + VDMS-A + Vet.

Adressen Plz 8000

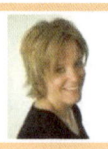

8810 Horgen, Schwarzenbach Nicole
Glärnischstrasse 70, Tel. 078-630 06 82
home: www.feel-you-well.ch email: info@feel-you-well.ch
Lassen Sie sich bei einer Massage für Geist und Körper verwöhnen - finden Sie Ihr inneres Gleichgewicht bei einer Fussreflexzonenmassage wieder und vergessen Sie mal für kurze Zeit Ihre Alltagssorgen!

8810 Horgen

8810 Horgen, Suter Barbara
Rainweg 4, Tel. 079-352 73 75
home: www.soulserve.ch email: suter.adamaya@bluewin.ch
Spirituelles Heilen (Energie-Arbeit) + Mediale Beratung für Mensch und Tier, Esalen® Massage + Körperarbeit, Rebound-Training, NIA. Tiermassage für Hunde und Katzen.

8810 Horgen

8810 Horgen, Zimmermann Katharina, Praxis für Kinesiologie
Bahnhofstrasse 18, Tel. 043-810 43 24
Kinsesiologische Einzelsitzungen bei Krankenkassen mit Zusatzversicherung zulässig.

8816 Hirzel

8816 Hirzel, Baumann Sandra, Qualifizierte Sterbebegleiterin
vorderes Dürenmoos 2, Tel. 043-244 51 12, email: sandrabu@bluewin.ch
Was man alles darf, wenn man nichts mehr kann... Qualifizierte Begleitung von Sterbenden und Trauernden.

8816 Hirzel

8816 Hirzel, Wälti Ursula, dipl. Atem- und Bewegungstherapeutin
Kirchrain 34a, Tel. 044-729 97 25, email: ursi.waelti@dplanet.ch
Mitglied Internat. Fachverband für Integrale Atem- und Bewegungsschulung Methode Klara Wolf IAB. Der Sauerstoff den wir einatmen ist die Grundbedingung unser. Lebens. Gruppen / Einzelstunden, Ferienwochen.

8820 Wädenswil

8820 Wädenswil, Bellè Marianne, dipl. Heilpraktikerin u. Homöopathin
Floraweg 6, Tel. 079-388 90 13, Fax 041-838 10 21
email: marianne.belle@gmx.ch
Praxis für Prävention und Entwicklung, klassische Homöopathie, Zentrenbezogene Energiemassage & Rückendiagnose, Kosmo-Analytische Lebensberatung, Reinkarnations-analyse, Dozentin Aruna-Schule und Paramed.

8820 Wädenswil

8820 Wädenswil, DH Reflex Hinder Denise, Therapeutin SVNH
Neudorfstrasse 5, Tel. 044-780 23 12, email: dhreflex@bluewin.ch
Akupunktmassage, Meridiane, Gelenkmobilisation, Wirbelsäulenbasis-Ausgleich n. Ott, Fussreflexzonenmassage, Rücken-Nacken-Massage, Kinesiologie, Cranio-Sacral-Therapie, Bindegewebe-Integration. Mitglied SVNH, EMR.

8820 Wädenswil

8820 Wädenswil, Dobler Lily, Lebens- und Gesundheitsberatung
Friedbergstrasse 3, Tel. 044-680 35 33
Gesprächsbegleitung, astrologische Beratung, Familien-Stellen nach Bert Hellinger, dipl. psych. Astrologin IPA, SVNH-geprüft in Lebensberatung.

8820 Wädenswil, Fierz-Baumann Irene, Praxis für Atemtherapie
Merkurstrasse 3 (beim Bahnhof), Tel. 043-477 88 40, Fax 043-477 88 41
home: www.atem-fierz.ch email: atem-fierz@mails.ch
Dipl. Atemtherapeutin / Atempädagogin sbam. Einzelbehandlungen und Gruppenkurse. Kurse zu Themen wie: Atem und Bewegung, Atem und Rücken, Atem und Entspannung. Buteyko Atemtechnik. Mitglied SBAM, EMR, ASCA.

8820 Wädenswil

8820 Wädenswil, Gertsch Silvia, Praxis für Craniosacral-Therapie
Schönenbergstrasse 100, Tel. 043-477 91 31
Pflegefachfrau, dipl. Craniosacral-Therapeutin. A-Mitglied beim SBCT (schweizerischer Verband für Craniosacral-Therapie), EMR Anerkennung.

Adressen Plz 8000

8820 Wädenswil

8820 Wädenswil, Gruber Robert
Steinacherstrasse 150, Tel. 079-638 08 54
home: www.rgruber.ch email: info@rgruber.ch
Befreiungstherapie, Clearing, Debriefing, Reinkarnationstherapie, Hypnose, systemisches Arbeiten. Mitglied American Board of Hypnotherapy.

8820 Wädenswil

8820 Wädenswil, Hospenthal Lilian, Gesundheitszentrum BELIKA
Floraweg 4, Tel. 044-780 10 77, home: www.belika.ch email: info@belika.ch
Akupressur, Fussreflex, Massagen, Ausbildungen + Kurse, Lebensberatung. Mitglied EMR.

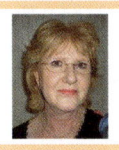

8820 Wädenswil, Huser Silvia, Lebensberatung
Freiherrenstrasse 4, Tel. 043-477 92 47
home: www.gesund.ch/silvia.huser email: silvia.huser@swissonline.ch
Mediale Beratung, Jenseitskontakte, Lichtbotschaften, Kurse, Meditation.

8820 Wädenswil

8820 Wädenswil, Kellersberger Marianne, dipl. Trager Praktikerin
Eichweidstrasse 24, Tel. 044-780 77 69
Trager Psychophysische Integration und Mentastics. A-Mitglied SVNH.

8820 Wädenswil

8820 Wädenswil, Nessensohn Gabriella, Homöopathin und Reinkarnationstherapeutin, Zugerstrasse 59, Tel. 044-780 87 47, email: gness@bluewin.ch
Klassische Homöopathie kombiniert mit Reinkarnationstherapie zur Behandlung von physischen und psychischen Leiden.

8820 Wädenswil

8820 Wädenswil, Schaub Anna Barbara, dipl. Atem- und Bewegungstherapeutin SBAM, Bürglistrasse 19, Tel. 044-780 38 20
home: www.raumprojekt.ch email: annabarbara@bluewin.ch
Atembehandlungen nach Prof. I. Middendorf und Progressive Muskelrelaxation nach Jacobson (Einzel- und Gruppenstunden). Für weitere Informationen können Sie Kontakt mit mir aufnehmen (Tel./Email).

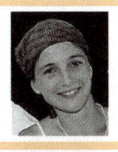

8820 Wädenswil, Schmid-Huber Dorette, Mal- und Kunsttherapeutin APK i.A.
Praxis: Atelier Tubeschlag, Floraweg 1, Tel. 044-780 63 58
home: www.kunsttherapie-praxis.ch email: info@kunsttherapie-praxis.ch
Mal- und Kunsttherapie für Erwachsene und Kinder.

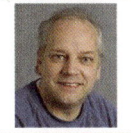

8820 Wädenswil, Stricker Beat, Ernährungsberatung Biloba
Eintrachtstrasse 18, Tel. + Fax 044-780 90 85
home: www.biloba.ch email: beat.stricker@biloba.ch
Ernährungsberatung auf der Basis der Vollwerternährung. Zusatzausbildung als Allergieberater Lebensmittel - Indviduell u. Typgerecht. Prospekt anfordern.

8820 Wädenswil

8820 Wädenswil, Walpen Tina R., Dr. phil.
Speerstrasse 6, Tel. 044-780 11 49, home: www.praxis-info.ch/walpen-t-r
Qi Gong Kurse und Privatlektionen (Mitglied SGQT), Akupressur (EMR anerkannt), Ohrakupunktur, Hausbesuche möglich. Workshops für Qi Gong und TaiJiQuan.

8820 Wädenswil

8820 Wädenswil, Weidmann Rita, Dipl. Mental-Trainerin
Neudorfstrasse 39, Tel. 044-780 54 81, Natel 076-388 54 81
home: www.mental--training.ch email: r-weidmann@datacomm.ch
Mental-Training, Hypnose- und Rückführungstherapie. Mitglied SVNH.

Adressen Plz 8000

8820 Wädenswil

8820 Wädenswil, Weiss-Lorenzi Martina, s'Chleeblatt: Kinesiologie
Oberdorfstrasse 39, Tel. 044-680 17 35
Kinesiologie für Gross & Chlii, Sportkinesiologie, Gesundheit u. Lernen, Energieblockaden lösen, Systemische Arbeit: Einzeln und in Gruppen. Mitgl. SVNH.

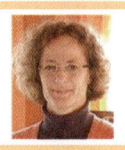

8820 Wädenswil, Widmer-Kuhn Brigitte, Massage Praxis & Biokosmetik
Weingartenstrasse 10, Tel. 044-680 24 77, Fax 044-780 06 22
home: www.massage-widmer.ch   email: massage-widmer@bluewin.ch
Lastone Therapy®, Klassische-, Fussreflex- und Energie Massagen, Algenschlamm Therapie, biologische Haarentfernung nach shaba, Gesichtspflege und Verkauf von Dr. Spiller Biokosmetik. Mitglied SVBM.

8824 Schönenberg

8824 Schönenberg ZH, Brüesch-Marconi Jolanda, Körper- und Energiearbeit
Sonnenrainweg 22, Tel. 044-788 17 07, email: hp.brueesch@bluewin.ch
Franklin-Methode, Bewegungspädagogin, Mitglied BGB; EMF Balancing Technique®, Phasen I - VIII; The Reconnection®, Reconnective Healing® Heilen durch Rückverbindung.

8824 Schönenberg

8824 Schönenberg, Zimmerli Rosmarie, Körpertherapeutin
Mittelberg 330, Tel. 044-788 20 64
Craniosakraltherapie, Beratung, Akupressur, vorwiegend für Säuglinge und Kinder. Mitglied SDVC, NVS-A, SVNH.

8832 Wollerau

8832 Wollerau, DoctorFish Stäubli & Vögeli, Alternative Therapie für Psoriasis & Neurodermitis, Samstagernstrasse 105, Tel. 044-786 14 51,
Fax 044-786 25 12, home: www.doctorfish.ch   email: info@doctorfish.ch
Behandlung von Hautproblemen mit der Kangal-Fisch-Therapie. 2 verschiedene Behandlungsmethoden: Heimtherapie mit spez. Heimtherapie-Wanne, Therapie beim Naturarzt mit Wanne für den Dauereinsatz.

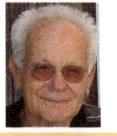

8832 Wilen / Wollerau, Fuchs Heini, Klangtherapeut KLTS
Eulenbachstrasse 50, Tel. 044-786 33 02 Fax 044-786 33 18
home: www.eulenklang.ch   email: heilklaenge@hispeed.ch
Oberton-Klangtherapie: Energiemangel, Entspannung, Burnout, Schlafstörungen, Tinnitus, usw. / Einzelsitzungen, Klang- und Trommelgruppe, Seminare, Ausbildung (Atelier: Schlyffistrasse 8, 8808 Bäch/SZ).

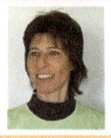

8832 Wollerau, Grüebler Andrea, Dipl. Shiatsutherapeutin SGS
Oswäldliweg 11, Tel. 044-786 41 05, email: andrea.gruebler@bluewin.ch
Behandlungen bei Ihnen zu Hause, speziell für Menschen die nicht mobil sind. Shiatsu für Tiere - Hunde, Pferde, Katzen... dipl. Tier-Shiatsu-Masseurin ME.

8832 Wollerau

8832 Wollerau, Kohli-Wild Manuela, Praxis für Kinesiologie
Hauptstrasse 45, Tel. 079-720 65 01
home: www.kinesiologie-wollerau.ch   email: m.kohli@kinesioloige-wollerau.ch
Verbandsangehörige Kinesiologin I-ASK und ausgebildete Kursleiterin für Einzelsitzungen, Kurse, Vorträge. Aktuelle Kursdaten unter www.kinesiologie-wollerau.ch

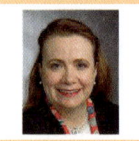

8832 Wollerau, Zangger Marie-Christine, Med. Masseur FA SRK
Erlenstrasse 116, Tel. 044-784 65 60, Fax 044-687 67 60
email: mc.zangger@bluewin.ch
Spannungsausgleichs-Massage, Gelenkbehandlung, neue Homöopathie nach Körbler, Bindegewebsmassage, Manuelle Lymphdrainage, Akupunkt-Massage nach Penzel, Energet. - stat. Behandlung nach Radloff. Mitglied SVBM, VeT, ZG-TCM, FSM.

8834 Schindellegi

8834 Schindellegi, Schmidt Nicole, Zen-Bodytherapy® und Zen Triggerpoint-Anatomy®, Aeschmatte 2, Tel. 044-687 58 36, Natel 079-701 41 16
home: www.zentherapie.de   email: schniki@vtxmail.ch
Ganzheitliche Körpertherapie nach W.S.Leigh, die unnatürlichen Haltungs- und Bewegungsmustern entgegenwirkt. Der Körper wird dauerhaft von Verspannungen und Verklebungen und Ablagerungen befreit und danach neu ausgerichtet.

Adressen Plz 8000

8835 Feusisberg

8835 Feusisberg, Pasquier Corinne, Center ganzheitliche Heilung
Rohnenrainweg 14, Tel. 044-784 84 74
home: www.ganzheitliche-heilung.ch   email: lomihuna@bluemail.ch
Gesprächstherapeutin für Eltern, Paare und Kinder. Familienaufstellung nach Hellinger. Fussreflexzonenmassage, Ganzkörpermassage, Aurahealing, Numerologie.

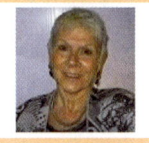

8840 Einsiedeln

8840 Einsiedeln, Ackermann Solange, dipl. TRAGER-Praktikerin
Nordstrasse 6, Tel. 078-741 87 18, Fax 055-414 33 49
email: solange.ackermann@gmx.ch
TRAGER Ganzheitliche Körpermethode, sanfte DORN THERAPIE, nach Dieter Dorn. Mitglied von TRAGER- Verband Schweiz, EMR und ASCA anerkannt.

8840 Einsiedeln

8840 Einsiedeln, Claassen Gaston, c/o Arlette Egger
Bodenluegeten 1, Tel. 078-717 82 75
home: www.gaston.claassen.ch.vu   email: g.claassen@switzerland.org
Reinkarnationstherapie (Rückführungen in Kindheit, Geburt oder frühere Leben), Clearing (Befreiung von Fremdenergien), Pranic Healing (Prana Heilen).

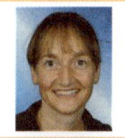

8840 Einsiedeln, Claassen-Egger Arlette, Praxis für Körpertherapie
Martinsweg 30, Tel. 076-386 02 29
home: www.arlette.egger.ch.vu   email: a.egger@sunnymail.ch
Craniosacrale Osteopathie, Psychosomatische Energetik, Kinesiologie, Massage, tibet. (energetische) Rückenbehandlung, Reiki, Engelsreiki. EMR-, ASCA-, EGK-anerkannt, Mitglied SVNH, Cranio Suisse.

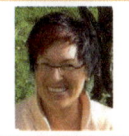

8840 Einsiedeln, Hasler Theres, MEN-LA Praxis
In den Matten 8, Tel. 055-412 87 47, Fax 055-422 20 84
home: www.men-la.ch   email: theres@men-la.ch   MEN-LA System, (lösen von Blockaden, Ängsten, Verhaltensmustern), Persönlichkeitsenfaltung, Lebensberatung, Coaching, Pranic-Healing (Master Choa Kok Sui), Mental-Training, Lykotronic-Bioresonanz, ENERTREE-Baumessenzen, Australische Bush-Blüten.

8840 Einsiedeln

8840 Einsiedeln, Koch Simone, Dipl. Klassische Homöopathin SHI
Hauptstrasse 23, Tel. 055-422 02 66, Fax 055-422 02 67
email: simone.koch@bluewin.ch
Klassische Homöopathie. Mitglied NVS-A, EMR (Mobile Praxis für Tiere).

8840 Einsiedeln

8840 Einsiedeln, Steiner Franz, Homöopath
Zürcherstrasse 35, Tel. 055-412 83 23, Fax 055-412 84 55
Klassische Homöopathie. Mitglied NVS.

8840 Einsiedeln

8840 Einsiedeln, Truttmann Elvira, Therapeutin Praxis Licht in der Hand
Grütlimatte 60, Tel. 055-412 42 54
home: www.lichtinderhand.ch   email: elvira@lichtinderhand.ch
Dipl. Vitality-Health Therapeutin, Behandlung bei akuten und chronischen Beschwerden aller Art. Fernbehandlung, geistiges Heilen, Kartenberatung, Lebensberatung, Rückführung, diverse Massagebehandlungen.

8852 Altendorf

8852 Altendorf, Stauffacher Heidi, STAUFFACHER Sport- und Gesundheits-Massagen, Zürcherstrasse 37d, Tel. 079-632 26 46
email: stauffacher@webforce.ch
Med. Masseurin FA SRK, manuelle Lymphdrainage, Fussreflexzonen-Massage, Sport- und med. Massage, Bindegewebs-Massage. EMR anerkannt.

8852 Altendorf

8852 Altendorf, Uhlmann Fred, Naturarzt (Naturheilpraxis)
Engelhofstrasse 26, Tel. 055-462 17 55
home: www.nhp-uhlmann.ch   email: info@nhp-uhlmann.ch
Naturheilpraxis für Ganzheitstherapie, Dunkelfeldmikroskopie, alle med. Massagen. Mitglied NVS.

Adressen Plz 8000

8852 Altendorf	**8852 Altendorf,** Züger Martin, Naturheilarzt Neuhof 1, Tel. 055-422 19 35 home: www.zueger@naturheilpraxis.ch email: zueger@naturheilpraxis.ch Homöopathie, Kinesiologie, Schwermetallausleitung. Krankenkassenanerkannt. Naturärzte Verband Schweiz. Schweizerischer Verein für Homöopathie. Erfahrungs Medizinische Registrierung.
8853 Lachen	**8853 Lachen,** Hofer Christina, "Sonne" Lachen, Raum für Gesundheit Bahnhofstrasse 8, Tel. 078-870 55 65 home: www.sun-net.ch email: chris.hofer@gmx.ch Homöopathin, Heilpraktikerin, Polarity, Drogistin. Mitglied NVS-A, HSV, Polarity-Verband, Kassenzulässig.
8853 Lachen	**8853 Lachen,** Kühne Raffael, Geistheiler, Energetischer Masseur Biberzeltenstr. 19, Tel. 078-843 16 90, email: raffaelkuehne@gmx.ch Geistheilung, Fernheilung, Tierbehandlungen, Hausreinigungen, Energetische Massagen, Wirbeltherapie nach Dorn und Breuss Massage.
8853 Lachen	**8853 Lachen,** Steiner Elisabeth, Naturarzt Fröschenzopf 3, Tel. 079-331 67 01 Natürliche Heilmethoden, Bioregulative Medizin. Mitglied SVNH.
8854 Siebnen	**8854 Siebnen,** Bommer Angelika, WELL-COME-FIT Wägitalstrasse 22, Tel. 055-440 75 06 home: www.well-come-fit.ch email: angelika.bommer@bluewin.ch Wellnessbewegung (Slender-You und FitVibe), Wickel, Entgiftungsbad, Body-Reset Kurse, Aroma-Massage, Prana-Stone-Massage, Kosmetik, Blockaden auflösen mit Lichtwesen, Essenzmischungen, energetische Raumreinigung.
8854 Galgenen	**8854 Galgenen,** Janser Walter, Naturheilpraxis Janser Fuchsronsstr. 14, Tel. 055-440 70 87, email: naturheilpraxisjanser@bluewin.ch Naturheilpraxis + Geistheilung, sowie Unterstützung bei wichtigen Entscheidungssituationen, Fördern von Eigeninitiative und Entfaltung der Persönlichkeit. Mitglied SVNH + Dachverband Geistiges Heilen e.V. (DGH)
8854 Siebnen	**8854 Siebnen,** Strebel ArThuro, Dipl. Naturheilpraktiker Glarnerstrasse 31, Tel. 055460 23 90, Fax 055-460 23 91 home: www.arthuro.ch email: mailbox@arthuro.ch APM nach Penzel, Darmsanierung nach F.X. Mayr, ETO nach Geiger, man. Lymphdrainage, Schädelakupunktur nach Yamamoto, Schüssler-Salze, Viscerale Behandlungen, ZEM nach Bertsch, NVS A-Mitglied, EMR anerkannt.
8854 Siebnen	**8854 Siebnen,** Züger Roswitha, BODY WORK Bahnhofstrasse 12, Tel. 079-502 67 12, email: bewegung_rz@hotmail.com Bewegungspädagogin, spirituelle Psychotherapie, Klangtherapie, Bachblütenberatung, CranioSacral Therapie i.A. EGK und NVS-anerkannte A-Therapeutin.
8855 Wangen	**8855 Wangen,** Zosso-Heuberger Cornelia, Dipl. Homöopathin Brunnenhöfli 11, Tel. 079-327 35 77 home: www.homoeopathie-zosso.ch email: cornelia.zosso@bluewin.ch Praxis für Klassische Homöopathie. EMR anerkannte Therapeutin.
	8856 Tuggen, Schwitter Nadja, PRAXIS FÜR KINESIOLOGIE Linthstrasse 4, Tel. 055-440 18 81 home: www.praxis-fuer-kinesiologie.ch email: nadja.schwitter@bluewin.ch Transformations-, Psycho- und Neuralkinesiologie, Vital Physiologie (SIPS), Visualisation... (von Krankenkassen anerkannt - Zusatzversicher.)

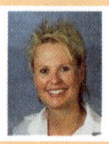

Adressen Plz 8000

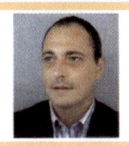

8863 Buttikon, Bon Peter, EFT-Coach
Kantonsstrasse 29, Tel. 076-559 42 11, email: peterbon@bluewin.ch
EFT kann in der Behandlung von Phobien, Angst, Panikstörungen, Depression, Süchten, Trauer, Essstörungen und Schmerzzuständen wie Migräne, stressbedingte und chronische Schmerzen, u.s.w. angewandt werden.

8863 Buttikon

8863 Buttikon, Praino Lina
Kantonsstrasse 96, Tel. 055-444 10 16
Fussreflexzonenmassage, Reiki (Reikimeisterin), Geistiges Heilen, Massage (speziell Rückenmassage), Ohrenkerzen. Mitglied Schweizer Verband für natürliches Heilen (SVNH).

8864 Reichenburg

8864 Reichenburg, Schnider Ursi, Diplomierte Masseurin
Lachenweg 33, Tel. 055-464 11 85
Med. Klassische und asiatische Ganz- oder Teilkörper Gesundheitsmassagen. Mitglied SVBM.

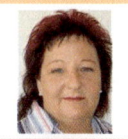

8865 Bilten, Fedier Martha Maria, Med. Masseurin FA SRK
Hauptstrasse 9, Tel. 055-615 27 62
home: www.meridian-massage.ch   email: meridian-massage@bluewin.ch
Pflegeassistentin. EFT (Emotional Freedom Techniques), Klassische Massage, Fussreflexzonenmassage, Behandlung nach Dorn, Behandlund nach Breuss. Mitglied SVBM, NVS.

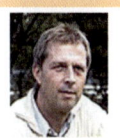

8866 Ziegelbrücke, Erdin Joseph, Praxis für Augenakupunktur
Fabrikstrasse 10, Tel. 055-617 35 95
home: www.therzentrum.ch   email: j.erdin@swissonline.ch
Augenakupunktur nach John Boel, Dänemark. Mitglied SBO-TCM, Kassenanerkennung KSK-Nr. A8217.

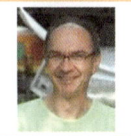

8866 Ziegelbrücke, Marty Ernesto + Pia, YogaOase "stand-art"
Ziegelbrückstrasse, Jenny Industrieareal, Tel. 055-615 10 34
home: www.yoga.sintende.ch   email: yoga@sintende.ch
Wir bieten tgl. Yogastunden nach der Methode von B.K.S. Iyengar. Mo 20.00-21.30, Di-Fr. 06.00-07.30, 08.00-09.30, 18.00-19.30, 20.00-21.30 (Freitag 19.45 Meditation), Sa. 09.30-11.00

8867 Niederurnen

8867 Niederurnen, Gunsch Küpfer Erika, Therapeutin, med. Praxisassistentin
Hauptstrasse 41, Tel. 055-610 16 29
home: www.therapiegunsch.ch   email: erika.gunsch@bluewin.ch
Craniosacral Therapie, Kinesiologie und Lomi Massage. A-Mitglied SVNH, IASK und Cranio Suisse.

8867 Niederurnen

8867 Niederurnen, Steinmann Heidi, ärztl. dipl. Masseurin
Farbwiesstr. 27, Tel. + Fax 055-610 30 39, email: heidi.steinmann@gmx.net
Fussreflexzonen- und klass. Massage, Wirbelsäulen-Therapie nach Dorn, APM, manuelle Lymphdrainage, Bioresonanztherapie, Magnetfeld-Resonanz-Therapie. Mitglied NVS, SVBM.

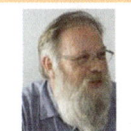

8873 Amden, Jordi Philipp, Logopäde, Pneopäde (AFA)
Würzen 663, Tel. 055-611 17 24, Natel 079-410 32 36
email: philipp.jordi@bluewin.ch
Atem- und Bewegungstherapie (Psychotonik), Sprech-, Sprach- und Stimmtherapie. Geschäftsleitung: Ausbildungsinstitut für Beziehungs- und Atemtherapie H'buchsee. A-Mitglied SVNH, SVNH geprüft in Atemtherapie.

8880 Walenstadt

8880 Walenstadt, Bauder Daniel
Obstadtrasse 4, Tel. 081-710 23 75
home: www.hypnosebegleitung.ch   email: info@hypnosebegleitung.ch
Dipl. Hypnosetherapeut IGM®, Dipl. Fachexperte für Psychologie IBW, NLP Master (DVNLP/HANLP). Aus- und Weiterbildungen in Hypnosystemik, Coaching, Schmerzbehandlung.

Adressen Plz 8000

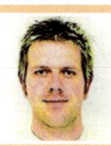

8880 Walenstadt, Friedauer Sascha, Praxis für klassische Homöopathie
Loftstrasse 8, Tel. 077-420 92 81
home: www.praxisfriedauer.ch   email: praxisfriedauer@rsnweb.ch
Kant. appr. Homöopath SG, Naturheilpraktiker SNK. Behandlung von körperlichen und seelischen Gesundheitsstörungen. Krankenkassen anerkannt über die Zusatzversicherung.

8880 Walenstadt

8880 Walenstadt, Pischel Sigrid dipl. Masseurin, ärztlich geprüft, Massagepraxis, Lindenstrasse 12, Tel. + Fax 081-735 10 17
home: www.massage-tut-gut.ch   email: info@massage-tut-gut.ch
Klassische Ganzkörpermassage, Fussreflexzonenmassage, Aromaölmassage, Wirbelsäulenmassage nach Breuss.

8880 Walenstadt

8880 Walenstadt, Rennwald-Dosch Evelyn, freiberufl. Krankenschwester, Praxis für Atlaslogie, Bahnhofstrasse 34, Tel. 081-735 16 27
email: rennwald@freesurf.ch
Praxis für Atlaslogie, freiberufliche Krankenschwester. Mitglied SBK.

8880 Walenstadt

8880 Walenstadt, Starck Franziska, Körpertherapeutin, Psychosynthese Begleiterin, Bahnhofstrasse 34, Tel. 081-735 35 10
home: www.soultouch.ch   email: info@soultouch.ch
Praxis für Esalen Massage Einzelbehandlungen und Einführungskurse in Ganzkörpermassage, Psychosynthese Einzelsitzungen und Einführungsseminare, Meditation, Kurse. Mitfrau EBMK, Women and Earth.

8882 Unterterzen

8882 Unterterzen, Pfiffner Patricia, kant. appr. Naturheilprakterin SG / Naturheilpraxis, Hauptstrasse 14, Tel. 081-738 17 19, Natel 079-216 42 01
email: pfiffnertransporte@buewin.ch
Psychosomatische Energetik, Massagen, Ausleitende Verfahren, Nahrungsmittelunverträglichkeitstest, Ernährungstypisierung-Beratung, Tibetische Klangmassage. KK-anerkannt.

8887 Mels

8887 Mels, Bärtsch-Willi Berta
Winkelstrasse 34C, Tel. + Fax 081-723 39 43
Fussreflexzonen Massage, Wirbelsäulen-Basis-Ausgleich.
Mitglied SVNH, NMT.

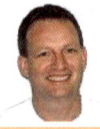

8887 Mels, Good Thomas, dipl. Shiatsupraktiker
Klosterstrasse 1, Tel. 081-710 12 44
home: www.good-shiatsu.ch   email: info@good-shiatsu.ch
Shiatsupraxis. Mitglied SGS, EMR anerkannt.

8888 Heiligkreuz

8888 Heiligkreuz, Good-Segmüller Anita, Kinesiologin / Therapeutin
Staatsstrasse 44, Tel. 081-723 67 04
Kinesiologie, Fussreflexzonen-Massage, Bach-Blütentherapie.
Mitglied NVS-A, SBVK.

8890 Flums

8890 Flums, Gantner Luzia, Med. Masseur FA SRK
Schützengartenstrasse 3, Tel. 081-733 38 53, Natel 079-623 74 80
Komplementärmedizin man. Lymphdrainage, Klassische Stone und Wellnessmassage, Bindegewebs- und Akupunktmassage, Reflexzonentherapie am Fuss, Elektrotherapie, Fango. Mitglied SVBM-Mels.

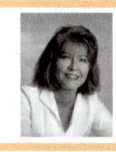

8890 Flums, Uhlmann Isabella
Feldstrasse 10, Tel. 081-710 54 50, Fax 081-710 54 51
home: www.rueckfuehrungen.ch   email: info@rueckfuehrungen.ch
Ausbildung SAKES, psych. Astrologie, Reinkarnations- und Craniosacraltherapie, Traumarbeit, 10 Jahre Assistenz/Supervision in Reinkarnationsth. biete Rückführung und Ausbildung in Rückführungsarbeit an.

Adressen Plz 8000

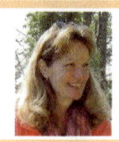

8902 Urdorf, De Siena Kathleen, Dipl. Kinesiologin IKZ
Dorfstrasse 21, Tel. 044-734 19 26, email: kads@freesurf.ch
Einzel- und Familiensitzungen, Instruktorin Brain Gym und TFH, Malkurse, Lerntraining, Gemäldeverkauf, Familienaufstellund nach Bert Hellinger. Mitglied SBVK, EMR.

8902 Urdorf

8902 Urdorf, Felber Ursula
Bergstrasse 34, Tel. 043-455 93 56
home: www.ursulafelber.ch   email: info@ursulafelber.ch
Akupunkt-Massage nach Penzel, Lastone-Therapy. Mitglied NVS / APM-Verband.

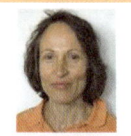

8902 Urdorf, Hiltebrand Alice, Ganzheitliche Gesundheitspflege
Dorfstrasse 26 d, Tel. 044-734 41 78, home: www.ggu.ch email: alice@ggu.ch
Dipl. Masseurin, klass. Rücken / Nackenmassage, Fussreflexzonenmassage, Entstauungsmassage, Wohlfühlmassage, Bachblüten, Schüssler Mineralsalze, kosm. Fusspflege. Mitglied SVNH, SFPV.

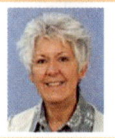

8902 Urdorf, Schneiter Renate, Fussreflexzonen-Therapeutin
Feldstrasse 61, Tel. 044-734 26 36
home: www.sante-naturelle.ch   email: reni@sante-naturelle.ch
Fussreflexzonenmassage, Narbenentstörung, Ohrkerzentherapie, Hot-Stone Massage. A-Mitglied SVNH, SVNH geprüft in Fussreflexzonen-Massage, EMR anerkannt.

8903 Birmensdorf

8903 Birmensdorf, Hauser Heidi, Sehlehrerin / Seh-Studio
Risirainstrasse 10, Tel.+Fax 044-737 00 44, email: heidi.hauser@gmx.ch
Sehlehrerin, Augentraining, Seh-Schulung, Cranio-Relax, RESET (Kiefer-Balance), Kurse, Seminare, Vorträge, Beratung am Arbeitsplatz, Bio-Licht. Mitglied SBS.

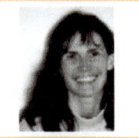

8903 Birmensdorf, Hug Kathrin, Psychologin lic. phil. I
Bachstrasse 17, Tel. 044-701 23 12
home: www.atelierpsy.ch email:info@atelierpsy.ch
Lösung aus Verstrickungen, Krankheiten, Abhängigkeiten, alten Mustern. Familienstellen einzeln oder in Gruppen. Konflikt- und Symptomaufstellungen. Atemreisen. Kurse: Astrologie, Symbolonkarten.

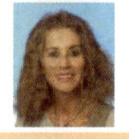

8903 Birmensdorf, Lutz Edith, Therapeutin
Ringstrasse 15, Tel.+Fax 044-737 39 49, email: edith.lutz@bluewin.ch
Hypnose- und Suggestionstherapie, Lebensberatung. Mitglied SVNH.

8903 Birmensdorf

8903 Birmensdorf, Schwentner Monika Franziska, Praxis Hestia - Praxis für Manualtherapien, Schwerzgrubstr. 13, Tel. 044-777 71 70, Fax 044-737 12 67 email: hestia@bluewin.ch
Dipl. Masseurin mit medizinischer Ausbildung, spez. Rücken-Beckenmobilisation, etc., Fussreflexzonenmassage nach TCM, Dipl. Beraterin in Biochemie nach Dr. Schüssler, Beratung in Gesundheitsfragen.

8903 Birmensdorf

8903 Birmensdorf, Vonchristen Anita Maria, Gesundheitspraxis
Ruggenstrasse 16, Tel. 044-777 78 54
home: www.atelier-cosmetic.ch   email: ateliercosmetic@bluewin.ch
Dipl. Naturheilpraktikerin, dipl. Kosmetikerin nach M. Schweizer, Berufsschullehrerin im Gesundheitswesen, dipl. Krankenschwester AKP Gesundheitsberatung, radionische Bioresonanztherapie, EMR Mitglied.

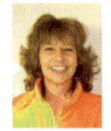

8903 Birmensdorf, Zellweger Jeannette-Johshama, Seelen Oase aus Lemuria, Lettenmattstrasse 7, Tel. 044-737 03 01
home: www.seelen-oase.ch   email: johshama@bluewin.ch
"Berührung, die meine Seele so sehr liebt" ist die Botschaft der Ashamah, genannt auch Aluah-Trance-Massage aus Lemuria. Sie ist eine ganzheitliche, sehr entspannende und heilsame Energiebehandlung.

Adressen Plz 8000

8904 Aesch b. Birmensdorf

8904 Aesch b. Birmensdorf, Koradi Anne-Rose, Praxis ESB APM
Dorfstrasse 3, Tel. 044-737 45 45, Natel 079-431 44 55
Ganzheitliche Therapie, energetisch statische Behandlung = (ESB APM), Akupunktur-Massage. Mitglied VeT, SVNH.

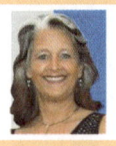

8905 Arni, Reist-Meletta Aurelia, Praxis für systemische Energiebalance
Tel. 056-634 33 71 Natel 076-418 33 71
home: www.familiensystem.ch   email: aurelia.reist@familiensystem.ch
Familienaufstellungen, Energetische Psychotherapie, Hypnose + Tiefenpsychologie, Primärtherapie, Mental Training, Huna, Kurse: "Die Kraft Deiner Gedanken"! Beratungen für Familien + Jugendliche, Scheidungs- und Trennungsrituale.

8905 Arni

8905 Arni, Stöckli Ines, Körper- und Energiearbeit
Alte Lunkhoferstr. 16, Tel. 056-634 35 08, email: inesuma@hotmail.com
Berührung: Achtsame, heilsame und intuitive Berührung: Esalen-Massage-Practioner, Zero-Balancing-Therapeutin, Reikimeisterin, Lichtbahnen-Therapie.

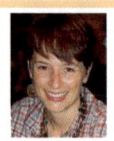

8906 Bonstetten, Guggenbühl Elisabeth, Training für angewandte Lebenskunst, Sunnehaldestrasse 12, Natel 076-558 81 91
home: www.catlife.org   email: catlife.mail@gmail.com
Catlife: Lebenskunst, Kreativität, "sich selbst sein". Sein Leben in die eigenen Hände nehmen und etwas Tolles daraus machen, es bewusst und mit Freude leben. Wissen, wofür man am Morgen aufsteht.

8907 Wettswil

8907 Wettswil, Merazzi-Naef Esther
Niederweg 71, Tel. 044-700 31 61
Geistiges Heilen, Klassische Massage, Fussreflexzonen-Massage.
A-Mitglied SVNH, SVNH gepr. in Geistigem Heilen.

8907 Wettswil

8907 Wettswil, Meyer Helene, Krankenschwester
Im Muchried 12, Tel. 044-700 13 51
Ganzheitliche Körpertherapien (Fussreflexzonen, Bewegungsmassage, Atemarbeit), Craniosacral-Therapie, Prozessorientiertes-Begleiten. Mitglied Cranio Suisse, EMR-anerkannt.

8907 Wettswil

8907 Wettswil, Neff-Marazzi Uta
Schulstrasse 6, Tel. 044-700 00 05
Lebensberatung, Color-O-Scope (nach Joh. Schneider), SVNH geprüft in Geistigem Heilen. Mitglied SVNH.

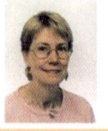

8909 Zwillikon, Gruber-Johnson Jamara Janine, Therapeutin, Pflegefachfrau, Biologin, am Hofibach 9, Tel. 044-776 27 53
home: www.healingoasis.ch   email: aramaj@gmx.ch
Craniosacral-Therapie für Erwachsenen, Kinder, und Babies, Bach- und Kalif. Blütenessenztherapie, Energy Medicine, Friedenstänze, English/Deutsch, Mitglied A-NVS, EMR, Craniosuisse.

8909 Zwillikon

8909 Zwillikon, Reichlin Rita, Ganz Frau sein, Praxis für Kraft und Energie
Rütirain 7c, Tel. 079-625 07 53
home: www.aura-soma-praxis.ch   email: ritareichlin@bluewin.ch
Aura-Soma-Beratung, gepr. SVNH in Geist- und Fernheilung, Mediale Standortbestimmung, Dipl. Fussreflexzonen-Heilmassage, Tibetische Planeten-Klangmassage, geführte Meditation, Hausreinigung, Tarot, A-Mitglied SVNH.

8910 Affoltern am Albis

8910 Affoltern am Albis, Abati-Hedinger Monica, Dipl. Berufsmasseurin & Therapeutin SVBM, Pfruendhofstrasse 52, Tel. 044-500 93 81
email: balance@datazug.ch
Mediz. Ausb., SVBM, Med. / klass. Massagen, Wirbelsäulenbehandlung, Manuelle Behandl., Wickel, Fuss- & Ohrreflexzonen, Moxa, Schröpfen, Lymphdrainage. Naturheilpraktikerin in Ausb. Anerk. Krankenkasse.

Adressen Plz 8000

8910 Affoltern am Albis

8910 Affoltern am Albis, Astecker Ernestine, Gesundheitspraxis
Giessenstrasse 19b, Tel. 043-322 86 70
home: www.eastecker.ch   email: kontakt@eastecker.ch
Heilpraktikerin, Apothekerin. Homöopathie, Pflanzenheilkunde, Spagyrik, FrauenNaturheilkunde, Ernährungsberatung, Augendiagnose, Tachyonen, Hausharmonisierungen. NVS A-Mitglied, EMR.

8910 Affoltern am Albis, Baumann Renata, Zentrum Kinder heilen sich selbst
Betpurstrasse 17, Tel. 043-466 06 06, Fax 043-466 06 09
home: www.kinderheilensichselbst.ch
Kinder heilen sich selbst, lebendige Meditationen, liebevolle Befreiung bei Besetzungen/Blockaden, Notfallclearing für Erwachsene, Abschiedsrituale bei Fehlgeburt, Abtreibung. Spirituelle Heilkunst.

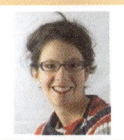

8910 Affoltern am Albis, Brodbeck Nicole, (Heilpraktikerin) Gesundheitspraxis
Ryokosha, Titlisstrasse 8, Tel. 079-316 83 51
home: www.gesundheitspraxis-brodbeck.ch
Manuelle Anwendungen, Lymphdrainage (Dr. Vodder), Viscerale Techniken, Fussreflexzonenmassage, Klangbehandlungen, Schmerzbehandlungen, mehr Infos auf meiner Homepage (EMR anerkannt, Abrechnung über KK möglich).

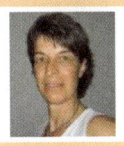

8910 Affoltern am Albis, Lorengo Nicole, Shiatsu-Therapeutin
Im Winkel 11c, Tel. 044-760 16 90
home: www.lorengo.ch   email: nicole@lorengo.ch
Shiatsu-Therapie, Ernährungsberatung nach den 5 Elementen, Dorn/SMT-Therapie. Mitglied SGS, EMR. Neu: 2. Praxis in 8004 Zürich, Freyastr. 14.

8910 Affoltern am Albis

8910 Affoltern am Albis, Meier-Bucher Alice, Gesundheitspraxis Haus Angelika, Goldiger Berg, Titlisstrasse 8, Tel. + Fax 044-760 17 41
Spirituelles Heilen + spirit. Psychotherapie, Metamorphose, Meditation (Gruppen auf Anfrage), Sterbebegleitung. A-Mitglied SVNH.

8910 Affoltern am Albis

8910 Affoltern am Albis, Meyer Yvonne, Therapeutin
obere Bahnhofstrasse 3, Tel. 044-761 11 25, email: ymey@bluemail.ch
Klassische Homöopathie, Klasssische Fussreflexzonenmassage, energetische Fussmassage, Wirbelsäulenmobilisation nach Dorn/Breuss, Heublumenwickel / Rückenmassage. EMR anerkannt.

8910 Affoltern am Albis

8910 Affoltern am Albis, Schwarz Sybil, Gesundheits-Praxis für Mensch und Tier, Im Hägeler 8, Tel. 044-761 79 94
Kinesiologie, Psycho-Kinesiologie, Vitalfeld-Therapie (=erweiterte Bioresonanz), Bachblüten + andere Blütenessenzen-Therapie, sowie weitere ganzheitliche Naturheilverfahren. EMR + NVS-A-Mitgl., Krankenk. zugelassen bei Zusatzversicherung.

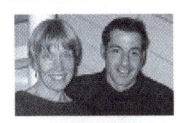

8910 Affoltern am Albis, tanz prozess, die Schule für Tanz-+ Bewegungstherapie, Werkstrasse 1, Tel. 043-333 99 70
home: www.tanz-prozess.ch   email: die.schule@tanz-prozess.ch
Ausbildung in Tanz- und Bewegungstherapie, Kurse, Einzeltherapie, Coaching, 7 Rhythmen, Projektbegleitung. Mitglied BTK.

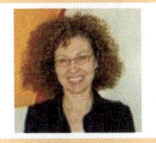

8910 Affoltern am Albis, Ulrich Sandra, kant. appr. Naturheilpraktikerin
Sonnenbergstrasse 2, Tel. 044-776 20 76
home: www.sandra-ulrich.ch   email: info@sandra-ulrich.ch
Dipl. + kantonal geprüfte Naturheilpraktikerin SG, NVS-A + EMR (= Zusatzvers. anerkannt). Verfahren: Pflanzenheilkunde, Trance- und Hypnosearbeit, Ausleitende Verfahren oder Bioresonanz Therapie.

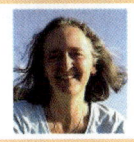

8912 Obfelden, Jansch-Muser Manja, Gemeinschaftspraxis
Brunnenweg 8, Tel. 044-760 05 71
home: www.touch-the-earth.ch   email: info@touch-the-earth.ch
Praxis für Craniosacral Therapie und Energiearbeit. Auch in 8006 Zürich. Mitglied Cranio Suisse, NVS-A, EMR anerkannt. Seminare: Visionssuche, Schamanismus, Naturerfahrungen, Tai Chi, Qi Gong.

Adressen Plz 8000

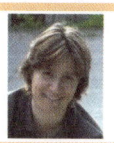

8912 Obfelden, Kobel Susanne, Heilpraktikerin
Brunnenweg 16, Tel. 044-776 16 15
home: www.emindex.ch/susanne.kobel   email: suko@solnet.ch
Trad. Naturmedizin (manuelle und ausleitende Verfahren, Pflanzen, Spagyrik, kl. Homöopathie), Yamamoto Schädelakupunktur bei Schmerzen, Clusteranalytik für Mensch und Tier, TTEAM Practitioner für Kleintiere. EMR registriert, NVS-A Mitglied.

8912 Obfelden

8912 Obfelden, Kohler Ruth Serafina, dipl. Pflegefachfrau, Hebamme, Heilpraktikerin, Gugelrebenstrasse 6, Tel. 043-333 93 03, Fax 043-333 93 02
email: serafina.kohler@bluewin.ch
Bioresonanztherapie, Colon-Hydrotherapie, Bachblüten, Reiki (Behandlungen und Seminare), Amentologie (energetische Behandlungen), Ernährungs- und Stoffwechseltherapeutin. A-Mitglied NVS, EMR-anerkannt .

8913 Ottenbach, Bolliger H. Mario, Homöopath, Psychologe
Chlosterweg 6, Tel. 044-761 61 62, Fax 044-761 61 42
home: www.bolliger.info   email: homoeopathie@bolliger.info
Homöopathische Beratung, Bio-Energetische Beratung, Augen-Diagnose, Naturmedizin (Ernährung, Phytotherapie, Manuelle Schmerz- und Heiltherapie). Mitglied NVS, VKH, EMR.

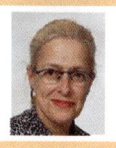

8913 Ottenbach, Enz Ruth, Körpertherapeutin
Rigiblick 9, Tel. 044-761 9139, Fax 044-761 91 40
home: www.ruth-enz.ch   email: praxis.enz@bluewin.ch
Dipl. Jin Shin Do Akupressur, DAO Akupressur, Zero Balancing, Biochemie nach Dr. Schüssler, Antlitzdiagnose, Wirbel- und Gelenktherapie nach Dieter Dorn. Mitglied EMR, SVNH, ASCA.

8915 Hausen a. Albis

8915 Hausen am Albis, Hoffmann-Käser Elisabeth, Prozessbegleitende Körpertherapie, Albisstrasse 23, email: cw.hoffmann@freesurf.ch
Craniosacral-Therapie, Polarity Therapie, Trauma-Therapie, dipl. Krankenschwester. Mitglied SBCT, PoVS. Montags in 8001 Zürich, Sihlstrasse 61.

8915 Hausen a. Albis

8915 Hausen a. Albis, Hunziker Alexandra, dipl. Kinesiologin JKZ/SBVK
Mülimatt 19, Tel. 044-764 29 32, Fax 044-764 29 33
Praxis für Integrative Kinesiologie.
Mitglied SBVK.

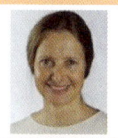

8915 Hausen am Albis, Ward Jane Jaya, Craniosacral Therapie
Rifferswilerstrasse 4, Tel. 044-715 40 17
home: www.gesund.ch/j.ward   email: jaya.ward@bluewin.ch
Craniosacral Therapie, Trauma Therapie, Meditation, Stille, Gespräch, Supervision. Mitglied EMR, NVS, Craniosuisse, UKCSTA.

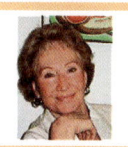

8918 Unterlunkhofen, Maas Myra, Dipl. Kinesiologin IKZ/System-Therapeutin
Ausserdorfstrasse 16, Tel. 056-634 16 47, Fax 056-634 37 51
home: www.myra-maas.ch   email: info@myra-maas.ch
Biete eine 3-jährige Ausbildung zum/r FamilientherapeutIn an, Beginn Mai 2008. Gesundheitspraxis: Psycho-Kinesiologie, Lebensberatung, Systemische Kinesiologie, Systemische Familientherapeutin. Mitglied SBVK, SVNH, EMR.

8918 Unterlunkhofen

8918 Unterlunkhofen, Massaro Priska und Andrej, Healingworks
Breitenäckerstrasse 12, Tel. 056-634 35 03, Fax 056-634 35 04
email: info@healingworks.ch
Priska: Fussreflexzonenmassage; Andrej: Geistiges Heilen (geprüft SVNH und NFSH), Dipl. Blütenessenzen-Therapeut SHS, Wasserbelebung, Pendeln und Ruten. Mitglied SVNH und NFSH.

8919 Rottenschwil

8919 Rottenschwil, Huber-Brun Elisabeth, Gesundheits-Praxis, dipl. Farbtherapeutin u. Kinesiologin, Sandäcker 2, Tel.056-634 55 11, Fax 056-634 50 19, Natel 079-260 17 60, home: www.licht-farben.ch   email: ehb@bluemail.ch
Farbtherapie (Krankenkassen-anerkannt), Licht-Heilen, Essenzen und Tinkturen, Numerologie (Geburtsdatum und Geburts-Name), entspannende Farb-Chakra-Oel-Rücken-Massage. EMR-Mitglied, ASCA-Mitglied (www.asca.ch).

Adressen Plz 8000

8926 Kappel am Albis

8926 Kappel am Albis, Müller-Schmid Simone, dipl. Integrative Kinesiologin IKZ, dipl. med. Praxisassistentin, Tömlimatt 2, Tel. 044-764 35 24, Fax 044-764 35 92, email: ansimu@gmx.ch
Praxis für Kinesiologie (TfH, EDU-K, LEAP, AP, Chakra), Bachblüten, Rebounding, NLP, Ernährung, Aloe Vera, Kurse: Rebounding, Stressabbau, BG, Aloe Vera. Mitglied SBVK, EMR und ASCA Krankenkasse anerkannt.

8932 Mettmenstetten

8932 Mettmenstetten, Landolt-Wanner Rosa, Krankenschwester
Bahnhofstrasse 14, Tel. 044-767 18 24

Polarity-Therapie, Reflexzonentherapie am Fuss n. H. Marquardt, Teil- und Ganzkörpermassage. Mitglied PoVS, VRZF, EMR.

8932 Mettmenstetten

8932 Mettmenstetten, Marin Christophe, Dipl. Heilpraktiker
Zürichstrasse 15, Tel. 079-608 38 18, email: christophe.marin@bluewin.ch
Massagen, Dorntherapie, Schröpfen, Moxa, Reflexzonen, Meridiantherapie (EFT/MET), Informationsmedizin durch Licht und Tonfrequenzen, Beratungen aller Art.

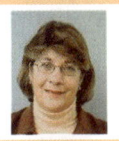

8932 Mettmenstetten, Walde Elisabeth, Fusspraxis
Niederfeldstrasse 8, Tel. 043-466 87 22, email: e.walde@gmx.ch
Fussreflexzonen Therapeutin, Fussreflexzonen Massage, Lymphdrainage am Fuss, Metamorphose am Fuss - Chakra über die Füsse. Mitglied SVFM, EMR anerkannt.

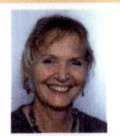

8942 Oberrieden, Bisang Verena, Mediale Lebensberatung, Spirituelle Heilerin, Alte Landstr. 55a, Tel. 044-721 10 82, email: vbisang@bluewin.ch
Mediale Lebensberatung, Geistiges Heilen, spirituelle Bewusstseinsarbeit, Fernheilung im Farb-Heilraum. A-Mitglied SVNH, SVNH geprüft in geistigem Heilen.

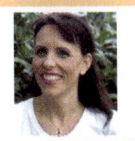

8942 Oberrieden / ZH, Pfanner Zita Maria, Praxis für Kinesiologie & Farbtherapie, Alte Landstrasse 51, Tel. 044-722 12 23, Fax 044-722 10 14
home: www.alohazita.ch   email: info@alohazita.ch   Kinesiologie / Psychokineiologie, Lomi Lomi Massage, Hawaiian Hot Stones, Lomi Lomi Kurse, Massagen, Fussreflexzonenmassage, Aura Soma, Reiki, Mentalfeldtherapie, Herzintelligenzmethode, Traumarbeit. Weitere Website www.lomilomi-ausbildung.ch

---

8952 Schlieren

8952 Schlieren, Birrer-Meyer Ruth Maria
Spitalstrasse 72, Tel. 044-730 45 08

Fussreflexzonen-Massage (SVNH gepr.), Wirbelsäule-Revitalisierung, Mentalenergetik, Atempädagogin, Massage, Fusspflege. Mitglied SVNH.

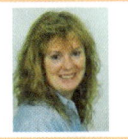

8952 Schlieren, Brunner Barbara, med. Masseurin
Bahnhofstrasse 2, Tel. 044-73140 50
home: www.emindex.ch/barbara.brunner   email: massagebrunner@gmx.net
Klassische Massage, Akupressur, Bindegewebsmassage, Fussreflexzonen Massage. EMR registriert, Mitglied ASCA.

8952 Schlieren

8952 Schlieren, Krieg Claudia, Praxis für Integrative Kinesiologie
Moosstrasse 10, Tel. 044-730 37 49

Dipl. Integrative Kinesiologin IKZ, dipl. med. Masseurin SRK, Fussreflexzonentherapie H. Marquart. Mitglied SBVK.

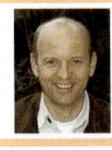

8953 Dietikon, CHI-ZENTRUM, ganzheitliches Kurs- und Therapieangebot
Badenerstrasse 21, Tel. 044-741 22 06, Fax 044-741 22 15
home: www.chi-zentrum.ch   email: info@chi-zentrum.ch
DYNAMIC REBOUNDING: Kurse & Ausbildung. Unser Therapieangebot: Manuelle Therapie, Triggerstosswellentherapie, Massagetherapie, Wirbelsäulentherapie, Fussreflexzonentherapie, Lasertherapie, Vitalpraktik, Autogenes Training.

Adressen Plz 8000

8953 Dietikon

8953 Dietikon, Erismann-Litschgi Claudia, Praxis Rägeboge
Fabrikstrasse 1, Tel. 079-328 03 13
home: www.praxis-raegeboge.ch   email: info@praxis-raegeboge.ch
Dipl. Krankenschwester / Atemtherapeutin IKP, Atemtherapie, Akupunkturmassage, Energetisch-Statische-Behandlung, Breussmassage, Beckenbodentraining, Chi-Fitness, Bioresonanz, Vitalfeldtherapie. Mitglied Vet, SGBT.

8953 Dietikon

8953 Dietikon/ZH, Institut für Reinkarnationsmedizin
Hasenbergstrasse 7, Tel. 043-322 52 66, Fax 043-322 52 63
home: www.inremed.ch   email: info@inremed.ch
Rückführungen, Gesprächstherapie, Shiatsu, Karmische Astrologie, Fussreflexzonenmassage. Mitglied EMR, SVNH, SGS.

8953 Dietikon, Schellenberg Marlis, Kindergärtnerin, Therapeutin
In der Lachen 3, Tel. 044-741 21 89, email: schellenberg@swissonline.ch
Healings, intuitive und tibetische Heilmassagen, Fussmassage N.D., Metamorphose, Visualisationen, Bachblüten, Meditation, auch für Kinder. SVNH geprüft in geistigem Heilen. A-Mitglied SVNH + IFISH England.

8953 Dietikon

8953 Dietikon, Zentrum für komplementärmedizinische Methoden, Blättler Lotti, Badenerstrasse 21 / 10. Stock, Tel. 043-321 12 21
home: www.complement.ch   email: contact@complement.ch
Unser Therapieangebot: Shiatsu, manuelle Lymphdrainage KPE, Esalen-Massage, Fussreflexzonen-Massage, Feldenkrais SFV, Atemtherapie IKP, Craniosacral-Therapie / CS-Osteopathie und Osteopathie.

8955 Oetwil an der Limmat

8955 Oetwil an der Limmat, Bräker Ella
Hüttikerstrasse 30, Tel. 044-748 10 60, Fax 044-748 15 16
Lebensberatung, DORN Wirbelsäulen-Therapie, Reiki-Meisterin.
Mitglied SVNH.

8955 Oetwil an der Limmat

8955 Oetwil a.d.L., Krättli Räber Gabriela, Polarity Practitioner RPP
Gässliweg 1, Tel. 044-731 18 67, email: chroetli@gmx.ch
Polarity-Behandlungen, Klassische Massagen, Bewegungsmassagen, EMR + ASCA anerkannt für Polarity Therapie nach Dr. Randolph Stone, Mitglied POVS, SVNH.

8956 Killwangen

8956 Killwangen, von Riedmatten Angelina, Naturheilpraktikerin
Sennenbergstrasse 14, Tel. 056-401 19 91, home: www.medicusnaturalis.ch
Med. Massagen, Sumathu, energetische Therapien, naturmedizinische Behandlung + Beratung. Mitglied SVBM, SVNH.

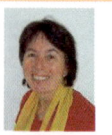

8956 Killwangen, Vuilleumier Ruth Dr., astro.art.live
Zürcherstrasse 12, Tel. 056-401 58 72
home: www.astro-art-live.ch   email: astro.art.live@bluewin.ch
Astrologische Beratung und Begleitung auf psychologisch-spiritueller Basis, Rückführungen, ASTRO LIVE-Kurse (erfahrbare Astrologie), verschiedene Kurse, Emma Kunz Seminare. A-Mitglied SVNH, SVNH geprüft in geistigem Heilen.

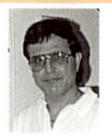

8957 Spreitenbach, Nosdeo F. Giuseppe, Gesundheitspraxis
Kirchstrasse 33, Tel.+Fax 056-401 56 25
ATLASLOGIE, Wirbelsäulen-Reflexzonenmassage, Schwermetallausleiten, Phytotherapie, Kassen anerkannt. Mitglied Naturärztevereinigung EMR.

8962 Bergdietikon

8962 Bergdietikon, Steiner Burkhardt Monika, Therapeutin, Gesundheitszentrum Wiesenthalpark, Tel. 044-744 90 44, Natel 079-713 79 00
home: www.blueten.ch
Lebensberatung, Bachblüten und Blütenessenzen (20 Jahre Erfahrung), Farben, Autogenes Training, Hypnose. A-Mitglied SVNH, SVNH geprüft in Lebensberatung, Edelsteintherapie.

Adressen Plz 8000

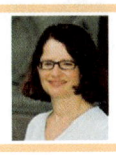

8962 Bergdietikon, Treier Graber Imelda, Ayurvita
Wiesenthalstrasse 8, Tel. 076-429 99 22
home: www.ayurvita.ch   email: imelda@ayurvita.ch
Ayurvedische Massagen und Behandlungen, dipl. Pflegefachfrau HF, Ayurveda Therapeutin für Massage EAA. Mitglied VSAMT Schweiz, Verband Schweizerischer Ayurveda-Mediziner und -Therapeuten.

8964 Rudolfstetten

8964 Rudolfstetten, Ferrero Maria Rosa, Therapeutin
Bellikerstrasse 20, Tel. 056-631 25 76, email: ahava@hispeed.ch

Fussreflex, Lymphdrainage, Intuitive Massage. Mitglied SVNH.

8964 Rudolfstetten

8964 Rudolfstetten, Hasler Carl und Brigitta, Heilpraktiker – Atlaslogist
Maiackerstrasse 12, Tel. 056-633 18 64
Lebens-, und Gesundheitsberatung. Atlaslogie ist: Dem Körper die Gelegenheit geben, sich selber mit der eigenen Lebensenergie bis zum bestmöglichen Wohlbefinden voll zu regenerieren. NVS-A Mitglied.

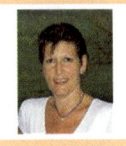

8964 Rudolfstetten, Schambron Christine
Im Moos 373, Tel. 056-631 87 91
home: www.rainbow-engel-reiki.ch   email: info@rainbow-engel-reiki.ch
Engelseminare, Reikiseminare, Rainbow Engel Reiki Behandlungen inkl. Chakra Ausgleich, Fernbehandlungen, Intuitive Engelberatungen, Haus- und Wohnungsenergetisierungen mit Fostac Produkten.

8964 Rudolfstetten

8964 Rudolfstetten, Strahm Verena, Gesundheitspraxis autogen in form
Maiackerstrasse 27a, Tel. 056-633 65 19, Fax 056-633 67 59
home: www.autogeninform.ch   email: vstrahm@bluewin.ch
Ernährungs- und Stoffwechseltherapie, Autogenes Training, Mentaltraining, Easy Weight Mentaltraining (spez. für Übergewichtige).

8965 Berikon 2

8965 Berikon 2, Dinkel Christina, dipl. Gesundheits- + Craniosacraltherapeutin, Friedlisbergstrasse 37, Tel. 056-631 77 85
home: www.gesundheitspraxisdinkel.ch   email: ch.dinkel@bluewin.ch
Craniosacraltherapie, Wirbelsäulen-Behandlung nach Dorn + Breuss, Befreiungstherapie nach R. Gruber, Beratungen rund um die Gesundheit. Mitglied SC Cranio Suisse Verband.

8965 Berikon

8965 Berikon, Mathis Mara, Gesundheitspraxis, Institut "Face & Soul"
Chörenmattstrasse 40, Tel. 056-633 85 12, Fax 056-633 03 00
email: maramathis@bluewin.ch
Ganzheitliche Kosmetik m. hochwertigen Naturprodukten und medizinischem Sauerstoff, Facial Harmony- Behandlung, Spirituelle Lebenshilfe, Lebensberatung SVNH geprüft, Aura-Soma Readings.

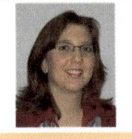

8965 Berikon, Raemy Brigitte, Kosm. Fusspflege, Reflexzonenmassage
Gubelrain 1, Tel. 056-631 41 69
home: www.pedi-balance.ch   email: info@pedi-balance.ch   Dipl. Reflexzonentherapeutin & Dipl. Kosm. Fusspflegerin verwöhnt und pflegt Ihre Füsse: Kosm. Fusspflege, Fuss- & Handreflexzonenmassage, Ohrdiagnose & Energetik, Psychozonenmassage, Metamorphose, Moxatherapie, Rikta-Behandlung (Quantenmedizin).

8965 Berikon

8965 Berikon, Schmid Therese, med. Masseurin FA
Steinhügelstrasse 27, Tel. 056-633 93 79
Klassische Ganzkörpermassage, Sportmassage, Bindegewebemassage, Fussreflexzonenmassage, Dyn. Wirbelsäulentherapie, Klin. Lymphdrainage, Cellulite-Behandlung manuell, Gesichts-Kopf-Massage. Mitglied SVBM.

8966 Oberwil-Lieli

8966 Oberwil-Lieli, Delisle Laurent, Dipl. med. Masseur FA, Dipl. Akupunkteur / Herbalist, Militärstrasse 3, Tel. 056-534 11 94
home: www.renshen.ch   email: info@renshen.ch
Anwendungen: Klassische Massage, Manuelle Lymphdrainage, BGM, Migränebehandlung, Akupunktur (TCM), Ohrakupunktur, Schröpfen, Moxibustion. Mitglied SBO-TCM, SVMM, EMR, ASCA.

Adressen Plz 9000

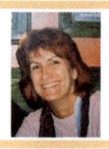

	8966 Oberwil-Lieli, Krautter Alenka, dipl. Maltherapeutin, ZENTRUM für LEBENSKRAFT, Rotzenbühlstr. 17, Tel. 056-631 58 75, Fax 056-631 58 76 home: www.dasteam.org/maltherapie email: alenka@dasteam.org Individuelle Therapie mit Malen/Gespräch/The Work. Arbeit mit Kindern + Erwachsenen, Krebspatienten durch Unterstützung der Selbstheilungskräfte. Malkurse. EMR-anerkannt KK-zulässig (Zusatzversicherung).
	8966 Oberwil-Lieli, Krautter Peter, Zentrum für Lebenskraft Rotzenbühlstrasse 17, Tel. 056-631 58 75 Fax 056-631 58 76 home: www.dasteam.org/familienaufstellung.html email: peter@dasteam.org Familienaufstellungen in Gruppenseminaren. Speziell für Krisen in Partnerschaft und Herkunftsfamilie und in schwierigen Lebenssituationen wie Gewalt, Missbrauch, Abtreibung, Adoption, Sucht.
8966 Oberwil-Lieli	**8966 Oberwil-Lieli,** Schumacher Gerlinde & Günther, Spirit Life Center-Institut für meditatives & therapeutisches Malen, Jurastr. 109, Tel.+Fax 056-222 80 93 home: www.spirit-life-center.ch email: schumacher@spirit-life-center.ch Wir bilden KunsttherapeutInnen aus im Fachbereich Malen und Gestalten. Ausserdem bieten wir an: Maltherapie, Psychotherapie, Reinkarnationstherapie, Bewusstwerdungs-Seminare. Mitglied GPK, VBK, SVNH und EMR konform.
	8966 Oberwil - Lieli, Stierli Pierre Aladin, Yogalehrer / Masseur Englisächerstr.2, Tel.056-633 78 75, Fax 056-633 79 03 home: www.ribi-travel.ch email: stierli@ribi-travel.ch Akupunktur, Ayurveda-Massage, Fussreflexmassage, Licht-Therapie, Edesteinbehandlung, Yogaschule. A - Mitglied NVS, ASCA, EMR, Verband Reflexzonen-Therapie am Fuss VRZF.
8967 Widen	**8967 Widen,** Bieri Nelly Im Himmelrich 19, Tel. 056-633 18 54 Fussreflexzonenmassage und Psychozonmassage. (Diese Massage wird vorwiegend bei psychischen Problemen angewandt). Anerkannt von diversen Krankenkassen und EMR-Mitglied.
8967 Widen	**8967 Widen,** Bucher Pascale Béatrice Waidstrasse 15, Tel. 056-631 10 79, home: www.pascale-beatrice.ch Reikibehandlungen, Seminare f. Reiki I u. II (Reikimeisterin nach Usui-System), Kinesiologin in Ausbildung, Edelsteine, Steinketten. Ich freue mich auf Ihren Anruf.
8967 Widen	**8967 Widen,** Hasler Monika Dorfstr. 58, Tel. 056-633 73 25, Fax 056-631 47 51, email: info@chillisport.ch Mediale Lebensberatungen, Bachblüten, Schüsslersalze, Kartenlegekurse nach Lenormand.
	8967 Widen, Meier Michael H., Naturarzt NVS ,Institut für Gesundheitsprophylaxe, Kürzihof 3, Tel. 056-633 96 42, Fax 056-633 96 42 Ganzheitliche Behandlungen, Hypnose, AT, NLP, Lebensberatung, Dorn + Breuss-Therapie, med.Massagen, Sportmassagen, Schröpfmassagen, Kopfschmerz/Migränetherapie, Mitglied-NVS, EMR, KK-anerkannt m. Zusatzver.
	8967 Widen, Merki Traudi, Praxis für Kinesiologie Dorngasse 50, Tel. 056-633 41 27, email: t.merki@lb-ag.ch Kinesiologin A-Therapeutin I-ASK Ausbildnerin, Kraniosakraltherapie, Reiki-Meisterin, Bewegung-Atmung-Entspannung. Mitglied I-ASK.
9000 St. Gallen	**9000 St. Gallen,** Adams Brigitta, Feldenkrais Methode Krügerstrasse 38, Tel. 071-534 07 74 home: www.feldenkrais-sg.ch email: info@feldenkrais-sg.ch Die Feldenkrais Methode geht davon aus, dass Menschen die Möglichkeit haben, sich zu verändern - unabhängig von Alter und Gesundheitszustand. Die Methode basiert auf Selbstregulation durch Lernen.

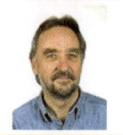

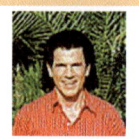

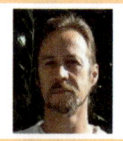

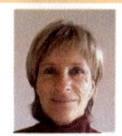

Adressen Plz 9000

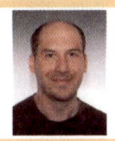

9000 St. Gallen, Balmer Daniel, Tanz- und Bewegungstherapeut
Schillerstrasse 1, Tel. 071-278 54 91, Natel 076-393 41 42
email: danielbalmer@freesurf.ch
Tanz- und Bewegungstherapie, Einzel und Gruppen. Mitglied BTK.

9000 St. Gallen

9000 St. Gallen, Barth Christa, Homöopathin für Menschen und Tiere
Dufourstrasse 97, Tel. 071-223 19 80, home: www.tierheilpraktiker.ch
klassische Homöopathie, Menschen: Praxis siehe unter Herisau. Tiere: Tierheilpraktikerin DPS, Hausbesuche Ostschweiz.

9000 St. Gallen

9000 St. Gallen, Bollhalder Rolf, med. Masseur FA
Spisergasse 26, Tel. 071-223 13 66, home: www.massage-bollhalder.ch
Praxis für Medizinische Massage und Triggerpunkttherapie. Manipulativmassage, Triggerpunkttherapie, Klassische Massage.

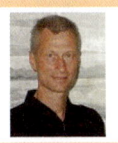

9000 St. Gallen, Bomholt Jens E., kant. approb. Naturheilpraktiker (SG + TG), dipl. Ing. ETH, Notkerstrasse 10, Tel./Fax 071-446 05 22
home: www.bomholt.ch email: jens@bomholt.ch In St. Gallen Naturheilpraxis mit Spezialgebiet Posturologie (ursächliche ganzheitliche Behandlung von Beschwerden am Bewegungsapparat durch systemat. Haltungskorrektur). In 9320 Arbon Praxis für klassische Homöopatie und versch. Naturheilverfahren.

9000 St. Gallen

9000 St. Gallen, De Martin Sandra, Reiki-Lehrerin, Erweiterte Wahrnehmungstrainerin ESP, Praxis SOMA, Langgasse 128, Tel./Fax 071-244 86 39
home: www.sadema.ch email: sadema@gmx.net
Kurse: Reiki / Erweiterte Wahrnehmung + die Stimme des Höchsten Selbst, Sitzungen: Transpersönliche Beratung, Aura-Checkup, Auflösen von Mustern.

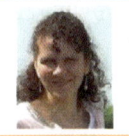

9000 St. Gallen, Eggenberger Barbara, Ayurveda im Schoren
Paul-Brandt-Strasse 59, Tel. 071-277 32 17
home: www.ayurveda-im-schoren.ch email: barbara@ayurveda-im-schoren.ch
Dipl. Krankenschwester seit 1991, Ayurveda Wellness und Kosmetik seit 2002, Dipl. Ayurveda Practitioner seit 2005. Die Ziele des Ayurveda sind, die Gesundheit des Gesunden zu schützen und die Krankheit des Erkrankten zu behandeln.

9000 St. Gallen

9000 St. Gallen, Federspiel Carole, Tierkommunikatorin, Therapeutin
Speicherstrasse 48, Tel. +Fax 071-855 04 53
home: www.carolefederspiel.ch email: carole.federspiel@bluewin.ch
Kinesiologie für Mensch und Tier, Tierpsychologische Beratung (Tierkommunikation), klassische Massage, Mediale Beratung. Mitglied SVNH.

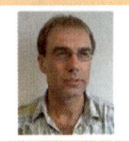

9000 St. Gallen, Feuz Roland, Gesundheitszentrum f. Massagen u. biomech. Stimulation (Nazarov), Migun-Gesundheitszenter / St.Leonhardstrasse 59/61
Tel. 071-422 22 03, email: roland.feuz@bluewin.ch home: www.nazarov.ch
Bessere Behandlungserfolge mit Nazarov-Therapie (Biomech. Stimulation)! Schmerzen, Gelenkprobleme (Arthrose), Muskelverspannungen, Unfallfolgen (HWS-Distorsion), Cellulite, Durchblutungs-/Stoffwechselstörungen.

9000 St. Gallen

9000 St. Gallen, Gerber Hermann, Praxis für Klassische Homöopathie
Leimatstrasse 32, Tel. 071-244 14 87 Natel 078-776 48 02
email: gerberhermann@bluewin.ch
Kant. appr. Homöopath, Klassische Homöopathie, KK anerkannt, Mitglied VKH (Verband klassischer Homöopathen).

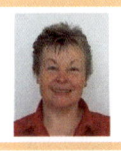

9000 St. Gallen, Germann Angela
Langweidstr. 6, Tel. 071-277 69 66
home: www.meditationen.ch email: angela.german@gmx.ch
Bach- + kaliforn. Blütenberatungen, australische Buschblüten, psych. Beratungen FSB, Lebensberatung, Meditationsgruppen, Auragrafien (Seelenbilder). Mitglied SVNH.

Adressen Plz 9000

9000 St. Gallen
9000 St. Gallen, Granitzer Esther, kant. appr. Naturheilpraktikerin NVS
Gartenstr. 3, Tel./Fax 071-222 30 10, home: www.naturheilpraxisgranitzer.ch
Man. Lymphdrainage, Bioresonanz, Haarmineralanalyse, Akupunkturmassage & Schwingkissen, MediMouse, Fussreflex- & Bindegewebemassage (ENDERMOLOGIE, LPG). Phyto- & Bachblütentherapie. Mitglied NVS, EMR: ZSR-Nr.K553078

9000 St. Gallen
9000 St. Gallen, Gysin Hansruedi, Neuropsychologe lic. phil. I, Hörpädagoge
Multergasse 12, Tel./Fax 071-222 96 34
home: tomatis.gelbeseiten.ch email: tom_atis@bluewin.ch
Abklärungen bei schulauffälligen Kindern mit Lern- und Verhaltensproblemen sowie bei Erwachsenen mit Hör- und Energieproblemen. Beratung, Horchschulung Methode Tomatis. Mitglied APP Schweiz.

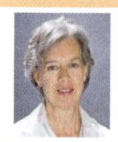

9000 St. Gallen, Häberli Liselotte, Kinesiologie & System-Aufstellungen
Neugasse 43, Tel. 071-244 24 25
home: www.kinesiologie-systeme.ch email: haeberli@kinesiologie-systeme.ch
Kinesiologie & System-Aufstellungen: Einzel-, Paar-, Familientherapie, Coaching, Familienstellen, Spirituelle Psychologie. Weiterbildung: System-Aufstellungen für KinesiologInnen und BeraterInnen.

9000 St. Gallen
9000 St. Gallen, Holenstein Reto, Psychodynamisch-körperorientierte Therapien, Neugasse 49, Tel. 079-521 74 00
home: www.rajosano.ch email: praxis@rajosano.ch
Craniosacrale Therapie, Radionik, Psychodynamische Energietherapie, Fussreflexzonenmassage. Mitglied bei: EMR/ASCA, SVET, DRGEV.

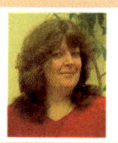

9000 St. Gallen, Käser Theres, Praxis für Autogenes Training und Hypnose
Ruhbergstrasse 30, Tel.+Fax 071-278 46 37
home: www.emindex.ch/theres.kaeser email: kaeserth@bluewin.ch
Autogenes Training, Klinische Hypnose, Lebensberatung, Reiki, Stressabbau, Zellnahrung.

9000 St. Gallen
9000 St. Gallen, Kindle Jürg, Astrologe, Lebensberater, Bachblüten, Musikpädagoge, Falkenburgstrasse 5, Tel. 071-220 96 86
home: www.astrohelp.ch email: kontakt@astrohelp.ch
Horoskopbesprechung und Lebensberatung in St.Gallen auch schriftlich oder per e-mail. Ihr aktuelles Lebensthema steht im Mittelpunkt. Auf Wunsch individuell abgestimmtes Bachblütenpräparat.

9000 St. Gallen
9000 St. Gallen, Klein Bernhard, Shiatsu, Qi Gong, Krankenpfleger AKP
Neugasse 12 / 4. OG, Tel. 078-657 40 66, email: bernhard.klein@freesurf.ch
Shiatsu, Quantum Bodywork, QiGong, NLP-Coach; i.A. Osteopathie, TaiChi, Kung Fu. Mitglied Shiatu Gesellschaft Schweiz, German QiGong Association.

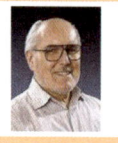

9000 St. Gallen, Köb Guido Mathieu
Lämmlisbrunnenstrasse 34, Tel. + Fax 071-222 57 30, Mobil 079-600 44 29
home: www.guidokoeb.ch email: info@guidokoeb.ch
REIKI (Reiki-Meister und -Lehrer, GEISTHEILER) Direkt- und Fernkontakte.
HYPNOSE, Trance und Rückführungen. Pendeln. Seminare.

9000 St. Gallen
9000 St. Gallen, Petter Claudia, Praxis für Energie und Körperarbeit
Ilgenstrasse 23, Tel./Fax 071-278 42 24
home: www.lightpower.ch email: claudia.petter@lightpower.ch
Atemschulung, Reiki, klassische Massage, Dornmassage, Hot Stone Massage, Chakraarbeit, EMR anerkannt. Seminare - Reiki, Chakraarbeit, Inneres Kind.

9000 St. Gallen
9000 St. Gallen, Thoma Monika, Med. Masseurin
Oberstrasse 177, Tel. 071-278 50 22
Massage, Akupunktmassage, Energetisch Taoistische Ordnungstherapie, Fussreflexzonenmassage, Nervenreflexzonenmassage, Prana heilen, Ernährung nach den 5 Elementen. Mitglied NVS, APM, FRZ.

Adressen Plz 9000

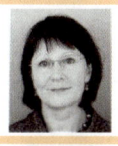

9000 St. Gallen, Wild Kaya Regula, TRAGER-Praktikerin
Engelgasse 2, Tel. 071-352 62 72, email: regu.wild@bluewin.ch
Trager - eine sanfte Körper-Bewegung-Wahrnehmungsschulung, klassische Massage, Reiki. Anerkennung EGK-Gesundheitskasse. Mitglied Trager Verband Schweiz TVS.

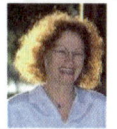

9000 St. Gallen, Zäch Hildegard
Dufourstrasse 109, Tel. 071-278 36 72
home: www.hildegardzaech.ch   email: hildegardzaech@bluewin.ch
Somatic Experiencing Trauma-Therapie nach Dr. Peter Levine, Geistiges Heilen, Emozon-Fussmassage.

9008 St. Gallen

9008 St. Gallen, Boscardin Silvio, Mediale Energiearbeit
Kolumbanstrasse 5, Tel. 079-644 82 89
home: www.mediale-energie-arbeit.ch   email: silvio.boscardin@bluewin.ch
Body Work nach Cantor, Chakra-Fussmassage, Ganzheitlicher Heiler und Medium, Energie-Healing, Reiki, Tachyonen-Produkte.

9008 St. Gallen, Mis Theodora, Praxis für systemische Lösungen
Langgasse 3a, Tel. 071-244 18 40, Fax 071-244 18 42
home: www.praxis-gemeinschaft.ch   email: theodora.mis@gmx.ch
Systemische Aufstellungen in Gruppen/Einzeln, Familien- Organisationen-, Arbeitsbeziehugen; Beratung/Begleitung in Lebenskrisen, astrolog. Analysen, Kurse in Numerologie, Kabbala, Tarot, Astrologie.

9010 St. Gallen

9010 St. Gallen, Hauser-Rosenhahn Jeanette
Schlatterstrasse 3, Tel. 071-245 73 18, Fax 071-245 73 48
home: www.house-of-spirit.ch   email: jeanette.hauser@bluewin.ch
Dipl. psychologische astrologische Beraterin, Astroschule, mediale Lebensberaterin, Meditationsleiterin. Kurse, Gruppen.

9010 St. Gallen, Hirsekorn Gertrud, Dipl. Lebensberaterin
Guisanstrasse 85, Tel. 071-244 22 04
home: www.bachblueten-hirsekorn.ch   email: ghirsekorn@bluewin.ch
Bach-Blüten, Kalif. Blüten, Lebensberatung, Einzel-Therapie, Vorträge, Kurse. SVNHgeprüft in Bach-Blüten-Therapie und Lebensberatung. Von div. Krankenkassen anerkannt. Mitglied SVNH.

9012 St. Gallen

9012 St. Gallen, Graf Eva, manual Therapeutin / Massagewerkstatt
Teufenerstrasse 194, Tel. 071-277 52 77, 079-653 93 06
email: massagewerkstatt@bluewin.ch
Cellulite- und Gewichtsreduktion durch: Ausgleich des Säure- / Basenhaushaltes, Mentaltraining und orig. PowerPlateTraining, 1:1 Training, diverse Körpermassagen.

9015 St. Gallen

9015 St.Gallen, Frei Isabella, Lunic's Reikizauber
Letzistrasse 15, Tel. 071-310 12 78
home: www.lunics-reikizauber.ch   email: lunics-reikizauber@bluewin.ch
Reiki Behandlungen und Einweihungen (fern und direkt) nach Usui, Einweihungen in diverse andere Energien (z.B Kundalini, Engel usw.), Bachblüten, Befreiung negativer Energien in Häusern und Wohnungen.

9015 St. Gallen, Hafner Margrit, Ganzheitliches Wohlbefinden
Kräzernstrasse 119, Tel. 071-311 60 80
home: www.therapie-hafner.ch   email: margrit.hafner@bluewin.ch
Energie-Behandlungen, Wirbelsäulen-Balance, Fussreflexzonen-Massage, Meditation, spirituelle Psychologie, Clearing.

9016 St. Gallen

9016 St. Gallen, Casutt Zahner Alexandra
Brauerstrasse 50, Tel. 079-292 95 54, email: alexandracasutt@bluewin.ch
Mediale Beratung, geistiges Heilen, Meditationsgruppen. A-Mitglied SVNH, SVNH geprüft in mediale Beratung.

Adressen Plz 9000

9016 St. Gallen

9016 St. Gallen, Frei Heidi, Mentaltrainerin
Achslenstrasse 28, Tel. 071-280 30 67 (ab 18.00 Uhr abends)
Mentaltraining und Meditationen in Einzelsitzungen. Reiki III, Fernbehandlungen und Energiemassage. Energiekarten zur Hilfe und Selbsthilfe.

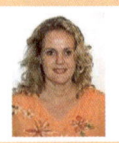

9016 St. Gallen, Hafner Heidi, Praxis of Balance
Brauerstrasse 85b, Tel. 076-435 78 89
home: www.klassische-massage.ch   email: info@klassische-massage.ch
Klassische-, Sport-, Therapeutische- und Fussreflexzonenmassage; Lymphdrainage / Dr. Vooder, Maniküre u. Pediküre, Dorn u. Breuss, Cellulite Behandlungen, Hot Stone; Wellnessangebote; Krankenkassen anerkannt.

9016 St. Gallen

9016 St. Gallen, Haller Franziska, Klangschalen-Therapeutin
Rorschacherstrasse 312, Tel. 078-715 78 89
home: www.gleichklang-und-harmonie.ch   email: franziska.haller@gmx.ch
Klang- und virtuelle Energie-, Farb- sowie Bild-Impulse übermitteln (Klangschalen, Reiki,...).

9016 St. Gallen

9016 St. Gallen, Poltera Agnes, Integrative Kinesiologin IKZ
Pasteurstrasse 4, Tel. 071-280 33 16
Abbau von Schmerzen, Verspannungen, Stress und Prüfungsangst. Fördern der Lernbereitschaft und lösen von Blockaden auf allen Ebenen. (EMR anerkannt).

9030 Abtwil

9030 Abtwil, Ulusoy Suat, Dipl. Mental-Trainer, Tennislehrer
Fuchsbüelstrasse 6, Tel. 071-311 19 54
home: www.mentaltraining-su.ch   email: suat.ulusoy@gmx.ch
Mental-Training; praktische Lebensberatung; Sportpsychologie.

9034 Eggersriet

9034 Eggersriet, Angehrn Rosmarie, Praxis für Praktische Pädagogik und Kinesiologie, Quellweg 1, Tel. 071-877 31 80, email: rangehrn@bluewin.ch
Praktische Pädagogik und Kinesiologie: Lernberatung für Kinder, Coaching für Erwachsene, Angst- und Stressabbau, Konzentrationsförderung.
Mitglied I-ASK.

9035 Grub

9035 Grub AR, Hunziker + Deppeler, Naturzentrum Erdgebundener Therapien, Vorderlenden 497, Tel. 071-891 77 73, Fax 071-891 57 72
home: www.naturzentrum.ch   email: info@naturzentrum.ch
Vitalfeld, Fussreflexmassagen, Breuss-Dornbehandlungen, Emozon-Energie-Massagen, Jap. Heilströmen, Meridianbehandlungen, Bachblüten.

9035 Grub, Winkler-Grossmann Mariza, kant. appr. Heilpraktikerin
Weiherwies 412, Tel. 071-891 67 57
Akupressur, Klassische Massagen, Kopfschmerz- und Migränetherapie, Wirbelsäulentherapie - Körperzentrierung. Mitglied Gönner SVNH.

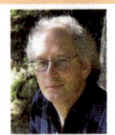

9038 Rehtobel, Vogel Christian U., Kant. appr. Heilpraktiker AR, psych. Astrologe API, Schulstrasse 1, Tel. 071-877 30 90, Fax 071-877 38 76
home: www.der-ganze-mensch.ch   email: cuvogel@bluewin.ch
Psychologische Beratung, Begleitung, Therapie (zert. C. G. Jung-Institut). Astrologisch-psychologische Horoskoparbeit. Naturheilkundliche u. spirituelle Heilweisen. Supervision und Coaching (BSO i.A.)

9042 Speicher, Bechter Regina Christine, Dipl. Sozialarbeiterin, Lebensberaterin, Herbrigsteig 1, Tel. +Fax 071-340 09 08
home: www.BewusstesLeben.ch   email: r.c.bechter@bluewin.ch
Kosmologische Lebensberatung, Geistiges Heilen, Weiss-Transformationsprozesse, Metamorphosis, Blütenessenzen, Meditationen, Beratung für verhaltensauffällige Kinder, Vorträge, Seminare.

Adressen Plz 9000

9042 Speicher

9042 Speicher, Beutler Christian, kant. appr. Heilpraktiker
Vögelinsegg 6, Tel. 071-344 23 33, Fax 071-344 41 79
home: www.beutler-kuren.ch email: praxis.beutler@bluewin.ch
Colon Hydro Therapie, Irisdiagnose, Phytotherapie aus eigener Herstellung, Darm & Leber / Galle Kuren (Beutler Kur).

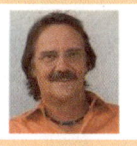

9042 Speicher, Dorizzi Arno, Kant. appr. Heilpraktiker
Reutenenstrasse 6A Tel. 071-344 91 44, Fax 071-344 40 17
home: www.dorizzi-pgr.ch   email: ado@dorizzi-pgr.ch
Psychotherapeut SVG, NVS-A-Therapeut, Einzel- und Gruppenangebote in Atem-, Körper- und Energiearbeit. Supervisionen für TherapeutInnen. Psychologie, Lebensberatung, Atemtherapie, Tanz- und Bewegungstherapie.

9042 Speicher

9042 Speicher, Eimer Petra, kant. appr. Heilpraktikerin
Unter Bendlehn 42, Tel. 071-344 24 33, email: petra.eimer@bluewin.ch
Allg. Heilpraxis, Massagen, Fussreflexmassage, Lymphdrainage, Heilmittel, PraNeoHom (Neue Homöopathie nach Körbler), Ernährung, Beratungen.

9042 Speicher

9042 Speicher, Federer Brunner Ursula, Akupunkteurin SBO-TCM, kant. appr. Heilpraktikerin, Dorf 4, Tel. 071-344 94 31, email: ursula.federer@bluewin.ch
Praxis für chinesische Heilkunde - Akupunktur, Moxa, westliche Kräuter.

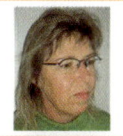

9042 Speicher, Schrag Käthi, Craniosacral-Therapie
Hauptstrasse 4, Tel. 071-344 94 66, email: kschrag@bluewin.ch
Praxis für Craniosacral-Therapie. Mitglied Cranio Suisse.

9042 Speicher, Schrag Urs, Homöopath
Hauptstrasse 4, Tel. 071-344 34 64, email: ursschrag@bluewin.ch
Naturheilpraxis für Klassische Homöopathie. Mitglied des VKH (Verband Klassischer HomöopathInnen), eigene Praxis seit 1981. Dozent an der Samuel Hahnemann Schule.

9042 Speicher

9042 Speicher, Schwägler Ruth-Evelyne, kant. app. Naturärztin, Gemeinschaftspraxis, Obere Hinterwies 2, Tel. 071-340 06 00, Fax 071-340 06 01
Dunkelfeldmikroskopie-Blutuntersuchung, Humoralpathologie, Immunbehandlung, Ozontherapie, Ausleitverfahren, Colon-Hydro, Homöopathie, Massagepraktiken, Bioresonanzbehandlung. Mitglied NVS, EMR, SVANAH, ASCA.

9042 Speicher

9042 Speicher, Stiegeler Markus, kant. appr. Naturarzt
Kohlhalden 5, Tel. 071-340 09 11, email: praxis.stiegeler@bluewin.ch
Praxis für Chinesische Heilkunst und klassische Akupunktur, Puls-/ Zungendiagnose, Ernährung, Raucherentwöhnung, chronische/akute Beschwerden. Mitglied NVS/EMR, anerkannt von Krankenkassen-Zusatzversicherung.

9042 Speicher

9042 Speicher, Weilenmann Roman, Naturheilpraktiker
Kirchrain 16, Tel. 078-840 40 80
home: www.naturheilpraktik.ch email: Roman.Weilenmann@naturheilpraktik.ch
Kant. appr. Naturheilpraktiker, NVS-Mitglied, allgemeine Naturheilkunde, Akupunktur, chinesische Kräuterheilkunde, Ernährung, T'ai Chi, westliche Kräuterheilkunde, Ausleitverfahren.

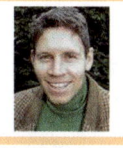

9052 Niederteufen, Harzenmoser Christian, kant. appr. Natur- u. Sportheilpraktiker, Schulhausstrasse 8, Tel. 071-333 53 30, Fax 071-333 53 31
home: www.naturarzt-harzenmoser.ch email: info@naturarzt-harzenmoser.ch
Naturheilkundliche Praktiken NHP (Naturarzt), Wirbelsäulenbasisausgleich, Dunkelfeld-Vitalblut-Untersuchung, Ernährungsberatung, Sportbetreuung, Magnetfeldtherapie, Laboranalysen, Biochemie. Mitglied WBA, Touch for Health.

Adressen Plz 9000

9053 Teufen
9053 Teufen, Bruderer/ Menden Siegrid, Naturheilpraxis kant. appr. AR
Hauptstrasse 17, Tel. 071-333 43 22
home: www.sbruderer.ch email: siegrid.bruderer@bluewin.ch
Neurokinesiologie, Bioresonanz, Atlas/Axis-Logie, Meridianmassage, Reiki / EMF, Seminare: Familienstellen, Meditationskurse, Reikikurse.

9053 Teufen
9053 Teufen, Frei Heinz, Naturheilpraxis
Speicherstrasse 6, Tel. 071-330 01 36
Homöopathie, Phytotherapie, Iridologie, Wegatest, Ausleitungsverfahren, TCM, Massagen, APM, Neuraltherapie, Beratung MLD FRZ, Urin-Blutunter-such, Ernährung. Mitglied NVS, SVNH, SBO-TCM.

9053 Teufen
9053 Teufen, Funk Yvonne, Craniosacral-Therapeutin, Ergotherapeutin
Bündtstrasse 3, Tel. 071-333 58 18
Craniosacral-Therapie nach dem biodynamischen Modell. Mitglied Cranio Suisse und SVNH.

9053 Teufen
9053 Teufen, Gasser Moritz, kant. appr. Naturheilpraktiker
Speicherstrasse 3, Tel. 071-333 51 15, email: mu.gasser@bluewin.ch
Homöopathie, Augendiagnose, Massagen, Manuelle Lymphdrainage, Fussreflexzonenmassage, Neuraltherapie. Mitglied NVS/EMR.

9053 Teufen, Meier-Bieri Katharina, kant. appr. Heilpraktikerin
Dorf 11, Tel. 071-333 29 39, Fax 071-333 30 73
home: www.naturmedizin-teufen.ch email: kathmeier@bluewin.ch
Akupunktmassage nach Penzel, manuelle Lymphdrainage, Fussreflexzonenmassage, Augenakupunktur, Neuraltherapie, Ohrakupunktur, Ohrkerzen, Moxa, Laboruntersuchungen, Schröpfen, Aderlass, Blutegel. Mitglied NVS, APM n. Penzel.

9053 Teufen
9053 Teufen, Raggenbass Tamara, dipl. Heilpraktikerin NVS, kant. appr.
unterer Sammelbüel 93, Tel. +Fax 071-333 12 67
home: www.praxis-zum-sunneschi.ch email: sunneschi@swissonline.ch
Ayurveda-Massagen / -Behandlungen / -Kuren zur Regeneration, Entschlacken / Naturheilkunde, Lebensberatung, Seminare für Ayurveda-Massagen. Mitglied NVS Naturärzte Schweiz.

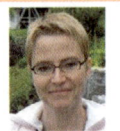

9053 Teufen, Schwarz Astrid, Dipl. Polarity Fachfrau
Werdenweg 10, Tel. 079-734 84 89
email: a.schwarz@polarity-support.ch home: www.polarity-support.ch
Polarity Körper- und Energiearbeit, prozessbegleitendes Gespräch, Polarity-Yoga, Polarity-Reinigungsdiät. Mitglied Polarity Verband Schweiz. Von den meisten Krankenkassen über die Zusatzversicherungen anerkannt.

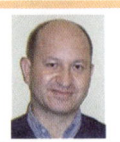

9053 Teufen, Schwarz Thomas, Dipl. Polarity Praktizierender
Werdenweg 10, Tel. 079-464 30 11
home: www.polarity-begegnen.ch email: thomas.schwarz@polarity-begegnen.ch
Polarity Körper- und Energiearbeit, prozessorientierte Gesprächsbegleitung, Polarity-Yoga, Polarity-Ernährungsberatung.

9053 Teufen
Hier könnte Ihr persönlicher Eintrag stehen!
Anmeldungen nehmen wir jederzeit online auf www.gesund.ch entgegen, oder wir senden Ihnen gerne unser Info- und Anmeldeblatt.
Tel. 081-710 25 44

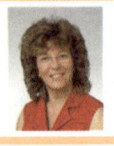

9053 Teufen, Wagner Jacqueline, kant appr. Heilpraktikerin, eidg. gepr. Kosmetikerin, Hechtstrasse 8, Tel. 071-330 08 08
home: www.naturheilpraxis-kosmetik.ch email: info@naturheilpraxis-kosmetik.ch
Biochemie nach Dr. Schüssler mit Antlitzdiagnose, Geistheilung, Lebenshilfe, Meditationen, ganzheitliche Kosmetik, natürliche Pflegeprodukte. SVNH Mitglied.

Adressen Plz 9000

9056 Gais	**9056 Gais,** Büchel Traugott-Nikolaus, Naturarzt Dorfplatz 8, Tel. 071-793 32 80, Fax 071-793 32 81 home: www.naturarzt-ch.ch email: tnbuechel@naturarzt-ch.ch Akupunktur, TCM, Neuraltherapie, Massage, Chiropraktik und Osteophatie, Isopathie, Irisdiagnose, Homöopathie, Pytotherapie, Lebensberatung, Geistheilung und Kurse. Mitglied KNHV AR, NVS.
	9056 Gais, Frischknecht Franziska, Praxis für klassische Homöopathie Zellwegstrasse 21, Tel. + Fax 071-350 15 75, email: f.frischknecht@gmx.net Mitglied im Verband Klassischer HomöopathInnen (VKH), Krankenkassenanerkennung über Zusatzversicherung.
	9056 Gais, Hauri Monika, dynamic center Gäbrisstrasse 1172, Tel. 071-790 02 05 oder 071-333 45 33 home: www.dynamic-center.ch email: mh@dynamic-center.ch Spagyrik, Phytotherapie, Ausleitverfahren wie Schröpfen und Baunscheidtieren. Kant. appr. Heilpraktikerin, Mitglied NVS-A.
9056 Gais	**9056 Gais,** Kern Ruedi, Kant. appr. Heilpraktiker / eidg. dipl. Küchenchef Langgasse 23, Tel. 071-333 18 55, Fax 071-333 35 15 home: www.kerngesund.ch email: info@kerngesund.ch Dunkelfeld Mikroskopie, Irisdiagnose, Cluster Medizin, Ernährung, Homöopathie, Wickel mit Kräuter, Baunscheidtieren, Honig-Rückenmassage, Fussreflexzonen-Massage. NVS-A Mitglied.
9062 Lustmühle (ob St. Gallen)	**9062 Lustmühle (ob St. Gallen),** Bachmann Christoph, kant. appr. Heilpraktiker, Battenhusstrasse 13, Tel. 071-333 11 55 Augendiagnose, Bio-Resonanz-Therapie, Akupunktur-Massage, Ohr-Akupunktur (Nadel- und Laser-Therapie), Homöopathie und Phytotherapie, Magnetfeld- und Sauerstoff-Therapie, Ausleitverfahren wie Baunscheidtieren, Schröpfen, Blutegel-Behandlung. Mitglied NVS-A.
9100 Herisau	**9100 Herisau,** Aeschlimann-Känel Beatrice, Kant. appr. Heilpraktikerin Kasernenstr. 9, Tel. 071-888 44 63, email: beatrice.aeschlimann@bluewin.ch Shiatsu SGS, Atlaslogie nach Walter Landis, Qi Gong. Mitglied Shiatsu Gesellschaft Schweiz.
9100 Herisau	**9100 Herisau,** Auer Thomas, Isonatura Gesundheits-& Naturheilpraxis / Schulungen, Sonnenbergweg 5, Tel. 071-278 23 46 home: www.isonatura.ch email: info@isonatura.ch Spezialisiert auf Fernbehandlungen, Aromatherapien, Farbtherapie, Reiki und Hypnosetherapie und holistische Lebensberatung. Seminare für jedermann/frau insb. im Bereich der Aromatologie. Mitglied NVS.
9100 Herisau	**9100 Herisau,** Barth Christa, Homöopathin für Menschen und Tiere Sonnenbergweg 5, Tel. 071-223 19 80, home: www.tierheilpraktiker.ch Klassische Homöopathie. Menschen: kant. appr. Heilpraktikerin, anerkannt von den Krankenkassen-Zusatzversicherungen. Tiere: siehe unter St. Gallen.
9100 Herisau	**9100 Herisau,** Chesini-Enderst Myrta, Naturheilpraxis Oberdorfstrasse 107 Tel. 071-351 44 77, Fax 071-351 74 77 home: www.chesini.ch email: mchesini@hispeed.ch Pathophysiognomik + Radiästhesie nach N. F., Fuss-Massagen nach N. D., Lymphbehandlungen, Neuraltherapie, Phytotherapie, Homöopathie, Massagen, Ganzheitliche Behandlungen, Ausleitverfahren. Mitglied NVS-A.
9100 Herisau	**9100 Herisau,** Dr. Rhyner Hans H., Ayurveda Praxis Dr. Hans H. Rhyner Bergstrasse 8, Tel. 071-350 16 60, Fax 071-350 16 62 home: www.ayurved.ch email: dr.rhyner@bluewin.ch AYURVEDA MEDIZIN. Konsultaionen nur nach Vereinbarung, Pancakarma Kuren in der Schweiz, Österreich & Indien. Kantonal approbierter Heilpraktiker. Mitglied NVS.

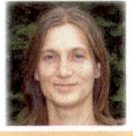

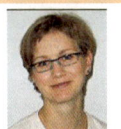

Adressen Plz 9000

9100 Herisau
9100 Herisau, Dubacher-Isler Juliane, Magnetopathin/Rückenmassage
Gibelhalde, Tel. 071-351 62 13, email: julianedu@bluewin.ch
Energetische Behandlung als Magnetopathin. Rücken- /Nackenmassagen. NVS / EMR Mitglied.

9100 Herisau
9100 Herisau, Dudle Kinyanjui Ursula, kant. appr. Naturärztin
Tobelackerstrasse 18, Tel. 071-352 32 82
Energet. stat. Behandlung nach Radloff, Clustermedizin, Hypnose, Blutegel, Schröpfen, Augenakupunktur nach Prof. Boel. Mitglied NVS, VET.

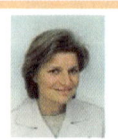

9100 Herisau, Ehrler Gabriele Verbalo Naturpraxis, Naturärztin, Psychologin, Körpertherapeutin, Kasernenstr. 12, Tel. 071-352 82 52 und 079-669 82 52
home: www.verbalo.ch
Ernährung - Diätetik, Gesprächstherapie, Homöopathie, Akupunktur, AT + Mentaltraining + Hypnose, Bluttest, Sauerstoff, Rückentherapie, med. Massagen, Ausleiten, Schröpfen. Mitglied SVNH, NVS.

9100 Herisau
9100 Herisau, Fitze Arminda, kant. approb. Heilpraktikerin
Poststrasse 1, Tel. 079-471 84 85, Fax 071-352 65 24
Naturärztin, Pflanzenheilkunde, Fussreflexzonen-Massage, Rücken- und Nackenmassage, Baunscheidtier- und Schröpfmassage, Bachblüten, Numerologie: Lebens- und Gesundheitsberatung.

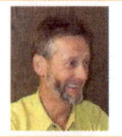

9100 Herisau, Frei Ruedi, Naturarzt und Geobiologe
Rütihalde 1, Tel. 071-351 51 52, Fax 071-351 73 07
home: www.notiz.ch/naturarzt email: rifibio@bluewin.ch Spirituelle- und Lebensberatung, Hochfrequenz-Therapie, Heilhypnose n. Raas, Spagyrik, Homöopathie, Biophotonen, Phytotherapie, Ausleitungsverfahren (Baunscheidt, Schröpfen etc.), Elektrobiolog. + Geobiolog. Untersuchungen. Mitglied NVS, SVNH.

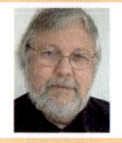

9100 Herisau, Gerhartl Gerd, kant. appr.. Heilpraktiker, dipl. Hypnosetherapeut, Ifangstrasse 3, Tel. 079-216 33 85, email: gerd.gerhartl@bluewin.ch
home: www.mypage.bluewin.ch/gerd.gerhartl Akupunktur (nur Laser und Elektro), Biofeedback, Bioresonanz, Blutegeltherapie, Hyp-nosetherapie, Magnetfeldtherapie, Neurofeedback, Pflanzenheilkunde, Radionik nach D-Methode, Schröpfen und Reflexzonen - Schröpfmassage. Mitglied SAT, KNHV-AR, SABSMED.

9100 Herisau
9100 Herisau, Götschi Jeannette, Lebensberatung
Erlenbachstrasse 3b, Tel. 071-311 45 58
Lebensberatung, Geistheilerin, Reikimeisterin, Heilsteine, Channeling, Pendeln, Numerologie, Karten.

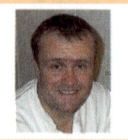

9100 Herisau, Hansen Daniel, kant. appr. Heilpraktiker
Gossauerstrasse 10 Tel. 071-793 10 91
home: www.praxis-hansen.ch email: kontakt@praxis-hansen.ch
Akupunkturmassage nach K. Radloff, Medizinische Massagen, Regulations- und Psychokinesiologie, Informationstherapie mit Biophotonen, VET-Verband, EMR Anerkannt.

9100 Herisau
9100 Herisau, Hauri Oldrati Claudia, kant. appr. Heilpraktikerin
Buchenstrasse 2, Tel. 071-351 15 33, home: www.rea-pejuta.ch
Phytotherapie, Bachblüten, Lasertherapie, Ohrakupunktur, Fussreflexzonenmassage, Rückenmassage, Wirbelsäulen-Therapie nach Dorn und Breuss, Heilenergiearbeit, mediale Beratung.

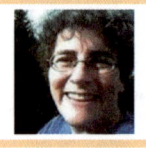

9100 Herisau, Hörler Esther, Atemtherapeutin IKP
Bahnhofstrasse 6, Tel. 071-352 27 39
home: www.emindex.ch/esther.hoerler email: esther.hoerler@bluewin.ch
Ganzheitlich-Integrative Atemtherapie IKP, Vitaflex (Reflexzonenmassage), biomechanische Muskelstimulation nach Nazarov, Mitglied EMR.

Adressen Plz 9000

9100 Herisau	**9100 Herisau,** Jaggi Monica, Naturärztin Degersheimerstrasse 27, Tel. 071-351 41 65, email: monica.jaggi@gmx.net Alle Naturheilverfahren, Blut-Untersuchung im Dunkelfeld, Iris-Diagnose, Kinesiologie, Austestung v. Nahrungsmittelunverträglichkeiten, Allergie-Behandlung, Bio-Resonanz, Ohr-Akupunktur, Ausleitung, Rückentherapie, Homöopathie. Mitglied NVS-A.
9100 Herisau	**9100 Herisau,** Job-Ziegler Christa, House of Power Rietwisstrasse 18b, Tel. 079-350 27 53 home: www.house-of-power.ch email: houseofpower@bluewin.ch Bachblüten-Therapie, Kalifornische Blütenessenzen, hot STONE-Massage, Reiki-Behandlungen, Lebensberatung, Bachblüten und Reiki für Tiere.
9100 Herisau	**9100 Herisau,** Niederer Daniel, Dipl. Hol. Kinesiologe Huebstrasse 30, Tel. 071-351 77 53 home: www.directpointing.ch email: info@directpointing.ch Holistische Kinesiologie, Neuralkinesiologie (RD), Psychokinesiologie (PK), Mentalfeldtherapie (MFT), Erdstrahlen & Elektrosmog.
9100 Herisau	**9100 Herisau AR,** Schedler Claire, kant. appr. Heilpraktikerin Schmiedgasse 42, Tel. 071-891 63 33, Fax 071-891 63 38 email: claire.schedler@bluewin.ch Augendiagnose, Reflexzonentherapie, Ohrakupunktur, Magnetismus und weitere naturheilkundliche Verfahren. Mitgl. NVS. VR-Präsidentin und Seminarkommission NVS-Schule AG.
9100 Herisau	**9100 Herisau,** Schmidhauser Josephine, Naturheilpraxis Inanna Eggstrasse 38, Tel. 071- 351 38 07, Fax 071-351 50 76 Klassische Homöopathie EMR, Naturärztin NVS-A, Wirbelsäulentherapie, manuelle Lymphdrainage, Bachblüten, Astrologie, Lebensberatung aufgrund der Psychologie der Erkenntnis- und Liebesfähigkeit.
	9100 Herisau, Thürig Hans-Ruedi, Vitamedic, Dipl. Medizinprodukteberater Rietwisstr. 38, Tel. 071-350 00 03, Fax 071-350 00 04, Natel 079-289 08 16 email: vitamedic@bluewin.ch Ganzheitliche Gesundheits-, Ernährungs- und Vorsorgeberatung; Magnetfeldresonanzstimulations-Therapie für Mensch und Tier.
9100 Herisau	**9100 Herisau,** Werder-Lavanga Isabella, Kant. appr. Heilpraktiker Cilanderstrasse 5, Tel. 071-351 34 17, email: nhp-werder@hispeed.ch Craniosacrale Osteopathie, Phytotherapie, Ausleitverfahren, Bachblüten, Aurasoma. Mitglied Cranio Suisse und NVS.
9100 Herisau	**9100 Herisau,** Wildermuth Remo, Praxis für traditionelle chinesische Medizin Kasernenstrasse 9, Tel. 071-351 78 01 home: www.akupunktur-herisau.ch email: wildermuth.remo@bluewin.ch Dipl. Akupunkteur SBO-TCM, kant. appr. Heilpraktiker. Akupunktur, Ohrakupunktur, Kräuterheilkunde (westliche Heilpflanzen in der TCM), medizinisches Qi-Gong. Krankenkassen-Zusatzvers. Anerkannt.
9102 Herisau	**9102 Herisau,** Kraner Roland, kant. appr. Naturarzt Sedelstrasse 1 / Postfach 1316, Tel. 071-352 19 39, Fax 071-352 53 76 home: www.gesund.ch/kraner.r email: kraner.roland@freesurf.ch Hypnose-, Paar- und Familientherapeut. Ganzheitliche Behandlung unter Einbezug von: Klinische Hypnose, konstitutionelle-, klassische Homöopathie, Pflanzenheilkunde, Kinesiologie, Urintherapie.
9103 Schwellbrunn	**9103 Schwellbrunn,** Kapferer-Wüthrich Dorothee, Dipl. Kinesiologin IKH Egg 72, Tel. 071-351 41 74, home: www.die-welle.ch email: info@die-welle.ch Dipl. Krankenschwester AKP, Fussreflextherapie nach Hanne Marquart, Schule für Anatomie / Pathologie, Kurse für Persönlichkeitsentwicklung und Bewusstsein.

Adressen Plz 9000

9105 Schönengrund

9105 Schönengrund, Früh Elsbeth, Naturheilpraxis, kant. appr. Naturheilpraktikerin, Dorf 32, Tel. 071-360 01 60, email: f.elsbeth@freesurf.ch
Schwingkissentherapie, Klassische- und Sportmassage, Fussreflexzonenmassage, Ausleitverfahren, Phytotherapie, Isopathie, Komplexhomöopathie, Bach-Blüten, Schüsslersalze. NVS-A-Mitglied.

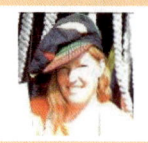

9113 Degersheim, Manuela Vogt-Ramseier Heilmedium Kristall, MHT Heil-Therapien am Telefon, Auf dem Freudenberg, Tel. 071-371 28 36
home: www.spirituellelebensberatung.eu email: info@heilmedium.ch Lebens-/Gesundheitsberatung/Mentaltraining, Tierkommunikation, Geistheilen/Prana Healing/Reiki/ Chakra, sensit. Famillienstellen/Reinkarnation, Lichtarbeit /Clearing sowie Edelsteine/Feng Shui/Raumbelebung/Freien Energien/Wassertherapie.

9200 Gossau

9200 Gossau, Bartsch Pia, Das Orange Haus
Hirschenstrasse 43, Tel. 071-344 40 64
home: www.dasorangehaus.ch email: bartsch@dasorangehaus.ch
Health-Kinesiologie, Facial Harmony-Tiefen-Entspannung durch sanfte Gesichtsbehandlung. Mitglied Health-Kinesiology Verband Schweiz.

9200 Gossau

9200 Gossau, Kesselring Regula, Das Orange Haus
Hirschenstrasse 43, Tel. 071-385 21 51, Fax 071-385 81 51
home: www.dasorangehaus.ch email: kesselring@dasorangehaus.ch
Lomi Lomi Nui - Hawaiianische Tempelmassage. Eine Heilmassage für Körper, Geist und Seele.

9200 Gossau

9200 Gossau, Loy Iris, Feldenkrais Pädagogin
Hirschenstrasse 43, Tel. 071-385 45 81, Fax 071-385 81 51
home: www.dasorangehaus.ch email: loy@dasorangehaus.ch
Feldenkrais Methode, Lymphdrainage, Physiotherapie. Mitglied SFV, SPV.

9200 Gossau, Schmid Joyce M., Organisation für systemische Lösungen
Bahnhofplatz 9, Tel. 071-311 59 44
home: www.praxis-info.ch/joyce-m-schmid email: osl@bluewin.ch
Familien- und Organisationsaufstellungen (Einzel und Gruppen); Trauma-Bearbeitung nach Peter Levine; Mediation, NLP, Hypnose; Reinkarnationen. Anerkannt von Bert Hellinger. www.hellinger.com.

9205 Waldkirch

9205 Waldkirch, Gamma Karin, Dipl. Tierheilpraktikerin ATM
Leimatstrasse 3, Tel. 076-334 15 21, Fax 071-433 17 21
home: www.tierheilpraxis-gamma.ch email: gamma.karin@bluewin.ch
Dipl. Tierpsychologin ATN, Dipl. Tierhomöopathin ATN, Homöopathie, Akupunktur, Blutegeltherapie, Pflanzenheilkunde. Mitglied BTS Schweiz und Fachverband niedergelassener Tierheilpraktiker Deutschland.

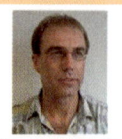

9213 Hauptwil, Feuz Roland, Gesundheitszentrum f. Massagen u. biomechanische Stimulation (Nazarov), Rotfarbstrasse 8, Tel. 071-422 22 03
home: www.nazarov.ch email: roland.feuz@bluewin.ch
Bessere Behandlungserfolge mit Nazarov-Therapie (Biomechanische Stimulation)! Schmerzen, Gelenkprobleme (Arthrose), Muskelverspannungen, Unfallfolgen (HWS-Distorsion), Cellulite, Durchblutungs- / Stoffwechselstörungen.

9230 Flawil, Frischknecht Melanie, Gesundheitspraxis holistic-life
Sägestrasse 5, Tel. 071-393 28 71, Natel 079-828 67 36
home: www.holistic-life.ch email: melfrischknecht@bluewin.ch
Ernährungsberatung, Klassische Massage, sanfte Wirbelsäulenbehandlung n. Dorn, Bachblütentherapie.

9230 Flawil

9230 Flawil, Schmidli Claudia, Massage für Tiere
Toggenburgerstrasse 15, Tel. 071-393 32 92, Fax 071-393 32 89
home: www.schmidli-claudia.ch email: cs_sch@hotmail.com
Massage für Tiere / Energy Therapy / Tierkommunikation / Schamanismus / Lebensberatung / Meditation / Matrix-Rhythmus-Therapie.

Adressen Plz 9000

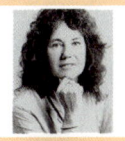

9240 Uzwil, Lenherr Monika, Satyam Pyramide
Birkenstrasse 2, Tel./Fax 071-950 19 45
home: www.schule-koerpertherapie.ch   email: monikalenherr@hotmail.com
Dao Akupressur-Therapie. Unterstützung bei akuten u. chronischen Krankheitsverläufen. Regenesis mit Zellenergie, Drüsen, Nerven, Wirbelsäule, Schmerzen, Lymphe. Mitglied EMR.

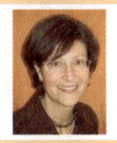

9240 Uzwil, Schläpfer Brigitte, Dipl. Diätistin TAO CHI, Ernährungsberaterin TCM, Moosweg 2, Tel. 071-951 02 20, Fax 071-951 03 05
home: www.suportis-health.ch   email: brigitte.schlaepfer@suportis-health.ch
Ganzheitliche Beratung nach den Grundsätzen der Traditionellen Chinesischen Medizin, u.a. Ernährungsberatung nach den 5 Elementen + Coaching im Veränderungsprozess. Umfangreiches und spezialisiertes Kursangebot.

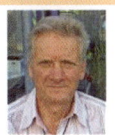

9244 Niederuzwil, Neuhaus Gerry, Klangtherapeut, Lebensberater
Neuergeten 18, Tel. 071-951 92 78, Fax 071-951 92 03
home: www.klangschloessli.ch   email: neuhaus@klangschloessli.ch
Körper- und Seelenmassage mit harmonischen Klängen von Klangliege, Gong, tibetischen Klangschalen; Hopi-Kerzen, Farbtherapie, individuelle Lebensberatung, SVNH geprüft in Heilmassage-Klangtherapie.

9247 Henau

Hier könnte Ihr persönlicher Eintrag stehen!
Anmeldungen nehmen wir jederzeit online auf www.gesund.ch entgegen, oder wir senden Ihnen gerne unser Info- und Anmeldeblatt.
Tel. 081-710 25 44

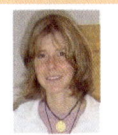

9247 Henau, Kost Alexandra, Hundephysiotherapie
Flurstrasse 4, Tel. 071-940 04 30
home: www.hundephysiotherapie.ch   email: info@hundephysiotherapie.ch
Hydrotherapie, Magnetfeldtherapie, manuelle Therapien, Laser Akkupunktur, Wirbelsäulentherapie nach Dorn, Bioenergetische-Impulssendung.

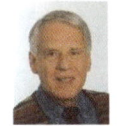

9247 Henau, Lüthi Franz, Sehlehrer und EFT-Coach
Im Buech 9, Tel. +Fax 071-951 22 70
Ganzheitliches Augentraining für Brillen- und Nicht-Brillenträger; durch Erweiterung der (Selbst-) Wahrnehmung und Anheben der Lebensenergie zu verbesserter Sicht. Zudem Emotional Freedom Techniques (EFT) - Kurse und Vorträge. Mitglied SVNH.

9302 Kronbühl

9302 Kronbühl, Schweizer Kurt, Gsundheitspraxis
Holengartenstrasse 5e, Tel. 071-298 50 50, Fax 071-298 50 51
email: kurt_schweizer@bluewin.ch
Wirbelsäulen-Basis-Ausgleich, Akupunktmassage mit 5 Elementenlehre, Breussmassage.

9306 Freidorf

9306 Freidorf, Meli Karin, Raum-Tier-Mensch
Herrenwiese 11, Tel. 071-450 06 01, Natel 079-600 51 28
home: www.kmeli.ch   email: k.meli@gmx.ch
Avatar-Kurse, Einzelsitzungen, Wohnberatung, Tierkommunikation.

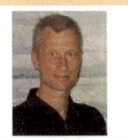

9320 Arbon, Bomholt Jens E., kant. approb. Naturheilpraktiker (TG + SG) / dipl. Ing. ETH, Eichenstrasse 33 b, Tel. 071-446 05 22, Fax 071-446 87 75
home: www.bomholt.ch   email: jens@bomholt.ch
Ab 1995 in Arbon: klassische Homöopathie und verschiedene Naturheilverfahren. Ab 2005 auch in 9000 St. Gallen, Notkerstrasse 10, Praxis für Posturologie (ursächliche ganzheitliche Haltungskorrektur). Kurse: bitte anfragen.

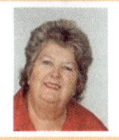

9320 Arbon, Kerrison-Oberhänsli Marlies, Spirituelle Heil- und Beratungspraxis, Alpenblickstr. 5, Tel.+Fax 071-446 32 15, email: marlies.kerrison@bluewin.ch
Befreiungstherapie n. Robert Gruber, Pranic Healing, Mediale Lebenshilfe, EFT-Emotional Freedom Techniques, EMO Trance, Geistheilen, Kommunikation mit der geistigen Welt.

Adressen Plz 9000

9320 Arbon

9320 Arbon, Thür Daniel, spirituelle Lebensberatung
St. Gallerstrasse 18c, Tel. 071-744 02 33
home: www.tarot-engel.com   email: danielthuer@hotmail.com
Ich berate Sie gerne in allen Lebensfragen mit den Tarot & Engelskarten. Auch tel. Beratung möglich. Tesla Energieplatten, Numerologische Auswertungen, Engelessenzen.

9320 Arbon

9320 Arbon, Wymann Rolf, dipl. Hypnosetherapeut
Wiesentalstrasse 7, Tel. 071-446 80 92

Hypnose, Lebensberatung, Schlankheitstherapie, Ernährungsberatung, Edelsteine. Mitglied SVNH.

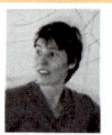

9325 Roggwil, Suter-Bach Sabine, Tanz - und Bewegungstherapeutin
Sonnenhalde 13, Tel. 071-455 15 23
home: www.suter-bach.ch   email: sabine@suter-bach.ch
Atem- und Bewegungstherapie auf psychosomatischer Grundlage in Einzelstunden. Tanztherapie für Krebsbetroffene in Gruppenstunden. Mitglied NVS u. BTK, ATLPS.

9400 Rorschach

9400 Rorschach, App Ursi, Krankenschwester, Praxis für Kinesiologie & Massagen, Promenadenstrasse 53, Tel. + Fax 071-841 41 27
home: www.nimmsleicht.ch   email: info@nimmsleicht.ch
Kinesiologie: HNC, Klipp + Klar Lerntrainerin, Metabolic-Balance-Betreuerin, Massagen: Rückenmassage, Breussmassage, Hot-Stonesmassage, Fussreflexzonenmassage, Tuina-Massage. Mitglied NVS A, DGAK Level 3.

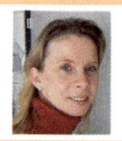

9402 Mörschwil, Illigen Christiane, Krankenschwester, Therapeutin
Bachwiesstrasse 9a, Tel. 071-860 03 35, email: illigen@vet-int.ch

Man. Lymphdrainage nach Dr. Vodder, Akupunkturmassage nach Radloff, Wirbelsäulen-Basisausgleich, Beratungen. Mitglied Vet, SFML.

9403 Goldach

9403 Goldach, Geeler Ernst, Homöopathie und Dipl. Atlaslogist
Rebenstrasse 4, Tel. 071-845 20 90, email: praxis.geeler@bluewin.ch

Klassische Homöopathie, Atlaslogie. NVS-A Mitglied, Mitglied SEL-VS.

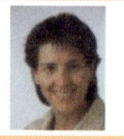

9403 Goldach, Sarro-Würsch Anita, Cranio-Sacral Therapeutin
Möttelistrasse 20, Tel. 071-841 62 08, home: www.emindex.ch/anita.sarro

Craniosacral Therapie. Das Ziel ist Blockaden zu lösen um das eigene Wohlbefinden zu steigern und die Selbstheilungskräfte im Körper zu mobilisieren. Mitglied CranioSuisse.

9403 Goldach

9403 Goldach, Singer Remo, Massage Praxis
Unterstrasse 5, Tel. 071-841 07 41, Natel 079-600 42 21
email: praxis.singer@bluewin.ch

Fussreflex, Massagen, Energie Arbeit, Hausuntersuch bei Erd Wasserstrahlen, Kursangebot FRZ, Energie Arbeit (Geistheilung). Mitglied NVS

9404 Rorschacherberg

9404 Rorschacherberg, Brovelli Claudia, Gesundheitspraxis
Goldacherstrasse 106, Tel. 071-850 91 67

Fussreflexzonentherapie, klassische und energetische Massage, Wirbelsäulentherapie nach Dorn, Beratung mit Bachblüten und Schüsslersalzen.
Mitglied SVBM, ASCA.

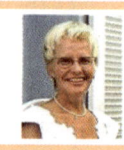

9404 Rorschacherberg, Stöcklin Lilli, Kolibri-Praxis für Heilklänge
Erlenstrasse 1, Tel. 079-631 80 26, home: www.klang-farben.ch
email: info@klang-farben.ch   Klangtherapie mit: Aromen, Farben, Edelsteinen! Schwingungsfrequenz der Zellen erhöhen, Selbstheilungskräfte aktivieren, Reiki, Fussreflexzonenmass. m. Fussklangschalen (Planetschalen) auf Wunsch mit Aura-Foto vor + nach der Behandlung. EGK + KLTS anerk.

Adressen Plz 9000

9404 Rorschacherberg

9404 Rorschacherberg, Yogaschule Rolf Heim
Schöneggstrasse 15, Tel. 071-855 38 52
home: www.yogaschulen.ch   email: rolf.heim@yogaschulen.ch
Yoga nach Yesudian / Haich in St. Gallen, Zürich und Ponte Tresa. Sommer-, Herbst- und Oster-Yogaseminare in Ponte Tresa mit Lebensfragen und christlichem Gedankengut und östlicher Philosophie.

9405 Wienacht

9405 Wienacht, Kramer Edith, Heilpraktikerin
Schwendiweg, Tel. 071-891 38 91
Akupunktur, Bach-Blüten-Therapie, Phytotherapie.
Mitglied NVS-A.

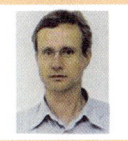

9410 Heiden, Büchi Thomas, Naturheilpraxis
Badstrasse 9 f, Tel. 071-891 70 70, Fax 071-891 31 04
home: www.praxisbuechi.ch   email: tbuechi@smile.ch   Klassische Homöopathie dipl. IACH (George Vithoulkas), Seminarleiter für Homöopathie am BKH (www.homoeopathie.li), Terrainanalyse (Säure-Basenhaushalt, Giftstoffbelastungen), Vega Check (Analyse der Körperregulation), 20 Jahre Berufserfahrung.

9410 Heiden

9410 Heiden, Grossmann Rutha, kant. appr. Heilpraktikerin
Bahnhofstrasse 1 A, Tel. + Fax 071-891 32 41, email: ruweika@bluewin.ch
Clearing, Akupressur im Sitzen, Wirbelsäulentherapie, Metamorphose, Lebensberatung, Kurse. Mitglied SVNH-geprüft in Geistigem Heilen, NVS, SPAK geprüft.

9410 Heiden

9410 Heiden, Hutter Karl, kant. appr. Heilpraktiker
Werdstrasse 18, Tel. 071-891 74 70, home: www.sapfo.ch
Phytotherapie, Bachblüten, Heilenergiearbeit, mediale Beratung, Gesundheitsberatung in der Natur, gehen und kommunizieren.

9410 Heiden

9410 Heiden, Michel Madeleine, Dipl. Heilpraktikerin/Naturheilpraxis
Rosentalstrasse 4, Tel./Fax 071-891 30 80, email: madel.michel@bluewin.ch
Augendiagnose/Irisdiagnostik, Ganzheitliche Energiebehandlung, Akupunktur, Neuraltherapie, Schröpfen, Fernbehandlungen, Lebensberatung, Meditation, Geistheilen, verschiedene Vorträge und Seminare.

9410 Heiden

9410 Heiden, Perrin Danièle Florence, STARGATE - Praxis für ganzheitliche Lebensberatung, Unterrechstein 292, Tel. 071-870 04 14, Natel 079-717 83 91
email: florencegall@freesurf.ch
Ganzheitliche, psychologische Beratung, Schamanismus, Rituale, Meditation, Aquatische Körperarbeit: WasserShiatsu WATSU & WasserTanzen WATA. Mitgl. NAKA.

9410 Heiden

9410 Heiden, Schmid Johann, kant. appr. dipl. Naturarzt
Praxis Institut, Tel. 071-891 71 77
Blutuntersuch im Dunkelfeld-Mikroskop, Akupunktur, Colon-Hydro-Therapie, Komplexhomöopathie, Isopathie nach Prof. Enderlein, Ernährungsberatung.
Mitglied NVS.

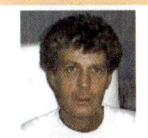

9410 Heiden, Snoad David, kant. appr. Heilpraktiker
Vordorf 1, Tel./Fax 071-891 44 42, Fax 071-891 44 82, Natel 078-793 68 98
email: david.snoad@freesurf.ch
Klass. und Ohrakupunktur, Resonanz- und Laser-Therapie, ästh. Medizin (Face-Lifting u.a.), Heilhypnose, Radionik. Mitglied NVS, FVDH, VFP.

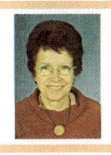

9410 Heiden, Spalinger Margrit, Laborantin
Bühlen 5, Tel. 071-891 53 37
Radiästhesie (Erdstrahlen), Schadstoffmessungen, Feng Shui.
Mitglied SVNH.

Adressen Plz 9000

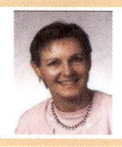

9413 Oberegg, Gretler Cecile, Praxis f. körperliches und seelisches Wohlbefinden, Sonnenstrasse 12, Tel. + Fax 071-891 68 13
home: www.teamgretler.com email: teamgretler@bluewin.ch
Kinesiologie, Neurobiologie, Regulations- und Psycho-Kinesiologie nach Dr. med. Klinghardt, Mentalfeldtherapie nach Dr. Callahan. Bei: Allergien, seelische Probleme, Ausleitungen (z.B. Amalgan), etc. A-Therapeutin I-ASK / EMR.

9425 Thal
9425 Thal, Eugster Christa, Gesundheitspraxis Albertinum
Töberstrasse 49, Tel. 079-398 17 61, email: christa.eugster@bluewin.ch
Reiki nach Dr. Usin, Fussreflexzonenmassage nach Marquart, Ganz- und Teilkörpermassage, Spezielle Rückenmassage, Dorntherapie, Breuss Massage, Kalte und warme Wickel. Mitglied EMR, Krankenkassen anerkannt (ZVA).

9427 Wolfhalden
9427 Wolfhalden, Heitz Corinne, Serafin AG
Kronenstrasse 745, Tel. 071-891 32 40, Fax 071-891 32 47
home: www.serafin.ch email: cheitz@serafin.ch
Chiropraktik, Ausleitungsverfahren, Body-Detox, Thermoregulations-Diagnostik, EAV, Mikroimmuntherapie, Regenerations-Therapien, Diätetik. Mitglied EMR, NVS, BDHN, Bidi-Switzerland.

9428 Walzenhausen
9428 Walzenhausen, Kellenberger Richard, Kant. appr. Heilpraktiker
Platz 234, Tel. 071-888 57 92, home: www.naturprodukte.ch
Biochemie nach Dr. Schüssler, Antlitzdiagnose, Blütenessenztherapie, Ausleitverfahren, Isopathie, Lebensberatung, Jin Shin Jyutsu. Mitglied NVS.

9428 Walzenhausen
9428 Walzenhausen, Messmer Ruth, Naturheilpraxis mesana
Dorf 104, Tel. / Fax 071-888 01 11
home: www.mesana.ch email: ruth.messmer@mesana.ch
Kant. appr. Heilpraktikerin, Wirbelsäulenausrichtung, Klassische + Reflexzonenmassage, Homöopathie, Bachblüten, Clusteranalyse, allg. Naturheilkunde. A-Mitglied NVS.

9435 Heerbrugg
9435 Heerbrugg, Mayer Esther und Jürgen, Prana of Univers
Auerstrasse 16, Tel. + Fax 071-534 70 83
home: www.pranaofunivers.ch email: pranaofunivers@hispeed.ch
Reiki-Kurse aller Grade, Geistiges Heilen, Mondrituale, Tarot, Meditationen, Energie und Lichtarbeit, mediale Zirkelarbeit in der Gruppe, Mandala malen.

9437 Marbach
9437 Marbach, Dudli Tarja, Praxis zur Mitte
Salzmanngasse 10, Tel. 071-777 39 84
home: www.tarjadudli.ch email: info@tarjadudli.ch
Polarity für Kinder und Erwachsene, Regressions- und Reinkarnationstherapie: Altersregression, Geburt- und Pränatalarbeit, Rückführung in frühere Leben, Symboldrama, Bilderreise. Mitglied EARTh.

9437 Marbach
9437 Marbach, Wäspi Katharina, Klassische Homöopathie
Zinggengasse 7, Tel. 071-777 27 47, email: katharina.waespi@bluewin.ch
Homöopatische Beratungen in akuten Situationen und bei chronischen Zuständen; kantonale Zulassung, von Krankenkassen anerkannt. Mitglied SVNH.

9443 Widnau
9443 Widnau, Böhme Dorit, Fun Fit Studio
Nöllenstrasse 15 a, Tel. 071-722 52 50

Klassische Massage, Hypnosetherapie, Frequenztherapie, Cellulite-Spezialbehandlung, Muskel-Druckpunkt-Therapie, Bioresonanztherapie, Akupunktur-, Dorn-, Emozon-Massagen.

9443 Widnau
9443 Widnau, Heule Denise, Praxis Orthos, Naturheilpraktikerin
Heldstrasse 53 A, Tel. 071-722 64 44
home: www.orthos.ch email: denise.heule@bluewin.com
Radionik, Vitalfeld, naturheilkundliche Beratung, Laufbahnberatung mit zentrenbezogener Energiemassage, man. Therapien. Massagen, Ernährung, Magnetfeld. Mitglied NVS, SVBM.

Adressen Plz 9000

9443 Widau	**9443 Widau,** Keller Barbara, Praxis Orthos Heldstrasse 53 A, Tel. 071-722 64 44 home: www.orthos.ch email: denise.heule@bluewin.ch Radionik, Vitalfeld, manuelle Therapie, Laufbahnberatung, Zentrenbezogene Energiemassage + Diagnostik, Massagen, Akupunktmassage.
9445 Rebstein	**9445 Rebstein,** Elbe-Jäggi Ursula, Gesundheitspraxis NUEVA VISTA Schartenstrasse 22, Tel./Fax 071-777 22 29 home: www.nueva-vista.ch email: info@nueva-vista.ch Angebote der NUEVA VISTA. Rücken- und Gelenksbehandlungen nach Dorn / Breuss, Reflexzonenarbeit am Fuss, Gesundheit durch Entschlackung, Psychologische Lebensberatung, Workshops, Vorträge und Seminare.
9450 Altstätten	**9450 Altstätten,** Dellenbach Thomas, Migränetherapeut, med. Masseur Fa Bahnhofstrasse 15, Tel. 071-760 01 92, Fax 071-760 01 93 Migränetherapie nach Kern, med. Massagen, Energiearbeit, Reflexzonentherapie. Mitglied NVS, EMR, SVNH.
9450 Altstätten	**9450 Altstätten,** Fischlin Erich, Craniosacral- Balancing, Kinesiologie, Kunst-Mal-Gestaltungstherapie, Heidenerstrasse 6, Tel. 071-750 04 69 email: fischenreich@bluewin.ch Craniosacral Ausbildung bei Bhadrena Tschumi 1999, Kinesiologie TfH Instruktor IKC, Kurse I-IV auf Anfrage, Kunst-, Mal- und Gestaltungstherapie, Malkurse auf Anfrage Kinder und Erwachsene.
9450 Altstätten	**9450 Altstätten,** Fischlin Rosemarie, Dipl. Yogalehrerin, Ausbilderin FA Warmesberg 12, Tel. 071-750 08 77, Natel 078-640 48 11 email: fischlin_rosemarie@bluewin.ch Hatha-Yoga, Gruppenkurse, Einzelstunden, Schwangerschafts-Yoga, Fastenkurse, Kinder-Yoga, Spirituelle Lebensberatung. A-Mitglied SVNH, SVNH geprüft in Geistigem Heilen, Mitglied SYV.
9450 Altstätten	**9450 Altstätten,** Thür Karl, Rasayana Ayurveda Praxis Kugelgasse 32, Tel. 071-755 12 21 home: www.nonlimit.ch/ayurveda-massagen email: ayurveda@nonlimit.ch Ayurveda Massagen, Wirbelsäulentherapie nach Dorn, Entgiften, Elektrotherapie, Breuss, Konstitutionsbestimmung und Beratung, Krankenkassen anerkannt. Mitglied EMR, VEAT.
9451 Kriessern	**9451 Kriessern,** Hutter-Roland Petra, Naturheilpraxis, kant. appr. Naturheilpraktikerin, Oberdorfstrasse 9, Tel. 071-755 78 02 Fussreflexzonenmassage, Schwingkissentherapie, Dorn / Breuss, Klassische Massage, Ausleitverfahren, Phytotherapie, Schüsslersalze, Bachblüten, Reiki (Kurse + Treffs), Ernährungsberatung, medizinisches NLP, Regulationsdiagnostik n. Dr. Klinghardt. NVS-A-Mitglied.
9465 Salez	**9465 Salez,** Speck Ruth, Lebens- und NLP-Beratung Hofstatt 1, Tel. 081-757 14 56 Fax 081-757 14 54 home: www.rs-therapien.ch email: info@rs-therapien.ch Psych. Beratung, Betreuung in Krisen, Mental-Training, Intuitions-Training, NLP-Practioner Kurzzeit-Therapie.
9470 Werdenberg	**9470 Werdenberg,** Düsel Kurt, Shiatsu, QBW, Yoga Städtli 16, Tel./Fax 081-771 70 78, Natel 079-709 08 70 email: oedi@bluewin.ch Shiatsu-Praktizierender - Mitglied SGS. Quantum Bodywork, Hatha-Yoga-Kurse nach Sivananda.
9470 Buchs	**9470 Buchs,** Gantenbein Markus, Homoeopathiepraxis Gantenbein Chlini Grof 26, Tel. 081-756 70 45, email: gamama@freesurf.ch Homoeopathie. kant. appr. / Mitglied VKH / NVS / EMR.

Adressen Plz 9000

9470 Buchs

9470 Buchs SG, Mähr Iris, Shiatsu & Soulwork
Zentrum Neuhof, Schingasse 2a, Tel. 081-740 24 34, Natel 076-317 25 20
email: imaehr@bluewin.ch
Integrative Meditationsarbeit, Soulwork: Reinkarnation / Rückführung und Clearings nach Rhea Powers/USA, Shiatsu nach Hiron Nozaki für Erwachsene und Kinder. Mitglied SGS.

9472 Grabs

9472 Grabs, Albertini und Camenisch Livia und Carli, kant. appr. NaturheilpraktikerIn, Schulhausstrasse 4, Tel. 081-771 11 10, Fax 081-771 26 81
home: www.praxis-camenisch.ch email: carli.camenisch@bluewin.ch
Shiatsu, Klassische Rückenmassage, Fussreflexzonenmassage, Ohr-Akupunktmassage, Blutegel-Therapie, Schröpfen, Pflanzenheilkunde, Spagyrik. Mitglied NVS, SVANAH. Zusätzlich Praxis in Chur, Gürtelstrasse 65.

9475 Sevelen

9475 Sevelen, Eggenberger Adelheid
Im Gadretsch, Tel. 081-785 11 35
Aura Soma Beraterin, Breema (Körper-Energiearbeit), Fussreflexzonen-Massage, Klassische + intuitive Massage. Mitglied SVNH.

9475 Sevelen

9475 Sevelen, Gabathuler Rosmarie, Praxis für Kinesiologie
Chalberweidstrasse 54, Tel. 081-785 23 35
Kinesiologie, Syst. Familienstellen nach B. Hellinger, Bachblüten, Erziehungberatung. Mitglied I-ASK, Berufsverband Kinesiologie Basel, SVNH.

9478 Azmoos

9478 Azmoos, Egli-Nibbia Erika, Kinesiologin
Gatina 22, Tel. + Fax 081-783 22 40, email: erikaegli-nibbia@bluemail.ch
Kinesiologie, Bachblüten, Hawaiianische Massagen, A-Mitglied I-ASK Schweiz. Berufsverband für Kinesiologie, A-Mitglied SVNH, SVNH geprüft in Kinesiologie. KK anerkannt.

9479 Oberschan

9479 Oberschan, Bauer Lukas Pfäffli Dora, Tiefenpsychologische Praxis
Seminarhotel Alvier, Tel. 081-783 35 78 oder 081-784 02 30
home: www.tiefenpsychologie.ch email: lukas.bauer@tiefenpsychologie.ch
Tiefenpsychologische Analyse, Traumdeutung, Deutung von Bildern aus dem Unbewussten, Ehe- und Partnerschaftsberatung, Erziehungsberatung, Hilfe in Krisen.

9487 Gamprin

9487 Gamprin, Schneider Franziska, Naturheilpraktikerin NVS
Badäl 227, Tel. 00423-373 80 33
Naturheilpraxis und Massage / Therapien: Bachblüten, Schüsslersalze, Fussreflexzonenmassage. Mitglied NVS Naturärzteverband CH.

9490 Vaduz

9490 Vaduz, Ospelt Annette, Dipl. Homöopathie SHI
Hasenweg 1, Tel. 00423-233 27 57, email: a.ospelt-homeopathy@adon.li
Ausübung und Beratung in klassischer Homöopathie. Termine nach telefonischer Vereinbarung.

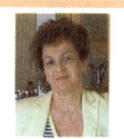

9491 Ruggell, Dentsch Agnes, Naturärztin
Poliweg 431, Tel. 00423-232 86 48 oder 00423-791 11 51
email: a.dentsch@adsl.li
TCM * Naturheilverfahren in der Kinderheilkunde * Isopatische Therapie * Phytotherapie * Craniosacrale Osteopathie * Humoralmedizin * Meridianmassage. Mitglied EMR + NVS.

9492 Eschen

9492 Eschen, Batliner Erich, Naturheilpraktiker
St. Luzi-Strasse 43a, Tel. 075-377 10 10
Homöopathie, Bach-Blüten, Farbtherapie, diverse Massagen: Vitaflex, Fussreflex, Breuss, klassische Massage; Astrologie, Kinesiologie. Mitglied NVS-A.

Adressen Plz 9000

9493 Mauren

9493 Mauren, Kretzschmar Annelott, Netzwerk ars.humanica
Im Lutzfeld 28, Tel. 00423-373 69 34, Fax 00423-373 69 36
home: www.wechsel-wirkung.net   email: akretzschmar@wechsel-wirkung.net
Gesundheitscoach; Dipl. Hypnosetherapeut IATH; NLP-Trainer; Autogenes Training; L.E.A.P -Ausbildung; Bodytalk,Three in one; Lebensberatung; ASCA-Mitglied - Unterstützung bei Berufsfindung; Zielarbeit.

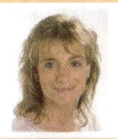

9494 Schaan, Goop Petra, Dipl. Beraterin
Bahnstrasse 40 / Postfach 327, Tel. 0041-79 445 48 42
email: petra.goop@bluemail.ch

Bachblütenberatung nach M. Scheffer, Hautzonen + Chakradiagnose, Radiancetechnik nach Dr. Barbara Rey, Energiearbeit, Blockaden lösen.

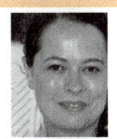

9494 Schaan, Oehri Susanne, ars vivendi, Praxis für Alternativheilkunde
Tel. 00423-232 70 61, home: www.hypnose.li email: praxis@gesundheit.li

Professionelle Hypnose, Entspannungstraining, Psychologische Beratung, Coaching. Schulungen und Seminare für Therapeuten und Interessierte.

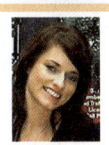

9494 Schaan, Quaderer Ulli, Balance for Life Dipl. Kinesiologie IKBS
Im Rietacker 2, Tel. 078-840 39 83
home: www.balanceforlife.li   email: info@balanceforlife.li

Dipl. Kinesiologie IKBS, Mitglied des EMR für Kassenanerkennung, Mitglied EGK Gesundheitskasse. Termine n. telefonischer Vereinbarung.

9494 Schaan

Hier könnte Ihr persönlicher Eintrag stehen!
Anmeldungen nehmen wir jederzeit online auf www.gesund.ch entgegen, oder wir senden Ihnen gerne unser Info- und Anmeldeblatt.
Tel. 081-710 25 44

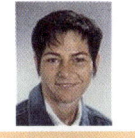

9494 Schaan, Schweizer Ilse, Naturheilpraktikerin
Bahnstrasse 54, Tel. 00423-233 29 60
home: www.ilse-schweizer.li   email: praxis@ilse-schweizer.li
Homöopathie, Kinesiologie, Farbpunktur, Lymphdrainage, Wirbelsäulentherapie nach Dorn, Colon-Hydrotherapie, Metabolic Balance, Postural Integration. Mitglied NVS, LVNK.

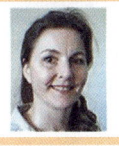

9495 Triesen, Hallauer Monique Stéphanie
Landstrasse 268, Tel. 00423-262 04 34, email: moniquehallauer@adon.li

Shiatsu, Klassische Massagen, manuelle Lymphdrainage, Ernährungsberatung nach TCM. Mitglied SVNH, LVNK.

9497 Triesenberg

9497 Triesenberg, Huber-Kranz Marlen
Spenni 623, Tel. 075-262 59 23

Fussreflexzonen-Massagen, Massagen, Energiebehandlungen.
Mitglied SVNH, SVBM, NVS.

9500 Wil

9500 Wil, Amgwerd Anne, Biosynthese-Therapeutin
Hofbergstrasse 21, Tel. 071-911 30 01, email: anne.amgwerd@bluewin.ch
Psychologische Beratung, Körperarbeit, Selbstgesteuerte Entwicklung.

9500 Wil

9500 Wil, Bächler Evelyn, dipl. Atemtherapeutin IKP
Konstanzerstrasse 32, Tel. 079-568 57 18
home: www.dao.ch   email: evelynbaechler@bluewin.ch

Praxis für Atemtherapie, ganzheitlich-integrative Atemtherapie IKP (Methoden: Ilse Middendorf, Volkmar Glaser, Yvonne Maurer), Einzelsitzungen.

Adressen Plz 9000

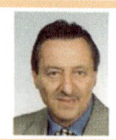

9500 Wil, Duschletta Rico, Sauerstoff Gesundheitspraxis
Kirchgasse 11, Tel. 071-911 22 65, Natel 079-237 18 93
home: www.oxybox.ch   email: info@oxybox.ch
Sauerstoff-Mehrschritt-Kur, Sauerstoff-Vital-Inhalation, Sauerstoffkonzentratoren, Sauerstoffgeräte, Sauerstoffwasser, Sauerstoffwassergeräte, Sauerstoff-Sprüh-Kosmetik, Sauerstoffpflegeprodukte, Sauerstoffvitalstoffe, oxybox-Mobil.

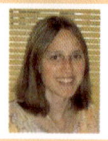

9500 Wil, Fontanil-Harder Andrea, Angel Therapy Practioner nach Doreen Virtue, Primarlehrerin, Nelkenstrasse 16, Tel. 071-923 15 80
home: www.heilendesherz.ch   email: info@heilendesherz.ch
Engelberatung nach Doreen Virtue, Beratungs- und Heilsitzungen mit den Engeln und anderen Wesen, Engelseminare, Ausbildung Intuitive Engelberatung, Ausbildung Intuitives Heilen, Heilkurse, Indigo-Vorträge.

9500 Wil

Hier könnte Ihr persönlicher Eintrag stehen!
Anmeldungen nehmen wir jederzeit online auf www.gesund.ch entgegen, oder wir senden Ihnen gerne unser Info- und Anmeldeblatt.
Tel. 081-710 25 44

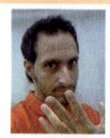

9500 Wil, Guagliano Fabio, Detailhandelsfachmann, Fitnesstrainer, Lebensberater, Heinrich-Federerstrasse 4, Tel. 079-752 19 34
home: www.sunrise-healing.ch   email: fa-1975@gmx.ch
Fitnesstrainer / Ernährungsberater / Burn-Out-Berater / Lebensberater / Mediale Fähigkeiten / Hellfühlig.

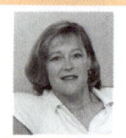

9500 Wil SG, Käser Liliane, kant. appr. Heilpraktikerin
Toggenburgerstrasse 118, Tel. 071-923 70 50
home: www.naturheilpraktikerin.ch   email: info@naturheilpraktikerin.ch
Naturheilkundliche Therapien wie Homöopathie, Schröpfen, Dunkelfeld-Blutmikroskopie. Mediale Lebensberatung, Darmsanierung, begleitetes Heilfasten. Von den Krankenversicherern anerkannt. Mitglied NVS, EMR.

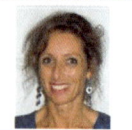

9500 Wil SG, Monstein Marianne
Grundgasse 8, Tel. 071-911 47 37
home: www.dreimonde.ch   email: harmonie@dreimonde.ch
Akupressur, Qi Gong, Schröpfen, Reconnective Healing, Reconnection, Reiki. Die Akupressur ist von den meisten Krankenkassen über Zusatzversicherung anerkannt (EMR).

9500 Wil

9500 Wil SG, Nogler Flurina, Shiatsu Practitioner
Rütlistrasse 14, Tel. 079-397 97 34, email: flurina.no@freesurf.ch
Dipl. Shiatsu Practitioner, Shiatsubehandlungen, Einzelsitzungen. Mitglied des SGS (Shiatsu-Gesellschaft Schweiz), EMR und Krankenkassen anerkannt.

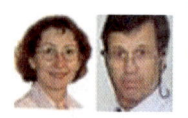

9500 Wil, Studer-Vollenweider Rosmarie und Kurt
Praxis 11, Neulandenstrasse 14, Tel. 071-911 42 38
home: www.praxis11.ch   email: info@praxis11.ch
Akupunktur-Massage, Reflexzonen am Fuss, Ernährung nach den fünf Elementen, Spirituelles Heilen, Lebensberatung, verschiedene Seminare. Mitglied VET / FRZ / SPG Zürich.

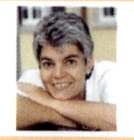

9500 Wil SG, Thoma Irene
Hubstrasse 33, Tel. 071-911 66 30
home: www.amyris.ch   email: amyris@thurweb.ch
Amyris - Praxis für Lebensenergie: Fussreflexzonen- und Metamorphose-Massagen, ganzheitliche Lebensberatung, mediale spirituelle Begleitung. NVS A-Mitglied.

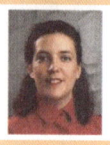

9500 Wil, Zäch Nadine, TCM-Praxis Nadine Zäch
Wilenstrasse 59, Tel. 071-923 14 14
home: www.shaolin.ch   email: tcm@shaolin.ch
Akupunktur, Akupressur, Kräuterheilkunde, Moxibustion, Schröpfen, Gua Sha und Dit Da. Mitglied SBO-TCM, NVS, kantonal und Krankenkassen anerkannt.

Adressen Plz 9000

9506 Lommis

9506 Lommis, Osswald Adrian
Hauptstrasse 80, Tel: +41 (0)52 376 27 55, Fax: +42 (0)52 376 27 54
home: www.mypage.bluewin.ch/adiossi   email: adrian.osswald@bluewin.ch
Mehrjährige Erfahrung in Schamanischer Beratung und in der Durchführung schamanischer Rituale. Adoptivsohn des Tuva-Schamanen Saryglar Borbak-Ool, Sibirien.

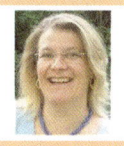

9507 Stettfurt, Oehninger Monika, Praxis Lebensweg
Hauptstrasse 15, Tel. 052-376 15 63
home: www.lebensweg.ch   email: oehninger@lebensweg.ch

Persönlichkeitsentwicklung durch Reisen in Ihr Inneres mit Gesundheits- und Lebensberatung, Reinkarnationstherapie, Pranaheilen, Meditation.

9524 Zuzwil

9524 Zuzwil, Künzle Paul, energybalance Gesundheitsberater
Speerstrasse 18, Tel. 071-944 26 12, Fax 071-944 26 52
email: paul.kuenzle@bluewin.ch
Fussreflexzonentherapie, Gesundheitsberatung, Geistheilung nach Georg Paul Huber, M.E.T. Meridian Energie Technik, Mitglied EMR. Vermessung, Harmonisierung von Wasseradern, Erdstrahlen, Elektrosmog.

9524 Zuzwil

9524 Zuzwil / SG, Maeder Ursula
Sonnenberg 37, Tel. + Fax 071-944 13 31, email: ursulamaeder@gmx.ch

Praxis für Naturheilkunde, Psychosomatische Energetik, Meridian Energie Technik, seelisch-spirituelle Beratungen, Bachblüten, innere Bilderreisen.

9527 Niederhelfenschwil

9527 Niederhelfenschwil, Baumann Gabriele
Oberer Reckholder 26, Tel. 071-947 19 22
home: www.praxis-baumann.ch   email: info@praxis-baumann.ch

Dorn-Wirbeltherapie, Breuss-Massage, Ergänzungsmethode (Atlaslogie), Metamorphose, Gesundheitsvorsorge.

9532 Rickenbach, Cursaro Manuela, Gesundheitspraxis MANUMA
Kirchstrasse 17, Tel. 071-925 34 84
home: www.manuma.ch   email: manuma@manuma.ch
Dipl. Gesundheitstherapeutin, Bachblütentherapeutin, klassische Ganzkörpermassage, Dorn Therapie, Bachblütenberatungen. Lebensberatung, Sterbebegleitung und energetische Fussmassage nach Eugemed.

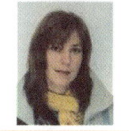

9533 Kirchberg, Baer Tanja, Energie-Praxis, Fitpoint Stelz
Tel. 071-931 21 19, Natel 079-734 15 81, email: baeren@freesurf.ch

Ayurveda / Craniosacral / Coaching Klang + Stimmbehandlung / Wirbeltherapie n. Dorn / Energetische Psychologie / Meditation / Medialität / Konzerte / Kurse für Kinder und Schwangerschaft. Mitglied VEAT / CRANIOSUISSE / SVNH.

9533 Kirchberg

9533 Kirchberg, Güntensperger Edith, Praxis für Gesundheit und Wohlbefinden, Tulpenstrasse 14, Tel. 073-9313017, email: edithguenti@hotmail.com

Jin Shin Jyutsu (Kunst zur Harmonisierung der Lebensenergie), ganzheitliche Körpermassage, Sportmassage, Energiemassage für die Wirberlsäule nach Breuss.

9533 Kirchberg

9533 Kirchberg, Huser Silvia, Clusterberatung, dip. Farbpunkturtherapeut
Laufenstrasse, Tel. 071- 931 24 08, Fax 071-931 24 48
email: husi.beratungen@bluewin.ch
Honigmassagen, Farbtherapie. Von verschiedenen Krankenkassen anerkannt. EMR Anerkannt. Bei Magersucht (eigene Erfahrung), POS, Stoffwechselerkrankungen usw. Gerne gebe ich Ihnen mehr Aukunft.

9533 Kirchberg

9533 Kirchberg, Oetliker Markus, OETLIKER, Körper und mehr
Schanzweg 4, Tel. 076-377 44 70
home: www.oetliker.info   email: admin@oetliker.info
Postural Integration, Vitaflex, Fussreflex- und Psychozonenmassage, manuelle Lymphdrainage, Moxibustion, orthomolekulare Medizin. Mitglied des SVNH und ASCA.

Adressen Plz 9000

9542 Münchwilen
9542 Münchwilen, Birrer Erica, Praxis für Craniosacral Therapie
Schützenhausstrasse 4, Tel. 071-977 15 11, Natel 079-711 63 79
Craniosacral-Therapie, Energie- und Meridianarbeit, Krankenkassen anerkannt, Mitglied Craniosuisse.

9545 Wängi
9545 Wängi, Barbez Gustaaf, Reiki-Meister / Lehrer
Feldäckerweg 11, Tel. / Fax 052-366 44 41
home: www.reiki-zentrum-schweiz.ch   email: kontakt@reiki-zentrum-schweiz.ch
Ausbildungen Reiki 1, 2 und Meistergrad. Lehrer-Ausbildung nach Absprache. Reiki-Behandlungen nach Absprache, Freie Reiki-Treffen, Reiki für Tiere.

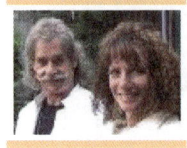

9545 Wängi, Müller Rolf und Biétry Grabrielle, IGT Institut für ganzheitliche Therapie, Eichlibachstrasse 14, Tel. 052-366 40 74, Fax 052-366 40 73
home: www.i-g-t.com   email: info@i-g-t.com
Seminare: Familienstellen n. Bert Hellinger, Homöopathie für die Familie, Kinesiologie für die Familie, Fastenwochen, Kreistänze, Intensivwoche für Persönlichkeitsentwicklung (Schlüsselerlebnis).

9547 Wittenwil
9547 Wittenwil, Meili Agnes
Böhlstrasse 18, Tel. 052-365 43 39, email: agnes.meili@bluewin.ch
Traditionelle Chinesische Massage, Akupressur, Phytotherapie nach TCM mit europäischen Kräutern, Ernährung nach Fünf Elementen, Ohrakupressur, Moxa, Guasha. A-Mitglied NVS, SBO-TCM.

9552 Bronschhofen
9552 Bronschhofen, Eugster Silvia, Dipl. Reinkarnationsanalytikerin
Maugwilerstrasse 41, Tel. 071-911 54 06
email: vivamus@bluewin.ch   home: www.reinkarnationsanalyse-eugster.ch
Dipl. Reinkarnations-Analytikerin ECPS (EUROPEAN CENTRE FOR PAST-LIFE SCIENCES), Familienstellen, Channeling, Chinesische Quantum Methode.

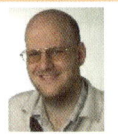

9562 Märwil, Stieglmaier Günther, ESOZEN
Postfach 36, Tel. 076-440 59 43, home: www.esozen.ch   email: info@esozen.ch
Mediale Lebensberatung, Geistiges Heilen / Handauflegen, Heilmassage, Fussreflexzonenmassage, Vertrieb von Nahrungsergänzungs- und Körperpflegemittel; Anmeldung beim SVNH läuft.

9602 Bazenheid
9602 Bazenheid, Heer Jürg, eidg. dipl. Drogist
Wilerstrasse 15, Tel. 071-931 11 20, Fax 071-931 41 94
home: www.drogerie.com   email: heer@drogerie.com
Gesundheitsberatungen, Phytotherapie, Spagyrik, Kopfwehberatungen.
A-Mitglied NVS.

9606 Bütschwil
9606 Bütschwil, Grob Maria, dipl. Masseurin
Bachstrasse 5, Tel. 071-931 34 18, email: mgb@bluemail.ch
Fussreflexzonen- und klassische Rückenmassage. REIKI.
Praktizierendes Mitglied SVNH.

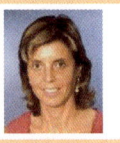

9606 Bütschwil, Laimbacher Antonella, Gesundheitsberatungen
Wolfenweg 1, Natel 079-303 32 41, email: antonella.laimbacher@gmx.ch
Atlaslogie, Akupunkturmassage (ESB/APM), Fussreflexzonenmassage, Körpermassage, Hypnose, Reiki, Auraenergie, Fusspflege, etc. Mitglied SVNH.

9608 Ganterschwil
9608 Ganterschwil, Gränicher Sabina, Wirkstatt Hengarten
Hengarten 233, Tel. 071-983 01 08
home: www.wirkstatt-hengarten.ch   email: info@wirkstatt-hengarten.ch
Health Kinesiologie, Klangmassagen, Meditationen, rituelles Singen und Stimmarbeit, Ritualarbeit und Erlebnispädagogik, Seminare. Mitglied Health Kinesiology Verband Schweiz.

Adressen Plz 9000

9608 Ganterschwil

9608 Ganterschwil, Neff Sandra Maria, Wirkstatt Hengarten
Hengarten 233, Tel. 071-983 01 08
home: www.wirkstatt-hengarten.ch   email: info@wirkstatt-hengarten.ch
Health Kinesiologie, Tanz- und Bewegungstherapie für Gruppen und Einzelarbeit, klassisch intuitive Massage, Ritualarbeit, Erlebnispädagogik, Seminare. Mitglied BTG, BGB, HK-Verband Schweiz.

9612 Dreien, Böhi-Scherrer Amaria und Josef Maria, Therapeutische Wohngemeinschaft Brunnen, Brunnen, Tel. 071-983 20 89, Fax 071-983 03 79
home: http://wohngemeinschaft-brunnen.gelbeseiten.ch   email: rj.boehi@bluewin.ch
Stationäre Begleitung von Männer und Frauen mit psychischen Problemen mittels Psychotherapie und heilpädagogischem Reiten. Fotos sind auf der Webseite einsehbar. Verlangen Sie unseren Prospekt.

9620 Lichtensteig, Wiedenhofer Margarete, Klang-Energie-Arbeit / Chakren-Arbeit, Burg 25, Tel./Fax 071-988 52 73
home: www.klang-heilung.info   email: Perlenfrau@gmx.net
Klangliege, Klangstuhl, Chakra-Monocord, Chakra-Saiten-Trommel. Mit verschiedenen Chakratönen. Mediale Begleitung - Lebensberatung. Lösen von emotionalen und phys. Blockaden. Meditation. Mitglied DGH.

9630 Wattwil

9630 Wattwil, Junker Elisabeth, Dipl. Polarity-Therapeutin, Dipl. Krankenschwester, Lärchenrain 10, Tel. 071-988 57 01
home: www.polarity-toggenburg.ch   email: junker@polarity-toggenburg.ch
Polarity Körper- und Energiearbeit, Gesprächsbegleitung, Polarity-Yoga-Gruppen, Ernährungsberatung. Von den Zusatzversicherungen der meisten Krankenkassen anerkannt. Mitglied Polarityverband.

9630 Wattwil

9630 Wattwil, Schmid-Heuscher Margrit, Atemtherapeutin
Hembergerstrasse 5 C, Tel. 071-988 54 28

Atemtherpie nach Methode Doepfner und Zilgrei.

9630 Wattwil

9630 Wattwil, Vögtlin Adrien B., Praxis für Bach-Blüten & Kinesiologie
Thuraustrasse 8, Tel. 071-988 74 94
home: www.kinewat.ch   email: avoegtlin@smile.ch
Bach-Blüten + Kinesiologie. Mitglied SVNH.

9642 Ebnat-Kappel

9642 Ebnat-Kappel, Weber Barbara, Shiatsu, Thai-Yoga-Massage
Ob. Steinenbach 2709, Tel. 071-990 03 04, home: www.prana-ki.ch
Ich praktiziere Shiatsu und Thai-Yoga-Massage in Winterthur und im Toggenburg.

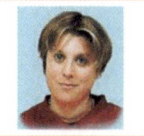

9642 Ebnat-Kappel, Ziegler Nicole, Massagepraxis Top Fit
Hotel Kapplerhof, Tel. 079-280 39 19
home: www.massagepraxis-topfit.ch   email: top-fit@bluewin.ch
Klassische Massage, Hot-Stone, Fussreflexzonen-Massage, Bindegewebsmassage, Lymphdrainage, Triggerpunkt-Therapie.

9650 Nesslau

Hier könnte Ihr persönlicher Eintrag stehen!
Anmeldungen nehmen wir jederzeit online auf www.gesund.ch entgegen, oder wir senden Ihnen gerne unser Info- und Anmeldeblatt.
Tel. 081-710 25 44

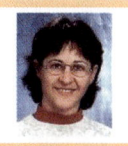

9650 Nesslau, Held Monika, Gesundheitspraxis
Haggenstrasse 10, Tel. 071-993 31 68
home: www.gsund-bliba.ch   email: gsund@gmx.ch
Integrative Kinesiologie; Fünf-Elemente-Konzept; Dynamischer WS-Ausgleich; BodyReset; Ernährungsberatung; SUNRIDER Kräuter; MBT Masai; Systemarbeit; Anerkannt SBVK; EMR.

Adressen Ausland

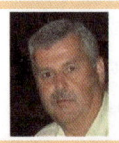

A-6793 Gaschurn, Immler Ernst, Bioenergetiker / Naturheiler
Untere Trantrauesstr.67b, Tel. 0043-664 232 35 67, Fax 0043 555 886 55 25
home: www.bio.imernst.at   email: imernst@cable.vol.at
Handauflegen; Pendeln; Akupressur; Kinesiologie; Bachblütentherapie; Überprüfen des Blutes auf wichtige und gängige Belastungen; Radiästhesie, Geobiologie; Lösen von Blockaden im Unterbewusstsein!

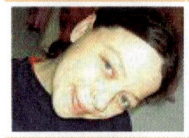

A-6973 Höchst / Bregenz, Dr.med.univ. Schneider Alexandra, Medizinerin, Kinesiologin, Flurstrasse 28, Tel. 0043 (0)699 10451659
home: www.kinesiologie.ag.vu   email: kinesiologie-schneider@gmx.at
Traditionelle Kinesiologie, Meridianturnen, Reinkarnationsanalyse, Reflexzonenbalance, Lebensbegleitung, Aussprechstunden, Angstbewältigung, meditative Muskelrelaxation, Gedächtnistraining.

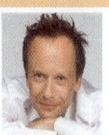

D-46236 bottrop, rueger christian & zitoun farid, naturheilzentrum bottrop, kirchhellener strasse 9a, tel. +49 (0)2041.7207-0, fax +49 (0)2041.7207-20
home: www.naturheilzentrum.com   email: info@naturheilzentrum.com
die spezialisten für augenakupunktur. laut medienberichten eines der erfolgreichsten zentren europas. viele schweizer patienten werden hier im naturheilzentrum bottrop behandelt. günstige direktflüge zürich-düsseldorf. das gute liegt ganz nahe.

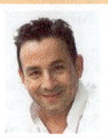

D-46236 bottrop, zitoun farid & rueger christian, naturheilzentrum bottrop, kirchhellener strasse 9a, tel. +49 (0)2041.7207-0, fax +49 (0)2041.7207-20
home: www.naturheilzentrum.com   email: info@naturheilzentrum.com
die spezialisten für schlangengift-therapie: wirkungsvollste behandlung mit fantastischen erfolgen. viele patienten aus der schweiz liessen sich begeistern von dieser neuen heilmethode. bestens erreichbar dank günstigen flügen. - bis bald.

D-68239 Mannheim

D-68239 Mannheim, Eberle Werner, Dipl. Ing. / Lebensberater
Rastatter Strasse 27c, Tel. 0049(0)621 -4844492, Fax 0049(0)621 -4844493
home: www.ibur-we.de   email: wreberle@t-online.de
BodyWork nach Cantor, taoisstische Massage, Chenneling, Radionische Analyse / Harmoni-sierung mit Quantec, Bioresonanztherapie, Elektrosmogberatung.

D-71154 Nufringen

D-71154 Nufringen, Schuster Anna, Körpertherapeutin, Heilerin
Seestrasse 11/1, Tel. 0049-703 283 422
Energiearbeit, Geistiges Heilen, Lichtarbeit, auch Fernbehandlung.
A-Mitglied SVNH, SVNH geprüft in geistigem Heilen.

D-78183 Hüfingen

D-78183 Hüfingen, Glissmann Erich + Hildegard, Heilpraktiker/in Naturheilpraxis, Zum Stettenbuck 2, Tel.+Fax 0049 771-63909
home: www.nhp-glissmann.de   email: NHPGLissmann@Aol.com
Akupunktur, Ohrakupunktur, Osteopathie, Cranio-Sacrale Therapie, Bach-Blütentherapie, Diätische Beratung, Ganzheitliche Therapie - Körper, Geist, Seele. Mitglied NVS, EMR, Union Deutscher Heilpraktiker.

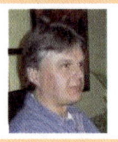

D-78244 Gottmadingen, Trott Helmut, Heilpraktiker, Bahnhofstrasse 21, Tel. 0049-7731 73517, www.miasmatik.de   email: helmut.trott@t-online.de
Miasmatische Homöopathie, Metabolic-Balance, Blutegel.
Mitglied NVS, EMR-Anerkennung.

D-78333 Stockach K. Konstanz

D-78333 Stockach K. Konstanz, Dr. Zier Angelika, AUGEN - NATURHEILPRAXIS, Conradin-Kreutzer-Strasse 38, Tel.+Fax 0049-7771 920248
email: dr.zier@augen-acupunktur.de
Seit 10 J. sind wir auf ganzheitliche naturheil-kundliche Augentherapien spezialisiert. Makuladegeneration, Retinits pig., Glaukom, Grauer Star und Zentralvenenverschluß u.a. erfolgreich behandelt.

D-78337 Öhningen/Höri

D-78337 Öhningen/Höri, Hendreich Marion, Physiotherapeutin, med. Masseurin, Grosswiesenstrasse 9, Tel. 0049 (0) 7735 91 96 91
home: www.marionhendreich.de   email: marionhendreich@gmx.de
Craniosacrale Therapie, Anthroposophische Medizin, Rhythmische Massage nach I. Wegman, Lymphdrainage, La Stone Massage, Hot Stone Massage, Schröpfen, LomiLomi, Fussreflexzonenmassage, Krankengymnastik, medizinische Massage.

Adressen Ausland

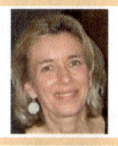

D-79379 Müllheim, Leen Marleen, Zahnärztin und Therapeutin, Wilhelmstr. 6, Tel. +49 7631 937676, www.namaste-center.com email: m.leen@t-online.de
Ganzheitliche Gesundheitsberatung (Spezialgebiet Mund-Zähne-Kiefergelenke) / Ganzheitliche Kieferorthopädische Behandlungen bei Kindern, Jugendlichen, Erwachsenen / Heil- und Energiearbeit.

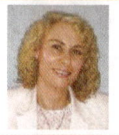

D-79541 Lörrach, Binder Ulrike Rosa Louise, Heilpraktikerin, ATELIER PAPILLON, Im Rebacker 1, Tel. 0049- (0) 7621 949 165
home: www.rosalouise.de email: rosalouise62@aol.com
Aroma-, Ayurvedische-, Energie-, Farblicht-, Klang-, Metamorphose-Massagen; Cellulitebehandlung, Diät-Coaching, Gymnastik-Workout, Klassische Homöopathie VKHD e.V., Seminare.

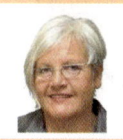

D-79576 Weil am Rhein, Fazis Marlies, Heilerschule Seminarhaus Behandlungen, Läublinstrasse 26/1, Tel. 07621/770724, Fax 07621/78986
home: www.lebensenergie-zentrum.com email: marlies.fazis@web.de
Zentrum für geistiges Heilen, geistige Wirbelsäulenaufrichtung, Engelseminare, Heilerseminare, Lichtarbeit, Haus- und Wohnungsentstörung, Lebensenergieberaterin, anerkannte Heilerin DGH, energetische Massagen.

D-79576 Weil am Rhein

D-79576 Weil am Rhein, Gmünder Maria, Lebensberatung
Oberer Schlipfweg 12, Tel. 0049-7621 668989, Fax 0049-7621 914899
home: www.mariagmuender.de email: info@mariagmuender.de
Einzelberatung und Seminare. EFT(Energetische Phsychologie), Ernährungs- und Gesundheitsseminare, Montag und Dienstag, Aloe Vera Wellness- und Entschlackungsmassage, Vegetarischer Shop, Mo. u. Do. 14h - 18h offen.

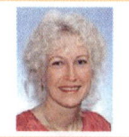

D-79576 Weil am Rhein, Strütt Fridlind, Staatl. Heilpraktikerin, Naturheilpraxis Ganzheitstherapie, Riedlistr. 7/1, home: www.fridlind.de email: info@fridlind.de
Ausbildung EMOZON-ENERGIE-Massage, Geistiges Heilen, DGH, Ausbilderin, Praxis Ohrakupunktur, FRZ, EEM, Geistheilung, Phytotherapie, Wirbelsäulentherapie. Mitglied SVNH, DGH, Kassenanerkannt.

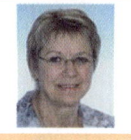

D-79588 Efringen-Kirchen, Heitzler Roswitha, Heilpraktikerin
Dammstrasse 3 / OT Kleinkems, Tel. 0049-7628 1445
Bachblüten, Fussreflexzonentherapie, Sauerstoffionen, Schüsslersalze, Magnetfeldtherapie, Ausleitverfahren, Psychotherapie, Beratung, etc.
Mitglied SVNH.

D-79639 Grenzach-Wyhlen

D-79639 Grenzach-Wyhlen, Wilke Ingrid, Heilpraktikerin, Kinesiologie-Ausbilderin, Jurastrasse 19, Tel. +49- 76 24- 98 92 20, home: www.ingrid-wilke.de
Homöopathie, Cranio-Sacrale-Osteopathie, Kinesiologie, Reiki-Grossmeisterin, Geistige Heilweisen, Farb-Therapie, Energie-Massagen, Mediale Beratung, Jin Shin Jyutsu, Akupunkt-Massage, Allergie-Test, Lebensberatung, Bewusstseins-Trainerin, Coach.

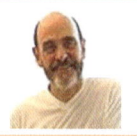

D-83022 Rosenheim, Dr. Knecht Gottfried, Praxis für Naturheilkunde, Münchener Strasse 18, Tel. 0049-8031-35 39 00, Fax 0040-8031-35 39 00
home: www.heilpraktiker-rosenheim.de email: dr.knecht.pinavgmbh@arcor.de
Mitglied: Dt. Ak. f. Chelat Therapie / Dt. Ärzteges. - Autol. Ther. / Anti-Aging Akad. Arthrose; Wirbels. DORN-BREUSS; Abwehrschw; Durchblutungsstörungen; biol. pall. Krebstherapie; Colon-Hydro; Sauerstoff / Ozonbehandl.; Eigenblut-Therapie.

D-88512 Mengen

D-88512 Mengen, Schaffer Gerhard, Praxis für Psychotherapie und Hypnoseforschung, Cyprianweg 34, Tel./Fax 0049-7572 712288
home: www.mytherapie.com email: g.schaffer@web.de Staatl. gepr. Psychotherapeut (HPG), Mitglied im Verband Freier Psychotherapeuten und Psychologischer Berater. Spezielle Kurzzeittherapie. Seminare und Vorträge in der Schweiz.

D-88605 Messkirch

D-88605 Messkirch, Conte Antonius, Naturheilpraxis
Bichtlinger Strasse 13, Tel. 076-560 91 77, +49 7575 927481
home: www.naturheilpraxis-im-sternen.de email: hp@antonius-conte.com
Klassische und moderne Naturheilkunde, Pflanzenheilkunde, Akupunktur, Irisdiagnose, Ernährungstherapie, Alt. Schmerztherapie. Mitglied NVS.

So rot blüht der Mohn

Es war einmal ein kleiner Engel im Himmel, der die Menschen mit solcher Nähe und Zärtlichkeit begleitete, dass er den unwiderstehlichen Wunsch empfand, nicht nur mit seinen Flügeln über die Erde zu schweben und schützend auf die Menschen zu achten, sondern er wollte selber auf den Strassen und Wegen gehen, einer von ihnen werden.

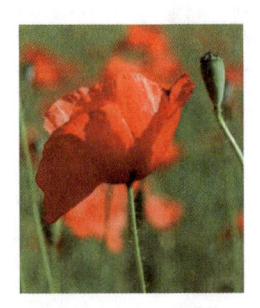

Eines Tages sah er auf der Erde eine eben erblühte Mohnblume. Da schien es dem kleinen Engel, als habe er im Himmel noch nie ein solches Rot empfunden, und seine Sehnsucht, zur Erde zu gehören, wuchs. So trat er vor Gottes Angesicht und bat «Lass mich auf die Erde, lass mich ein Mensch unter Menschen werden. » Da trat ein erhabener, weiser Engel dazu und sagte: « Weißt du auch, dass es auf der Erde nicht nur Sonne und Blumen gibt? Es gibt Stürme und Unwetter und allerlei Ungemütliches!» «Ja», erwiderte der kleine Engel, «das weiss ich. Doch sah ich auch einen Menschen, der hatte die Kraft, einen grossen Schirm aufzuspannen, so dass zwei Menschen darunter Platz hatten. Es schien mir, den beiden könnte kein Unwetter etwas anhaben.» Da lächelte Gott dem kleinen Engel zu.

Die Zeit verging, und eines Tages erschien der kleine Engel wieder vor Gottes Angesicht und sprach: «Ich habe mir noch mehr angesehen von der Welt. Es zieht mich mehr und mehr hinunter.» Da trat der erhabene weise Engel wieder hinzu und entgegnete: «Weisst du auch, dass es Nebel und Frost und eine Menge verschiedener Arten von Glatteis gibt auf der Welt?» Da antwortete der kleine Enge: «Ja, ich weiss um mancher Gefahren, doch sah ich auch Menschen, die teilten ihre Mäntel. Und andere Menschen, die gingen bei Glatteis Arm in Arm.» Da lächelte Gott dem kleinen Engel erneut zu.

Als wieder einige Zeit vergangen war, da trat der kleine Engel zum dritten Mal vor Gottes Angesicht und bat: «Lass mich ein Mensch werden. So rot blüht der Mohn auf der Erde. Mein Herz ist voll Sehnsucht, etwas zu diesem Blühen beizutragen.» Da trat der erhabene Engel ganz nah zu dem kleinen Engel und fragte mit ernster Stimme: «Hast du wirklich genug hinabgesehen, das Leid und das Elend geschaut, die Tränen und die Ängste, die Krankheiten, Sünden und den Tod geschaut?» Mit fester Stimme erwiderte der kleine Engel: «Wohl habe ich auch das Düstere, Traurige und Schreckliche gesehen. Doch ich sah auch einen Menschen, der trocknete einem anderen die Tränen, der vergab einem Schuldigen und reichte einem Sterbenden die Hand. Ich sah eine Mutter, die wiegte ihr krankes, ausgemergeltes Kind durch viele Nächte und wurde nicht müde, die alte leise Melodie der Hoffnung zu summen. Solch ein Mensch möchte ich werden.»

Da trat der erhabene, weise Engel zurück, und Gott schenkte dem kleinen Engel seinen Segen und gab ihm viel Himmelslicht auf die lange Reise. Bevor der kleine Engel zur Erde niederstieg, nahm ihm der erhabene, weise Engel einen Flügel ab, und der andere Flügel wurde unsichtbar. Da fragte der kleine Engel: «Mein Gott, wie soll ich vorwärts kommen und wie zurückfinden ohne Flügel?» «Das herauszufinden, wird deine Lebensaufgabe sein», hörte er Gottes Stimme zärtlich sagen.

In dieser Nacht kam ein kleines Kind zur Welt. Seine Mutter, noch vor Schmerz und Anstrengung betäubt, nahm das Kind in die Arme, sah das Himmelslicht wie einen Lockenkranz um das Köpfchen des Kindes leuchten und flüsterte: «Sei willkommen unter uns, mein kleiner Engel.»

Nicht lange sah man das Himmelslicht um das Kind. Wie das Leben so ist, es beschmutzt auch die reinsten, hellsten Lichter. All die vielen Einflüsse, die Härte und der Kampf taten ein Übriges und bald sah niemand mehr, dass der Mensch himmlisches Licht in sich trug. Zwar machte sich der unsichtbare Engel hie und da bemerkbar. Doch was beim Kind als träumerischer, schwebender Schritt wahrgenommen wurde, das wirkte bei dem Heranwachsenden eher als unsicheres Schwanken und beim Erwachsenen dann nur noch als Hinken und Stolpern. Je länger der Mensch, der einst ein Engel gewesen war, auf den staubigen und steinigen Wegen des Lebens ging, die mühsamen Treppen bestieg, die steil abfallenden, dornigen Hänge hinunter strauchelte, desto mehr hatte er vergessen, woher er kam und weshalb er hier wanderte. Einzig die Liebe zu den kleinen roten Mohnblumen, die an den Wegrändern und auf den Magerwiesen blühten, war ihm geblieben. Viel Leidvolles begegnete dem Menschen auf seinem Lebensweg. Zwar konnte er manchmal eine Träne trocknen, zwar reichte er ab und zu einem schwankenden Mitmenschen die Hand, zwar brach er zuweilen sein Brot mit einem Hungernden, doch die meisten Rätsel blieben, und er merkte mehr und mehr, wie wenig er tun konnte und wie viel er unerledigt zurücklassen musste. Seine Kraft reicht nur für ganz wenig, und oft schien es ihm, als bewirkte sein Leben nichts.

Jeden Frühling aber blühte neuer Mohn an den Strassenrändern und erfreute des Menschen Herz.

Nach einem besonders langen und kalten Winter, in dem Menschen kaum genug Wärme und Schutz, Raum und Nahrung, Freundschaft und Brot gefunden hatten, konnte er sich nur noch langsam und mühsam fortbewegen. Er musste viele Pausen machen und schlief oft vor Erschöpfung am Wegrand ein. Da erblickte er weit über sich auf einem unerreichbar hohen Felsen eine kleine Wiese voll roten Mohns. Der Mensch rieb sich die Augen. So rot, so rot blüht der Mohn. Beim Anblick dieser Blumen wünschte er so sehr, dass er allen Menschen, denen er begegnete, und allen Tieren, die um ihn waren, eine solche Blume und so ein klares, inniges Rot als Zeichen der Liebe schenken dürfe.

Da bemerkte er neben sich einen Wanderer, genauso müde, genauso gekennzeichnet von der langen Strasse wie er. «Wohin schaust du so voller Sehnsucht und voller Wehmut?» fragte dieser. «Dort auf die Mohnblüten. So müsste die Farbe unserer Liebe sein.» «Weisst du denn nicht, wie schnell diese Blumen welken, wie verwundbar sie sind?», kam die Frage des Wanderers. Der Mensch, der einst ein Engel gewesen war, flüsterte: «Ich weiss um ihre Sterblichkeit. Trotzdem ist kein roteres Rot in dieser Welt und in meinem Herzen. Diese Blumen sind wie die Liebe, mag das Äussere auch verwelken, ihr Rot bleibt in der Seele.»

Da schauten sich die beiden Menschen ins Gesicht und erkannten den letzten Funken Himmelslicht in den Augen des anderen. Sie sahen woher sie kamen, wozu sie gewandert waren und wohin sie noch unterwegs waren. Und sie sahen an sich jeweils einen Flügel. Voller Freude umarmten sie sich. Da geschah das Wunder. Sie erreichten das Mohnfeld, gemeinsam konnten sie fliegen, denn. ...

Menschen sind Engel mit nur einem Flügel- wenn sie ihr Ziel erreichen wollen, müssen sie einander umarmen. Zu dieser Stunde sagte Gott im Himmel: «Du hast herausgefunden, wozu du unterwegs warst und ich dich aussandte. Dein Mohn blüht jetzt im Himmel, komm heim!»

Autor unbekannt

Verbände und Vereine

- alphabetisch geordnet -
Hier erhalten Sie weitere Auskünfte

Die Heilpraktiker und Therapeuten sind meist in Verbänden oder Vereinen organisiert. Neben der Öffentlichkeitsarbeit sind diese zuständig für die Aus- und Weiterbildung der Praktizierenden. Eine Verbandsmitgliedschaft beinhaltet einen Ehrenkodex, was der Qualitätssicherung dient. Suchende erhalten beim zuständigen Verbandssekretariat gerne Auskunft über gute Ausbildungsplätze sowie Hilfestellungen bei der Therapeutensuche. Kontaktieren Sie auch bei Problemen mit einem Therapeuten den entsprechenden Verband.

APM - Internat. Therapeutenverband für Akupunkt-Massage n. Penzel

Präsident: Sierd Heijers, Trinalischweg 1
7250 Klosters, Tel. 081 422 62 63
E-Mail: sierdapm@bluewin.ch
home: www.apmnachpenzel.ch

Ausbildungsunterlagen bei: Fritz Eichenberger, Gerichtshausstr. 14, CH-8750 Glarus
Tel. 055-650 13 00 Fax. 055-640 84 77
e-mail: apm-gl@bluewin.ch

Bei Fritz Eichenberger erhalten Sie: Ausführliche Patienteninformation über AKUPUNKT-MASSAGE nach Penzel, sowie Therapeutenliste über die Mitglieder der Sektion Schweiz, welche die Prüfung erfolgreich abgelegt haben.

ASLS - Verband Aura-Soma® - Lehrer Schweiz

ASLS Verband Aura-Soma® - Lehrer Schweiz
5000 Aarau, e-mail: ursula@pestalozzi.net
Tel. 062 822 92 20
Homepage: www.aura-soma-schweiz.ch
e-mail: info@aura-soma-schweiz.ch

Der Verband ASLS ist ein freiwilliger Zusammenschluss in der Schweiz wohnhafter Aura-Soma-Lehrer/innen aller Stufen. Er fördert den Informationsaustausch zwischen den Mitgliedern und vertritt deren Interessen. Mitglieder des Verbandes ASLS können alle Personen werden welche eines oder mehrere, der von ASIACT (Art and Sience International Academy of Colour Technologies, mit Sitz in Tetford/Lincolnshire/GB) ausgestellten und beim Eintritt in den Verband aktuellen Lehrerzertifikate, besitzen. Aufnahmegesuche sind schriftlich an die Präsidentin / den Präsidenten zu richten. Der Verband publiziert auf seiner Homepage www.aura-soma-schweiz.ch die AS I ACT-zertifizierten **Ausbildungs- und Kursangebote** der Mitglieder.

AWBA – Arbeitsgemeinschaft für Wirbelsäulen-Basis-Ausgleich®

AWBA, Obermatten 26, 8735 Rüeterswil
Tel. 055 / 284 20 12 Fax 055 / 284 20 15
e-mail: info@wba.ch, home: www.wba.ch

Der Verband bezweckt den Zusammenschluss der als Therapeuten für Wirbelsäulen-Basis-Ausgleich® nach Rolf Ott diplomierten und praktizierenden Personen zur Wahrung der gemeinsamen Interessen. Er besteht zur Zeit aus 170 Aktivmitgliedern und Gönnern.
-Die Qualitätssicherung des WBA® und die Qualifikationen seiner Mitglieder haben höchste Priorität.
-Jährlich nehmen die Aktivmitglieder an einem Prüfungs- und Perfektions-Seminar des WBA® teil und sie verpflichten sich zur Einhaltung eines Kodex' im Sinne des Eid des Hippokrates.
-Patienten werden beraten und an die Mitglieder vermittelt.
-Die Akademie für Wirbelsäulen-Basis-Ausgleich® bietet ein entsprechendes Angebot zur Weiterbildung an.
-Für die bestehende und künftige Kassenzugehörigkeit setzt sich der VNMT nach seinen Kräften ein.
-Der rechtliche Schutz der Marke des WBA® wird durchgesetzt. Die Führung der Marke wird von NMT® zugesprochen und überwacht.
-Die Gönner unterstützen das Engagement des VNMT® durch ideelle und materielle Beiträge.

-Patienten werden beraten und an die Mitglieder vermittelt.

Bach-Blüten-Therapie

Forschung und Lehre Mechthild Scheffer
Member of the Bach Foundation Network,
Dr. Edward Bach Centre, England
Kontakt: Mainaustr. 15, CH-8034 Zürich
Tel. 01 382 33 14, Fax 01 382 33 19
mail: bach-bluetentherapie@swissonline.ch
Informationsservice für Interessenten:
-Persönliche Beratung
-Ausbildungs-Training für Selbstanwender, Therapeuten und Fachbehandler
-Vertrieb von Studien- und Diagnosematerial
-Arbeitskreis für die Original Bach-Blütentherapie / Therapeutenregister

BBS - Berufsverband Biodynamik Schweiz

Sekretariat: BBS, Erika Schär, Gerbergasse 30, Postfach 208, 4001 Basel, Tel. 061-263 16 43 e-mail: bbs@biodynamik.ch
home: www.biodynamik.ch
Gegründet: 1986, 80 Mitglieder, Mitgliederbeitrag: Fr. 300.- /Jahr
Der Berufsverband fördert die Entwicklung und Verbreitung der Biodynamischen Psychologie und ist das Forum für Kontakt, Gedanken- und Erfahrungsaustausch. Er koordiniert zwischen Mitgliedern und Ausbildungsinstitut und sorgt für die Einhaltung der Ethischen Richtlinien. Die Ausbildung erfolgt in Zusammenarbeit mit der ESBPE (Europäische Schule für Biodynamische Psychologie) welche eine berufsbegleitende Diplom-Ausbildung in BIODYNAMIK (Biodynamische Massage, Körpertherapie, Körperpsychotherapie) anbietet.

Bowtech Verein Schweiz

Bowtech Verein Schweiz – Suisse - Svizzera
6300 Zug, Tel. 062 773 80 60
e-mail: info@bowtech.ch
home: www.bowtech.ch

BTK–Schweiz. Verband f. Bewegungs-, Tanz- u. Körpertherapie

BTK-Sekretariat, Frau Heidy Gillmann
Kappelenring 32c, CH 3032 Hinterkappelen
Tel. 031-901 09 17
e-mail: btk.gillmann@gmx.ch

BTS – Berufsverband der TierheilpraktikerInnen Schweiz

Sekretariat: Martina Schwegler, Lindenweg 4, 8200 Schaffhausen, Tel. 079-623 29 84
e-mail: martina.schwegler@bluewin.ch
home: www.tierheilpraktikerverband.ch
Präsidentin: Denise Bürgmann, Spitzirain 118, 7233 Jenaz, Tel. 081-332 36 09
Ziele und Zweck: Der BTS (gegründet 1998) ist ein von Schulen unabhängiger Berufsverband von TierheilpraktikerInnen. Er unterstützt seine Aktivmitglieder in ihrer Arbeit und hat sich die Anerkennung und Verbreitung der Tiernaturheilkunde zum Ziel gesetzt. Eine weitere Aufgabe sieht der Verband in der Schaffung eines guten, einheitlichen Ausbildungsniveaus seiner Mitglieder (Weiterbildung, Erfahrungsaustausch, verbandsinterne Prüfung etc.) Weitere Auskünfte und **Therapeutenadressen** bei den oben genannten Adressen.

BVLGB - Berufsverband der dipl. Lebens- und GesundheitsberaterInnen

Geschäftsstellenleitung BVLGB, Frau Erica Pearce, Im Rebhügel 6, 5445 Eggenwil
mail: bvlgb@bluewin.ch web www.bvlgb.ch

Standesverband der dipl. Lebens- und GesundheitsberaterInnen seit 1994

Cranio Suisse – Schweiz. Gesellschaft für Craniosacral Therapie

Cranio Suisse, Hochfarbstr. 2, 8006 Zürich
Tel. 043 268 22 30, Fax 043 268 22 31
e-mail: contact@craniosuisse.ch
home: www.craniosuisse.ch

Die vom Berufsverband Cranio Suisse anerkannten Craniosacral Praktizierenden haben eine fundierte, kontrollierte Ausbildung absolviert. Nebst Fachunterricht weisen sie ein umfangreiches, medizinisches Grundwissen auf. Im Sinne von Qualitätssicherung werden von den Praktizierenden laufend Fortbildungen verlangt und vom Berufsverband Cranio Suisse kontrolliert. Cranio Suisse ist Mitglied des Dachverbandes Xund, der politischen Dachorganisation sämtlicher natürlicher Methodenverbände des Gesundheitswesens. Bitte klären Sie die Frage der Kostenübernahme durch die Krankenversicherung mit Ihrer Therapeutin oder Ihrem Therapeuten.

Eine vollständige Therapeutenliste könne Sie unter www.craniosuisse.ch oder telefonisch unter: 043/ 268 22 30 erhalten

ebmkschweiz - Berufsverband für Esalen® Massage und Körperarbeit

8000 Zürich, e-mail: ebmk@ebmk.ch, Internet: www.ebmk.ch, gegründet am 12. Aug. 1999, **Mitgliederzahl:** 87, 68 Aktiv-, 14 Passiv- und 5 Gönner
Honorar-Empfehlungen: Die Behandlungsdauer inkl. Abklärungen beträgt in der Regel ca. 90 Minuten. Aufgrund der unterschiedlichen Ausbildungs- und Praxiszeit werden verschiedene Ansätze empfohlen: Mit Grundausbildung, Massage' CHF 80.-- bis CHF 120.--. Mit Grundausbildung sowie Fortausbildung ‚Massage und Körperarbeit' CHF 120.-- bis CHF 150.—
Jahresbeiträge: Für Aktivmitglieder Fr. 200.-, für Passivmitglieder Fr. 100.--. Gönner zahlen einen freiwilligen Beitrag. Alle Mitglieder bekommen 3x jährlich den Newsletter **ebmk**news mit Infos. Aktiv- und Passivmitglieder profitieren u.a. auch von Vergünstigungen bei Kursbesuchen und von einer günstigen kollektiven Berufshaftpflichtversicherung.

Europ. Gesellschaft für Bioenergetik Extrasens e.V. Schweiz

Kontaktadresse: André Kuhn, Sonneggweg 9, 8180 Bülach, Tel. +41 (0)1 860 15 61
e-mail: andrekuhn@swissonline.ch
Ziele und Zweck: Die Gesellschaft Schweiz wurde am 8. November 2002 gegründet, damit die Europäische Gesellschaft für Bioenergetik Extrasens e. V. einfacher und besser auf die schweizerischen Begebenheiten eingehen kann. Sinn, Zweck und Ziele sind natürlich dieselben wie die der Europäischen Gesellschaft.

Health Kinesiology Verband Schweiz

Postfach 14, CH-9050 Appenzell
Kontakt u. Infos: 079 / 356 72 81
e-mail: hk.kinesiology@bluewin.ch
home: www.health-kinesiology.ch

Der schweiz. Fachverband für Health Kinesiology-AnwenderInnen -macht die Health Kinesiology, als kinesiologische Methode für mehr Vitalität und Lebensqualität, bei einer breiten Öffentlichkeit bekannt, -definiert und sichert die Qualität health-kinesiologischer Arbeit, -bietet Gelegenheit für Vernetzung und Erfahrungsaustausch unter den AnwenderInnen, -bietet jährlich ein Aus- und Weiterbildungsprogramm für Laien und AnwenderInnen, -vermittelt Adressen an Interessierte.

HVS – Homöopathie Verband Schweiz

HVS Homöopathie Verband Schweiz
Postfach, CH-8708 Männedorf
Tel.: 01 790 28 49; Fax.: 01 790 28 79;
Email: info@hvs.ch home: www.hvs.ch
117 Ordentliche Mitglieder, 41 Ausserordentliche Mitglieder, 404 Gönnermitglieder
Ordentliche Mitglieder können Personen werden, welche
a) an einer vom HVS anerkannten Schule ihre Ausbildung mit Diplom abgeschlossen haben.
b) die sowohl die geforderte medizinische Grundausbildung als auch die geforderte Anzahl Homöopathiestunden vorweisen können und anschliessend die Verbandsprüfung bestanden haben.

Anerkannte Schulen sind: SHI Homöopathie Schule, Steinhauserstr. 51, CH-6300 Zug Akademie für Naturheilkunde, Dufourstr. 49 Aeschenplatz, 4052 Basel

Ausserordentliche Mitglieder können Personen und Studenten werden, welche sich in einer Ausbildung für Klassische Homöopathie oder in der Vorbereitung zur Verbandsprüfung befinden. Als **Gönnermitglieder** können interessierte Personen (PatientInnen, Gönner) aufgenommen werden, die den Verband unterstützen und ideell begleiten möchten. **News** incl. Veranstaltungskalender werden regelmässig allen Mitgliedern zugestellt.

Verbandszweck: Nationale und internationale Förderung der Klassischen Homöopathie; Berufsbildung; Weiterbildung; Organisation von Fachprüfungen; Krankenkassenzulässigkeit; Adressverwaltung von HVS-anerkannten HomöopathInnen.

Therapeutenlisten und weitere Auskünfte erhalten Sie im Verbandssekretariat.

IASK - Schweiz. Berufsverband für Kinesiologie

Fusion der Verbände IASK und SBVK/APSK per 2007 in Verband KineSuisse

KineSuisse – Berufsverband für Kinesiologie

KineSuisse - Berufsverband für Kinesiologie
Leimenstrasse 13, 4051 Basel
Tel. 061 971 75 16 / 044 310 75 15
Fax 061 311 74 55 / 044 310 75 19
e-mail: verband@kinesuisse.ch
home: www.kinesuisse.ch

Der Berufsverband KineSuisse unterstützt und fördert die Interessen der professionell tätigen Kinesiologinnen und Kinesiologen und fördert die Verbreitung der Kinesiologie als eigenständige und anerkannte Therapieform. Die Mitglieder des KineSuisse erfüllen den vom Verband vorgegebenen Ausbildungsstandard und sind zur Einhaltung der Ethikrichtlinen und zur regelmässigen Weiterbildung verpflichtet.

Adressen der KineSuisse-Kinesiologinnen und -Kinesiologen sowie weitere Informationen zur Methode erhalten Sie über obenstehende Adresse oder auf unserer Website.

NAKA - Netzwerk für Aquatische Körperarbeit

NAKA - Netzwerk für Aquatische Körperarbeit, 3000 Bern, Telefon: 076 500 40 30
e-mail: info@aquanetz.ch www.aquanetz.ch

Zweck: Das Netzwerk versteht die Aquatische Körperarbeit als eigenständige, ganzheitliche Körpertherapie im Bereich der Komplementärmedizin. Das NAKA wurde 1995 gegründet und zählt derzeit 125 praktizierende Mitglieder.

Aufgaben und Ziele: Wahrung der Interessen der Mitglieder, Förderung der beruflichen Weiterbildung, Kontrolle bezüglich Einhaltung fachlicher und berufsethischer Richtlinien, Zusammenarbeit mit dem IAKA und Unterstützung von Forschungsvorhaben, Kontakte zu verwandten Gebieten im Gesundheitswesen, Informationsstelle für die Verbandsmitglieder und Öffentlichkeitsarbeit.

NVS
Naturärzte-Vereinigung der Schweiz

NVS, Postfach, 9101 Herisau
Tel. 071-352 58 80, Fax 071-352 58 81
Telefonzeiten: Mo. - Do. 08.00 - 11.30 und 13.30 - 16.30 Uhr, Freitag 08.00 - 11.30 und 13.30 - 16.00 Uhr
e-mail: nvs@naturaerzte.ch
home: www.naturaerzte.ch

Mitglieder: A-Mitgliedschaft für praktizierende Naturärzte/Heilpraktiker, B-Mitgliedschaft für Mitglieder als Vorbereitung auf die A-Mitgliedschaft. Zur Zeit 3400 Mitglieder.

Mitgliederbeiträge: Eintrittsgebühr (einmalig): Fr. 300.--, Jahresbeitrag: Fr. 396.—

Seminare für Mitglieder, periodische Verbands-Mitteilung, Unterstützung bei rechtlichen und fachlichen Problemen, allgemeine Information über Themen, die Heilpraktiker betreffen.

Zweck: Förderung des Standes der Heilpraktiker in der Schweiz, Unterstützung der Mitglieder, Kassenzulässigkeit der Heilpraktiker-Leistungen, Interventionen auf kantonaler oder eidgenössischer Ebene zugunsten der Naturärzte.

Ausbildungsmöglichkeiten:
NVS-Schule AG für Naturärzte
Schützenstrasse 42, 9101 Herisau
Tel. 071-352 55 11
mail: info@nvsschule.ch www.nvs-schule.ch

Prüfungen: Qualitätsprüfungen durch die Schulprüfungs- und Anerkennungs-Kommission SPAK. Die SPAK führt im Auftrag der NVS Prüfungen zur Erlangung der Kassenzulässigkeit durch. Als erster Kanton der Schweiz hat Graubünden dieses Qualitätslabel anerkannt. Schulprüfungs- u. Anerkennungs-Kommission SPAK, Schützenstrasse 42, 9101 Herisau, Tel. 071-351 79 55, e-mail: spak@spak.ch www.spak.ch

ORB Medau (Organisch Rhythmische Bewegungsbildung)

Sekretariat ORB Medau Verband, Postf. 382 3000 Bern 6, mail: verband@orb-medau.ch
home: www.orb-medau.ch

Ausbildungsstätte: Seminar für organisch-rhythmische Bewegungsbildung - Lehrweise Medau, Maygutstr. 20, 3084 Wabern/Bern, Tel. 031-961 15 84

ORB Medau ist eine Methode zur Steigerung bzw. Wiedererlangung des Wohlbefindens. Sie hat zum Ziel, über Atem, Bewegung und Musik Entwicklungs- und Heilkräfte zu unterstützen. Wegweisend sind das Haltungs-, Bewegungs-, Spannungs- und Atembild. Dabei spricht die ORB Medau den Menschen auf körperlicher, seelischer und geistiger Ebene an. Die Arbeitsweise ist vielschichtig: sowohl impulsgebend und lustvoll als auch erholsam und aufbauend. Sie wird in Prävention, therapeutischer Arbeit und Musikerziehung angewandt.

PDKA- Fachverband für Psycho-Dynamische Körper- und Atemtherapie LIKA®

Fachverband für PsychoDynamische Körper- und Atemtherapie LIKA®, Postfach 9, 5210 Windisch, Tel: 031 351 37 57, Web: www.pdka-lika.ch Mail: info@pdka-lika.ch

Ausbildungsinstitut: LIKA® GmbH, Lehrinstitut für PsychoDynamische Körper- und Atemtherapie LIKA®, Lindhofstr. 92, 5210 Windisch, Tel: 056 441 87 38, Web: www.lika.ch Mail: info@lika.ch

Der Fachverband PDKA- LIKA® (gegründet 1999) gewährleistet mit seinen Richtlinien ein hohes Ausbildungsniveau und fördert durch kontinuierliche Fort- und Weiterbildungspflicht die therapeutische Kompetenz seiner Mitglieder. PsychoDynamische Körper- und Atemtherapie LIKA® reguliert über lösungs- und prozessorientierte Atem- und Körperinterventionen z.B. Atemfehlverhalten, muskuläre Spannungsbeschwerden, Stresssymptome, vegetative Störungen. Sie fördert das dynamische Gleichgewicht auf körperlicher und seelisch/geistiger Ebene und dadurch das Wohlbefinden und die Widerstandskraft des Menschen. Im begleitenden, therapeutischen Gespräch werden die Erfahrungen integriert und die Neuorientierung im Alltag eingeleitet. Die Methode LIKA® ist eine wirkungsvolle Synthese von Erfahrungswissen der chinesischen Meridianlehre und westlichem Gesundheitsverständnis. Edith Gross-Gstöhl gründete das Lehrinstitut für PsychoDynamische Körper- und Atemtherapie LIKA® im Jahr 1987 in der Schweiz. Die Methode LIKA® baut auf der Atem- und Bewegungslehre von Prof. Dr. med. V. Glaser auf, seiner psychodynamischen und psychosozialen Interpretation des Meridiansystems und integriert verschiedene Ansätze der Körper-, Atem- und Psychotherapie, insbesondere Konzepte der «Integrativen Körperpsychotherapie (IBP)» nach Jack L. Rosenberg. Weitere Informationen und eine Liste mit praktizierenden Körper- und AtemtherapeutInnen LIKA® sind über oben genannte Adressen erhältlich.

PoVs - Polarity Verband Schweiz

Polarity Verband Schweiz, Maienweg 5
4310 Rheinfelden, www.polarityverband.ch
e-mail: info@polarityverband.ch

Der Polarity Verband gewährleistet mit seinen strengen Ausbildungsrichtlinien ein hohes therapeutisches Niveau seiner Aktivmitglieder. Der PoVS setzt sich in der Öffentlichkeit, bei den Krankenkassen und bei der Ärzteschaft für die Anerkennung und Verbreitung der Polarity Therapie nach Dr. Stone ein. Weitere Informationen und Adressen von Polarity Therapeutinnen sowie Schulen für Aus- und Fortbildung in der Schweiz erhalten Sie beim Verband oder der **Aktuarin**: Kathrin Scholer, Tel. 061-831 25 95

Vom Verband anerkannte **Polarity-Schulen**:
-Institut für ganzh. Energiearbeit, Zürich, Tel. 01-461 66 01, mail: info@energiearbeit.ch
home: www.energiearbeit.ch
-Polarity Therap. Zentr. Schweiz, Zürich
01-273 16 36, mail: polarity@bluewin.ch
home: www.polarity.ch
-Schule für holist. Naturheilkunde (ShN) Zug
Tel. 041-711 67 30
mail: shn@bluewin.ch$
home: www.shn-international.com
-Polarity Schule Aarau, Bachstr. 95k
5034 Suhr, Tel. 062-824 86 81
mail: sabine.stoehr@mydiax.ch
home: www.polarity-schule.de

Rolfing Verband Schweiz

Rolfing Verband Schweiz
Sonnhaldenstrasse 59, 8107 Buchs/ ZH
Tel. 044 844 22 74 Fax 044 844 22 73
e-mail: info@rolfing.ch Web www.rolfing.ch

Offizielle Vertretung des Rolf Institute, Boulder, Colorado USA. Informationen: Praktizierende certified Rolfer in der Schweiz, Ausbildungen in Europa (USA)

RVS – Rebalancer Verband Schweiz

Sekretariat RVS-Rebalancing
Schober Nirdosh Yvonne, Weidweg 47
3032 Hinterkappeln, Natel 076-411 09 54
e-mail: info@rvs-rebalancing.ch
web: www.rvs-rebalancing.ch

Weitere Auskünfte und **Therapeutenadressen** bei der oben genannten Adresse.

SAA–Swiss Ayurveda Association

SAA - Frau Flückiger Annette, Postfach 632, CH-3000 Bern 25, Tel. 031-331 28 69

Ziele und Zweck: Der Verein SAA informiert zum Thema Ayurveda. Er bietet Beratungen, Kuren und Ausbildungen an und vermittelt TherapeutInnen. Weitere Auskünfte und **Therapeutenadressen** bei der oben genannten Adresse.

SAHP – Schweiz. Ärztegesellschaft für Homöopathie

Sekretariat: Frau V. Greising, Buzibachstrasse 31b, CH-6023 Rothenburg
Tel. 041-281 17 45 Fax 041-280 30 36
home: www.sahp.ch
Die Schweiz. Ärztegesellschaft für Homöopathie SAHP wurde 1986 gegründet und zählt bis heute 160 Mitglieder. Sie ist ein reines Ausbildungsforum für Ärzte, Zahnärzte und Apotheker.

SAVE – Sankirtan Verein

SAVE, Bergstrasse 54, CH-8032 Zürich
Tel: 044 262 37 90 Fax: 044 262 31 14
Mail: sa-ve@pamho.net Web: www.sa-ve.ch

Der Sankirtan-Verein (SAVE) ist um authentische Übersetzungen der vedischen Schriften zu einem umfassenden Themenbereich bemüht. Essenz und Kernthema der Veden ist jedoch Bhakti-Yoga, welcher von den Mitgliedern gelebt, gelehrt und öffentlich zugänglich gemacht wird.

SBAM - Schweiz. Berufsverband für Atemtherapie und Atempädagogik Middendorf

SBAM-Sekretariat, c/o Advokaturbüro Bruno Gutknecht, Monbijoustr. 35, Postfach 6432, 3001 Bern, Tel. 031-380 54 53, Fax 031-381 04 57, e-mail: sekretariat@sbam.ch
home: www.sbam.ch

Die **Atemtherapie** nach Prof. Ilse Middendorf ist eine ganzheitliche Körpertherapie-Methode. Mit der Vertiefung und Verbesserung der Atmung gelingt es, körperliche und seelische Störungen nachhaltig zu beeinflussen, häufig auch zu beheben. Die Atemtherapie ist bei Kindern und Erwachsenen anwendbar. Der **Berufsverband** SBAM setzt sich ein für die Anerkennung der Therapieform bei Behörden und Versicherungen und stellt die Qualität der therapeutischen Arbeit, die Normierung der Ausbildung, und die Fortbildung seiner Mitglieder sicher. Weitere Auskünfte sowie eine Therapeutenliste erhalten Sie beim Sekretariat.

SBO – TCM, Schweiz. Berufsorganisation für Tradit. Chines. Medizin

Schweizerische Berufsorganisation für Traditionelle Chinesische Medizin (SBO-TCM), Kähstrasse 8, 9113 Degersheim
Tel. 071 372 01 11 Fax 071 372 01 19
E-Mail: sekretariat@sbo-tcm.ch
Website: www.sbo-tcm.ch
Öffnungszeiten: Mo. – Do. 10.00 Uhr – 12.00 Uhr und 14.00 Uhr – 16.00 Uhr. Freitag bleibt das Sekretariat geschlossen

Die SBO-TCM ist der grösste Verband der TCM-Therapeuten in der Schweiz und vereinigt als einziger alle Fachrichtungen (Akupunktur, chinesische Arzneimitteltherapie, Diätetik, Tuina und Qi Gong) der klassischen Chinesischen Medizin. Auf der Homepage www.sbo-tcm.ch finden alle Interessierten Informationen, die die TCM betreffen. Patienten finden einen Therapeuten in der Nähe, unsere Mitglieder alle Dokumente und Unterlagen, Studierende die Voraussetzungen für den Abschluss und unsere Partner (Kantone, Krankenversicherungen, Schulen) generelle Informationen über unseren Verband.

SBVK / APSK – Schweiz. Berufsverband der KinesiologInnen

Fusion der Verbände IASK und SBVK/APSK per 2007 in Verband KineSuisse

Schweizer Kneippverband

Weissensteinstrasse 35, 3007 Bern
Tel. 031-372 45 43 e-mail: info@kneipp.ch
home: www.kneipp.ch   Sie erhalten Auskünfte über Aktivitäten in Ihrer Umgebung.

Schweizer Yogaverband

Adresse: Seilerstrasse 24, 3011 Bern
Tel. 031 382 18 10 Fax 032 941 50 41
e-mail: swissyoga@msn.com
Internet: www.swissyoga.ch

Aus- und Weiterbildung von YogalehrerInnen. Veranstaltung der Schweizer Yoga Kongresse. Publikation des Schweizer Yoga Journals. Liste der angeschlossenen Yogaschulen. Ehrenkodex der Schweizer YogalehrerInnen. Kurse, Seminare, Vorträge

Schweizerische Fördergesellschaft der Psychofonie®

Brunnenmoosstr. 7, 8802 Kilchberg
Tel. 01-715 54 27 Fax 01-715 54 47
e-mail: spectralab@cybertime.ch
home: www.psychofonie.ch

Die als gemeinnützig anerkannte Fördergesellschaft der Psychofonie bezweckt mit ihrer Tätigkeit:
- die Information der Öffentlichkeit sowie einzelner Interessenten über die Psychofonie, deren Anwendung und der damit erzielten Resultate
- den Nachweis von Ärzten, Kliniken und Therapiestellen, die Psychofonie anwenden
- den Erfahrungsaustausch unter den Mitgliedern

Weitere Auskünfte, die Therapiestellenliste und ein Literaturverzeichnis senden wir Ihnen auf Anfrage kostenlos zu.

SGQT – Schweizerische Gesellschaft für Qigong und Taijiquan

Bündtenstr. 23, Postf. 5, 4703 Kestenholz
Tel. 062 393 31 77, Fax 062 393 01 71
e-mail info@sgqt.ch   home: www.sgqt.ch

Die SGQT (gegründet 1.12.2000) will durch ihre Tätigkeit einen hohen qualitativen und ethischen Berufsstandard für die Qigong- und Taijiquan Lehrtätigen in der Schweiz setzen und fördern. Sie will die Weiterbildung und den Erfahrungsaustausch intensivieren sowie die Interessen gegenüber staatlichen und privaten Institutionen wahrnehmen. Sie vertritt ihren Zweck konfessionell und parteipolitisch unabhängig. Der Verband versteht sich als Organisation, welche die anerkannten chinesischen Formen des Qigong und Taijiquan pflegen und durch die Lehrtätigkeit ihrer Mitglieder vermitteln will. Die SGQT steht allen Schul- und Ausbildungsrichtungen offen, die das Wissen frei von jeglicher Sektenpraxis lehren. Die Mitgliedschaft können sowohl Einzelpersonen als auch Schulen und Ausbildungsstätten beantragen. Die Aufnahmekriterien sind unter obiger Adresse erhältlich.

SVPP – Schweizerische Vereinigung für Parapsychologie

SVPP, Brückfeldstrasse 19, CH-3012 Bern
Tel. 031 302 00 33, Fax 031 302 00 50
e-mail: svpp@bluewin.ch Web: www.svpp.ch

Unsere Angebote: Kurse und Zirkel, Vorträge und Seminare, Mediale Beratungen, Lebensberatungen, Geistiges Heilen. Verlangen Sie unser Veranstaltungsprogramm oder informieren Sie sich auf unserer Homepage.

SFML – Schweiz. Fachverband für Manuelle Lymphdrainage

SFML, Schweizerischer Fachverband für Manuelle Lymphdrainage (komplexe physikalische Entstauungstherapie) Sekretariat: Marianne Heinzelmann, Postf. 447, 4016 Basel
Telefon 061 603 94 20
E-Mail info@lymphdrainage-verband.ch

SGBT - Schweizerische Gesellschaft für Bioresonanztherapie

Sekretariat: E. Grunder, Caspar Emil Spörri-Strasse 3, 8344 Bäretswil
Tel. 044 979 16 00, Fax 044 979 16 01
e-mail: info@bioresonanz-therapie.ch
Internet: www.bioresonanz-therapie.ch

Berufs- und methodenübergreifender Verband von BioresonanztherapeutInnen: Ärzte, Zahnärzte, Tierärzte, Naturärzte, Heilpraktiker, Krankenschwestern, Physiotherapeuten etc., die mit Bioresonanztherapie erfolgreich arbeiten (ca. 150 Mitglieder).

  Ziele:
- Förderung der Methode, Bekanntmachung in der Öffentlichkeit
- Gewährleistung einer guten Aus- und Weiterbildung der Mitglieder
- Fachlicher Austausch unter d. Mitgliedern
- Berufspolitische Vertretung unserer Mitglieder bei Krankenkassen, EMR und staatlichen Stellen
- Vermittlung von TherapeutInnen-Adressen

SGS – Shiatsu Gesellschaft Schweiz

SGS, Postfach 350, 5430 Wettingen 1
Tel. 056- 427 15 73 (Di. / Mi. / Do. 8.15 -
11.30 Uhr), e-mail: gs@shiatsuverband.ch
home: www.shiatsuverband.ch

Die Shiatsu Gesellschaft Schweiz wirkt als Berufsverband für ca. 1000 Shiatsu-TherapeutInnen, welche eine vom Verband anerkannte Ausbildung abgeschlossen haben. Sie unterstützt und gewährleistet die Qualität ihrer Mitglieder. Sie koordiniert die Entwicklung von Shiatsu als Beruf in einem nationalen Rahmen als Mitglied des Dachverbands Xund und im internationalen Rahmen als Mitglied des International Shiatsu Networks. Weitere Informationen über Shiatsu, TherapeutInnenverzeichnis und Verband finden sich auf www.shiatsuverband.ch.

SVANAH – Schweizer Verband der approbierten NaturärztInnen und NaturheilpraktikerInnen

SVANAH Sekretariat, Adrian Häner, Buchgasse 18, CH-4451 Wintersingen
tel 061 973 87 70
fax 061 973 87 73
e-mail: info@svanah.ch
home: http://www.svanah.ch

Mitglieder: Mitgliederzahl: 122
Gegründet 1995

Zweck:
Im SVANAH sind NaturärztInnen und NaturheilpraktikerInnen der Schweiz zu einem Berufsverband zusammengeschlossen. Die Mitgliedschaft ist an keine Therapieform gebunden. Der SVANAH vertritt die berufsspezifischen Anliegen seiner Mitglieder gegenüber Behörden, Kostenträgern und der Oeffentlichkeit. Der Verband ist von Schulen unabhängig. Auskünfte erhalten Sie beim Sekretariat.

SVBM – Schweizerischer Berufsverband der Berufsmasseure

Engagement: Der SVBM vertritt die Interessen der Mitglieder gegen aussen und setzt sich für die Anerkennung des Berufsstandes Med. Masseur FA, Berufsmasseur, Sport und Fitness/Wellnessmasseur an.

Dienstleistungen: Rahmenverträge (Krankentaggeld, Geschäftsversicherung, berufliche Vorsorge, Berufshaftpflicht) bei verschiedenen Versicherungen zu günstigen Bedingungen. Diverse Artikel für den Masseur im Verbands-Shop. Verbandszeitschrift - insieme - für Inserate, Artikel, interne Infos etc.

Mitgliedschaft: Masseure mit einer Grundausbildung und einem Diplomabschluss in einer physikalischen Therapie (Klassische Massage, Sportmassage, Fussreflexzonenmassage, Lymphdrainage) können die Mitgliedschaft beantragen.

Kontakt: SVBM - Sekretariat, Postfach 148 8887 Mels, Tel. 081/723 05 55
E-Mail: info@svbm.ch home: www.svbm.ch

SVFM – Schweizerischer Verband für Fussreflexzonen-Massage

SVFM, Karin Kohler, Kappelnring 22c 3032 Hinterkappelen, Tel.+Fax 031-901 21 10 (Mi. 8.30 - 10.30 Uhr)
e-mail: mail@fussreflexzonenmassage.ch
home: www.fussreflexzonenmassage.ch

Der SVFM ist ein schweizerischer Fachverband für Reflexzonentherapie und wurde 1994 gegründet. Zu diesem Zeitpunkt fehlte eine Institution, die verantwortungsvolle Qualitätskriterien der Fussreflexzonen-Massage, unabhängig von Methoden und Ausbildungsstätten, festlegte. Der SVFM versteht sich als Ansprechpartner aller an der Reflexzonentherapie interessierten Personen und Institutionen. Er setzt sich für eine therapeutische, präventive und gesundheitsfördernde Unterstützung zum Wohle des Menschen ein und fördert die Weiterentwicklung und Verbreitung der Methode.

SVG – Schweizerischer Verband für Gesundheitsberatung

Kontakt: Tel. 079-214 87 83
e-mail: svg@gmx.ch
home: www.gesundheitsberatungsvg.ch

Zweck: Der schweizerische Verband für Gesundheitsberatung SVG wurde 1993 gegründet und vertritt die Interessen der GesundheitsberaterInnen, ErnährungsberaterInnen und LebensberaterInnen aus verschiedenen Ausbildungsstätten. Die anerkannten Ausbildungsstätten erfüllen die vom SVG aufgestellten Richtlinien und Qualitätsanforderungen. Ziel des SVG ist die Gesundheits,- Ernährungs-, und Lebensberatung und deren Philosophie allgemein bekannt zu machen. Der SVG bietet: Öffentlichkeitsarbeit gegenüber Presse, Behörden und anderen Institutionen; eine Plattform für Mitglieder und vom Verband anerkannten Schulen an Messen in der Schweiz; eine Kontaktstelle für Mitglieder, Ratsuchende und andere Interessierte (u.a. Abgabe der Regionalliste aktiver BeraterInnen). Weitere Auskünfte erhalten Sie bei der Kontaktstelle.

SVHA – Schweiz. Verein Homöopathischer Ärztinnen und Ärzte

Sekretariat: Frau V. Greising, Dorfhaldenstrasse 5, CH-6052 Hergiswil
Tel. 041-630 07 60 Fax 041-280 30 36
home: www.swiss-homeopathy.ch
e-mail: sekretariat@swiss-homeopathy.ch
Der SVHA ist der älteste (seit 1856) und grösste Verein homöopathischer Ärztinnen und Ärzte. Er erstellt Richtlinien für Ausbildung, Prüfung und Diplomierung von homöopathischen Ärztinnen und Ärzten. Er vertritt die Schweiz in den internationalen Homöopathischen Ärzteligen. Informationen über den Verein und Adressen von praktizierenden homöopathischen Ärztinnen und Ärzten erhalten Sie beim Sekretariat.

SVNH - Schweizerischer Verband für Natürliches Heilen

SVNH, Postfach, 3004 Bern
Tel. 031-302 44 40 gegründet 1983

Mitgliederzahl: ca. 6'000
2'000 Praktizierende, 4'000 Gönnermitglieder (Patienten und Interessierte)

Honorar-Richtlinien: Durchschnittliches Honorar pro Stunde Fr. 85.-, für eine Konsultation von ca. 30 - 60 Min. max. Fr. 140.—

Jahresbeiträge:
Gönnermitglieder Fr. 60.-, praktizierende Mitglieder Fr. 230.- + Eintrittsgebühr.
Mitglieder erhalten 4 x jährlich Informationen über die Aktivitäten, Seminare, Ausbildungen, Vergünstigungen bei Kursbesuchen, sowie das Heft "Natürliches Heilen".

Zielsetzungen:
- Der SVNH informiert ohne Vorurteile über alle natürlichen Heilverfahren, ebenso über alle Bestrebungen auf diesem Gebiet.
- Der SVNH setzt sich im Interesse der Patienten für Naturheiler aller Sparten ein, die aus **Berufung** Leidenden helfen.
- Der SVNH vermittelt Hilfesuchenden die Adressen von Naturheilern, die sich schriftlich zur Einhaltung der Verbandsbestimmungen verpflichtet haben.
- Der SVNH fördert die Schulung und Weiterbildung von Naturheilern
- Der SVNH bekämpft Missbrauch der natürlichen Heilverfahren zu Gewinnzwecken
- Der SVNH verfolgt keine gewinnstrebigen Ziele und ist parteipolitisch und konfessionell unabhängig.

Weitere Auskünfte erteilt Ihnen gerne das Sekretariat des SVNH

SVNMK / ASKNM Schweiz. Verband Nicht-Medizinische Kinesiologie

Hirtenbündtnetweg 15, 4102 Binningen
Tel. 061 722 02 22, Fax 061 722 01 45
Web: www.svnmk.ch, mail: info@svnmk.ch
Der Schweiz. Verband Nicht-Medizinische Kinesiologie fördert und verbreitet die Allgemeine Kinesiologie, sowie deren Grundlagen (z.B. Touch for Health und Brain Gym®/Edu-K). Die Aktiv- und Passiv-Mitglieder bieten keine Krankheitsbehandlung an, sie arbeiten nicht-medizinisch und halten sich an den ethischen Grundsatz: "Wir verwenden keine medizinischen Begriffe, stellen keine medizinischen Diagnosen und verschreiben keine Medikamente. Wir arbeiten im edukativen, energetischen und gesundheitsfördernden Modell". Die Mitglieder des SVNMK/ASKNM unterstützen Einzelne oder Gruppen darin, bewusst Verantwortung für ihre Gesundheit zu übernehmen und gesundheitserhaltend und -fördernd zu leben. Diesem Ziel dienen Sinngebung, Energieausgleich, Stressabbau und die Aktivierung der natürlichen Ressourcen.

SVR – Schweiz. Vereinig. f. Reinkarnationslehre und -therapie

SVR-Sekretariat, Frau Eva Gostoni
Steinstrasse 56, 5406 Baden-Rütihof
Tel. 079 349 61 30
e-mail: info@svrt.ch home: www.svrt.ch

SVV – Schweiz. Vereinigung für Vegetarismus

SVV, Bahnhofstrasse 52, CH 9315 Neukirch
Tel. 071-477 33 77 Fax 071 477 33 78
e-Mail: svv@vegetarismus.ch
Internet: www.vegetarismus.ch

Unser **Ziel** ist die Verbreitung von sachlichen Informationen zur ethisch verantwortbaren vegetarischen Lebensweise. Wir gründeten das Vegi-Büro Schweiz als Informationsstelle für Vegetarismusfragen. Dort werden auch das Presse-Archiv mit Artikeln zum Vegetarismus geführt, Standaktionen organisiert, Infoblätter erstellt und unser Heft "Vegi-Info" herausgegeben. Das **Vegi-Info** kann einzeln für Fr. 25.- abonniert werden. Es wird zudem allen Gönnern und Mitgliedern der SVV kostenlos zugestellt. Gönner/Abonennt wird man automatisch, durch Einzahlung von mind. Fr. 35.- / Fr. 25.- auf unser PC-Konto Nr. 90-21299-7 (PC-Amt St. Gallen). Stimmberechtigte Mitglieder können alle vegetarisch lebenden Personen werden (Beitrag Fr. 70.-). Egal ob Infos für einen Schulvortrag, Rezepte für die Umstellung oder einfach ein paar Argumente für Diskussionen fehlen, das Vegi-Büro hilft gerne und unverbindlich weiter.

SYG – Schweizerische Yoga Gesellschaft

Berufsverband der Yogalehrenden
Sekretariat SYG, Aarbergergasse, 3011 Bern
Tel. 0041 (0)31 311 07 17
e-mail: info@yoga.ch Internet: www.yoga.ch

- Die Schweizerische Yoga Gesellschaft ist Mitglied der Europäischen Yoga Union und fördert Yoga in der Schweiz in all seinen Formen wie Unterricht, Studium und Ausübung.
- Die SYG führt jährlich unabhängige Diplomprüfungen durch
- Ständige Kommissionen setzen sich für die Belange der Aus- u. Weiterbildung ein und sichern so eine hohe Berufsqualität.
- Die SYG heisst alle Menschen willkommen, die generell ein Interesse an Yoga haben und bietet allen themenbezogene Seminare an sowie fünfmal jährlich die Zeitschrift "Yoga" mit aktuellen Themen.
- Auf der Website www.yoga.ch ist die Liste der praktizierenden Yogalehrerinnen und Yogalehrer mit SYG-Diplom sowie ein grosses Angebot an Seminaren und Workshops abrufbar.

Von der Schweizerischen Yoga Gesellschaft anerkannte Ausbildungsschulen:

- Astanga Yoga Akademie, Basel, e-mail: peteroswald@bluewin.ch
- Lotos Yoga Ausbildung, Basel und Zürich www.yogaausbildung.ch
- Viniyoga-Ausbildung, Biel www.viniyogazentrum.ch
- Yoga 7, Genève, yoga7@tele2.ch
- Tapas Yoga Ausbildungsschule, Kehrsatz (b. Bern), www.tapas-yoga.ch
- EFEY, 13, av. Mon-Loisir, 1006 Lausanne

Trager® Verband Schweiz

Adresse: Bärlocher Administration, Sekretariat TVS, Steinwichslen 27, Postfach 72, 9052 Niederteufen, Tel.: 071 / 912 36 11
Email: info@trager.ch home: www.trager.ch

Der TRAGER Verband Schweiz besteht seit 1995 und setzt sich zum **Ziel** die Voraussetzungen zu schaffen, dass die Methode "TRAGER Psychophysische Integration und Mentastics" in der Schweiz gefördert und bekannt gemacht wird. Er ist verbunden mit TRAGER International in Ohio, USA. Der Verband bietet eine umfassende, berufsbegleitende **Ausbildung** der Methode an und garantiert deren Kontinuität und Qualität. Gleichzeitig schliesst der Verband die lizenzierten TRAGER Praktiker/innen zusammen, sowie alle, die im Begriff sind, die Methode zu erlernen. Als Berufsverband verpflichtet sich der TRAGER Verband Schweiz, die Interessen seiner Mitglieder gegenüber den Schweizer Behörden und anderen Organisationen zu vertreten. Gleichzeitig ist seine Aufgabe, die TRAGER Markenzeichen vor missbräuchlicher Verwendung zu schützen. Die Mitglieder erhalten sechsmal jährlich das Verbandsorgan "TRAGER News", das neueste Informationen über TRAGER, sowie offizielle Mitteilungen des Verbandes enthält.

VCHTS - Vereinigung Colon-Hydro-Therapie Schweiz

VCHTS Sekretariat, Nicole Högger
Dorfstrasse 10, 8505 Dettighofen
Tel: 078-690 49 76, Fax: 052-722 43 55
e-mail: n.hoegger_sekretariat@bluewin.ch

home: www.colon.ch
(gegründet Nov. 1999, 35 Mitglieder)
Zweck: Qualitätssicherung der Colon-Hydro-Therapie und der Qualifikation seiner Mitglieder, Kontrolle der fachlichen, technischen und räumlichen Kriterien, die notwendig sind zum Ausüben der Colon-Hydro-Therapie.

Verein für angewandte Biochemie nach Dr. W. H. Schüssler

Kontaktstelle Schweiz: Edwin Schnellmann
Säntisstrasse 31, CH-8964 Rudolfstetten
Tel. 056 633 78 35 Fax 056 633 94 35
e-Mail: infotronic@freesurf.ch
Sekretariat: Susanne Pancaldi
Langmattstrasse 28, CH-5064 Wittnau
Tel.+Fax 062 871 75 12
e-mail: spancaldi@dplanet.ch
Hier erhalten Sie Auskünfte über Aktivitäten und Seminare.

VFKH – Verein zur Förderung der klassischen Homöopathie

Sekretariat VFKH, CH-3000 Bern
Tel. 032 353 73 45, Fax 032 353 73 46
(Mo., Di., Do. 09 bis 11 Uhr)
e-mail: info@vfkh.ch Home: www.vfkh.ch

Mitglieder: Der Verein (gegründet 1990) setzt sich zusammen aus A-Mitgliedern (AnwenderInnen) und H-Mitgliedern (Homöopathen). Als A-Mitglieder können interessierte Personen aufgenommen werden, die den Verein unterstützen und ideell begleiten möchten. Als H-Mitglieder gelten ärztliche und nichtärztliche Homöopathen, Veterinär- u.a. Homöopathen, die nach den Grundsätzen der klassischen Homöopathie arbeiten. Diese Mitglieder werden in unsere VFKH-Therapeutenliste aufgenommen, nachdem sie die Aufnahmekriterien erfüllt haben. Diese Adressen erscheinen auf der VFKH-Website, oder können beim Sekretariat bestellt werden.

Mitglieder- Beiträge: A-Mitgliedschaft wird mit schriftlicher Beitrittserklärung und mit Bezahlung des Mitgliederbeitrages erlangt (Fr. 40.--/Jahr). Darin inbegriffen ist die viermal jährlich erscheinende Homöo-News und ein günstigeres Kursangebot (Kurse u. Veranstaltungen siehe Homepage). Die H-Mitgliedschaft kann über ein Aufnahmegesuch erlangt werden (Fr. 80.--/Jahr). Die Aufnahmekriterien wurden vom Fachvorstand des VFKH (ärztliche und nichtärztliche Homöopathen) ausgearbeitet.

Zweck: Der Verein bezweckt - die Verbreitung der Idee der klassischen Homöopathie in einer breiten Öffentlichkeit - die Aufklärung der Bevölkerung über die klassische homöopathische Behandlung - als Patientenorganisation Möglichkeiten zur Information und zum Erfahrungsaustausch zu bieten - die Weiterbildung in klassischer Homöopathie mit Kursen zur Anwendung der homöopathischen Haus- und Reiseapotheke für Patientinnen/Patienten. Weitere Auskünfte erteilt Ihnen gerne das Sekretariat.

vitaswiss - Volksgesundheit

Verbandssekretariat: vitaswiss, Postf. 6584
6000 Luzern 6, Tel. 041 417 01 60, Fax: 041 417 01 61, e-mail: info@vitaswiss.ch
home: www.vitaswiss.ch

vitaswiss (bis 2002 VGS Volksgesundheit Schweiz) ist 1907 aus dem Zusammenschluss der Naturheilvereine entstanden. Heute besteht der Verband aus 103 Sektionen in der Deutschschweiz und im Tessin, welchen rund 22'000 Mitglieder angehören. vitaswiss® ist eine eingetragene Marke unter deren Label die Sektionen vitaswiss Gymnastik, Atemgymnastik auf der Grundlage von Helmel®, öffentliche Vorträge zu gesundheitsrelevanten Themen, Kurse und gemeinsame Anlässe anbieten. In der monatlich erscheinenden Verbandszeitschrift "bisch zwäg" engagiert sich vitaswiss für Gesundheit und Lebensfreude, informiert über aktuelle gesundheitspolitische Themen und fördert die Komplementärmedizin. Auskünfte erhalten Sie über das Verbandssekretariat oder über die Homepage.

VKH – Verband klassischer HomöopathInnen

VKH Sekretariat, Verena Bart, Leimeren 8, CH-3210 Kerzers
Tel. 031-755 60 44 Fax 031-755 60 87
e-mail: sekertariat-vkh@bluewin.ch
Home: www.vkh.ch

gegründet 1992 / 240 Mitglieder
Der VKH ist ein unabhängiger Berufsverband, der die Interessen der praktizierenden Klassischen HomöopathInnen in der Schweiz vertritt und die Prinzipien der Klassischen Homöopathie in der Gesellschaft vermittelt.

Ziel ist die Anerkennung der Homöopathie als geschützter Beruf im Gesundheitswesen (Verankerung im Berufsbildungsgesetz) und die Schaffung einer einheitlichen nationalen Prüfung in Homöopathie in Zusammenarbeit mit den Schweizerischen Homöopathieschulen.

Anforderungen an eine Mitgliedschaft:
Medizinische Grundausbildung; mehrjährige Aus- und Weiterbildung bei verschiedenen HomöopathInnen; mind. 1 Jahr Praxiserfahrung und bestandene VKH-Prüfung. Anerkannte Mitglieder kommen auf die Therapeutenliste, welche von den meisten Krankenkassen anerkannt wird; sie erhalten zudem Vergünstigungen an verbandseigenen Weiterbildungskursen. **3-4 Mal pro Jahr erscheinen die Verbandsnachrichten VKH-News.** Weitere Auskünfte und Therapeutenadressen erhalten Sie beim Sekretariat.

VLBS Schweiz

VLBS Schweiz, Verband der Lebensberaterinnen und Lebensberater Schweiz
Thunstr. 10, Postfach 215, 3000 Bern 6
Telefon 031 951 14 13
E-Mail admin@vlbs.ch Internet: www.vlbs.ch

VNS – Verein Neurobiologie nach Dr. Klinghardt Schweiz

VNS Sekretariat, Anna Marie Aebi
Weiherweg 22b, 4914 Roggwil
Tel. 062 - 929 39 88, Fax 062 - 929 70 28
e-mail: annamarie.aebi@vtxmail.ch
home: www.verein-neurobiologie.ch

Präsidentin: Carmen Baumgartner, Rebhalde 36, 8903 Birmensdorf, Tel. 01-777 63 33
e-mail: carmen.baumgartner@bluewin.ch

Mitgliederzahl: 135 **Gegründet:** 1999
Zweck: Der VNS Verein vereint die AnwenderInnen und KursteilnehmerInnen der von Dr. med. Dietrich Klinghardt entwickelten Methode Regulations-Diagnostik und Psycho-Kinesiologie und setzt sich zum Ziel, diese Methoden in der Schweiz bekannt zu machen und zu fördern. Gleichzeitig bietet der Verein den Mitgliedern Gelegenheit in Arbeitskreisen, die in allen Teilen der Schweiz bestehen, Erfahrungen auszutauschen und sich gegenseitig zu behandeln. Mitglieder, die sich noch in Ausbildung befinden, bekommen dadurch Gelegenheit, die Methode zu vertiefen und an sich selber zu erleben. Der VNS Verein ist in engem Kontakt mit dem Institut für Neurobiologie nach Klinghardt in Stuttgart und mit Dr. Klinghardt in Seattle (USA). Es werden regelmässig Vorträge veranstaltet, die mit der Methode in Verbindung stehen. Das Sekretariat gibt Auskunft über Veranstaltungen, Kurse, Therapeuten und Arbeitskreise.

VRGS – Verband Radiästhesie und Geobiologie

Präsident: Alfred Gloor, Steiacherweg 1
CH-6289 Müswangen, Tel. 041 760 69 46
Fax 041 760 69 47, e-mail: info@vrgs.ch
home: www.vrgs.ch

Regionale Vereine, eigene Verbandszeitschrift. Ausbildung von Pendlern und Rutengängern sowie öffentliche Vorträge und Kurse. Bauplatz- und Hausuntersuchungen

VRZF – Verb. Reflexzonentherapie am Fuss, Hanne Marquardt

VRZF Sekretariat, Monbijoustr. 35, Postfach 6432, CH-3001 Bern, Tel: 031 380 54 57
Fax: 031 381 04 57
e-mail: info@reflexzonentherapie.ch
home: www.reflexzonentherapie.ch

Der VRZF wurde 1993 gegründet und zählt heute rund 400 Mitglieder, die alle ihre RZF-Ausbildung an einer Schule von Hanne Marquardt absolviert haben. Alle Therapeutinnen haben vorausgehend eine mindestens dreijährige medizinische Diplomausbildung abgeschlossen (Pflegefachfrau/-mann, Physiotherapeutin, Hebamme, etc.). Der VRZF übernimmt insbesondere folgende Verantwortlichkeiten und Aufgaben: Er bearbeitet aktiv Fragen, die die Methode der Reflexzonentherapie am Fuss RZF sowie generell die Erfahrungsmedizin betreffen. Er kann sich zu diesem Zweck insbesondere an Forschungsprojekten beteiligen. Er engagiert sich in Aus-, Fort- und Weiterbildung. Er erlässt Bestimmungen über die Anerkennung von Schulen und Lehrgängen sowie über die Erfüllung der Fortbildungspflicht. Er fördert in seinem Mitgliederkreis eine hohe Berufsethik und setzt seine Standesregeln durch. Er formuliert die Berufsinteressen seiner Mitglieder und verschafft diesen Interessen Anerkennung bei Behörden, Verbänden, Versicherern und in der Öffentlichkeit und setzt sich für die öffentliche Anerkennung der Therapieform ein.

VSAMT – Verband Schweizerischer Ayurveda-Mediziner und -Therapeuten

VSAMT, Hofstrasse 53, CH-8032 Zürich
Tel. 044 270 70 72 Fax: 044 270 70 71
e-mail: vsamt@ayurveda-verband.eu
Internet www.ayurveda-verband.eu

Der VSAMT - Verband Schweizer Ayurveda-Mediziner und -Therapeuten ist eine unabhängige und neutrale Vereinigung von Ayurveda-Praktizierenden in der Schweiz. Er ist die Schweizer Sektion des seit 1999 bestehenden VEAT- Verband Europäischer Ayurveda-Therapeuten mit insgesamt über 550 Mitgliedern. Die Mitglieder sind qualifizierte **Ärzte, Heilpraktiker und Therapeuten** in den Bereichen Ayurveda-Medizin, Ayurveda-Therapie, Ayurveda-Beratung, Ayurveda-Massage und -Wellbeing.

VWT – Verband Wellness Trainer

VWT - Verband Wellness Trainer
Grenzstrasse 20 B, Postfach, 3250 Lyss
Tel. 032-387 00 68, Fax 032-387 00 69
e-mail: info@vwt.ch home: www.vwt.ch

Zilgrei

Vertretung / Kursorganisation Schweiz:
Zilgrei International SA, Postfach 101
6976 Castagnola, Telefon 091 - 970 11 00
e-mail: zilgrei@bluewin.ch

Selbstbehandlung durch eine einfache, wirksame Haltungs- und Atemtherapie nach Dr. H. Greissing und Adriana Zillo. Grundsätzlich ist entscheidend, ob Zilgrei für den Eigenbedarf als Selbstbehandlung angewendet wird, dann brauchen Sie eine Liste der diplomierten Zilgrei-LehrerInnen, oder ob Sie sich in der Zilgrei-Methode ausbilden lassen möchten, um sie dann an andere Menschen zum Zweck der Selbsthilfe weitervermitteln zu können. Weitere Informationen und Mitgliederliste bei der Vertretung.

ZVMN – Zentralverband der Masseure und Naturmedizinischen Therapeuten Schweiz

ZVMN, Postfach 230, Bennwilerstrasse 4, 4434 Hölstein, Tel. 061 953 93 50 / Fax 061 953 93 51 Bürozeiten: Mo. - Fr. 08.30 - 11.00 Uhr / Di. + Do. 14.30 - 16.30 Uhr (Auskünfte auch in franz. und italienisch) e-mail: info@zvmn.ch / Web: www.zvmn.ch

Mitglieder: Der ZVMN unterscheidet vier Mitgliedergruppen: -Einzelmitglieder (Masseure, Med. Masseur FA, Naturärzte, Physiotherapeuten). -Ausbildungsstätten (Praktikabetriebe, Schulbetriebe). -Auszubildende und Praktikanten. -Verbände (mit gleichgelagerten Interessen). Zusätzlich besteht die Möglichkeit, den Verband als Gönner zu unterstützen. **Mitgliederbeiträge:** Aufnahmegebühr (einmalig): Fr. 100.- / Jahresbeitrag: Fr. 330.- **Zweck:** Definitive Anerkennung der Ausbildungen in den nichtakademischen Berufen des Gesundheitswesens, Förderung und Sicherung der Qualität der Berufsstände, Unterstützung der Mitglieder in rechtlichen und betriebswirtschaftlichen Fragen, ständige, qualitativ hochstehende Fort- und Weiterbildung. Möchten Sie noch weitere Informationen? Besuchen Sie unsere Homepage oder rufen Sie uns an!

Haben Sie hier Ihren Verband oder Verein nicht gefunden?

Bitte informieren Sie uns. Wir aktualisieren dieses Verzeichnis täglich und publizieren es auf www.gesund.ch

Gesundheitspraxen

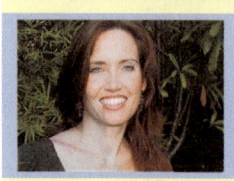

Körpertherapie und Massage
Anja Grunert
Dipl. Physiotherapeutin
CH-8001 Zürich
Tel: 076 328 80 99
anja.grunert@massage-zuerich.ch
www.massage-zuerich.ch

- Aroma Massage
- Ayurveda Massage
- Hawaiianische Massage
- La Stone Massage
- Intiutive Massage
- Klassische Massage
- Physiotherapie Massagekurse

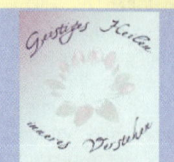

Susanne Thut
Schlossweg 16
CH-5113 **Holderbank**
Tel./Fax +41 62 299 1914
Natel +41 76 387 4339
email: sthut@gmx.net
www.thut-susanne.ch

Energetische Behandlungen von Menschen und Tieren
- Geistiges Heilen für Menschen und Tiere
- Fernbehandlungen Auflösen von Traumas, Blockaden und Verhaltensmustern
- Befreiung von Fremdenergien
- Kurse/Meditationen

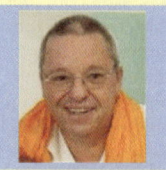

Rolphe Alcide Grimaître
Naturarzt FVDH
Dipl.med.physik.-Therapeut
Wülflingerstrasse 28a
8400 Winterthur
Tel. 052 / 223 00 22
naturheilpraxis@tiscalinet.ch
www.praxisnatura.com

- Spirituelles Heilen
- Spirituelle Begradigung
- Spiritual coaching
- Clearings
- Beratungen
- Ausbildungen & Seminare

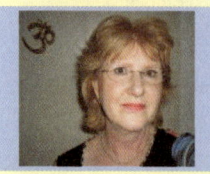

Silvia Huser
Lebensberatung
Freiherrenstrasse 4
CH - 8820 Wädenswil
Tel. 043 477 92 47
E-Mail:
silvia.huser@swissonline.ch
www.gesund.ch/silvia.huser

- Mediale Beratung
- Jenseits - Kontakte
- Lichtbotschaften Heilbehandlungen
- Numerologie
- Kurse Meditationen

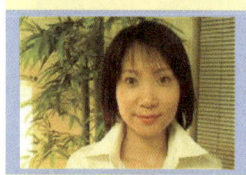

Michiko
Lifestyle & Wellness
Michiko Wagner-Higuchi
Uraniastrasse 22
CH-8001 Zürich
Reservation: 079 518 95 28
E-mail: michiko@ggs.ch
www.gesund.ch/michiko

Japanische Gesundheitspraxis in Zürich
- Japanische Fussreflexzonenmassage mit japanischem Fussbad
- Japanische Öl-Rückenmassage
- Japanische Kaiserinmassage: Fuss-, Rücken-, Hand-, Kopf- und Gesichtsmassage
- Neu: Ashi fumi Massage, Info auf Homepage
- Termine nach Absprache

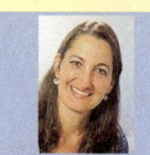

Kinesiologin, Familienaufstellerin, Psychologie der Vision Trainerin, Kunstmalerin
Ursula Garo
Dorfstrasse 9
3652 Hilterfingen
Tel. / Fax: 033 243 50 90
e-mail: ursulagaro@freesurf.ch
www.ursulagaro.ch / www.garoart.ch

Einzel-, Paar- u. Fam.sitzungen, Coaching, Vorträge, Seminare und Jahrestraining www.ursulagaro.ch
Folge der Stimme deines Herzens: 1 und 2 Tages-Seminare der Psychologie der Vision von Dr. Chuck Spezzano. www.psychologyofvision.com/DACH
Steps to Leadership Training: Das Methoden- und Grundlagentraining der Psychologie der Vision.
www.steps-to-leadership.de

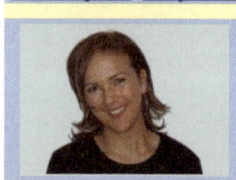

Praxis für Naturheilkunde
Sabina Kilchenmann
Naturärztin NVS
Ottenburg med. GmbH
Gempenstr.26 - 4143 Dornach
Tel: 078 880 21 21
e-mail: info@sabiki.ch
www.sabiki.ch

Therapie-Schwerpunkte (Krankenkassen anerkannt):
- Laser-Elektro-Akupunktur
- Manuelle Therapien (Massagen)
- Ausleitende Verfahren / Lymphdrainage
- NLP/Hypnose
- Energetische Behandlungen
- Anti-Aging Kosmetik

Einziger Ausbildungsort in der Schweiz für korean. Massage Gyeong Nak

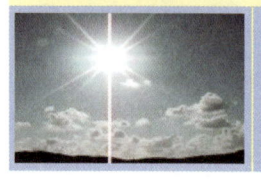

ASIAN HEALING SPIRITS -
Wachstum für die Seele,
Wohlbefinden für den Körper
Tara Pabst, Dipl. Heilerin,
Psychologin, Reiki-Meisterin
Tel. 079 753 38 86
e-mail: 2-tara@bluewin.ch
www.healing-tara.ch

- **Indiv. Beratung:** mediale und spirituelle Begleitung, Geistiges Heilen, Massagen aus Asien
- **Kurse:** Meditationen, Heilkreise, spiritueller Jahreskurs, Massagen

Gesundheitspraxen

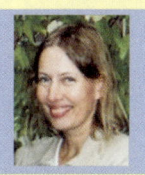

Barbara Dann
Integrative Kinesiologie
Sozialarbeit - Energiearbeit
Hallwylstrasse 54
8004 Zürich
Tel: 043/311 06 59
barbara.dann@freesurf.ch
www.emindex.ch/barbara.dann

- Begleitung bei Krisen, Krankheiten, Veränderungen, Wünschen und Zielen.
- Der Weg des Herzens

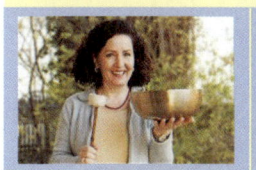

SUSANNA BERTSCHI
Naturheilpraktikerin / Homöopathin
Sempacherstrasse 16
8032 Zürich
Tel./Fax 044 382 44 22
Mob. 079 236 46 11
susannabertschi@bluewin.ch
www.gesund.ch/klang

Gesundheitspraxis für:
- Tibetische Klangschalentherapie
- Klassische Homöopathie
- Spagyrik Naturheilkunde
- Krankenkassen anerkannt (ausg. Klangtherapie)
- EMR anerkannt, Mitglied NVS-A

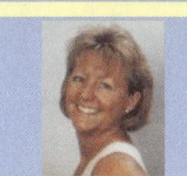

Goerner Ines
Praxis f. spirit. Lebensberatung
& Energiemassage
Seebuchtstrasse 14
6374 Buochs
Tel. 041 622 04 90
mail@shantines.ch
www.shantines.ch

Spirituelle Lebensberatung, mediale Telefonberatung, Energiemassagen
- Im Gespräch finden wir gemeinsam die Ursache der Blockaden, über die Energiemassage lösen wir sie auf.
- Methode des Lösens von Gefühlen & Transformation.
- Aktivieren des Selbstheilungsprozesses, Tiefenentspannung.
- Seminare siehe Homepage.

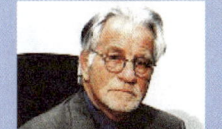

Praxis für Biofeedback- und Antischmerztherapie
Arnold Bergdorf
Forchstrasse 239
CH-8032 Zürich
Tel. 01-422 40 80
Fax 01-422 40 84
mail: ab.biofeedback@bluewin.ch
www.ab-biofeedback.ch

- Chronische Schmerzen
- Rheuma / Fibromyalgie
- Schleudertrauma
- Migräne
- Tinnitus
- Ängste/ Panik
- Schlafstörungen
- Hypnose

Praxis Body & Spirit
Verena Thomann
dipl. ganzheitliche Therapeutin
Sunnentalstrasse 15
8117 Fällanden
Tel. 076 397 37 49
mail: verena.thomann@bluewin.ch
www.bodyspirit.eu

- Spirituelles Heilen
- Energetische Massagen
- Edelstein-Essenzen
- Körpertherapie
- Entgiftungsbäder

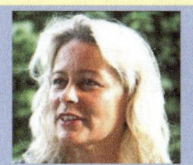

Patricia Kuhn-Ammann
Medium / spirituelle Heilerin
Wülflingerstrasse 28a
8400 Winterthur

Tel. 078 758 16 66
www.balance-praxis.ch

- Mediale Beratungen
- Spirituelles Heilen

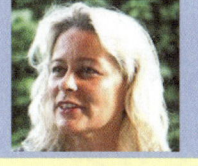

Praxis für Kinesiologie & Farbtherapie
Zita Maria Pfanner
Alte Landstrasse 51
8942 Oberrieden
Tel. 044 722 12 23
info@alohazita.ch
www.alohazita.ch

- Kinesiologie / Psychokinesiologie
- Hawaiianisches Heilwissen / Lomi Lomi Massage / Hot Stones
- Lomi Lomi Kurse / www.lomilomi-ausbildung.ch
- Massagen / Fussreflexzonenmassage
- Aura Soma Beratung / Reiki / Traumarbeit
- Mentalfeldtherapie
- Herzintelligenz-Methode

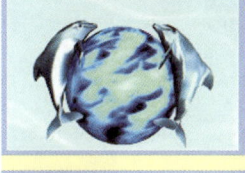

CONSIDER energy
Elsa N. Thamalanga-Maag
Energietherapeutin & Coach
Zürich, Rämistrasse 25
Winterthur, Poststrasse 3
079 610 23 11
elsa.thamalanga@bluewin.ch
www.consider.ch

CONSIDER energy
Praxis für komplementärmedizinische Therapien

- Akupunkt-Massage; Fussreflex- / klass. Massage
- Energet. Unterstützung vor u. nach chirurgischen Eingriffen
- Original-Bachblüten
- Radionik
- Prävention; Burnout-Beratung; Zusammenarb. m. Fachpraxen
- Usui Reiki III
- KK-anerkannt, Mitglied VeT, SVNH, ASCA
- Energetische Behandlung von Tieren (Kleintiere und Pferde)

Gesundheitspraxen

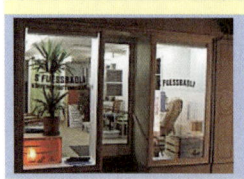

s'Fuessbädli
Elektrolyse-Fussbad und Magnetfeld-Therapie
Gräbligasse 8
8001 Zürich
Tel. 043-343 96 92
e-mail: info@fuessbaedli.ch
www.fuessbaedli.ch

In der heutigen Zeit sind wir mehr den je zahlreichen Giftstoffen ausgesetzt. Diese lagern sich in unserem Körper ab und führen zu Störungen, Krankheiten und Allergien! Unser Körper ist alleine nicht in der Lage, all diese Giftstoffe loszuwerden – WIR MÜSSEN IHM HELFEN! Gesundheit des Körpers bedeutet Schlackenfreiheit der Zellen und Organe. Es gibt diverse Möglichkeiten. Das **Elektrolyse-Fussbad** gilt in Asien als die effektivste & schnellste Entschlackungsmethode!

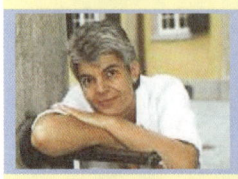

Amyris - Praxis für Lebensenergie
Irene Thoma
Hubstrasse 33
CH-9500 Wil
Tel. 071-911 66 30
e-mail: amyris@thurweb.ch
www.amyris.ch

Einzelberatungen: Metamorphose-Massage, mediale Beratung, spirituelle geistige Begleitung
Gruppen: Meditation und Entspannung für Alltag und Beruf, Supervision und Bewusstseins-Training
Kurse und Seminare: Daten siehe Homepage
Autorin von "Über meine Seele gestolpert"
NEU: Meditations-CD "Schmetterlingsvisionen"

Praxis für natürliches Heilen & Lebensberatung
Peter Capitanio
Schifflaube 2
CH-3011 Bern
Telefon 031 972 22 01
Mobile 079 370 30 80
www.natuerliches-heilen.ch
info@natuerliches-heilen.ch

- Energiearbeit
- Handauflegen
- Geistiges Heilen
- Lebensberatung
- Meditation Heilpraktiker
- Mitglied SVNH

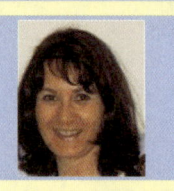

NILGIRIS - Ayurveda Praxis
Maria-E. Koefer
Dipl. Ayurveda Therapeutin
Lagerhausstrasse 18
8400 Winterthur
078 788 47 09
mariajee@nilgiris-ayurveda.ch
www.nilgiris-ayurveda.ch

- Ayurveda Massagen und Behandlungen
- Phytotherapie (Heilpflanzenkunde)
- Ernährung und Lifestyle Beratung
- EMR registriert - Krankenkassen anerkannt
- Gutscheine sind vorhanden
- Mitglied von SAA (Swiss Ayurveda Association)

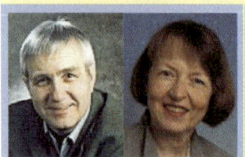

Tao-Naturheilpraxis
Bruno Walter, Heilpraktiker
Sylvia Mollet, Heilpraktikerin
Gemeindehausstrasse 1
6010 Kriens / Luzern
Tel. 041-320 33 00
www.tao-naturheilpraxis.ch

- Ganzheitliches und energetisches Heilen
- Bioresonanz
- Akupunktur
- Chinesische Kräuterheilkunde
- westliche Naturheilkunde
- Ernährungsberatung
- Phyto- und Vitalstofftherapie
- von Krankenkassen anerkannt

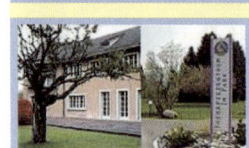

Therapiezentrum im Park
Fabrikstrasse 10
CH-8866 Ziegelbrücke
Tel. 055-617 35 75
Fax: 055-617 35 76
e-mail :
therzentrum@swissonline.ch
www.therzentrum.ch

- Physiotherapie
- Trad. Chinesische Medizin
- Klassische Homöopathie
- Phytotherapie, Irisdiagnose
- Astrologische Beratung
- Kinesiologie
- Pädagogisch-Psycholgische Beratung

KernGesund
www.kerngesund.ch

Naturheilpraxis
Ruedi Kern
kant. appr. Naturheilpraktiker
eidg. dipl Küchenchef
Langgasse 23
9056 Gais
071 333 18 55
info@kerngesund.ch

- **Cluster Medizin**
- **Dunkelfeld Mikroskopie**
- **Irisdiagnose**
- Homöopathie
- Honig- Rückenmassage
- Body Detox Elektrolyse-Fussbad
- Wickel mit Kräuterauszug
- Ernährungsberatung

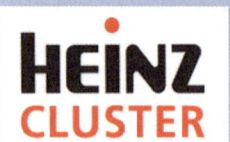

HEINZ CLUSTER

Gesundheit von A-Z
Walter Ribi
Mugerenmatt 24
CH-6330 Cham
Fon 041-780 35 50
Fax 041-780 06 36
gesundheit-a-z@bluewin.ch

Cluster-Synchronisation auf Zellebene aufbauend, kräftigend, stärkend

- vitalisierend, stoffwechselverbessernd, wohltuend
- immunstärkend, stabilisierend, stressabbauend
- abhärtend, regenerierend, erholsam
- Frühling - Sommer - Herbst und Winter
- Nutzen auch Sie die Kräfte der Jahreszeiten

Gesundheitspraxen

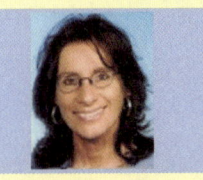

Praxis Edith Aziz
Limmatquai 70
8001 Zürich
Tel. 078 621 98 46

info@aziz.ch
www.aziz.ch

- Autogenes Training
  Einzel-/ Gruppenkurse
- Hypnose
- Raucherentwöhnung
- Psychologische Beratung
- Bachblütentherapie

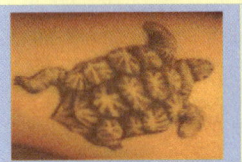

Schamanische Naturheilkunstpraxis
Meier Susanne
Initiierte Heyoka - Schamanin
Hohmadstr. 47, CH-3600 Thun
Tel. 033 534 18 31
home: www.erdenstein.ch
email: info@erdenstein.ch

- Einzelsitzung
- Lebensberatung
- Partner- + Familienarbeit
- Karmaheilung
- Komabegleitung
- Seminare Heilrituale- + räucherungen
- Schwitzhütten
- Trommelbauworkshop's

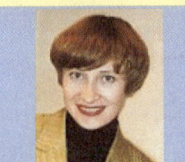

Praxis für Gesundheit
Olga Müller
Therapeutin kompl. Medizin
Bahnhofstrasse 37
CH-8001 Zürich
Tel. 044 710 78 04
Mobil 078 773 73 89
www.gesund.ch/o.mueller

- Reiki / Fernreiki
- Klassische Körpermassage
- Fuss-, Hand-, Kopf-, Gesichtsreflexzonenmassage
- Lymphdrainage am Fuss und Gesicht
- Metamorphose / Feng Shui am Gesicht
- Bioenergie Therapie / Reinkarnationstherapie
- Numerologie Beratung

Praxis für Naturheilkunde
Angela Beeler
Seefeldstrasse 40
8008 Zürich
Tel. 078-645 32 42
e-mail: angela.beeler@pnh.ch
www.pnh.ch

Therapie-Schwerpunkte:
- Pflanzenheilkunde
- Ernährungsberatung
- Lymphdrainage
- Fussreflexzonenmassage
- Klassische Massage
- Krankenkassenanerkannt durch Zusatzversicherung

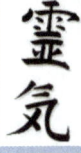

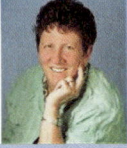

Gesundheitspraxis
Verena Widmer
Gasterstrasse 1
8722 Kaltbrunn
Tel. + Fax 055 244 28 52
e-mail: vwidmer@gmx.ch
home:
www.gesund.ch/v.widmer

- Fussreflexzonen-Therapie
- Magnetfeld-Therapie
- Reiki-Seminare in allen Graden
- Reiki-Behandlung
- Psychosomatik
- Rebalancing
- Lebensberatung

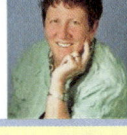

Sanfte Schwingungen
Martin Erny
Gewerbestrasse 11
8162 Steinmaur
Tel. 079 419 18 68
m.erny@gmx.ch
www.sanfteschwingungen.ch
Mitglied EMR

sanfte Therapien

- Akupressur
- geistiges Heilen
- Tibetische Rückenmassage
- Qi Gong
- Fussreflexzonen-Massage
- Ohrkerzen
- mediales Arbeiten
- Energieausgleich nach TCM

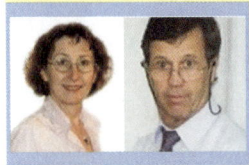

Praxis für alternative und natürliche Heilmethoden
Neulandenstr. 14, CH-9500 Wil
Tel. 071 911 42 38
Fax: 071 911 44 92
e-Mail : info@praxis11.ch
www.praxis11.ch

- Gesundheits- und Ernährungsberatung (TCM)
- Lebensberatung, Mediale -Beratung
- Reflexzonen-Therapie am Fuss
- Akupunktur-Massage APM/ESB
- Entspannungsmassage/Aromatherapie
- mediale Beratung
- beheben von Allergien
- Klangmassage auf Monochordliege

Praxis für Klinische Hypnose, Mentaltraining + Steinmassage
Claudio Schreiber
Boglerenstrasse 60
CH-8700 Küsnacht
079-694 69 47
e-mail: c.schreiber@ggaweb.ch
www.claudio-schreiber.ch

Erhöhen Sie Ihre Lebensqualität mit

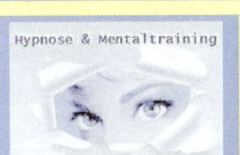

- Klinische Hypnose
- Mentaltraining / Kurse
- Steinmassage / Energiearbeit

Gesundheitspraxen

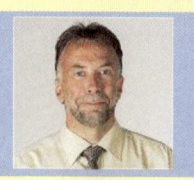

Roland Kraner
Paar- u. Familientherapeut IEF
Kant. appr. Naturarzt
Sedelstrasse 1
CH 9102 **Herisau**
Tel. 071 352 19 39
Fax. 071 352 53 76
e-mail: kraner.roland@freesurf.ch

- Beratung Coaching
- Klassische Homöopathie
- Naturheilverfahren

www.gesund.ch/kraner.r

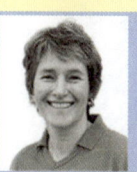

Praxis für Lebens-Energie
Elisabeth Küng
Dipl. Arztgehilfin / Therapeutin
Bühlstrasse 28
6038 Gisikon
Tel.: 041 451 09 06
elisabeth.kueng@bluewin.ch
www.leben-energetik.ch

Manuelle Komplementärtherapie

- Fussreflexzonentherapie / Massage
- Psychozonmassage / Metamorphose
- SCENAR-Therapie
- Neue Homöopathie nach E.Körbler

PRAXIS
Franz & Elsbeth Bolliger
Dipl. prakt. Psychologe SGPH
- Psychologische Beratung
- Klinische Hypnose
- Autogenes Training
- Farbpunktur

Gemeinschaftspraxis
Franz & Elsbeth Bolliger
Spitzer-Waldstrasse 15
8590 Romanshorn
071 461 31 71
e-mail: bolliger.f-e@bluewin.ch
www.psychologische-praxis-bolliger.ch

Hilfe bei:

- Ängsten und Panikattacken
- Depressionen und Stresssymptomen
- Phobien und Essstörungen
- Rauchen
- Prüfungs- und Redeängsten, Lernschwierigkeiten
- Partnerschaftsproblemen
- Mentaltraining für Sportler u. Manager

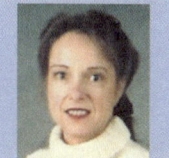

Gesundheitspraxis
Heidi Bachmann
Dipl. Naturheilpraktikerin NVS
Reinacherstrasse 11
8032 Zürich
Tel. 078 823 23 04
mail: heidibachmann@dplanet.ch
www.virtuelle-schweiz.ch/gesundheitspraxis

- Rückenmassage / Rückentherapie
- Sanfte Wirbelsäulentherapie nach Dorn
- Dynamische Rückenmassage auf Schwingkissen
- Klassische Ganzkörpermassage
- Schröpfmassage
- Energetische Massage
- Beratung in Heilpflanzen und Ernährung
- Wickelanwendungen

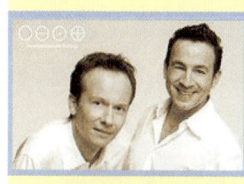

---

zitoun farid & rueger christian
heilpraktiker
gemeinschaftspraxis
kirchhellener strasse 9a
D-46236 bottrop
tel. +49 (0)2041.7207-0
www.naturheilzentrum.com
info@naturheilzentrum.com

europas führendes zentrum für naturheilkunde.
vorreiter der augenakupunktur.
"bei uns finden sie keine zauberer und dennoch geschehen hier immer wieder kleine wunder."
farid zitoun & christian rüger

Praxis für Informations-Medizin
Kurt Weder
Hartlisbergstrasse 26 A
3612 Steffisburg
Tel. 033-438 30 56
Fax 033-438 30 57
e-mail: aquawedi@dplanet.ch
www.aquavital.ch

Die individuelle Therapie bei:
Stress, Mobbing, Ängsten, Konflikten, Sorgen, Depressionen, Schlafstörungen, Vitalverlust, Elektrosmogsensibilität

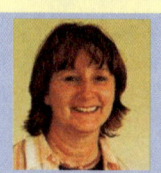

Heiltherapeutische Praxis Estir
Esther Huber
Gewerbestrasse 11
8162 Steinmaur
Tel. 079 208 70 13 oder
056 243 12 33

- Dipl. Psychologin SGPH
- Begleitung im persönlichen Gespräch
- Autogenes Training
- Auflösen von Traumas und Schocks
- Lebens-Energie-Beratung
- Standortbestimmung
- Geistig Heilen

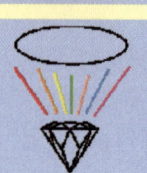

Praxis für spirituelle Lebenshilfe, Entwicklung + NLP
Monika-Xantia Frei
8400 Winterthur
Natel: 078/753 30 38
e-mail:
frei_monika@hotmail.com
www.gesund.ch/mxfrei

- Einzelsitzungen
- Gruppenarbeit
- Musiktherapie
- AURA-Fotographie
- Workshop und Kurse

..detaillierte Infos finden Sie auf unserer Homepage

Gesundheitspraxen

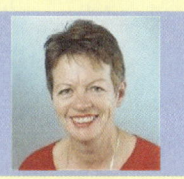

**Gesundheitspraxis
Jacqueline Santschi**
Obere Reben 22
5415 Hertenstein AG
Telefon 056 282 16 08
e-mail: j.santschi@gmx.ch
www.gesund.ch/j.santschi

Beratungen und Therapien:
- Rückführungstherapie
- Lebensberatung
- Partnerschafts- und Eheberatung
- Mentaltraining
- Metamorphosetherapie

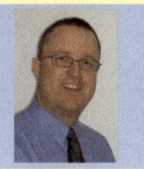

HBC Hekler Consulting
Lerchensangstrasse 13
8552 Felben-Wellhausen
Tel. 052-765 33 03
Fax 052-765 33 02
e-mail: info@hekler.ch
www.hekler.ch

Ganzheitliche Unternehmensberatung
- Langfristiger, ganzheitlicher Erfolg (umfassende Zufriedenheit) statt kurzzeitig finanziellem Erfolg.
- Berufliche Strategie nach ganzheitlichen Denkansätzen (private Ziele, langfristige Zufriedenheit).
- Privat- und Unternehmensberatung
- Schulungen und Kurse

Elisabeth und Peter
Huber-Betschart
Schwalbenweg 33 a
8405 Winterthur
Tel/Fax 052 232 83 33 /
Praxis: 052 232 64 29
www.gesund.ch/huber

- Psychotherapie
- Psychokinesiologie
- Familienstellen
- Biofeldanalyse mit "quantec": *Tier, Pflanzen, Firmen Unternehmen*
- Geopathie & Elektrosmog-Enstörung mit Coufal-Geräten

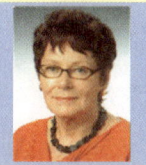

REIKI - Atelier
Anne Brandl
Im Zentrum 7a
6043 Adligenswil
tel: 041 370 30 41
fax: 041 370 31 56
www.gesund.ch/brandl

- Sozialarbeiterin
- REIKI Ausbildung
- REIKI Behandlung
- REIKI - Meister - Ausbildnerin
- Fussreflexzonen-Therapeutin
- Krankenkassenanerkennung

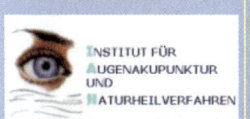

INSTITUT FÜR AUGENAKUPUNKTUR UND NATURHEILVERFAHREN

www.augenakupunktur-institut.ch

Institut für Augenakupunktur und Naturheilverfahren
Jacqueline Bürgy
Dipl.Naturärztin+Therapeutin
Ryf 23 / CH-3280 Murten
Tel. 026 670 59 18
Fax 026 670 59 27
E-mail: adler53@bluewin.ch

- Augenakupunktur
- VAYA-KI-CHI-Therapie
- Blutegeltherapie
- Kräuterwickel, Massagen
- Kurse, Seminare

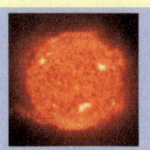

---

www.bioenergie-bern.ch

Praxis für ganzheitliche Energetische Medizin
Michael Niederhauser
Dipl. Bioenergietherapeut
Postgasse 54, 3011 Bern
Telefon 031 822 07 24
Natel 079 228 51 18
info.bioenergie@freesurf.ch

- Biofelddiagnose Biofeldtherapie
- Der Patient lernt sich als energetische Einheit von Geist, Psyche und Körper verstehen und kann so bewusst zum Heilprozess beitragen
- Erweiterter Blickwinkel der Gesundheit
- Frühzeitiges Erkennen von Energiestörungen

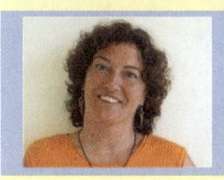

Praxis für ganzheitliche Lebensgestaltung
Simone Thara Müller
Seefeldstrasse 14
CH - 8008 Zürich
Tel. 044 252 00 22
e-mail: simone.thara@gmx.ch
home: www.thara.ch

- Kunst- und Ausdruckstherapie
- Mediale Lebensberatung
- Geistiges Heilen und Klangtherapie
- Kurse für Bewusstseinsarbeit
- Tarot-Sitzungen

Kurse: EMF-Balancing Technique: 6-tägiges personal Growth Training und Ausbildung zum accredited Practitioner

---

**Erdstrahlen
Elektrosmog**
www.erdstrahlen.ch

Institut für Erdstrahlen und Elektrosmog
Zentrale für die ganze Schweiz
Bösch 106
CH-6331 Hünenberg
Tel. 041-310 72 26
e-mail: mail@erdstrahlen.ch

Baubiologische Haus- und Wohnungsvermessungen. Zentrale für die ganze Schweiz.

Seit 1992 mit elektronischen Messgeräten. Ohne Rute oder Pendel. Messergebisse schriftlich in einem Protokoll.

Gesundheitspraxen

Wirbelsäulen-Basis-Ausgleich®
Therapiezentrum Rolf Ott
Unterdorfstrasse 3 A
8804 Au / ZH
Tel. 044 / 680 32 30
e-mail: info@wba.ch
home: www.wba.ch

Rolf Ott; Begründer, Therapeut und Dozent des Wirbelsäulen-Basis-Ausgleichs® (WBA)
Leitung der Akademie für Wirbelsäulen-Basis-Ausgleich® (AWBA)
Sekretariatsleitung des Verbandes für Natur-Medizin-Technik® (NMT)
Mitglied VNMT, SVNH, NVS

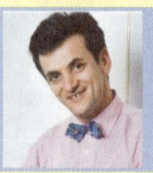

Praxis für Akupunktur und Alternativ-Therapien
Mentor Arapi
Löwenstrasse 53
CH 8001 Zürich
Tel. 01 372 35 77
Natel 079 691 77 39
e-mail: mentor.arapi@dplanet.ch

1995 Diplomabschluss als Humanmediziner. Danach verschiedene Weiterbildungen im Bereich der Komplementärmedizin. Heute arbeite ich in Zürich als **kantonal anerkannter Therapeut für Akupunktur und Chinesischer Medizin** in eigener Praxis. Mit Zusatzversicherung von allen Krankenkassen akzeptiert. Weitere Infos finden Sie unter www.gesund.ch/mentor.arapi

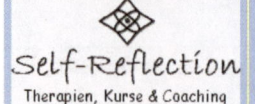

Self-Reflection
Barbara Hagmann
Bühlmattenweg 1c
CH-5630 Muri AG
Tel. +41 56 664 64 04
Email: info@self-reflection.ch
www.self-reflection.ch

Therapien & Coaching für Frauen
- Rückführungs-/ Reinkarnations-Therapie
- Klassische und Ericksonsche Hypno-Therapie
- Virtuelles Familienstellen
- Power-QuickZap Behandlungen
- Bioenergetisches Ausleiten
- Coaching & Lebensberatung

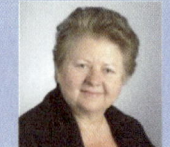

Stefica Garcia
Heilpraktikerin, Dipl. Kinesiologin
Stadthausstrasse 117
CH-8400 Winterthur
Tel. Praxis: 052 202 20 52
Tel. Privat: 052 233 08 94
e-mail: gstefica@surfeu.ch
www.gesund.ch/gstefica

- Ganzheitliche Gesundheitsberatung
- Wirbelsäulen-Therapie nach DORN
- Meridian-Energie-Technik MET (Klopftherapie)
- Quantec - Radionische Besendungen
- laufend MET-Workshops
- Infos auf Website

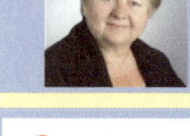

Ilse Schweizer - Naturheilpraxis
Bahnstrasse 54
FL-9494 Schaan
Tel. 075-233 29 60
Fax 075-233 29 59
e-mail: schweizer@supra.net

Ilse Schweizer
Naturheilpraxis
Veranstaltungen
Molke
www.ilse-schweizer.li

ETD Kirlianphotographie, Farbpunktur n. P. Mandel, Colon-Hydrotherapie, Kinesiologie, Lymphdrainage, Wirbelsäulen-Basis-Ausgleich.
Seminare
Metzler-Molke-Produkte

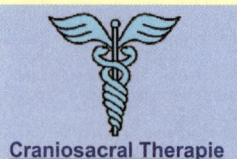

Craniosacral Therapie
Jaya Ward
Rifferswilerstrasse 4
CH-8915 Hausen am Albis
Tel. 044 715 40 17
email: jaya.ward@bluewin.ch
home: www.gesund.ch/j.ward

- Craniosacral Therapie
- Energiearbeit
- Entspannung
- Trauma Arbeit
- Supervision

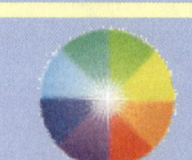

Praxis für Farbtherapie und alternative Heilmethoden
Christin Spitteler-Spinner
Dipl. Farbtherapeutin AZF
Farnsburgerstrasse 1
4052 Basel
Tel. 061 331 91 04
www.gesund.ch/spitteler

- Klassische Farbtherapie
- Farbpunktur und Crystal-Therapie nach P. Mandel
- Kirlian Fotografie und Diagnose nach P. Mandel
- Aura Soma-Reading und -Beratung

Paramed- Zentrum für Komplementärmedizin, Diagnostik und Therapie
Haldenstrasse 1
6342 Baar
Tel 041 768 20 62
Fax 041 768 20 69
www.paramed.ch

Komplementärmedizinisches Zentrum geführt von Schulmedizinern und Naturheilpraktikern: Akupunktur, Analyse und Korrektur von Fehlstatik, Ausleitende Verfahren, Bioresonanz, Blutegel-Therapie, Clustertherapie, Craniosacraltherapie, Homöopathie, Homöosiniatrie, Lymphdrainage, Manuelle Verfahren, Neuraltherapie, Numerologie, Physiotherapie, Phytotherapie, Spagyrik, Traditionelle Chinesische Medizin, Viscerale Therapie.

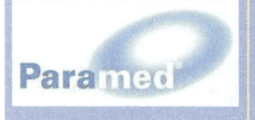

Gesundheitspraxen

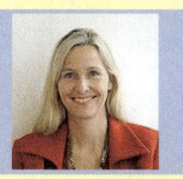

Barbara Rüttimann
Feng-Shui-Beraterin
rb Rüttimann consulting
Loostrasse 23
CH-8803 Rüschlikon
Tel. + 41 (0)44 772 85 72
e-Mail: info@rbconsulting.info
www.fengshui.rbconsulting.info

Mehr Lebensqualität und Wohlbefinden durch umfassende **Feng-Shui-Beratung**:
- Wohnberatung für Wohnung, Haus und Garten
- Beratung für Büros und am Arbeitsplatz
- Business Feng Shui für Geschäfte
- Feng-Shui-Entrümpelungsberatung

Rufen Sie mich doch einfach an: 044 772 85 72

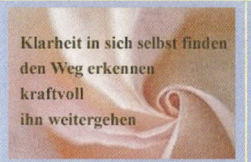

Klarheit in sich selbst finden
den Weg erkennen
kraftvoll
ihn weitergehen

Praxis zur Persönlichkeitsentfaltung
Mona Hartmann
Gehrenstr. 17
8810 Horgen
Tel. 044 761 34 04
praxis@therapie-beratung.ch
www.therapie-beratung.ch

Persönlichkeitsentfaltung
Klären von Lebens-, Berufs- & Beziehungsfragen, Verhaltensmuster, Traumas, körperl. Beschwerden, Entdecken von Fähigkeiten & Talenten.
Lebensberatung, Regenerationstherapie, Clearing Metamorphosis, Reinkarnation, Lichtarbeit.
Einzel- & Gruppenarbeit, Seminare & Ausbildungen

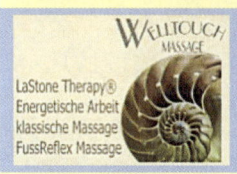

WELLTOUCH MASSAGE
LaStone Therapy®
Energetische Arbeit
klassische Massage
FussReflex Massage

Praxis f. Massage & Wellness
WELLTOUCH Massage
Jeannette Borgo Schreiber
Boglerenstrasse 60
8700 Küsnacht / ZH
Tel. +41 79 299 94 47
info@welltouch.ch
www.welltouch.ch

- LaStone Therapy®
- Inka Stone Massage
- Lomi Lomi Massage
- FussReflexZonenMassage
- Kräuterstempelmassage
- Energetisches Heilen

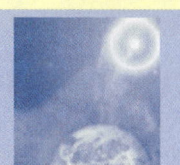

Gesundheits-Praxis und BioMeZ
André und Yvonne Kuhn
Sonneggweg 9
CH-8180 **Bülach**
tel: +41 (0)44 860 1561
email: andrekuhn@swissonline.ch
www.gesund.ch/akuhn

- Wirbeltherapie n. Dorn
- Rücken/Nacken Behandlung
- Bioenergetische Meditation
- Radiästhesie
- Tierkommunikation
- Autogenes Training
- Seminare

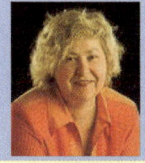

Jeannette Chosang
Dipl. Gesundheits- und Lebensberaterin
Heiterschenstrasse 36
9545 Wängi TG
Tel:+41 (0)52 366 47 10
e-mail: jchosang@bluewin.ch
www.shannon.ch

- Ich mache auch Hausbesuche, zu Hause, Büro, Hotel, Seniorenresidenz oder Spital
- Gesundheits-Lebensberatung
- Energiearbeit
- The journey-Therapie
- Schönheitspflege und Beratung
- Meditationskurse
- Vorträge, Kurse

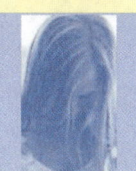

---

lomi-spirit für Frauen
Praxis für Körper, Geist u. Seele
Eliane Wenger-Lüthi
Asterweg 22 / 3004 Bern
079 285 79 68
info@lomi-spirit.ch
www.lomi-spirit.ch

Die **hawaiianische Lomi-Lomi-Massage** dient der Reinigung und Heilung auf physischer, emotionaler, mentaler und spiritueller Ebene. Sie führt zu tiefer Entspannung, löst Blockaden und lässt die Energien wieder fliessen. Sie ist ebenfalls ein wundervolles und unvergessliches Erlebnis für **schwangere Frauen**! (Spezialtisch mit Loch für Babybauch) Lomi-Lomi ist eine tief berührende Massage, die man nicht in Worte fassen kann, man muss sie einfach selber erleben.

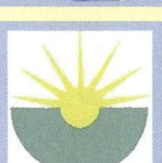

Ayurveda-Suryan
Gesundheitspraxis
Susanna Andreossi
Dolderstrasse 26
8032 Zürich
Tel. und Fax 044-253 10 28
e-mail: vedasa@hotmail.com
www.gesund.ch/ayurveda-suryan

Ayurveda-Therapie auf traditionelle Art
- Abhyanga-Ölmassage
- Kizhi, Pizhichil
- Shirodhara
- Nasya
- Rnährungberatung
- Indische Reflexologie
- Phytotherapie

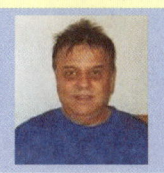

Praxis VitaLEnergie
Arnold Wüest
Grosswiesenstrasse 130
8051 Zürich
Mob. 079 467 11 67
e-mail: andy.w@swissonline.ch
home: www.gesund.ch/andy.w

- Energie-Transfer
- Kristall-Behandlungen
- Spirituelle Lebensberatung / Channeling
- Clearing: Auflösung von Fremdenergien
- Vital-Energiefluss wiederherstellen
- Spirituelles Heilen, Fernbehandlungen
- Sterbebegleitung (im Spital od. zu Hause)

Gesundheitspraxen

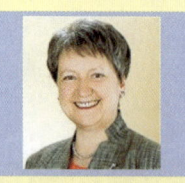

LebensQuell
Fabrik am See
General Wille-Str. 61 / Postf. 70
CH-8706 Feldmeilen
Tel. 043/844 08 18
Fax 043/844 08 20
e-mail: kockel@lebensquell.ch

- **Beratung - Behandlung - Kurse**
- Atemtherapie (Middendorf und Buteyko)
- Astrologie
- Aura-Soma
- Ernährung
- Sterben - Tod - Trauer
- Erfüllte Partnerschaft
- Infos unter www.lebensquell.ch

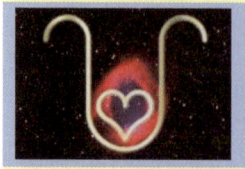

Ena-Solina Iseli
Talstrasse 4
CH 8134 Adliswil
Tel+Fax: 044 710 33 28
Mobil 079 617 33 63
e-mail: ena-solina999@bluemail.ch
home: www.gesund.ch/raftan

- RAFTAN Einweihungen
- Decodierung der DNS
- Der magnetische Transfer, bringt Heilung und Befreiung auf allen Ebenen
- Energetische Heilungen / Operationen der Neuen Zeit
- Bergkristalle programiert mit purem Magnetismus

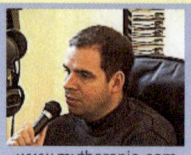

Praxis für Psychotherapie und Hypnoseforschung
Gerhard Schaffer
Staatl. gepr. Psychother. (HPG)
Cyprianweg 34
D-88512 Mengen
Tel/Fax 0049/7572/712288
email: G.Schaffer@web.de
www.mytherapie.com

- **Spezielle Kurzzeittherapie bei:** Chronischen Schmerzen, Migräne
- Bewußte und unbewußte Angstproblematik
- Allergien Hautproblemen
- Bewältigung von Extremsituationen (sex. Mißbrauch, Unfälle, Tod einer nahestehenden Person etc.)
- Schlafstörungen

Praxis für Farbtherapie
Karin Kuhn
Zelgmatt 16
CH 8627 Grüningen
Tel. 044 975 26 09
e-mail: karinkuhn@bluewin.ch
home: www.farb-therapie.ch

Dipl. Farbtherapeutin AZF, dipl. Therapeutin Farbpunktur n. P. Mandel

- Ganzheitliche Farbtherapie
- Farbpunktur nach P. Mandel
- Aura Soma
- Bachblütentherapie
- Klangtherapie Farbkurse und -seminare, Vorträge

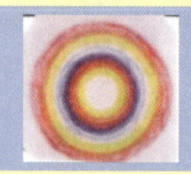

Gesundheits-Praxis
Elisabeth Huber-Brun
dipl. Farbtherap. u. Kinesiologin
Sandäcker 2
8919 Rottenschwil
Tel. 056 634 55 11
Mail: ehb@bluemail.ch
home: www.licht-farben.ch

- Allergien lösen, Stress-Abbau
- Beinlängen-Korrekturausgleich
- Chakra-Oel-Rückenmassage
- Vorträge auf Wunsch
- Tensor-Kurse (pendeln)
- Heilbild-Seminare
- Farben-Test, Balance-Möglichkeiten
- Krankenkassen-anerkannt EMR / ASCA

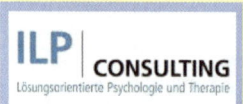

ILP Consulting - Praxis für Psychologische Beratung
Doris Pongracz-Zimmerli
Dipl. Psycholog. Beraterin ILP
Tannenweg 6
CH-3073 Gümligen
Tel. Praxis: 079 569 55 03
E-Mail: info@ilpconsulting.ch
www.ilpconsulting.ch

Lösungsorientierte Kurztherapien, Coaching, Motivationstraining, Typologie nach Dr. Dietmar Friedmann (Menschenkenntnis).
Mit Wissen, Kompetenz, viel Herz und Einfühlungsvermögen biete ich Ihnen nach der effizienten Methode der Integrierten Lösungsorientierten Psychologie ILP Hilfe zur Selbsthilfe.
Kontaktieren Sie mich - ich freue mich sehr auf Sie!

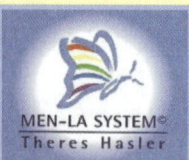

Theres Hasler
In den Matten 8
CH - 8840 Einsiedeln
Tel. 055 412 87 47
e-mail: theres@men-la.ch
www.men-la.ch

- **MEN-LA System©**
Mental - Clearing - Persönlichkeitsentfaltung
Lösen von Verhaltensmustern, Blockaden, Ängsten
bringt Selbstvertrauen - Gesundheit - Lebensqualität
- **Lykotronic®** - Bioresonanz
- **Pranic Healing** n. Master Choa Kok Sui
- Australische Bush-Blüten
- Enertree - Baumessenzen

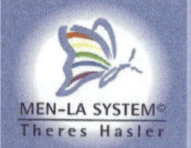

Vitalleben für eine ganzheitliche Gesundheit
Urs Saladin
Schlossbachstrasse 24
8620 Wetzikon
Tel. 043 534 83 03
Natel 079 668 95 87
saladin@vitalleben.ch

- Energetische Massagen / Energiearbeit
- BodyWork nach Cantor
- Extender, Ohrkerzen, Beratungen, Coaching
- Magnetresonanz mit Farblicht & Klang
- Meditationen, Aura-Reading, Chakra-Reinigung
- Channeling (0900 725 234 / Fr. 2.50 pro Min.)
- Blaubeerwald-Reisen und -Seminare
- La Luna Shop (Gesundheit & Esoterik)

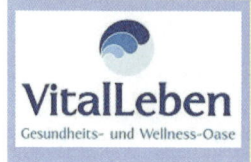

Gesundheitspraxen

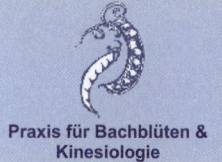

Praxis für Bachblüten & Kinesiologie

Adrien Vögtlin
Thuraustrasse 8
9630 **Wattwil**
Tel : 071 / 988 74 94
Fax: 071 / 988 74 90
email: avoegtlin@smile.ch
home: www.kinewat.ch

- Praxis für Bachblüten & Kinesiologie
- Hausbesuche
- Kinesiologische Vorbereitung von Athletinnen und Athleten auf sportliche Wettkämpfe
- Vorträge in Heimen, Schulen und Vereinen

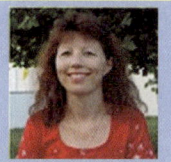

Von Herzen durch die Hände
Virginie Hölbling (D/E/F/I)
4123 Allschwil bei Basel
Tel. 061-483 80 69
od. 076-383 08 44

mail: help4you@gmx.ch
www.lebensberatung-bs.ch

Ganzheitliche Lebenshilfe, Energiearbeit für positive Veränderungen im Leben
- Mediales Familienstellen in Einzelarbeit
- Trancehealing (ich gehe für Sie in Trance um die Ursache Ihres Problems herauszufinden)
- Energiearbeit/Geistiges Heilen und Gespräch
- Fernheilung

Mitglied SVNH, Healing Hands Fellowship

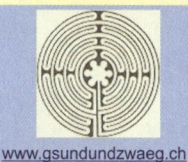

---

www.gsundundzwaeg.ch

Marianne Schumacher
Langgrütstrasse 90 b
8047 **Zürich**
Tel. 044 401 20 34
und Gartenstrasse 4
6300 **Zug**
Tel. 041 710 76 68
m-schumacher@bluewin.ch

- Bioresonanz Therapie
- Radionik
- Vernetzte Psychotherapie
- Trainingsprogramm
- Abendgruppen / Wochenendseminare

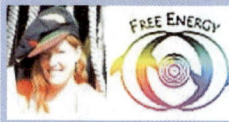

---

www.heilerin.info
www.spiritualitaet.info

weltweite Fernhilfe mit Freien Energien bei Mensch/Tier
Geist-Heilerin Medium Kristall
Manuela Vogt-Ramseier
Auf dem Freudenberg
CH – 9113 Degersheim
Tel. 0041 (0)71 371 28 36
email: info@heilmedium.ch

Eigen entwickelte mediale Heiltherapie MHT
- zusammen aktivieren wir Deine schlummernden Ressourcen, wandeln alte Belastungen, schmerzhafte Erlebnisse zu positiven Energien. DU fühlst Dich danach frei - belebt - harmonisiert
- pers. Heilenergien auf Kristalle/Schmuck übertragen
- Mitglied: CH: SVNH, AGSM, SVPP, D: DGH, A: naturheilung.at

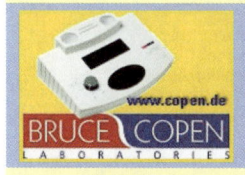

Bruce Copen Laboratorien Europa
Inh.: Dipl. Ing. Harald Rauer
Hainbuchenring 4
D-82061 Neuried
Tel.: 0049 89 79199113
Fax: 0049 89 79199642
e-mail: info@copen.de

Wenn Sie sich näher über dieses sehr vielseitige System informieren möchten, rufen Sie uns an. Unsere für die Schweiz zuständige Mitarbeiterin, Frau Ulbricht, wird einen Termin zur unverbindlichen und kostenlosen Vorführung mit Ihnen vereinbaren oder Ihnen auch Referenzadressen nennen.

---

www.gesund.ch....
für gesunde Kontakte!

Mit einem Werbeeintrag sind Sie über längere Zeit
in einem sehr interessanten Umfeld präsent.
**Sie erreichen über 3000 Heilpraktiker und Therapeuten
und profitieren von ca. 140'000 Besuchern monatlich auf www.gesund.ch!**
Infos auf www.gesund.ch oder unter Tel. 081 710 25 44

Tiergesundheit

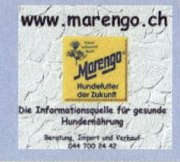

www.marengo.ch

Trocken- und Nassfutter / Pflegeprodukte / Kräuter
Kathy Oberholzer
Im Schachenhof 5
8906 Bonstetten
Tel. 044 700 24 42
www.marengo.ch

Frei von künstlichen Zusätzen; keine Tierversuche. Zukunft weisende Garantien für die Sauberkeit, Hochwertigkeit und Vielfältigkeit der Rohstoffe. Kostenlose, individuelle Beratung bei Fütterungsfragen; Für alle Hunde geeignet.
Wir freuen uns auf Ihren Anruf oder Besuch auf unserer Homepage.

Zentrum für Fortbildung
Commanderie de Sales
70360 CHANTES Frankreich

Zentrum für Fortbildung
Dr.med.vet. Steven Kellner
Commanderie de Sales
F-70360 Chantes
Tel. 0041 527 20 10 06
Fax 0041 527 20 34 25
email: gabykellner@tiscali.fr
home: www.thp-fortbildung.ch

AUSBILDUNGSKURSE zum **TIERHEILPRAKTIKER** durch Tierarzt. Basiskurs in Kleingruppen von 8-10 Teilnehmern, mit 12-monatlichen Kursen im Heimstudium, und 4 Wochenendpraktika im Kurszentrum in Frankreich.

Tiergesundheit

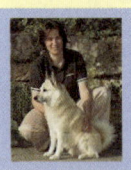

Susanne Kobel
TT.E.A.M. © Pract.1,
Heilpraktikerin
Brunnenweg 16
8912 Obfelden
Tel. 044 776 16 17
e-mail: suko@solnet.ch
www.bickwil.ch/tteam

Tellington Ttouch Lehrerin für Hunde, Katzen und andere Kleintiere. Einzellektionen und Kurse.
- Clusteranalytik für Tier und Mensch
- Spagyrik und Schüsslersalze
- Yamamoto Schädelakupunktur bei Hunden

www.emindex.ch/susanne.kobel

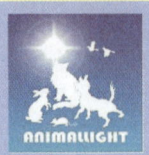

Barbara Suter
Rainweg 4
CH-8810 Horgen
Tel./Fax +41-01 725 74 15
Natel +41-79 352 73 75
email: suter.adamaya@bluewin.ch
home: www.soulserve.ch

- Spirituelles Channeling für Tier und Mensch
- Energetische Heilarbeit
- Energietransfer
- Energenetics®
- Tiermassage/Körperarbeit für Tiere
- Workshops für Channeling und energetisches Heilen bei Tieren
- Fachberatung für Anifit (artgerechte Tiernahrung)

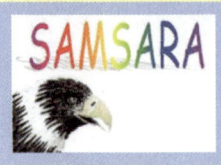

SAMSARA
Gemeinschaftspraxis
Andy Ettlin
Lindenstrasse 47
8302 Kloten
Tel. 01-803 14 35
www.regenbogen-spirale.ch

- Wirbeltherapie nach Dorn
- Energie-Therapie
- Fernbehandlung
- Bachblüten für Tiere
- Haus- und Stallbesuche
- Entstören von Wasseradern und Elektromagnetischen Feldern

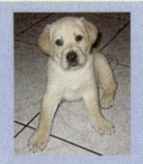

Labrador-Welpen
Renata Dutler-Franco
Via Negri
I-25050 Gratacasolo
tel. 0039 0364 89 119
e-mail: michele.franco5@tin.it

Labradore sind ausgezeichnete **Therapiehunde**, eignen sich für Altersheime, zu Menschen mit Depressionen und im allgemeinen als Gesellschaft für ältere Leute und Kinder mit seelischen Problemen. Wir können Ihnen Labradorwelpen, geimpfte, entwurmte, mit oder ohne Stammbaum, plus Tierarztzeugnis zu fairen Preisen bieten und Fotos über e-Mail senden. Bin Schweizerin, wohne in Oberitalien und fahre regelmässig in die Schweiz.

Sybille Aeschbach
Gesundheitspraxis für Tiere
Niederschongauerstrasse 9
6388 **Schongau**
079 412 95 79 / 041 917 05 27
www.gesund.ch/s.aeschbach
info@aeschbach.ch
syaeschbach@bluewin.ch

- Klass. Homöopathie für Tiere
- Energetische Heilarbeit
- Beratung bei Erziehung, Ausbildung und Verhaltensproblemen
- Ausbildung Tierpsychologie
- Tierkommunikation

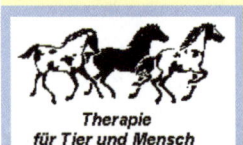

Therapie für Tier und Mensch
Schmidli Claudia
Toggenburgerstrasse 15
CH-9230 Flawil
Tel. 071 393 32 92
Fax 071 393 32 89
e-mail: cs_sch@hotmail.com
www.schmidli-claudia.ch

- Schamanische Tierkommunikation
- Massage für Tiere
- Matrix-Rhytmus-Therapie für Tiere
- Energy Therapie
- Lebensberatung nach Schamanischer Tradition

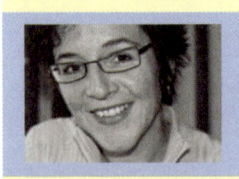

Isabel M. Steinhauser
Gyslifluhweg 15
CH-5502 Hunzenschwil
Tel. 062 897 38 23
Natel 079 673 39 01
isabel.mirjam@bluewin.ch
www.gesund.ch/orvil

ORVIL - Optimaler Rat bei Verhaltensstörungen Ihres Lieblings
Die Beratung auf Rädern
- Klassische Homöopathie n. S. Hahnemann
- Reiki
- Spirituelles Channeling für Tiere und Besitzer
- Blüten- und Edelsteinessenzen
- Kurse für Tierkommunikation

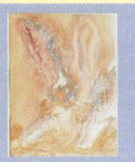

Kuonen Romanie
dipl. Tierhomöopathin
Selibühlweg 21
CH 3076 Worb
Tel. 031 914 20 05
e-mail: kuonen@zapp.ch
home: www.kuonen-walz.ch.vu

- Homöopathie
- Bachblüten
- Akusiniatrie
- Blutegelbehandlung
- psychosomatische Energetik
- Abklärung geopatischer Störung
- Mitglied des schweiz. Tierheilpraktikerverbandes

Tiergesundheit

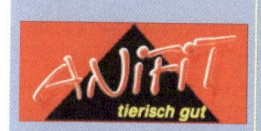

ANIFIT — tierisch gut

iriSana naturprodukte für mensch und tier
Iris & Roger Suter
Hohle Gasse 23
CH-4102 Binningen
Tel 061 421 55 16
irisana@intergga.ch
http://irisana.anifit.ch/

**Neues Hunde- & Katzenfutter
100% natürlich & artgerecht**
Wir unterscheiden uns in
11 wichtigen Punkten
vom herkömmlichen Nassfutter.
Bitte schauen Sie sich auf unserer Homepage um.
Ihr Tier würde dies sicher tun!!!

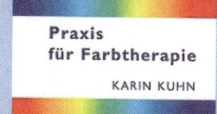

Praxis für Farbtherapie — KARIN KUHN

Praxis für Farbtherapie
Karin Kuhn
Zelgmatt 16
CH 8627 Grüningen
Tel. 044 975 26 09
e-mail: karinkuhn@bluewin.ch
home: www.farb-therapie.ch

Dipl. Farbtherapeutin AZF, dipl. Therapeutin Farbpunktur N. P. Mandel
- **Ganzheitliche Therapien für Gross- und Kleintiere**
- Farbtherapie, Aura Soma
- Bachblütentherapie
- Klangtherapie
- Farbkurse und -seminare, Vorträge

www.tierweb.ch
Wissenswertes und Tipps rund um's Tier.
Jede Menge Berichte, Tipps und Infos zur Haltung, Pflege und Gesundheit Ihres Lieblings. Vom Delphin, Frettchen, über Hund und Katze bis zum Degu und zum Pferd. Reinschauen lohnt sich.

Wellness, Kur, Klinik

Seehotel Bären
www.seehotel-baeren-brienz.ch
Info:
info@seehotel-baeren-brienz.ch

Seehotel Bären Brienz
Monique Werro & Dr. Mahesh
Hauptstrasse 72
CH-3855 Brienz am See
Tel 033-951 24 12
Fax 033-951 40 22
Mobil 079 310 36 27

Das freundliche Ferien - und Seminarhotel direkt am Brienzersee für geistiges und körperliches Wohlbefinden. Seit 10 Jahren - **Klassische AYURVEDA-Kuren** und seriöse Einzelbehandlungen mit dem ausgesuchten Team aus Kerala, Südindien. Spezialangebot: Full Relaxation for Executives oder geniessen Sie unser Wohlfühlangebot für 2 Personen mit 2 Uebernachtungen. Indische Küche und ayurvedische Köstlichkeiten gemäss Ihrem Dosha. Wir freuen uns auf Sie!

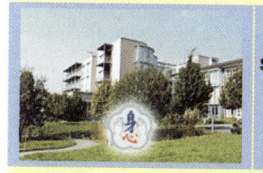

Therapiezentrum für Chinesische Medizin, Seminar- und Kulturzentrum
3506 Grosshöchstetten
Tel. 031 712 21 21
E-Mail: mail@an-mo.ch
www.an-mo.ch

Medizinische AN-MO Körpertherapie, Therapieaufenthalte, Wohlfühlwochen oder Relax-Tage mit Angeboten aus der Chinesischen Gesundheitspflege.
Coiffeursalon "Haarmonie-Naturfrisör®".
Gästezimmer, Seminar- und Kursräume für Firmen und Gruppen. Regionale Saisonkost und Chinesische Spezialitäten im Café-Restaurant TEEHAUS.

Fa - la -la
›fasten
›lachen
›laufen
www.falala.ch

Gisela Zürcher
Imageberatung & Visagistin
Hühnerhubelstrasse 45
3123 Belp
Tel. 031 972 65 80
E-Mail: info@falala.ch
www.falala.ch

Fröhliches Saftfasten in der Schweiz und im Schwarzwald. Wanderungen, Infos zu Ernährung und Farben für Gesundheit und Wohlbefinden, Nordic Walking, Entspannungsübungen und weitere Extras. Fasten ist die beste Gesundheitsvorsorge und hilft bei entzündlichen Krankheiten, Störungen der Verdauungsorgane, Hautproblemen und vielen chronischen Leiden. Lassen Sie Ihren Alltag für eine Woche hinter sich und gönnen Sie sich ein Erlebnis, das Ihr Leben nachhaltig verändern kann.

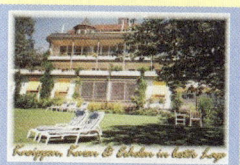

Kneipp- & Vital-Hotel Röther
Uhlandstrasse 2
D-88662 Überlingen am Bodensee
Telefon +49 7551 / 9224 - 0
Telefax +49 7551 / 9224 - 99
e-Mail: mroether@t-online.de
home: www.roether.de

Ihr Haus für Kur und Urlaub am schönen Bodensee.
Ein Familienbetrieb mit langer Tradition, modernem Komfort und persönlicher Note in exponierter Südhanglage mit herrlichem Seeblick. Klassische Kneippkuren, Fasten nach Buchinger, Früchtefasten, Colon-Hydro-Therapie, Akupunktur, Laktatleistungsdiagnostik, Basenkuren nach P. Jentschura.

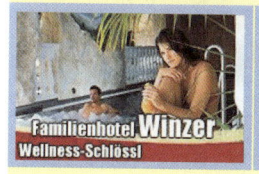

Wellness- & Familienhotel Winzer - Familie Winzer
A-4880 St. Georgen Attergau
Tel. +43 (0) 7667 6422
Tel. +43 (0) 7667 6387
Fax +43 (0) 7667 6387111
info@hotel-winzer.at
www.hotel-winzer.at

Ideal für Ihren Gesundheitsurlaub
- das ****Wellness- & Familienhotel Winzer im Salzkammergut (A).

Neben Energetik-, Ayurveda- und Magnetfeldtherapie bieten wir auch biologische Vollwertküche für ein ganzheitliches Wohlbefinden.

Idealismus, Kunst und Visionen

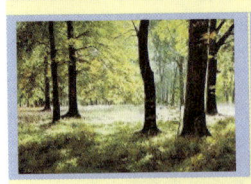

Zentrum Eichenwiese
Andreas Schweizer
Naturarzt NVS
Eichwiesstrasse 9
CH-8630 Rüti
+41 (0)43 535 95 57
stahl@zentrum-eichenwiese.ch
www.zentrum-eichenwiese.ch

Das Zentrum Eichenwiese ist ein Ort für Menschen, die ihre Visionen und Projekte zur Erde bringen wollen. Alle sind eingeladen, sich zum Wohle der Schöpfung zu engagieren. Es finden bereits Anlässe statt zum Thema Heilung, Klangarbeit, Erdheilung, Spirituelles Singen, Meditation, Neue Wege ohne Geld, Vernetzung und mehr. Alle diese Anlässe sind kostenlos. Wir vernetzen und verbinden uns zum Kreis, in dem alle willkommen sind.

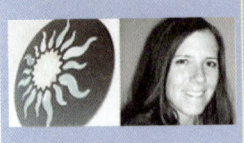

Mediale Sitzungen
Sue Dhaibi
3084 Wabern
Tel. +41 (0) 76 548 86 23
info@connected-dimensions.com
www.connected-dimensions.com

Mediale Sitzungen / Botschaften aus der Geistigen Welt
Während einer Sitzung übermittle ich Ihnen Botschaften aus dem Jenseits. Diese können Hilfestellung für aktuellen Problemen, wie z.B. Job, Partnerschaft, Familie, usw. enthalten. Trauerarbeit / Beweise für das Leben nach dem Tod sowie Standortbestimmung sind auch Teil einer solchen Sitzung.

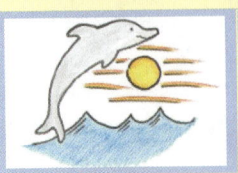

Barbara Martin
energetisches Gesundheits- und Mentaltraining in Kursen und Einzelberatungen
Gsundheitsstübli
3762 Erlenbach/BE
Tel. 079 296 00 85
info@gsundheitsstuebli.ch
www.gsundheitsstuebli.ch

Kennen und nutzen Sie Ihr ganzes **Potential** und Ihre **Lebensaufgabe**? Wissen Sie was sich Ihre **Seele** wünscht? Zehren Symptome, Energielosigkeit, Sorgen oder andere Be-Schwer-den an Ihnen? Ganzheitliche Gesundheit fängt im **Herzen der Seele** an und zeigt sich am Körper. Im mehrwöchigen **energetischen Mentaltraining** lernen wir unsere **Visionen** zu sehen, zu erfüllen und zu leben, lernen und wachsen an Schwierigkeiten und Probleme und **fühlen uns frisch, vital und rundum zufrieden und glücklich**.

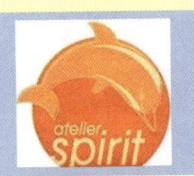

atelier spirit
Geerenstr. 7c
8604 Kindhausen
Tel. 043 399 57 33
e-mail: info@atelier-spirit.ch
www.atelier-spirit-shop.ch

Shop für spirituelle Kunst, Malerei und Seelenbilder von talentierten Künstlerinnen und Künstlern.

Ebenso führen wir preiswerte Heil- und Edelsteine, Schmuck sowie vollwertige Lebensmittel und Nahrungsergänzung von höchster Qualität, die dem Körper alles geben, was er braucht.

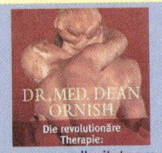

Energie- und Gesundheitsteam
GmbH Kurt J. Kunz
Aarauerstr. 22
5102 Rupperswil
Tel. +41 62 897 52 49
Fax. +41 62 897 52 48
Mob.+41 79 239 02 42
www.gesundheitsteam.ch
energie@gesundheitsteam.ch

Heilen mit Liebe nach Dr. med. Dean Ornish.Hat nicht die Menschlichkeit und die mit Liebe angewendete Heilkunst des Arztes, die Pflege der barmherzigen Schwestern die Anwendungen erst wirksam und heilsam gemacht? Hat die Medizin diese Heilkraft auf den Placeboeffekt reduziert? Warum ist Heilen mit Liebe in der heutigen Praxis nicht mehr oportun? Setzen sich damit Heiler und Therapeuten sexistischer oder gar sektiererischer Vorwürfe aus? Anwendung, Seminare und Workshop von Liebe und Menschlichkeit.

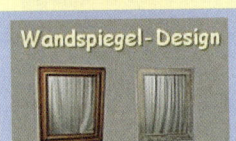

Wandspiegel-Design
Claudio Schreiber
Boglerenstrasse 60
8700 Küsnacht
Tel. 044-910 99 68
Mob. 079-694 69 47
e-mail: c.schreiber@ggaweb.ch
www.wandspiegel.ch

Mein Ziel: alte Rahmen restaurieren, neu bearbeiten und ihnen wieder ein neues Aussehen geben. Für mich haben die alten Rahmen einen ganz speziellen Charme.
Kein Wandspiegel sieht am Schluss gleich aus, jeder hat eine andere Form und bekommt seinen eigenen Style.

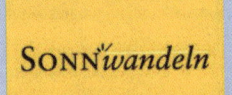

Sonnwandeln
Spirituelle Schriftenreihe des nada-Verlags
CH-8712 Stäfa

Gratis-Probenummer
herunterladen von:
www.sonnwandeln.ch

Sonnwandeln, die Monatsschrift für spirituelle Entwicklung im Alltagsleben. Sonnwandeln weist Wege einer inneren Wandlung, die auch zu mehr Freude und Zufriedenheit im täglichen Leben verhelfen soll. Es ist unabhängig und undogmatisch, schöpft aus weltweiter spiritueller, philosophischer und psychologischer Weisheit und versteht sich als Ergänzung zu jeder Form und Richtung der Spiritualität. **Mehr als eine Schriftenreihe - eine spirituelle Lebensschule!**

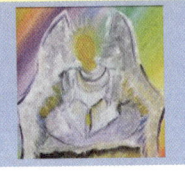

Heidi Gisler-Schärer
Wicca und Künstlerin
Kantonsstrasse 39a
6207 Nottwil
Tel. 041 / 937 25 38
Natel 076 / 565 11 37
www.elfenwelt.li
avalon75@gmx.ch

Wollen Sie wissen wie Ihr **geistiger Begleiter, Ihr Schutzengel** aussieht? Dann zögern Sie nicht und melden Sie sich bei mir. Ich arbeite mit Engeln, Pendeln, Karten legen, Numerologie, Reiki und vielem mehr. Unter anderem male ich auch sehr gut und gerne. So zeichne ich, was ich spüre, fühle und sehe. Die Engel und geistigen Wesen sind um mich herum uns sie führen/begleiten mich bei meiner Arbeit als Künstlerin und Wicca.

Idealismus, Kunst und Visionen

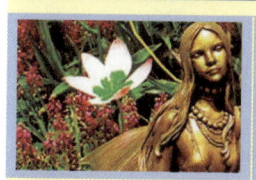

Suzane Brunner V.
Klimmweg 34
8305 Dietlikon
Tel. +41 (0)43 255 93 93
e-mail: suzane@fotomuse.ch
www.fotomuse.ch

Fotografik von Suzane Brunner V.
Hallo! Ich bin die Fotomuse und gerne für dich da, wenn du Bildmaterial für deine Website, Visitenkarten, Flyer etc. brauchst. Von Fototherapie über Reportagen - egal was, ich begleite dich gerne in deinem Tun und Sein (in der ganzen Schweiz möglich). Viele Bilder findest du auf meiner Website - ich freue mich über deinen Besuch!

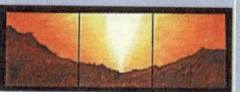

---

www.lena-aischa.ch
www.kinderheilensichselbst.ch

Lena Aischa
Renata Baumann
Mensch, Autorin, Malerin, Mitheilerin
Fon *41 43 466 06 06
Fax *41 43 466 06 09
e-mail: kontakt@lena-aischa.ch

Bilder, die eine eigene Sprache sprechen. Die Sprache des Herzens.
Die einzige Sprache, die alle verstehen.
Und es gibt Türen, die man nur mit dem Herzen öffnen kann. In meinem Unwissen, voll Emotionen und Gedanken, Gefühlen und Ängsten, entdecke ich klare und starke Farben. Und darin erkenne ich meine Seele.

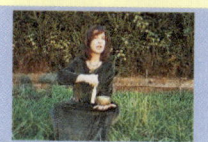

---

home.rega-sense.ch/feuwaerlu/index.htm

Lydia Graf
Schamanische Heilarbeit -
Feuerlauf - Supervision
Tel. 079 430 43 10
e-mail:
feuwaerlu@sensemail.ch

Da singt eine Frau ihre Lieder, unsere Lieder - Urgesänge, in die man eintauchen und in denen man sich vergessen kann, die einen umhüllen und einen Ohrenschmaus lang begleiten. Spüre die Verbundenheit mit dem Urgesang der Erde, des Wassers, der Luft, des Feuers und allem was lebt. Lydia Graf's Urgesänge kommen tief aus dem Innern, -sind anders! Neugierig? Bestellen Sie die neue CD direkt bei der Berner Sängerin. (Fr. 30.- + Porto). Live-Auftritte, Workshops.

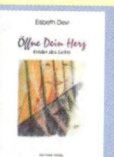

Buchtipp
Autorin, internat. Referentin
Elsbeth Maurer
Postfach 1411
CH-8032 Zürich
+41 44 382 43 49
info@kinderdeslichts.net
www.kinderdeslichts.net

Ein unverzichtbarer Ratgeber aus dem die Liebe zu unseren Kindern spricht. Stimmen zum Buch: Immer wenn ich darin lese spüre ich, wie wieder Energie und Visionen für meinen Weg mit Kindern und Eltern zu arbeiten, in mir aufkommen. Obwohl ich kein Freund von Büchern mit vielen Übungen bin, habe ich mit der "Übung: Du bist zur richtigen Zeit am richtigen Ort" eine praktische Hilfe bekommen. **Kinder sind unsere Lehrer:** Höre Ihnen aufmerksam zu und sie lehren Dich die Unbeschwertheit im Hier und Jetzt, der verlorenen Welt. Tibetan Wisdom

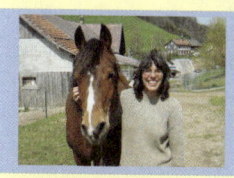

Biodynamischer Hof
Kathrin Mäder
Wasserfluh
9620 **Lichtensteig**

Wer möchte mit Kathrin (48) auf dem Hof mitgestalten, wohnen und selber neue Ideen einbringen und umsetzen? Viele Anfragen sind gekommen für Demeter-Gemüse. Ein/e Gärtner/-in könnte dieses umsetzen. Willkommen ist eine eigenständige, liebevolle, spirituelle Person, die auch etwas bewegt und nicht nur davon träumt. Der Hof wird biodyn. geführt mit Räthischem Grauvieh und div. anderen Kleintieren. Ich freue mich auf Deine schriftliche Kontaktaufnahme (gerne mit Foto).

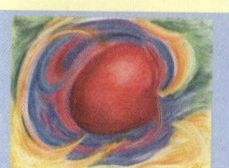

Spirituelle Kunst & Therapie
Alexandra B. Schenker
Breitestrasse 20a
CH-8400 Winterthur
+41 (0)52 233 74 24

as@alexandraschenker.org
www.alexandraschenker.org

Als Mensch und Künstlerin gebe ich dem Spirituellen Form, mache die Schwingungen sichtbar und so auf eine weitere Art erfahrbar. Mit den Heilbehandlungen helfe ich mit, Ihre Selbstheilungskräfte auf allen Ebenen zu aktivieren. Das persönliche Seelen-Bild oder Engel-Bild (abstrakt) male ich mit Pastellkreide auf dem Papierformat A3. Kosten: Fr. 280.—
Auf Anfrage führe ich auch gerne Kleinkurse im intuitiven Malen oder anderen spirituellen Themen durch. Mehr Informationen finden Sie auf meiner Internetseite.

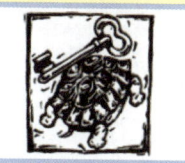

Naomi King
Spirituelle Kunst & Mystik

Shop & Ausstellungskalender
www.verlag-ubangi.com
e-mail: info@verlag-ubangi.com

Mystische Perlenkette
Die Spirituelle Kunst von Naomi King drückt sich in eindrücklicher Weise durch Farben und Formen aus. Die Spiritualität findet seit Urzeiten ihren Ausdruck in Symboliken. Durch einmalige Farbkompositionen und das Zusammenwirken von uralten Formen drückt sie der Spirituellen Kunst ihren eigenen Siegel auf.

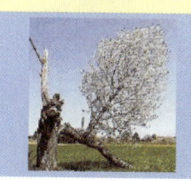

Stiftung Attitudinal Healing
In der Halde 13
CH – 8967 Widen / AG
Tel. +41 56 631 68 94
Fax. +41 56 631 68 53
info@stiftung-attitudinal-healing.org
www.stiftung-attitudinal-healing.org

"Attitudinal Healing" geht davon aus, dass unser Leid von Gedanken, Gefühlen und der inneren Einstellung hervorgerufen und beeinflusst wird. Durch deren bewusste Veränderung können wir "innere Heilung" bewirken und dadurch Frieden und Glück wiedererlangen. Wir können Ihnen helfen, Ängste, Aggressionen, Einsamkeit und Gefühle der Trennung und Ablehnung abzubauen und den Wert Ihres Lebens durch bedingungslose Liebe, inneren Frieden, Verbundenheit und Akzeptanz zu verbessern.

Idealismus, Kunst und Visionen

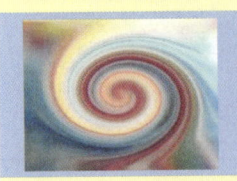

danuser energy
Daniela Danuser
Postfach 89
CH-7006 Chur

Tel/Fax +41 (0)81 284 25 26
e-mail: info@danuser-energy.ch
www.danuser-energy.ch

Mit Hilfe der Engel male ich für Sie **Seelen-Kraft-Bilder**, mediale Bilder, Engel-Energie-Bilder und auch Engel-Energie-Bilder für Firmen oder Praxen. Diese Bilder strahlen permanent eine wohltuende Energie aus und unterstützen Sie auf Ihrem Weg. Jedesmal wenn Sie das Bild in Ihre Hände nehmen oder auch nur betrachten, wird Ihre Seele tief berührt. Sanft entfaltet es seine Wirkung und hüllt Sie in positive Energien ein. Sehr gut auch zur Meditation geeignet. Die Bilder werden von mir und den Engeln in verschiedenen Grössen mit Pastel-Ölkreide gemalt. Lassen Sie sich überraschen...

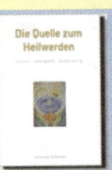

Buchtipp
Der Autor:
Johannes Bollhalder
Astrophilosoph und
Naturheilpraktiker
Habsburgerstrasse 20
CH 6003 Luzern
www.gesund.ch/heilwerden

In seinem Buch **"Die Quelle zum Heilwerden"** geht der Autor der Gesundheitsfrage auf den Grund. Er zeigt Zusammenhänge von Wirtschaft, Politik und Geld und deren Auswirkungen auf die Gesundheit. Dabei möchte er die Leser ermutigen achtsamer zu sein, selbst vermehrt Eigenverantwortung zu übernehmen und das eigene Potential zu erkennen und zu verwirklichen. Den Mächtigen dieser Erde, die ihre eigenen und fremden egoistischen Ziele verfolgen, stellt er ein fragwürdiges Zeugnis aus. Ein umfangreiches Werk voller interessanter Denkanstösse für Wachstum, Gesundheit und Wohlergehen. Weitere Infos.

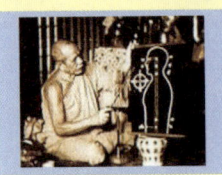

DHAMMAKAYA – SCHWEIZ
Support
CH-8032 Zürich
+ 41 (0) 44 382 43 49
+ 41 (0) 55 410 29 70

info@dhammakaya.info
www.dhammakaya.info

HARMONIE ist der kostbarste Geisteszustand der Menschheit. Jeder Mensch sucht Glück und Harmonie. Glücklich sein fängt mit der Grundlage geistiger und körperlicher Gesundheit an. Leider vernachlässigen wir heute häufig die wichtigste Quelle des realen Friedens und der Glückseligkeit, das Innere: den menschlichen Geist (Mind). **MEDITATION** monatlich geleitet von buddhistischen Mönchen aus Thailand. **WORLD PEACE THROUGH INNER PEACE.**

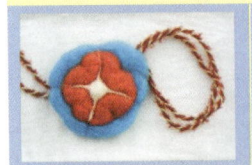

Atelier d'Inspiration
Dobrovolny-Mühlenbach Petra
Langmauerweg 17
CH-3011 Bern
Tel. 031 311 04 14
home:
www.gesund.ch/inspiration

Ihr persönliches Energie-Medaillon stelle ich für Sie aufgrund einer Haarprobe her. Es begleitet und schützt Sie.

sFr. 330.-
Lieferfrist: 3 Wochen

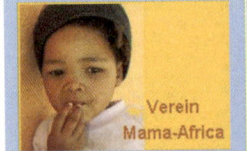

Verein "Mama-Africa"
Amselweg 4
8887 Mels

e-mail: info@mama-africa.ch
www.mama-africa.ch

Direkthilfe für Menschen in Not in Burkina Faso, Afrika.
Im Jahr 2000 war das Geschwisterpaar Dominik und Franziska Matzig in einem Kinder-Strassenprojekt in Afrika tätig. Angesichts der Not haben sie die Hilfeleistung auf privater Basis bis heute weitergeführt. Wichtig ist, dass jeder gespendete Franken effektiv für Hilfsgüter zum Einsatz kommt. Selbst die jährliche Reise wird aus dem eigneren Sack bezahlt. So kann man mit wenig Geld grosses bewirken.

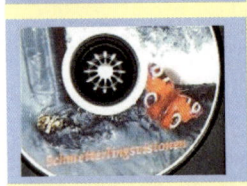

Irene Thoma
Autorin
Hubstrasse 33
CH-9500 Wil
Tel. 071-911 66 30

e-mail: amyris@thurweb.ch
home: www.gesund.ch/amyris

Die CD von Irene Thoma beinhaltet **geführte Meditation in Mundart**, untermalt mit sanften Gitarrenklängen und Naturgeräuschen. Die Entspannungen verlangen kein Wissen über Meditationstechniken und können von Menschen jeden Alters genutzt werden. Geführte Meditation kann Ihnen Impulse, Harmonie, Energie, Licht- und Lebensschwung in Ihren Alltag bringen.

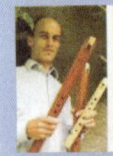

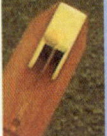

Alf Jetzer
Handgefertigte
Erdklangflöten
Weinbergstrasse 69
CH-8006 Zürich
Tel. Atelier 01-350 03 18
Tel. Priv. 01-401 51 20
e-mail: ajetzer@bluewin.ch

Alf Jetzer ist **Musiker und Flötenbauer**. Seit 30 Jahren ist er im Bereich intuitives Musizieren und Klangforschung tätig. Über einen langen Zeitraum entwickelte er die sogenannte "Erdklang-Flöte", welche sich hervorragend eignet für therapeutische und rituelle Anwendungen. Der volle, warme, erdige Klang ist absolut einmalig. Sie ist einfach zu spielen und deshalb auch für Nichtflötisten interessant. Gerne können Sie Alf Jetzer im Atelier besuchen und die Flöten unverbindlich ausprobieren.

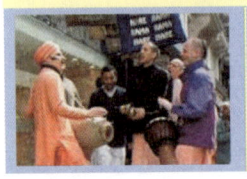

Krishna-Gemeinschaft
Schweiz
Bergstrasse 54
CH-8030 Zürich
Tel. 044 262 33 88
Fax: 044 262 31 14
Mail: kgs@pamho.net
Web: www.krishna.ch

Die Bewegung für Krishna-Bewusstsein ist im Westen relativ jung, doch ihre Wurzeln reichen weit zurück bis in die Zeit der altindischen Hochkultur, die vor 5000 Jahren ihren Höhepunkt erlebte. Die wichtigsten Zeugnisse jener Epoche sind die Sanskrit-Schriften (Veden), die Gott als den Ursprung von allem beschreiben. Diese vedische Weisheit eingehend zu studieren, praktisch umzusetzen und anderen zugänglich zu machen, ist das Anliegen der Hare-Krishna-Bewegung.

Schulen und Institute

KinWin - Schule für Kinesiologie
Kirchgasse 11
8266 Steckborn
Tel. 052 319 34 72
Büro: im Baumgarte 1
8460 Marthalen
info@kinwin.ch / www.kinwin.ch

- **3-jährige praxisnahe Ausbildung** in prof. Kinesiologie mit Abschlussprüfung gemäss EMR-Richtlinien
- **1-jährige Basisausbildung** in Kinesiologie
- **Kurse zum Kinesiologie kennen lernen** (Touch for Health, Brain Gym, Gehirngerecht lernen, Stressabbau, Health Kinesiology etc.)

Bitte frühzeitig anmelden, da begrenzte Teilnehmerzahl.
KinWin - die Schule mit der persönlichen Note

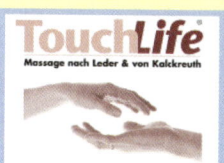

Schule für TouchLife Massage Schweiz
Zencha Christine Haldemann
Bergstrasse 28
CH-4533 Riedholz
Tel: (+41) 032 621 61 07
E-mail: zencha@bluewin.ch
www.touchlife.ch

"Wir berühren Menschen"
Die Grundausbildung in TouchLife® Massage
- die Kunst der Berührung, die auf fünf Pfeilern ruht:
- **Massagetechniken**
- **Gespräch**
- **Energieausgleich**
- **Atem**
- **Achtsamkeit**

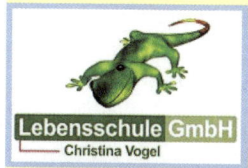

Lebensschule Christina Vogel GmbH
Christina Vogel
Hauptstr. 233 / Agerstenbach
8272 Ermatingen
Tel./Fax 071-664 26 37
vogel@schule-lebensberatung.ch
www.schule-lebensberatung.ch

Lebensschule zum Dipl. psych. Lebensberater
Eine umfassende Ausbildung zum / zur dipl. Lebensberater/in innert 18 Monaten, jeweils an einem Wochenende oder zwei Wochentagen pro Monat. Kompetente Fachdozenten/innen eröffnen Ihnen berufliche und private Perspektiven mit Zukunft.

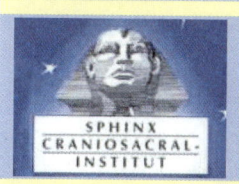

Sphinx-Craniosacral-Institut
Postfach 629
CH-4003 Basel
Tel. 061 274 07 74
Fax 061 274 07 75
e-mail: sphinx@craniosacral.ch
home: www.craniosacral.ch

Infoabende, Einführungskurse in Craniosacral-Behandlung. Fundierte Ausbildung in craniosacral_flow®, u.a. mit Daniel Agustoni, Autor von 'Craniosacral-Rhythmus', **Praxisbuch zu einer sanften Körpertherapie**, mit 90 Fotos und Poster, ISBN 3–466-34491-3 und von **'Craniosacral-Selbstbehandlung', Buch** ISBN 3-466-34471-9 und **Übungs-CD** 3-466-45788-2 (Kösel-Verlag).

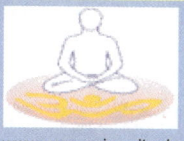

Yoga University Villeret
Rue de la Gare 5
2613 Villeret
Tel. 032 941 50 40
Fax 032 941 50 41
e-mail: info@yoga-university.ch
www.yoga-university.ch

Offizielle Ausbildungsschule des Schweizer Yogaverbandes:

Aus- und Weiterbildung von YogalehrerInnen, Kurse und Seminare.

Institut für Kinesiologie Zürich IKAMED
Konradstrasse 32
8005 Zürich
Tel. 044-447 45 15
e-mail: info@ikamed.ch
www.ikamed.ch

Kinesiologie: IKAMED bewegt.
- Hier erlernen Sie die fundierten IK-kinesiologischen Grundlagen.
- Einzelkurse, Grundlagenjahr oder 3-jährige Ausbildung.
- IKAMED, das einzige Kinesiologie-Institut mit 20 Jahren Erfahrung und eduQua-Zertifizierung.

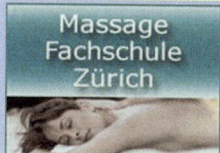

Massage-Fachschule Zürich
Birchdörfli 66
CH-8050 Zürich
Tel 043 233 99 70
Fax 043 233 99 70
info@massagefachschule.ch
Internet:
www.massage-fachschule.ch

Diverse Massage-Ausbildungen werden angeboten:
- Dipl. Wellnessmasseur/in
- Dipl. Gesundheitsmasseur/in
- Dipl. Masseur/in
- Dipl. Fussreflexzonenmasseur/in
- Akupressur, Ayurveda
  und viele weitere Kurse

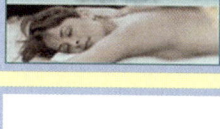

WMH-Schule
Gäuggelistrasse 20
7000 Chur
079 230 12 64

info@wmhschule.ch
www.wmhschule.ch

- Medizinisches Grundwissen für nichtakademische Heilberufe
- Management Grundlagen für Selbständigerwerbende
- Fachschulungen
- Kurse
- Einzelberatungen
- Schulungsraum zu vermieten
- externe Schulungen

Schulen und Institute

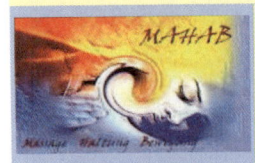

MAHAB Fachschule für Massage, Haltung u. Bewegung
Marianne Hablützel
Biberlinstrasse 44
CH-8032 Zürich
Telefon: 01 381 46 55
E-Mail: mail@mahab.ch
Home: www.mahab.ch

- **Ausbildung Klassische Massage** nach EMR Richtlinien
- **Anatomie / Physiologie / Pathologie**
- Traditionelle Thai-Yoga-Massage
- Lomi Lomi Nui Massage
- Dornmethode und Breussmassage
- Diverse Fortbildungen und Kurse

Fachschule für Rituale
Beeler Klaus, Psychotherapeut
Wegmüller Thomas, Erw.bildner
Brunnenweg 1
CH-5300 Thurgi
Tel.+Fax 056-223 43 72
e-mail: info@schule-fuer-rituale.ch

Ausbildung in Ritualgestaltung und Ritualleitung, berufsbegleitend, 3 Jahre.
Ateliers zur Tätigkeit mit Ritualen

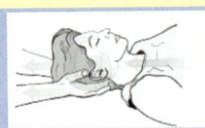

Da-Sein Institut
Ganzheitliche Energiearbeit
Unterer Graben 29
8400 Winterthur
Tel. 052 203 24 55
Fax 052 203 24 56
Email: info@energiearbeit.ch
www.da-sein-institut.ch

Berufsbegleitende Aus- und Weiterbildungen in
- Biodynamischer Craniosacral-Therapie nach Sills (EMR/CranioSuisse)
- Pränatal- und Geburtstherapie-Arbeit nach Castellino/Emerson
- Geburtprozessworkshops
- Medizinische Grundlagen (EMR)

Profess. Fachausbildungen mit Diplom-/Zertifikatabschluss

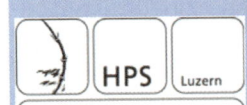

Heilpraktikerschule HPS GmbH
Gesegnetmattstrasse 14
CH - 6006 Luzern
Tel. 041-418 20 10
Fax 041 418 20 11
e-mail:
info@heilpraktikerschule.ch
www.heilpraktikerschule.ch

Aus- und Weiterbildungen in Voll- und Teilzeit für:
- Ernährungsberatung n.d. 5 Elementen, Allg. Naturheilkunde
- Akupunktur, Diätetik West-TCM, Phytotherap. West-TCM
- Shiatsu, Fussreflexzonen, Klassische Massage
- WestMed 150, WestMed 600
- Manuelle Komplementärtherapie
- Traditionelle Europäische Naturheilkunde
- Chinesische Medizin

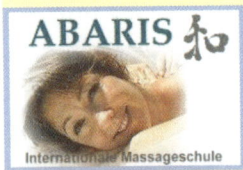

Abaris ISFS
Internationale Massageschule
Im Hagenbrünneli 8
CH-8046 Zürich
Telefon 043 388 81 00
e-mail:
massagekurse@bluewin.ch
www.massage-ausbildung.ch

Abaris, ihr Partner für Wellness u. Massagen seit 1987
- **Wellness Shiatsu** Die sanfte Akupressur Methode
- **Klassische Massage** Die bekannteste Massage
- **Sitzmassage (Stuhlmassage)** Die moderne Massageform für Profis
- **Migräne und Kopfschmerzen** Der Spezialkurs
- **Das eigene Geschäft** Das Seminar das zur Sache kommt

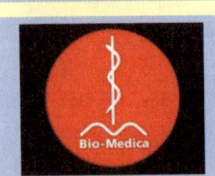

Fachschule für Massage,
TCM und Westliche Medizin
Schweizergasse 33
CH-4054 Basel
Tel. 061 283 77 77
bio-medica.basel@bluewin.ch
www.bio-medica-basel.ch

Berufsbegleitende Kurse-Ausbildungen-Weiterbildungen (EMR, SBO-TCM)
- Chinesische Medizin (Akupressur, Tuina, Akupunktur)
- Klassische-, Fussreflexzonen-Massage
- Westliche Medizin
- "Open-Therapie": Dorn-Breuss, Aromatherapie, Feng Shui, Edelstein-Therapie, ..u.v.m.

Unser Weiterbildungsangebot finden Sie auf unserer Website.

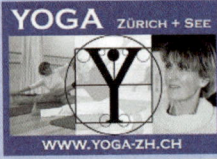

Yogaschule
Theres Riedweg
Hofenstrasse 89 a
8708 Männedorf
Tel. 044-920 22 52
e-mail: yoga@bluewin.ch
www.yoga-zh.ch

- Yoga - Kurse
- Yoga - Workshops
- Meditation

Therese Riedweg, dipl.Yogalehrerin der schweiz. Yogagesellschaft, unterrichtet in Zürich, Herrliberg, Männedorf und Stäfa. Sie hat Lehraufträge an Schulen und Kliniken und 20 Jahre Yogaerfahrung.

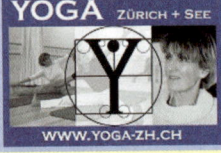

---

terrafloris
Güttingerstrasse 44
8595 Altnau
Tel. + Fax 071 690 06 30
e-mail: info@terrafloris.ch

SPAK anerkannte Ausbildung zur **dipl. Bach-Blüten Therapeut**in. Sie lernen das Spektrum der Blütentherapie nach Dr. Eduard Bach kennen und anwenden. Nächster Ausbildungsbeginn: 06. April 2007
Fachspezifisch übergeordnete Ausbildung zum Thema **Die therapeutische Begegnung**. Sie lernen den therapeutischen Umgang mit Ihren Klienten.

Schulen und Institute

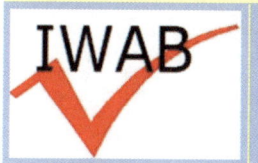

IWAB
Institut Winzenried
für Ausbildung und Beratung
Postfach 34
4658 Däniken
062 751 89 90
Mail: info@iwab.ch
www.iwab.ch

Angebote :

- Beraterausbildung FVPBS
- Komplementär - psych. BeraterIn
- Lehrgang lösungsorientierte Beratung

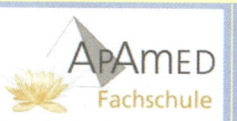

APAMED Fachschule
Jonaport / Bühlstr. 1
8645 Jona-Rapperswil
Tel 055 210 27 00
Fax 055 210 34 00
E-Mail info@apamed.ch
www.apamed.ch

SPAK zertifizierte Fachschule für Kinesiologie - Angewandte Psychologie und Alternativmedizin
Berufsbegleitende Ausbildungen:
- dipl. hol. Kinesiologie/in
- dipl. Ernährungstherapeut/in
- dipl. psycholgischer Berater/in

...sowie div. Seminare, Workshops und Lehrgänge

BIK - Berner Institut für Kinesiologie
Seftigenstrasse 41
CH-3007 Bern
Telefon 031 372 40 80
Fax 031 372 40 81
e-mail:
Be.Inst.Kin@spectraweb.ch

3-jährige Ausbildung in Professioneller Kinesiologie mit Diplomabschluss, anerkannt vom NVS, SVNH, ASCA, KinAP, erfüllt die Voraussetzungen fürs EMR, I-ASK / Kurse in Kinesiologie (Touch for Health, Brain Gym, Hyperton-X, One Brain, Applied Physiology, LEAP, Neural Systems), Med. Grundlagen, Psychologie u. Beratung, Phyllis Krystal / Praxis für Kinesiologie

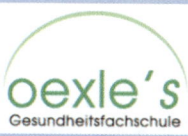

Aus- und Weiterbildungen in Naturheilkunde u. Massagen
Oexle's Gesundheitsfachschule
Bahnhofstrasse 6
CH - 8952 Schlieren ZH
Tel. 043 433 55 88
Fax 043 433 55 87
Mail: info@oexle.ch

Naturheilpraktikerausbildung - 4 Jahre (1800Std), berufsbegleitend
Aus- und Weiterbildungen in Naturheilkunde und Massagen
Lehrgänge in Klassischer Massage, Fussreflexzonenmassage, Manuelle Lymphdrainage, Ohrreflexzonenmassage, Schädelreflexzonenmassage, Schlüsselzonenmassage.

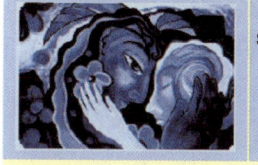

---

stella maris
Schule für heilende Künste
3600 Thun
Tel. 032 6772258

E-mail:
stella.maris@hispeed.ch

Ausbildungszentrum für Atem-, Mal- und Imaginationstherapie, Traumarbeit und Meditation
Berufsbegleitende Ausbildungen: MalatelierleiterIn oder Mal- und ImaginationstherapeutIn (SVNH anerkannt)

Institut für ganzheitliche Methodik
Postfach
CH-4310 Rheinfelden
Tel. +41 62 871 83 11
Fax +41 62 871 83 13
info@hypnose-therapie.com

Modulare Hypnoseausbildungen mit Diplomabschluss (VeHS anerkannt)
- Klass. Hypnotherapie / Hypnose nach Milton H. Erickson
- Hypnosystemische Behandlungsstrategien
- Hypnose in der Onkologie / Schmerzbehandlung / Zahnhärztliche Hypnose

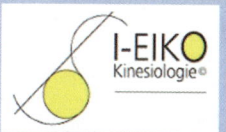

Kinesiologie-/ Kinetikschule
Wildstrasse 22
CH-3097 Bern - Liebefeld
Tel. 031 972 91 52
Natel 079 286 09 66
Fax. 031 972 91 51
E-Mail: kineiko@bluewin.ch

4-jährige professionelle Ausbildung
- Praxis-orientiert
- Berufsbegleitend in Blöcken à 2 - 3 Tage, ca. 20 Arbeitstage / Jahr
- Max. 8 TeilnehmerInnen pro Klasse
- Modular aufgebaut
- NVS/SPAK-zertifiziert
- Medizinische Grundlagen Details unter www.i-eiko.ch

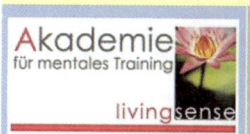

Coaching Institut & Akademie für mentales Training
Julia Kümin
Brunnenstrasse 4
8575 Bürglen
+41 79 744 95 36
+41 71 634 62 14
+41 71 634 62 11

Berufsausbildungen: Dipl. Mental-Trainer/in, Dipl. Mental-Coach/in, Dipl. Sport- Mental-Coach
Öffentliche Mental-Trainings: 3-Tages-Training, 3 Abende Kompakttraining
Einzelsitzungen in Mental-Coaching und ENNP© (Emontial Neuro-Netz-Programmierung)
Informationen unter: www.mental-akademie.ch
www.coaching-institut.ch

Schulen und Institute

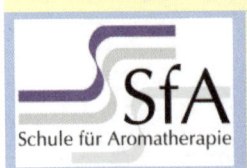

Schweizerische Schule für Aromatherapie, SfA
Rubigenstrasse 35
CH-3123 Belp
Telefon: ++41 (0)31 819 62 63
Mail:
info@aromatherapieschule.ch
www.aromatherapieschule.ch

- Ausbildungen in Aromatherapie, SVNH-anerkannt, 2 Jahre (berufs- u. familienbegleitend möglich)
- Ausbildungen und Kurse in Aromaberatung, Aromatologie, Aromakosmetik, Heil- und Aromamassage
- Schulungen, Vorträge und Workshops durch erfahrene Dozenten für Institutionen, Verbände und Private

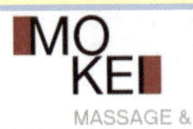

MOKEI
Massage- und Wellness Schule
Ruedi-Walter-Strasse 2A
8050 Zürich-Oerlikon
Tel. 044-313 08 55
www.mokei.ch
e-mail: info@mokei.ch

Berufsbegleitende Aus- und Weiterbildung
- Dipl. ganzheitliche/r Kosmetik- und Wellness-masseur/In
- Dipl. Gesundheits- und Entspannungsmasseur/In
- Dipl. Gesundheitsmasseur/In
- Einzelmodule für Massage und ganzheitliche Kosmetik

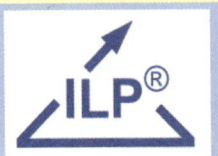

Praxis und Fachschule ILP Schweiz
Integrierte Lösungsorientierte Psychologie®
Laufenstr. 70, 4053 Basel
Tel. 061 332 00 02
www.ilp-fachschule.ch
www.wellnetz.ch

ILP® - Integrierte Lösungsorientierte Psychologie - Kurztherapie / Coaching / Supervision
1-jährige, qualifizierte Ausbildung zum Psychologischen Coach ILP® mit Diplomabschluss in Winterthur, Luzern, Basel (berufsbegleitend, in 7 Kurseinheiten). Als einzige Fachschule in der Schweiz sind wir autorisiert die Methode ILP® (Friedmann) auszubilden.

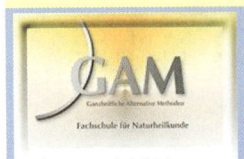

GAM Fachschule für Naturheilkunde
Sekretariat: Tittwiesenstr. 55
CH-7000 Chur
Tel. 081 256 50 70 Fax..79
E-Mail: info@gam-chur.ch
www.gamfachschulen.ch
Chur, Bern, Zürich

Ausbildungen: Mediz. Grundlagen, Naturheilprakt., Holistischer Heilprakt., Phytotherap., Ernährungsheilprakt., Energie-Ganzheitstherap., integrative Psychologie, Lebensnavigator, Beginn halbjährlich Seminare / Kurse: Bachblüten, Ohrakupunktur, Dorn-Breuss, Energiearbeit Fuss/Rücken, Meditation, Lebensberater uvm. Tageskurse/Vorträge ganze Schweiz Partner Konvergenz Netzwerk Gesundheit, www.GAM-Gesundheitsmesse.

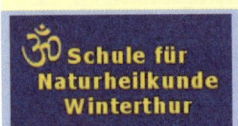

Schule für Naturheilkunde Winterthur
Wülflingerstrasse 28a
CH-8400 Winterthur
Tel: +41 (0)52 223 00 22
Fax: +41 (0)52 222 92 66
e-mail:
naturheilpraxis@tiscalinet.ch

www.spiritualhealing.ch

- 1- u. 2-jährige Ausbildung zum ganzheitlichen Therapeuten
- laufend Kurse, Seminare, Weiterbildungen
- Meditationen
- Spirituelles Heilen
- Chakra Therapie
- Edelstein Elixiere
- nähere Infos auf unserer Website

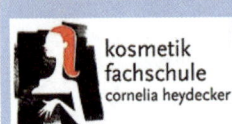

Kosmetik Fachschule Cornelia Heydecker
Weinbergstr. 22
8001 Zürich
Tel. 043 810 70 00
Fax 043 810 72 00
e-mail: info@heydecker.ch
www.heydecker.ch

Fachausbildung zur Kosmetikerin
- Berufsbegleitende Tageskurse (Mo, Mi oder Sa)
- Ausbildungsdauer: 6 Monate
- Theorie und Praxis
- 5 Minuten vom HB Zürich
- Kursbeginn: Oktober und April

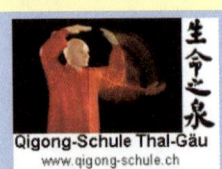

Qigong-Schule Thal-Gäu
Hauptstrasse 87
4702 Oensingen
Tel. 062 393 10 00
e-mail: guido@qigong-schule.ch
www.qigong-schule.ch

- Mitglied der Schweizerischen Gesellschaft für Qigong und Taijiquan
- Fortlaufende Qigong- und Taijiquan-Kurse
- 3-jährige Diplomausbildung zur Qigonglehrerin, zum Qigonglehrer
- Spezial themengerichtete Kurse
- Privatlektionen

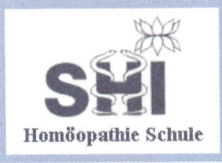

SHI Homöopathie Schule
Steinhauserstrasse 51
CH - 6300 Zug
Tel. 041 748 21 77
Fax 041 748 21 84
e-mail: schule@shi.ch
www.shi.ch

- Mitglied der höheren Fachschule für Naturheilverfahren und Homöopathie hfnh
- staatliches Anerkennungsverfahren für den Bildungsgang "Homöopath" läuft
- umfangreichste Homöopathie-Ausbildung in der Schweiz
- Schulleiter Dr. Mohinder Singh Jus
- Zeitschrift "Similia" erscheint 4 x jährlich

Schulen und Institute

Gesundheitszentrum BELIKA
Floraweg 4
CH-8820 Wädenswil
T&F: 044 780 10 77

www.belika.ch
info@belika.ch

Ausbildungen und Kurse:
- Akupressur nach TCM mit Diplomabschluss
- Fussreflexzonentherapie mit Diplomabschluss
- Medizinische Grundlagen
- Psycho Energetische Lebensberatung
- Schröpfen, Wickel
- Honigmassage
- Ohrakupunktur

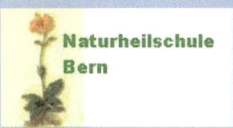

Naturheilschule Bern
Mittelweg 6A
3063 Ittigen
Tel. 031-922 03 06
Fax 031 922 03 07
e-mail:
info@naturheilschule.ch

www.naturheilschule.ch

- Ausbildung dipl. NaturheiltherapeutIn
- Ausbildung Medizinische Grundlagen
- Ausbildung Bachblüten
- Ausbildung Astrologie

Zentrum Bodyfeet AG
Aarestrasse 30
CH-3600 Thun
Tel. 033 222 23 23
Fax 033-222 12 12
e-mail: mail@bodyfeet.ch

Fachschule für Naturheilkunde und manuelle Therapien
www.bodyfeet.ch

- Berufsbegleitende Ausbildung zum/r Naturheilpraktiker/in nach EMR-Richtlinien und mit SVNH- und Visana-Anerkennung
- Massage-Kurse zum Hausgebrauch
- diverse Lehrgänge nach EMR-Richtlinien
- versch. Kurse für man. Therapien ganze D-CH
- Umfangreiches Fort- und Weiterbildungsprogramm

---

aeon
Gerhard Schobel Singer
aeon-Hawai'i Spirit
Falknerstr. 4 / Postfach 103
CH-4001 Basel
T. (+41) 061-262 32 00
F. (+41) 061-262 32 01
e-mail: willkommen@aeon.ch
home: http://www.aeon.ch

**Zentrum für Psychosynthese und ganzheitliches Heilen
Ausbildungen und Seminare**

Aus- und Weiterbildungen in Psychosynthese, Systemtheorie, Mitarbeiter- und Kaderschulung, Coaching, Supervision.
Seminare in Huna, Hula, Körperarbeit, Massage, Lomi Lomi und Klangmassage.
Internet Shop www.makahiki.ch

Institut für Erdstrahlen und Elektrosmog
Zentrale für die ganze Schweiz
Bösch 106
CH-6331 Hünenberg
Tel. 041-310 72 26
e-mail: mail@erdstrahlen.ch

www.erdstrahlen.ch
IFEE Institut für Erdstrahlen seit 1992 und Elektrosmog

Baubiologische Haus- u. Wohnungsvermessungen.

Seit 1992 mit elektronischen Messgeräten. Ohne Rute oder Pendel. Messergebnisse schriftlich in einem Protokoll. Inklusive Körperenergie-Messung nach Dr. Voll an 10 Akupunktur-Punkten an der linken Hand.

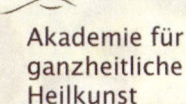

Akademie für ganzheitliche Heilkunst
Postfach
CH-4002 Basel
Tel. 0848 580 000
info@heil-kunst.ch
www.heil-kunst.ch

Fundierte berufsbegleitende Aus- und Weiterbildungen in den Bereichen:
- Polarity Therapie
- Prozessarbeit
- Ayurveda
- Menschenkunde
- Offenes Forum

Ausführliche Beschreibungen auf www.heil-kunst.ch

SIRT Schule für interdisziplinäre, ressourcenorientierte Therapieformen
Bahnhofstr. 6, 8494 Bauma
Tel. und Fax 052 386 31 42
e-mail: info@sirt.ch
www.SIRT.ch

Schule für interdisziplinäre ressourcenorientierte Therapie

Medizinisches Basiswissen Anerkennung ASCA 1 und 3 (total ca. 600 Stunden) Komplementärmedizinisches Praktikum / Indikationsstellung / Übungstage
Weiterbildungen in: Handanalyse als therapeutisches Instrument, Spielen mit Klangkörpern, Wassertherapie Jahara Methode, Beratungskompetenz
Jahreskurs Selbsterfahrung mit Handanalyse, Wassertherapie und Klang

---

I.M.U. College
Faculty of Bioenergetic Medicine
Martin Keymer
Raiffeisenstr. 1
D-24211 Preetz
Tel.: +49 (4342) 78 98-20
therap.haus.mk@t-online.de
www.imu-college.de

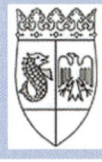

**I.M.U. College
Martin Keymer**
Ihre internationale und unabhängige Fortbildungsinstitution der bioenergetischen Ganzheitsmedizin

Unabhängige Aus- und Fortbildungsinstitution der bioenergetischen Ganzheitsmedizin, die Heilpraktikern und Ärzten auf dem Gebiet der bioenergetischen Diagnostik und Therapie ein umfassendes und hoch qualifiziertes, gut durchstrukturiertes Aus- und Fortbildungsangebot bietet.
Seminare auch in der Schweiz
Einsteigerseminare mit Geld-zurück-Garantie!

Schulen und Institute

Schule für klassische Naturheilkunde Zürich
Schöntalstrasse 21
CH-8004 Zürich
Tel.: 0041-1-241 56 83
FAX: 0041-1-241 02 04
info@naturheilkunde.ch
www.naturheilkunde.ch

Berufsbegleitendes Diplomstudium (4 Jahre) in
· Chinesischer Medizin/ Akupunktur
· Klassischer Homöopathie
· Traditionelle Naturheilkunde
· Tierhomöopathie
· Atemtherapie
Unser Weiterbildungsangebot finden Sie auf der Website!

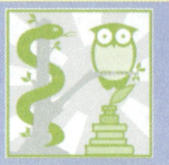

Akademie für Naturheilkunde ANHK
Eulerstrasse 55
CH-4051 Basel
Tel 061 560 30 60
Fax 061 560 30 31
e-mail: info@anhk.ch
home: www.anhk.ch

Naturarzt / Naturärztin
Vollzeitstudium über 4 Jahre mit Fachspezialisierung
- Traditionelle Chinesische Medizin TCM
- Traditionelle Europäische Naturheilkunde TEN
- Homöopathie

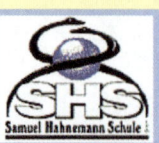

Samuel Hahnemann GmbH
Mühlemattstrasse 54
5000 Aarau
Tel. 062 / 822 19 20
Fax 062 / 822 20 88
email: info@hahnemann.ch
www.hahnemann.ch

- Homöopathie
- Bachblüten
- Medizin für Heilpraktiker
- Ernährungsberatung
- Ganzheitliche Psychologie

BOWTECH
Die Original Bowen Technik

Bowtech Verein Schweiz Suisse Svizzera
6300 Zug

Telefon: 062 773 80 60
Email: info@bowtech.ch
home: www.bowtech.ch

Die sanfte, natürliche und ganzheitliche manuelle Behandlung für akute und chronische Beschwerden. Zum Beispiel:
- Migräne / Kopfschmerzen
- Rücken- / Nacken- / Gelenkbeschwerden
- depressive Verstimmungen
- Verdauungsbeschwerden
- u.v.m.

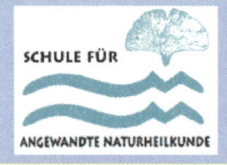

SCHULE FÜR ANGEWANDTE NATURHEILKUNDE

Schule für angewandte Naturheilkunde
Witikonerstrasse 295
CH-8053 Zürich
Tel. 043/ 499 92 82
Fax. 043/ 499 92 83
e-mail: info@nhk.ch
home: www.nhk.ch

- 4-jährige Teilzeitausbildung **Heilpraktiker/in** (NVS, EMR annerkannt) mit Schwerpunkten manuell-energetische Körpertherapien, Diätetik und Phytotherapie nach westlichen Grundlagen
- 2 ½ -4-jährige Teilzeitausbildung **dipl. Vitalstoff-Ernährungstherapeutin**
- div. aktuelle Weiterbildungsangebote

TAO CHI
www.taochi.ch

TAO CHI
Schulungszentrum
Baslerstrasse 71
CH-8048 Zürich
Tel. 01 401 59 00
Fax: 01 401 59 06
e-mail: info@taochi.ch

Ausbildungen in Traditioneller Chinesischer Medizin (TCM), Shiatsu und Fussreflexzonenmassage
Dipl. Naturarzt Chinesische Medizin, Dipl. Akupunkteur/Herbalist, Dipl. Tuina-/Qi Gong-Therapeut, Dipl. Energ. Ernährungsberater TCM, Dipl. Shiatsu Practitioner, Dipl. Fussreflexzonentherapeut.
Das detaillierte Angebot finden Sie auf unserer Webseite.

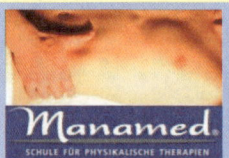

Manamed
SCHULE FÜR PHYSIKALISCHE THERAPIEN

Manamed Schule für physikalische Therapien
Sommeristrasse 19
CH - 8594 Güttingen
071/ 690 03 04
info@manamed.ch
www.manamed.ch

- Klassengrösse in der Praxis max. 8 Schüler
- Persönliche Betreuung während der Ausbildung
- Alle Massageformen werden unterrichtet
- Medizinische Basisausbildung und Weiterbildungen
- Unterrichtsstunden gemäss den EMR-Vorgaben
- Schulungsorte: Rorschach, Schaffhausen, Frauenfeld, Güttingen.

---

body detox
unleash your potential

Body Detox AG
Pflanzschulstrasse 3
CH-8400 Winterthur
Tel. +41 52 243 30 42
Fax +41 52 243 17 39
Email: info@body-detox.com
www.body-detox.com

Entsäuern, Entschlacken, Entgiften
Body Detox® Academy ist das professionelle 2-Tages-Seminar zum Body Detox® Elektrolyse-System. Frau Anita Rauss (Tel. 052 243 30 32) informiert Sie gerne über den nächsten Schulungstermin.

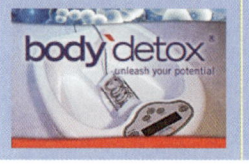

Schulen und Institute

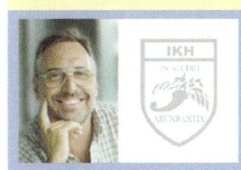

Institut für Klinische Hypnose
Dr. Zimmermann & Partner
Waldheimstr. 31 / Postfach 840
CH-6301 Zug
Tel. 041 710 00 50
Fax 041 710 00 52
email: hpz@hpz.com
www.hypnose-ausbildung.ch

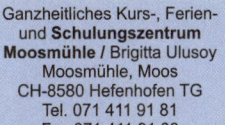

Modulare Ausbildung:
- Klassische und Ericksonsche Hypnotherapie
- Aufdeckende Hypnose-Verfahren
- Systemische Hypnotherapie
- Superlearning-Kurs Psycho-Pathologie
- Biotensor und Radionik

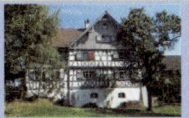

---

www.moosmuehle.ch
www.ausbildung-gbm.ch

Ganzheitliches Kurs-, Ferien- und **Schulungszentrum Moosmühle** / Brigitta Ulusoy
Moosmühle, Moos
CH-8580 Hefenhofen TG
Tel. 071 411 91 81
Fax 071 411 91 88
e-mail: brigitta.ulusoy@gmx.ch

Berufsbegleitende Ausbildungen: dipl. GesundheitsberaterIn: Ernährung - Bewegung - Entspannung - Komplementär Medizin - Psychologie. (anerkannt vom Schweiz. Verband für Gesundheitsberatung SVG)
TanzleiterIn: Kreistänze, Internationale Folkloretänze, Poptänze, Meditativer- und Kreativtanz,

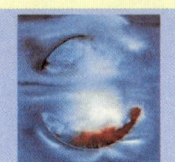

Mariah Elsaesser
Psychologische Astrologin
Gyrisbergstrasse 11 A
3400 Burgdorf
Tel. 034-461 70 30
Fax 034-461 70 31
e-mail: info@astro-elsaesser.ch
www.astro-elsaesser.ch

Schule für psychologische Astrologie
Ausbildungen und Kurse:
- 3-jährige Ausbildung in Psychologischer Astrologie: wöchentliche Doppellektionen, abends
- Einführung in den Tarot: wöchentliche Doppellektionen, 14 Abende

---

L I K A

www.lika.ch

Lehrinstitut LIKA GmbH
Psycho Dynamische Körper- und Atemtherapie
Lindhofstrasse 92a
CH-5210 Windisch
Tel. 056-441 87 38
E-mail: info@lika.ch

Berufsbegleitende Aus- u. Weiterbildungsangebote
- Körper- u. AtemtherapeutIn LIKA, Diplom Stufe 1+2
- FOKUS LIKA, Weiterbildung mit verschiedenen Schwerpunktthemen für Fachpersonen und Quereinsteiger
- Themenspezifische Fort- und Weiterbildung
- Massagelehrgänge mit Zertifikatsabschluss
- Schulmedizinische Basisausbildung

Wirbelsäulen-Basis-Ausgleich®
Natur-Medizin-Technik®

Akademie für Wirbelsäulen-Basis-Ausgleich® Rolf Ott
Obermatten 26
8735 Rüeterswil
Tel. 055 / 284 20 12
Fax 055 / 284 20 15
e-mail: info@wba.ch
home: www.wba.ch

Wirbelsäulen-Basis-Ausgleich® (WBA)
Aus- und Weiterbildung bei Rolf Ott
Kursprogramm siehe Homepage

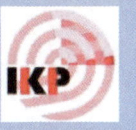

---

www.ikp-therapien.com

Ausbildungsinstitut für Ganzheitliche Therapien IKP
Kanzleistrasse 17
CH-8004 Zürich
Stadtbachstr. 42a
CH-3012 Bern
Tel. 01 242 29 30
e-mail: info@ikp-therapien.com

Berufsbegleitende Aus- und Weiterbildungen:
- Ganzheitliche/r Atemtherapeut/in (2 Jahre)
- Körperzentrierte/r Psychologische/r Berater/in
- Körperzentrierte/r Psychotherapeut/in
- Ernährungs-Psychologische/r Berater/in
- Paar-/Familientherapeut/in
- mehr als 60 Einzelseminare
- Zusatzweiterbildung: Psychosomatik-Therapeut/in

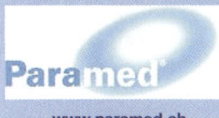

Paramed
www.paramed.ch

Paramed - Zentrum für Komplementärmedizin Bildungszentrum für Naturheilverfahren
Haldenstrasse 1
6342 Baar
Tel 041 768 20 60
Fax 041 768 20 69

- Dipl. AkupunkteurIn TCM-Trad. Chin. Medizin*
- Dipl. NaturheilpraktikerIn TEN-Trad. Europ. Medizin*
- Dipl. NaturheilpraktikerIn MV-Ther. f. Man. Verfahren*
- Dipl. SportheilpraktikerIn
- Dipl. TierheilpraktikerIn
- Nachdiplomstudien und Weiterbildungen

* Auch als Bildungsgang hfnh, Höhere Fachschule für Naturheilverfahren und Homöopathie

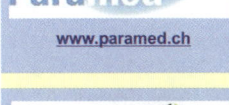

INTEGRA AGP LUZERN
Akademie für Gesundheit & Persönlichkeitsbildung

www.integra-agp-luzern.ch

INTEGRA AGP LUZERN GmbH
Hans-Holbein-Gasse 3
6004 Luzern
Tel. +41 0 41 372 18 88
Fax +41 0 41 372 18 89
e-mail:info@integra-agp-luzern.ch

Berufsbegleitende Aus- und Weiterbildungen
- dipl. Farbtherapeut/in AGP
- dipl. Mal- & Kunsttherapeut/in AGP
- dipl. Gesundheits- u. Lebensberater/in AGP
- dipl. Coach AGP / Supervisor BSO
- diverse EMR anerkannte Fortbildungs- Seminare für Therapeutinnen und Therapeuten

Schulen und Institute

WOODTLI SCHULEN
Bildung in Komplettmedizin
www.woodtli-schulen.ch

Woodtli Schulen Zürich AG
Lagerstrasse 1
CH 8004 Zürich
Tel. 043 243 43 30
Fax 043 243 43 31
Mail: info@woodtli-schulen.ch

Ausbildungen in Komplettmedizin:
Naturheilpraktiker, Phytotherapie, Ernährungsberater, Aromatherapie, Massage, Fussreflexzonenmassage, Arztsekretärinnen
Sowie **Kurse** in Ernährung, Massage und Heilpflanzenkunde

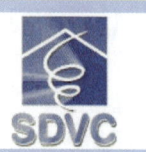

SDVC

Schweizer. Dachverband für Craniosacral-Therapie SDVC
Sunnetalstrasse 19
CH-8117 Fällanden
Tel. 01 887 28 26
Fax 01 887 28 27
e-mail: contact@sdvc.ch
home: www.sdvc.ch

Hier finden sie die vom SDVC anerkannten **Ausbildungsinstitute**.
Der SDVC setzt sich für die Anerkennung der unterschiedlichen Richtungen in der Craniosacral-Therapie ein.
Hier finden sie die SDVC **Aufnahmeanforderungen** für Craniosacral Praktizierende, Craniosacraler Fachunterricht sowie medizinisches Grundwissen.

Deutsches Zentrum für BowenTherapie
www.BowenTherapie.de

BowenTherapie Lehrinstitut für den deutschen Sprachraum
Kursorte in der Nordschweiz
DZBT Grünhütlstr. 25
D-86911 Dießen
Tel. +49-8807-94 77 33
E-Mail:
dzbt@BowenTherapie.de

Die ganzheitliche, manuelle Therapie aus Australien. Effektiv - Nachhaltig - Gut kombinierbar - Sanft
> Kostenlose Infoabende
> Grundkurse (4 x 2 Tage) für Therapeuten mit Prüfung vom austral. Dachverband als "Fortgeschritten" eingestuft.
> Weiterführende Kurse für Erfahrene

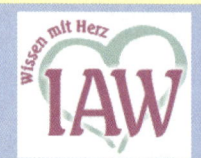

IAW Wissen mit Herz

FL-9490 VADUZ
Internationale Akademie der Wissenschaften
St. Markusgasse 11
Telefon 00423 2331212
Fax: 00423 2331214
E-Mail: go@iadw.com
home: www.iadw.com

Life-Seminare, Ferienakademien. Bücher, Audio- und Video-Programme (Seminarmitschnitte), Diplomausbildungen im Heim-Direktstudium (Gesundheits- und Ernährungsberater / Mental-Trainer u.a.)
von und mit Prof. Dr. Kurt Tepperwein

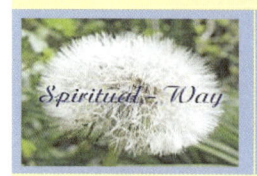

Spiritual-Way

Spiritual-Way
Postfach 34
4658 Däniken
Tel. 062 751 89 90
e-mail: info@spiritual-way.ch
www.spiritual-way.ch

Seminare:
- Spirituelles Erwachen
- Spiritueller Weg
- Salbenwerkstatt
- Räucherkurse

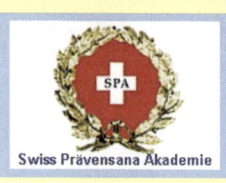

Swiss Prävensana Akademie

Swiss Prävensana Akademie
Fachschule für Fitness, Wellness & Präventivmedizin
Untere Bahnhofstrasse 19
8640 Rapperswil
Tel 055 211 85 85
info@swisspraevensana.ch
www.swisspraevensana.ch

Ausbildungen zum:
- dipl. Fitnessinstruktor
- dipl. Wellnesstrainer
- dipl. Sportanimateur
- dipl. Gesundheitsmasseur
- dipl. Ernährungstrainer
- dipl. Mentaltrainer
- dipl. Prävensanologe

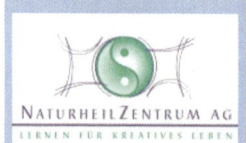

NATURHEILZENTRUM AG
LERNEN FÜR KREATIVES LEBEN

NATURHEILZENTRUM AG
Lernen für kreatives Leben
St. Luzi-Str. 16
FL 9492 Eschen
Telefon 00423 377 10 10
info@naturheilzentrum.li
www.naturheilzentrum.li

Ausbildungen:
- Naturheilpraktiker, Homöopathie
- Anatomie – Physiologie – Pathologie
- Phytotherapie – Phytosophie
- Astrologie
- Meditationsseminare
- Radiästhesie – Pendeln
- Heilkräuterwochen

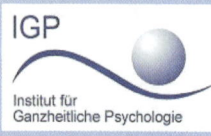

IGP
Institut für Ganzheitliche Psychologie
www.institut-gp.ch

IGP Institut für Ganzheitliche Psychologie
Barbara Henke
Lindenweg 10
3045 Meikirch
T: 031 825 00 15
info@institut-gp.ch

2 - jährige berufsbegleitende Weiterbildung in **Ganzheitlicher Psychologie**, neue Kurse in Aarau, Bern, Zürich. Hauptthemen sind:
- Grundlagen Ganzheitlicher Psychologie
- Transpersonale Psychologie
- Kreative Methoden
- Anwendung und Umsetzung der Kenntnisse

Weitere Kurse und Seminare auf Anfrage

Schulen und Institute

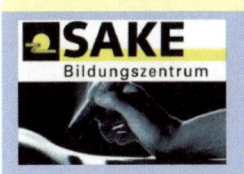

SAKE Bildungszentrum AG
Scheibenstrasse 20
3014 Bern
Tel. 031 352 35 44
Fax 031 352 29 79
info@sake.ch
www.sake.ch

- TCM Akupunktur, TCM Diätetik
- TCM Phytotherapie, TCM Tui-Na
- Asiatische Körper- und Energiearbeit
- Reflexologie / Praktikum
- NLP-Practitioner / NLP Master
- Medizinische Grundlagen
- Details unter www.sake.ch

Schweizerisches Institut für Biodynamik SIB
Geschäftsstelle
Dorfstrasse 22
4914 Roggwil
Tel. 062 929 30 31
sibsekretariat@bluewin.ch
www.biodynamik.ch/sib

- 3-jährige Diplom-Grundausbildung in Biodynamischer Massage und Körpertherapie
- 2-jährige Diplom-Fortbildung in Biodynamischer Körperpsychotherapie
- Weiterbildung für TherapeutInnen: Biodynamische Prozessarbeit

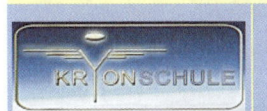

---

www.gesund.ch/kryonschule

Ena - Solina Iseli
Talstrasse 4
CH 8134 Adliswil
Tel+Fax: 044 710 33 28
Mobil 079 617 33 63
e-mail: ena-solina999@bluemail.ch

- erste begleitete Kryonschule in Zürich + Adliswil
- laufend info Abende
- Bewusstseinsschule der Neuen Zeit
- O.M.S.P anerkannt und zertifiziert

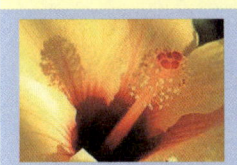

Reiki Schule Ylenya
Hochrain 4
2575 Täuffelen
Tel. 032 396 39 54
Mo.-Fr. 18.00 - 19.00 Uhr
e-mail: reikischule@bluewin.ch
home: www.reikischule.ch

- Ausbildung Reiki aller Grade auch Lehrerausbildung
- Spezial Reiki Jahresausbildung
- Reiki Weiterbildungen
- Spezielle Massagenausbildungen
- Reiki Shop & Massageliegen

---

www.dickerhof.ch

Dickerhof AG
Massage- u. Kosmetikschule
Gerliswilstrasse 21
CH-6020 Emmenbrücke
Tel. 041-267 95 35
Fax 041-267 95 36
e-mail: massage@dickerhof.ch

Vollzeitausbildung zum Med. Masseur mit Fähigkeitsausweis
Ausbildung zum Berufsmasseur
Sporttherapeutenausbildung
Einzelausbildungen u.v.m.

---

www.ko-shiatsu.ch

Ko Schule für Shiatsu, Zürich
Schulräume: Enzianweg 4, Zürich
Sekretariat: Marion Rauter
Fuchsgasse 17
8610 Uster
Tel. 044 942 18 11
Fax 044 942 11 94
E-Mail: info@ko-shiatsu.ch

Ko heisst Licht. Die Ko-Schule ist eine Shiatsu- und Lebensschule, ihr Thema ist die Lehre und das Verständnis der fernöstlichen natürlichen Medizin.
- Infoabende und Basiskurse in Zürich, Winterthur, Degersheim SG und Baden
- berufsbegleitende Ausbildung zum/-r diplomierten Shiatsu-Therapeuten/-in, SGS-anerkannt
- Fortbildungsangebote für Diplomierte

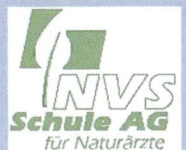

NVS-Schule AG
Schützenstr. 42 / Postfach
CH-9101 Herisau
Tel. 071 352 55 11
Fax 071 352 55 18
e-mail: nvsschule-ch@bluewin.ch
home: www.naturaerzte.ch

- **Berufsbegleitende Ausbildung:**
- Naturärzte Studium (8 Semester)
- Diätetik (Fachausbildung)
- Diverse Ausbildungen gemäss sep. Seminarprogramm

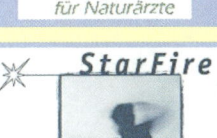

---

www.starfire-college.com

Star Fire Mountain College
Spirituelle Schule für ganzheitliches Wachstum, Heilwerdung und persönliche Transformation
Promenade 93, 7270 Davos Platz
Tel./Fax ++41 (0)81 413 25 31
ladina@starfire-college.com

Tanztherapie, Intuitives Malen, Soul Matrix Healing, Meditation, Mantra Singen, Hatha Yoga
- mehrjährige berufsbegleitende Aus- und Fortbildung
- offene Seminare
- Kindertanzlager
- Einzelarbeit in Tanztherapie, Soul Matrix Healing u. Clearing
Ladina Kindschi, dipl. Tanztherapeutin RMT, dipl. Ausdruckstherapeutin, CET dipl. Soul Matrix Facilitator

Kurse und Veranstaltungen

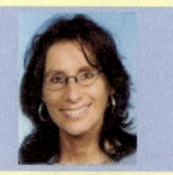

Praxis Edith Aziz
Limmatquai 70
8001 Zürich
Tel. 078 621 98 46

info@aziz.ch
www.aziz.ch

- Autogenes Training
  Einzel-/ Gruppenkurse
- Hypnose
- Raucherentwöhnung
- Psychologische Beratung
- Bachblütentherapie

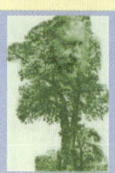

Sam Hess
Badstrasse 1
6210 Sursee
Tel. 041 920 21 41

www.waldmystik.ch

Kurse:
- Tagesseminar "Wald mystisch erleben, erfahren" Die Bäume und der Mensch / Baumenergie / Naturgeister Huttwil: 7. Juli / 21. Juli / 15. Sept. / 13. Okt. 2007
- Numerologie: Datum laufend nach Anmeldung
- Selbstheilung durch die eigenen Kräfte und die der Natur: Datum nach Anmeldung

---

Sonnwandeln
Kurse und Schriftenreihe des nada-Verlags
CH-8712 Stäfa
kurse@sonnwandeln.eu
www.sonnwandeln.ch

Kurse für Selbsterkenntnis und spirituelle Entwicklung
Im alltäglichen Handeln spirituell wachsen, auf dem sonnigen Weg zufriedener durch das Leben wandern.

Sonnwandeln, die Monatsschrift für spirituelle Entwicklung im Alltagsleben Mehr als eine Schriftenreihe - eine spirituelle Lebensschule!

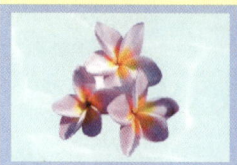

Lomi Lomi Academy
Hawaiian Bodywork
Zita Maria Pfanner
Alte Landstrasse 51
8942 Oberrieden
Tel. 044 722 12 23
info@alohazita.ch
www.alohazita.ch

Ausbildung zum Lomi Lomi - Massage Practitioner, bestehend aus 4 Teilen, dem Grund-, Aufbau-, Practitioner-Kurs, sowie dem Diplomkurs. Weitere Infos unter: www.lomilomi-ausbildung.ch / www.alohashop.ch

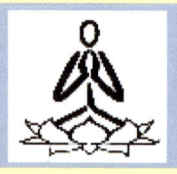

Barbara Glauser-Rheingold
Alte Landstrasse 131b
CH-8702 Zollikon

Tel.: 043/4996627
Fax: 043/4996628
E Mail: barbara.glauser@kriya.ch

Kriya Yoga - Einführungs- und Ferienkurse in die Meditationstechnik nach der Tradition von Babaji, Paramahansa Yogananda (Autor von "Autobiographie eines Yogi") bis Yogi Dhiranandaji. Kurse in Zürich-Zollikon, Fastenwoche mit Kriya - und Hatha Yoga, Sommerkurs in Naturns / Südtirol, Herbstkurs in Klosters / GR, Meditationsgruppen in Zürich und Zollikon. Bitte Programme anfordern.

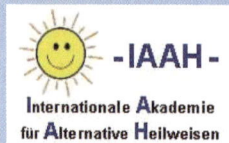

-IAAH-
Internationale Akademie
für Alternative Heilweisen

Anton A. Huesler
Geelig 2
Postfach 9
CH - 5412 Gebenstorf
Tel./Fax.: (0041) 056-2230173
e-mail: anton.huesler@gmx.ch
home: www.iaah.de

Dozent für:
Autogenes Training, Mentaltraining, Hypnose, Reiki, Reinkarnation und geistiges Heilen.
Mitglied NVS, SVNH, ABH

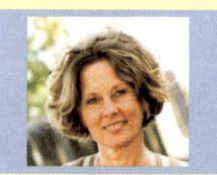

Shimoda-Institut
Heilerausbildung
Bachstr. 76
D-45219 Essen
www.shimoda-online.de

Licht- und Farbtherapieausbildung in Küsnacht
- Chakra-Diagnostik
- Qualitäten von Farbe
- Therapeutisches Anwenden von Farbe
- Erkennen d. Lebensthemen u. Therapieplanerstellung
Buchautorin: Wiwi Raupach "Das Chakra Aura System"
Daten der Ausbildung: 20.-24.06.07 Teil 1 / 28.06.-01.07 Teil 2 / 15.08.-19.08. Teil 3-4 / 06.-09.09.07 Teil 5

Familien-Aufstellungen
www.praxis-gemeinschaft.ch

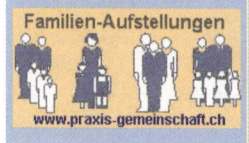

Praxis-Gemeinschaft
Langgasse 3a
CH-9008 St. Gallen
Zentrum für spirit. Wachstum u. alternative Heilmethoden
Tel. 071-244 18 40
e-mail: theodora.mis@gmx.ch

Familienstellen; Gruppen von ca. 18-20 Personen, in Weekends 2 oder 3 Tage und Wochenseminare, Einzel- und Paarberatung, Berufsgruppen und Teams, Fallbesprechung. Systemische Lösungen mit Hilfe der Aufstellungsmethode nach Bert Hellinger; Workshops "das Kind in uns" in St. Gallen, Vorarlberg und Südtirol.

Kurse und Veranstaltungen

SVR Schweiz. Vereinigung für Reinkarnationslehre u. -therapie
Frau Eva Gostoni
Steinstrasse 56
5406 Baden-Rütihof
Tel. 079-349 61 30
e-mail: info@svrt.ch
www.svrt.ch

- Eine gemeinsame Plattform für Rückführungstherapeuten
- Schule für Aus- und Weiterbildung durch Kurse und Seminare
- Näheres unter: www.svrt.ch

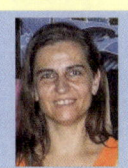

WELLTOUCH Massage
Jeannette Borgo Schreiber
Boglerenstrasse 60
8700 Küsnacht / ZH
Tel. +41 79 299 94 47

info@welltouch.ch
www.welltouch.ch

Kursangebot in verschiedenen Steinmassagetechniken für Wellness oder den therapeutischen Bereich

- Inka Stone Massage
- Professional Stone Massage
- Lomi Lomi – Hawaiianische
- Massage Energiearbeit – Chakra Balance
- Kräuterstempel Massage

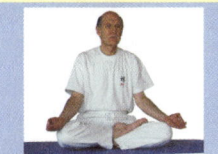

Yoga-Schule Lotos

Wagner-Hashimoto Ralph
Hanfländerweg 4
7023 Haldenstein

Tel. 081-353 38 56
Mobile 079-437 77 76

- Hatha-Yoga für Anfänger und Fortgeschrittene
- Meditations-Kurse
- Wochenend- und Ferienkurse
- laufend Yogagruppen von Chur bis Walenstadt
- ideal zum «Abschalten» und «Auftanken»
- Yoga harmonisiert und beruhigt, besuchen Sie unverbindlich eine Schnupperstunde
- Mitglied Schweizer Yogaverband

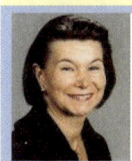

SenSeS - Coaching, Mentaltraining
Loretta Gloor
Krähbühlstrasse 30
8044 Zürich
Tel 044 252 97 77
www.senses.ch
www.cp-creativpower.com

Erfolg-Reich mit modernen Mentaltechniken!
Wir begleiten und coachen Sie zu Erfolg, Ruhe und Kraft! Einzel-Coaching, Team-Coaching, CreativPower® Intensivseminare, Sensflow Tagesseminare und Prozessarbeit, Lernstrategien für Kinder und Jugendliche, Vorträge und Seminare für Firmen
Investieren Sie in Ihre Persönlichkeit!

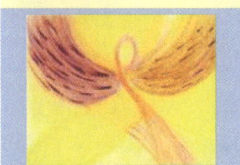

Amyris
Praxis für Lebensenergie
Hubstrasse 33
CH 9500 Wil
Tel. 071 911 66 30
e-mail: amyris@thurweb.ch
www.amyris.ch

**Flugschule
für Erdenengel**

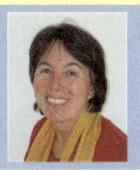

---

astro.art.live
Ruth Vuilleumier
Zürcherstrasse 12
8956 Killwangen
Tel. 056-401 58 72
e-mail: astro.art.live@bluewin.ch
www.astro-art-live.ch

Kurse:
Erfahrbare Astrologie, Meditation, Seelenbildmalen
Tagesseminare:
Emma-Kunz, spirituelle Kunst, Bäume, Feen, Engel

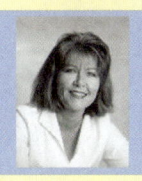

Isabella C. Uhlmann
Buchenstrasse 4
8890 Flums
Tel. 081 710 54 50

email: info@rueckfuehrungen.ch
www.rueckfuehrungen.ch

Ausbildung in visionärer Rückführungsarbeit
8 Kurseinheiten à 4 Tage
Lerninhalte: Frühere Leben als Mittel zur Selbsterkenntnis, Trance- und Atemtechniken, Widerstandsarbeit, Übertragung, Projektion, Schatten, Krankheitsbilder etc.

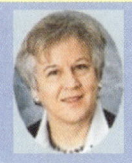

Katalin Karpf
Dipl. Gesundheitsberaterin AAMI
Eugen Huber Str. 164
CH-8048 Zürich
Tel. 044 432 72 11

Mineralsalze Dr. Schüssler
Tagesseminare in Zürich
Das EMR anerkennt diese Kurse als Fortbildung.

Heilkräuter - Wildkräuter
Tagesseminare in Zürich

Daten und Infos auf http://www.katalin-karpf.ch

Kurse und Veranstaltungen

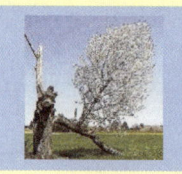

Stiftung Attitudinal Healing
In der Halde 13
CH – 8967 Widen / AG
Tel. +41 56 631 68 94
Fax. +41 56 631 68 53
info@stiftung-attitudinal-healing.org
www.stiftung-attitudinal-healing.org

Durch **H E I L U N G D E R E I N S T E L L U N G** in den Lauf Ihres Lebens eingreifen
- Wege finden aus Angst und Konflikt heraus zu treten
- Lernen, sich selbst und andere zu lieben und zu akzeptieren
- Einfühlsames Zuhören schafft Raum eigene Gefühle wahrzunehmen
- Wege erkennen, um die beste Lösung für sich selbst zu finden Workshops / Seminare

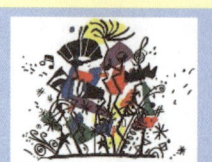

**Philadelphia
Zentrum für bewusste Lebensgestaltung**
Harder Klara
Sternenstr. 25
5415 Nussbaumen
Tel. 056-427 41 83

Ich biete **Ausbildungen zur Malatelierleiter/in und Maltherapeuten/in** an, sowie psychologische Beratung und Begleitung für Einzelpersonen, Paare und Familien.
Infos unter: www.gesund.ch/maltherapieausbildung

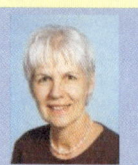

Gesundheitspraxis
Anna Rosa Frolik
Reikimeisterin
5425 Schneisingen
Tel. 056 534 37 53
www.annarosafrolik.ch

REIKI HEILENERGIE
Sie können diese wunderbare Heilmethode in einem zweitägigen Seminar leicht erlernen.
Praxisangebot: Reiki Behandlungen - Seminare - Fernbehandlungen - Facial Harmony Balancing - Breuss-Massage - Honig Entschlackungsmassage - Hopi Ohrkerzen

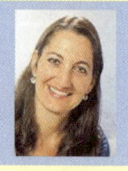

Kinesiologin,
Familienaufstellerin,
Psychologie der Vision
Trainerin, Kunstmalerin
Ursula Garo Dorfstrasse 9
3652 Hilterfingen
Tel./Fax: 033 243 50 90
e-mail: ursulagaro@freesurf.ch
www.ursulagaro.ch / www.garoart.ch

Vorträge, Seminare, Jahrestraining, Coaching, Einzel-, Paar- und Familiensitzungen www.ursulagaro.ch
Folge der Stimme deines Herzens: 1 und 2 Tages-Seminare der Psychologie der Vision von Dr. Chuck Spezzano.
www.psychologyofvision.com/DACH
Steps to Leadership Training: Das Methoden- und Grundlagentraining der Psychologie der Vision.
Www.steps-to-leadership.de

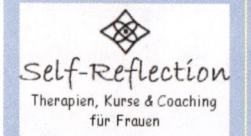

Self-Reflection
Barbara Hagmann
Bühlmattenweg 1c
CH-5630 Muri AG
Tel. +41 56 664 64 04
Email: info@self-reflection.ch
www.self-reflection.ch

Kurse für Frauen
- Mentales Training
- Pendel-Kurse
- Meditations-Kurse
- Workshops

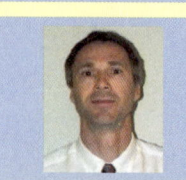

Bowen Therapy Academy of Australia
**BOWTECH -The Original Bowen Technique
Ernst Schneider**
Akkreditierter Bowtech Instruktor
BTAA - Western Australia
email: schneider@aapt.net.au

Vorträge, Ausbildungs-Seminare, Behandlungen nun regelmässig in der Schweiz. Internationales Ausbildungsprogramm zum Erlernen dieser äusserst effektiven, sanften, dynamischen Muskel- und Bindegewebe-Heilungstechnik aus Australien, original nach Tom Bowen.
www.agentur-schneider.ch/ernst-schneider
www.bowtech.ch und www.bowtech.com

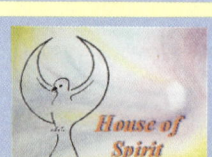

Jeanette Hauser-Rosenhahn
dipl.psychol.astrol. Beraterin
Schlatterstr. 3
9010 St.Gallen
Tel: 071 245 73 18
Fax: 071 245 73 48
E-Mail contact@house-of-spirit.ch
www.house-of-spirit.ch

Pendelkurse, Chakrakurse, "Autom. Schreiben", Engelkurse, 2jährige Astrologieausbildungen m. Diplom, Ferienkurse im August, mediale Lebensberatungen, astrol. Sitzungen, Blütenberatungen, ab Januar 06 Lenomandkartenlegen

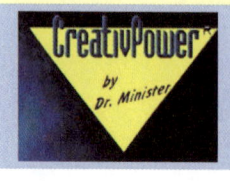

CreativPower®
BrainActivitySystem
Harry Deutsch Mentaltraining
Concordiastrasse 31
CH-4142 Münchenstein
Fon/Fax: ++41 61 411 03 67
Mobile: ++41 76 328 80 23
eMail: info@creativpower.ch
www.creativpower.ch

CreativPower® - Das ganzheitliche Mentaltraining zur optimalen Nutzung Ihres Bewusstseins. Die speziell entwickelte CreativPower® -Methode aktiviert die linke und rechte Gehirnhälfte und synchronisiert sie, wodurch ein zusätzlicher Informationskanal geöffnet wird, welcher Ihnen tiefe Einsichten und bestmögliche Lösungen im privaten wie beruflichen Bereich ermöglicht. Mit CreativPower® lernen Sie den Umgang mit dieser neuen Informationsquelle.

Kurse und Veranstaltungen

Silvia Stäubli
Praxis für spirituelle Psychologie
Heerenrainli 5
8816 Hirzel
Telefon 01 729 82 88
Telefax 01 729 82 89
E-Mail: stae.silvia@gmx.ch
www.therapie-staeubli.ch

- Clearing
- Ego-Transformationsarbeit
- Heilung des inneren Kindes
- Familienstellen
- Meditation + CDs
- Rückführung, Nahtoderfahrung
- Seminare

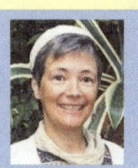

Dobrovolny-Mühlenbach Petra
Dr. phil./ Atemtherapeutin u. Psychologin FSP
Rathausgasse 47
CH-3011 Bern
Tel. 031 311 04 14
www.gesund.ch/inspiration

Klänge und Obertöne zum Geniessen, Auftanken, Träumen...
Sie wählen wie oft und wann!
Angebot für offene Gruppen:
- Klangbad zweimal pro Woche
- Klangreise einmal pro Monat
- Reise mit Klängen und Farben dreimal pro Jahr

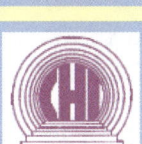

CHI-ZENTRUM
Badenerstrasse 21
CH-8953 Dietikon/ZH
Tel. +41 (0)1 741 22 06
Fax +41 (0)1 741 22 15
e-mail: info@chi-zentrum.ch
home: www.chi-zentrum.ch

DYNAMIC REBOUNDING:
Kurse, Ausbildung, Therapien, DRB-Massage.
Orig. Rebound-Geräte u. Zubehör: Beratung / Verkauf
Therapien: Manuelle Therapie, Triggerstosswellen-Therapie, Massage-Therapie, Lebens-, Gesundheits- und Ernährungsberatung
Kurse: Yoga, Rückengymnastik, Meditation, Qi Gong, Tai Ji Quan, Sehtraining, MBT-Training

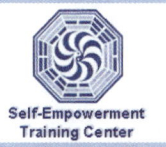

SELF-EMPOWERMENT TRAINING CENTER
Rosmarie Weibel
15, Ancien-Lavoir
CH-1247 Anières
Tel./Fax +41 (0)22 751 06 09
rosmarie.weibel@geneva-link.ch
www.selfempowerment-training.ch

Vorträge, Seminare: ganze Schweiz
- Self-Management (ressourcenorientiert)
- Stress-Management
- Mind-Power-Training
- Art of Life Seminare
- Bewegtes und stilles Qigong
- Tao-Yoga

Veranstaltungsprogramm und Infos siehe Website

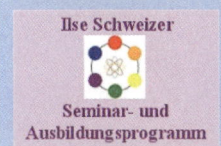

Ilse Schweizer - Naturheilpraxis
Bahnstrasse 54
FL-9494 Schaan
Tel. 00423-233 29 60
Fax 00423-233 29 59
e-mail: praxis@ilse-schweizer.li
home: www.ilse-schweizer.li

Diverse Veranstaltungen von Seminaren, Farbpunktur und Chromatherapeut-Ausbildung.
Metzler-Molke Produkte, Kirlianphotographie

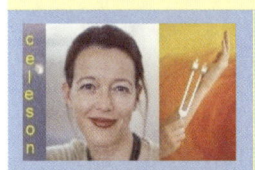

Celeson
The institute of cosmic vibrational healing
Isabelle Thuillard
6652 Tegna bei Locarno
091 796 39 00
www.celeson.com
isabelle@celeson.com

Diese speziellen Klanggabeln sind ein Geschenk des Universums.
So dienen wir dir gemeinsam in Form von Ausbildungen, Heilsitzungen, Sterneneinweihungen und Unterstützung bei deiner spirituellen Entwicklung und deinen Licht-Körper-Prozessen.
Verschiedene Seminare.

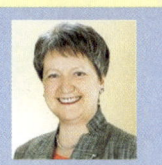

LebensQuell
Fabrik am See
General Wille-Str. 61 / Postf. 70
CH-8706 Feldmeilen
Tel. 043/844 08 18
Fax 043/844 08 20
e-mail: kockel@lebensquell.ch

- <u>Beratung - Behandlung - Kurse</u>
- Atemtherapie (Middendorf und Buteyko)
- Astrologie
- Aura-Soma
- Ernährung
- Sterben - Tod - Trauer
- Erfüllte Partnerschaft
- Infos unter www.lebensquell.ch

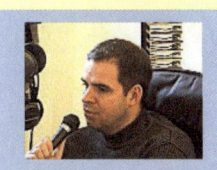

Gerhard Schaffer
Staatlich geprüfter Psychotherapeut (HPG)
Cyprianweg 34
D-88512 **Mengen**
Tel/Fax 0049 7572 71 22 88
e-mail: G.Schaffer@web.de
www.mytherapie.com

- Vorträge
- Seminare
- Selbsterfahrungsseminar
- Wachhypnose
- Intensiv-Kurzzeittherapie

Kurse und Veranstaltungen

INNNERE ORDNUNG
Schlüssel zu LOVING-WISDOM
Postfach 1411
CH-8032 Zürich
+ 41 (0) 44 382 43 49

info@kinderdeslichts.net
www.loving-wisdom.net

INNERE ORDNUNG das umfassenste Familiensystem
- EI-ZELLE die ICH-BEZIEHUNGS-ANALYSE – ½ Tag
- ICH - Prozess: Kindheits- u. Ahnen-Familien 12+1 Woche
- DU - Prozess: bezieht sich auf die Gegenwarts-Familien
Grossartige Wirkung dank systematischer und konsequenter Anwendung eines symbolischen Systems. Es scheint so einfach und dadurch kaum zu fassen, dass der Effekt so tief, langfristig, stärkend und harmonisierend ist.

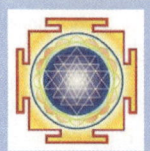

Heilkreise.com

Wülflingerstr. 28a
CH-8400 Winterthur
Tel. 052/223-00-22
Fax 052/222-92-66
naturheilpraxis@tiscalinet.ch
www.Heilkreise.com

Heilkreise.com - die neue Infoseite
- Die Seite für spirituelles Heilen
- Spiritualität und Bewusstsein
- Informationen über spirituelles Heilen und spirituelle Themen
- Verzeichnis für energetisch arbeitende Menschen
- Spirituelle Begradigung die neue Heilenergie

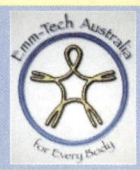

Regula Scherrer
c/o Raeblistrasse 1
8717 Benken
Tel. 078-684 77 51 oder
Tel. 055-283 23 58
e-mail:
regi.scherrer@optusnet.com.au
www.rossemmett.com.au

Kurs: EMM-Tech - Easy Muscle Management (2 x 4 Std.)
Sie erlernen Muskelentspannungsstrategien, für eine sofortig verbesserte Lebensqualität. EMM-Tech ist von jedermann schnell erlernt, einfach und in jeder Situation sofort anwendbar.

3 Kurse für Zielgruppen: Allgemeine Hilfe, Hilfe an Betagten, Sportbegleitung.

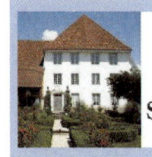

Dorn Breuss Seminare

Gesundheitspraxis & Seminare
Gebhard & Martina Bürke
Ausbildungen für Dorn/Breuss
Fahrstr.15 - CH-4628 Wolfwil
Tel/Fax 062 926 55 77/8
g.buerke@dorn-breuss-seminare.ch
www.dorn-breuss-seminare.ch

Ganzheitliche und sanfte Wirbelsäulentherapie nach Dorn und Breuss
- Praxisorientierte Schulung in Kleingruppen seit 1994
- Basisseminare und Vertiefungsseminare I - III
- Einbezug der emotionalen und seelischen Aspekte

Weitere Seminare: Os sacrum-Wirbelsäulenmassage, Energetische Fusszonenmassage

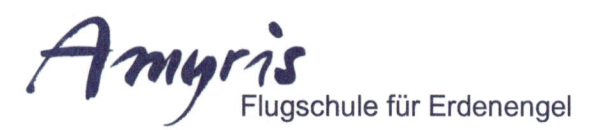

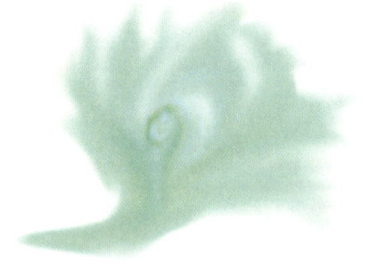

Amyris
Flugschule für Erdenengel

Ausbildungen für spirituelles Bewusstsein

Auskunft: Irene Thoma, Tel. 071 911 66 30
mail: amyris@thurweb.ch
website: www.amyris.ch

ISFS®

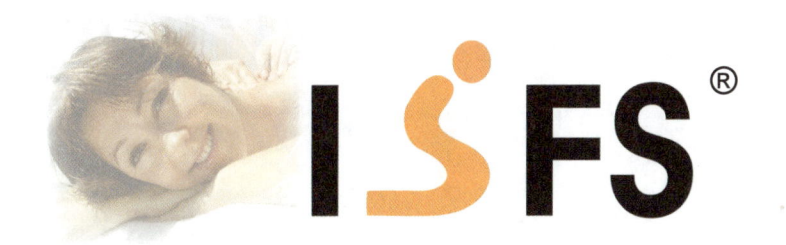

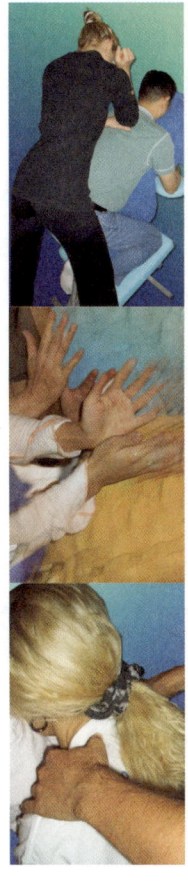

Kursprogramm

- Dipl. Sitzmassage (chairmassage)
- Dipl. Eventmassage
- Dipl. Wellness-Shiatsu
- Dipl. Masseur/in
- Erfolgreich mit eigener Praxis

Abaris ISFS Internationale Massageschule
Im Hagenbrünneli 8 • CH - 8046 Zürich
Telefon: 043 388 81 00 • Mail: massagekurse@bluewin.ch

www.isfs.ch

Produkte und Dienstleistungen

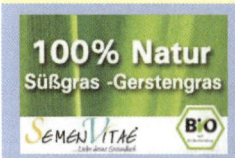

100% Natur — Süßgras -Gerstengras

Advance Trade
Carlo Marti
Oberemattstrasse 28
Postfach
4133 Pratteln 1
Tel. 061 821 96 20 / Fax..21
info@semenvitae.ch
www.semenvitae.ch

natürlich gewachsen - natürlich belassen
- Enthält alle fünf wichtigen Nährstoffgruppen
- wirkt ausgleichend auf d. Cholesterin- u. Blutzuckerspiegel
- bringt Ordnung in den Körper, stärkt das Immunsystem
- schützt vor Übersäuerung, hilft das Blutbild verbessern
- entgiftet, entschlackt, unterstützt den Zellstoffwechsel
- lt. WHO gäbe es 80% weniger Zivilisationskrankheiten wenn jeder nur 1Tl. Gerstengras pro Tag einnehmen würde.

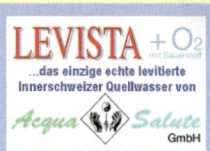

LEVISTA +O₂
...das einzige echt levitierte Innerschweizer Quellwasser von Acqua Salute GmbH

Acqua Salute GmbH
Via Cantonale, Postfach 137
CH-6534 San Vittore GR
Telefon 091 793 30 06
Fax 091 793 30 07

e-mail: info@acqua-salute.ch
www.acqua-salute.ch

Levitiertes Innerschweizer **Quellwasser** (6er-Pack à 1,5 l – **auch mit Sauerstoff** – sowie Flaschen à 12,4 und 19,0 Liter) und edle Wasserspender
- entgiftet, entschlackt, unterstützt den Stoffwechsel
- reguliert den Säure-Basen-Haushalt
- frei von Nitraten u. Schwermetallen, arm an Natrium
- Hauslieferung in der ganzen Schweiz
- Ärzte, Therapeuten, etc. für Wiederverkauf gesucht

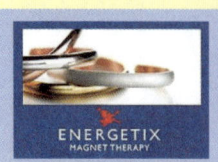

ENERGETIX MAGNET THERAPY

Frau Martha Tobler-Vetter
Seegarten 5
CH-6295 Mosen
Tel. 041 917 37 17
Fax 041 917 57 17
Mobil: 079 690 59 42
e-Mail m_tobler@bluewin.ch
home: www.energetix.tv/m.tobler

- **Topmodischer Magnetschmuck**
- **ENERGETIX** kann helfen...
- für mehr Energie
- weniger Stress
- bei Schmerzen und Depressionen.
- Wir suchen **Vertriebspartner**
- und bieten interessante **Konditionen**.

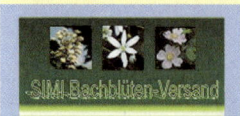

SIMI-Bachblüten-Versand
www.simibachblueten-versand.ch

SIMI Consulting Sagl
via Chiesuola 9
CH-6987 Caslano

Tel.: +41 (0) 91 606 64 73
Fax: +41 (0) 91 606 40 46
info@simibachblueten-versand.ch

- Bachblütenessenzen v. Julian Barnard-Healing Herbs
- Notfallcremen
- Ätherische Öle nach Dietmar Krämer
- Steine nach Dietmar Krämer
- Diverses Zubehör wie: Fläschchen, Pipetten, Zerstäuber, Originalitätsverschlüsse
- Weitere Produkte auf Anfrage

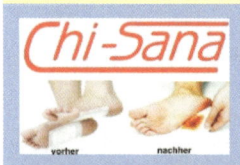

Chi-Sana

www.EnergieOase.ch
Schule für Tai-Chi / Qi Gong /
KungFu / WuShu /
Selbstverteidigung
Untere Zulgstrasse 1
3613 Steffisburg
Tel. 079 422 9 444
Fax 033 437 87 07

Chi-Sana Entschlackungs- und Vitalpflaster
- Regeneration durch wirkungsvolle Entschlackung - für mehr Vitalität & Wohlbefinden
- Hergestellt nach den Grundsätzen der traditionellen fernöstlichen Medizin
- Alle Inhaltsstoffe sind von hervorragender, ausgesuchter Qualität.

von Therapeuten empfohlen!

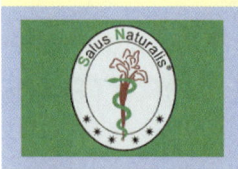

Salus Naturalis

Salus Naturalis
by Rudolf W. Schuhmacher
Seestrasse 11
8805 Richterswil
Tel. 044-785 00 11
Fax: 044-786 11 24
info@salus-naturalis.ch
www.salus-naturalis.ch

Naturprodukte für einen gesunden Organismus:
- **Gerstengras, Weizengras, Alfalfa** als Pulver und Presslinge
- **Maca-Andina** als Pulver und neu auch als Presslinge
- **Ur-Kristallsalz** a. Deutschland, bergmännisch abgebaut
- **Vita Biosa** ein pflanzliches Milchsäurekonzentrat
- **Aprikosenkerne**, bitter aus Zentralasien
- **Kolloidales Silber-Wasser** aus Eigenproduktion

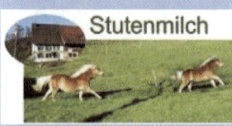

Stutenmilch

Brunner Thomas
Hof Mühlemat
Mühlematt 35
4234 Zullwil /SO
tel: 061 791 15 00
email: info@stutenmilchhof.ch
www.stutenmilchhof.ch

Stutenmilch wird bei Neurodermitis, Psoriasis, Darmleiden, Immunschwäche und bei Babys als gesunden Ersatz für die Muttermilch eingesetzt.

Sie **stärkt die Abwehr** (Immunstoffe) und wirkt **antibakteriell**.

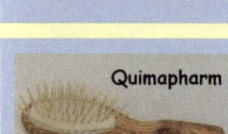

Quimapharm
Holzkämme - Holzbürsten

Quimapharm
Dr. Annegret Marti
CH-4226 Breitenbach
Tel: 061 783 16 06
Fax: 061 783 16 07
e-Mail: info@quimapharm.ch
www.quimapharm.ch

Die statische Aufladung beim Kämmen mit Kunststoffkämmen (ca. 60000V/m) kommt der statischen Ladung unter einer Hochspannungsleitung gleich. Holzkämme sind von Natur aus antistatisch. Durch sorgfältig abgerundete Zahnspitzen lässt sich zudem beim Kämmen die Kopfhaut angenehm massieren. Die Durchblutung der Haarzellen wird angeregt und Schlackenstoffe besser abtransportiert.

Produkte und Dienstleistungen

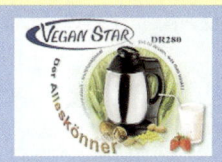

Vegan-Star
Deloof's GmbH
Bühlstrasse 25
8055 Zürich
Tel./Fax. 043 540 58 50

info@vegan-star.com
www.vegan-star.com

Leckere Getreide- und Nussmilch selber machen
- Als Muttermilchersatz
- Bei Milcheiweissallergie und Lactoseintolleranz
- Gesunde Ernährung für die ganze Familie
- Leistung für Sportler
- Vitalität im Alter
- für Suppen, Saucen, Yoghurt, Babynahrung
...auch Vorführungen und Degustationen

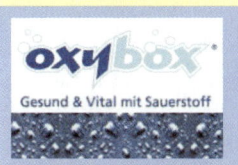

Sauerstoff Gesundheitspraxis
Duschletta Rico
Kirchgasse 11
9500 Wil / SG
Tel./Fax 071-911 22 65
Natel 079-237 18 93
email: info@oxybox.ch
home: www.oxybox.ch

Gesund & Vital mit ionisiertem Sauerstoff
Asthma, Tinnitus, Herz- und Kreislaufkrankheiten, Alterskrankheiten, Leistungssport und anderes...
Heim und Praxiseinsatz NEU: **oxy**Mobil Sauerstoffgeräte und Sauerstoffprodukte, direkt zum Online-Vital-Shop
BERATUNG-MIETE-VERKAUF-LEASING-SERVICE
NEUE Öffnungszeiten: **Montag geschlossen Di.-Fr. 13.30-18.30 Sa. 10.00-16.00**
Ärzte, Therapeuten, etc. für Wiederverkäufer gesucht.

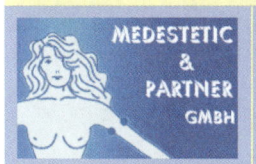

Medestetic & Partner GmbH
Im Geerig 12
CH-5507 Mellingen
Telefon: 056 491 49 66
Telefax: 056 491 49 67
info@medestetic.ch
www.medestetic.ch

Innovationen in Gesundheit, Beauty, Wellness und Medizin: Produkte/Geräte für die tiefenwirksame Behandlung diverser Schönheits- und Krankheitsbilder
- Hydrofor
- Cryo-Dermabrasion
- Sauerstoffgeräte
- Infrarot-Wärmekabinen
- Medestetic-System

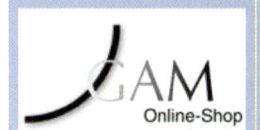

GAM-Shop
Tittwiesenstrasse 55
CH-7000 Chur
Tel. 081/256 50 70
Fax: 081/256 50 79
E-Mail: info@gam-chur.ch
www.gam-shop.ch

Massageliegen/ --stühle und -zubehör, Naturprodukte, Pflegeprodukte, Therapiehilfsmittel, Ernährungsergänzungen, Kristallsalz, Superionisiertes Wasser, Hanfkleider, Aura-Soma, Online-Shop

---

Win-amokoor 2000

Greising Back Office &
Management Support
Dorfhaldenstrasse 5
CH-6052 **Hergiswil**
Tel : +41 (0)41 281 17 45
fax: +41 (0)41 280 30 36
mail: dr.urs.steiner@bluewin.ch

Win-amokoor 2000 ist eine Diagnose- und Auswertungs-Software für Homöopathen nach **Bönninghausen**, **Fries** und **Steiner**

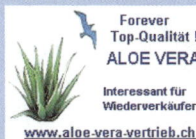

ALOE Forever
Vertrieb + Beratung
P+S Thommen, Bürenstr. 45
CH 3297 Leuzigen
Tel. 032 679 39 22
Fax 032 679 32 94
E-Mail: fitwell@bluewin.ch
www.fitwell3000.com

Naturprodukte für Wohlbefinden und Schönheit seit 1978
ALOE VERA Saft naturbelassen
Wohltuende Haut-, Haar- u. Körperpflege
Sonnenschutz, Kosmetik, usw.
Bienen- und andere Naturprodukte

---

rossi-venzi ag
Versand
7550 Scuol
Tel. 081 / 864 11 74
Fax 081 / 864 00 97
e-mail: info@vitalprodukte.ch
www.vitalprodukte.ch

DR. METZ-PANAKTIV- flüssige Bierhefe - entgiftet Leber und Darm, stärkt Gehirn und Nerven!
Weitere sensationelle Gesundheitsprodukte in
www.vitalprodukte.ch

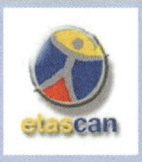

IFBIO GmbH
Rigistrasse 1
6374 Buochs
Tel. 041 630 41 78
Natel 079 344 97 79
e-mail: info@ifbio.ch
www.etascan.ch

ETAScan – Das energetische Balancesystem der Zukunft
Analysieren, ... Auswerten, ... Energetisieren, ... Genesungsverlauf sichtbar machen, - und vieles mehr!!

Das in Österreich entwickelte ETAScan nutzt die Erfahrungen aus der Raumfahrt, als Diagnose- und Therapiesystem im Weltraum. Es wurde weiterentwickelt und zur Europa - Reife geführt.

Produkte und Dienstleistungen

AQUA VITAL GmbH
Kurt Weder
Hartlisbergstrasse 26 A
3612 Steffisburg
Tel. 033-438 30 56
Fax 033-438 30 57
e-mail: aquawedi@dplanet.ch
www.aquavital.ch

Produkte und Dienstleistungen zur Regeneration und Vitalisierung
- Informations-Medizin Quantec / Core Inergetix
- GIE - bioenergetische Wasserbelebung
- Meditox Elektrolyse - Fussbad zur Vitalisierung
- Elektrosmog Beratungsstelle IGEF Schweiz
- Seminare, Vorträge

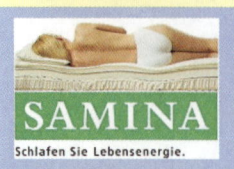

SAMINA AG
Lindenstrasse 52
CH-9443 Widnau
Telefon: 041 730 03 35
FAX 730 03 37
samina@samina.ch
www.samina.ch

Schlafen Sie Lebensenergie. Ein gesunder, regenerativer Schlaf braucht eine Basis. Diese bietet SAMINA mit dem hochflexiblen, doppelseitigen, metallfreien und patentierten Lamellen-Rost, den Naturkautschukmatratzen, den orthopädischen Spezialkissen und den Schafschurwoll -Auflagen und -Zudecken für ein gesundes, trocken-warmes

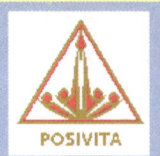

Posivita Verlag AG
Zürichstrasse 12
CH-8134 Adliswil
Tel: 01 710 22 70
Fax 043 377 03 24
e-mail: posivita@bluewin.ch
www.gesund.ch/posivita

Spezial- und Versandbuchhandlung , esoterische Geschenkboutique für Lebenshilfe, Gesundheit, Grenzwissen, Esoterik und Weltanschauung.

Bücher, Neuerscheinungen, CD's, Accessoirs und Treffpunkt mit Vorträgen und Kursen.

Josef Brügger / JUAG
Witebach 4d
CH-6166 Hasle LU
Heiligkreuz
Tel: 041 484 14 34
Fax: 041 484 17 07
eMail: info@naturbiokraft.ch
www.NaturBioKraft.ch

NAHRUNGSERGAENZUNG:
Chlorella pyrenoidosa
Spirulina platensis, SpiruBananaDrink
Chrom- Selen- & Zink-Spirulina
SpiruTrolle Kau-Dragees
Gersten- und Dinkelgras (Weizengras)
Haarmineralanalyse
Import/Export, Wiederverkauf, Direktversand

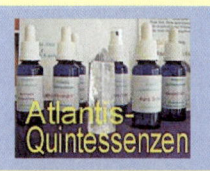

Atlantis-Quintessenzen
Wülflingerstrasse 28a
CH-8400 Winterthur
Tel: +41 (0)52 223 00 22
Fax: +41 (0)52 222 92 66
e-mail: atlantis-mail
home: www.heilkreise.com

Atlantis-Quintessenzen sind Blütenessenzen und Edelsteinelixiere der allerneuesten Generation. Es sind Essenzen einer völlig neue Zeit. Die Herstellung entstammt zum Teil aus gechannelten Informationen und zum Teil aus schamanischem Wissen. Atlantis-Quintessenzen werden mit grösster Sorgfalt und Bewusstsein von Rolphe Alcide Grimaitre selbst hergestellt und in einem speziellen Verfahren energetisiert und verstärkt.

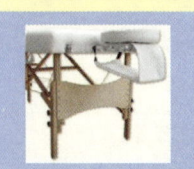

Touch of Health
Massageliegen & Zubehör
Christina Jost
CH-5000 Aarau
Tel. +41 62 823 53 08
Fax +41 62 823 53 07
info@touchofhealth.ch
www.touchofhealth.ch

- Massagetische, Therapie- und Wohlfühlzubehör
- Massageöle, Wärmekissen, Bezüge
- Lagerungsmaterial, Yogazubehör und Matten
- Primavera Naturprodukte, Tee und Räucherware
- Alles vom Aetherischem Oel bis Zubehör. Fragen Sie nach!

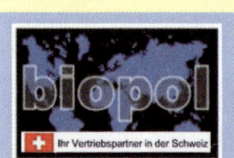

Bioenergetic-Institut-Prinz
Vertretung Schweiz
Sonnmatt 1
CH - 6204 Sempach Stadt
Tel.: 041 461 05 27
e-mail: kirchmeier@bika.ch
www.kirchmeier.bika.at

Hilfe gegen...
- Elektrosmog
- Handystrahlen
- Erdstrahlen
- totes Wasser
- Feuchtigkeit

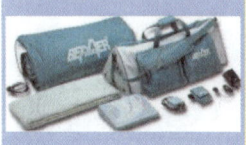

Selbständige BEMER-Vertretung
Bea Näf-Brühwiler
Schwendihof
9657 Unterwasser
Tel: 071 999 11 78
bemer@schwendihof.ch
www.schwendihof.ch

BEMER 3000 Heilung unterstützen - Gesundheit schützen
Die Magnetfeldtherapie mit **wissenschaftlichen** Studien:
- Verbesserung der Durchblutung (Mikrozirkulation)
- Erhöhung des Sauerstoffpartialdrucks
- Erster Schritt zur Aktivierung des Immunsystem
Deshalb können wir mit der BEMER-Therapie sehr viele Krankheitsbilder positiv unterstützen.

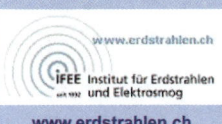

Produkte und Dienstleistungen

Institut für Erdstrahlen und Elektrosmog
Zentrale für die ganze Schweiz
Bösch 106
CH-6331 Hünenberg
Tel. 041-310 72 26
e-mail: mail@erdstrahlen.ch
www.erdstrahlen.ch

Baubiologische Haus- und Wohnungsvermessungen.

Seit 1992 mit elektronischen Messgeräten. Ohne Rute oder Pendel. Messergebnisse schriftlich in einem Protokoll. Inklusive Körperenergie-Messung nach Dr. Voll an 10 Akupunktur-Punkten an der linken Hand.

---

natura line
Tannenweg 7
CH-3053 Münchenbuchsee
Telefon 031 869 63 30
Fax 031 869 63 31
E-Mail info@naturaline-nature.ch
www.naturaline-nature.ch

- naturreine, ätherische Öle und Ölmischungen
- Aromalampen und Zubehör
- auch für Wiederverkäufer
- besuchen Sie unseren online-Shop

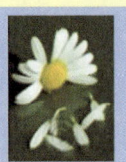

Naturhüsli Versand
Marianne Enderli
(dipl. Naturheilpraktikerin)
Schornen 8
CH-6422 Steinen (SZ)
Tel. 041 391 03 70
Fax: 041 391 03 71
e-mail: info@naturhuesli.ch
www.naturhuesli.ch

- Abfüllflaschen und Zubehörartikel
- Bachblüten Julian Barnard (Healing Herbs)
- Bachblütenberatungen
- Aetherische Öle und Heilsteine
- Vitalpflaster
- Aloe Vera Naturprodukte
- Energetik-Öle nach Geiger für Einreibungen

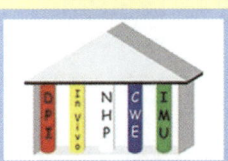

Dermatologisches Privatinstitut
Martin Keymer GmbH
Raiffeisenstr. 1
D-24211 Preetz
Tel.: +49 (4342) 78 98-10
Fax: +49 (4342) 78 98-11
therap.haus.mk@t-online.de
www.therapeutisches-haus.de

Das **Therapeutische Haus nach Martin Keymer** dient dem Wohle der nach Rat und Hilfe Suchenden und hat als Ziel das Gesundwerden und Gesundbleiben. In über 25jähriger Praxistätigkeit entwickelte Martin Keymer so bahnbrechende Produkte wie die Testsätze der Vernetzten Testtechnik, die EMF protection by therapeutic-house Martin Keymer (Schutzampulle gegen E-Smog) und das Wandlungsphasen-Set "Mehr Kraft für mein Element"

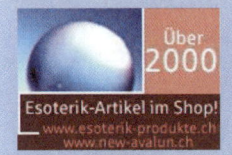

New-Avalun
Webshop für Esoterik Produkte
Itingerstrasse 12
CH-4450 Sissach
Tel. 061 971 16 80
p.voggenhuber@new-avalun.ch
www.new-avalun.ch

Wir verkaufen **esoterische/spirituelle Produkte** und bieten Kurse und Seminare an. Bestellen Sie ganz einfach über unseren Internetshop oder per Telefon. Wir bieten z.B. Räucherstäbchen, Rechtsregulat®, Wellness-Bekleidung, Vita Biosa, Aura Soma, Tachyonen, Orakelkarten, Chakra Sprays, Aroma Öle, Räucherungen, Pendel, Karten, Blume des Lebens, Schmuck, Bücher, CDs, Spirulina und und und...über 2000 Produkte in unserem online Shop!

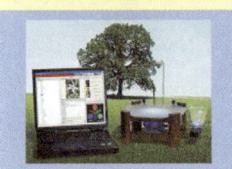

Radionik-Solutions
Yvonne & Walter Tobler
Dändlikon 16
8634 Hombrechtikon
Tel: 0041(0)55 244 52 00
www.medionik.ch

Medionik, das neue Radionik-System mit Zukunft!
Sendemöglichkeiten: weisses Rauschen akustisch oder mit Diode und Lichtwellen. Die Medifast Patientenverwaltungs–Software ist bereits integriert. Das System arbeitet mit radionischen Raten und homöopathischen Potenzen. Datenbanken sind IMMER kostenlos. Mehr Infos auf www.medionik.ch. Vereinbaren Sie einen Termin für eine unverbindliche Vorführung.

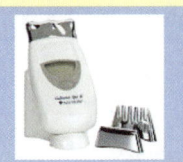

NuSkin-Beautyshop
Adlergartenstrasse 67
6467 Schattdorf
Tel.: 041 880 08 14
Natel: 079 831 79 75
e-Mail: nuskin-uri@bluewin.ch
www.eshop-schwyz.ch
www.lehmann.mynuskin.ch

Das wohl kleinste "Faltenbügeleisen" der Welt

Galvanic Spa II

Falten werden nicht mehr weggespritzt, sondern die Haut reaktiviert. Ebenfalls für Orangenhaut und bei Haarproblemen.

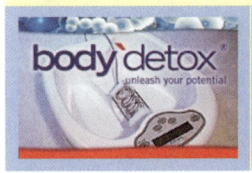

Body Detox AG
Pflanzschulstrasse 3
CH-8400 Winterthur
Tel. +41 52 243 30 32
Fax +41 52 243 17 39
Email: info@body-detox.com
www.body-detox.com

Entsäuern, Entschlacken, Entgiften
Das professionelle Body Detox® Elektrolyse-System zur physikalischen Entsäuerung, Entschlackung und Entgiftung. Sanft und tiefgreifend in der Wirkung. Ausgesprochen gut verträglich.

Produkte und Dienstleistungen

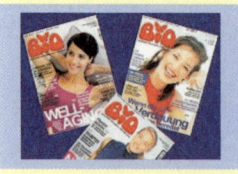

BIO Abo- und Leserservice Schweiz
Postfach 168
CH-6950 Tesserete
Tel. 091 930 06 70
Fax 091 930 06 72
info@intermedia-synergie.com
www.intermedia-synergie.com

BIO, das große Gesundheitsmagazin ist ein ganzheitlicher Wegweiser mit tausend guten Tipps für Ihr Wohlbefinden.
Neu mit 16 S. Extrateil **Bio Schweiz**.

Jahresabo 6 Ausgaben sFr. 55.-
Ein schönes Geschenk erwartet Sie.

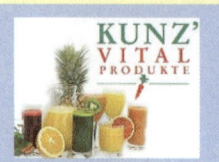

KUNZ' Vitalprodukte
Postfach 54
CH-8493 Saland
Fon 01 796 22 04
Fax 01 796 22 05
E-Mail: info@kunzvital.ch
home: www.saftpresse.ch

- **Fit & gesund dank frischen Obst- und Gemüsesäften!** Wir haben die richtige Qualitätssaftpresse für Sie.
- **Trinkwasserveredlung** = mehr Lust am Wassertrinken!
- **Natürliche** Nahrungsergänzung
- **Garten- & Gesundheitstrampoline**
- EMPA geprüfter **Schutz vor Elektrosmog**.

VitaLana
Peter u. Marianne Müller
Kniestrasse 29
CH-8640 Rapperswil
Tel. 055 / 211 10 66
e-mail: vitalana@bluewin.ch
www.vitalana.ch

Naturbewusst schlafen
Schöne moderne Betten aus einheimischem Massivholz. Kuschelige Bio-Bettwaren. Hirse- und Dinkelkissen. Elastische Naturmatratzen oder SAMINA-Bettsystem. Bettwäsche aus Bio-Baumwolle. Yoga- und Meditationsmatten.
Wenn Sie uns nicht persönlich besuchen können, beraten wir Sie auch gerne am Telefon. (Lieferung und Versand)

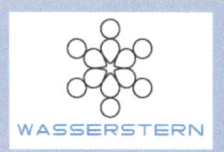

Wasserstern.ch
Klaus Kerschhofer
7, route de Soral
CH-1232 Confignon
fon/fax: 0041-22-757 1215
e-mail: info@wasserstern.ch
www.wasserstern.ch

Wasserbelebung: Devajal, Orig. Martinwirbler, PI Cell Vitalizer, Wasserorgano, Teslaplatten, Silberwasser, Himalaya Experimentierwasser,...
Schutz vor E-Smog: Stromorgano, Circles of Inner Wise, Körbler Technologie, Willau Tronic Handy Chip, Geowave, Pulsette Magnetfeldgerät,...
Gartengeräte aus Kupfer nach Viktor Schauberger, Bücher, u.v.m.

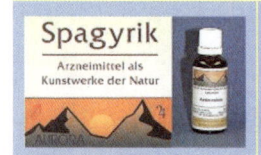

Aurora Pharma GmbH
Lagerstrasse 11
CH-8910 Affoltern am Albis
Tel. 044/ 776 19 01
Fax 044/ 776 19 02
e-mail: info@aurorapharma.com
www.aurorapharma.com

Einzigartige spagyrische Tinkturen als Quintessenzen
Mineralien und Edelmetalle sind unsere Stärke!

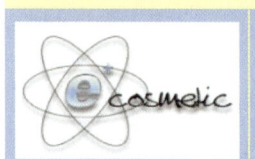

---

ecosmetic Schweiz
Seefeldstrase 94b
8008 Zürich
Tel. 0840 701 701
Fax +49 1212 5 407 38 793
Email: mail@ecosmetic.ch
Shop/Homepage:
www.ecosmetic.ch

ecosmetic offeriert Produkte, welche über Schwingung und Resonanz den Körper regenerieren, ausbalancieren und den Selbstheilungsprozess aktivieren. Spezielle Lotionen helfen den Stoffwechsel zu aktivieren, wirken gegen Narbenstörungen und vieles mehr.
Energie - Medizin - Wellness - Kosmetik

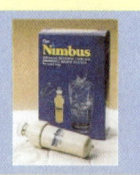

WERNER EGLAUF AG
Postfach 44
CH-8127 Forch / ZH
Tel. 044-945 48 76
Fax 044-945 35 25
e-mail: w.eglauf@bluewin.ch

NIMBUS Trinkwassersysteme
Die kleinsten biologischen Filtersysteme für eine optimale Verminderung der Schadstoffe im Trinkwasser mit den kleinsten Umkehrosmose-Systemen der Welt ohne Chemie und Fremdenergie.
Reines Osmose-Wasser fördert die Entschlackung Ihres Körpers.
Bitte Gratisdokumentation anfordern.

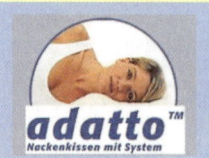

---

adatto GmbH
Bergboden 9
6110 Wolhusen
Tel: 041 490 49 06
Fax:041 490 49 22
E-Mail: info@adatto.ch
home: www.adatto.ch

adatto ist **das erste Nackenkissen**, das sich **jeder therap. Ausgangslage** exakt anpasst. Unterschiedlich harte Schaumstoffeinsätze, die in die Hohlkammern des elastischen Naturlatex-Kerns eingelegt werden, machen adatto zu einem wahren Verwandlungskünstler. **In der Höhe und Härte beliebig verstellbar**, korrigiert adatto ungünstige Schlafhaltungen individuell und sorgt für **maximale Entspannung. Swiss-Produkt.**

424

Produkte und Dienstleistungen

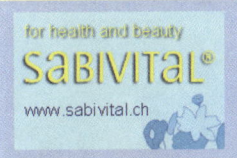

SABIVITAL
Piazza Grande
Casella postale 1108
CH-6601 Locarno
Tel. 091 743 09 23
Fax 091 743 72 20
e-mail: info@sabivital.ch
www.sabivital.ch

Nahrungsergänzungen:
- Entsäuern, entschlacken
- Kein Mangel mehr an Calcium, Magnesium und Eisen
Die natürliche Kosmetik:
MPC ein biologisches Wirkstoffkonzentrat aus reiner Milch. Kann die Haut nicht nur regenerieren und pflegen, sondern geschädigte Hautfunktionen wieder herstellen. Onlineshop, interessant für Wiederverkäufer.

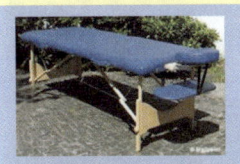

Mailpoint Therapietechnik
Vogelsangstrasse 13
8618 Oetwil am See
Tel. 043 844 91 71

www.massageliegen.ch

Qualitäts-Massageliegen aus Alu und Holz sowie **Therapiestühle** zu vernünftigen Preisen.

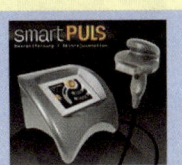

Alexander Fluck
SmartPULS Vertrieb
Tannrain 4
6214 Schenkon
Tel.: 041 340 49 49
Handy: 076 342 04 65
Mail: mailadmin@mybodyform.ch
www.mybodyform.ch

Definitive Haarentfernung / Hautverjüngung
CMP IPL Blitzlichtgerät neueste Generation
Sicheres einfaches Gerät
Top-Leasing-Konditionen

Aktion1: CELL Meddetox Entgiftungs-Fussbad
Aktion2: Behandlungsliege vollautomatisch

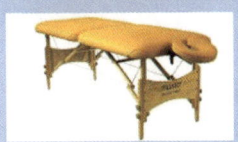

Touch of Health
Massageliegen & Zubehör
Christina Jost
CH-5000 Aarau
Fax +41 62 823 53 08
info@touchofhealth.ch
www.touchofhealth.ch

- Massagetische, Therapie- & Wellnesszubehör
- Moxa, Massageöle etc...
- lange Garantiezeit, Qualität und schönes Design sprechen für sich
- laufend neue Aktionen, verlangen Sie ein Angebot oder schauen Sie im Shop vorbei

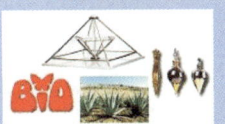

INTERMEDIA SYNERGIE GmbH
Postfach 168
CH-6950 Tesserete
Tel. 091 930 06 70
Fax 091 930 06 72
info@intermedia-synergie.com
www.intermedia-synergie.com

- Nahrungsergänzung
- Chi-Sana Entschlackungspflaster
- Wasservitalisierung
- Stressbewältigung mit Musik
- 5-Zehen-Socken
- Schutz gegen Elekrosmog
- Kyborg Energiepyramiden
- Zeitschrift BIO

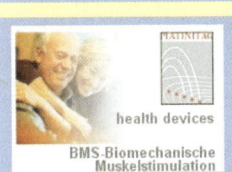

PLATINIT AG
Rosenhof 4
8808 Pfäffikon CH
Tel: 0041 55 420 1766

info@platinit.com
www.platinit.com

Die BMS imitiert Prozesse aus der Natur
- Muskeltätigkeit ohne Willensanstrengung
- Training für Herz und Kreislauf
- Verbesserung Durchblutung / Stoffwechsel / Gelenkbeweglichkeit
- Ausleitung von Toxinen - Schmerzabhandlung
- Verbesserung des Zusammenwirkens des zentralen und peripheren Nervensystems

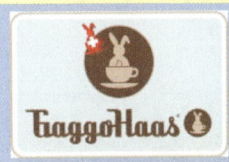

Gaggohaas GmbH
Binningerstrasse 15
CH-4051 Basel
Tel +41 61 272 25 17
Fax +41 61 272 25 16
info@gaggohaas.com
www.gaggohaas.com

Das kuschelige Einteiler-Pyjama mit Füssen für einen warmen, gesunden Schlaf.
- Immer warme Füsse im Bett
- Nachts kein abgedeckter Rücken mehr
- 100% Baumwolle für einen sehr angenehmen Schlafkomfort
- Erhältlich für Erwachsene und Kinder
- Handgemacht in der Schweiz

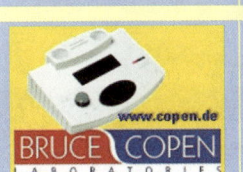

Bruce Copen Laboratorien Europa
Inh.: Dipl. Ing. Harald Rauer
Hainbuchenring 4
D-82061 Neuried
Tel.: 0049 89 79199113
Fax: 0049 89 79199642
e-mail: info@copen.de

Radionische Instrumente zur Analyse und Balancierung von subtilen Energiefeldern von biologischen Systemen.

Weltweit führender Hersteller (gegründet 1947).
Kurse in Buochs NW. Siehe Kurskalender

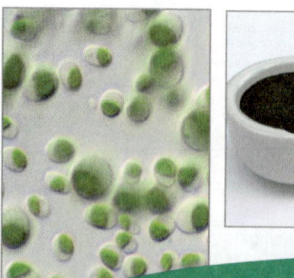

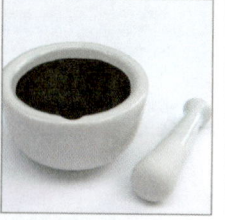

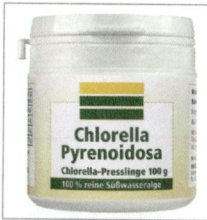

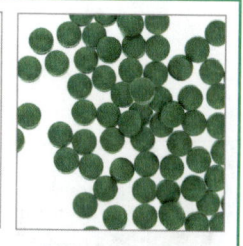

Für die PRAXIS
Gesundheitsvorsorge mit Vitalstoffen

- ☐ **Chlorella Pyrenoidosa**
- ☐ **Chlorella Vulgaris**
- ☐ **Chlorella Extract**
- ☐ **Spirulina**
- ☐ **Omega-3 Lachsöl-Kapseln**
- ☐ **Leinöl-Kapseln** (kontr. biol. Anbau)

und weitere Produkte von der

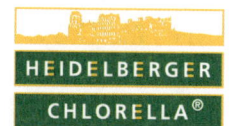

HEIDELBERGER CHLORELLA®

Vertrieb für die Schweiz
Vita Med GmbH

Vita Med GmbH

Therwilerstrasse 11
CH-4153 Reinach
Tel. 0041 61 711 62 42
Fax 0041 61 711 62 41
info@vitamed.gmbh.ch
www.vitamed-gmbh.ch

HOMÖOPATHISCHE EINZELMITTEL
www.omida.ch

Samuel Hahnemann • 1755–1843 • Begründer der Homöopathie

1500 Einzelmittel in Globuli, Dilutionen und Tabletten von Hand potenziert.

Gratis Infobroschüre «Einzelmittel» gegen Einsendung eines C5-Antwortcouverts.

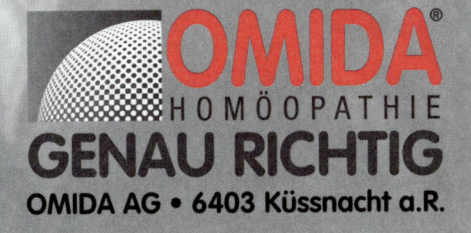

OMIDA®
HOMÖOPATHIE
GENAU RICHTIG
OMIDA AG • 6403 Küssnacht a.R.

Zimtsohlen
"Linie - Therapie"

Die berühmten Zimtsohlen von Elisabeth Bliklen - die perfekte Verwöhnkur.

- Wärme- und temperaturausgleichend
- Feiner Duft
- Trockene Füße
- Stoppt Fußgeruch sofort
- Leicht desinfizierend
- Schmiegt sich an den Fuß (bildet Fußbett)
- Fußprobleme adieu

Maharaja
"Linie - Royal"

Gehen und Stehen auf Gewürzen, tropischen Dufthölzern, exotischen Pflanzen und Blumen.

- Exquisiter Duft
- Kühlend
- Dünn, passen in jeden Schuh
- Binden Schweiß
- Frische und Sicherheit
- Eleganter Tragekomfort

www.zimt-produkte.ch
Ideales Geschenk

Auch erhältlich:
Zimtkapseln, Cayennekapseln

Neues zertifiziertes Produkt: Cayenne

„Cayenne ist das NOTFALLMITTEL FÜR ANGINA PECTORIS....hilft bei Rheuma und einer Symptomatik, die von chronischen, wandernden oder statischen Schmerzen in Muskeln oder Gelenken geprägt ist (Myalgie, Arthrose oder Arthritis)...."

Zitat aus: Uwe Karstädt, „Das Dreieck des Lebens" Bestseller, rororo 2006, S. 237

Wir offerieren eine spezielle Zubereitung von Cayenne mit besonders vielen Hitzeeinheiten (die heat units sind ein Maß für den Capsaicingehalt).

Weitere Informationen am Telefon. Wir freuen uns auch über Wiederverkäufer!

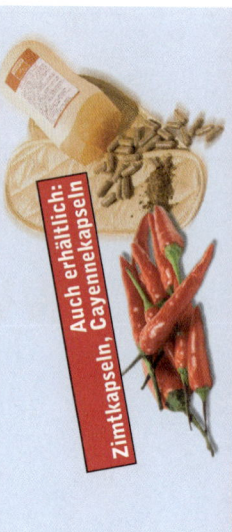

Elisabeth Bliklen | Adlerstraße 22 | Postfach 71 | CH-8226 Schleitheim | Tel.: +41 / (0)71 2773616 | E-Mail: info@zimt-produkte.ch

Das beste Schlafmittel gibts nicht in der Apotheke.

Die Menschheit wird nicht müde, immer wieder von neuem Mittel und Rezepte für besseren Schlaf zu suchen. Manches wirkt, einiges weniger. Dabei liegt das Einfachste und Bewährteste näher, als sich viele zu träumen wagen: ein einladendes und komfortables Bett. Besser gesagt, ein Hüsler Nest.
In diesem original Schweizer Naturbett können Sie nämlich gar nicht anders als erholsam schlafen. Und zwar ganz ohne Nebenwirkungen. Weil Sie im Hüsler Nest genau das finden, was es für eine gute Nacht braucht: natürliche Nestwärme. Dank seiner genialen, unvergleichlichen Bauweise ohne Chemie, Synthetik und Metall. Natur pur steckt bereits in der wohligen Auflage aus reinster Schurwolle.

GARANTIERT OHNE NEBENWIRKUNGEN: DAS LIFORMA-FEDERELEMENT

Sie stammt von Schafen, die den Stall nur vom Hörensagen kennen. Da die Wolle nur mechanisch bearbeitet und gewaschen wird, ist sie entsprechend langlebig, atmungsaktiv und pflegeleicht. Darum bleibt das Hüsler Nest auch auf Dauer frisch und genauso hygienisch wie am ersten Tag. Unter der Wollauflage kommt die Matratze aus reinem Naturlatex zum Tragen. Elastisch schmiegt sie sich an den Körper und sorgt für den gewünschten Liegekomfort. Leicht und flexibel, lässt sie weder Druckstellen noch Durchblutungsstörungen zu. Zudem ist Latex von Natur aus antibakteriell und kann umweltfreundlich entsorgt werden. Das Kernstück im Hüsler Nest aber ist das patentierte Liforma-Federelement. Es ist spürbar komfortabler als ein herkömmlicher Lättlirost, weil der Druck gleichmässig über die ganze Bettfläche verteilt wird. Seine speziellen Trimellen aus Massivholz

MIT DEM ÜBERZUG «DESIGNA» PASST DAS HÜSLER NEST IN JEDES BETTGESTELL

sind äusserst belastbar, können einzeln ersetzt und ausgewechselt werden und lassen Feuchtigkeit durch, was sich ebenfalls positiv auf das Bettklima auswirkt. Sie sehen: Im Hüsler Nest beginnt der gute Morgen bereits am Abend. Möchten Sie mehr über unser unvergleichliches Bettsystem erfahren? Wir informieren Sie gerne umfassend darüber, warum im Hüsler Nest die Chemie auf ganz natürliche Art stimmt. Und wo genau das beste Schlafmittel auf Sie wartet.

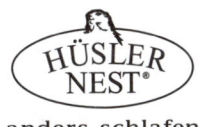

HÜSLER NEST®
anders schlafen

Hüsler Nest AG · Murmeliweg 6 · 4538 Oberbipp · Tel. 032 636 53 60 · Fax 032 636 53 61 · www.huesler-nest.ch

body`detox®
unleash your potential

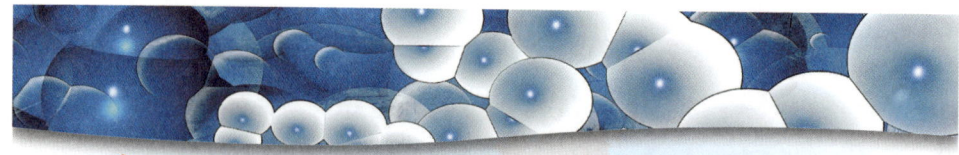

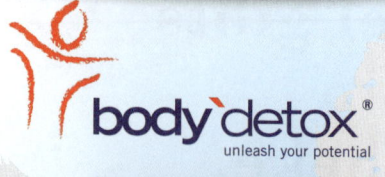

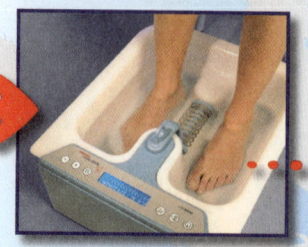

Das professionelle Elektrolyse Fussbad mit System

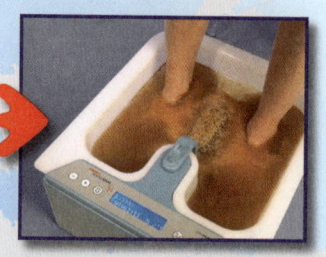

- Qualitäts-Garantie durch Einweisung/Schulung an unserer Academy
- Professioneller Support durch dozierende Ärzte und Spezialisten
- Optimale Ergänzung zu bestehenden Therapie-Methoden
- Verkauf ausschliesslich an geschultes Fachpersonal

Exklusive Partnerschaft mit CLUSTER®Medizin

HEINZ CLUSTER

- Präzise und schnelle Stoffwechsel-Analyse ihrer Patienten
- Patientengerechte Programmierung der Body Detox® Anwendungen

Body Revit® – die Substition zu Body Detox®

- Schmackhafte, trinkfertige Vitalstoff-Kombination
- Hochwertige Ingredienzien (L-Carnitin, Cholin)
- Dank hoher Bioverfügbarkeit 4× schneller wirksam

Reservieren Sie noch heute Ihren Termin bei unserem Body Detox® Berater!

Body Detox AG
Pflanzschulstrasse 3 · CH-8400 Winterthur
Tel. +41 52 243 30 32 · Fax +41 52 243 17 39
info@body-detox.com

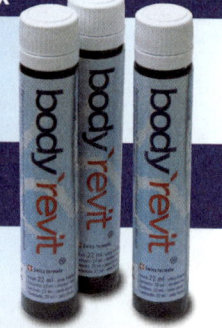

www.body-detox.com

www.intermedia-synergie.com

INTERMEDIA SYNERGIE GmbH

Wer wir sind | Neue Wege | Dokumentationen | Events | E-Mail | Links | Home

Neue Wege zur Gesundheit

Shop – unsere Produkte
- Aloe Vera Produkte
- Chi-Sana
- Elektrosmog Schutz
- Heilen mit Musik
- Nahrungsergänzung
- Pyramiden
- Raumharmonisierung
- Wasser-Vitalisierung
- Zehensocken
- Zeitschriften
- Spirituelle Kunst
- Literatur und CDs
- Sonderangebote
- Produkte suchen
- Ihre Einkäufe
- Newsletter

français | italiano

Neue Wege zur Gesundheit

Mit unserem Angebot möchten wir einen Beitrag zu Ihrer Gesundheit leisten. Wir beschränken uns nicht darauf, Ihnen wertvolle Produkte und Literatur zum Verkauf anzubieten. Unter der Rubrik "Neue Wege" finden Sie auch interessante Informationen über neue ganzheitliche Heilmethoden und Ausbildungswege.

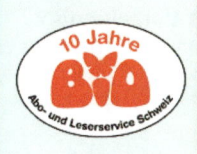

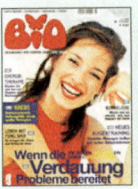

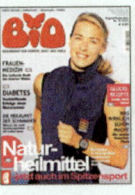

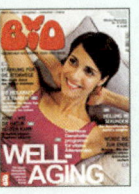

BIO - die Zeitschrift für die neuen sanften Wege des Heilens.
Naturheilkunde, Ganzheitsmedizin, Lebenskunst, gesunde Ernährung, Umweltfragen, körperliche und geistige Fitness, usw.

Die Bücher aus dem BIO Ritter Verlag geben Ihnen wertvolle Hinweise, wie Sie ihre Gesundheit erhalten oder wieder erlangen können.

Wir wünschen Ihnen körperliche und geistige Vitalität, Selbstvertrauen und eine gute Intuition, um die Chancen und Herausforderungen der heutigen Zeit wahrnehmen zu können.

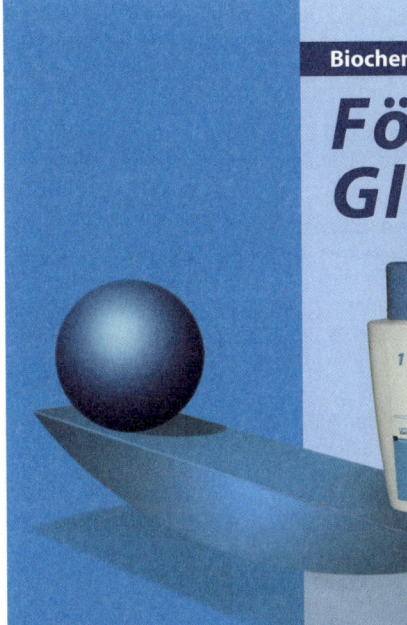

Biochemische Mineralstoffe nach Dr. Schüssler

Fördern das Gleichgewicht

- **Lindern Beschwerden** verschiedener Ursachen
- **Beeinflussen positiv** die Organfunktionen
- **Sind gut verträglich und** einfach in der Anwendung

Ausgleichende Mineralien für Ihre Gesundheit

OMIDA HOMÖOPATHIE

Erhältlich in Drogerien und Apotheken.

Vertrieb: OMIDA AG · 6403 Küssnacht a.R. · www.omida.ch

In eigener Sache...

Der Verlag gesund orientiert als unabhängiges Publikationsorgan über die verschiedenen Aktivitäten der Alternativ- und Komplementärmedizin in der Schweiz. Mit unserer Website www.gesund.ch und dem entsprechenden Buch bieten wir Suchenden und Praktizierenden eine attraktive Gesundheitsplattform. Das Buch "Natürlich gesund in der Schweiz" erscheint alle 2 Jahre.

- **Wie komme ich als Praktizierende/r ins Verzeichnis?**

Bestellen Sie unser Anmeldeblatt. Internetbenutzer können sich auf www.gesund.ch auch online anmelden. Wir nehmen neue Einträge täglich entgegen und publizieren diese umgehend auf dem Internet, wo wir ca. 140'000 Besucher monatlich verzeichnen.

- **Wie komme ich ins Buch?**

Alle auf dem Internet vorhandenen Einträge erscheinen alle zwei Jahre automatisch im entsprechenden Buch. Es wird kein separates „Gut zum Druck" eingeholt.

- **Was, wenn ich keinen Eintrag mehr wünsche?**

Teilen Sie uns bitte Ihre Wünsche mit, und wir entfernen oder ändern Ihren bestehenden Eintrag. Durch Bezahlen der Jahresgebühr verlängern Sie Ihren Eintrag um ein Jahr. (keine Kündigungsfrist und kostenlose Änderungen).

- **Ich möchte meine Tätigkeit detaillierter vorstellen**

Gerne erweitern wir Ihren bestehenden Eintrag mit einer persönlichen Homepage. Als Kunde profitieren Sie von unseren attraktiven Konditionen. Zudem erscheint Ihre Homepage auf www.gesund.ch und Sie profitieren von unseren Besucherquoten. Bei Interesse informieren wir Sie gerne am Telefon oder senden Ihnen unser Infoblatt. Natürlich finden Sie dieses auch auf unserer Website oder Sie rufen uns einfach an.

- **Ich ziehe um oder verändere mein Angebot**

Teilen Sie uns Adressänderungen sowie Änderungen in Bezug auf Ihre Tätigkeit bitte unbedingt mit. Wir aktualisieren Ihren Eintrag umgehend und kostenlos. Ihre Telefon auf 081-10 25 45 genügt.

- **Ich möchte nur ins Buch oder nur auf's Internet**

Das geht leider aus technischen Gründen nicht, respektive der Aufwand wäre zu gross.

- **Wie ist der Beachtungsgrad?**

Es ist uns ein Anliegen, dass Sie Beachtung finden. Es zeigt sich, dass das Internet sehr intensiv genutzt wird. Doch auch das Buch, welches hauptsächlich via Schweizer Buchzentrum vertrieben wird, hat seine Vorzüge. Es wird von diversen Beratungsstellen genutzt und findet auch nach Jahren noch Beachtung. Diverse Werbemassnahmen begleiten unsere Tätigkeit. Unsere Website www.gesund.ch erhielt 2007 die Auszeichnug der 200 besten Websites der Schweiz, was uns besonders freut.

- **Mitmachen lohnt sich !**

Unsere Publikationen widerspiegeln die Aktivitäten der Alternativmedizin in der Schweiz. Je vollständiger unser Verzeichnis ist, desto attraktiver wird es für Anbieter sowie Suchende. Mit Ihrem Eintrag erhalten Sie Publizität und unterstützen gleichzeitig die Anliegen der Alternativmedizin. Es freut uns, wenn Sie unser Angebot nutzen.

Verlag gesund GmbH, Sarganserstrasse, CH-8880 Walenstadt
Tel.+Fax 081-710 25 44, home: www.gesund.ch e-mail: verlag@gesund.ch